W0260261

Handbuch der experimentellen Pharmakologie

Handbook of Experimental Pharmacology

Heffter-Heubner New Series

Herausgegeben von/Edited by

O. Eichler, Heidelberg · A. Farah, Syracuse, N. Y. · H. Herken, Berlin · A. D. Welch, New Haven, Conn.

Vol. XVI/10

Springer-Verlag · Berlin · Heidelberg · New York 1966

Erzeugung von Krankheitszuständen durch das Experiment

Teil 10

Infektionen II

Bearbeitet von

U. Berger · F.-H. Caselitz · H. Hartwigk

G. Linzenmeier · R. Wigand · W. Wundt

Redaktion

Oskar Eichler

Mit 80 Abbildungen

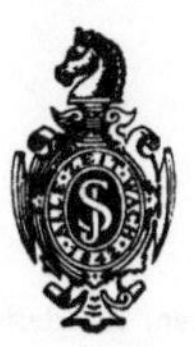

Springer-Verlag · Berlin · Heidelberg · New York 1966

ISBN-13: 978-3-642-46034-0 e-ISBN-13: 978-3-642-46033-3
DOI: 10.1007/978-3-642-46033-3

Softcover reprint of the hardcover 1st edition 1966

Library of Congress Catalog Card Number AGR 25—699

Titel-Nr. 5719

Inhaltsverzeichnis

Erzeugung von Infektionen durch Pseudomonadaceae und Achromobacteraceae

Von Friedrich-Hermann Caselitz

Das Tierexperiment mit tierpathogenen Corynebakterien

Von Hans Hartwigk

Krankheiten durch Bartonellaceae

Von Reinhard Wigand

Experimentelle Erzeugung von Krankheiten durch Salmonellen und Shigellen

Von WILHELM WUNDT

Experimentelle Infektionen durch anaerobe Sporenbildner (Clostridien) der Gasbrandgruppe

Von Götz Linzenmeier

Experimentelle Infektionen mit grampositiven Haufenkokken (Micrococcaceae)

Von Ulrich Berger

Experimentelle Infektionen mit gramnegativen Diplokokken (Neisseriaceae)

Von Ulrich Berger

Experimentelle Infektionen mit grampositiven Kettenkokken (Streptococceae)
Von Ulrich Berger

Mitarbeiterverzeichnis

BERGER, ULRICH, Professor Dr., Hygiene-Institut der Universität, 69 Heidelberg, Thibautstraße 2.

CASELITZ, FRIEDRICH-HERMANN, Professor Dr., Leiter des Bakteriologischen Instituts am Allgemeinen Krankenhaus, 2 Hamburg-Altona, Allee 164.

HARTWIGK, HANS, Professor Dr., Institut für Veterinär-Hygiene der Freien Universität, 1 Berlin 33, Königin-Luise-Straße 49.

LINZENMEIER, GÖTZ, Professor Dr., Ordinariat für Medizinische Mikrobiologie, Klinikum Essen der Medizinischen Fakultät der Universität Münster, 43 Essen.

WIGAND, REINHARD, Professor Dr. med., Institut für Hygiene und Mikrobiologie der Universität des Saarlandes, 665 Homburg.

WUNDT, WILHELM, Professor Dr., Klinikum Mannheim der Medizinischen Fakultät der Universität Heidelberg, 68 Mannheim.

Erzeugung von Infektionen durch Pseudomonadaceae und Achromobacteraceae

Von

Friedrich-Hermann Caselitz

Mit 6 Abbildungen

Einleitung

In den Familien Pseudomonadaceae und Achromobacteraceae sind sehr viele Species aufgeführt, aber nur wenige dieser Arten spielen als Krankheitserreger für den Menschen eine Rolle. Auch die Anzahl tierpathogener Keime — Warmblüter und Kaltblüter — ist gering. Ein relativ hoher Prozentsatz wird für Pflanzenerkrankungen verantwortlich gemacht. Diese Tatsachen lassen es verständlich erscheinen, daß nur bestimmte Species in der Human- und Veterinärmikrobiologie für experimentelle Studien herangezogen wurden. Ebenfalls in der Fischereibiologie sind mit wenigen Vertretern dieser Familie ausführliche Untersuchungen angestellt worden, und nicht jeder Keim, der einmal von Fischen isoliert werden konnte, gab Anlaß zu intensiveren Studien.

Da es sich bei den Angehörigen der Familien Pseudomonadaceae und Achromobacteraceae mit wenigen Ausnahmen um in der Natur weit verbreitete Keime handelt, ist es nicht verwunderlich, daß man derartige Mikroorganismen recht häufig von tierischem und pflanzlichem, seltener von menschlichem Untersuchungsmaterial züchten kann. Daraus ergibt sich die nicht zu unterschätzende Schwierigkeit, die Frage der Pathogenität dieser Bakterien irgendwie zu untermauern und festzulegen. Man wird dementsprechend im Rahmen eines derartigen Handbuchartikels nur solche Keime berücksichtigen können, die für tierexperimentelle Studien größtenteils Verwendung finden. Es wird sich dabei im allgemeinen um Keime handeln, deren ätiologische Bedeutung als Krankheitserreger einwandfrei gesichert ist.

Neben diesen Erwägungen muß man sich darüber im klaren sein, daß die Beiträge zu den Familien Pseudomonadaceae und Achromobacteraceae von verschiedenen Richtungen kommen. Von jeder Sparte der gesamten Mikrobiologie sind Beiträge zur Erforschung dieser beiden Familien geliefert worden. Gerade diese Tatsache aber hat zur Folge, daß Schwierigkeiten hinsichtlich einer exakten Klassifizierung auftreten, denn die Mikrobiologen aus den einzelnen Sparten arbeiten mit z. T. verschiedenartigen Untersuchungsmethoden, und nicht selten differieren Ziel und Interessen erheblich.

Medizinische Mikrobiologen, botanische Mikrobiologen, Fischereibiologen, Limnologen und auch Biochemiker werden die Vertreter dieser Familien von z. T. recht unterschiedlichem Gesichtswinkel aus studieren, und so ist es nicht erstaunlich, daß mitunter von Mikrobiologen, die sich mit dem gleichen Gebiet auseinandersetzen, eine „unterschiedliche Sprache" gesprochen wird. Führt man sich diese Punkte vor Augen, so ist man nicht überrascht, wenn derartige Publikationen wie jene von Elrod u. Braun erscheinen, in denen darauf hingewiesen wird, daß die menschenpathogene Pseudomonas aeruginosa identisch ist mit der pflanzenpathogenen Phytomonas polycolor. Man wird sich daher bei jeglicher wissenschaftlicher Bearbeitung dieser Familien eine gewisse Zurückhaltung auferlegen müssen.

Es soll im Rahmen dieses Handbuchartikels in erster Linie auf diejenigen Species zurückgegriffen werden, die in der medizinischen Mikrobiologie von besonderer Bedeutung sind.

I. Klassifizierung der Familien Pseudomonadaceae und Achromobacteraceae

(Auszug aus Bergey's Manual)

1. Familie Pseudomonadaceae WINSLOW u. Mitarb. 1917

Definition

Im allgemeinen gerade, kokkoide Stäbchen, beweglich mittels polarer Begeißelung, entweder monotrich oder lophotrich. Einige wenige Species sind unbeweglich, gramnegativ. Sie können entweder wasserlösliche Pigmente besitzen, die durch das Medium diffundieren, oder nicht wasserlösliche Pigmente. Sie wachsen im allgemeinen gut und relativ schnell auf der Oberfläche fester Nährböden. Aerob. Sie sind recht häufig oxydativ in ihrem physiologischen Verhalten — z. B. Zuckerspaltungen gehen nur bei Anwesenheit von Sauerstoff vonstatten — können aber auch fermentativ sein. Gewöhnlich werden sie in Erde und Wasser gefunden, einschließlich Seewasser oder sogar Salzsolen. Viele sind pflanzen- und wenige tierpathogen.

Einteilung

I. Glucose und andere Zucker werden entweder oxydativ oder fermentativ angegriffen.

A. Genera, in denen sich die Species befinden, von denen bekannt ist, daß sie Glucose oxydativ spalten, oder von denen es angenommen wird.

1. Bakterien, die eine schwer nachweisbare Menge von Essigsäure bilden, obwohl sie Äthanol oxydieren können. Sie können ein wasserlösliches Pigment produzieren, das durch den Nährboden diffundiert.

a) Kulturen, die ein wasserlösliches Pigment von blauer, grüner oder bräunlicher Farbe bilden oder nicht bilden. Rosa, lila und gelbe diffusible Pigmente kommen gelegentlich vor: *Genus Pseudomonas.*

α) Kulturen bilden ein gelbes, nicht wasserlösliches Pigment. Die Zellen sind normalerweise monotrich. Die meisten sind pflanzenpathogen und rufen eine Nekrose hervor: *Genus Xanthomonas.*

2. Bakterien, die leicht nachweisbare Mengen von Essigsäure durch Oxydation von Äthanol bilden. Die Essigbakterien: *Genus Acetobacter.*

B. Genera, in denen die Species Glucose im allgemeinen unter Bildung von H_2 und CO_2 fermentieren.

1. Zellen, deren Fermentation ähnlich wie die der coliformen Bakterien verläuft. Im allgemeinen werden Säure und Gas aus Glucose gebildet.

a) Zellen, von denen nicht bekannt ist, daß sie freien atmosphärischen Stickstoff fixieren können.

α) Wasserkeime. Die gewöhnlichen Arten rufen Fischkrankheiten hervor; werden auch in Blutegeln gefunden, nicht luminescierend: *Genus Aeromonas.*

β) Luminescierende Bakterien im allgemeinen auf toten Fischen und Crustaceen an Salzwasserküsten gefunden: *Genus Photobacterium.*

b) Zellen, die freien atmosphärischen Stickstoff fixieren: *Genus Acetomonas.*

2. Zellen, deren alkoholische Fermentation ähnlich der der Hefen ist: *Genus Zymomonas.*

II. Kohlenhydrate werden nicht angegriffen, oder wenn, dann nur unter Bildung kleiner Säuremengen aus Glucose oder ähnlichen Zuckern. Es sind bestimmte Arten eingeschlossen, die mindestens 12% Salz für ihr Wachstum gebrauchen.

A. Salz im Überschuß von 12% wird für das Wachstum nicht benötigt.

1. Die Zellen sind nicht in einer gelatinösen Matrix eingebettet.

a) Zellen stäbchenförmig.

α) Erd- und Wasserbakterien, von denen bekannt ist, daß sie Alkylamine dissimilieren: *Genus Protaminobacter.*

β) Erd- und Wasserbakterien, von denen bekannt ist, daß sie "alginic acid" dissimilieren: *Genus Alginomonas.*

b) Erdbakterien, von denen bekannt ist, daß sie Phenol und ähnliche aromatische Verbindungen nutzbar machen. Die Zellen können verzweigt sein: *Genus Mycoplana.*

2. Zellen in einer gelatinösen Matrix eingebettet: *Genus Zoogloea.*

B. Zum Wachstum wird ein Salzgehalt von mindestens 12% benötigt: *Genus Halobacterium.*

2. Familie Achromobacteraceae Breed 1945

Definition

Kleine bis mittelgroße Stäbchen, die im allgemeinen in ihrer Art einheitlich sind. Beweglich mittels peritricher Begeißelung oder unbeweglich. Gramnegativ. Gelatine wird verflüssigt oder nicht angegriffen. Das Wachstum auf Schrägagar erfolgt von nichtchromogen bis gelb, orange, braun oder sogar rot; das Pigment diffundiert nicht durch den Agar, und es scheint sich um ein Carotinoid zu handeln. Aus Glucose und manchmal auch aus anderen Zuckern kann Säure, aber kein Gas gebildet werden; Lactose wird nur sehr selten oder niemals angegriffen. Bestimmte Arten verflüssigen Agar und/oder greifen Alginate an. Andere bauen Chitin ab. Nitratreduktion positiv oder negativ. Lackmusmilch kann unverändert bleiben, leicht sauer (aber nicht genug, um zu gerinnen) oder alkalisch werden. Luminescierende Arten sind nicht bekannt. Im allgemeinen werden die Keime in Salzwasser, Frischwasser oder Öl gefunden, nur wenige Keime dieser Familie sind Parasiten oder pathogen. Einige pflanzenpathogene Stämme gehören in diese Familie.

Achromobacteraceae-Schlüssel

I. Agar, Alginate oder Chitin werden nicht angegriffen. Keine Aktivität hinsichtlich der Bildung von Säure aus Zuckern, speziell Lactose.

A. Nicht chromogen auf den üblichen Agarnährböden, obwohl die Typspecies Achromobacter eine gelbe Farbstoffbildung auf Kartoffeln zeigt.

1. Lackmusmilch alkalisch. Keine Säure aus Kohlehydraten: *Genus Alcaligenes.*

2. Lackmusmilch leicht sauer, aber nicht genügend für die Gerinnung, unverändert oder alkalisch. Kleine Säuremengen werden im allgemeinen aus Hexosen gebildet: *Genus Achromobacter.*

B. Gelbe, orange, braune oder rote Farbstoffbildung auf gewöhnlichen Agarnährböden. Das Pigment ist nicht wasserlöslich: *Genus Flavobacterium.*

II. Agar, Alginate oder Chitin werden angegriffen. Etwas aktiver in der Fermentation von Zucker als die vorherigen Species; einige greifen sogar Lactose an. Nicht chromogen oder chromogen gewöhnlich unter der Bildung gelber oder orangefarbener, stets wasserunlöslicher Pigmente.

A. Agar und/oder Alginate werden angegriffen: *Genus Agarbacterium.*

B. Chitin und manchmal Hornsubstanzen werden angegriffen: *Genus Beneckea.*

Im Rahmen dieses Handbuchs sind von der großen Anzahl der angeführten Genera in erster Linie die folgenden von Bedeutung:

Familie Pseudomonadaceae: Genus Pseudomonas, Genus Aeromonas;

Familie Achromobacteraceae: Genus Alcaligenes.

II. Neuere Gesichtspunkte zur Klassifizierung nach Erscheinen der letzten Auflage von Bergey's Manual

Nach Erscheinen der letzten Auflage von Bergey's Manual im Jahre 1957 ist das Genus Aeromonas der Familie Pseudomonadaceae mehr in den Blickpunkt des Interesses der medizinischen Mikrobiologie gerückt. Diese Tatsache ist dadurch begründet, daß Vertreter dieses Genus nicht nur bei Kaltblütern, sondern nachweislich auch bei Menschen als Krankheitserreger eine Rolle spielen können. In der letzten Auflage von Bergey's Manual werden im Genus Aeromonas 4 Species aufgeführt:

1. Aeromonas liquefaciens,
2. Aeromonas punctata,
3. Aeromonas hydrophila,
4. Aeromonas salmonicida.

Von mehreren Autoren (u. a. CASELITZ, EWING u. Mitarb. 1961, EDDY 1960), die sich mit diesem Genus auseinandergesetzt haben, wird im allgemeinen die Auffassung vertreten, daß die ersten drei genannten Species in einer Species zusammengefaßt werden können. Es scheint sich für diese die Bezeichnung Aeromonas hydrophila durchgesetzt zu haben. Für diese Species läßt sich die folgende Definition aufstellen: Es handelt sich um gramnegative im allgemeinen gerade, bisweilen leicht gebogene monotrich begeißelte Stäbchen, die auf den üblichen Nährböden bei 37° C gut wachsen. Sie spalten Glucose unter Säure- und Gasbildung und geben einen positiven Cytochromoxydase- und Oxydasetest. Die Mehrzahl der Stämme greift Lactose verzögert oder überhaupt nicht an. Die Stämme verfügen im allgemeinen über starke proteolytische und hämolytische Eigenschaften. Das Hämolysin ist filtrierbar. [Der soeben von SCHUBERT (1964) veröffentlichte Vorschlag, das Fehlen der Gasbildung aus Glycerol und das Fehlen einer 2,3-Butandioldehydrogenase für die Aufstellung einer neuen Species heranzuziehen, wurde hier nicht berücksichtigt.] — Der Species Aeromonas hydrophila nahestehende Bakterienstämme, die oft als einzigen Unterschied das Fehlen der Gasbildung aus Glucose und anderen Kohlehydraten aufweisen, werden von EDDY (1960) in der Species Aeromonas formicans zusammengefaßt, während EWING u. Mitarb. (1961), SCHUBERT (1962) und CASELITZ diese Stämme als anaerogene Varianten in die Species Aeromonas hydrophila eingruppieren.

Noch nicht restlos geklärt dürfte die Stellung von Aeromonas dourgesi (LECLERC 1961) sein. Es handelt sich dabei um *unbewegliche* gramnegative Stäbchen, die Glucose fermentativ unter Bildung von Säure und Gas oder nur Säure spalten und über proteolytische Eigenschaften verfügen. SCHUBERT (1964) vertritt die Auffassung, daß diese Mikroorganismen trotz ihrer fehlenden Beweglichkeit dem Genus Aeromonas zugeordnet werden sollten und schlägt die Bezeichnung Aeromonas hydrophila var. hydrophila für die gasbildenden Stämme vor. Die gaslosen Varianten sollen die Bezeichnung Aeromonas hydrophila var. anaerogenes erhalten.

Neben den Arten Aeromonas hydrophila und Aeromonas salmonicida sind neuerdings diesem Genus von EWING u. Mitarb. (1961) gramnegative, lophotrich begeißelte Stäbchen, früher bezeichnet als Pseudomonas shigelloides (BADER 1954), C 27 Gruppe oder Pseudomonas michigani (SAKAZAKI u. Mitarb. 1959), zugeordnet worden, die aus Glucose Säure, aber kein Gas bilden. Diese Stämme sind aus menschlichem und tierischem — Warmblüter — Untersuchungsmaterial isoliert worden und dürften als Krankheitserreger beim Menschen in Betracht kommen. Diese Species wird bezeichnet als „Aeromonas shigelloides“, da die Mehrzahl von ihnen eine Antigenverwandtschaft mit der S-Form von Shigella sonnei zeigt. Auf Grund des Fehlens proteolytischer Eigenschaften ist von Habs u. Schubert (1962) für diese Bakterien ein neues Genus aufgestellt worden mit der Bezeichnung „Genus Plesiomonas“. Sebald u. Mitarb. (1963) vertreten ebenfalls die Auffassung, daß für diese Mikroorganismen ein besonderes Genus eingerichtet werden sollte und schlagen die Bezeichnung „Fergusonia“ vor.

Wir werden in diesem Artikel die von Habs u. Schubert aufgestellte Bezeichnung führen, aber hinter Plesiomonas zum besseren Verständnis Aeromonas setzen. Zusammenfassend läßt sich sagen, daß nach neueren Gesichtspunkten das Genus Aeromonas aus den folgenden Species besteht:

Aeromonas hydrophila,
Aeromonas hydrophila var. anaerogenes (Aeromonas formicans),
Aeromonas salmonicida.

Mit abgehandelt wird in diesem Rahmen Plesiomonas (Aeromonas) shigelloides, dessen endgültige Eingruppierung bisher noch nicht festliegt.

Hauptteil

I. Die Bakterien der Familien Pseudomonadaceae und Achromobacteraceae als Krankheitserreger

1. Familie Pseudomonadaceae

a) Pseudomonas aeruginosa

Mensch. An der Tatsache, daß die Pseudomonas aeruginosa als Krankheitserreger beim Menschen in Betracht kommt, wird nicht gezweifelt. Bereits seit Ende des vorigen Jahrhunderts ist eine riesige Anzahl von Veröffentlichungen über Pseudomonas aeruginosa-Infektionen beim Menschen erschienen. Wenn wir die Literatur überblicken, so können wir feststellen, daß es im allgemeinen bestimmte Organsysteme sind, die bevorzugt werden. Zusammenfassend lassen sich die einzelnen Erkrankungen bzw. Infektionen folgendermaßen darstellen:

Infektionen

des Magen-Darm-Traktes,
des Urogenitalsystems,
des Mittelohrs und äußeren Gehörganges,
der Haut,
des Respirationstraktes,
der Meningen,
des Auges,
Allgemeininfektionen.

Tier. Ebenfalls muß in der Veterinärmedizin die Pseudomonas aeruginosa als Krankheitserreger berücksichtigt werden.

Schwein. Infektionen des Magen-Darm-Traktes, des Respirations-Traktes, der Meningen.

Rind. Infektionen des Darmkanals (Kälberruhr), des Genitale bei männlichen und weiblichen Tieren.

Nerz. Generalisierte Infektionen.

b) Pseudomonas pseudomallei

Mensch. Infektionen des Intestinaltraktes, des Urogenitalsystems, des Respirationstraktes, der Haut, septische Allgemeininfektionen.

Tier. Rotzähnliche Krankheitsbilder.

c) Pseudomonas reptilivora

Mensch. Als Infektionserreger nicht bekannt.

Tier. Isoliert aus der Krustenechse Heloderma suspectum Cope und Phrynosoma solare Gray.

d) Pseudomonas fluorescens liquefaciens

Mensch. Als Infektionserreger nicht bekannt.

Tier. Erreger der Mundfäule der Reptilien?

e) Aeromonas hydrophila

Die Aeromonas hydrophila ist erst in den letzten Jahren in den Blickpunkt des Interesses der medizinischen und veterinärmedizinischen Mikrobiologie gerückt.

Mensch. Daß sie als Krankheitserreger beim Menschen in Frage kommen kann, wurde gesichert u. a. durch Reproduktion des Krankheitsbildes im Tierversuch, durch den Nachweis spezifischer Antikörper und wiederholter Isolierung. Isoliert wurde das Bacterium u. a. aus Stuhl, Eiter, Galle, Sputum, Blut, Sektionsmaterial, Liquor, (CASELITZ 1955, 1956, CASELITZ u. GÜNTHER 1960, KJEMS 1955, SCHUBERT 1963, EWING u. Mitarb. 1961).

Eine ätiologische Bedeutung konnte bei den folgenden Krankheitsbildern bewiesen bzw. angenommen werden:

Septicämie mit nekrotisierenden Muskelmetastasen (HILL, CASELITZ u. MOODY 1954), Osteomyelitis (CASELITZ, HOFMANN u. MARTINEZ-SILVA 1957), Enteritis (CASELITZ 1958, MARTINEZ-SILVA u. Mitarb. 1961), allgemeine Septicämie (KJEMS 1955).

Tier (Warmblüter). Isoliert vom Sektionsmaterial verschiedener Tierarten. Der Zerlegungsbefund wies auf eine Septicämie hin, und Aeromonas hydrophila wurde aus Leber, Milz und Lungen zuweilen in Reinkultur isoliert (THAL u. DINTER 1953).

Ebenfalls konnte sie in Reinkultur aus dem Stuhl eines an einer hämorrhagischen Enteritis erkrankten jungen Hundes gezüchtet werden (CASELITZ 1956).

Tier (Kaltblüter). Erreger der infektiösen Bauchwassersucht des Karpfens (SCHÄPERCLAUS 1930).

Erreger einer Septicämie bei Fröschen mit dem Bild eines "red leg"-Phänomens (SANARELLI 1891).

f) Aeromonas salmonicida

Mensch, Tier (Warmblüter). Kommt als Infektionserreger nicht in Betracht, Wachstumsoptimum zwischen 25 und 30° C.

Tier (Kaltblüter). Wird als Erreger der Fischfurunkulose angesehen, insbesondere der Frischwasserfische der Familie Salmonideae (EMMERICH u. WEIBEL 1894).

g) Plesiomonas (Aeromonas) shigelloides

Mensch. Enteritis (SCHMID u. Mitarb. 1954, VANDEPITTE u. Mitarb. 1957, OSADA u. Mitarb. 1956, SAKAZAKI u. Mitarb. 1959).

Tier. Enteritis, Septicämie (BADER 1954, VANDEPITTE u. Mitarb. 1957).

2. Familie Achromobacteraceae

a) Genus Alcaligenes

Alcaligenes faecalis

isoliert aus verschiedenartigem menschlichen Untersuchungsmaterial u. a. Stuhl, Urin, Blut (Bergey's Manual). Die Frage der Pathogenität und der ätiologischen Bedeutung für bestimmte Krankheitsbilder ist bis heute nicht restlos geklärt.

Tier. (Kaltblüter). Kommt als Erreger einer Septicämie mit dem Bilde des "red leg"-Phänomens bei Baumfröschen in Betracht (Hyla arborea L.) (MILES).

Alcaligenes bookeri

isoliert aus dem Stuhl von Kindern, die an einer „Cholera infantum" erkrankt waren (Bergey's Manual).

b) Genus Achromobacter

Bei den in diesem Genus aufgezeichneten Species handelt es sich um Erd- und Frischwasserbakterien. Nach der Literatur zu urteilen, kommen sie als direkte Krankheitserreger beim Menschen nicht in Betracht.

c) Genus Flavobacterium

Die in diesem Genus aufgeführten 26 Arten können aus Wasser und Erde isoliert werden. Als direkte Krankheitserreger spielen sie für den Menschen keine Rolle. Eine besondere Berücksichtigung findet dieses Genus in der Fischereibiologie, da bestimmte Species dieses Genus recht häufig von Fischen isoliert werden können. Einige Stämme dieser Species wurden von BRISOU u. Mitarb. (1960) zu pathologischen Studien herangezogen.

II. Experimentelle Infektionen mit Bakterien der Familie Pseudomonadaceae

a) Pseudomonas aeruginosa

Tierversuche wurden mit der Pseudomonas aeruginosa bereits in früheren Jahren in größerem Umfang durchgeführt, um einerseits Pathogenitätsstudien zu treiben und andererseits gültige Aussagen über den Infektionsmodus machen zu können. Von der starken Pathogenität dieses Mikroorganismus gegenüber den üblichen Versuchstieren wie Mäusen, Meerschweinchen und Kaninchen konnte man sich bald überzeugen. Bei weiteren Studien stellte man ebenfalls die Empfindlichkeit von Hunden, Hühnern, Tauben und Larven bestimmter Insekten — Galleria melonella — fest. Im allgemeinen bediente man sich der intravenösen, subcutanen und oralen Applikationsmethoden. Es kamen aber ebenfalls Einspritzungen in das freigelegte Colon (JUSTI 1915) und intracorneale Injektionen (JACKSON u. HARTMANN, VERDERAME) [zit. nach LODE] zur Anwendung.

Es blieb den Autoren bei ihren Studien nicht verborgen, daß der Verlauf der Infektion durch die Eintrittspforte und die schwankende Virulenz des Stammes beeinflußt wurde. Nach den neueren Veröffentlichungen zu urteilen, scheint sich der Tierversuch unter Zuhilfenahme der weißen Maus als differentialdiagnostisches Mittel zur Abgrenzung der Pseudomonas aeruginosa gegenüber anderen Species dieses Genus immer mehr einzubürgern.

Maus. Die weiße Maus ist ein sehr empfindliches Versuchstier. Nach subcutaner Injektion von 0,5 ml einer 24stündigen Bouillonkultur tritt der Tod im allgemeinen 2—3 Tage post infectionem ein. Wird das Material intraperitoneal injiziert, so sterben die Tiere früher. In dieser Hinsicht liegen ausgiebige Untersuchungen an weißen Mäusen von KÖHLER (1957/58) vor. Er verwandte für seine Studien 136 Pseudomonas aeruginosa-Stämme, injizierte 0,1 ml einer 10—24stündigen Bouillonkultur intraperitoneal und beobachtete die Tiere über einen Zeitraum von 10 Tagen. Er konnte die folgenden Resultate registrieren:

Tod nach einem Tag	74 Tiere	Tod nach 5 Tagen	3 Tiere
Tod nach 2 Tagen	14 Tiere	Tod nach 6 Tagen	4 Tiere
Tod nach 3 Tagen	13 Tiere	Tod nach 7 Tagen	1 Tier
Tod nach 4 Tagen	3 Tiere	Tod nach 8 Tagen	7 Tiere

Nach 10 Tagen überlebten noch 17 Tiere.

Aus diesen Beobachtungen von KÖHLER (1957/58) geht hervor, daß bereits nach einem Tag die Mehrzahl der Tiere der Infektion erliegt. Es läßt sich aber nicht übersehen, daß immerhin ein größerer Prozentsatz erst in dem Zeitraum vom 2.

bis zum 8. Tag post infectionem ad exitum kommt. Immerhin lebten noch 17 Tiere 10 Tage post infectionem, und diese Tatsache wird von KÖHLER (1957/58) dadurch erklärt, daß zu diesen Versuchen auch ältere Stämme aus der Sammlung getestet worden waren. KÖHLER (1957/58) glaubt, daß sog. avirulente Pseudomonas aeruginosa-Stämme existieren, daß aber der Prozentsatz im allgemeinen nur bei 5% liegen dürfte.

Interessant sind ebenfalls die Untersuchungsergebnisse von ELROD u. BRAUN (1942). Nach einer intraperitonealen Gabe von 0,05 ml einer 18tägigen Bouillonkultur kamen die Tiere 12 Std später ad exitum. Auf Grund eigener Erfahrungen muß angenommen werden, daß es sich in diesem Fall um hochvirulente Stämme gehandelt hat.

Ein Pathogenitätsbeweis von Pseudomonas aeruginosa läßt sich ebenfalls durch die intranasale Applikation erbringen. Die Tiere werden mit Äther narkotisiert und während der Narkose 2 Tropfen mit einer Gesamtmenge von 0,05 ml einer 18—24stündigen Bouillonkultur auf die Nasenlöcher zum Einatmen geträufelt. Bei virulenten Stämmen sterben die Mäuse im allgemeinen nach 24 bis 72 Std. Man findet bei den Tieren eine durch Hämorrhagien bedingte Verdichtung des Lungenparenchyms (TIMM 1964).

Bei Vergleichsuntersuchungen zwischen der intraperitonealen und der intranasalen Methode kam TIMM (1964) zu der Auffassung, daß der intraperitonealen Methode der Vorzug zu geben sei.

Diese bisher beschriebenen Studien galten letzten Endes lediglich dem Pathogenitätsbeweis.

GORILL (1952) versuchte in seinen Studien, Aussagen zur Frage der Lokalisation von Pseudomonas aeruginosa zu machen. Er zog für seine experimentellen Untersuchungen 12 Stämme heran, die aus Urin und Wundeiter frisch isoliert worden waren, und von jedem dieser 12 Stämme wurde die jeweilige Dosis ermittelt, die keine Septicämie mehr verursachte. Es konnte festgestellt werden, daß keine Beziehung zwischen der Virulenz der Stämme gegenüber der Maus und der Pathogenität beim Menschen bestand. Bei entsprechend kleinen Dosen kam es zum Auftreten von Abscessen in der Niere. Dieses Organ zeigte den häufigsten Befall, und der Erreger war darin in Reinkultur enthalten. Außerdem riefen alle 12 Stämme Veränderungen im ZNS ("rolling disease") hervor. Wurden die Dosen zu klein gewählt, so überlebten die Tiere. — Nach intraperitonealer Applikation konnten hinsichtlich des Nierenbefalles keine eindeutigen Verhältnisse festgestellt werden.

WENSINCK (1961) führte Pseudomonas aeruginosa-Studien an mit Röntgenstrahlen vorbehandelten Mäusen durch. Die Stämme wurden intranasal oder durch Injektion in den Magen gegeben. Bei dieser Versuchsanordnung betrug die durchschnittliche Überlebenszeit 2—$2^1/_2$ Tage. WENSINCK (1961) kam bei seinen Studien zu der Überzeugung, daß auch bei den intestinal infizierten Tieren der *Kehlkopf* der Ausgangspunkt für die Bakteriämie ist.

Meerschweinchen. Wie die Maus gehört auch das Meerschweinchen zu den empfänglichsten Versuchstieren.

Nach LODE (1929) genügt bei virulenten Kulturen die i. p.-Injektion einer $^1/_{10}$ Öse, um ein 250 g schweres Tier innerhalb von 24 Std zu töten. Liegen die Dosen höher, so tritt der Tod oft innerhalb einiger Stunden ein. Der Sektionsbefund ist abhängig von der Dauer des Krankheitsbildes. Im allgemeinen findet man eine akute Peritonitis mit reichlichem dünnflüssigen, hämorrhagischen, flockigen Exsudat mit zahlreichen Bakterien (LODE). Ist der Verlauf chronischer, so sind die Exsudatmengen geringer und von viscöser Beschaffenheit. Es finden sich zahlreiche Leukocyten, jedoch wenig Bakterien. Werden Meerschweinchen relativ geringe Dosen verabreicht, also weniger als $^1/_{10}$ Öse, so wird der Tod verzögert, und es kommt zu einem subakuten Krankheitsbild. Bei den Tieren tritt eine starke Abmagerung auf.

Bei der *subcutanen Infektion* liegt die letale Dosis höher. Am Ort der Injektion kommt es nach wenigen Stunden zu einem Ödem, das in ein hartes, in den schweren Fällen der Nekrose verfallendes Infiltrat übergeht. Der nekrotische Hautbezirk wird abgestoßen. Die Tiere erholen sich entweder oder gehen unter dem Bild eines Marasmus zugrunde (LODE 1929).

Fütterungsversuche und *Einspritzungen* in das freigelegte Colon wurden von JUSTI (1915) bei Meerschweinchen durchgeführt. Es gelang dem Autor aber nicht, eine Infektion zu erzielen.

JACKSON u. HARTMANN (1927) konnten bei *intralamellärer* Injektion von Pseudomonas aeruginosa-Bakterien eine Infiltration und Einschmelzung des Corneagewebes bei Meerschweinchen auslösen.

Experimentelle Otitis media

Das Meerschweinchen findet ebenfalls Verwendung als Versuchstier bei der Erzeugung einer experimentellen Otitis media (IGARASHI 1961).

Versuchsanordnung. Die Tiere werden narkotisiert. Man injiziert mit Hilfe einer abgestumpften Kanüle Nr. 22 durch den unteren vorderen Quadranten des Trommelfells 0,3—0,5 ml der flüssigen Bouillonkultur direkt in das Mittelohr. Mit dieser Methode ist es möglich, eine Pseudomonas aeruginosa-Infektion hervorzurufen.

Kaninchen. Untersuchungen an diesen Tieren wurden bereits von BRAUN im Jahre 1906 durchgeführt. Nach seinen Ergebnissen ist es möglich, durch intravenöse Injektion die Kaninchen unter der Erscheinung einer allgemeinen Sepsis zu töten.

Nach *subcutaner Injektion* sah BRAUN (zit. nach LODE) ähnliche Bilder wie beim Meerschweinchen (LODE 1929).

BRAUN (zit. nach LODE) war es ebenfalls möglich, die Tiere *per os* zu infizieren. Es kam entweder zu dem Krankheitsbild einer akuten Enteritis mit Diarrhöen — Stuhl grünlich verfärbt —, oder es trat eine subakute Verlaufsform mit Ulceration im Dickdarm auf. Im Gegensatz zu BRAUN (zit. nach LODE) gelang es JUSTI (1915) nicht, mit der Fütterungsmethode und auch der Injektion in das freigelegte Colon bei Kaninchen eine Erkrankung des Darmkanals auszulösen.

Zur Frage der Bakterienlokalisation führte BALZANO (1933) Teste am Kaninchen durch, denen der Oesophagus entfernt worden war. Er inoculierte den Stamm in Mund und Rachen der Tiere. Trotz der Entfernung des Oesophagus fand er die Erreger nicht nur im Blut, sondern auch stets in den Verdauungswegen der Tiere.

Eine eindeutige Affinität zum Urogenitaltrakt konnte von MEADER, ROBINSON u. LEONHARD (1925) beobachtet werden. Es kam bei den Versuchstieren zu Nierenabscessen, vergesellschaftet mit gangränösen Epididymitiden, daneben Samenblasenentzündungen, Peritonitis und Pleuritis.

VERDERAME (zit. nach LODE) führte Untersuchungen an der Hornhaut des Kaninchens durch. Wenn der Stamm auf die Cornea aufgebracht wurde, kam es zu mehr oder weniger ausgedehnten Infiltrationen und Ulcerationen mit Reizung der Iris. Wenn auch im allgemeinen eine Ausheilung erfolgte, so wurden doch ebenfalls stark sezernierende Conjunktivitiden mit reichlich im Sekret vorhandenen Bakterien beobachtet. Wird das Material in die Vorderkammer injiziert, so kommt es bei Verwendung älterer Kulturen zu heftigen Entzündungserscheinungen der Hornhaut und der Iris. Im Verlauf der Infektion tritt das typische Bild des Ringabscesses (zentrale, gelblich-weiße, hirsekorngroße Nekrose und ein in der im übrigen stark getrübten Cornea befindlicher, etwa $1^1/_2$ mm breiter gelblich-weißer

Infiltrationsring) auf (LODE 1929). Im Verlauf des Prozesses erweicht die Cornea, danach platzt sie, und es können Linsen- und Glaskörper heraustreten.

Wird die Pseudomonas aeruginosa direkt in den Glaskörper injiziert, so tritt eine heftige Panophthalmitis mit Ausgang in eine Phthisis bulbi ein (zit. nach LODE 1929).

Aus einer älteren Arbeit von STOCK (1903) geht hervor, daß es nach intravenöser Applikation regelmäßig zu Metastasen in der Iris kommen kann, die trotz der Virulenz der Bakterien aber spontan abheilten. Derselbe Autor konnte ebenfalls eine Chorioiditis disseminata beobachten. ZÖLLER u. MANOUSSAKIS (1924) träufelten Pseudomonas aeruginosa zusammen mit Galle in den Conjunctivalsack. Es kam zu Rötung, Trübung, Exsudation der Cornea, wobei der Eiter Grünfärbung zeigte (zit. nach LODE 1929).

Neben den mehr historischen Berichten (VERDERAME, zit. nach LODE) sind gerade in den letzten Jahren einige Arbeiten zur Frage der Pseudomonasinfektion der Cornea erschienen. In diesen Publikationen setzten sich die Autoren einerseits mit der Pathogenese des durch Pseudomonas aeruginosa hervorgerufenen Hornhautprozesses auseinander, andererseits dienten diese Studien zur Antibioticaprüfung. Zur Erzeugung eines Krankheitsprozesses am Auge kamen im allgemeinen die folgenden Methoden zur Anwendung (EARL, FISHER u. J. H. ALLEN 1958, AINSLIE u. HENDERSON 1958):

Intracorneale Injektion von 0,02 ml einer 24 Std alten Bouillonkultur am Kaninchen (FISHER u. ALLEN 1958).

Intracorneale Injektion am Kaninchen von 0,03 ml einer $^1/_{100}$ verdünnten 24 Std alten Bouillonkultur (AINSLIE u. HENDERSON 1958).

In den neueren Arbeiten unterscheidet sich die Schilderung des Krankheitsbildes nach der experimentellen Infektion nicht grundsätzlich von den älteren Berichten. So kommt es nach FISHER u. ALLEN (1958) innerhalb der ersten 24 Std zu einer Injektion der Conjunctiva. Es erscheint ein grüngelber schleimig-eitriger Ausfluß, und es entwickelt sich ein sich schnell ausbreitendes Hornhautgeschwür. Auf die Bildung von Hypopyon und Rupturen der Cornea nach intracornealer Injektion wird auch in den neueren Publikationen aufmerksam gemacht (CASSADY 1959).

Beim experimentellen Arbeiten mit Pseudomonas aeruginosa-Stämmen an der Hornhaut des Kaninchens wird in den letzten Jahren auf bestimmte Punkte hingewiesen, die berücksichtigt werden müssen:

1. die Virulenz des Stammes,
2. die Antikörpersituation im infizierten Tier,
3. die Applikationsart und Keimzahl.

Zu 1. Beim Arbeiten mit Pseudomonas aeruginosa-Stämmen an der Hornhaut des Kaninchens kann die Stärke des Krankheitsbildes bei den einzelnen Stämmen unterschiedlich sein. Es gibt Stämme, mit denen sich ein sichtbarer Krankheitsprozeß nicht erzeugen läßt. Sie sind als avirulente Pseudomonas aeruginosa-Stämme anzusehen (FISHER u. ALLEN 1958).

Zu 2. Die experimentelle Erzeugung eines Hornhautgeschwürs läßt sich in Zusammenhang mit dem Agglutiningehalt des Serums und Kammerwassers der betreffenden Versuchstiere bringen. Bei Tieren, die Agglutinine gegen den Pseudomonas aeruginosa-Stamm in ihrem Serum oder Kammerwasser aufweisen, kommt es nach experimenteller Infektion nicht zur Ausbildung eines Ulcus corneae (CASSADY 1959).

Zu 3. Beim Einreiben von Pseudomonas aeruginosa in die vorgeschädigte Cornea ist die Keimzahl von Bedeutung. CASSADY (1959) konnte mit 500 Mikroorganismen kein Ulcus corneae erzeugen, bei der Verwendung von 2000 virulenten

Pseudomonas aeruginosa-Bakterien kam es in 50% der Fälle zu einer leichten Ulceration. Wurden 10000 Keime eingerieben, so war die Stärke des Krankheitsbildes bei den einzelnen Pseudomonas aeruginosa-Stämmen unterschiedlich. Subconjunctivale Injektionen von Hydrocortison verschlimmerten die experimentell erzeugten Pseudomonas aeruginosa-Cornea-Infektionen, die Geschwüre dehnten sich aus, bis es zur Perforation kam.

Fisher u. Allen (1958) führten Untersuchungen zur Klärung der Frage durch, welche Faktoren für die Entstehung von Ulcerationen verantwortlich zu machen sind. Danach ist es möglich, mit dem Bakterienfiltrat einer 18stündigen Nährbouillon (Trypticase-Broth) Ulcerationen hervorzurufen. Diese Wirkung wird auf ein proteolytisches Enzym zurückgeführt, da die Erzeugung eines Ulcus corneae an die Protease-Aktivität des betreffenden Substrates gebunden ist. Wird der betreffende Stamm in einem synthetischen Medium gezüchtet, so läßt sich mit dem bakterienfreien Filtrat kein Ulcus corneae erzeugen (Fisher u. Allen 1958). Es handelt sich demnach bei der wirksamen Protease um ein adaptives Enzym. Werden die Zellen allein injiziert, so spielt das Medium selbst hinsichtlich der Virulenz keine allzu große Rolle, da genügend Proteine in der Cornea vorhanden sind, um die Produktion der betreffenden Protease in Gang zu setzen (Fisher u. Allen 1958). Durch Ammoniumsulfatfällung, Dialysen und letzten Endes Gefriertrocknung gelingt es, ein Proteasepräparat von Pseudomonas aeruginosa zu gewinnen. Die proteolytische Aktivität dieses Präparates läßt sich nach Fisher u. Allen (1958) mit Hilfe der Diazoproteinmethode prüfen. Dieses Präparat ist wirksam gegenüber Casein, Hämoglobin, Corneakollagen und zwei verschiedenen Corneaproteinfraktionen — die eine Corneafraktion scheint mit dem Corneakollagen verwandt zu sein. Nach Fisher u. Allen dürfte die Kollagenaseaktivität dieses Pseudomonasenzyms in einer bestimmten Beziehung zu dem Cornea-Zerstörungsfaktor stehen. Diese Pseudomonasprotease ist antigener Natur, und im Tierversuch lassen sich Antikörper hervorrufen. Diese Antikörper haben einen hemmenden Einfluß auf die proteolytische Aktivität des Enzyms (Fisher u. Allen 1958).

Hühner und Tauben. Untersuchungsergebnisse an Hühnern und an der Taube liegen von Hausser (1909) vor. Es wurde das Material 5 Hühnern und einer Taube in den harten Gaumen injiziert. Vier der Tiere kamen ad exitum (zit. nach Lode 1929).

Hund. Durch tracheale Insufflation gelang es Melzer, eine Pneumonie bei Hunden hervorzurufen (zit. nach Lode 1929).

Wachsmotte (Raupe). Lysenko (1963) führte Pathogenitätsstudien mit Pseudomonas aeruginosa an Raupen von Galleria mellonella (Linnaeus) durch. Er arbeitete mit verschiedenen Konzentrationen der Stammsuspension und injizierte das Material den Raupen in die Leibeshöhle. Die von ihm ermittelte LD 99 lag zwischen 1—3 Keimen. Die Schlußfolgerungen lassen sich folgendermaßen zusammenfassen:

1. Der unbehandelte Mikroorganismus ist sehr virulent, wenn er den Raupen in die Leibeshöhle injiziert wird.

2. Die Virulenz kann entweder durch die Bildung eines die Virulenz steigernden Faktors, der ein Toxin sein könnte, oder durch das Fehlen irgendeiner Schutzwirkung von seiten der Raupe erklärt werden.

b) Pseudomonas pseudomallei

Bei der durch die Pseudomonas pseudomallei hervorgerufenen Melioidosis handelt es sich im allgemeinen um eine als Septicämie verlaufende Infektionskrankheit der Ratten und anderer Nagetiere. Wie aus den Aufzeichnungen von Rimington hervorgeht, wurde diese Erkrankung in Australien auch bei Schafen, Ziegen,

Schweinen und Rindern beobachtet. STANTON u. FLETCHER hatten bereits im Jahre 1913 den Erreger nicht nur bei Ratten, Meerschweinchen und Kaninchen, sondern auch bei Katzen und Hunden nachgewiesen (zit. nach MOHR 1963).

Die Pseudomonas pseudomallei wurde das erste Mal von WHITMORE im Jahre 1911 (zit. nach MOHR) beobachtet und beschrieben. Bei den von ihm beobachteten Krankheitsfällen handelte es sich um heruntergekommene, unterernährte und z. T. morphinomane Burmesen. Die Erkrankung wurde zunächst unter dem Namen „Whitmoresche Krankheit" oder Septicämie der Morphinomanen geführt. In demselben Jahre kam es zum Auftreten einer rotzähnlichen Erkrankung der Meerschweinchen und Kaninchen in den Laboratorien von Kuala Lumpur (Malaya). Diese Fälle wurden von FLETCHER (1919) eingehend beschrieben, ohne daß sich der Autor der Identität dieses Bacteriums mit dem von WHITMORE isolierten Stamm bewußt war. Von STANTON wurde 1917 (zit. nach MOHR 1963) der erste Fall in Malaya entdeckt, der Erreger isoliert und die Erkrankung durch Fütterung und Infektion auf die Tiere übertragen. Der Erreger wurde als Bacillus whitmorei bezeichnet.

Verbreitung

Da die ersten Berichte über diese Erkrankung aus dem Fernen Osten kamen, bestand längere Zeit die Auffassung, daß die Melioidosis sich nur auf Burma, Malaya, Indien, Ceylon, Siam, Indonesien und die Philippinen beschränken würde. Inzwischen liegen aber auch Berichte über Fälle aus Madagaskar, England und den USA vor, wobei es sich z. T. um Personen handelt, die die westliche Hemisphäre nie verlassen haben.

Übertragung und Vorkommen

Die Pseudomonas pseudomallei wurde insbesondere aus den Organen und dem Blut an Melioidosis erkrankter Nagetiere, z. B. Ratten, Meerschweinchen und Kaninchen isoliert, ebenfalls aber auch bei Kühen, Schafen, Ziegen und Pferden gefunden. Bei den an Melioidosis erkrankten Menschen läßt sich der Keim in den befallenen Körperpartien bzw. im Blut oder in den betreffenden Organen bei ad exitum gekommenen Personen nachweisen. Die Mehrzahl der bisherigen Untersuchungen, insbesondere solche der letzten Jahre, spricht dafür, daß es sich bei der Pseudomonas pseudomallei ursprünglich um einen echten Wasserkeim handelt. Wie aus den Untersuchungen von CHAMBON (1955) hervorgeht, müssen zum Nachweis des Erregers bestimmte Methoden berücksichtigt werden. Positive Resultate wurden aus dem Wasser von Sümpfen und Reisfeldern erzielt. Den indirekten Nachweis von dem Vorhandensein von Pseudomonas pseudomallei in stehenden Gewässern lieferten LECLERC u. SUREAU (1956) durch den Nachweis von Phagen in Vietnam.

Klinisches Krankheitsbild

Von einigen Autoren werden zwei Verlaufsformen unterschieden, und zwar die akute und die chronische Verlaufsform. Bei dieser Einteilung werden allein die klinischen Gesichtspunkte berücksichtigt. FOURNIER u. CHAMBON richten sich in ihrer Monographie nach der Einteilung von COLLOMB u. BOUBÉ (1953), bei der anatomisch-klinische Gesichtspunkte Beachtung finden. Sie unterscheiden drei Formen:

1. die septicämische Form,
2. die septicopyämische Form,
3. die lokale Form.

Das Versuchstier wird bei Pseudomonas pseudomallei nicht nur allein zum Nachweis der Virulenzprüfung des betreffenden Stammes herangezogen, sondern findet auch als lebender Anreicherungsnährboden Verwendung.

Meerschweinchen. Das empfindlichste Versuchstier ist das Meerschweinchen. Die Infektion läßt sich bei diesem Tier auf verschiedene Weise auslösen: z. B. intraperitoneal, subcutan, percutan, peroral, conjunctival.

Subcutane Injektion (FOURNIER u. CHAMBON)

Nach subcutaner Injektion von 1 ml einer Verdünnung 1/100 einer jungen Kultur kommt es zu einer generalisierten Infektion, und das Tier stirbt nach 4—5 Tagen. Die LD_{50} liegt nach FOURNIER u. CHAMBON bei einem Stamm mittlerer Virulenz unter Anwendung der subcutanen Injektion bei etwa 168 Keimen. Nach der subcutanen Injektion wird im allgemeinen eines der drei folgenden Krankheitsbilder beobachtet:

1. Akute septicämische Verlaufsform ohne makroskopisch sichtbare Erscheinungen an dem Organsystem.
2. Schnell verlaufende Septicopyämie mit Absceßbildung in der Milz.
3. Subakute Septicopyämie mit Absceßbildung an der Injektionsstelle und Abscessen in den anderen Organen, insbesondere in der Lunge.

Makroskopische Veränderungen

Bei den schnell ad exitum gekommenen Tieren findet man keine makroskopischen Veränderungen, sondern sieht lediglich an der Injektionsstelle Ödem und Lymphangitis. Bei denjenigen Tieren, bei denen die Krankheit weniger stürmisch verläuft, kommt es zur Absceßbildung am Ort der Injektion und anderenOrganen, insbesondere Lunge und Milz, daneben werden aber auch die Nebennieren und die Leber befallen. Die Nieren sind selten betroffen, das Gehirn und der Magen niemals. Im Darm findet man im allgemeinen lediglich eine leichte Congestion der Peyerschen Plaques. Der Eiter ist fibrinös, dick oder käsig. Tuberkel und knotenähnliche Gebilde werden beobachtet. Diese ähneln sehr den bei Rotz oder Pseudotuberkulose auftretenden Prozessen. Während der Erkrankung kommt es zur rapiden Abmagerung, die in Kachexie übergehen (FOURNIER u. CHAMBON 1958).

Histopathologie

Die histopathologischen Befunde der experimentellen Melioidosis sind ähnlich denen des Rotzes. Es werden miliare Granulationen beobachtet, die im Zentrum eine Nekrose zeigen. Sie sind von einer fibrösen Reaktion begrenzt, begleitet von polynucleären Zellen. Es kommt später zur Verkäsung bzw. zur Verwachsung der Granulationen (FOURNIER u. CHAMBON 1958).

Intraperitoneale Injektion

Bei intraperitonealer Injektion kann es bei männlichen Meerschweinchen zu einem „Strauß“-Phänomen kommen. Im allgemeinen sterben die Tiere vor der Ausbildung des Phänomens.

Strauß-Phänomen: Hodenentzündung, bald vereiternd (Strauß-Reaktion, Paris 1889) (zit. nach R. MÜLLER).

Conjunctivale Injektion

Nach conjunctivaler Gabe eines Tropfens einer jungen vollvirulenten Kultur beobachtet man eine Einschmelzung des Auges und eine tödlich verlaufende Septicämie.

Kaninchen. Nach FOURNIER u. CHAMBON (1958) ist dieses Tier weniger empfindlich als das Meerschweinchen. Beim Kaninchen sind bisher in der Milz keine Abscesse oder Mikroabscesse nachgewiesen worden, selbst wenn in den anderen Organen diese vermehrt vorhanden sind.

Ratte und Maus. Nach FOURNIER u. CHAMBON (1958) sind diese Tiere weniger empfindlich. Nach subcutaner Infektion werden subakute Krankheitsbilder und chronische Verlaufsformen beobachtet. Die Lunge ist bei diesen Tieren immer befallen, und der klinische Befund steht in Kontrast zu den geringen Befunden der übrigen Organe. DE MOOR (zit. n. FOURNIER u. CHAMBON 1958) beobachtete bei experimentell infizierten weißen Ratten bisweilen einen eitrigen Ausfluß aus den Augen und den oberen Luftwegen, ähnlich wie man es bei der natürlich erworbenen Erkrankung sehen kann (zit. nach FOURNIER u. CHAMBON 1958).

NIGG u. Mitarb. (1955) konnten feststellen, daß die LD_{50} für die Mäuse bei intraperitonealer Injektion 10^7 Mikroorganismen und bei intracerebraler Injektion 10^4 Mikroorganismen beträgt. Nach ihren Untersuchungen zu urteilen, hängt die Virulenz von der Wachstumsform des betreffenden Stammes — S- oder R-Form — ab.

Pferd. Nach den Untersuchungen von STANTON u. FLETCHER (1932) sind Pferde experimentellen Infektionen gegenüber resistent. DE MOOR (zit. n. FOURNIER u. CHAMBON 1958) dagegen gelang es nach subcutaner Injektion, eine Absceßbildung hervorzurufen. Dieses Tier wurde 6 Monate später intravenös reinfiziert, kam bald ad exitum, und post mortem fand man Abscesse in den Lungen (zit. nach FOURNIER u. CHAMBON 1958).

Im allgemeinen kommt es bei Pferden und auch Rindern nach subcutaner Injektion neben geringen Allgemeinerscheinungen zur Bildung eines Abscesses an der Injektionsstelle.

Schaf. (Experimentelle Untersuchungen von COTTEW u. Mitarb. 1952):

Nach *oraler* Infektion erkrankte von 3 Hammeln nur einer, aber in diesem Fall kam es zu einer tödlich verlaufenden Meningoencephalitis.

Nach *conjunctivaler Instillation* bei 3 Tieren kam es bei zweien zu Krankheitssymptomen. Ein Tier erkrankte an einer Meningoencephalitis, die tödlich verlief, ein anderes Tier zeigte eine Ceratoconjunctivitis, die geheilt werden konnte (zit. nach FOURNIER u. CHAMBON 1958).

Nach intramuskulärer, intravenöser oder endonasaler Injektion (Bouillonkulturen) tritt in allen Fällen eine Erkrankung auf, Tod im allgemeinen nach 8—31 Tagen. Die Krankheitserscheinungen sind gekennzeichnet durch Fieber, Anorexie, Dyspnoe und einen hartnäckigen eitrigen Augen- und Nasenausfluß. Bei der Sektion werden die folgenden Ergebnisse registriert:

1. Absceß und Knotenbildung in den Lungen, in der Milz, in der Leber und in den Lymphknoten,
2. Ulceration an der Nasenschleimhaut,
3. eitrige Arthritis,
4. Veränderungen im Sinne einer Meningoencephalitis.

Von den anderen Versuchstieren sind die *Affenversuche* von DE MOOR (zit. nach FOURNIER u. CHAMBON 1958) zu erwähnen. DE MOOR (zit. n. FOURNIER u. CHAMBON 1958) konnte bei M. cynomolgus nach conjunctivaler Injektion eine foudroyant verlaufende Septicämie hervorrufen. Nach subcutaner Injektion kommt es zu einer chronischen Erkrankung mit erhöhten Temperaturen. Die Tiere sterben unter dem Bilde einer Abmagerung. Erstaunlicherweise sind bei diesen Tieren die pathologisch-anatomischen Befunde spärlich.

Laboratoriumsinfektionen

FOURNIER u. CHAMBON (1958) berichten über 3 Laboratoriumsinfektionen beim Menschen. Bei 2 Fällen war die Eintrittspforte bekannt: Es handelte sich um eine Verletzung am Daumen durch eine Pipette oder ein Stück Reagenzglas mit einer Reinkultur von Pseudomonas pseudomallei. Bei einer Person kam es zur Absceßbildung am Ort der Infektion mit Lymphangitis und Lymphknotenvereiterung. Eine Septicämie oder eine generalisierte Infektion konnte nicht festgestellt werden. Die zweite Person zeigte eine schwere Septicämie mit positiver Blutkultur und allgemeinen pulmonalen Symptomen. Bei dem dritten Fall war die Eintrittspforte unbekannt. Es handelte sich um einen Wäscher, der mit dem Reinigen von Glasmaterial, in dem sich Kulturen befunden hatten, beschäftigt worden war. Bei diesem Patienten kam es zu einer schweren Septicämie mit positiver Blutkultur und schweren Lungensymptomen (zit. nach FOURNIER u. CHAMBON 1958).

FOURNIER u. CHAMBON machen darauf aufmerksam, daß andere Säugetiere, z. B. Hamster, hinsichtlich der experimentellen Infektion eine große Variabilität aufweisen, zwischen den einzelnen Species keine charakteristischen Unterschiede bestehen und die Empfänglichkeit nicht konstant ist.

Kaltblüter. Nach den Untersuchungen von LAJOUDIE u. BRYGOO (1953) sind Frösche und Karpfen nicht empfänglich.

Vögel. Bei Hühnern und Tauben ließen sich nach einer Injektion von etwa 1 Million Keimen makroskopisch keine Veränderungen nachweisen (zit. nach FOURNIER u. CHAMBON 1958). DE MOOR stellte bei Spatzen eine vorübergehende Bakteriämie fest (zit. n. FOURNIER u. CHAMBON 1958).

c) Aeromonas hydrophila

Dieser Mikroorganismus ist erst in den letzten Jahren in den Blickpunkt des Interesses der medizinischen Mikrobiologie gerückt, als es gelang, seine ätiologische Bedeutung als Krankheitserreger für den Menschen zu sichern (CASELITZ 1955; KJEMS 1955). In früheren Jahren wurde dieser Keim in erster Linie von Fischereibiologen bearbeitet, da er für bestimmte Krankheitsbilder des Fisches — z. B. der Bauchwassersucht des Karpfens — verantwortlich gemacht wird. Es ist dementsprechend notwendig, bei dieser Species ebenfalls die Kaltblüterversuche zu berücksichtigen.

Die Frage, inwieweit der Aeromonas hydrophila in Wirklichkeit eine primäre ätiologische Bedeutung bei der Bauchwassersucht des Karpfens zukommt, steht hier nicht zur Diskussion. TOMAŠEC u. Mitarb. (1953) lehnen die Aeromonas hydrophila als primären Erreger ab.

Kaltblüter. Auf die Pathogenität dieses Keimes für Frösche wurde bereits von SANARELLI im Jahre 1891 hingewiesen. Frösche, die mit diesem Keim infiziert werden, erkranken unter dem Bilde des sog. "red leg"-Phänomens, und dieses Phänomen ist mehrmals Gegenstand ausführlicher Studien gewesen (u. a. SANARELLI 1891, TRAMBUSTI 1893, ROGER 1893, RUSSELL 1898, MILES u. HALNAN 1937, SCHUBERT 1960).

Experimentelle Erzeugung eines "red leg"-Phänomens (SCHUBERT 1960)

0,4 ml einer 18stündigen Pepton-Bouillonkultur werden in den Oberschenkel eines Frosches (Rana temporana) injiziert. Die Tiere sterben im allgemeinen am dritten Tag post infectionem unter dem Bilde eines "red leg"-Phänomens.

Krankheitsbild. Das Krankheitsbild beginnt nach SCHUBERT (1960) mit einer deutlichen Schwellung des infizierten Oberschenkels. Es kommt dann zu einer fortschreitenden Rötung der Haut in diesem Gebiet, die sich auch auf den anderen Oberschenkel ausdehnen kann. Gelegentlich wird ein eigenartiges Glasigwerden der infizierten Extremität beobachtet. Das "red leg"-Phänomen ist besonders gut bei denjenigen Tieren ausgeprägt, die relativ spät ad exitum kommen. Die fleckigen, diffusen Rötungen treten nicht nur an dem infizierten Oberschenkel, sondern auch an den anderen Extremitäten und an der Brusthaut auf. Die infizierten Tiere sind weniger lebhaft als die Kontrolltiere und zeigen im Endstadium oft eine „tetanische

Starre". Die Tiere lassen häufig das betroffene Glied gestreckt oder abduziert im Wasser liegen (Sanarelli 1891, Schubert 1960).

Sektionsbefund. Es wird entweder eine dunkelrote Färbung der gesamten Muskelpartie des infizierten Oberschenkels oder einzelner genau abgegrenzter Muskelzüge beobachtet. Punktförmige rote Flecke können auch in anderen Muskeln gesehen werden. Schubert (1960) weist darauf hin, daß die Rötung der Haut nicht immer mit den pathologischen Veränderungen im Muskel parallel zu gehen braucht, so daß man häufig vor der Sektion nichts über die Stärke der Muskelveränderungen aussagen kann. Neben diesen Befunden an der Muskulatur kann eine starke Injektion der Darmgefäße nachgewiesen werden (Sanarelli 1891), und in der Bauchhöhle findet sich reichliches Exsudat (Schubert 1960). In dem Herzblut, der Leber und im Exsudat findet sich nicht selten die Aeromonas hydrophila in Reinkultur.

Daß dieses Phänomen nicht artspezifisch ist, geht u. a. aus den Untersuchungen von Miles (zit. nach Bergey's Manual) und Schubert (1960) hervor. Ersterer beobachtete bei einer "red leg"-Epidemie von Laubfröschen, daß diese durch Bacillus alcaligenes hervorgerufen worden war. Schubert (1960) gelang es, dasselbe Phänomen mit Serratia marcescens hervorzurufen.

Fisch. Die von Schäperclaus (1930) und Spiczakow (1938) beobachteten Krankheitsbilder beim Karpfen und die Züchtung eines monotrich begeißelten gramnegativen Stäbchens, das heute als Aeromonas hydrophila angesehen werden kann, gaben Anlaß zu Studien an Fischen, um über die ätiologische Bedeutung dieses Keimes und den Infektionsweg etwas aussagen zu können.

In Voruntersuchungen führten Wunder u. Dombrowski (1953) Tests zur Frage des Infektionsweges und der Erzielung einer exakten Methodik durch. Sie bedienten sich der folgenden Technik:

1. Percutanmethode (Fische in Bakterienaufschwemmung z. T. mit künstlicher Hautwunde, gesunde und kranke Fische in demselben Wasser)
2. orale Methode,
3. parenterale Methode,

a) Percutanmethode (Einreiben der Erreger),
b) subcutane Injektion,
c) intramuskuläre Injektion,
d) intraperitoneale Injektion,
e) Übertragung durch Fischegel.

Von allen diesen zur Anwendung gekommenen Methoden erwies sich die intramuskuläre Injektion als die am besten durchführbare und wirksamste. Wunder u. Dombrowski (1953) injizierten in die Tiefe der Nackenmuskulatur 0,25 bis 0,5 ml einer homogenen Aufschwemmung von Aeromonas hydrophila. Stammsuspension: Eine halbe Agarplatte — Durchmesser 9 cm — einer 48 Std alten in 20 ml sterilem Leitungswasser aufgeschwemmten Kultur.

Bei Gebrauch dieser Methode ließ sich die Pathogenität einwandfrei demonstrieren. Dieselben Autoren konnten ebenfalls nachweisen, daß beim Zusammenleben zwischen gesunden und kranken Karpfen die Erreger von den kranken Tieren durch Fischegel (Piscicola geometrica) und Karpfenläuse (Argulus foleaceus) auf die gesunden Tiere übertragen werden können. Beide Parasiten sitzen mit Vorliebe in offenen Geschwüren. Von dort haben sie anscheinend den leichteren Zugang zu ihren Nahrungsquellen (Wunder u. Dombrowski 1953). Die Parasiten nehmen von dem kranken Fisch den Erreger aus dem Blut oder von dem Geschwür in sich auf und transportieren den Keim weiter. Durch den Saugakt wird der gesunde Fisch mit dem betreffenden Bakterienstamm infiziert. Trotz dieser positiven Versuchsergebnisse läßt sich doch nicht verleugnen, daß die intramuskuläre Injektion den Vorzug der Kontrollierbarkeit bietet.

Experimentelle Erzeugung der verschiedenen Krankheitsbilder der Bauchwassersucht
(intramuskuläre Injektion)

Die symptomlose Bauchwassersucht (hochakute Sepsis)

Wird das Material injiziert, so treten bei manchen Tieren gleich nach der Injektion Anzeichen schwerster Schädigung ein. Die Statik ist gestört. Die kranken Fische stehen ruhig am Boden oder hängen in Seitenlage an der Oberfläche. Unmotivierte Zuckungen erschüttern den ganzen Körper. Der Fisch geht 12 bis 24 Std post infectionem ein, ohne äußere Zeichen einer Erkrankung zu bieten (WUNDER u. DOMBROWSKI 1953). Bei den Tieren, die 12—14 Std post infectionem unter diesem Bilde ad exitum kommen, wurden die Erreger zufälligerweise direkt in das Gefäßsystem injiziert. Das Krankheitsbild ist im Aquariumversuch von den Jahreszeiten unabhängig. Dieses Krankheitsbild wird in der Natur nach SCHÄPERCLAUS (1930) als „symptomloser Fall der Bauchwassersucht" bezeichnet.

Die Phlegmone

Von November bis April kommt es nach intramuskulärer Injektion zu einer heftigen Entzündung, die sich nach allen Seiten über den gesamten Fischkörper ausbreitet und eine Nekrose hinterläßt. Die Tiere sterben im allgemeinen innerhalb der ersten 24 Std, spätestens aber nach drei Tagen. Nach WUNDER u. DOMBROWSKI (1953) ähnelt dieses Krankheitsbild der in der Humanmedizin bekannten Phlegmone. Den rasanten Verlauf führen die Autoren auf einen Zustand verminderter Resistenz während dieser Monate zurück. — Das Krankheitsbild wird in der Natur nur selten beobachtet.

Der Absceß

Nach intramuskulärer Injektion während der Monate Juni bis Oktober kommt es nicht zu dem Krankheitsbild der oben beschriebenen Phlegmone, sondern der Prozeß bleibt am Injektionsort lokalisiert, und es bildet sich ein typischer Absceß, dessen Größe innerhalb weniger Tage zunimmt (WUNDER u. DOMBROWSKI 1953). Zwischen dem 5. und dem 9. Tag platzt dieser Absceß und es entleert sich ein dicker, rahmiger, gelblich-weißer Eiter. Es beginnt dann eine Abheilung des Prozesses in einem Zeitraum von etwa 3—5 Wochen.

Das chronische Geschwür

Da es sehr schwierig ist, mit Hilfe von Injektionen das chronische Geschwür — Hauptsymptom der polnischen Form der Bauchwassersucht — zu erzielen, bedient man sich blutsaugender Hautparasiten, Fischegel (Piscicola geometra) und Karpfenläuse (Argulus foleaceus). Diese Tiere sitzen mit Vorliebe in offenen Geschwüren und Wunden; wenn man gesunde und kranke Fische zusammenbringt und ihnen Piscicola geometra und Argulus foleaceus zusetzt, tritt beim Läuseversuch ein typisches Hautgeschwür innerhalb von 38 Tagen und beim Egelversuch innerhalb von 12 Tagen in Erscheinung. Es können bei dieser Versuchsanordnung nach WUNDER u. DOMBROWSKI (1953) alle Übergangsstadien vom gewöhnlichen Oberhautdefekt bis zum in die Tiefe der Muskulatur reichenden Geschwür beobachtet werden.

Es soll an dieser Stelle ebenfalls auf die von SCHÄPERCLAUS bereits im Jahre 1939 mitgeteilten Infektionsversuche am Karpfen eingegangen werden. SCHÄPERCLAUS vertritt die Auffassung, daß die intraperitoneale Injektion die einfachste, zuverlässigste und in Anbetracht der Lebererkrankungen bei Bauchwassersucht doch die „natürlichste" Art der Infektion sei. Als Infektionsdosis kamen i. a. 3—6 cm^2 Agarbewuchs einer 24stündigen Kultur (eine Schrägagarkultur $= 8-10\ cm^2$ Bewuchs) zur Anwendung. — Auch bei späteren Untersuchungen kam Schäperclaus zu der Auffassung, daß die Bemessung nach cm^2-Agarbewuchs gute Werte liefert (1956). — Die Dosis richtet sich oft nach der Virulenz des Stammes, außerdem nach der Saison und der Disposition der Tiere. Es konnten i. a. die folgenden Krankheitserscheinungen beobachtet werden:

1. Ansammlung von Transsudat in der Leibeshöhle und damit verbundene Auftreibung der Leibeshöhle, sowie Vorstülpung des Afters. Farbe der Leibeshöhlenflüssigkeit: klar, farblos, gelblich, eitrig trübe oder gallertig.
2. Veränderung des Darmes, Zerstörung des Epithels, Schlaffwerden der Darmwand, Ansammlung von weißlich eitriger Flüssigkeit oder schwarzer stinkender Schlammassen.
3. Leberveränderungen, bestehend aus helleren nekrotischen Bezirken, spinatgrüner Verfärbung der Leber mit vorhandener oder fehlender Gelbsucht des ganzen Körpers, Verwachsung mit der Milz.
4. Blutarmut; erniedrigter Hämoglobingehalt, Reduktion der Erythrocytenzahl. Weißliche Kiemenfarbe und blasse Niere.
5. Allgemeine Wassersucht, Hervortreten der Augen, Erblindung, ödemartige Schwellung der Niere und der Haut. Schuppensträubung.
6. Örtliche Geschwürsbildung an den verschiedensten Stellen des Körpers.
7. Bakteriämie.
8. Zerstörung und Verkrüppelung der Flossen und der Wirbelsäule.

Schäperclaus kommt auf Grund seiner Injektionsversuche zu folgendem Ergebnis:

a) Die Krankheitserscheinungen bei den infizierten Karpfen sind genau die gleichen wie diejenigen, die bei natürlich an Bauchwassersucht erkrankten Karpfen festgestellt werden können.

b) Durch intraperitoneale Injektion lassen sich Karpfen mit Sicherheit auf dem Wege über eine Erkrankung an infektiöser Bauchwassersucht abtöten, wenn die Dosis richtig bemessen wird.

In einer kürzlich erschienenen Veröffentlichung vertraten Schäperclaus und Brauer (1964) die Auffassung, daß in manchen Fällen offenbar Fluorescenten an der Entstehung der infektiösen Bauchwassersucht beteiligt sind. In Fischversuchen hat sich gezeigt, daß Pseudomonas fluorescens nach massiver intraperitonealer Injektion Ascites und Ulcerationen hervorrufen kann.

Es muß an dieser Stelle nochmals darauf hingewiesen werden, daß in diesem Handbuchartikel lediglich experimentelle Studien zur Diskussion stehen und keine Schlußfolgerungen auf die Ätiologie gezogen werden können. Wie bereits oben erwähnt, vertreten u. a. Tomasec u. Mitarb. die Virusätiologie und haben in dieser Richtung grundlegende Arbeiten veröffentlicht.

Warmblüter

Die bisher durchgeführten Studien mit Aeromonas hydrophila an Warmblütern zeugen von der großen Pathogenität dieses Stammes. Es wurden Untersuchungen an den folgenden Tieren durchgeführt: Maus, Hamster, Meerschweinchen, Ratte, Kaninchen und Taube.

Maus. Intranasale Applikation (Thal u. Dinter 1953, Kjems 1955, Caselitz u. Krebs 1962):

Die Mäuse werden mit Äther anästhesiert, und es wird ihnen 0,5 ml einer 24stündigen Bouillonkultur auf die Nase zur Inhalation gesetzt. Der Tod tritt im allgemeinen nach 6—24 Std ein, und es lassen sich in den Lungen hämorrhagisch bedingte Veränderungen nachweisen. Aus dem Herzblut, der Leber, der Milz und der Lunge werden die Stämme in Reinkultur isoliert.

Intraperitoneale Applikation. Injiziert man den Mäusen 0,5 ml einer 24 Std alten Bouillonkultur, so gehen die Tiere in einem Zeitraum von 4—48 Std ein. Die Sektion bietet das Bild einer diffus eitrigen Peritonitis.

Subcutane Applikation. Nach CASELITZ (1956) genügt eine einmalige Injektion von 0,5 ml einer Bakteriensuspension — Konzentration 6000 Mill. Keime/ml — eines frisch isolierten Stammes, um den Tod einer Maus in etwa 5 Std herbeizuführen. Man findet an der Injektionsstelle ein blutig gelatinöses Exsudat und eine dunkelrote Verfärbung der naheliegenden Muskelpartien. Der Erreger kann aus dem Herzblut in Reinkultur isoliert werden. Nach subcutaner Injektion subletaler Dosen kommt es bei größeren Versuchstieren, z. B. Meerschweinchen und Kaninchen, zur Geschwürsbildung (s. Abb. 1).

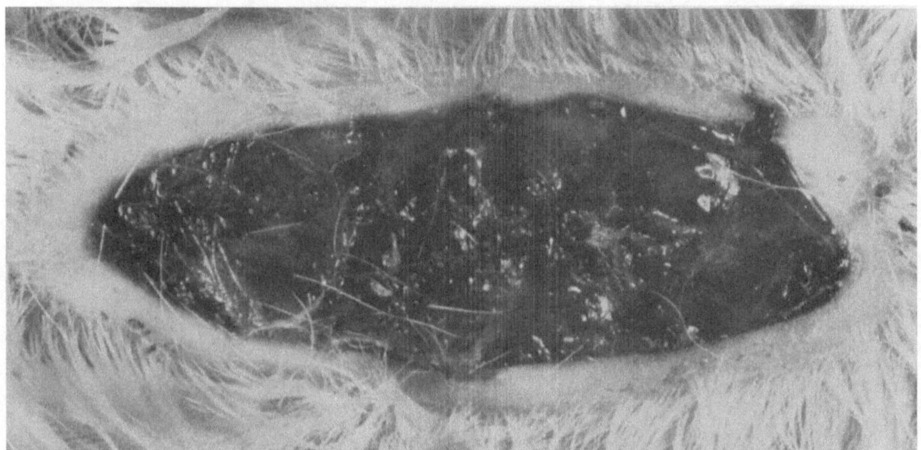

Abb. 1. Geschwür an der Bauchseite eines Meerschweinchens nach subcutaner Injektion von 0,5 ml einer Aeromonas hydrophila-Suspension (etwa 6000 Mill. Keime/ml); 10 Tage post infectionem. (Aus CASELITZ, Pseudomonas-Aeromonas und ihre humanmedizinische Bedeutung. VEB Gustav Fischer Verlag Jena 1966)

Intramuskuläre Applikation. Von frisch isolierten Stämmen genügen 0,3 ml einer Bakteriensuspension in einer Konzentration von 6000 Mill. Keimen/ml. Der Tod tritt im allgemeinen 5—12 Std post infectionem ein. Bei älteren Stämmen oder schwach pathogenen Vertretern dieser Species muß durchweg die doppelte Dosis angewandt werden (CASELITZ 1956). Nach intramuskulärer Applikation bietet sich an der Injektionsstelle das gleiche Bild: blutiges, reichlich gelatinöses Exsudat mit Zerstörung der beimpften Muskelpartien.

Es wurden mit Aeromonas hydrophila ebenfalls intramuskuläre Studien bei anderen Tierarten durchgeführt — Keimkonzentration 6000 Mill./ml. Bei der Verwendung frisch isolierter 24 Std alter Schrägagarkulturen werden die folgenden Resultate erzielt (CASELITZ 1956):

Hamster. Nach einer Injektion von 1,5 ml sterben die Tiere in einem Zeitraum von 24—48 Std.

Meerschweinchen. Es genügte 1 ml, um den Tod nach 24 Std hervorzurufen.

Ratte. Nach intramuskulärer Injektion von 1 ml kommen die Tiere innerhalb von 24 Std ad exitum.

Taube. 1,0 ml in die Brustmuskulatur der Taube injiziert, führt innerhalb von 24 Std den Tod des Tieres herbei.

Kaninchen. Nach intramuskulärer Applikation von 1,5 ml sterben die Tiere innerhalb von 24—48 Std. An der Injektionsstelle findet sich ein blutiges, gelatinöses Exsudat und eine Zerstörung der beimpften Muskelpartien (Abb. 2).

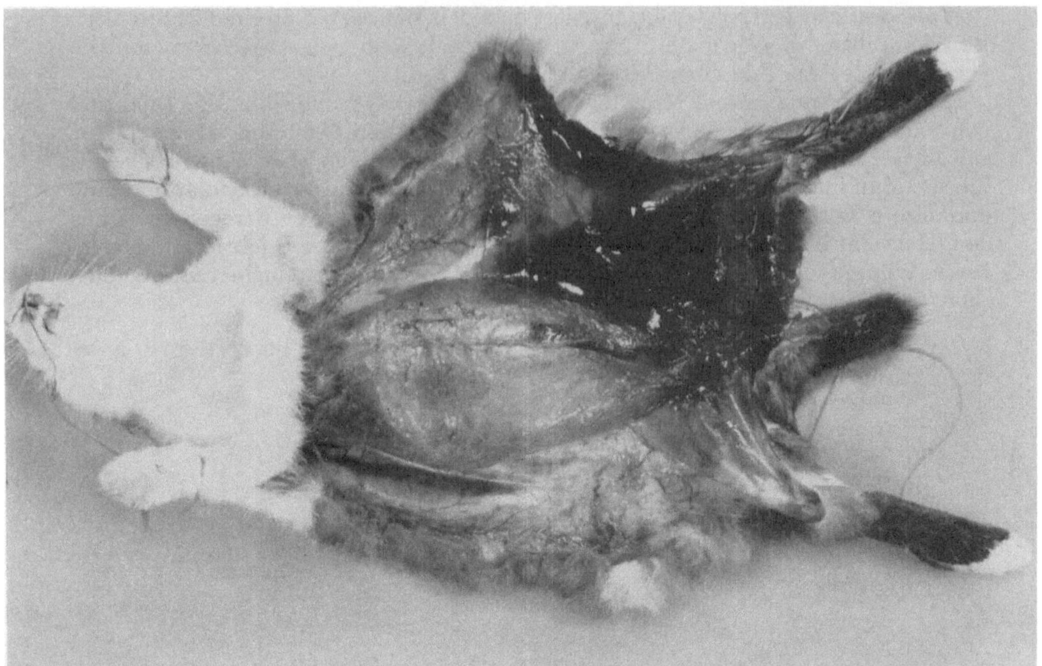

Abb. 2. Sektionsbefund bei einem Kaninchen nach intramuskulärer Injektion einer Aeromonas hydrophila-Suspension (1,0 ml; 6000 Mill. Keime/ml) (Aus CASELITZ, Pseudomonas - Aeromonas und ihre humanmedizinische Bedeutung. VEB Gustav Fischer Verlag Jena 1966)

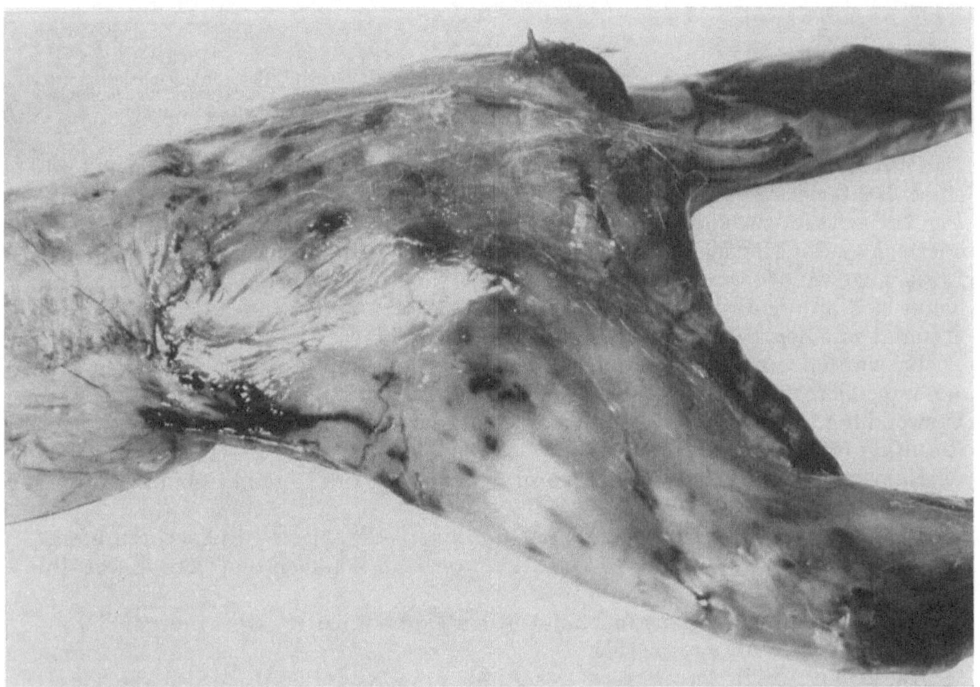

Abb. 3. Nekrotisierende Muskelmetastasen in der Kaninchenmuskulatur nach i.v. Injektion einer Aeromonas hydrophila-Suspension (1,0 ml mit 6000 Mill. Keimen. Tod nach etwa 30 Std). (Veröffentlicht in der Arbeit CASELITZ u. KREBS: Über die Tierpathogenität von Aeromonasstämmen [Zbl. Bakt. I. Abt. Orig. **187**, 56 (1962)]

Phänomen der nekrotisierenden Muskelmetastasen

Nach intravenöser Injektion einiger Stämme der Species Aeromonas hydrophila sterben Kaninchen unter dem Bilde einer foudroyant verlaufenden Sepsis mit nekrotisierenden Muskelmetastasen (Abb. 3). Diese Tatsache verdient besonders deshalb Beachtung, da es sich bei diesem Phänomen um eine abgegrenzte reproduzierbare Erscheinung handelt und eine Patientin mit diesem Symptom ad exitum kam (Hill, Caselitz u. Moody 1954, Caselitz 1955). Die Erzeugung dieses Krankheitsbildes beim Kaninchen ist weder an einen bestimmten biochemischen oder serologischen Typ geknüpft noch kann es mit der allgemeinen Tierpathogenität oder der Stärke der Hämolysinbildung in Zusammenhang gebracht werden. Nach Caselitz u. Krebs (1961) besteht ebenfalls kein Zusammenhang hinsichtlich der Bildung von Leukozidin, Coagulase, Fibrinolysin, Hyaluronidase und Kollagenase. Nach den Studien von Caselitz (1956) ist die Entstehung derartiger nekrotisierender Muskelmetastasen unter anderem von zwei Faktoren abhängig:

1. von der Keimzahl,
2. von dem entsprechenden Zeitfaktor.

Als eine brauchbare Dosis erwies sich bei frisch isolierten oder aufgefrischten Stämmen 1 ml mit etwa 6000—10000 Mill. Keimen. Die Tiere sterben im allgemeinen nach einem Zeitraum von 20—30 Std nach der intravenösen Applikation. Man findet bei den betreffenden Stämmen, die dieses Phänomen hervorrufen können, in der Muskulatur, insbesondere in der der Hinterläufe, stecknadelkopf- bis kleinerbsengroße mehr oder weniger umschriebene rote bis schwarzrote Verfärbungen. Pathologisch-anatomisch handelt es sich bei diesen nekrotisierenden Muskelmetastasen um eine Coagulationsnekrose mit Vacuolisation, die stellenweise in Lyse und vollständige Zerstörung des Sarkoplasmas übergeht (Hill, Caselitz u. Moody 1954). Es wird außerdem ein interstitielles Ödem beobachtet, wobei das Exsudat manchmal cellulär, manchmal hämorrhagisch und teilweise mit mononucleären und polymorphkernigen Zellen durchsetzt ist. Nach Hill (pers. Mitt.) dürfte es sich bei dieser cellulären Infiltration um eine sekundäre Erscheinung handeln (zit. nach Caselitz u. Krebs 1962). In diesen Muskelmetastasen können die Bakterien mikroskopisch nachgewiesen und aus ihnen in Reinkultur isoliert werden. Bei erneuten histologischen Untersuchungen nekrotisierender Muskelmetastasen wurde von Rimpau (pers. Mitteilung 1964) der folgende Befund erhoben: In großen Übersichtsschnitten durch den Muskel viele Coagulationsnekrosen mit vacuoliger Degeneration der Muskelfasern; in den Nekrosen vereinzelt Kolonien aus gramnegativen plumpen Stäbchen; um einige der Nekrosen leukocytäre Infiltration und Invasion bis in das Zentrum, an einer Stelle bis an die Bakterienkolonien. Der Befund stützt die Annahme von Hill, daß nicht die Bakterien, sondern die Nekrose die leukocytäre Infiltration bewirken, doch läßt es sich nicht sicher beweisen, da viele Nekrosen völlig leukocytenfrei sind (Abb. 4, 5).

Bei dem Versuch zur Auslösung nekrotisierender Muskelmetastasen ist, wie bereits erwähnt, die Keimzahl von besonderer Bedeutung. Ist die applizierte Keimzahl zu gering, so überstehen die Kaninchen diesen Eingriff. Tötet man die Tiere 24—36 Std post infectionem, so läßt sich makroskopisch kein sichtbarer Befund aufzeichnen. Ist die Keimzahl zu groß, dann sterben die Tiere bereits nach 6—7 Std, und dieser Zeitraum genügt nicht zur Entwicklung der nekrotisierenden Muskelmetastasen.

Die Auslösung des Shwartzman-Phänomens

Es ist möglich, mit Aeromonas hydrophila ein lokalisiertes Shwartzman-Phänomen im Kaninchen zu produzieren. Als Nährboden eignet sich 1%iges Proteose-Peptonwasser, die Bebrütungszeit soll 6 Tage bei 37° betragen (Caselitz

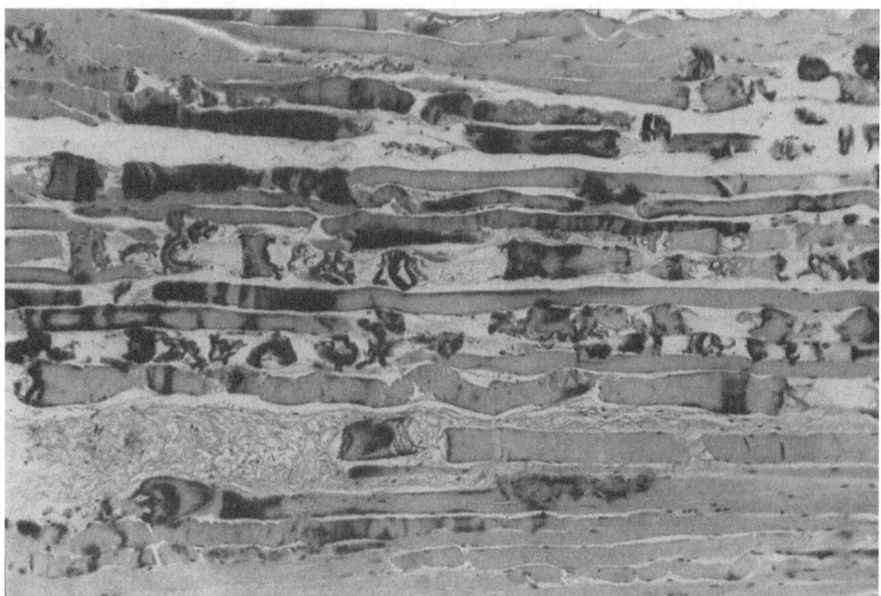

Abb. 4. Schnitt durch eine nekrotisierende Muskelmetastase. Coagulationsnekrosen mit vacuoliger Degeneration der Muskelfasern (Giemsafärbung; Rimpau). (Aus CASELITZ, Pseudomonas - Aeromonas und ihre humanmedizinische Bedeutung. VEB Gustav Fischer Verlag Jena 1966)

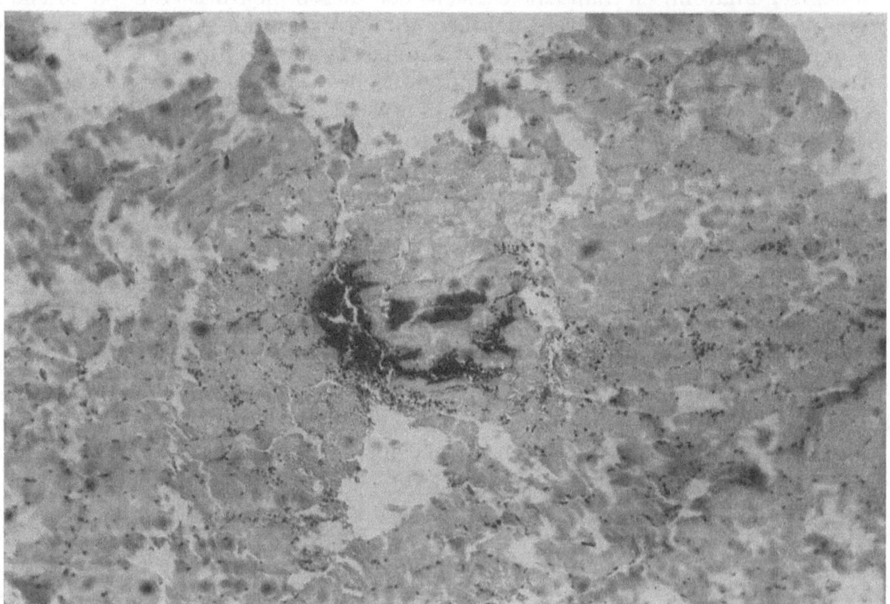

Abb. 5. Schnitt durch eine nekrotisierende Muskelmetastase. Leukocytäre Infiltration (HE-Färbung; Rimpau). (Aus CASELITZ, Pseudomonas - Aeromonas und ihre humanmedizinische Bedeutung. VEB Gustav Fischer Verlag Jena 1966)

u. KREBS 1962). Den Kaninchen wird in die rasierte Bauchhaut 0,2 ml des Filtrats intracutan injiziert und 24 Std später 1 ml des Filtrats intravenös gegeben. Innerhalb von etwa 8 Std kommt es im allgemeinen zur Ausbildung einer typischen Nekrose an der i.c. injizierten Stelle der Bauchhaut. Bei diesem Versuch können

Schwierigkeiten auftreten, wenn man mit Filtraten von Aeromonas hydrophila-Stämmen arbeitet, die schon primär eine nekrotisierende Eigenschaft aufweisen. In diesem Fall muß man mit Shwartzman-positiven Vergleichsstämmen und Kontrolltieren arbeiten. Man kann sich dann in bestimmten Fällen nur auf den auslösenden Faktor des betreffenden Stammes beschränken. Bei einer derartigen Versuchsanordnung würde man das Filtrat eines anderen Mikroorganismus, der in der Lage ist, das Shwartzman-Phänomen auszulösen, intracutan in die rasierte Bauchhaut injizieren, z. B. das Filtrat von Salmonella typhi, und 24 Std später das Filtrat des betreffenden Aeromonas hydrophila-Stammes i.v. applizieren. Es kommt dann in einem Verlauf von etwa 8 Std am Orte der intracutanen Injektion zu der typischen Nekrosebildung.

Phänomen der Mamillenblutung

Während des Immunisierungsprozesses mit abgetöteten Bakterienstämmen konnte Caselitz bei trächtigen Tieren zweimal Blutungen in der Umgebung der Mamille beobachten. Diese Blutungen traten einmal nach der ersten und das andere Mal nach der zweiten i.v. Injektion auf. Die Blutungen waren auf der Seite der stattgefundenen Injektion stärker (Abb. 6).

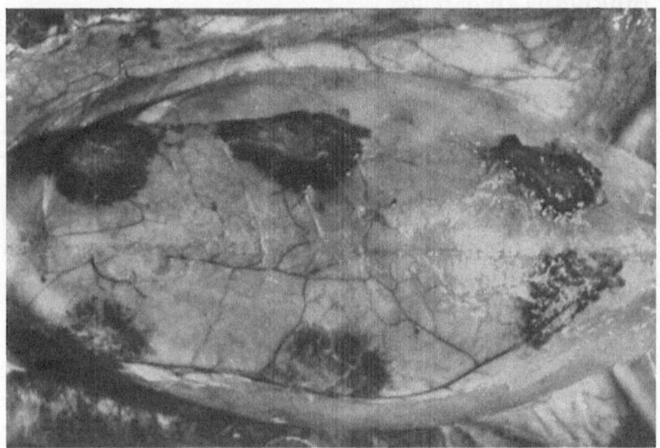

Abb. 6. Blutung in die Umgebung der Mamillen eines trächtigen Kaninchens während eines Immunisierungsprozesses mit einer gekochten (2 Std 100° C) Aeromonas hydrophila-Suspension (6000 Mill.Keime/ml)

d) Aeromonas salmonicida

Die für die Fischereibiologie wichtige Species des Genus Aeromonas wurde zu experimentellen Studien an Kaltblütern, insbesondere an bestimmten Fischarten, herangezogen, um sich mit der Frage des Übertragungsweges und bestimmter disponierender Faktoren auseinanderzusetzen. Dieser Keim gilt heute als Erreger der „Fischfurunkulose“, einer Erkrankung, die insbesondere Fische der Gattung Salmonidae betrifft und ihren Namen mehr von dem äußeren Erscheinungsbild her ableitet. Dieses Bacterium ist im Gegensatz zu Aeromonas hydrophila für den Warmblüter nicht pathogen. Das Wachstumsoptimum liegt bei etwa 28—30° C, und bei 37° C findet kein Wachstum statt. Im Experiment können verschiedene Fischarten mit Aeromonas salmonicida infiziert werden, und es ist sogar möglich, durch intraperitoneale Injektion Frösche zu töten, jedoch werden hierzu sehr große Mengen benötigt.

Ein großer Teil der Untersuchungen der Fischereibiologen galt der Feststellung, inwieweit es möglich ist, gesunde Tiere allein durch das Zusammenleben mit infizierten Artgenossen oder durch Zugabe von Kulturen zum Wasser zu infizieren.

Die Erkrankung selbst ist in der Natur auf Fische beschränkt, die in Süßwasser leben, und sie dürfte sich vornehmlich auf Mitglieder der Familie Salmonidae erstrecken. Als äußerst empfindlich gelten im allgemeinen Salmo truttae und Salvelinus fontinalis. Salmo clakii ist empfänglich, als am wenigsten empfindlich gilt Salmo gairdnerii (zit. nach McCRAW 1952).

Empfänglichkeit und Alter. Was Empfänglichkeit und Alter anbetrifft, so gehen die europäischen und amerikanischen Auffassungen auseinander. PLEHN (1924) und BLAKE u. CLARK (1931) sahen bei älteren Tieren eine stärkere Empfindlichkeit, während man gerade in den USA bei jungen Tieren eine größere Empfänglichkeit beobachten konnte (DAVIS 1946).

Übertragung. Was die Verbreitung der Erkrankung selbst angeht, so lassen die Untersuchungen von EMMERICH u. WEIBEL (1894) und PLEHN (1911) erkennen, daß dem Wasser als Überträger eine besondere Bedeutung zukommen muß. Es gelingt durch das Einbringen infizierter Tiere oder durch Stämme in das Wasser, die Erkrankung auf gesunde Versuchstiere zu übertragen. Daß dabei kein direkter Kontakt nötig ist, geht aus den Untersuchungen von BLAKE u. CLARK (1931) hervor.

Methode: Die Autoren teilten einen Tank durch ein Gitter und setzten auf die eine Seite gesunde, auf die andere Seite kranke Tiere. Es gelang bei den gesunden Tieren, eine Furunkulosis zu erzielen.

Keimträger. Nach den Studien von HORNE (1928) spielen klinisch gesunde Keimträger eine Rolle. Diese Tatsache wurde ebenfalls durch Untersuchungen des Furunkulosis-Komitees aus dem Jahre 1939 bestätigt (zit. nach McCRAW 1952).

Methode: Man setzte gesunde Fische zu anderen Versuchstieren, mit denen im Jahr vorher experimentell mit Aeromonas salmonicida gearbeitet worden war. Als die Temperatur des Wassers auf 10° C anstieg, kam es zum Auftreten von Furunkulose. Diese Erscheinung ließ sich nur dadurch erklären, daß sich die bei den ersten Versuchen stattgefundene Infektion während der Wintermonate latent verhielt und erst beim Anstieg der Wassertemperatur die Keime in die Lage versetzt wurden, die Erkrankung hervorzurufen.

Temperatur. Um Aussagen über den Einfluß der Temperatur auf die Verbreitung der Erkrankung machen zu können, brachte man Kontrolltiere mit Forellen, die intramuskulär mit Aeromonas salmonicida infiziert worden waren, zusammen und prüfte die Entwicklung der Erkrankung bei verschiedenen Temperaturen. Es wurde beobachtet, daß die Ausbreitung und Entwicklung des Krankheitsbildes am besten bei 15° C vonstatten ging, während die Todesrate bei 21° C am höchsten lag. Diese unter experimentellen Bedingungen gemachten Beobachtungen decken sich mit denen in der Natur. Eine starke Verbreitung der Erkrankung wird dann registriert, wenn die Wassertemperatur zwischen 13 und 19° C liegt. Bei Sauerstoffmangel sind die Tiere, die sich in einem Stadium der Bakteriämie befinden, besonders anfällig (zit. nach McCRAW 1952).

Art des Wassers. Bei Untersuchungen mit verschiedenen Wassersorten zeigte sich, daß die Aeromonas salmonicida in Torfwasser mit einem pH-Wert von 6,6 nicht sehr lange lebensfähig bleibt im Vergleich mit Leitungswasser und kreidehaltigem Wasser. Es ließ sich jedoch in jeder Wasserart die Forelle infizieren, wenn zu dem Behälter Kulturen gegeben wurden. Bei Kontaktversuchen erkrankten die Fische im allgemeinen zwischen dem vierten und neunten Tag. Ein großer Teil der Fische starb dann nach verschiedenen Zeiträumen, solange die Temperatur günstig blieb (McCRAW 1952).

e) Plesiomonas shigelloides

KOSAKAI (1957) führte mit Plesiomonas shigelloides Untersuchungen an menschlichen Freiwilligen durch. Die Stämme wurden per os und rectal verabreicht. Krankheitserscheinungen traten nicht auf (zit. nach SAKAZAKI u. Mitarb. 1959).

III. Studien mit Toxinen von Bakterien der Familie Pseudomonadaceae

a) Pseudomonas aeruginosa

Bereits CHARRIN (1890) filtrierte flüssige Pseudomonas aeruginosa-Kulturen durch Chamberland-Kerzen und konnte mit diesen bakterienfreien Filtraten ähnliche Symptome im Tierversuch wie mit den Bakterien selbst hervorrufen. Auf Grund seiner Ergebnisse hielt CHARRIN (1890) die Pseudomonas aeruginosa für einen echten Toxinbildner.

Auch WASSERMANN (s. LODE) kam nach seinen Studien zu der Auffassung, daß die Giftwirkung der bakterienfreien Filtrate durch ein Ectotoxin bedingt sein müßte. Werden diese Kulturfiltrate Meerschweinchen intraperitoneal appliziert, so sterben die Tiere meistens 6—12 Std post infectionem unter starkem Temperaturabfall. Das Abdomen ist aufgetrieben, es kommt zu krampfhaften Zuckungen, und unter dyspnoischen Symptomen tritt der Tod ein. Bei der Sektion steht eine Peritonitis im Vordergrund, jedoch können bisweilen auch punktförmige Hämorrhagien beobachtet werden. Auch nach subcutaner Injektion sieht man ein gleiches Krankheitsbild mit demselben Obduktionsbefund, wenn die Injektionsdosis dreifach höher als die i.p.-Dosis liegt (LODE 1929).

Im Jahre 1961 erschienen Arbeiten von LIU und LIU u. Mitarb., in der auf sog. extracelluläre Antigene von Mikroorganismen des Genus Pseudomonas eingegangen wird. Der Begriff „extracelluläres Antigen" wurde von LIU (1960) absichtlich geprägt, da er sich darüber im klaren war, daß bei der von ihm angewandten Methode nicht nur toxische Substanzen zur Untersuchung kamen. Zur Gewinnung dieser extracellulären Substanz bediente sich LIU der Zellophanplattentechnik. Das Prinzip dieser Technik liegt darin, daß man sterilisierte Zellophanscheiben auf einen festen Nährboden aufbringt und dann auf diese Scheiben die Kultur aufimpft — im allgemeinen in Form von zwei Tropfen einer flüssigen Kultur — und die Tropfen auf der auf dem Nährboden ruhenden Zellophanscheibe ausstreicht. Die Nährböden werden bei 30° C bebrütet, und nach der Bebrütungszeit mit 3 ml steriler physiologischer Kochsalzlösung abgewaschen. Anschließend wird das Material zentrifugiert, und die überstehende Flüssigkeit durch einen Seitzapparat gefiltert. Diesem Filtrat gibt man Merthiolat bis zu einer Endkonzentration von 1:5000 bei (LIU 1960).

Daß sich in diesem extracellulären Antigen toxische Komponenten befinden, ließ sich an Kaninchen demonstrieren. Bei einer intracutanen Gabe von 0,2 ml des Kulturfiltrates von Pseudomonas aeruginosa kommt es im Verlauf von etwa 48 Std zu einer typischen Nekrose (LIU 1960).

Um sich ein Bild über die Zusammensetzung des Nährbodens und der extracellulären Antigenbildung machen zu können, zog LIU (1960) für diesen Test die Lecithinase-Reaktion heran. Er konnte dabei die Feststellung machen, daß das extracelluläre Antigen der Pseudomonas-Stämme dann am besten gebildet wird, wenn die Pepton-Konzentration des Nährbodens relativ niedrig liegt und sich zwischen 0,2 und 0,4% bewegt, im Gegensatz zu den üblichen Nährböden, bei denen mit 1—2% gearbeitet wird.

Von dem gewonnenen extracellulären Antigen stellte LIU (1960) ein Immunserum her.

Technik: Das extracelluläre Antigen wird mit zwei Teilen des Freund-Adjuvans vermischt. Man gibt im allgemeinen vier Subcutaninjektionen mit einem wöchentlichen Abstand, wobei die erste und zweite 0,5 bzw. 1,0 ml, die dritte und vierte 1,0 und 2,0 ml betragen. Eine Woche nach der letzten Injektion wird eine Probepunktion durchgeführt und in dem später zu beschreibenden Test ausgewertet. Ist der Titer nicht genügend hoch, so wird das extracelluläre Antigen ohne Freund-

Adjuvans intravenös weitergegeben. Die Dosen schwanken zwischen 0,5 und 5 ml. Die Auswertung der Seren erfolgt im Agar-Diffusionstest.

Der Nährboden benötigt auch hier eine besondere Zusammensetzung, da die sonst üblichen Nährbodenzugaben, wie Fleischextrakt und Hefeextrakt, hemmend auf das extracelluläre Antigen wirken. Die Pseudomonas aeruginosa-Stämme geben nur mit dem Pseudomonas aeruginosa-Serum eine Präcipitation, die serologische Struktur der einzelnen Pseudomonas aeruginosa-Stämme ist dabei unbedeutend.

Nach den neueren Untersuchungen von LYSENKO (1963) zu urteilen, eignen sich die Präpuppen bzw. Raupen von Galleria mellonella für Toxinstudien von Pseudomonas aeruginosa. Wie bereits oben erwähnt, sind die Raupen dieser Wachsmotte gegenüber Pseudomonas aeruginosa sehr empfindlich. Bei weiteren Untersuchungen stellte LYSENKO (1963) fest, daß der Stamm Pseudomonas aeruginosa migula — N O 6 — ein Toxin bildet, das Raupen von Galleria nach Injektion tötet. Diese Toxinbildung ist an die Anwesenheit von Peptiden und Aminosäuren gebunden. Als Nährboden eignet sich ein CATBS-Nährboden (Casamino Acids Tryptone Mineral Salt Broth).

Technik: Für die Toxingewinnung werden die Kulturen bei 28° C zwei Tage lang auf einer Schüttelmaschine bebrütet und anschließend filtriert, das Filtrat gefriergetrocknet und später in einem Phosphatpuffer so aufgelöst, daß die zehnfache Konzentration des Ausgangsvolumens erhalten wird. Das Maximum der Toxinbildung wird während der kurzen stationären Phase erreicht.

Die Dialyseversuche mit konzentrierten Filtraten bei 5° C zeigten, daß diese toxische Substanz nicht in das Dialysat diffundiert. Bei einer Temperatureinwirkung von 60—65° C tritt eine Inaktivierung der toxischen Komponenten ein. Eine direkte Beziehung zwischen der Wachstumsmöglichkeit des Stammes und seiner Toxinproduktion besteht nicht.

Wenn die gewonnene Substanz in die Leibeshöhle der Präpuppen von Galleria mellonella injiziert wird, kommt es zu einer Herabsetzung des Sauerstoffverbrauchs. Dieser von LYSENKO (1963) gefundene Sauerstoffabfall ist aber nicht so groß, als daß man eine Hemmung des gesamten Stoffwechsels annehmen könnte. Auf Grund dieser Tatsache kommt LYSENKO (1963) zu der Auffassung, daß es sich bei diesem Stoff um ein spezifisches Gift und nicht um einen Inhibitor handeln müsse. Es gelang LYSENKO, ein brauchbares Antigen herzustellen und im Tierversuch Antikörper zu erzeugen.

Technik der Impfstoffherstellung nach LYSENKO (1963): Man sättigt das Filtrat einer zwei Tage alten CATBS-Kultur mit Ammoniumsulfat (0,9) ab, löst das Präcipitat in Phosphatpuffer (pH 7) und dialysiert gegen destilliertes Wasser. Die dann erreichte Menge beträgt ein Zehntel des ursprünglichen Volumens. Für die Impfstoffherstellung wird dieses Antigen mit einer 10%igen Alaunlösung präcipitiert, so daß die Endkonzentration 1% beträgt. (Diese Alaunlösung wird durch Filtration sterilisiert.)

Immunisierungstechnik nach LYSENKO (1963): Man impft mit dieser Vaccine die Kaninchen viermal und zieht für die fünfte Immunisierung das Filtrat der gesamten Kultur, konzentriert auf 0,05 ml, heran.

Während der Immunisierungsperiode wird zu drei verschiedenen Zeitpunkten Serum entnommen.

Das letzte konzentrierte Filtrat ist hinsichtlich der immunisierenden Fähigkeiten als besonders wirksam anzusehen, und besser als die mit Ammoniumsulfat behandelten Filtrate der Gesamtkultur (LYSENKO 1963).

Neutralisierende Antikörper lassen sich im Tierversuch einwandfrei demonstrieren, doch bestehen Unterschiede in quantitativer Hinsicht (LYSENKO 1963).

b) Aeromonas hydrophila

Aeromonas hydrophila imponiert durch eine starke Hämolysinbildung auf der Blutagarplatte. Die Kolonien dieser Species sind von einer β-hämolytischen Zone umgeben. Die Wirkung der hämolytischen Aktivität der Stämme ist von der Species abhängig. Als besonders empfänglich haben sich die Erythrocyten von Kaninchen und Meerschweinchen erwiesen, während die von Hammel und Ziege am unempfindlichsten sind. Die Hämolysine sind filtrierbar, und das Filtrat ist für weiße Mäuse toxisch (Thal 1953, Caselitz u. Martinez-Silva 1957).

Tierversuche (weiße Maus)

Pernasale Methode nach Thal *(1953)*. Einige Tropfen eines hämolysinhaltigen Filtrats — etwa 0,05 ml — werden narkotisierten weißen Mäusen intranasal verabreicht. Die Tiere sterben in einem Zeitraum von 24 Std. In den Lungen werden hämorrhagisch bedingte Verdichtungen gesehen.

Intravenöse Applikation bei weißen Mäusen. Bei Verwendung eines Filtrates mit 320 MHE (Mindest-Hämolytische Einheiten) wird im allgemeinen nach intravenöser Injektion das folgende Resultat erzielt (Caselitz u. Martinez-Silva 1957):

Maus 0,5 ml i.v. exitus nach 3 min,
Maus 0,05 ml i.v. exitus nach 35 min.
Maus 0,005 ml iv. exitus nach 5 Tagen.

Dies spricht für eine hohe Pathogenität hämolysinhaltiger Filtrate. Es läßt sich dadurch aber nicht ohne weiteres entscheiden, ob die hämolytische und toxische Eigenschaft als ein und dasselbe Agens angesehen werden können. Caselitz u. Krebs (1962) führten mit 12 Aeromonas hydrophila-Stämmen Vergleichsuntersuchungen zwischen Tiersterblichkeit und Hämolysinbildung durch. Die Aeromonas hydrophila-Stämme wurden in Brain Heart Infusion Broth getestet. Man entnahm zu verschiedenen Zeitpunkten das Material, filtrierte es und prüfte das Filtrat sowohl auf seine hämolytischen Fähigkeiten als auch im Tierversuch. Für jede Tierstudie wurden vier weiße Mäuse herangezogen und 0,5 ml des unverdünnten Filtrates intraperitoneal gegeben.

Wie aus Tab. 1 hervorgeht, kann bei der Mehrzahl der Stämme ein Zusammenhang zwischen Tierpathogenität und Hämolysinproduktion angenommen werden. Es läßt sich aber nicht übersehen, daß bei einzelnen Stämmen ein exitus registriert werden kann, bevor in dem Filtrat eine Hämolysinbildung beobachtet wurde, z. B. Stamm VT_1. Das Untersuchungsergebnis mit diesem Mikroorganismus deutet darauf hin, daß mit einem letalen Toxin gerechnet werden muß, das von dem Hämolysin unabhängig ist.

Letal wirkendes Toxin von Aeromonas hydrophila. Studien zur Klärung der letal wirkenden Toxinbildung sind von Bedeutung, da im allgemeinen bei der Auswertung der Filtrate mit einer Anfangsverdünnung von 1:10 gearbeitet wird; dementsprechend könnten geringe Hämolysinmengen, die bei der Auswertung der Filtrate nicht in Erscheinung treten, für die letale Wirkung verantwortlich gemacht werden.

Technik nach Caselitz u. Krebs (1962): Der als letaler Toxinbildner in Frage kommende Stamm wird in eine Brain Heart Infusion Broth geimpft, die Kultur für 24 Std bei 37° C bebrütet und anschließend filtriert. Das Filtrat wird mit Hilfe der Gefriertrocknung auf das Zehnfache eingeengt. Anschließend erfolgt eine Prüfung dieses eingeengten Filtrates auf seinen Hämolysineffekt und gleichzeitig wird es sechs Mäusen intraperitoneal injiziert — 0,5 ml.

Tabelle 1. *Tiersterblichkeit und Hämolysinbildung.* Aus der Arbeit CASELITZ u. KREBS [Zbl. Bakt. I Abt. Orig. **187**, 56 (1962)]

		Tag												
		1.	2.	3.	4.	5.	6.	7.	8.	9.	10.	11.	12.	14.
Ps 1	MHE/ml	∅	320	320	40	320		160	80	80	40			
	Mäuseversuch	—	+++	+++	++	++		++++	++	++	+			
Ps 6	MHE/ml	∅	∅	80	20	40		40	∅	∅	∅			
	Mäuseversuch	—	—	+	+	+++		—	—	—	—			
Ps 11	MHE/ml	∅	40	160	320	640		320	160	160	40			
	Mäuseversuch	—	—	+	++++	++++		+++	++	+++	++			
Ps 18	MHE/ml	∅	640	640	80	320		40	∅	∅	∅			
	Mäuseversuch	+	++	++	+	++++		+	+	+	—			
Ps 19	MHE/ml	∅	80	320	20	80		20	∅	∅	∅			
	Mäuseversuch	—	—	++	+	+		++	—	+	+			
Ps 32	MHE/ml	∅	160	640	230	320		40	∅	20	∅			
	Mäuseversuch	+	—	++++	+++	+++		+	—	—	—			
VT 1	MHE/ml	∅	∅	∅	20	80	160	160			160	320	160	80
	Mäuseversuch	++	+++	+	++	+++	++++	++++			+++	++	++	++
V j	MHE/ml	80	320	1280	1280	2560	2560	2560			1280	640	640	640
	Mäuseversuch	+	+++	++++	++++	+++	+++	++++			++++	+++	+++	+++
Di	MHE/ml	10	80	640	160	160	160	160			20	40	20	20
	Mäuseversuch	—	++	++	++++	+++	+++	+++			++	—	+	—
St 15	MHE/ml	∅	∅	∅	10	20	20	20			∅	∅	∅	∅
	Mäuseversuch	—	+	—	++	+	+++	+++			—	+	+	+
A 86	MHE/ml	160	320	640	80	80	40	∅			∅	∅	∅	∅
	Mäuseversuch	+	+	+++	—	+	+	—			—	—	—	—
PM 68	MHE/ml	40	320	2560	2560	2560	2560	2560			1280	1280	1280	1280
	Mäuseversuch	++	+++	+++	+++	++	+++	++			+++	+++	++++	++

Erklärung: MHE/ml = minimale hämolyt. Einheit/ml
Technik s. CASELITZ-MARTINEZ-SILVA
∅ = kein Hämolysintiter nachweisbar

\+ = 1 Maus gestorben
— = keine Maus gestorben

Läßt sich nach der Konzentrierung der Filtrate ein Hämolysineffekt nicht nachweisen und kommt es zu einer Steigerung der toxischen Wirkung, so ist an der Produktion eines letal wirkenden Toxins nicht zu zweifeln. Voraussetzung ist, daß konzentriertes unbeimpftes Nährbodenmaterial nach i.p.-Injektion keine Wirkung bei den Kontrolltieren zeigt. Mit Hilfe dieser Versuchsanordnung ließ sich bei einem Stamm von Aeromonas hydrophila (VT_1) einwandfrei ein letal wirkendes, von Hämolysin unabhängiges Toxin nachweisen (CASELITZ u. KREBS 1962).

Nekrotisierendes Toxin. Injiziert man Kaninchen 0,3—0,5 ml eines Kulturfiltrates von Aeromonas hydrophila, das einen Hämolysineffekt aufweist, in die rasierte Bauchhaut, so kommt es innerhalb von 24 Std zum Auftreten einer Nekrose. Zur Klärung der Frage, ob dieses nekrotisierende Toxin mit dem hämolysierenden Agens identisch ist, wurden Vergleichsuntersuchungen durchgeführt (CASELITZ u. KREBS 1962). Man injizierte in die rasierte Bauchhaut eines Kaninchens 0,3—0,5 ml hämolysin- und nicht hämolysinhaltige Filtrate von Aeromonas hydrophila und beobachtete die Reaktionen.

Wie aus Tab. 2 hervorgeht, zeigen Filtrate mit einem hohen Hämolysingehalt eine Nekrose in der rasierten Bauchhaut des Kaninchens. Filtrate ohne Hämolysingehalt reagieren unterschiedlich. Aus dem Verhalten der Stämme Ps 11 und Ps 6 geht hervor, daß auch bei nicht hämolysinhaltigen Filtraten bisweilen ein Nekroseeffekt beobachtet werden kann. Diese Tatsache spricht dafür, daß bei Aeromonas hydrophila mit einem nekrotisierenden Toxin gerechnet werden kann, das mit dem Hämolysin nicht identisch ist.

Tabelle 2. *Hämolysinbildung und Hautreaktion.* Aus der Arbeit CASELITZ u. KREBS [Zbl. Bakt. I Abt. Orig. **187**, 56 (1962)]

	Vj	Ps 1	St 15	D 1	Ps 18	Ps 11	A 78	AB 830	Ps 6	K
MHE/ml . . .	160	40	20	∅	320	∅	∅	160	∅	∅
Hautreaktion .	N	I	I	I	N	N	—	N	N	—

Erklärung zur Tabelle:
N = schwarze Verfärbung an der Injektionsstelle und spätere Abstoßung des Gewebes (Nekrose);
I = Schwellung und Rötung (Infiltration);
— = keine Reaktion an der Injektionsstelle;
MHE/ml = minimale hämolytische Einheit pro ml;
∅ = kein Hämolysintiter nachweisbar.

Im Rahmen dieses Abschnitts muß ebenfalls auf das sog. extracelluläre Antigen von Aeromonas hydrophila nach LIU eingegangen werden (1961).

Technik. Auf einen Trypticase-Soy-Agar in einer Petrischale, der mit 0,5% Glycerin angereichert ist, werden sterile Zellophanplatten aufgelegt und anschließend zwei Tropfen einer Nährbouillon auf diese Zellophanplatten aufgestrichen. Nach 48 Std Bebrütungsdauer bei 28° C wird das Kulturmaterial mit 5 ml physiologischer Kochsalzlösung abgewaschen, anschließend zentrifugiert und die überstehende Flüssigkeit durch Seitz-Filter filtriert. Zur Konservierung gibt man Merthiolat in der Konzentration 1:5000 zu.

Immunisierungstechnik. Zur Gewinnung von Antiseren wird das extracelluläre Antigen mit einem inkompletten Adjuvans nach FREUND gemischt und subcutan in einwöchentlichen Abständen Kaninchen injiziert. Anschließend erfolgt die intravenöse Gabe ohne Freundsches Adjuvans. Die Menge ergibt sich nach der Toxicität.

Nachweis. Der Nachweis läßt sich im Elek-Test erbringen. Es wird folgendes Medium vorgeschlagen:

Tryptose (Difco) . . .	0,1%	NaCl	0,2%
Casaminosäure	0,3%	Bacto-agar	1,2%
Glycerol	0,5%	pH	7,4%
Na_2HPO_4	0,3%		

Der Papierstreifen wird mit 0,15 ml unverdünnten Antiserums getränkt. Bevor der Nährboden beimpft wird, soll er über Nacht bei 37° C getrocknet werden. Die Stämme selbst werden auf Blutagarplatten angereichert, bevor sie zum Test herangezogen werden. Die Bebrütung erfolgt bei 28°C. LIU (1961) beobachtete eine Präcipitation zwischen den homologen Stämmen und dem homologen Serum. Es erfolgte ebenfalls eine Reaktion mit nahestehenden Aeromonas hydrophila- Stämmen.

Das extracelluläre Antigen bestimmter Aeromonas-Stämme rief beim Kaninchen hämorrhagische Läsionen nach intracutaner Injektion hervor. Es war möglich, mit Hilfe eines Neutralisationstestes das Angehen dieser Läsionen zu verhindern. *Technik.* Das Serum wird laufend verdünnt, mit einer gleichen Menge Toxin versetzt und eine Stunde bei 37° C bebrütet. 0,1 ml wird intracutan injiziert.

Schließlich soll auch darauf hingewiesen werden, daß mit Aeromonas hydrophila Untersuchungen zur Frage der Wirkung auf *Plasma*, *Fibrin*, *Leukocyten*, *Hyaluronsäure* und *Kollagen* durchgeführt wurden.

Plasma: Die Plasmauntersuchungen wurden mit Citrat-Oxalat- und Heparinplasma vom Menschen und Kaninchen durchgeführt (CASELITZ u. KREBS 1961).

Technik: Zu 0,5 ml unverdünnten Plasmas wurden 0,1 ml einer 24stündigen flüssigen Kultur (Brain Heart Infusion Broth) gegeben und die Reaktionen nach 2-, 4-, 8- und 24stündiger Bebrütung abgelesen. Als positiver Kontrollstamm diente

Staphylococcus aureus. Sämtliche Aeromonas hydrophila-Stämme zeigten im menschlichen Plasma keine Reaktion. Anders verhielten sich die Mikroorganismen gegenüber Kaninchenplasma. Jeder Stamm war in der Lage, Heparinplasma vom Kaninchen zu coagulieren. Dieses Ergebnis konnte bisher nicht geklärt werden, wahrscheinlich spielt der Unterschied zwischen der Wirkungsweise des Citrats und Oxalats und dem Mechanismus der Heparinwirkung eine Rolle.

Fibrin. Aeromonas hydrophila-Stämme verflüssigen Fibrin innerhalb von 6 Tagen, wenn man sich der Recalcifizierungsmethode von menschlichem Oxalatplasma in Anlehnung an die Methode von TILLET u. GARNER (1933) bedient.

Methodik. Zu 0,5 ml menschlichen Oxalatplasmas werden 0,25 ml einer 1%igen Calciumchloridlösung + 0,1 ml einer 24stündigen Bouillonkultur gegeben. Die Röhrchen werden zunächst für 2 Std im Wasserbad bei 37° C aufbewahrt und anschließend die Bebrütung im Brutschrank fortgesetzt. Die beobachteten Reaktionen sollen sich über 6 Tage erstrecken.

Leukocyten. Unter den Mikroorganismen vom Typ Aeromonas hydrophila existieren Stämme, die eine eindeutige Wirkung auf Leukocyten ausüben (CASELITZ u. KREBS 1961). Zum Nachweis wurde bisher folgende Methode herangezogen:

1. *Methode* von VALENTINE u. BUTLER: Eine 24 Std bebrütete Brain Heart Infusion Broth (BHI) wird zentrifugiert (15000 Upm) (20 min) und 0,2 ml des Zentrifugalüberstandes mit 2 Tropfen eines dreimal mit physiologischer Kochsalzlösung gewaschenen Blutzellenkonzentrates versetzt. Das Gemisch wird für 1 Std im Wasserbad bei 37°C gehalten, danach der Inhalt aufgeschüttelt, Ausstriche angefertigt und nach GIEMSA gefärbt. Die Präparate werden gleichzeitig mit Kontrollen nach Anwesenheit von Leukocyten, Morphologie derselben und dem Verhältnis von intakten zu geschädigten Leukocyten beurteilt.

2. Methode nach CASELITZ u. KREBS (1961): Um ein quantitativ meßbares Ergebnis zu bekommen, wird nach Anfertigung der Ausstriche der Rest des Materials fünfmal in einer Zählkammer ausgezählt (Aufziehen des Gemisches in einer Leukocytenpipette bis Marke 1 und Verdünnung mit Essigsäure bis Marke 11). Danach berechnet man den Durchschnittswert und vergleicht diesen mit den Kontrollwerten. (Blut von Patienten mit Leukocytose. Technik s. CASELITZ u. KREBS 1961.)

Hyaluronsäure. Von 54 geprüften Aeromonas hydrophila-Stämmen konnten von CASELITZ u. KREBS (1961) bei einem Stamm eine Hyaluronidase nachgewiesen werden. Die Autoren bedienten sich des ACRA-Testes nach BURNET (A cid, C ongo R ed, A lcohol). Der ACRA-Test macht sich die Tatsache zunutze, daß rohe Hyaluronsäure oder natürliche Substrate in saurem Alkohol Gerinnsel bilden, die sich durch Kongorot sichtbar machen lassen. Bei Anwesenheit von Hyaluronidase wird die Gerinnselbildung verhindert.

Kollagenase. Eine Kollagenase ließ sich früher nicht nachweisen (s. CASELITZ u. KREBS 1961).

c) Pseudomonas pseudomallei

Das Vorhandensein bestimmter Toxine dürfte das erste Mal durch die Untersuchungen von LEGROUX u. KEMAL DJEMIL aus dem Jahre 1931 zur Diskussion gestellt worden sein. Diese Autoren impften zwei Meerschweinchen mit einem Filtrat einer Bouillonkultur von Pseudomonas pseudomallei intraperitoneal, wobei sie feststellen konnten, daß die Tiere einen schnellen Gewichtsverlust aufwiesen und nach einer zweiten Injektion starben.

Studien liegen aus den letzten 10 Jahren von NIGG, HECKLY u. COLLING (1958) und LIU (1961) vor. NIGG u. Mitarb. (1955) demonstrierten in den sterilen

Kulturfiltraten von Pseudomonas pseudomallei ein thermolabiles letales Toxin, auf das ebenfalls von LIU (1957) hingewiesen wird.

Für eine maximale Toxinausbeute eignet sich ein Nährmedium der folgenden Zusammensetzung (COLLING, NIGG u. HECKLY 1958):

2% Heart Infusion Broth (Difco),
4% Glycerin,
1% Mucin (Schweinemucin von Wilson u. Cpgn., Chicago).

Durch die Zugabe der Mucinkomponente wird die Toxinproduktion erheblich gesteigert. Ein Peptonzusatz ist nicht nötig (COLLING, NIGG u. HECKLY 1958).

Die beimpften Nährböden werden für 7 Tage bei 32° C bebrütet und anschließend filtriert. Die Klärung der Kulturen erfolgt durch nachfolgende Filtration mittels Kenite-Filter und Selas 0_2-Filter. Die Sterilisation wird durch eine weitere Filtration mit Hilfe eines Selas 0_3-Filters oder eines „Hydrosol-Typ Millipore-Filters" erreicht.

Filtratauswertung

Letales Toxin. Die Toxicität der Filtrate wird in Namru-Mäusen, 6—10 Wochen alt, geprüft. Es wird eine zweifache Verdünnung des Filtrates in Glycerinbrühe durchgeführt und 1 ml des Materials den Mäusen intraperitoneal injiziert. Eine "lethal unit" (LU) ist diejenige Menge, die innerhalb von 7 Tagen 50% der Mäuse tötet — Berechnung nach der Methode von REED u. MUENCH (COLLING, NIGG u. HECKLY 1958).

Für ihre Untersuchungen benutzten NIGG u. HECKLY den Pseudomonas pseudomallei-Stamm 111/9. Es wurden aber auch Vergleichsuntersuchungen mit 20 anderen Stämmen durchgeführt. Die Autoren konnten keine Beziehungen zwischen Toxinbildungsvermögen und Koloniebild oder Virulenz feststellen.

Nekrotoxin. Zum Nachweis des nekrotisierenden Toxins werden weiße Meerschweinchen herangezogen (HECKLY u. NIGG 1958). 0,1 ml des Filtrates werden intradermal injiziert. Bei der Auswertung eines Filtrates wird eine laufende Verdünnung durchgeführt und 0,1 ml einer jeglichen Verdünnung intradermal gegeben. Eine Einheit Nekrotoxin ist diejenige Menge, die gerade noch eine nektrotische Läsion hervorruft.

Endotoxin. Das letale Toxin und das nekrotisierende Toxin sind thermolabil. Ihre Wirkung wird bei einer Temperatur von 60° C für 30 min herabgesetzt und nach 10minütigem Kochen zerstört. Neben diesem letal wirkenden thermolabilen Exotoxin existiert auch, wie bei anderen gramnegativen Stäbchen, ein thermostabiles Endotoxin. Bei quantitativen Studien scheint dieses Toxin nicht zu stören, da es in den Filtraten in geringerer Menge vorhanden ist als das letal wirkende Exotoxin.

Durch Absorption an „Duolite S/30" (ein synthetisches anionisches Harz, Chemical Process Co. 90; Springstreet, Redwood City, California) und nachfolgende Eluierung war es HECKLY u. NIGG (1958) möglich, den Beweis zu erbringen, daß in den Filtraten von Pseudomonas pseudomallei mindestens zwei Exotoxine vorkommen, die voneinander getrennt werden können. Das eine Toxin ist letal und nekrotisierend, das andere letal, aber nicht nekrotisierend. Keines dieser Toxine konnte durch Aceton oder Alkohol inaktiviert werden, aber beide wurden durch Phenol und Formaldehyd entgiftet. Beide Toxine werden präcipitiert durch Ammoniumsulfat bei einer Endkonzentration von 35%. Das Molekulargewicht dieser beiden Exotoxine scheint niedrig zu sein.

IV. Experimentelle Untersuchungstechnik an Pflanzen

(Übersicht)

Ein großer Prozentsatz der Species der Familie Pseudomonadaceae gilt als pflanzenpathogen. Wenn auch die Frage der Pflanzenpathogenität die medizinische bzw. veterinärmedizinische Mikrobiologie höchstens indirekt berührt, so dürfte doch im Rahmen dieses Handbuchartikels eine kurze Darstellung der im allgemeinen üblichen experimentellen Technik wünschenswert sein. (Die Unterlagen stammen aus dem Handbuch und dem Handbuchartikel von STAPP.)

1. Pathogenitätsprüfungen

Bei vielen Pflanzenpathogenitätsprüfungen kann man auf einen sog. *Schwitzkasten* nicht verzichten, der die notwendige relative Luftfeuchtigkeit von etwa 98—99% aufweist. Der Kasten besteht aus einem vierseitigen Holzrahmengestell, das ringsum verglast, aber unten offen und oben mit einem verglasten eingefaßten Deckel mit Griff verschließbar ist, der gut passen muß. Größe: Bodenfläche nicht unter 50 × 50 cm, Höhe etwa 40 cm, da stets nur junge Pflanzen für die Infektionsversuche verwendet werden sollten.

Auf den durch die Kästen überdeckten Böden bringt man eine 2—3 cm dicke Schicht starken feuchten Torfmulles, stellt die infizierten Pflanzen darauf, begießt sie vorsichtig mit reinem Wasser, wobei das Infektionsmaterial nicht abgespült werden darf. Man läßt die Pflanzen 1—2 Tage in diesem Schwitzkasten bedeckt stehen, ehe man sie zur weiteren Beobachtung an einen anderen Standort ins Gewächshaus bringt.

2. Experimentelle Untersuchungen zur Blattfleckenkrankheit

Auf Blättern der Jungpflanzen, und zwar bei einigen auf der Unter-, bei anderen auf der Oberseite, wird mit der gefüllten Platinöse jeweils etwas unverdünntes Bakterienmaterial an mehreren Stellen aufgestrichen. Man sticht dann durch das Infektionsmaterial hindurch die Blattlamina mit der sterilen präparierten Nadel an und stellt danach sofort die Pflanzen in den Schwitzkasten. Fällt der Versuch positiv aus, so arbeitet man mit Bakterienkulturverdünnungen.

Man verstreicht die wäßrige Aufschwemmung mit einem feinen Haarpinsel auf den Blattflächen, um festzustellen, ob der betreffende Bakterienstamm nur ein Wunderreger ist oder ob er in unverletzte Pflanzen, z. B. durch die Stomata oder Wasserporen einzudringen vermag. Beim Ansatz größerer Versuchsreihen verwendet man einen Sprühapparat. Es lassen sich damit leicht mehrere Serien infizieren.

3. Experimentelle Untersuchungen zur Naßfäule

Es werden Längsausstriche des Bakterienmaterials am unteren noch saftigen Trieb der betreffenden Pflanze gemacht. Mit einem Skalpell legt man feine Schnitte längs durch das Infektionsmaterial hindurch und streicht das Bakterienmaterial vorsichtig in die Wunde.

4. Experimentelle Untersuchungen zur Fliederseuche

Im zeitigen Frühjahr, spätestens bis Mitte Mai, werden junge Triebspitzen von Syringa vulgaris infiziert. Impfungen, die zu einem späteren Zeitpunkt durchgeführt werden, sind fast stets erfolglos. Diese Tatsache scheint nicht nur für Pseudomonas syringae sondern auch für Pseudomonas morsprunorum zu gelten.

5. Tracheobakteriosen

Das Infektionsmaterial wird auf den Trieboberflächen etwas schräg ausgestrichen und die Schnitte dementsprechend schräg geführt. Es wird bei Anwendung dieser Technik im allgemeinen ein Leitbündelstrang getroffen.

6. Künstliche Infektionen an älteren Trieben

Es wird an älteren Trieben oder Stengelteilchen mit dem Skalpell ein großer Längsschnitt ausgeführt und dann die Rinde mit dem Skalpell etwas angehoben. In die Tasche bringt man mit der Platinöse das Material und verreibt es.

7. Infektionsverfahren zur Feststellung der Resistenz bzw. Anfälligkeit verschiedener Bohnensorten

a) Tauchverfahren nach STAPP (1956)

Herstellung der Keimsuspension: Bebrütung eines virulenten Stammes von Pseudomonas phariolicola für 2 Tage bei 36° C auf Kartoffelschrägagar, 6 Röhrchen werden mit insgesamt 100 ml Leitungswasser abgeschwemmt.

Die Sämlinge werden mit ihrem oberen Teil so tief in eine Schale mit der Bakteriensuspension eingelegt, daß die Kotyledonen völlig untertauchen. Als Tauchgefäße dienen flache Porzellanschalen, die in einer feuchten Kammer untergebracht sind, damit die während der Tauchzeit frei in die Luft ragenden Wurzeln mit ihren empfindlichen Wurzelhaaren nicht eintrocknen. Nach Ablauf einer zweistündigen Tauchzeit werden die Keimlinge aus der Flüssigkeit herausgenommen, bis zum oberflächlichen Abtrocknen an der Luft liegen gelassen und dann je zwei in kleinere Töpfe so tief eingepflanzt, daß noch eine dünne Erdschicht über den Kotyledonen liegt. Die bepflanzten, nur mäßig feucht zu haltenden Töpfe werden nun im Gewächshaus bei 20° C und 60—70% relativer Luftfeuchtigkeit aufgestellt.

Um gute Vergleichsmöglichkeiten zu haben, werden von jeder Sorte und Herkunft jeweils 10 Töpfe mit je 2 infizierten Pflanzen und jeweils 5 Töpfe mit je 2 gleichermaßen wassergetauchten Pflanzen und jeweils 5 Töpfe mit je 2 gleichermaßen wassergetauchten Pflanzen als Kontrollen aufgestellt.

b) Freilandverfahren nach Böning (1936)

Im Wechsel mit einer stark verseuchten Bohnensorte werden die Samen der zu prüfenden Sorten bzw. Herkünfte in mehreren meterlangen Reihen im Feld ausgelegt bei einem Reihenabstand von je 35 cm und möglichst mehrfacher Wiederholung. Stark erkranktes Saatgut ist Voraussetzung.

c) Infiltrationsverfahren nach Waitz, Gassner und Schwartz (1956)

Keimpflanzen, von einer Länge von 12—15 cm, werden ganz in die Suspension mit der Wurzelspitze zuunterst eingetaucht.

Herstellung der Suspension:

Eine volle Platinöse mit einer zwei Tage alten Kultur, gewachsen auf Fleischextrakt-Pepton-Glucose-Agar oder auf Möhren-Agar, wird in 50 ml Leitungswasser verrieben.

Je 3—6 Pflanzen werden in 100 ml oder 8—15 Pflanzen in 500 ml Gefäßen infiltriert. Die Evakuierung erfolgt in einem Spezialtopf mit Hilfe einer Wasserstrahlpumpe bei einem Unterdruck von 5—6 mm Quecksilber. Bei dem anschließenden Druckausgleich wird die keimhaltige Flüssigkeit in die Pflanzen hineingepreßt. Die infizierten Pflanzen werden danach in Töpfe oder Kästen mit Gartenerde gepflanzt und im Gewächshaus bei 18—22° C aufgestellt.

An anderen Infektionsverfahren ist das von Andrus (1948) empfohlene "multiple needle inoculator" zu empfehlen. Schuster (1955) arbeitete mit einem Atomzerstäuber, durch den wäßrige Bakteriensuspension unter bestimmtem Druck und aus bestimmter Entfernung auf die Unterseite eines Primärblattes der zu prüfenden Pflanzen gespritzt wird. Es kommt dabei zu wasserdurchtränkten Arealen, von denen aus die Bakterien sich im Gewebe verbreiten können. Zur Symptomausbildung erwies sich im Gewächshaus eine Temperatur von 21° C als optimal.

8. Allgemeine Richtlinien

Bei Pathogenitätsprüfungen empfiehlt es sich, als Wirtspflanze nicht nur Vertreter derselben Species, sondern auch derselben Sorte und Varietät zu verwenden, da verschiedene Sorten derselben Art beträchtliche Unterschiede in ihrer Resistenz gegenüber dem betreffenden Bakterienstamm aufweisen können.

Infektionen im Freiland sollen nur in den späten Abendstunden oder an trüben, völlig sonnenlosen Tagen durchgeführt werden. Die Witterung darf nicht zu trocken sein. Es ist ratsam, die Infektionsstellen über Nacht mit feuchter Watte abzudecken.

Manche Pflanzen sind nur in bestimmten Stadien empfänglich, z. B. junge Triebspitzen von Flieder gegenüber Pseudomonas syringae und junge Tabaksämlinge gegenüber Pseudomonas tabacei; ebenfalls bestimmte Buschbohnensorten verschiedenen Lebensalters.

Bei der experimentellen Arbeit mit pflanzenpathogenen Bakterienstämmen besteht immer eine Gefahr der allgemeinen Verseuchung.

V. Familie Achromobacteraceae

1. Genus Alcaligenes

Alcaligenes faecalis

Alcaligenes faecalis wurde aus verschiedenartigem menschlichen Untersuchungsmaterial isoliert, u. a. Stuhl, Urin, Blut, Absceß. Zu Pathogenitätsstudien zog man Meerschweinchen, Kaninchen und weiße Mäuse heran. Ausführlichere experimentelle Studien liegen aus den letzten Jahren von SAKRAR, CHOUDHURY u. TRIBEDI (1959) vor. Es kamen 6 Stämme, die von pathologischem Untersuchungsmaterial isoliert worden waren, zur Untersuchung.

Meerschweinchen. Die Bakterien wurden subcutan und intraperitoneal injiziert. Bei einigen Tieren gab man zu dem flüssigen Kulturmaterial die gleiche Menge von 5% Mucin, wenn die Stämme intraperitoneal appliziert wurden.

Kaninchen. Die Infektion erfolgte in derselben Weise wie bei den Meerschweinchen, jedoch lag die Dosis höher. Außerdem führten die Autoren mit diesen Stämmen den Pathogenitätstest mit einer isolierten Darmschlinge durch und richteten sich dabei nach der Technik von DE u. CHATTERJEE (1953).

Technik. In Lokalanaesthesie wird ein Dünndarmsegment des Kaninchens isoliert und unter Vermeidung der Darmgefäße das obere und untere Ende durch Ligatur verschlossen. Eine frische Aufschwemmung einer Öse von einer 24 Std alten Kultur wird in das Darmlumen injiziert. Das Abdomen wird verschlossen. Nach 24 Std — das Kaninchen darf während dieser Zeit weder fressen noch trinken — wird das Tier getötet. Es erfolgt eine sorgfältige Untersuchung der isolierten Darmschlinge sowie der Teile oberhalb und unterhalb der Ligatur: z. B. Messung des Darminhaltes in der Schlinge, Kultur, Untersuchung des Zentrifugats der Flüssigkeit, Bestimmung des Albumingehaltes.

Bei bestimmten Versuchsanordnungen kann 4 Std postoperativ Evans Blue-Lösung i.v. gegeben und festgestellt werden, ob sie in der Flüssigkeit nachgewiesen werden kann.

Weiße Maus. Injektionen von Bakteriensuspensionen wurden intraperitoneal mit und ohne Mucin durchgeführt (Gesamtmenge 0,5 ml).

Ein bakterienfreies Filtrat eines Stammes wurde ebenfalls einer Gruppe von Mäusen intraperitoneal verabreicht.

Eine Gruppe von Mäusen immunisierte man mit einer Formolvaccine. Man gab insgesamt 4 Dosen subcutan in einem dreitägigen Intervall: 25 Mill., 50 Mill. und zweimal je 100 Mill. Drei Tage nach der letzten Injektion injizierte man den Mäusen eine MLD des betreffenden Stammes in Mucin i.p. und notierte Tod oder Überlebensrate.

Die Autoren konnten mit den üblichen Methoden bei Meerschweinchen und Kaninchen keine Pathogenität demonstrieren. Es blieb sich dabei gleich, ob das Material subcutan oder intraperitoneal mit und ohne Mucin injiziert wurde. 30 Stämme wurden nach der Technik von DE u. Mitarb. (1953) ausgewertet, und 19 von diesen Stämmen riefen Veränderungen verschiedenen Grades in der isolierten Darmschlinge hervor. 11 Stämme zeigten eine negative Reaktion. Trotz dieses relativ positiven Ergebnisses wird von SARKAR u. Mitarb. (1959) die Auffassung vertreten, daß die Technik nach DE u. Mitarb. (1953) nicht unbedingt befriedigend ist, da die 11 Stämme, die keine Veränderungen in der Darmschlinge hervorriefen, immerhin aus dem Blut isoliert worden waren.

Für die Mäuseversuche wurden insgesamt 12 Stämme herangezogen. Es ließ sich bei diesen Tieren nur dann eine Pathogenität demonstrieren, wenn die Stämme gemeinsam mit Mucin intraperitoneal verabreicht wurden. In diesem Fall starben von 114 geimpften Tieren 93 in einem Zeitraum von 72 Std, davon die Mehrzahl sogar innerhalb von 12 Std. Der Erreger konnte in diesen Fällen von Herzblut, Milz und Leber isoliert werden. Diejenigen Tiere, die mit einem bakterienfreien Filtrat eines Stammes infiziert worden waren, überlebten den Eingriff. Die mit der Formolvaccine immunisierten Mäuse blieben trotz Verabreichung einer MLD auf intraperitonealem Wege mit Mucin am Leben.

Von K. H. Lippelt (1964) wurden ebenfalls Pathogenitätsstudien mit verschiedenen Species des Genus Alcaligenes durchgeführt.

Technik. Flüssige Bakterienkultur (Brain Heart Bouillon 3 Tage 37° C); Versuchstier: weiße Maus; Dosis 0,5 ml intraperitoneal, oder 0,1 ml intranasal nach erfolgter Anaesthesie. Eine generelle Pathogenität konnte nicht festgestellt werden, jedoch erwiesen sich 2 Alcaligenes faecalis-Stämme, 2 Alcaligenes viscosus und 1 Alcaligenes bookeri als pathogen nach intraperitonealer Injektion.

2. Genus Achromobacter

Hinsichtlich der Pathogenitätsprüfungen mit Species dieses Genus scheint nach der letzten Auflage von Bergey's Manual eine eindeutige Pathogenität gegenüber Warmblütern nicht zu bestehen. Es wurden weiße Mäuse und Kaninchen untersucht.

3. Genus Flavobacterium

Experimentelle Untersuchungsergebnisse aus den letzten Jahren mit Vertretern dieses Genus liegen von Brisou u. Mitarb. (1960) vor. Die Autoren konnten eine Pathogenität von Flavobacterium turcosum, das aus dem Blut eines Aals isoliert worden war, gegenüber Meerschweinchen, weißen Mäusen und bestimmten Fischen demonstrieren. Das Material wurde den Warmblütern intraperitoneal verabreicht. Ratten erwiesen sich diesem Stamm gegenüber als resistent. Diese Untersuchungen beweisen, daß sog. Erd- oder Wasserbakterien auch für Warmblüter durchaus pathogen sein können.

Zusammenfassend gesehen sind experimentelle Untersuchungen mit Bakterien der Familie Achromobacteriaceae in der medizinischen Mikrobiologie relativ selten durchgeführt worden. Diese Tatsache dürfte darin zu sehen sein, daß Bakterien dieser Familie aus menschlichem Untersuchungsmaterial relativ selten isoliert werden. Im allgemeinen handelt es sich um Vertreter des Genus Alcaligenes. Aber auch selbst bei diesen Keimen ist die obligate Pathogenität gegenüber Menschen nicht restlos geklärt.

Literatur

Ainslie, D., and W. G. Henderson: Soframycin. Its penetration into the eye and its effect upon experimentally produced Staph. aureus and Ps. pyocyanea corneal infections. Brit. J. Ophthal. **42**, 513 (1958).

Andrus, C. F.: A method of testing beans for resistence to bacterial blights. Phytopath. **38**, 757 (1948).

Bader, R.-E.: Über die Herstellung eines agglutinierenden Serums gegen die Rundform von Shigella sonnei mit einem Stamm der Gattung Pseudomonas. Zschr. Hyg. Bd. **140**, 450 (1954).

Balzano, J.: Ricerche sperimentale permeabilità della mucosa delle prime vie ai germi patogeni. Ann. Igiene **43**, 693 (1933).

Blake, I., and I. C. Clark: Observations on experimental infection of trout by B. salmonicida with particular reference to "carriers" of furunculosis and to certain factors influencing susceptibility. Fisheries, Scotland, Salmon Fish. no. 7, H.M. Stationary Office, Edinburgh (1931).

Böning, K.: Die Fettfleckenkrankheit der Bohnen. Prakt. Blätter f. Pflanzenbau und -schutz **11**, 265 (1934).

Brisou, J.: La microbiologie comparée ses bases et ses methodes. Path. Gen. Physiol. Clin. **739**, 659 (1962).

—, Y. Peloux, J. Cadeillan et C. Tysset: Bacille de Whitmore et Flavobacterium protéolytiques pathogènes. Bull. Soc. Path. exot. **53**, 3, 435 (1960).

—, C. Tysset, A. Jacob et L. Valette: Contribution à l'étude de deux germes du genre Flavobacterium saprophytes d'anguille d'eau douce. Arch. Inst. Pasteur Algér. **38**, 500 (1960).

Caselitz, F. H.: Ein neues Bakterium der Gattung Vibrio Müller: Vibrio jamaicensis. Z. Tropenmed. Parasit. **6**, 52 (1955).

Caselitz, F. H.: Biologische Studien an bisher unbeschriebenen Vibrionenstämmen. Z. Tropenmed. Parasit. **7**, 341 (1956).

— Zur Frage von Ps. a. und verwandten Mikroorganismen als Enteritiserreger. Z. Tropenmed. Parasit. **9**, 269 (1958).

—, u. R. Günther: Weitere Beiträge zum Genus Aeromonas. Zbl. Bakt. I. Abt. Orig. **178**, 15 (1960).

—, A. Hofmann u. R. Martinez-Silva: Unbeschriebener Keim der Familie Pseudomonadaceae als Infektionserreger. Zbl. Bakt. I. Abt. Orig. **170**, 564 (1957).

—, u. D. Krebs: Untersuchungen an Aeromonasstämmen. Zur Frage der Wirkung auf Plasma, Fibrin, Leukocyten, Hyaluronsäure und Kollagenase. Zbl. Bakt. I. Abt. Orig. **183**, 503 (1961).

— — Über die Tierpathogenität von Aeromonasstämmen. Zbl. Bakt. I. Abt. Orig. **187**, 56 (1962).

—, u. R. Martinez-Silva: Hämolytische Studien an Vibrio jamaicensis und verwandten Mikroorganismen. Z. Tropenmed. Parasit. 8, 28 (1957).

Cassady, J. V.: Pseudomonas corneal ulceration. Amer. J. Ophthal. **48**, 74 (1959).

Chambon, L.: Isolement du Bacille de Whitmore à partir du milieu extérieur. Ann. Inst. Pasteur **89**, 229 (1955).

Charrin, A.: Maladie pyocyanique chez l'homme. C. R. Soc. Biol. (Paris) **9**, 496 (1890); ref.: in Baumgartens Jahresbericht 1890.

Colling, M., C. Nigg, and R. J. Heckly: Toxins of Pseudomonas pseudomallei. I. Production in vitro. J. Bact. **76**, 422 (1958).

Collomb, H., et Boubé: s. Fournier et Chambon.

Cottew, G. S., A. K. Autherland, and I. F. Mechan: Aust. vet. J. **28**, 113 (1952).

Davis, H. S.: Care and diseases of trout. U.S. Department of the Interior. Fish and Wildlife Service. Research Report no. **12**, 98 (1946).

De and Chatterjee: s. Sarkar u. Mitarb. (1959).

Elrod, R. P., and A. C. Braun: Ps. aeruginosa, its role as a plant pathogen. J. Bact. **44**, 633 (1942).

Emmerich, R., u. C. Weibel: Über eine durch Bakterien erzeugte Seuche unter den Forellen. Arch. Hyg. (Berl.) **21**, 1 (1894).

Ewing, W. H., R. Hugh, and J. G. Johnson: Studies on the Aeromonas group. U.S. Department of Health, Education and Welfare, Publ. Hlth. Serv. Communic. Dis. Center, Atlanta, Georgia (1961).

Ferguson, W. W., and N. D. Henderson: Description of strain C 27: a motile organism with the major antigen of Shigella sonnei phase I. J. Bact. **54**, 179 (1947).

Fisher, E., and I. Allen: Corneal ulcers produced by cell-free extracts of Pseudomonas aeruginosa. Amer. J. Ophthal. **46**, 2, 21 (1958).

Fletcher, W.: Annual Report of the Kuala Lumpur Institute for Medical Research 1919.

Fournier, J., et L. Chambon: La mélioidose et le bacille de Whitmore. Collection de l'Institut Pasteur. Paris: Editions médicales Flammarion 22, 1958.

Gardiner, M. R., and J. Craig: Generalized pseudomonas infection in a cow. Vet. Rec. **73**, 372 (1961).

Gorill, R. H.: Bacterial localisation in the kidney with particular reference to Pseudomonas pyocyanea. J. Path. Bact. **64**, 857 (1952).

Habs, H., u. R. W. H. Schubert: Über die biochemischen Merkmale und die taxonomische Stellung von Pseudomonas shigelloides (Bader). Zbl. Bakt. I. Abt. Orig. **186**, 316 (1962).

Heckly, R. J., and C. Nigg: Toxins of Pseudomonas pseudomallei. II. Characterization. J. Bact. **76**, 427 (1958).

Hill, K. R., F. H. Caselitz, and L. M. Moody: A case of acute, metastatic, myositis caused by a new organism of the family: Pseudomonadaceae. West Indian med. J. **3**, 9 (1954).

Igarashi, M.: Experimental Pseudomonas otitis media. Chemotherapy in guinea pigs. Arch. Otolaryng. **73**, 304 (1961).

Jackson, E., and C. W. Hartmann: Experimental bac. pyocyaneuskeratitis. Ref.: Zbl. Ges. Hyg. **15**, 646 (1927).

Justi, K.: Über Pyocyaneuserkrankungen, insbesondere des Darmes. Arch. Schiffs- u. Tropenhyg. **19**, 458 (1915).

Kjems, E.: Studies on five bacterial strains of the genus Pseudomonas. Acta path. microbiol. scand. **36**, 531 (1955).

Köhler, W.: Ps. aeruginosa: Cytologie, Biochemie und Serologie. Wiss. Z. Univ. Rostock. Math. naturw. Reihe 25 (1957/58).

Kosakai, N.: s. Sakazaki u. Mitarb.

Lajoudie, P. de, et E. R. Brygoo: Contribution à l'étude du pouvoir pathogène du Bacille de Whitmore. Ann. Inst. Pasteur **85**, 99 (1953).

Leclerc, H.: Etude de bacilles a gram negativ, présentant une activité β-galactosidasique, isolés des eaux. Thèse, Faculté de Médicine et de Pharmacie de Lille. Lille 1961—62.

LECLERC, H., et P. SUREAU: Recherche des bactériophages anti-bacilles de Whitmore dans les eaux stagnantes à Hanoi. Bull. Soc. Path. exot. **49**, 874 (1956).
LEGROUX, R., et KEMAL DJEMIL: C. R. Acad. Sci. (Paris) **193**, 1117 (1931).
LIPPELT, C.-H.: Biologische Studien an Mikroorganismen des Genus Alcaligenes. Diss. Univ. Hamburg **1964**.
LIU, P. V.: Observations on the specifities of extra-cellular antigens of the genera Aeromonas and Serratia. J. gen. Microbiol. **24**, 145 (1961).
— Survey of hemolysin production among species of pseudomonas. J. Bact. **74**, 718 (1957).
— Identification of pathogenic pseudomonas by extracellular antigens. J. Bact. **81**, 28 (1961).
— Y. ABE, and J. L. BATES: The role of various fractions of Pseudomonas aeruginosa in its pathogenesis. J. infect. Dis. **108**, 218 (1961).
LODE, A.: Bacillus pyocyaneus. Hdb. path. Mikroorgn. VI, 1, 149 (1929).
LYSENKO, O.: The mechanisms of pathogenicity of Pseudomonas aeruginosa (Schroeter Migula) I. The pathogenicity of strain N-06 for larvae of the grater wax moth, Galleria mellonella (Linnaeus). J. Insect. Path. **5**, 78 (1963).
— The mechanisms of pathogenicity of Ps. aeruginosa (Schroeter Migula). II. A toxic substance produced in filtrates of cultures. J. Insect. Path. **5**, 83 (1963).
— The mechanisms of pathogenicity of Ps. aeruginosa (Schroeter Migula). III. The effect of N-06 toxin on the oxygen consumption of Galleria prepupae. J. Insect. Path. **5**, 89 (1963).
— The mechanisms of pathogenicity of Ps. aeruginosa (Schroeter Migula). IV. The antigenic character of the toxin produced by strain N-06. J. Insect. Path. **5**, 94 (1963).
McCRAW, B. M.: Furunculosis of fish. Spec. sci. Rep. U.S. Fish Wildl. Serv. no. 84 (1952).
MEADER, P. D., G. H. ROBINSON, and V. LEONHARD: Pyorubrin, a red watersoluble pigment characteristic of B. pyocyaneus. Amer. J. Hyg. **5**, 682 (1925).
MILES, A. A., and E. T. HALNAN: A new species of microorganism (Proteus melanovogenes) causing black rot in eggs. J. Hyg. (Camb.) **37**, 79 (1937).
MILES, E. M., and A. A. MILES: The identity of Proteus hydrophilus. Bergey et al. and Proteus melanovogenes Miles and Halnan, and their relation to the genus Aeromonas Kluyver and van Niel. J. gen. Microbiol. **5**, 298 (1951).
MOHR, W.: Melioidosis. OPITZ, H., u. F. SCHMID: Handbuch der Kinderkrankheiten. Berlin-Göttingen-Heidelberg: Springer 1963.
MOOR, C. E. DE, SOEKARNEN u. WALLE: Geneesk. T. Ned.-Ind. **72**, 1618 (1932).
MÜLLER, R.: Medizinische Mikrobiologie. 4. Auflage. München-Berlin: Urban & Schwarzenberg 1950.
NIGG, C., R. J. HECKLY, and M. COLLING: Toxin produced by malleomyces pseudomallei. Proc. Soc. exp. Biol. (N.Y.) **89**, 17 (1955).
OSADA, A., u. I. SHIBATA: On the fraternal Diarrhea supposedly caused by the paracolon organisms with the major somatic antigens of S. sonnei. Acta Ped. Jap. **60**, 739 (1956).
PLEHN, M.: Die Furunkulose der Salmoniden. Zbl. Bakt. I. Abt. Orig. **60**, 609 (1911).
— R. DEMOLL u. H. N. MAIER: Handbuch der Binnenfischerei Mitteleuropas. Stuttgart: Schweizer Bart'sche Verlagsbuchhandlung 1924.
RIMINGTON, R. A.: Melioidosis in North Queensland. Med. J. Aust. **1**, 51 (1952).
ROGER, M.: Une épizootie observée chez des grenouilles. C. R. Soc. Biol. (Paris) **5**, 709 (1893).
RUSSELL, F. H.: An epidemic septicemic disease among frogs due to the Bacillus hydrophilus fuscus. J. Amer. med. Ass. **30**, 1442 (1898).
SAKAZAKI, R., S. NAMIOKA, R. NAKAYA, and H. FUKUMI: Studies on so-called Paracolon C 27 (Ferguson). Jap. J. med. Sci. Biol. **12**, 355 (1959).
SANARELLI, G.: Über einen Mikroorganismus des Wassers, welches für Thiere mit veränderlicher und constanter Temperatur pathogen ist. Zbl. Bakt. I. Abt. Orig. **9**, 193, 222 (1891).
SARKAR, J. K., and B. P. TRIBEDI: Is Alacaligenes faecalis a Pathogen, Contaminent or normal Intestinal Flora. Indian J. med. Sci. **12**, 999 (1958).
— B. CHOUDHURY, and B. P. TRIBEDI: Alcaligenes faecalis — its systematic study. Indian J. med. Res. **47**, 1 (1959).
SCHÄPERCLAUS, W.: Pseudomonas punctata als Krankheitserreger bei Fischen. Z. Fisch. **28**, 289 (1930).
— Der Erreger der ansteckenden Bauchwassersucht und seine Begleiter. Z. Fisch. **37**, 6 (1939).
— Beitrag zur Kenntnis der punctata-Formen und -Typen und zur Theorie der Entstehung der infektiösen Bauchwassersucht des Karpfens. Zbl. Bakt. II. Abt. **105**, 49 (1942).
— Bekämpfung der infektiösen Bauchwassersucht des Karpfens durch Antibiotika. Z. Fisch. N.F. **5**, 3 (1956).
—, u. M. BRAUER: Bedeutung der Fluoreszenten für die Entstehung und Bekämpfung der infektiösen Bauchwassersucht der Karpfen. Z. Fisch. N.F. **12**, 75 (1964).
SCHMID, E., T. VELAUDAPILLAI, and C. R. NILES: Study of paracolon organisms with the major antigen of Shigella sonnei, form I. J. Bact. **68**, 50 (1954).
SCHMIDT, H.: Fortschritte der Serologie. Darmstadt: Verlag von Dr. Dietrich Steinkopff 1955.

SCHUBERT, R.: Untersuchungen über die Merkmale der Gattung Aeromonas. Zbl. Bakt. 1. Abt. Orig. **180**, 310 (1960).
— Über die biochemischen Merkmale von Aeromonas salmonicida. Zbl. Bakt. I. Abt. Orig. **183**, 485 (1961).
— Über die biochemischen Eigenschaften von anaerogenen Aeromonaden. Zbl. Bakt. I. Abt. Orig. **185**, 502 (1962).
— Über die biochemischen Eigenschaften von Aeromonas hydrophila. Zbl. Bakt. I. Abt. Orig. **188**, 62 (1963).
— Zur Taxonomie der anaerogenen Aeromonaden. Zbl. Bakt. I. Abt. Orig. im Druck.
— Zur Taxonomie der Voges-Proskauer-negativen „hydrophila-ähnlichen" Aeromonaden. Zbl. Bakt. I. Abt. Orig. im Druck.
SCHUSTER, M. L.: A method for testing resistance of beans to bacterial blights. Phytopath. **45**, 519 (1955).
SEBALD, M., et M. VÉRON: Teneur en bases de l'ADN et classification des vibrions. Ann. Inst. Pasteur **105**, 897 (1963).
SPICZAKOW, TH.: Hämorrhagische Septikämie (Lublinische Krankheit) beim Karpfen. Mem. Inst. Ichtyo-biol. Cracowie **1938**.
STANTON, A. T., and W. FLETCHER: Melioidosis, a new disease of the tropics. Trans. IVth Congress F.E.A.T.A. Batavia **2**, 196 (1921).
— — Melioidosis and its relation to glanders. J. Hyg. (Lond. **23**, **347** (1925).
— — Melioidosis in a horse. J. Hyg. (Lond.) **26**, 33 (1927).
STAPP, C.: Pflanzenpathogene Bakterien. Berlin und Hamburg: Paul Parey Verlag 1956.
— Bakterielle Krankheiten. Bakteriosen einschl. Streptomykosen. Handbuch der Pflanzenkrankheiten (APPELT, BLUNCK und RICHTER). Berlin und Hamburg: Paul Parey Verlag 1956.
STOCK, K.: M. f. A. **1**, 118 (1903).
STOLP, H.: Über das Zusammenwirken von Bakterien und Insekten bei der Entstehung einer Geschmacksbeeinträchtigung des Kivu-Kaffees und die Rolle von Bakteriophagen bei der Aufklärung der Zusammenhänge. Phytopath. Zschr. **39**, 1 (1960).
THAL, E.: Eine bisher nicht determinierte Gruppe in der Familie Enterobacteriaceae. Nord. Vet.-Med. **5**, **443** (1953).
—, u. Z. DINTER: Zur Pathogenität der Stammgruppe — 455 — (Enterobacteriaceae) für die Maus. Nord. Vet.-Med. **5**, 855 (1953).
TILLET, W. S., and J. GARNER: s. SCHMIDT, H.
TIMM, H.: Persönliche Mitteilung.
TOMASEC, I., u. J. KARLOVIC: Outjecaju temperature i fizioloskog starja sarana na umjetnu infekciju s Pseudomonas. Ribarstovo Jugoslavije BR 6 (1953).
—, Z. BRUDNJAK, N. FIJAN u. L. J. KUNST: Weiterer Beitrag zur Aetiologie der infektiösen Bauchwassersucht des Karpfens. Jugoslavenska Akademija Znanosti i Umjetnosti, Zagreb (1964).
TRAMBUSTI, A.: Über die physiologische Wirkung der Stoffwechselprodukte des Hydrophilus fuscus. Beitr. path. Anat. **14**, 317 (1893).
VALENTINE, F. C. O., and E. C. B. BUTLER: s. CASELITZ und KREBS (1961).
VANDEPITTE, J., G. GHYSELS, H. VAN GOETHEM et N. MARRECAU: Sur les colibactéries aberrentes ayant l'antigène somatique de Shigella sonnei en phase I. Ann. belge trop. Méd. Soc. **37**, 737 (1957).
WAITZ, L., G. GASSNER u. W. SCHWARTZ: Untersuchungen über die von Pseudomonas phaseolicola (Burkh.) hervorgerufene Fettfleckenkrankheit der Bohne. I. Methoden der Infektion von Versuchspflanzen. Zbl. Bakt. II. Abt.10 9, 140 (1956).
WASSERMANN, M.: s. LODE.
— Über eine epidemieartig aufgetretene Nabelinfektion Neugeborener; ein Beweis für die pathogenetische Wirksamkeit des Pyocyaneus beim Menschen. Virchows Arch. path. Anat. **165**, 342 (1901).
WENSINCK, F.: Der Ausgangspunkt der künstlich herbeigeführten Ps. a.-Bakteriämie bei bestrahlten Mäusen. J. Path. Bact. **81**, 401 (1961).
WHEELER, K. M.: s. SCHMID, E., u. Mitarb.
WHITMORE, A.: An account of a glanders-like disease occurring in Rangoon. J. Hyg. (Lond.) **13**, **1** (1913).
WUNDER, W., u. H. DOMBROWSKI: Untersuchungen über die ansteckende Bauchwassersucht des Karpfens (Ascites). Z. Fisch. N.F. **2**, 327 (1953).
ZOELLER, Chr., et MARROUSSAKIS: Kerato-conjunctivité experimentale à bacille pyocyanique. C. R. Soc. Biol. (Paris) **91**, 548 (1924).

Das Tierexperiment mit tierpathogenen Corynebakterien

Von

HANS HARTWIGK

Mit 4 Abbildungen

Für den Nachweis von Bakterien und ihrer pathogenen Eigenschaften darf von dem Tierexperiment *nicht zu viel erwartet werden.* Der Tierversuch kann zwar die pathogene Eigenschaft eines Keimes anzeigen, ist aber nicht *schlechthin eine diagnostische Methode zum Nachweis des Erregers.* Nach ZEISSLER (*102*) ist die Verwendung des Tierversuches zur Ermittlung von Anaerobiern im Untersuchungsmaterial „dilettantisch". Das gilt auch für Corynebakterien. Deshalb sollte in keinem Fall auf die zweite Forderung für die Anerkennung eines Bacteriums als Erreger, die Reinzüchtung, verzichtet werden.

Zwei Gründe sind es, die gegen eine Benutzung des Versuchstieres zum Nachweis des Erregers *ohne Zwischenschaltung der Kultur* sprechen:

1. Das zur Übertragung verwendete Inoculum kann, wenn es vom erkrankten Menschen oder Tier entnommen ist, mehrere Keimarten enthalten, und es besteht keine Sicherheit, daß das Versuchstier die für den Fall wichtige Keimart zum Durchbruch oder zur Infektion kommen läßt.

2. Das Versuchstier kann selbst Träger von Keimen sein, die durch die Injektion von Untersuchungsmaterialien aktiviert werden und ein Krankheitsbild hervorrufen, das keine Beziehung zu den in dem Inoculum befindlichen Keimen hat. Der Einwand, daß die gleiche Möglichkeit auch bei rein gezüchteten Keimen besteht, ist richtig. Man ist jedoch in neuerer Zeit bemüht, für das Tierexperiment zuverlässigere Grundlagen durch steril geborene und aufgezogene Versuchstiere zu schaffen [Lit. s. PLONAIT (*66*) u. Abschn. E. insidiosa].

Von den Species der Genera, die zu der Familie der Corynebacteriaceae gehören, sind die Listeria monocytogenes und Erysipelothrix insidiosa ausgesprochen tierpathogen. Das Genus I „Corynebacterium" hingegen verfügt nur über eine begrenzte Zahl von Species, die sich durch Tierpathogenität auszeichnen.

Genus I. Corynebacterium

Die Vielzahl der Species dieses Genus und die Tatsache, daß viele Arten bei Pflanzen oder Menschen oder Tier als Saprophyten vorkommen, berechtigen zu der Annahme, daß *nur wenige Species tierpathogen sind.* Es ist zuzugeben, daß nicht alle Arten in ihren Eigenschaften genügend bekannt und im Tierversuch ausreichend geprüft worden sind, und es trifft zu, daß „wir bei den Corynebakterien erst am Anfang der Forschung stehen" [PATOČKA (*64*)]. Die Unsicherheit auf diesem Gebiet findet in den nicht klar umrissenen Begriffen, wie „atypische Corynebakterien", „Pseudo- oder Paradiphtheriebakterien", „diphtheroide Keime" oder nicht differenzierbare Corynebakterien, ihren Ausdruck.

Wirft man gar einen Blick auf die anaeroben Corynebakterien (*51, 68*), so kann einem nicht verschlossen bleiben, daß unser Wissen über die Merkmale und Tierpathogenität dieser Bakteriengruppe noch recht lückenhaft ist.

I. C. diphtheriae

Als Erreger der Menschen-Diphtherie hat diese Species nach Entdeckung durch LOEFFLER die umfassendste Bearbeitung in bezug auf ihre tierpathogenen Eigenschaften erfahren. Die Literatur über das Tierexperiment mit Diphtheriebakterien ist so umfangreich und verzweigt, daß zur Vermeidung einer zu starken Ausweitung des Stoffes nur die wichtigsten Arbeiten herausgegriffen werden sollen und hinsichtlich weiterer Veröffentlichungen auf die umfangreiche Literaturzusammenstellung von GRUMBACH (*24*) verwiesen sei.

A. Wesen der Krankheit

Die Diphtherie des Menschen ist lange Zeit als eine Intoxikationskrankheit angesehen worden. Man hielt die Tonsillitis diphtherica für einen lokalen Prozeß, von dem aus die Bakterientoxine direkt oder indirekt „den Organismus vergifteten". Nachdem GRAETZ in den Organen an Diphtherie gestorbener Kinder in einer größeren Zahl von Fällen Diphtheriebakterien gefunden hatte, äußerte GINS (*20*) die Ansicht, daß „die Schwere des Krankheitsbildes nur durch die Annahme einer diphtherischen Allgemeinerkrankung" erklärbar sei. Diese Anschauung wurde in der weiteren Zeit durch andere Autoren (*25, 49, 63*) bestätigt, die ebenfalls in Organen oder im Blute diphtheriekranker Menschen oder experimentell infizierter Tiere Diphtheriebakterien nachweisen konnten; sie blieb aber auch nicht unwidersprochen [ORSKOW et al. (*61*)], bis WILDFÜHR (*99*) in 31 Fällen menschlicher Erkrankungen feststellte, daß bereits vor Beginn der lokalen Erscheinungen im Rachen Diphtheriebakterien im Blute kreisen können. PJATKIN (*65*) wies bei 50% diphtheriekranker Kinder im Blute Diphtheriebakterien nach und empfahl unter Berufung auf russische Autoren, schon im frühen Stadium der Krankheit Antibiotica und Sulfonamide zur Bekämpfung der Bakteriämie anzuwenden.

B. Eigenschaften des C. diphtheriae

Das C. diphtheriae ist ein unbewegliches und grampositives Stäbchen, das unterschiedlich lang und dick ($1{,}0-8{,}0 \times 0{,}3-0{,}8\ \mu$) und an den Enden abgerundet ist (*23, 27, 53*). Zuweilen kommen keulenartige Formen vor. Je nach Kulturbedingungen und Präparation ändert sich die Gestalt (*5, 89*). Die in Tupfer- oder Kulturabstrichen beobachtete Winkel- oder x- oder y-Stellung hat diagnostisch nur einen begrenzten Wert.

Durch Neisser-Färbung (*20, 24, 28, 56*) lassen sich am Ende der Stäbchen die Babes-Ernstschen Polkörperchen darstellen. Sie bedeuten differentialdiagnostisch relativ viel, wenn auch ähnliche Körperchen bei anderen diphtheroiden Keimen vorkommen können.

Färbt man Diphtherieausstriche mit alter Methylenblaulösung, so werden metachromatische Granula sichtbar. Außerdem kommt es durch unterschiedliche Intensität des Farbeffektes zu sog. Farbbändern, die dem Stäbchen ein „zebraähnliches" (*20, 28*) oder streptokokkenartiges Aussehen geben.

Nach KLUDAS und SCHMAGER (*44, 78*) soll die Untersuchung im Phasenkontrastverfahren für die Erkennung morphologischer Eigenschaften eine Hilfe bieten können. Immerhin darf die Verläßlichkeit der sich allein auf morphologische Merkmale stützenden Diagnostik nicht überschätzt werden.

Auf gewöhnlichem Nähragar wachsen die Keime nur spärlich. Serumzusatz steigert die Wachstumsintensität. LOEFFLER führte als Nährmedium das coagulierte Pferdeserum ein, dem Traubenzucker zugesetzt wurde, und verwendete das Substrat für das Plattenkulturverfahren. Die Loeffler-Serumplatte hat jahrzehntelang in der Diphtheriediagnostik Gutes geleistet und wird von vielen Autoren als Nährboden für die kulturelle Diagnostik verwendet (*3, 53, 74, 76, 92* u. a.). Nach 24stündiger Bebrütung entstehen auf der Loeffler-Platte glattrandige, weißliche bis ockergelbe Kolonien, die bestimmte Charakteristica des C. diphtheriae zeigen. Ein Nachteil des Nährbodens ist, daß auf ihm Begleitkeime ebenfalls üppig wachsen und makroskopisch oder mikroskopisch keine Auslese verdächtiger Kolonien getroffen werden kann (SCHLIRF).

1931 wurde durch ANDERSON, HAPPOLD, MCLEOD und THOMSON (*100*) eine Typeneinteilung aufgrund koloniemorphologischer und biochemischer Merkmale eingeführt (*20*). Die Begriffe „gravis", „mitis" und „intermedius" waren der klinischen Symptomatologie entnommen und haben sich in der bakteriologischen Differenzierung behauptet (*29*). Der Gravistyp ruft oft schwere, der Mitistyp dagegen leichtere Krankheitsbilder hervor, während der Intermediustyp zwischen beiden Typen steht (*20, 24, 28, 29, 59, 97*).

CLAUBERG (*9*) schuf in der Clauberg-Platte einen Elektivnährboden, der eine makroskopische Plattendiagose und damit eine wesentliche Vereinfachung und Erleichterung für die kulturelle Differenzierung brachte.

In zwei Varianten, Clauberg-Platte II und III (*9*), ist der Nährboden in Gebrauch. Beide enthalten als Hemmsubstanz Kaliumtellurit. Der Clauberg-Nährboden III brachte eine Verbesserung insofern, als er dem Nährbodenanspruch des Erregers mehr Rechnung trug, insbesondere die durch das Tellur bewirkte Hemmung des Keimes verringerte (*41*). Das Substrat besteht aus einem Gemisch von Tellur-Blutwasser und Blutglycerinagar und enthält als Reaktionskörper Dextrose und als Indicator Metachromgelb und Wasserblau. Cystin, Natriumacetat und Phosphat werden dem Medium außerdem beigefügt.

Die Clauberg-Platte III hat eine Modifikation durch HERRMANN (*32*) erfahren. Zahlreiche Vorschläge wurden unterbreitet, um die sog. „makroskopische Plattendiagnostik" zu verbessern (*7, 18, 22, 23, 26, 27, 34, 43, 45, 50, 53, 55, 67, 72, 80, 81, 87, 88, 91, 95, 96, 103*).

Die Beimpfung der Tellurplatten muß nach HALLMANN (*28*) derart geschehen, daß ein nicht zu dichtes Wachstum in der Primärkultur erzielt wird. Deshalb ist die Beimpfung mit dem Tupfer in der Weise vorzunehmen, daß nur $^1/_4$ oder $^1/_3$ der Nährbodenoberfläche bestrichen wird. Die Ausbreitung des Inoculums auf die ganze Platte geschieht anschließend mit der Platinöse oder dem Drigalski-Spatel. Im allgemeinen kann eine Ablesung der Platten schon nach 24stündiger Bebrütung vorgenommen werden. Da aber die Möglichkeit besteht, daß infolge des hemmenden Einflusses des Kaliumtellurits die Kolonien längere Zeit zum Anwachsen benötigen, ist eine nochmalige Beurteilung nach 24 Std erforderlich.

Kolonien von C. diphtheriae sind infolge Tellurspeicherung durch Reduktion des Kaliumtellurits dunkelgrau bis schwarz, weisen einerseits Unterscheidungsmerkmale gegenüber den Pseudo- oder Paradiphtheriebakterien auf, lassen andererseits aber auch die Möglichkeit einer Zuordnung zu einer der 3 Typen zu.

Nachstehendes Differenzierungschema wurde einer Arbeit von H. SCHMIDT (*79*) entnommen.

Die Zahlen in 6. und 7. senkrechter Spalte bedeuten nach SCHLIRF (*76*) die Menge einer n/40 NaOH in ml, die bei Verwendung von Phenolphthalein als Indicator erforderlich ist, um in 5 ml Nährsubstrat (1% Peptonwasser + 1% Zucker) die nach 3tägiger Bebrütung bei +37° C gebildete Säure zu neutralisieren. 5 ml des unbeimpften Nährsubstrates benötigen 0,4–0,55 ml n/40 NaOH, um das Nährsubstrat auf den Ausgangs-pH-Wert wieder einzustellen.

Bezeichnung nach GUNDEL		Wachstumsform auf Tellurit-Blutplatte (Cl. II)	Wachstumsform auf Cystin-Wasserblauplatte (Cl. III)	Wachstum auf Bouillon	Stärke	Vergärung von Dextrose	Saccharose	Hämolyse
Gravis	I	Grau bis grauschwarz, rauh, gänseblümchenartig	Große, flache, rauhtrockene, unregelmäßig gerandete, undurchsichtige Wuchsform von blauer Farbe (Umschlag der Stärkevergärung)	Häutchen mit Bodensatz	+ (2,0 bis 2,6)	+ (2,0 bis 2,6)	—	+
Mitis	II	Durchsichtig, glänzend, schwarz	Dicklich, schleimig, feuchtglänzend, grauweißlich (vereinzelt Anflug von blauer Farbe)	Trübung	— (etwa 1,5)	+ (2,0 bis 2,6)	—	—
Intermedius	III	Klein, flach, zentraler Knoten, leicht gekräuselter Rand	Äußerst kleine, flache, farblose Kolonien	Körniger Bodensatz	— (1,0 bis 1,3)	+ (1,0 bis 1,5)	—	—

Anmerkung: Die Telluritplatten hemmen oft das Wachstum von Mitis-Kolonien (ANDERSON).

Nach WILSON und MILES (*100*) bedarf es einer besonderen Sorgfalt bei der Herstellung des zur biochemischen Prüfung dienenden flüssigen Nährmediums. Unerhitztes Pferdeserum ist nicht zu empfehlen, da es eine natürliche Diastase enthalten kann, die falsche Resultate ergibt. Die Autoren schlagen ferner vor, die Stärkepräparate vor Benutzung auf ihre Eignung zu prüfen. Zu 1400 ml Aqu.dest. werden Pepton in einer Menge von 0,5% und $Na_2 HPO_4$ in einer Menge von 0,1% gegeben. 15 min lange Erhitzung im Dampftopf, Filtration und Adjustieren auf pH 7,4, Zufügen von 250 ml Pferdeserum, dann 20 min lange Erhitzung im strömenden Dampf, Zugabe von 11 ml Andrade's Indicator. Nochmaliges Adjustieren auf pH 7,6–7,8. Einfüllen in Röhrchen zu je 3 ml, Autoklavieren bei 10 lb. während 10 min. Zu jedem Röhrchen wird separat sterile Zuckerlösung gegeben. Bei Stärke soll die Endkonzentration bei 0,4%, bei allen sonstigen Zuckern bei 1% liegen.

Die Merkmale der einzelnen Typen sind vielfältig beschrieben und bewertet worden (*8, 24, 52*). Die Diskussion über die Möglichkeit eines starren Einteilungsprinzips (*12, 15*), das Vorkommen von Zwischentypen (*59*), die Beziehung der Typen zu den klinischen Verlaufsformen und der Epidemiologie (*57*) sowie über die Variabilität der Typen hat nicht aufgehört (*15, 58, 99*). Es gibt offenbar auch hier keine Regel ohne Ausnahme. Das ändert aber nichts an der Tatsache, daß die Unterscheidung der 3 Typen im Grundsätzlichen über 30 Jahre bestehen geblieben ist und allgemeine Anerkennung gefunden hat.

Eine serologische Typisierung ist von verschiedenen Autoren versucht worden. Die Ergebnisse sind nicht ganz einheitlich und zeigen, daß die Antigenität nicht unbedingt eine Beziehung zu der 3-Typeneinteilung hat. MURRAY untersuchte

250 Diphtherie-Stämme, die er 11 bestimmten Typen zuordnen konnte. 22 Stämme ließen sich nicht typisieren. Andere Autoren kamen zur Unterscheidung von 4, 8 und mehr Serotypen (*100*). Serotypen und Virulenz haben nichts miteinander gemein (ROBINSON und PEENEY).

Für die kulturelle Differenzierung sind weiterhin folgende Eigenschaften wichtig: Das C. diphtheriae wächst auf Kartoffeln nicht oder nur spärlich. Lackmusmilch wird nicht verändert. Der Keim bildet kein Indol und keine Urease (Unterschied gegenüber Pseudodiphtheriebakterien). Fructose wird von allen Stämmen gespalten. Gegenüber Galaktose, Maltose, Saccharose und Glycerin ist das Verhalten unterschiedlich. Nitrate werden zu Nitriten reduziert, Katalase und H_2S werden nach KNOTHE und LEITHÄUSER (*45*) gebildet. Nach HALLMANN (*28*) existiert bislang kein „wirklich zuverlässiges biochemisches Unterscheidungsmerkmal". Trotzdem haben HALLMANN und zahlreiche andere Autoren sich zu einem bestimmten Differenzierungsverfahren bekannt.

Ähnlich wie andere Corynebakterien hat das C. diphtheriae die Eigenschaft zu dissoziieren. Die S-Form ist knopfartig und konvex, ihr Rand scharf abgegrenzt, die Oberfläche glatt. Der Durchmesser wird mit 1–3 mm angegeben. Die R-Form ist flach, am Rand unregelmäßig, die Oberfläche wie gepunktet und uneben. Auffallendes Licht wird schwach reflektiert, bei durchfallendem Licht erscheint die Kolonie durchsichtig. Der Durchmesser beträgt 1–5 mm. Intermediär-Formen sollen vorkommen [Lit. s. CASELITZ (*8*)].

Bei Anzüchtung auf der Tellurplatte kann das morphologische Strukturbild des C. diphtheriae beeinträchtigt sein (HALLMANN, SCHLIRF u. a.); denn echte Diphtherie-Keime erscheinen auf der Tellurplatte u. U. plump und kurz und zeigen bei der Neisser-Färbung keine Polkörperchen. Es wird daher empfohlen, verdächtige Kolonien von der Tellurplatte auf die Loeffler-Serumplatte oder Blutagar überzuimpfen und nach 24stündiger Bebrütung bei 37° C im Neisser-Ausstrichpräparat zu prüfen.

Nach GUTHOF (*26*) gibt es ausnahmsweise mikroaerophile Diphtherie-Stämme, die mit den üblichen aeroben Züchtungstechniken nicht erfaßt werden. GUTHOF schlägt daher vor, bei der bakteriologischen Diagnostik außer von dem aeroben Verfahren auch von dem anaeroben Kulturverfahren mit Pyrogallol + Soda + Kieselgur Gebrauch zu machen.

Das Diphtheriebacterium ist mit Hitze relativ leicht unschädlich zu machen. 58° C während 10 min genügen zur Abtötung. Bei Fäulnis soll der Keim in 2 bis 3 Wochen zugrunde gehen (GOTSCHLICH), in feuchten Medien hingegen 3–4 Wochen überleben. Die gewöhnlichen Antiseptica wirken in kurzer Zeit baktericid, doch steigert sich die Resistenz diesen Einflüssen gegenüber, wenn die Bakterien von eiweißhaltigen Medien eingehüllt sind.

Penicillin, Streptomycin, Terramycin, Biomycin und Sulfonamide üben einen bakteriostatischen Effekt aus (*65*, *77*).

Nach SCHLIPKÖTER und POTHMANN (*77*) hemmt eine Streptomycinkonzentration von 0,2–0,6 γ/1 ml das Wachstum von Diphtheriebakterien. KNOTHE (*45*) kam bei der Prüfung von 27 Stämmen auf Blutagar zu einer Hemmung zwischen 1–10 γ/1 ml. Frisch gezüchtete oder alte Kulturstämme verhielten sich gleich. Bei in vitro-Testung in 10tägig bebrüteten Hühnereiern, wobei die Infektion 24 Std nach Injektion der Streptomycinlösungen vorgenommen wurde, lag die Hemmung bei 0,05 mg (= 50 γ)/ml. Sie betrug also etwa das Zehnfache von dem Hemmungswert, der bei dem benutzten Diphtheriestamm in vitro festgestellt worden war. Streptomycin hatte keine entgiftende Wirkung auf das Toxin.

Durch kombinierte Einwirkung von Formalin (0,4%) und Wärme schuf RAMON in seinem Anatoxin eine wichtige Voraussetzung für die aktive Immunisierung. Das Anatoxin erhielt später die Bezeichnung „Toxoid", ist ungiftig und immunogen wirksam (*79*). Alle 3 Typen von C. diphtheriae sind befähigt, Toxine zu bilden. Der Gravistyp zeichnet sich durch stark wirkende Toxine aus, der Mitistyp bildet nur schwache oder überhaupt keine Toxine. Der Typus intermedius steht in der Toxinbildung zwischen den beiden anderen Typen. Die Schwere des Krankheitsverlaufs geht oft mit der Aktivität der Erreger in der Toxinproduktion einher. Gravistypen können aber auch atoxisch sein (*99*), ebenso wie Mitis-Stämme starke Toxine bilden können. Nach OEHRING und SCHABINSKI (*59*) können atoxische Stämme in toxische durch Tierpassage umgewandelt werden. Mitis-Stämme kommen oft bei Bakterienträgern vor.

Die Toxine der 3 Typen gelten als wesensgleich, wobei der Unterschied in der Toxinbildung mehr ein quantitativer als ein qualitativer zu sein scheint. Diese Ansicht wird von CLAUBERG (*9*) nicht ganz geteilt, da er von „Diphtheriebacillen-Typtoxinen" spricht und aufgrund von Neutralisierungsversuchen zu dem Ergebnis kam, daß „typverschiedene Partialtoxine" existieren.

Das Diphtherietoxin wird als ein hitzekoagulables Protein (*100*) angesehen und ist biochemisch und biologisch analysiert worden. Eine besondere Forschungsrichtung hat sich durch die zuerst von SEEMÜLLER (*82*) erkannte Eigenschaft des Diphtherietoxins ergeben, mit dem Hämagglutinin hämagglutinierender oder dem Hämolysin hämolysierender Seren eine Bindung derart einzugehen, daß eine ein- oder mehrfach tödliche Dosis eines Anti-Erythrocytenserums unschädlich wird. Das „Seemüller-Phänomen" ist an Kleintieren (Mäusen, Ratten, Meerschweinchen) reproduzierbar, wenn das vom Kaninchen gewonnene Anti-Maus- oder -Ratten- oder Meerschweinchen-Erythrocyten-Serum in geeigneten Dosen mit dem Diphtherietoxin gemischt und den Versuchstieren intravenös injiziert wird. Umfangreiche Untersuchungen zur Aufklärung des Phänomens sind von SCHIFF (*75*) und SCHIFF u. Mitarb. durchgeführt worden. SCHIFF ist der Meinung, daß der Nachweis des „Diphthins" ein Hilfsmittel bei der Differenzierung von Diphtheriebakterien sein kann, da Pseudodiphtheriebakterien und andere Corynebakterien die Eigenschaft nicht besitzen, den Hämolyseschutzstoff zu bilden.

Für die Gewinnung des Toxins sind flüssige Nährböden empfohlen worden. Der gebräuchlichste Nährboden ist die Pope-Bouillon, die nach Beimpfung 8–10 Tage bebrütet und dann keimfrei filtriert wird (*11*, *28*, *40*). Nach DEHMEL (*11*) soll mit Leitungs- oder Brunnenwasser hergestellte Pope-Bouillon günstiger sein als mit Aqu. dest. hergestellte Bouillon.

Die Prüfung im Tierexperiment ist in neuerer Zeit durch die Toxintestung in vitro ersetzt worden. Sie wird nach dem Verfahren von OUCHTERLONY im Agargel als Präcipitationstest durchgeführt und ist gut beurteilt worden (*22*, *30*, *36*, *40*, *48*, *54*, *83*). Vergleichsprüfungen mit dem Meerschweinchen ergaben, daß der Präcipitationstest nur in wenigen Fällen versagte, wo der Meerschweinchenversuch Toxine anzeigte, andererseits kam es auch vor, daß der Präcipitationstest positiv war, wo der Meerschweinchenversuch negativ verlief.

Der in vitro-Test wird mit der Elekplatte (*83*) vorgenommen. Man bringt auf die Mitte der Platte – geringgradig versenkt – einen Filtrierpapierstreifen, der mit gereinigter 1000facher Antitoxinlösung imprägniert ist. Der zu prüfende Stamm wird im rechten oder spitzen Winkel (HUSSELS) zu dem Papierstreifen als dünner Impfstrich ausgeimpft. Bei toxinbildenden Stämmen entstehen nach 24stündiger Bebrütung weiße Präcipitationslinien zwischen Impfstrich und Außenrand des Papierstreifens. Außer dem zu prüfenden Stamm sollen zur Kontrolle im Toxingehalt bekannte Typstämme auf gleicher Platte mitgetestet werden. HOOK u. PARSONS (*35*) benutzten humane Seren, um im Plattentest die Virulenz von C. diphtheriae zu ermitteln.

C. Tierexperiment

Das Toxin des Diphtheriebacteriums ist ein Exotoxin (*100*) und ein Bestandteil der Zelle (PRIGGE), aus der es beim Zerfall in das umgebende Medium freigesetzt wird. Es ist im Tierversuch sehr wirksam. Doch ist die Empfänglichkeit der einzelnen Versuchstierarten für das Gift verschieden. Nach v. BEHRING (zit. nach *98*) steigert sie sich in der Reihenfolge Maus, Ratte, Hund, Meerschweinchen, Kaninchen, Schaf, Rind, Pferd und Ziege. Das Kaninchen reagiert auf eine intracutane Injektion von 0,1 ml Toxin noch in einer Verdünnung von 1 : 100000, das Meerschweinchen von 1 : 5000, Tauben von 1 : 2000, Hunde und Katzen von 1 : 1000, Mäuse und Ratten sind nach H. SCHMIDT (*79*) dem Toxin gegenüber sehr resistent.

Für das Tierexperiment eignen sich *Meerschweinchen* und *Kaninchen* besonders, andere Versuchstierarten (Mäuse, Ratten, Hühnerembryonen) spielen eine untergeordnete Rolle. Für die Gewinnung von antitoxischen Seren dienen *Pferd, Maulesel, Rind, Schaf und Ziege.*

1. Meerschweinchen. LOEFFLER und ROUX u. YERSIN haben das Meerschweinchen in die Diphtheriediagnostik eingeführt, nachdem sie erkannt hatten, daß diese Tierart auf eine *subcutane Applikation* von Bouillonkultur oder Kulturfiltrat mit einem toxischen Krankheitsbild reagiert. Das Bakterium selbst dringt nicht in das Gewebe ein. Deshalb ist es nach WILSON und MILES (*100*) für das Ergebnis des Versuches unerheblich, ob lebende Kultur oder Toxinfiltrat injiziert wird. Der Tod des Tieres ist die Folge einer Toxämie, und zwar nur dann, wenn der Bakterienstamm eine genügende Virulenz besitzt.

GINS (*20*) schwemmt eine Öse einer 24stündigen Bouillonkultur in 2 ml physiologischer Kochsalzlösung auf und injiziert diese mit langer Kanüle zwischen Bauchhaut und Bauchmuskulatur. Unter „einer Öse" wird eine Normalplatinöse mit einem Durchmesser von 2 mm verstanden. Sie faßt ungefähr 0,002 ml oder 6 mg Bouillonkultur. Bei virulenten Stämmen entsteht nach GINS an der Impfstelle 12—18 Std p.i. ein sich schnell vergrößerndes Infiltrat. Nach 24—36 Std ist das Allgemeinbefinden des Tieres hochgradig gestört, nach 2—4 oder 5—6 Tagen (*29*) tritt der Tod ein.

Bei der Obduktion lassen sich neben einem hochgradigen gelatinösen und hämorrhagischen Ödem an der Impfstelle reichliche Mengen eines klaren oder blutigen oder trüben Exsudates in der Bauchhöhle feststellen. In der Brusthöhle ist das Exsudat meist klar. Die Bauchorgane sind blutreich, die Blutgefäße des Darmnetzes stark injiziert. An den Nebennieren führt die Diphtherieintoxikation zu einer starken Schwellung, zu Blutreichtum und Rötung. Die Schnittfläche ist verwaschen und läßt eine Grenze zwischen der Mark- und Rindenschicht nicht mehr erkennen. Die Konsistenz der Nebennieren ist weich, mitunter breiig.

Die Dosis letalis minima (D.l.m.) ist die geringste Menge Diphtherietoxin, die ein Meerschweinchen von 250 g Gewicht nach subkutaner Injektion zwischen dem 4. und 5. Tag tötet. Die 100fache D.l.m. wird von EHRLICH als 1 Toxineinheit bezeichnet.

Je nach Virulenz des Prüfstammes sind Abweichungen im Krankheitsablauf und in den Veränderungen möglich. Bei schwach toxischen Stämmen können die Tiere den Infektionsversuch überleben. Nach KOLLE und SCHLOSSBERGER ist die Toxinaktivität vom Nährmedium und der Bebrütungsdauer des Stammes abhängig, und es sind weitgehende Schlußfolgerungen aus dem Ergebnis des Meerschweinchenversuches nicht möglich. Die Grenzwerte der tödlichen Dosen liegen nach KOLLE (1930) bei stark toxischen Stämmen zwischen $^1/_{3000}$stel und $^1/_{50\,000}$stel Öse einer 24stündigen Bouillonkultur.

Nach OEHRING u. SCHABINSKI (*59*) ist mit einer Toxinsteigerung nach Passage über das Meerschweinchen zu rechnen. SCHMAGER (*78*) konnte andererseits nachweisen, daß ein saprophytäres Corynebacterium im Meerschweinchen- und Mäuseversuch apathogen blieb. Auch andere Autoren haben die Frage der Pathogenität von sog. Pseudo- und Paradiphtheriebakterien für Versuchstiere in negativem Sinne beantwortet (*20*, *23*). Zahlreich sind die Arbeiten, bei denen der Meerschweinchentest zur Prüfung von Impfstoffen diente (*14*, *37*, *47*, *62*, *69*, *79*, *94*).

Wilson und Miles (*100*) weisen darauf hin, daß Meerschweinchen den Versuch durchaus über 4 Tage überleben können. In diesem Fall werden die Tiere kachektisch und sterben unter paralytischen Erscheinungen. Die Autoren geben eine Übersicht über Arbeiten, die die Frage der *Häufigkeit der pathologischen Veränderungen an den Organen* und *der histologisch nachweisbaren Veränderungen* behandeln. Für die subcutane Applikation des Inoculums wird die Flankengegend empfohlen. Umfangreiche histologische Untersuchungen an den Organen infizierter oder toxinvergifteter Meerschweinchen hat Ulrich (*90*) durchgeführt. Heinlein (*31*) schildert die Verlaufsform und das pathologisch-anatomische Bild nach unterschiedlichen Toxingaben. Der Autor sieht als eine Letal-Dosis diejenige Menge an, die ein Meerschweinchen im Gewicht von 250 g in 4 Tagen tötet. Nach etwa 40 Letal-Dosen kommt es zu einem akuten Kollaps, dem die Tiere in 12 Std erliegen. Das Sektionsbild ist wenig ausgeprägt. Nach 10–20 Letal-Dosen tritt der Tod in etwa 20–24 Std ein.

Hallmann schlägt vor, zum Nachweis der Spezifität des Toxins außer dem Prüftier noch ein weiteres Meerschweinchen als Kontrolltier zu infizieren. Letzteres erhält eine Kulturaufschwemmung in gleicher Dosis, der noch 3 Tropfen eines mindestens 400fachen antitoxischen Serums hinzugefügt werden. Das Kontrolltier muß überleben, das Prüftier ad exitum kommen, wenn der Toxinnachweis als erbracht gelten soll.

Das Verfahren ist durch Keimzählung (Kulturverfahren) und Pipettieren des Serums noch präziser zu gestalten.

Der subcutane Meerschweinchenversuch kann ebenso wie mit lebenden Keimen auch mit Bouillonkulturfiltrat (Toxin) durchgeführt werden. H. Schmidt (*79*) stellt das Filtrat aus einer 8–10 Tage lang bebrüteten Bouillonkultur her. Diese wirkt nach Knothe (*45*) bei toxischen Stämmen noch bei einer Menge von 0,0017 ml für ein 250 g schweres Meerschweinchen tödlich (= D.l.m.).

Die *intraperitoneale Injektion* lebender Diphtheriebakterien oder von Toxinen bietet nach Gins (*20*) keine Vorteile. Der Tod tritt später als bei der subcutanen Injektion ein, die serösen Auskleidungen der Bauchhöhle zeigen besonders stark ausgeprägte entzündliche Erscheinungen.

Von Gins und Fortner (*20*) ist früher noch die *intratestinale Injektion* von Kulturen beim Meerschweinchen empfohlen worden. Bei toxischen Stämmen führte die Injektion zu einer deutlichen Schwellung und Verhärtung des injizierten Hodens 24 Std p.i.-2–3 Tage p.i. war der Hoden doppelt so groß wie der nicht injizierte Hoden. Der Obduktionsbefund glich dem der subcutanen Injektion, abgesehen von den an dem injizierten Hoden vorhandenen schweren Veränderungen (Ödem, blutige Durchtränkung des Hodenparenchyms, der Tunica propria und des Nebenhodens). Mikroskopisch ließen sich die Diphtheriebakterien in den veränderten Geweben des Hodens in typischer Form und Lagerung nachweisen. In Phagocytose befindliche Keime zeigten oft keulenartige Auftreibungen.

Waksman u. Mitarb. (*93*) infizierten Meerschweinchen *intravenös* (Herzkammer oder Vena jugularis) mit unterneutralisierten Toxin-Antitoxingemischen und vermochten hierdurch eine diphtherische *Neuritis* zu erzeugen, die sich klinisch in einer fortschreitenden ataktischen Parese manifestierte und in der Regel zwischen 15. bis 29. Tag p.i. auftrat. Die an den Nerven histologisch nachweisbaren Veränderungen wurden eingehend untersucht.

Gins (*20*) impfte Meerschweinchen *intracutan* mit 0,1 ml 24stündiger Bouillonkultur an der Bauchhaut und beobachtete, daß eine entzündliche Reaktion an der

Impfstelle entstand, die durch Verringerung der Kulturmengen einerseits abgeschwächt, andererseits durch Beifügung wirksamer Antitoxinmengen aufgehoben werden konnte.

Römer (*71*) hat das Verdienst, dem *Intracutantest am Meerschweinchen* für die Prüfung von Diphtherietoxin und Antitoxin Geltung verschafft zu haben. Später kam der Intracutantest am Kaninchen nach Jensen (*38*) noch hinzu. Er ermöglichte durch die relativ große Hautfläche die Auswertung zahlreicher Titerstufen und wurde deshalb später bevorzugt. Für Intracutanteste sind Albinomeerschweinchen und -kaninchen besonders geeignet. Beim Meerschweinchen lassen sich an Rücken- und Bauchpartie nach Enthaarung etwa 10 Injektionen durchführen (*42*). Der Verlauf der Reaktion ist typisch.

Nach 24 Std beobachtet man im Umkreis der Impfstelle eine anämische Zone. Nach weiteren 24 Std entsteht um die Zone ein roter Saum. 3 Tage p.i. hat die Reaktion ihren Höhepunkt erreicht und zeigt das Bild einer 3farbigen Kokarde, in deren Mitte ein kleiner nekrotischer Defekt mit bräunlicher Kruste sichtbar wird. Der anämische Bezirk ist zu dieser Zeit noch erhalten und wird nach der Peripherie durch einen roten infiltrierten Wulst abgegrenzt. Nach 4 Tagen geht die Entzündung unter Abstoßung eines Schorfes zurück. Toxinmenge und -stärke bestimmen die Ausdehnung des Infiltrates. Bei stärkster Reaktion entspricht die entzündliche Fläche an Größe etwa einem Zweimarkstück und die Nekrose ist besonders stark ausgeprägt. Nekrosen können ausbleiben, wenn mittelstarke Toxindosen injiziert werden (*73*).

Mit der Römerschen Methode sollen noch sehr geringe Antitoxinmengen feststellbar sein, wobei die Grenze bei $^1/_{40\,000}$ IE liegt. Auf Fehlerquellen bei der Messung kleiner Antitoxinmengen wiesen Ipsen (*37*) und Niggemeyer (*57*) hin. Tarnowski u. Busse (*88*) stellten fest, daß eine Keimdosis von $1 \cdot 10^7$ bei 47 Paradiphtheriebakterienstämmen nach intracutaner Injektion in jedem Fall entzündliche Reaktionen hervorrief und bei einer Keimmenge von $5 \cdot 10^6$ die Reaktion ausblieb. Eine Mischinfektion mit Staphylokokken oder Colibakterien verstärkte die Reaktion.

Der Schicksche Test beim Menschen ist eine Parallele zum Intracutantest des Meerschweinchens. Man injiziert $^1/_{50}$ der für das Meerschweinchen bei subcutaner Injektion letalen Dosis des Toxins in einer Menge von 0,1 ml intracutan. Die Ablesung der Reaktion wird 36–48 Std p.i. vorgenommen. Besteht keine Immunität bei dem getesteten Menschen, kommt es zu einer Rötung und Infiltration an der Injektionsstelle. Nach Erreichen des Maximums (48 Std) klingt die Reaktion relativ schnell unter Zurücklassung einer leichten zentralen Pigmentierung der Haut ab. Bleibt eine Reaktion aus, wird dies im Sinne einer Immunität gedeutet. In solchem Fall soll das Serum des Patienten mindestens $^1/_{100}$stel Antitoxineinheit enthalten.

Die Schicksche Reaktion hat sich bewährt und ist oft angewendet worden, um sich über die Immunitätslage der Bevölkerung oder die Erfolge der Immunisierung von Kindern zu informieren. Eine unbedingte Zuverlässigkeit besteht nicht. Das erklärt, daß die Reaktion im Laufe der Zeit wiederholt im Mittelpunkt der Diskussion gestanden hat (*25, 47, 79, 86, 101*).

Doerr und Kon (*13*) nahmen *intracerebrale Injektionen* an Meerschweinchen, Kaninchen und Ratten vor, wobei das Injektionsvolumen 0,05 ml betrug. Das Toxin wirkte intracerebral erheblich stärker als bei subcutaner oder intravenöser Injektion. Als intracerebral für das Meerschweinchen sicher tödliche Dosis (Tod 15 Tage p.i.) wurde der Wert 0,00006 ml eines Toxins ermittelt, das bei subcutaner Applikation Meerschweinchen in einer Dosis von 0,001 ml nach 3 oder 4 Tagen tötete. Für die intracerebrale Applikation war das Meerschweinchen also um das 16fache empfindlicher, wenn davon ausgegangen wurde, daß der Tod in 3–5 Tagen eintrat. Das Krankheitsbild war durch motorische Erregung charakterisiert. Es fehlten die bei der subcutanen Injektion bestimmter Mengen üblichen anatomischen Befunde (Hyperämie der Nebennieren, Pleuratranssudate u. a.).

Das Meerschweinchengehirn vermag im Gegensatz zum Rattengehirn kleine Mengen von Diphtherietoxin zu binden. Spätlähmungen nach intracerebraler Toxininjektion haben DOERR und KON bei ihren Versuchen nur bei 2 Meerschweinchen beobachtet, und zwar traten die Symptome am 7. Tage nach Einspritzung von 0,00008 ml Toxin auf. Die Autoren glauben, daß es sich hierbei um eine „postdiphtherische Lähmung" gehandelt hat, die nicht „ohne weiteres als örtliche Auswirkung des intracerebral injizierten Toxins aufgefaßt werden" kann.

2. Kaninchen. KOLLE und PRIGGE (*47*) injizierten mit letalem Effekt 0,024 ml ihres T 107-Toxins an Kaninchen mit einem Körpergewicht von 1500 g *subcutan*. Die Menge entsprach einer 2 DL_{100}. Bei einem anderen Toxin (T 32) wurden 0,0468 ml pro 1500 g Körpergewicht i.v. gespritzt. Diese Menge entsprach einer 6 DL_{100}.

Nach DOERR und KON (*13*) genügen 0,002 ml Diphtherietoxin bei subcutaner Injektion eines 1500 g schweren Kaninchens, um in 60 Std den Tod herbeizuführen. 0,0001 ml bewirkten den Tod am 4. Tage nach der Injektion. Nach größeren Dosen von 0,003–0,007 ml starben die Kaninchen schon nach 36–44 Std p.i. Subcutan inoculierte Kaninchen starben durchweg wesentlich früher als Kaninchen, die mit der gleichen Dosis intraneural injiziert worden waren. Die Toxinempfindlichkeit für eine subcutane Injektion ist beim Kaninchen 10mal größer als beim Meerschweinchen, wenn man das Körpergewicht zugrunde legt. Ohne Bezug auf das Körpergewicht halten sich Kaninchen und Meerschweinchen die Waage.

Der *intracutane Hauttest* am Kaninchen nach JENSEN hat eine besondere Bedeutung für Titrierungsversuche mit Toxin sowie Toxin- und Antitoxingemischen (Neutralisation) erlangt (*14*, *69* u. a.).

Albino-Kaninchen eignen sich durch ihre pigmentlose Haut für die Erkennung und Beurteilung der bei intracutanem Injektionsmodus auftretenden Reaktionserscheinungen am besten. Man schert nach CLAUBERG (*9*) das Tier zunächst am Rücken und an den Flanken vor und kürzt dann die Haare mit einer Haarschneidemaschine bis auf die Haut. Wenn dies bei der Dichte des Haarkleides nicht befriedigend gelingt, können die geschorenen Hautflächen nach Einseifen mit Rasierseifenschaum rasiert werden, was, um Verletzungen zu vermeiden, äußerst sorgfältig durchgeführt werden muß. Die Anwendung eines Depilatoriums bewährt sich nicht immer, da nicht alle Enthaarungsmittel die Haut nicht angreifen. BARNICK (*1*) hat sich bei Albinomäusen mit befriedigendem Erfolg der Enthaarungsmittel Dulmin und EVA-Creme bedient. OEHRING und SCHABINSKI (*59*) verwendeten Bariumsulfid und säuberten die Hautfläche mit 40% Optal.

Für den Intracutantest sind weiße deutsche Riesen zu bevorzugen. Angorakaninchen eignen sich für die Versuchstierhaltung nicht, weil ihre langen Haare bei fehlender Pflege (regelmäßiges Kämmen!) verkletten und verschmutzen und die Tiere gegenüber einer Vernachlässigung sehr empfindlich sind. Kaninchen mit kahl geschorenen Hautflächen sind wärmebedürftig und müssen in gut temperierten Räumen (+20° C) gehalten werden. Nur ausgewachsene Kaninchen sind für den Hauttest brauchbar. Die Injektionsmenge von 0,1 ml entspricht dem Fassungsvermögen der Haut. Die Einspritzung sitzt richtig, wenn sich eine Quaddel bildet und die Haut im Bereich der Quaddel anämisch geworden ist. Die Injektionsstiche erfolgen in 2 oder 4 parallelen Reihen, und zwar so, daß sie etwa 2 cm voneinander entfernt sind und sich benachbarte Reaktionen nicht gegenseitig beeinflussen können. Zweckmäßig ist, die Injektionspunkte durch Umkreisung mit Stempelfarbe vor der Injektion zu markieren (Kreis = 2 cm im ⌀).

Nach HALLMANN (*28*) können am Kaninchen 20, am Meerschweinchen 10 Hautteste ausgeführt werden. Bei Zugrundelegung von 2 cm als Abstand für 2 in einer Reihe benachbart liegende Injektionen und der Hallmannschen Empfehlung von 2×10 Injektionen wäre eine mindestens 20 cm lange und 4–5 cm breite Hautfläche zu enthaaren. STEINMAURER und SCHMID (*85*) glauben, „200 Injektionen an einem Tier unterbringen" zu können.

SIMONS und PARSONS (*84*) empfehlen, schon einmal für den Intracutantest benutzte Kaninchen ein zweites Mal für den Test nicht wieder zu verwenden, weil die Wiederverwendung zu unsicheren Resultaten führt, einerlei, ob kurze oder lange Intervalle dazwischen liegen.

In der *intracornealen Injektion* des Diphtherietoxins am Kaninchenauge fanden GILDEMEISTER und WATANABE (*19*) eine Methode, die den Nachweis „kleinerer Toxinmengen mit größerer Genauigkeit" erbrachte als die Römersche intracutane Methode am Meerschweinchen.

Die Einspritzung erfolgt mit einer kurz angeschliffenen feinen Kanüle, wie sie zur intravenösen Injektion bei der Maus üblich ist. Das Kaninchen – mindestens 1 kg schwer – wird zur Ruhigstellung in ein Tuch gewickelt, das Auge kokainisiert und eluxiert. Die Einführung der Nadel geschieht tangential in die Hornhautvorwölbung mit der Öffnung nach oben. Mit leichtem Druck versucht man vorsichtig die Nadel unter das Epithel zu bringen, so daß die Öffnung von Hornhautgewebe bedeckt ist. Dann wird die Nadel gedreht, bis die Öffnung nach unten zeigt und die Flüssigkeit langsam injiziert. An der Injektionsstelle entsteht eine linsengroße getrübte Vorwölbung, die in einigen Stunden verschwindet.

Je nach der Stärke der Giftwirkung entsteht in 24–72 Std an der Injektionsstelle ein verschieden großes Geschwür mit Erscheinungen einer Keratitis. Hinzu kommen oft eine Skleritis, Conjunctivitis und Iridocyclitis. Der Prozeß ist makroskopisch schon erkennbar, läßt sich aber noch besser durch Eintauchen des enukleierten Bulbus in konzentrierten Sublimatalkohol und mikroskopische Prüfung der Hornhaut wie beim Nachweis von Vaccineherden im Paulschen Versuch feststellen. Das Hornhautepithel ist in großer Ausdehnung verschwunden und der Geschwürsrand scharf. Bei Kaninchen, die am Leben bleiben, vollzieht sich die Abheilung meist in 6–7 Tagen.

GILDEMEISTER und WATANABE ermittelten mit der intracornealen Methode kleine Toxinmengen im Blute, Exsudat und in den Organen diphtherieinfizierter Meerschweinchen. Exsudat und Blutserum durften nur bis 1 : 4 bzw. 1 : 3 verdünnt werden, wenn noch ein positives Ergebnis am Auge erzielt werden sollte. In diesen Verdünnungen waren mit der Römerschen Methode keine Toxinmengen mehr nachweisbar. Die Empfindlichkeit der Reaktion betrug das 10fache der Römerschen Methode. Wurde die intracorneale Methode mit der subcutanen Methode am Meerschweinchen (250 g schwer) verglichen, ergab sich, daß 0,1 ml einer Toxinverdünnung 1 : 50000 noch Geschwürsbildung hervorrief bei einem Toxin, dessen D.l.m. für das Meerschweinchen 0,01–0,005 ml betrug. In einem anderen Fall erzeugte eine Menge von 0,000001 ml noch eine positive Augenreaktion bei einem Toxin, dessen D.l.m. für das Meerschweinchen 0,0033 ml betrug.

Die Spezifität der Reaktion konnte im Neutralisationstest mit Antitoxin bewiesen werden. Filtrate anderer Bakterien (Pseudodiphtheriebakterien u. a.) riefen bis auf das Toxin von Cl. perfringens (Gasbranderreger) keine Geschwürsbildung am Kaninchenauge hervor.

Bei Antitoxin-Neutralisationstesten wurde die Mischung von Toxin und Antitoxin entweder 2 Std im Brutschrank (+37° C) oder $^1/_2$ Std bei Zimmertemperatur (+20° C) aufbewahrt, ehe sie in einer Menge von 0,1 ml intracorneal injiziert wurde.

Es ließen sich auf diese Art mindestens 1/200000 IE nachweisen, während bei der Römerschen Methode der Grenzwert bei 1/40000 IE lag.

Steinmaurer und Schmid (*85*) erheben gegen die Methode folgende Einwände:

1. Pseudoreaktionen lassen sich nur durch Neutralisation mit einem spezifisch antitoxischen Serum ausschließen, eine Tatsache, die von Gildemeister und Watanabe nicht genügend berücksichtigt worden ist.

2. Es können an einem Kaninchen nur 2 Werte geprüft werden, und die Methode ist demzufolge zu aufwendig.

Steinmaurer und Schmid halten die intracutane Testung am Kaninchen nach Jensen geeigneter, zumal sie ausreichend empfindlich ist. Die intracorneale Injektion wurde von Gildemeister und Watanabe auch zur Feststellung des indirekten Giftwertes empfohlen. Der Grenzwert (L + = Limes – Tod) entspricht der geringsten Toxinmenge, die nach Beigabe von einer Antitoxineinheit (= 1 AE) noch ein Meerschweinchen von 250 g Gewicht zwischen 4. und 5. Tag tötet. Eine Antitoxineinheit neutralisiert nach Ehrlich 100 D.l.m. Legt man die L+ eines Standardserums zugrunde, läßt sich der Antitoxingehalt eines unbekannten Serums dadurch ermitteln, daß die Menge Antitoxin bestimmt wird, die nicht mehr zur Neutralisierung des Toxins ausreicht, also den Tod des Meerschweinchens zuläßt. Hinsichtlich weiterer Synonyme bei der Bewertung von Toxinen sei auf das Buch „Grundriß der medizinischen Mikrobiologie", 2. Auflage, von Köhler und Mochmann (*46*), S. 293, verwiesen. Vergleichende Untersuchungen am Meerschweinchen und Kaninchenauge führten zu übereinstimmenden Ergebnissen.

Die Kaninchenhornhaut ließ sich durch Diphtherie-Antitoxin passiv immunisieren, eine Feststellung, die dadurch wesentlich eingeschränkt wurde, daß auch ein normales Pferdeserum eine immunisierende Wirkung erzielte. Eine aktive Immunisierung der Cornea mit Diphtherietoxoiden gelang nicht.

Intravenöse Injektionen mit Diphtherietoxin nahmen Waksman u. Mitarb. (*93*) an New-Zealand-Albino-Kaninchen vor, um *neuritische Symptome* zu erzeugen. Sie injizierten mit Antitoxin unterneutralisierte Dosen des Toxins und beobachteten, daß die ersten Symptome einer progressiven Paresis zwischen 15.–29. Tag p.i. auftraten.

Eine Reihe von Autoren (Lit. s. Doerr u. Kon) führten *intracerebrale Injektionen* am Kaninchen durch. Doerr u. Kon (*13*) stellten fest, daß die Kaninchen bei Toxinmengen von 0,01 ml, 0,002 ml und 0,008 ml nach 2 Tagen starben. Es kam auch vor, daß die Krankheitsdauer 4–5 Tage betrug oder Kaninchen, die 0,0002 oder 0,0001 ml Toxin erhalten hatten, erst nach 5 Tagen starben.

Symptomatologisch war das Bild durch ataktische Gangstörungen, motorische Unruhe und gesteigerte Erregbarkeit oder Krampfanfälle gekennzeichnet. Die Krämpfe hatten meist tonischen Charakter und waren in der Rückenmuskulatur (Opisthotonus!) lokalisiert oder führten zu spastischen Kontrakturen der Extremitäten, wie beispielsweise einer steifen Streckung in der Seitenlage oder einem eigentümlich stelzenden Gang, wenn sich das Tier noch eine kurze Strecke fortzuschleppen vermochte. Zuweilen bestanden Tremores in den Intervallen zwischen den Krampfparoxysmen, oft auch Paresen der vorderen oder der hinteren oder aller 4 Extremitäten.

Zwischen Toxinmenge und Dauer der Inkubation bestand eine Relation. Dosen von 0,01–0,002 ml riefen in weniger als 24, solche von 0,0008–0,0004 ml in weniger als 36–48 und von 0,0002–0,0001 ml in 70–90 Std die ersten nervösen Erscheinungen hervor. Bei einem Kaninchen, das eine Dosis von 0,00005 ml erhalten hatte, kam es erst nach 10 Tagen zu einer hochgradigen Ataxie. Der Gang war torkelnd, mit dem Kopf wurden Wackelbewegungen vollführt. Hinzu traten opisthotonische Krämpfe.

Doerr und Kon (*13*) haben Kaninchen auch *intraneural* Diphtherietoxin appliziert. Sie legten zu diesem Zweck den Nervus ischiadicus frei und injizierten den Nerven, 5,5–6,5 cm von der Wirbelsäule entfernt, bei $2^1/_2$ kg schweren Kaninchen. Das Injektionsvolumen betrug 0,1 ml, die Toxindosis 0,001–0,007 ml. Auf die Injektion hin blieben toxische oder klonische Krämpfe aus, was dahin gedeutet wird, daß das Toxin nicht auf dem Nervenwege weiter wandert. Die Kaninchen zogen die injizierte Extremität beim Laufen hoch und schonten sie. In 2 Fällen kam es zu einer Parese, in einem dritten Fall zu einer ausgesprochenen Lähmung. Die Motilitätsstörungen blieben stets auf die injizierte Seite beschränkt, wodurch ausgeschlossen werden konnte, daß das Rückenmark in irgendeiner Weise an dem Krankheitsprozeß beteiligt war. Bei der Autopsie der Kaninchen wurde eine entzündliche Rötung an der Injektionsstelle, die sich 2–3 cm in zentripetaler Richtung ausgedehnt hatte, festgestellt. Histologisch lag eine Neuritis mit zelligen Infiltrationen und degenerativen Veränderungen an Markscheide und Achsencylinder vor.

Bei einer Dosis von 0,007–0,005 ml starben die Tiere nach 36–96 Std, bei einer Dosis von 0,004–0,002 ml nach 120–168 Std. Subcutan mit gleichen Dosen inoculierte Kaninchen kamen in der Regel ad exitum.

3. Weiße Ratte. Die weiße Ratte gilt als ziemlich resistent gegenüber Diphtheriebakterien und Diphtherietoxin. Trotzdem ist die Ratte nach Cola [zit. nach Schmidt (*79*)] fähig, Antitoxine auf Einverleibung von Diphtherietoxin zu bilden. Die relative Unempfindlichkeit der Ratte beruht demzufolge nicht auf Fehlen geeigneter Receptoren. Die Annahme, daß die roten Blutkörperchen der Ratte eine nur geringe Adsorptionskraft für das Toxin besitzen, wurde durch H. Schmidt widerlegt, denn in dem Adsorptionsvermögen der roten Blutkörperchen für das Toxin unterscheiden sich Meerschweinchen und Ratte nicht. Nach Schmidt muß die „relative Immunität" der Ratte und der Maus „andere, uns noch nicht bekannte Gründe haben". Mit diesen Gründen hat sich Ulrich (*90*) bei der Maus beschäftigt (s. Maus).

Über die Toxindosen und die Injektionsarten, die bei der Ratte in Frage kommen, äußern sich Doerr und Kon (*13*). Sie benutzten Ratten im Gewicht von 120 g und injizierten ein Toxin, das Meerschweinchen bei subcutaner Injektion in einer Menge von 0,001 ml in 3–4 Tagen tötete.

Die *subcutane Injektion* wurde über dem Sternum ausgeführt. Betrug die Dosis 3,0–1,0 ml, starben die Ratten in 2–3 Tagen p.i. – Bei einer Dosis von 0,5 ml trat der Tod in 4–8 Tagen ein. Die Dosis von 0,4 ml tötete die Ratten erst nach 19 Tagen, während die Tiere bei einer Dosis von 0,3–0,2–0,1 und 0,05 ml überlebten.

Intravenöse Injektionen erfolgten in die Vena jugularis. Nur die Dosis von 0,5 ml führte in 3 oder 2 Tagen zum Tode. Niedrigere Dosen wurden von den Tieren reaktionslos vertragen.

Bei *intracerebralen Injektionen* führten Dosismengen von 0,05 ml in 3 und von 0,025–0,005 ml in 4–6 Tagen zum Tode. Bei einer Dosis von 0,001 ml starben die Tiere 7 Tage p.i., während sie bei einer Dosis von 0,0005 ml überlebten. Nach cerebraler Injektion kam es zu ataktischen Gangstörungen, starkem Zittern, Manegebewegungen und spastischen Krämpfen. „Die Wirbelsäule war kyphotisch gekrümmt, so daß die Tiere bucklig erschienen. Der Schwanz wurde waagerecht oder aufrecht gehalten, und die Extremitäten waren in Streckstellung versteift, so daß die Ratten, wenn sie noch gehen konnten, sich wie auf Stelzen bewegten. Schließlich lagen die Tiere auf der Seite und machten einen schwerkranken Eindruck und fühlten sich kalt an, bis in diesem Zustand der Exitus eintrat."

Bei Berücksichtigung des Körpergewichtes war die Ratte im Vergleich zum Meerschweinchen und Kaninchen für eine intracerebrale Injektion etwa 10–15fach resistenter.

4. Weiße Maus. Die Albinomaus verhält sich ähnlich wie die Albinoratte nach subcutaner Applikation von Diphtheriebakterien. Wie v. Behring und Kitashima mitteilen, ist bei der Maus eine 10000fache tödliche Meerschweinchendosis erforderlich, um eine toxische Wirkung zu erzielen.

Nach Kolle und Schlossberger (*47*) reagieren Mäuse auf virulente Diphtheriebakterien durch intensive Rötung und venöse Stauung der Nebennieren. Ulrich (*90*) konnte dies wohl bestätigen, kam aber aufgrund histologischer Untersuchungen an den Nebennieren und Hypophysen diphtherieinfizierter Mäuse zu dem Ergebnis, daß die Veränderungen an beiden Organen in erster Linie Folgen einer allgemeinen septischen Kreislaufstörung und nicht einer Wirkung des Diphtherietoxins sind. Auf Toxoideinspritzungen reagiert die Maus ebenso wie die Ratte und das Meerschweinchen mit Antikörperbildung.

Bei 500 letalen Meerschweincheneinheiten, die Mäusen subcutan inoculiert worden waren, starben die Tiere nach 2–3 Tagen, bei 300 letalen Dosen nach 4 und bei 100 letalen Dosen nach 7 Tagen. Wurden 50 letale Dosen appliziert, kam es zu einem wochenlangen Siechtum mit sehr langsamer Genesung.

An 7 aufeinanderfolgenden Tagen injizierte Ulrich 60 Mäuse *subcutan* mit 7 letalen Meerschweinchendosen des Toxins. Nach Beginn der 2. Woche kam es zu nervösen Zuständen. Die Mäuse wurden durch Berührung in eine schreckhafte Unruhe versetzt, liefen ziellos im Glase herum und drehten sich im Kreise oder liefen rückwärts. Nur gelegentlich versuchten die Tiere etwas Futter aufzunehmen. Sehr bald setzte dann aber die Raserei wieder ein. Im Endstadium beherrschte eine Ataxie das Bild, bis die Tiere infolge Kräfteverfall durch Behinderung der Futteraufnahme ad exitum kamen. Meist war das nach 10–14 Tagen der Fall.

In Übereinstimmung mit dem klinischen Befund zeigten die den Kreislauf unterstützenden *endokrinen Organe* (Nebennieren, Hypophyse) bei *Maus und Meerschweinchen pathologisch-anatomisch ein völlig abweichendes Bild.* Das Meerschweinchen erlitt stets die schwersten Schäden an den Nebennieren und im Zusammenhang damit eine Herabsetzung der Zellfunktion im Hypophysenmittellappen, bei der Maus dagegen waren die Schäden an den Nebennieren gering. Die Zellen ließen Anzeichen einer kompensatorisch verstärkten Tätigkeit erkennen. Am Hypophysenmittellappen fehlten Merkmale einer Störung, die Zellen waren in ihrer Funktion voll erhalten. Ulrich glaubt, daß „die Widerstandskraft der Maus gegenüber dem Diphtherietoxin auf der großen Leistungsfähigkeit ihrer endokrinen Organe beruht".

Mit der Frage der Eignung der Maus, nach *intracerebraler Applikation* von Diphtheriebakterien oder -toxin kleine Mengen des Toxins anzuzeigen, haben sich Frobisher und Parsons (*17*) und Beattie (*2*) befaßt. Frobisher u. Parsons prüften 13 avirulente Diphtherie-Stämme, deren Typ nicht festgestellt worden war, mittels der intracerebralen Inoculation an 18 Mäusen. 8 Mäuse starben, 9 Mäuse zeigten charakteristische Symptome, erholten sich aber wieder, 1 Maus blieb ohne Anzeichen einer Erkrankung.

In einem anderen Experiment wurden 68 Mäuse mit 12 Stämmen getestet. 25 Mäuse starben innerhalb 12–18 Std. Die meisten der restlichen Tiere wiesen zwar Symptome einer toxischen Wirkung auf, überlebten aber.

Beattie inoculierte 92 Mäuse mit 14 avirulenten Stämmen des Mitis-Typs. Die Stämme wurden 48 Std in Nährbouillon vermehrt, um 0,03 ml Kultur je Maus intracerebral zu inoculieren.

4 Stämme blieben bei 22 Mäusen ohne jeden Effekt. 3 Stämme töteten mehr als je 2 Mäuse, 5 Stämme je 1–2 Mäuse, während 2 Stämme nur neurale Symptome hervorriefen.

Die Autorin konnte das von Frobisher u. Parsons erzielte Ergebnis, daß der Test sich zur Ermittlung geringer Mengen von Toxin bei avirulenten Stämmen eignen würde, nicht bestätigen.

Beattie prüfte 3 Stämme des Gravis-Typs, 4 Stämme des Mitis-Typs und 3 Stämme des Intermedius-Typs, die aufgrund des Intracutantestes an Meerschweinchen und Kaninchen als virulent erkannt worden waren, mittels intracerebraler Inoculation an 43 ungeschützten und 42 geschützten Mäusen, welch letzteren 24 Std vor der Inoculation subcutan Antitoxin appliziert worden war. Die virulenten Stämme wirkten bei den Mäusen nicht so stark, wie nach den Berichten von Frobisher u. Parsons erwartet wurde. Ebenso widerstanden die mit Antitoxin behandelten Mäuse der Infektion weit besser, als nach den Experimenten von Frobisher u. Parsons angenommen werden konnte.

5. Goldhamster (Cricetus auratus). Über die Empfänglichkeit der Goldhamster für das Diphtherie-Toxin sind von Olitzki, Stuczinski und Grossowitz (*60*) in Israel umfangreiche Untersuchungen durchgeführt worden. Die Autoren nehmen Bezug auf die Literatur über Virulenzteste an Goldhamstern und arbeiteten mit einem Diphtherie-Toxin des Stammes „Park Williams Nr. 8", das sie aus 8 Tage alten Kulturen unter Verwendung eines besonders präparierten Nährsubstrates gewonnen hatten. Es kam den Autoren darauf an, den Einfluß des pH-Wertes auf die Toxinaktivität zu prüfen, und ergab sich, daß der syrische Goldhamster für das Toxin hoch empfänglich ist und „klassische sowie neurotische Symptome" nach Injektion von Toxin zeigt.

Die Hamster wurden mit einem Gewicht von 50 g für die Toxintestung verwendet. Die MLD_{50} verhielt sich bei Gewinnung des Toxins auf neutralem oder alkalischem Nährboden bei Hamstern und Meerschweinchen fast gleich. Wurden die Bakterien in einem sehr sauren Milieu (pH 6,0–6,5) kultiviert, war die MLD_{50} für Hamster höher als für Meerschweinchen (0,34 : 1,0). Der toxische Effekt der Filtrate kam bei 50 g schweren Hamstern sogar noch bei einer Toxinmenge von 0,00025–0,00113 ml zustande.

Das paralytische Syndrom trat vornehmlich in Erscheinung, wenn alkalische Toxine appliziert wurden. In saurem Milieu gewonnene Toxine riefen in keinem Fall neurale Symptome hervor.

Der Effekt des Toxins konnte auch durch Zufügen von verdünnter HCl oder NaOH geändert werden. Es war also der Einfluß der durch die Vermehrung der Bakterien bedingten Milieuänderungen nicht von entscheidender Bedeutung. Bei einem pH-Wert von 6,4 war die Toxicität erheblich reduziert, und es verschwand der paralytische Effekt. Dagegen konnte bei einem pH-Wert von 7,5, der 7 Tage lang erhalten wurde, das Toxin dahin beeinflußt werden, daß es neurotische Symptome auslöste. Ein Toxin, das 7 Tage einem pH-Wert von 6,4 ausgesetzt wird, ist fast vollständig zerstört.

Subletale Dosen eines alkalischen Toxins induzierten Paralyse. Erholten sich die Tiere von dieser, resultierte keine Immunität. Eine aktive Immunisierung mit Toxoiden war indes sowohl gegen „das klassische" als auch gegen das „neurale Toxin" wirksam.

Der syrische Hamster wird für die Durchführung weiterer Versuche zum Studium der neurotoxischen Effekte des Diphtherie-Toxins als besonders geeignetes Versuchstier empfohlen.

6. Ziesel (Citellus citellus L.). Die rumänischen Forscher COMBIESCU und JONESCU-BOTEZ (*10*) prüften die Frage der Empfänglichkeit des Ziesels für Diphtherie-Toxin. Sie arbeiteten mit einem Toxin, das in 1 ml 140 D.l.m. für ein 250 g schweres Meerschweinchen enthielt. Die zu den Versuchen benutzten Ziesel hatten ein Gewicht von 180 g und erhielten 1 ml der Toxinverdünnungen 1 : 10, 1 : 50 bis 1 : 600 subcutan unter die Bauchhaut.

Nach größeren Toxingaben manifestierten sich Intoxikationserscheinungen schon 6–10 Std nach der Inoculation. Nach 12–24 Std entsprach das Bild dem vom Meerschweinchenversuch her bekannten Symptomenkomplex (Kauern in der Ecke, gesträubtes Fell, Inappetenz, Dyspnoe). Der Tod trat in der Regel bald ein. Mit zunehmender Verdünnung des Toxins verlängerten sich Incubationszeit und Krankheitsdauer. Ein 1 : 200 verdünntes Toxin führte beispielsweise nach 40 Std ad exitum, bei der Verdünnung 1 : 400 erlagen die Tiere erst nach 60, 68 und 72 Std, bei der Verdünnung 1 : 600 nach 80 und 116 Std der Intoxikation.

Die bei Sektionen festgestellten Organveränderungen ähnelten denen des Meerschweinchens, jedoch schienen den Autoren die stark hämorrhagische Beschaffenheit der Bauchspeicheldrüse und die zuweilen vorhandenen geschwürigen Veränderungen an der Magenschleimhaut in der Nähe des Pförtners besonders bemerkenswert zu sein. Histologische Untersuchungen vervollständigten die Befunde.

Die Autoren halten den Ziesel für 4–5mal diphtherietoxinempfindlicher als das Meerschweinchen und als Versuchstier für Toxin- und Antitoxin-Titrierungen gut geeignet.

7. Hühnerembryo. Außer EVANS (*16*) haben sich KNOTHE (*45*), ferner BUDDINGH und HENIGST (*6*) mit der Frage der Eignung des bebrüteten Hühnereies für den Toxinnachweis beschäftigt. Von KNOTHE wurden 0,1 ml Bakterienaufschwemmung oder Kulturfiltrat von der Spitze des Eies aus durch die Luftkammer mit Injektionsspritze und genügend langer Kanüle *in die Allantoishöhle eingespritzt.* Zur Gewinnung der Bakterienaufschwemmung wurden die Keime auf einer 10% Hammelblutplatte durch 18stündige Bebrütung bei +37°C vermehrt. 1 Normalöse Kultur wurde mit 20 ml physiologischer Kochsalzlösung verdünnt.

Nach Infektion von je 5 Eiern, die 9-, 10-, 11- und 12tägige Embryonen enthielten, starben vier 9tägige Embryonen nach 24 Std. Ein 9tägiger Embryo, sämtliche 10- und 11tägigen sowie drei 12tägige Embryonen starben am 2. Tag und zwei 12tägige Embryonen am 3. Tag. In der Allantoisflüssigkeit konnten im Gram- und Neisser-Präparat große Mengen typischer Diphtheriebakterien nachgewiesen werden, ebenso verlief der Kulturversuch positiv. Bei über 12 Tage lang bebrüteten Eiern verzögerte sich das Absterben oder einzelne Embryonen überlebten die Infektion und kamen am 21. Bruttag zum Schlupf.

Ein Versuch mit 350000–30 Keimen im Inoculum ergab, daß 350000, 30000 und 4000 Keime je Ei genügten, um den Embryo schon 24 oder 48 Std p.i. abzutöten. Bei 340 und 30 Keimen kam es erst zwischen 72 und 120 Std p.i. zum Absterben der Embryonen. Ein Einbruch der Erreger in die Blutbahn vollzog sich schon 12 Std p.i. Der Toxingehalt der Allantoisflüssigkeit abgestorbener Embryonen war erheblich. Eine Inoculation von Kulturfiltrat (Toxin) verursachte ähnliche Absterberaten wie die Inoculation lebender Keime. Bei einem Toxin-Titrierungsversuch an 10tägig bebrüteten Hühnereiern wirkten Toxinmengen von 0,02 und 0,01 ml Filtrat 24–48 Std p.i. tödlich. Dosen von 0,005–0,0005 ml riefen 24 und 96 Std p.i. den Tod der Embryonen hervor, hingegen war die Menge von 0,0001 ml nicht mehr sicher letal.

Da die D.l.m. stark toxischer Stämme für das subcutan infizierte 250 g schwere Meerschweinchen im Höchstfall 0,0017 ml betrug, wird angenommen, daß das bebrütete Hühnerei toxinempfindlicher als das Meerschweinchen ist und der Toxinnachweis am Hühnerembryo sich besonders für die Ermittlung geringer Toxinmengen eignet. Hühnereier, deren Embryonen mehr als 10 Tage alt sind, sind für den Toxin-Titrierungsversuch nicht zu empfehlen, weil die Embryonen mit zunehmendem Alter toxinresistenter werden.

Die pathologisch-anatomischen Veränderungen an den abgestorbenen Embryonen sprechen für eine toxische Schädigung.

Übertragungsversuche auf die *Chorio-Allantois-Membran* (CAM) nahmen zuerst GOODPASTURE und ANDERSON (*21*) vor. Sie impften eine Kulturaufschwemmung eines frisch isolierten Stammes auf die Membran und beobachteten, daß die Embryonen 48–72 Std p.i. abstarben. Auf der CAM wurden „kolonieähnliche" Inseln beobachtet.

KNOTHE (*45*) brachte 0,1 ml einer Diphtheriebakteriensuspension (1 Öse einer 18stündigen Blutagar-Abschwemmung in 10 ml physiologischer Kochsalzlösung) auf die CAM 10-, 11- und 12tägig bebrüteter Hühnereier mit dem Ergebnis, daß alle 30 infizierten Embryonen 24–72 Std p.i. starben.

Makroskopische und histologische Untersuchungen 12, 24 und 48 Std p.i. entnommener Membranen ergaben, daß an der Impfstelle nach 12 Std eine geringe ödematöse Schwellung und grauweiße Trübung festzustellen ist. Nach 24 Std hatte der ödematöse Bezirk etwa Linsengröße erreicht. Die oberflächlichen Zellen des Ektoderms waren unregelmäßig geformt und vacuolig aufgetrieben. Das Epithel war „in das Mesoderm in mehr oder weniger großen Zapfen eingesproßt", kleinzellige Infiltrate fanden sich im Mesoderm, weiterhin in den erweiterten Blutgefäßen in Auswanderung begriffene eosinophile Leukocyten. Einzelne eosinophile Zellen waren in das Epithel des Ektoderms eingedrungen, wobei Bakterien in den Zellen des gewucherten Ektoderms oder außerhalb der Zellen nachweisbar waren.

BUDDINGH und HENIGST (*6*), die die sehr gründliche Arbeit von KNOTHE aus dem Jahre 1952 anscheinend nicht gekannt haben, inoculierten die CAM mit Keimzahlen von 10^6–10^8/0,1 ml. Die Keime wurden 36–48 Std bei 37° C auf Hirn-Herz-wasser-Brühe (Difco) vermehrt und durch mehrmaliges Waschen vom Toxin befreit. Die Inoculation geschah nach Fensterung der Eischale. Nur Eier im Gewicht von 50–55 g wurden verwendet. Die Autoren fanden, daß die LD_{50} bei 9 Tage alten Embryonen etwa $^1/_{10}$ der LD_{50} von 15 Tage alten Embryonen betrug.

Wurden 14 Tage alte Embryonen mit starken Dosen frisch isolierter Stämme infiziert, entstanden pseudomembranöse Auflagerungen an der Impfstelle, die denen der natürlichen Diphtherie ähnelten. 70–75% der Embryonen starben durch die Wirkung des Toxins, das durch die Vermehrung der Bakterien auf der CAM und in den äußeren Schichten der Pseudomembran gebildet worden war. Ein Eindringen der Keime in die Blutbahn oder eine Lokalisierung in den Organen des Embryos wurden nicht beobachtet.

Bei 25–30% der überlebenden Embryonen wurde die Wachstumsaktivität der Keime durch die Tätigkeit der Leukocyten und die Ansammlung entzündlicher Zellprodukte, die möglicherweise auch die Diffusion des Toxins stören, gehemmt.

Für die praktische Nutzanwendung aus den Ergebnissen KNOTHEs, insbesondere für den Infektionsversuch in den Allantoissack, ist wichtig, daß sich ein für das Meerschweinchen atoxischer Mitis-Stamm nach 30 Passagen über das embryonierte Hühnerei weder morphologisch noch biochemisch, noch in toxischer Hinsicht geändert hatte. Ein anderer Mitis-Stamm, der ebenfalls für das Meerschweinchen atoxisch war, schien nach 15 Eipassagen in seiner Toxicität geringgradig – Toxindosis zuerst 0,5, später 0,25 ml(!) – zugenommen zu haben.

Der als guter Toxinbildner bekannte Stamm „Park Williams 8", über dessen Typzugehörigkeit die Meinungen auseinandergehen (*4, 11*) und der als Produktionsstamm bei der Herstellung von Impfstoffen für die aktive und passive Immunisierung bekannt ist, tötete Embryonen 10- und 11tägig bebrüteter Eier in einer Menge von 0,1 und 0,01 ml Kulturaufschwemmung schon nach 48–72 Std.

Dagegen erwies sich ein Pseudodiphtherie-Stamm des Types Hoffmann-Wellenhoff bei 39 beimpften Eiern bei einer Dosis von 0,2 ml atoxisch. Der Stamm änderte diese Eigenschaften auch nach 20 Passagen nicht. An den Organen 8, 24, 48, 96, 120 und 144 Std p.i. getöteter Embryonen wurden pathologisch-anatomische Veränderungen nicht festgestellt, obwohl die Keime aus dem Herzblut 96 Std p.i. getöteter Embryonen reisoliert werden konnten.

Bei weiteren Stämmen des Gravis- und Mitis-Types und bei Pseudodiphtherie-Stämmen, die Knothe parallel an Meerschweinchen und Hühnerembryonen testete, kam es durchweg zu übereinstimmenden Ergebnissen und wurden die Ergebnisse von Evans damit bestätigt. Nur in einzelnen Fällen schien der Eitest toxische Eigenschaften der Stämme besser anzuzeigen als der Meerschweinchentest.

8. Pferd. *a) Infektionsversuche.* Infektionsversuche am Pferd hat Richters (*70*) mit 8 Diphtheriebakterien-Stämmen vorgenommen, die Richters bei Untersuchungen von 152 Eiterproben aus geschlossenen Lymphknoten drusekranker Pferde und 113 Abstrichen von der Nasenschleimhaut drusekranker oder -verdächtiger oder an ansteckendem Katarrh der Luftwege leidender Pferde kultivieren konnte.

2 Pferdestämme, die sich im Meerschweinchenversuch als stark toxisch erwiesen hatten, wurden in einer Menge von 4 ml einer 24stündigen Kultur auf Loeffler-Serum-Cystin-Agar subcutan an je 1 zweijähriges Fohlen verimpft. Die Tiere starben 36 und 48 Std p.i. Die Obduktion ergab eine sulzige ödemative Durchtränkung des subcutanen Bindegewebes an der Impfstelle. Kopf- und Halslymphknoten waren markig geschwollen und mit Blutungen durchsetzt. Der Kehlkopf zeigte eine katarrhalische hämorrhagische Entzündung der Schleimhaut mit locker anhaftenden grauweißen Belägen und ein Glottisödem. Am Dünndarm bestanden Anzeichen einer katarrhalisch-hämorrhagischen bis diphtheroiden Entzündung der Schleimhaut mit Geschwürsbildung. Ferner wurde eine Gastritis katarrhalis festgestellt. Die Nebennieren und andere Organe waren ohne Befund. Der Nachweis von Diphtheriebakterien gelang in den Organen nicht. Nur bei einem Pferd konnten die Keime in histologischen und nach Giemsa gefärbten Schnittpräparaten der entzündlich veränderten Kehlkopfschleimhaut nachgewiesen werden. Sie befanden sich in Gruppen oder in Haufen in der Schleimhaut. Der am Kehlkopf histologisch festgestellte Befund unterschied sich deutlich von den beim Menschen vorkommenden Veränderungen.

Ein apathogener Pferdestamm wurde von einem in gleicher Weise infizierten Pferd, abgesehen von einer vorübergehenden Temperaturerhöhung, reaktionslos vertragen.

Ein zu Vergleichszwecken an ein Fohlen verimpfter, frisch von einem Menschen isolierter Diphtheriebakterienstamm führte 8 Tage p.i. zum Tode.

An der Impfstelle lag ebenfalls eine ausgedehnte sulzige Infiltration vor. Die Rachen- und Halslymphknoten waren ödematös geschwollen, die Organe nicht entzündlich verändert, jedoch waren Herzmuskel, Nieren und Leber parenchymatös degeneriert. Blutungen fanden sich unter der Kapsel beider Nieren, ferner im subpleuralen Gewebe, im Lungenparenchym und in der Rindenschicht der Nieren. Ein agonales Lungenödem, Glottisödem und Blutungen unter der Kehldeckelschleimhaut konnten weiterhin noch festgestellt werden. Nebennieren und Harnblase waren ohne Befund. Die Abweichungen im Krankheitsverlauf und Sektionsbefund gegenüber den Pferdestämmen führt Richters auf eine ungenügende Anpassung des vom Menschen isolierten Erregers an den Pferdeorganismus zurück.

b) Immunisierung von Pferd, Rind und Schaf. Für die Gewinnung von Diphtherieheilserum spielt das Pferd die wichtigste Rolle. Nach WERNICKE und SCHMIDT (*98*) geschieht die Immunisierung durch subcutane Einspritzung steigender Mengen von Diphtherie-Toxin, das ein keimfreies Filtrat einer mehrtägigen Bouillonkultur von geeigneten Diphtheriestämmen darstellt. Da der Stamm „Park Williams 8“ ein guter Toxinbildner ist, wird er bevorzugt bei der Herstellung antitoxischer Seren benutzt.

Wie die Einspritzungen zeitlich aufeinander folgen und in welcher Menge das Toxin gegeben wird, ist Erfahrungssache der Impfstoffwerke. Man beginnt nach WERNICKE und H. SCHMIDT mit sehr geringen Giftdosen, um zunächst eine Grundimmunität zu erzielen, und steigert diese nach und nach. Die Empfindlichkeit der Pferde gegenüber dem Toxin ist sehr verschieden. Zur Prüfung des Anti-Toxin-Titers dient das Ramonsche Flockungsverfahren, das eine Art Präcipitationstest ist und ermöglicht, den Wert des Serums noch am gleichen Tage, spätestens am folgenden Tage abzulesen. Das Maximum an Antikörpern ist nach einer Giftdosis erst nach 10 Tagen zu erwarten.

WERNICKE und SCHMIDT geben als Beispiel für eine Immunisierung eines 10jährigen Pferdes im Gewicht von 550 kg folgendes Schema bekannt:

	Tage der Einspritzung August			
	1. 2. 3. 4.	5. 6. 8. 9.	10. 11. 12. 13.	15. 16. 18. 20. 23. 26.
Menge des Inoculums in ml	1 2 4 8	1 2 4 8	1 2 4 8	1,5 3 6 10 20 40
Toxin-Verdünnung	1:1000	1:100	1:10	unverdünnt

Titer am 29. August 40fach

	September 1.	4.	9.	15.	19.	24.	29.	Oktober 3.
Menge des Inoculums in ml	60	100	150	250	350	600	1000	Beginn der Blutentnahme
	unverdünnt							
	Titer am 23. September 500fach							Titer am 2. Oktober 950fach

Es gibt auch ein Schnellimmunisierungsschema, das u. U. in kürzerer Zeit zu einem brauchbaren Serum führt. Bei der Immunisierung kommt es nicht selten zur Entstehung steriler Abscesse, die die Antikörperbildung im unspezifischen Sinne anregen.

HERZBERG u. Mitarb. (*33*) stellten in der Notzeit der Nachkriegsjahre 1947 ein Diphtherieserum selbst her, wobei sie sich eines Toxins von 2 Gravis-Stämmen einer örtlichen Epidemie bedienten, das nach Filtration durch Seitz-Filter in der Dosis von $^1/_{20}$–$^1/_{40}$ für das 250 g schwere Meerschweinchen tödlich wirkte.

Die höchste Toxinmenge, die dem Pferd am Ende der Immunisierung auf einmal verabfolgt wurde, betrug 500 ml, oft nur 400 ml. Die Animmunisierung erfolgte mit einer Mischung von Toxin und Anti-Toxin. Bezüglich aller Einzelheiten sei auf die Arbeit selbst verwiesen.

Die Titerwerte lagen bei den Pferden nicht hoch, maximal betrugen sie 400 AE/ml, trotzdem schien der therapeutische Effekt zu befriedigen.

9. Rind, Schaf. Wie WERNICKE und SCHMIDT (*98*) angeben, eignen sich *Rinder* zur Immunisierung mit Diphtherietoxin besser, wenn sie älter (nicht unter 2 Jahre) sind. 200–250fache Rinderseren gelten schon als hochwertig.

Das *Schaf* ist gegen Diphtherietoxin empfindlicher als das Rind. Man braucht daher bei der Immunisierung mit reinem Toxin oft 5–6 Wochen, bis die Tiere 1 ml Toxin vertragen. Die Dauer der Immunisierung beträgt über 3 Monate. Ein 120faches Serum kann schon als ein gutes Ergebnis gelten. Wiederholt man nach einer längeren Pause die Toxineinspritzung, muß man vorsichtig sein, da die Tiere u. U. auch nach Animmunisierung noch stark giftempfindlich sind.

Pathologisch-anatomische Befunde an Diphtherie-Pferden und -Schafen sind von JIŘINA (*39*) beschrieben worden.

Literatur

1. BARNICK, K. F.: Untersuchungen über das Vorkommen von Erysipelothrix muriseptica syn. rhusiopathiae bei auf verschiedene Art geimpften Schlachtschweinen. Vet.-med. Diss. Berlin FU 1954.
2. BEATTIE, M.: Use of mice for the detection of small amounts of toxin in cultures of C. diphtheriae. Amer. J. publ. Hlth **39**, 1455 (1949).
3. BENDER, E., u. H. BRUNS: Die Bedeutung der bakteriologischen Massenuntersuchungen für die Bekämpfung der Diphtherie. Dtsch. med. Wschr. **62**, 893 (1936).
4. BIERKOWSKI, E., u. H. HACKENTHAL: Über die Typenzugehörigkeit des Diphtheriebakterienstammes „Park Williams" VIII. Zbl. Bakt. I. Abt. Orig. **167**, 16 (1956).
5. BRINGMANN, G.: Licht- und elektronenmikroskopische Untersuchung über die zytologische Natur der Granula von C. diphtheriae. Zbl. Bakt. I. Abt. Orig. **156**, 493 (1950/51).
6. BUDDINGH, J., and W. HENIGST: Experimental infection of embryonated eggs with Corynebacterium diphtheriae. Amer. J. Path. **37**, 477 (1960).
7. BÜRGERS, TH., u. E. KRÖGER: Zur bakt. Di.- und hyperaciden Pseudo-Diphtherie-Diagnose. Zbl. Bakt. I. Abt. Orig. **156**, 197 (1950/51).
8. CASELITZ, FR.-H.: Zur Frage der pathogenen und apathogenen Corynebakterien. Beitrag zum S-R-Problem des Corynebacteriums diphtheriae. Z. Hyg. Infekt.-Kr. **130**, 112 und 218 (1949).
9. CLAUBERG, K. W.: Weitere Mitteilung zur makroskopischen Diphtheriebazillen-Diagnostik. Zbl. Bakt. I. Abt. Orig. **120**, 324 (1931).
   — Zur Frage der Unterschiedlichkeit der Diphtheriebazillen-Typ-Toxine. Klin. Wschr. **18**, 1490 (1939).
10. COMBIESCU, D., u. V. JONESCU-BOTEZ: Untersuchungen über experimentelle Diphtherie. Die experimentelle diphtherische Infektion des Ziesels (Citellus citellus L.). Z. Hyg. Infekt.-Kr. **123**, 709 (1942).
11. DEHMEL, H.: Untersuchung zur Diphtherie-Toxinbildung in Pope-Bouillon. Zbl. Bakt. I. Abt. Orig. **153**, 216 (1948/49).
    — Über die Typenzugehörigkeit des Diphtheriebakterienstammes „Park Williams" VIII. Zbl. Bakt. I. Abt. Orig. **170**, 453 (1957/58).
12. DIETRICH, F. M.: Die Typisierung der pathogenen und apathogenen Corynebakterien aufgrund der Kulturmorphologie. Schweiz. Z. allg. Path. **19**, 461 (1956).
13. DOERR, R., u. M. KON: Die Wirkungen intracerebraler Toxininjektionen und ihre Beziehungen zu den Blut-Hirn-Schranken. I. Diphtherietoxin. Z. Hyg. Infekt.-Kr. **119**, 269 (1937).
14. EISLER, M.: Die Abhängigkeit der toxischen und immunisierenden Wirkung des Diphtheriegiftes von der Applikation. Z. Hyg. Infekt.-Kr. **111**, 16 (1954).
15. ERZIN, N.: Untersuchungen über die Variabilität der Typen des Diphtheriebazillus. Zbl. Bakt. I. Abt. Orig. **137**, 97 (1936).
16. EVANS, F. L.: The action of diphtherie toxin on embryonice chicks. I. Achin of the toxin. II. Titration of toxin in the chick embryo. J. Immunol. **34**, 393 (1938).
    — The reponse of embryonated eggs to cultures of Corynebacteria. Amer. J. clin. Path. **113**, 39 (1951).
17. FROBISHER, M., and E. PARSONS: Susceptibility of mice to intracerebral inoculation of C. diphtheriae and diphtheriae toxin. Proc. Soc. exp. Biol. (N. Y.) **45**, 165 (1940).
    — —, and T. T'UNG: The use of chicks in testing the virulence of Corynebacterium diphtheriae. Comparison of results with the rabbit virulence test in 1000 strains. Amer. J. Hyg. **35**, 381 (1942).
    — —, and E. UPDYKE: The correlation of laboratory and clinical evidence of virulence of C. diphtheriae. Amer. J. publ. Hlth **37**, 543 (1947).

18. GEWECKE, H.: Zur Diphtheriediagnose mit Hilfe des Hillschen Diphtherie-Nährbodens unter Berücksichtigung der Beobachtungszeit. Zbl. Bakt. I. Abt. Orig. **147**, 249 (1941).
19. GILDEMEISTER, E., u. H. WATANABE: Zur Bestimmung kleinster Mengen von Diphtherietoxin und Diphtherieantitoxin. Zbl. Bakt. I. Abt. Orig. **117**, 464 (1930).
— — Experimentelle Diphtheriestudien. I. Mitt.: Über den Nachweis von Diphtherietoxin im diphtherieinfizierten Meerschweinchen. Zbl. Bakt. I. Abt. Orig. **121**, 328 (1931).
— — Experimentelle Diphtheriestudien. III. Mitt.: Läßt sich die Hornhaut des Kaninchens gegen Diphtherietoxin immunisieren? Zbl. Bakt. I. Abt. Orig. **125**, 216 (1932).
20. GINS, H. A.: „Diphtherie". In: Handbuch der pathogenen Mikroorganismen. Hrsg. von W. KOLLE, R. KRAUS u. P. UHLENHUTH, 3. Aufl. Bd. 5, S. 451. Jena: G. Fischer; Berlin-Wien: Urban und Schwarzenberg 1928.
— Ist die Pathogenese der Diphtherie einwandfrei geklärt? Z. ges. inn. Med. **2**, 244 (1947).
21. GOODPASTURE, E. W., and K. ANDERSON: The problem of infection as presented by bacteria invasion of the chorioallatoid membran of chick embryos. Amer. J. Path. **13**, 149 (1937).
22. GROSS, H.: Zur Frage der Anreicherung von Diphtheriebakterien im flüssigen Medium. Zbl. Bakt. I. Abt. Orig. **157**, 562 (1951/52).
—, u. H. HUSSELS: Zur Technik des Diphtherietoxinnachweises im Plattentest. Zbl. Bakt. I. Abt. Orig. **171**, 313 (1957/58).
23. GROSS, W. O., u. S. BURMEISTER: Warum erfaßt der Clauberg-III-Nährboden nicht alle positiven Diphtherien? Zbl. Bakt. I. Abt. Orig. **148**, 237 (1942).
— Ergänzung der Arbeit von GROSS und BURMEISTER: Warum erfaßt der Clauberg-III-Nährboden nicht alle positiven Diphtherien? Zbl. Bakt. I. Abt. Orig. **149**, 344 (1943).
— Lassen sich bei der prakt. bakt. Di.-Diagnostik die Dextrose vergärenden Pseudodi.-bakterien von den positiven Fällen abgrenzen? Zbl. Bakt. I. Abt. Orig. **149**, 348 (1943).
24. GRUMBACH, A.: Die Infektionskrankheiten des Menschen und ihre Erreger, Bd. I, S. 710 bis 718. Von A. GRUMBACH u. W. KIKUTH. Stuttgart: G. Thieme-Verlag 1958.
25. GUNDEL, M., u. N. ERZIN: Studien zur Pathogenese der Diphtherie. Klin. Wschr. **14**, 1164 (1935).
—, u. J. WÜSTENBERG: Unsere Erfahrungen mit der Schick-Reaktion nach aktiver Diphtherie-Schutzimpfung. Dtsch. med. Wschr. **61**, 1871 (1935).
26. GUTHOF, O.: Diphtherie-Diagnostik mit aeroben und anaeroben Kulturen. Zbl. Bakt. I. Abt. Orig. **152**, 424 (1947/48).
27. HACKENTHAL, H., u. E. BIERKOWSKI: Die Corynegruppe, insbesondere die Xerose. Zbl. Bakt. I. Abt. Orig. **153**, 204 (1948/49).
28. HALLMANN, L.: Bakteriologie und Serologie. 3. Aufl. Stuttgart: Georg Thieme 1961.
29. HAMMERSCHMIDT, J.: Gegenwärtiger Stand unserer Kenntnisse von den Typen der Diphtheriebazillen. Zbl. Bakt. I. Abt. Orig. **151**, 510 (1944/45).
30. HARTMANN, W.: Bakt. Diphtheriediagnostik 1957/58 in Westberlin. Zbl. Bakt. I. Abt. Orig. **175**, 228 (1959).
31. HEINLEIN, H.: Die Verlaufsformen der Diphtherie. Klin. Wschr. **27**, 721 (1949).
32. HERRMANN, W.: Zur Frage des Diphtheriebazillen-Nachweises mit dem modifizierten Clauberg III (Indikator)-Nährboden unter Berücksichtigung der Diphtheriebazillentypen. Zbl. Bakt. I. Abt. Orig. **147**, 298 (1941).
33. HERZBERG, K., G. LÜCK u. S. ORTEL: Beobachtungen bei der Selbstherstellung von Diphtherie-Heilserum. Pharmazie **2**, 101 (1947).
34. HOMPESCH, H.: Untersuchungen zur bakteriologischen Diphtherie-Diagnostik. Zbl. Bakt. I. Abt. Orig. **147**, 407 (1941).
— Weitere Untersuchungen zur bakteriologischen Diphtherie-Diagnostik. Zbl. Bakt. I. Abt. Orig. **151**, 406 (1944/45).
— Über den Kohlehydrat-Stoffwechsel der Diphtherie-Bazillen. Zbl. Bakt. I. Abt. Orig. **151**, 122 (1944/45).
— Zur Abgrenzung der hyperaciden Pseudodiphtheriebakterien von den Diphtheriebakterien. Zbl. Bakt. I. Abt. Orig. **156**, 200 (1950/51).
35. HOOK, J. T., and E. J. PARSONS: Use of human serum in in vitro-test to virulence of Corynebacterium diphtheriae. Amer. J. clin. Path. **21**, 979 (1951).
36. HUSSELS, H.: Diphtherietoxinnachweis mittels Plattentest. 1. Mitt.: Technik. Zbl. Bakt. I. Abt. Orig. **162**, 67 (1955).
37. IPSEN, J.: Systematik und zufällige Fehlerquellen bei der Messung kleiner Antitoxinmengen. I. Mitt.: Tetanus-Antitoxin. Z. Hyg. Infekt.-Kr. **102**, 347 (1943).
— II. Mitt.: Diphtherie-Antitoxin. Z. Hyg. Infekt.-Kr. **102**, 369 (1943).
38. JENSEN, C., S. SCHMIDT u. J. FJORD-NIELSEN: Immunisierung von Kaninchen gegen Diphtherie. Z. Hyg. Infekt.-Kr. **117**, 177 (1936).
39. JIŘINA, K.: Pathologisch-anatomische Befunde bei Diphtherie- und Tetanuspferden und -schafen. Wien. tierärztl. Mschr. **37**, 478 (1950).

40. JUNGHANS, R.: Über die Diphtherie-Toxin-Bestimmung unter besonderer Berücksichtigung des Mitis-Typs. Zbl. Bakt. I. Abt. Orig. **178**, 496 (1960).
41. KALBFLEISCH, E., u. L. KRETSCHMER: Zum Diphtheriebazillennachweis mit dem Clauberg III-Nährboden. Zbl. Bakt. I. Abt. Orig. **147**, 402 (1941).
42. KALMYKOWA, M., u. M. GLUSMANN: Über den Nachweis virulenter Diphtheriebazillen durch die Intrakutangabe an Meerschweinchen mit der Ausgangsmischkultur. Zbl. Bakt. I. Abt. Orig. **98**, 308 (1926).
43. KEMKES, K., u. A. STEIGLER: Haemolysinbildungsvermögen und Typendifferenzierung der Diphtheriebazillen. Z. Hyg. Infekt.-Kr. **119**, 296 (1937).
44. KLUDAS, M., u. A. SCHMAGER: Ist eine rein morphologische Diphtheriediagnose mit dem Phasenkontrastmikroskop möglich? Z. Hyg. Infekt.-Kr. **132**, 360 (1951).
45. KNOTHE, H., u. K. H. LEITHÄUSER: Die Leistungsfähigkeit des Cystin-Serum-Tellurit-Nährbodens nach TINSDALE zum Nachweis von Diphtheriebakterien. Zbl. Bakt. I. Abt. Orig. **156**, 232 (1950/51).
— Das Verhalten von aeroben Bakterien im bebrüteten Hühnerei. I. Die Züchtung von C. diphtheriae sowie die Wirkung von Diphtherietoxin auf den bebrüteten Embryo. Zbl. Bakt. I. Abt. Orig. **158**, 383 (1952).
—, u. D. SCHMIDT: Nachweis der Toxinbildung von Diphtheriestämmen von Diphtherieträgern mittels Züchtung im bebrüteten Hühnerei. Ärztl. Wschr. **7**, 277 (1952).
46. KÖHLER, W., u. H. MOCHMANN: Grundriß der medizinischen Mikrobiologie. 2. Aufl., S. 293. Jena: Verlag VEB G. Fischer 1964.
47. KOLLE, W.: Untersuchungen über die aktive Diphtherie-Immunisierung sowie die Prüfung und Wertbestimmung der Impfstoffe. Med. Klin. **26**, 1809 u. 1848 (1930).
— R. PRIGGE u. W. FISCHER: Untersuchungen über die Prüfung und Wertbestimmung der Diphtherie-Formol-Impfstoffe im Tierversuch mit Hilfe eines Standardimpfstoffes. Med. Klin. **27**, 41 (1932).
— — Sind die Neutralisations- und Flockengeschwindigkeiten der Diphtheriesera von Einfluß auf die Heilwirkung. Med. Klin. **30**, 258 (1934).
— — Über Diphtherieschutzimpfung und die Wertbestimmung der Impfstoffe. Dtsch. med. Wschr. **60**, 1227 (1934).
48. KRÖGER, E.: Zur Konstanz der Präzipitationen bei der Toxinprüfung von C. diphtheriae im Agardiffusionstest. Zbl. Bakt. I. Abt. Orig. **168**, 393 (1957).
49. KROEMER, W.: Über die Verbreitung der Diphtheriebacillen im Organismus und ihre Bedeutung für die Organschädigung. Z. Hyg. Infekt.-Kr. **119**, 322 (1937).
50. LENTZ, O.: Beitrag zur Differenzierung der Bakterien der Corynegruppe. Zbl. Bakt. I. Abt. Orig. **155**, 56 (1950).
51. LINZENMEIER, G.: Serologie anaerober Corynebacterien. Zbl. Bakt. I. Abt. Orig. **170**, 85 (1957).
52. LIPPELT, H., u. FR.-H. CASELITZ: Weitere Ergebnisse zur Frage der pathogenen und apathogenen Corynebakterien. Z. Hyg. Infekt.-Kr. **130**, 97 (1949).
53. LORENTZ, FR. H.: Die makroskopische bakteriologische Diphtherie-Diagnose. Zbl. Bakt. I. Abt. Orig. **151**, 138 (1944/45).
54. MARCUSE, K., u. H. HUSSELS: Diphtherietoxinnachweis mittels Plattentest. II. Mitt. Zbl. Bakt. I. Abt. Orig. **162**, 72 (1955).
55. MIELKE, u. MEYER-ROHN: Vergleichende Untersuchungen über den Diphtheriebakteriennachweis mit verschiedenen Modifikationen des Kaliumtellurit-Nährbodens nach CLAUBERG. Zbl. Bakt. I. Abt. Orig. **147**, 191 (1941).
56. MÜLLER, R.: „Medizinische Mikrobiologie". 4. Aufl., 266—273. München-Berlin: Urban und Schwarzenberg-Verlag 1950.
57. NIGGEMEYER, H.: Über giftbedingte Fehlerquellen bei der Diphtherietoxinbestimmung nach RÖMER-JENSEN. Zbl. Bakt. I. Abt. Orig. **164**, 39 (1955).
58. OEDING, P.: The fermentation of dextrin as an aid in the type differentation of the diphtheriae bacillus. Acta path. microbiol. scand. **26**, 889 (1949).
— Type transformation in the diphtheriae bacillus. Acta path. microbiol. scand. **27**, 16 (1950).
59. OEHRING, H., u. G. SCHABINSKI: Experimenteller Beitrag zur Frage der Toxinsteigerung der Diphtheriebakterien im tierischen Organismus. Zbl. ärztl. Fortbild. **52**, 776 (1958).
60. OLITZKI, L., L. A. STUCZINSKI, and N. GROSSOWITZ: Neurotoxic symptoms produced in the Syrian hamster (Cricetus auratus) by diphtheriae toxin. J. Immunol. **60**, 419 (1948).
61. ORSKOV, J., E. K. ANDERSEN u. J. V. POULSEN: Infektionsmechanische Untersuchungen über Diphtherie bei Meerschweinchen. Z. Immun.-Forsch. **104**, 298 (1943).
62. OTTO, R., u. G. BLUMENTHAL: Weitere tierexperimentelle Beiträge zur aktiven Immunisierung gegen Diphtherie. Z. Hyg. Infekt.-Kr. **111**, 380 (1930).
63. PASCHLAU, G.: Zur Pathogenese der Diphtherie. Mschr. Kinderheilk. **97**, 299 (1949).
64. PATOČKA, F.: Kongreßbericht „Anthropozoonosy" Prag, 1958, S. 375.

65. Pjatkin, K. D.: Über die Pathogenese der Diphtherie. Zbl. Bakt. I. Abt. Orig. **180**, 56 (1960).
66. Plonait, H.: Keimfreie Versuchstiere, ein neues Hilfsmittel veterinärmedizinischer Forschung. Dtsch. tierärztl. Wschr. **70**, 485 (1963).
67. Potel, J.: Über die Verwendung eines Wasserblau-Saccharose-Tellurit-Serum-Nährbodens für die bakteriologische Diphtherie-Diagnose. Zbl. Bakt. I. Abt. Orig. **154**, 260 (1949).
68. Prévot, A. R.: Les corynébactérioses anaerobies. Ergebn. Mikrobiol. **33**, 46 (1960).
69. Prigge, R.: Über den Toxingehalt des Diphtheriegiftes. 2. Mitt. (Zugleich ein Beitrag zur Theorie der Toxinmessung). Z. Immun.-Forsch. **81**, 185 (1934).
— Diphtherie-Schutzimpfung mit hochaktiven Impfstoffen. Ergebn. Hyg. Bakt. **22**, 1 (1939).
70. Richters, C. E.: Das Vorkommen echter Diphtheriebazillen bei der Druse der Pferde. Berl. tierärztl. Wschr. **51**, 401 (1935).
71. Römer, P.: Bakteriologische Diphtheriestudien. Berl. klin. Wschr. **1914**, 503
72. Sachse, S.: Zur Kultivierung von C. diphtheriae aus Patientenmaterial. Zbl. Bakt. I. Abt. Orig. **181**, 556 (1961).
73. Salassa, M. R., and M. Secreio: Determination of the pathogenicity of Corynebacterium diphtheriae to guinea-pigs by intradermal tests. G. Mal. infett. **4**, 256 (1952).
74. Sattler, W.: Beitrag zur bakteriologischen Diphtherie-Diagnostik. Zbl. Bakt. I. Abt. Orig. **156**, 32 (1950/51).
75. Schiff, W., E. Spelsberg u. H. U. Gerbershagen: Diphthinbildung als Unterscheidungsmerkmal zwischen Corynebacterium diphtheriae und Corynebacterium paradiphtheriae (C. xerose). Zbl. Bakt. I. Abt. Orig. **186**, 328 (1962).
— Untersuchungen zum Seemüller-Phaenomen. *1. Mitt.:* Haemagglutinin-Bindung in vitro und intravitale Haemolyse. Z. Immun.-Forsch. **118**, 36 (1959); *2. Mitt.:* Experimentelle Studien über Antikörperbindung in vitro und in vivo. Z. Immun.-Forsch. **122**, 79 (1961a); *3. Mitt.:* Der serologische Nachweis der intravitalen Bindung von Haemagglutininen und Haemolysinen durch Diphtherie-Toxin. Z. Immun.-Forsch. **122**, 95 (1961b); *4. Mitt.:* Die intravitale Haemolyseschutzwirkung von Diphtherie-Toxinen und -Toxoiden. Z. Immun.-Forsch. **123**, 269 (1962a); *5. Mitt.:* Die Bedeutung des Diphthins für das Zustandekommen des Phaenomens. Z. Immun.-Forsch. **123**, 36 (1962b).
— Über den Hämagglutinationsbindungs-Mechanismus des Hämolyseschutzstoffes Diphthin. Über den intravitalen Hämagglutinatininhemmungs-Mechanismus von Diphthin. Zur Frage der Bindung zwischen Diphthin und Diphtherie-Antitoxin („Antidiphthin"). Z. Immun-Forsch. **127**, 266, 296 u. 400 (1964).
76. Schlirf, K.: Zur Diphtheriebacillen-Differenzierung. Zbl. Bakt. I. Abt. Orig. **146**, 225 (1940).
77. Schlipköter, H. W., u. F. J. Pothmann: Der Einfluß des Streptomycins auf das Wachstum der Diphtheriebakterien in vitro. Zbl. Bakt. I. Abt. Orig. **156**, 355 (1950/51).
78. Schmager, A.: Beschreibung eines neuen farbstoffbildenden saprophytären Corynebacteriums, Corynebacterium citreum. Zbl. Bakt. I. Abt. Orig. **155**, 127 (1950).
—, u. M. Kludas: Morphologische Studien an Corynebakterien mit Phasenkontrastmikroskop. Zbl. Bakt. I. Abt. Orig. **156**, 502 (1950/51).
79. Schmidt, H.: Zur Frage der relativen Immunität von Ratten gegenüber Diphtherie-Toxin. Z. Immun.-Forsch. **54**, 518 (1928).
— Die heutigen Methoden der Diphtheriebekämpfung. Med. u. Chem. **1**, 137 (1933).
—, u. P. Stockhusen: Über die Bindung von Diphtheriegift an Gewebszellen und dessen Lösungsmöglichkeit durch Antitoxin. Dtsch. med. Wschr. **62**, 966 (1936).
—, u. R. Prigge: Probleme der aktiven Diphtherieschutzimpfung und Besprechungen der Ausführungen von Prof. Dr. H. Kleinschmidt, Köln, und Dr. H. Peter, Berlin. Behringwerk-Mitt. H. 21, S. 17 (1942).
80. Schröer, W.: Eine verbesserte Methode der Typenbestimmung der Diphtheriebakterien einschließlich Elektivverfahren. Zbl. Bakt. I. Abt. Orig. **151**, 409 (1944/45).
—, u. H. Haldenwanger: Über Einsatz von Indikatoren und Puffersubstanzen am Beispiel der Diphtheriebakterien. Zbl. Bakt. I. Abt. Orig. **151**, 418 (1944/45).
81. Schuh, V.: Die Diagnose der Diphtherie auf dem nach Herrmann modifizierten Clauberg-III-Nährboden. Zbl. Bakt. I. Abtl Orig. **151**, 341 (1944/45).
82. Seemüller, H.: Über die Bindung zwischen Haemagglutinin- und Diphtherie-Toxin. Z. Immun.-Forsch. **111**, 485 (1954).
83. Simon, Cl.: Zur Spezifität der S-Methode von Ouchterlony zur Diphtherie-Toxizitätsprüfung. Zbl. Bakt. I. Abt. Orig. **164**, 540 (1955).
84. Simons, D. A., and E. J. Parsons: The re-use of rabbits for testing virulence of Corynebacterium diphtheriae. J. Lab. clin. Med. **38**, 492 (1951).

85. Steinmaurer, H. J., u. E. Schmid: Nachweis von freiem Diphtherietoxin im Patientenblut. Z. Immun.-Forsch. **92**, 445 (1938).
86. Ströder, J., u. D. Schneider: Hautreaktionen auf den Diphtheriebazillus sowie seine Bestandteile. Z. Hyg. Infekt.-Kr. **139**, 9 (1954).
87. Sylvester, B.: Ein Diphtherie-Nährboden als Ersatz für Loeffler-Serum. Zbl. Bakt. I. Abt. Orig. **151**, 520 (1944/45).
88. Tarnowski, G., u. E. v. Busse: Studien über die Paradiphtheriebakterien. I. Zur Frage der Pathogenität dieser neuerdings auch als hyperacide Pseudodiphtheriebakterien bezeichneten Mikroorganismen. Zbl. Bakt. I. Abt. Orig. **151**, 225 (1944/45).
— W. Gueffroy u. E. v. Busse: Zur Kenntnis der zuckerspaltenden Fermente der Diphtherie- und Pseudodiphtheriebakterien. III. Mitt. Zbl. Bakt. I. Abt. Orig. **152**, 35 (1947/48).
89. Ueckert, H.: Elektronenmikroskopische Untersuchungen über die normale und die gestörte Morphologie von Corynebacterium diphtheriae. Zbl. Bakt. I. Abt. Orig. **165**, 135 (1956).
90. Ulrich, J.: Untersuchungen über die Ursachen der Immunität der weißen Maus gegen die Diphtherievergiftung. Z. Immun.-Forsch. **95**, 399 (1939).
91. Vorlaender, K. O.: Ein Beitrag zur Variabilität von Diphtheriebazillen. *1. Mitt.:* Die Bewertung der Indikatorplatte nach Liebermeister in Verbindung mit der Schokoladplatte nach Anderson zur Diphtherie-Typendifferenzierung. Z. Hyg. Infekt.-Kr. **129**, 613, (1949); *2. Mitt.:* Atypische Wuchsformen von Diphtheriekulturen auf der Indikatorplatte nach Liebermeister. Z. Hyg. Infekt.-Kr. **129**, 618 (1949); *3. Mitt.:* Zur Frage der Mäuse-Pathogenität von Diphtherie-Stämmen. Z. Hyg. Infekt.-Kr. **129**, 626 (1949).
92. Wagner, W.-H.: Die makroskopische bakteriologische Diphtherie-Diagnose. Zbl. Bakt. I. Abt. Orig. **151**, 422 (1944/45).
93. Waksman, B. H., R. D. Adams, and H. C. Mansmann: Experimental study of diphtheric polyneuritis in the rabbit and guinea pig. I. Immunologic and histopathologic observations. J. exp. Med. **105**, 591 (1957).
94. Walbum, L. E., u. J. R. Mörch: Zit. nach Bieling, R.: Erzeugung der Antikörper, in: Handbuch der pathogenen Mikroorganismen. Hrsg. v. O. Kolle, R. Kraus, P. Uhlenhuth. 3. Aufl., Bd. 2, S. 179. Jena: G. Fischer; Berlin-Wien: Urban & Schwarzenberg 1929.
95. Waldhecker, M.: Prüfung des Claubergschen Diphtherie-Nährbodens im Vergleich mit dem Loeffler-Nährboden. Z. Hyg. Infekt.-Kr. **116**, 337 (1934).
96. Warnecke, B., u. J. Hollack: Eine neue Methode zur Unterscheidung von echten Diphtheriebazillen und Pseudodiphtheriebazillen auf der Clauberg-II-Platte. Z. Hyg. Infekt.-Kr. **127**, 684 (1948).
97. Wengeler, Fr.: Über die epidemiologische und pathogenetische Bedeutung der verschiedenen Typen des Diphtheriebakteriums. Zbl. Bakt. I. Abt. Orig. **151**, 60 (1944/45).
98. Wernicke, E., u. H. Schmidt: Immunität, Serumtherapie und Schutzimpfung bei Diphtherie. In: Handbuch der pathogenen Mikroorganismen. Hrsg. von W. Kolle, R. Kraus u. P. Uhlenhuth. 3. Aufl., Bd. 5, S. 525. Jena: G. Fischer; Berlin-Wien: Urban u. Schwarzenberg 1928.
99. Wildführ, G.: a) Zur Frage der Bakteriämie im Beginn der Diphtherie. Zbl. Bakt. I. Abt. Orig. **154**, 14 (1949); b) Experimentelle Untersuchung zur Frage der kulturellen Toxizität und Virulenz der Diphtheriebakterien-Typen, der Veränderlichkeit des Typus mitis in vivo und der hierdurch bedingten Virulenzsteigerungen. Zbl. Bakt. I. Abt. Orig. **154**, 26 (1949); c) Über Diphtherietoxingehalt im Patientenblut und Liquor bei Diphtheriespätlähmungen. Zbl. Bakt. I. Abt. Orig. **154**, 18 (1949).
— Über die atoxisch gewordenen Diphtheriebakterien bei Rekonvaleszenzkeimträgern. Zbl. Bakt. I. Abt. Orig. **157**, 441 (1951/52).
100. Wilson, G. S., and A. A. Miles: Topley and Wilson's Principles of bacteriology and immunity. 4. edit. Vol. 2. London: E. Arnold 1955.
101. Wüstenberg, J.: Vergleichende Schick-Untersuchungen vor und nach der Diphtherieschutzimpfung. Dtsch. med. Wschr. **62**, 1300 (1936).
102. Zeissler, Joh., C. Krauspe u. L. Rassfeld-Sternberg: Die Gasoedeme des Menschen. Bd. 2, S. 183. Darmstadt: Steinkopf 1960.
103. Zwetkopp, L.: Beitrag zur bakteriologischen Diagnose der Diphtherie. Z. Hyg. Infekt.-Kr. **119**, 440 (1937).

II. C. pseudotuberculosis (ovis)

Das C. pseudotuberculosis („Preisz-Nocard-Bacillus“) ist der Erreger der Pseudotuberkulose der Schafe und von der Pasteurella pseudotuberculosis der Nagetiere, dem Erreger der Rodentiose, zu unterscheiden. Bei der Pseudotuberkulose kommt es zu einer eitrigen Entzündung der Lymphknoten und Lymphgefäße. In den Lymphknoten entstehen Abscesse, die Lunge kann dabei bronchopneumonisch verändert sein. Oft ist der Darm ebenfalls betroffen, granulomartige Entzündungsherde in der Leber und Milz sind selten. Pferd, Ziege, Rotwild und andere Tiere können auch an Pseudotuberkulose erkranken (*1*). Beim Pferd wurde über ulcerative Prozesse an den Lymphgefäßen oder Abscesse in der tieferen Skeletmuskulatur berichtet (*1*, *6*, *8*).

A. Eigenschaften

Das C. pseudotuberculosis wird in der Literatur nicht einheitlich beschrieben (*1*, *2*, *11*, *13*), bestimmte Merkmale machen aber eine Differenzierung durchaus möglich. Abgesehen davon, daß der Erreger alle Eigenschaften eines Corynebacteriums hat (grampositiv, pleomorph, unbeweglich, 0,5–0,6 × 1,0–3,0 μ groß), bewirkt er auf der Blutplatte eine *β-Hämloyse* (*1*, *5*, *7*, *9*). Er wächst auf diesem Nährmedium als über stecknadelkopfgroße, leicht gewölbte, zunächst feuchte, später trockene Kolonie, die von einem schmalen hellen Hof umgeben ist und unterscheidet sich von dem C. pyogenes dadurch, daß er im Lovellschen Fleisch-Nährbouillonsubstrat *kein im Röhrchentest titrierbares Hämolysin bildet* (*5*). Eine weitere typische Eigenschaft ist die Fähigkeit, rote Schafblutkörperchen vor der Wirkung des α-β-Hämolysins von Staphylokokken (*5*, *9*, *10*) zu schützen. Dieses Phänomen läßt sich durch Beimpfen einer Blutplatte (10% defibriniertes Schafblut) mit einem Staphylococcus in Form eines Impfstriches durch die Mitte der Platte und eines im rechten Winkel dazu angesetzten Impfstriches mit dem C. pseudotuberculosis darstellen.

Besondere Nährbodenansprüche hat der Keim nicht, er ist nicht obligat serophil, wenn er auch bei Zusatz von Serum üppiger wächst. Auf Loeffler-Serum bildet das C. pseudotuberculosis grauweiße bis schwach gelbliche Kolonien. Mit Methylenblau gefärbte Ausstriche lassen u. U. eine Segmentierung und metachromatische Granula wie beim C. diphtheriae erkennen.

Traubenzucker fördert das Wachstum, auf Gelatine entwickelt er spärliche Kolonien, die keine Verflüssigung hervorrufen. Auf gewöhnlichem Nähragar entstehen creame- bis orangefarbene trockene Kolonien mit konzentrischen Ringen um das erhabene Zentrum (*1*). Die Kolonien lassen sich mit der Platinöse beiseite schieben. Nährbouillon wird nicht getrübt, ein Wachstum erfolgt an der Oberfläche in Form eines Häutchens oder in der Röhrchen-Kuppe als körniges Sediment.

Auf Dünngußagar beobachtet man bei Henryscher Beleuchtung eine gelbliche bis rotgoldene Farbe der Kolonie. Lackmusmilch wird nicht verändert, hingegen werden Glucose, Maltose und Glycerin fermentiert (*1*, *13*). Lactose und Saccharose werden nicht gespalten (*1*), Dextrin sollen einige Stämme angreifen, Nitrate werden von den meisten Stämmen nicht zu Nitriten reduziert (*1*). Harnstoff und Arginin (*1*) werden von den meisten Stämmen hydrolisiert, die Methylrotprobe soll schwach positiv sein (*1*).

Nach MERCHANT (*8*) besteht eine serologische Verwandtschaft mit C. renale. Der Keim bildet ein hitzelabiles Exotoxin, das nach CLAUBERG (*4*) durch ein Diphtherie-Antitoxin neutralisiert werden kann. Andere Autoren (*13*) berichten, daß das Toxin auch schon durch ein normales Pferdeserum neutralisiert wird und sich bei geeigneter Abstufung der Seren eine heterologe Neutralisation zwischen C. pseudotuberculosis und C. diphtheriae nicht nachweisen läßt.

Eine Empfindlichkeit des C. pseudotuberculosis gegenüber Antibiotica und Sulfonamiden ist vorhanden (*1*, *3*). Penicillin und Supronal sind am wirksamsten (*3*).

B. Tierexperiment

LOVELL und COTCHIN (*7*) infizierten 14 Mäuse mit einer Keimzahl des C. pseudotuberculosis von *1–2 Milliarden* intravenös. Die Keime wurden auf Blutagar 1–2 Tage lang vermehrt und mit physiologischer Kochsalzlösung abgeschwemmt.

8 Mäuse starben in den ersten 4 Tagen, 3 Mäuse wurden am 5. und 3 weitere Mäuse am 10. Tag getötet. Bei allen Mäusen fanden sich Veränderungen in der Rinden- und Markschicht der Nieren, jedoch war der dem Nierenbecken zugekehrte Teil der Markschicht weniger stark alteriert als ihre Grenzschicht zwischen Mark- und Rindenschicht.

Im frühen Stadium der Infektion ließen sich Bakterien in Haufen in den Capillaren, in der Rinden- und Markschicht nachweisen, wobei geringe entzündliche Erscheinungen zum Teil mit Nekrose bestanden, später breiteten sich die entzündlichen Prozesse auch auf das Nierenbecken aus und es ließ sich ein eitriges Exsudat in diesem feststellen.

Tobin und Morse (*12*) prüften 16 Stämme von C. pseudotuberculosis, die aus den verschiedensten Materialien isoliert worden waren, auf ihre Pathogenität im Mäuseversuch. Die Keime wurden in Tryptosebrühe (Difco), die 1% Rinderserum und 0,1% Tween 80 enthielt, 48 Std vermehrt und dann mit einer sterilen Lösung aus 0,8 g NaCl, 0,2 g NaH_2PO_4, 0,1 g Gelatine und 100 ml Aq. dest. abgeschwemmt und 3mal gewaschen.

Die Zählung der Keime erfolgte direkt oder mittels des Kulturverfahrens und ergab Werte von 20,2–48,1 $\times 10^7$/ml mit einem Mittel von 34,0 $\times 10^7$. Die Mäuse waren 18–22 g schwer, hatten ein Alter von 8–12 Wochen und waren mit dem Rocklandfarmstamm C 57 gezüchtet.

3 Gruppen von je 10 Mäusen wurden subcutan, intraperitoneal und intravenös infiziert. Jede Maus erhielt als Inoculum 0,5 ml der Keimsuspension und wurde 2mal täglich auf eine Erkrankung untersucht.

Die Reisolierung der Erreger war für das Angehen der Infektion maßgebend. Die Hälfte der überlebenden Mäuse wurde 7, die andere Hälfte 14 Tage nach der Infektion getötet, um die Organe dann nach Homogenisierung auf vorhandene Keime zu prüfen.

Die meisten Infektionen (90,7%) wurden mit der intravenösen Injektion erzielt, es folgte die intraperitoneale Injektion mit 70,8%. Bei der subcutanen Injektion lag die Infektionsrate bei 21,2%. Wurden auch lokale Abscesse an der Impfstelle als Ausdruck der Virulenz bei der subcutanen Injektion gewertet, betrug die Infektionsrate 83,3%. Von den Organen erwiesen sich die Nieren am häufigsten infiziert und zwar in 75,4% bei der intravenösen, 50,3% bei der intraperitonealen und 20,6% bei der subcutanen Injektion. 2 Stämme, die keine Urease bildeten, waren relativ apathogen. Es wird daher eine Relation zwischen Pathogenität und Ureaseaktivität vermutet.

Nicolle, Loiseau und Forgeot (*13*) infizierten *Meerschweinchen* subcutan mit lebenden Keimen oder Toxinfiltraten mit dem Ergebnis, daß die Tiere starben. Wurden lebende Bakterien in einer Menge, die die Tiere am 25. Tag tötete, subcutan gespritzt, entstanden in der Subcutis Abscesse. Bei der Obduktion wurden granulomatöse Veränderungen in Leber, Milz und Lungen ermittelt. Auch unter dem parietalen Blatt der Pleura kamen solche Herde vor, ebenso bei männlichen Meerschweinchen in der Tunica testis und im Nebenhoden. Einzelne Organe zeigten absceßartige Herde.

Wurden Meerschweinchen subcutan mit einer tödlichen Dosis eines Toxinfiltrates gespritzt, trat der Tod in wenigen Tagen – oft schon in 24 Std – unter dem Bild einer akuten Toxämie ein. Es fehlten eitrige Entzündungsherde und lag eine ödematöse oder gelatinöse oder hämorrhagische Infiltration vor, die ihren Ausgang in der Regel von der Impfstelle genommen hatte. Die Blutgefäße des Darmes waren erweitert und stark mit Blut gefüllt, am Darm fanden sich Hämorrhagien. Die Nieren waren dunkelrot, es fehlten jedoch Kongestionen der Nebennieren und Exsudate in der Pleura- oder Peritonealhöhle, wie sie für eine experimentelle Infektion mit C. diphtheriae oder dessen Toxinfiltraten typisch sind.

Intravenöse Injektionen lebender Keime von C. pseudotuberculosis bewirkten beim Meerschweinchen in 4–10 Tagen den Tod, während *intraperitoneale Injektionen* beim männlichen Meerschweinchen eine Orchitis hervorriefen, die der Orchitis bei Infektionen bei der Strauß'schen Probe mit Rotzbakterien ähnelte (Actinobacillus mallei).

Die *intracutane Injektion* des Toxins beim Meerschweinchen ergibt ein anderes Bild wie die Injektion von Diphtherietoxin, da bei genügend großer Toxindosis lediglich eine Papel entsteht. Bei optimalen Bedingungen für die Toxingewinnung sind offenbar Meerschweinchen, Kaninchen, Schafe, Ziegen, Schweine, Pferde, Rinder, Hunde und Katzen für das Toxin des C. pseudotuberculosis in gleicher Weise empfänglich (*13*). Durch Hitze (60° C, 1 Std) abgetötete Bakterien rufen nach Injektion in die Unterhaut sterile Abscesse hervor (*13*).

Bei der Elster (Pica pica) wirkt nach MERCHANT (*8*) eine intraperitoneale Injektion lebender Keime von C. pseudotuberculosis innerhalb 24 Std letal; sonst sollen Vögel, insbesondere Tauben, gegenüber einer experimentellen Infektion resistent sein (*13*).

Literatur

1. BENHAM, C. L., A. SEAMANN and M. WOOBINE: Corynebacterium pseudotuberculosis and its role in diseases of animals. Vet. Bull. **32**, 645 (1962).
2. BERGEY, D. H.: Bergey's manual of determinative bacteriology, edit 7., S. 586. Baltimore: Williams & Wilkins 1957.
3. BÜRGENER, K.: Die Empfindlichkeit des Corynebacterium pseudotuberculosis gegen Antibiotika und Sulfonamide (incl. des Sulfons Tibatin). Vet.-med. Diss. Gießen 1955.
4. CLAUBERG, K. W.: Zur Frage der Unterschiedlichkeit der Diphtherie-Typ-Toxine. Klin. Wschr. **18**, 1490 (1939).
5. HARTWIGK, H.: Antihaemolysinbildung bei Corynebacterium (C.) pseudotuberculosis ovis. Berl. Münch. tierärzt. Wschr. **76**, 222 (1963).
   — Untersuchungen über das Haemolysin des Corynebacterium pyogenes und seine atypische Variante. Z. Hyg. Infekt.-Kr. **148**, 142 (1961).
6. HUGHES, I. D., and E. L. BIBERSTEIN: Chronic equine abscesses associated with Corynebacterium pseudotuberculosis. J. Amer. vet. med. Ass. **135**, 559 (1959).
   — —, and W. D. C. RICHARDS: Two cases of generalized Corynebacterium pseudotuberculosis infection in mices. Cornell Vet. **52**, 51 (1962).
7. LOVELL, R., and E. COTCHIN: Studies on Corynebacterium renale. II. The experimental pathogenicity for mice. J. comp. Path. **56**, 205 (1946).
8. MERCHANT, I. A., and R. A. PACKER: Vet. Bacteriology and Virology. Ames Iowa, edit. 6, S. 539. Iowa State University Press 1961.
9. PATOČKA, F., M. MÁRA, A. SOUČEK, and A. SOUČKOVÁ: Observations on the biological properties of atypical haemolytic Corynebacteria isolated from man as compared with Corynebacterium haemolyticum, Corynebacterium pyogenes, bovis and Corynebacterium ovis. I. In vivo investigations. J. Hyg. Epidem (Praha) **1962**, VI, 1.
10. SOUČEK, A., A. SOUČKOVA, and F. PATOČKA: Observations on the biological properties of atypical haemolytic Corynebacteria isolated from man as compared with Corynebacterium haemolyticum, Corynebacterium pyogenes bovis and Corynebacterium ovis. II. In vitro investigations. J. Hyg. Epidem (Praha). **1962**, VI, 13.
11. SCHIFF, W., E. SPELSBERG, und H.-U. GERBERSHAGEN: Diphthinbildung als Unterscheidungsmerkmal zwischen Corynebacterium diphtheriae und Corynebacterium paradiphtheriae (C. xerose). Zbl. Bakt. I. Abt. Orig. **186**, 328 (1962).
12. TOBIN, A. J., and E. V. MORSE: The pathogenicity of Corynebacterium pseudotuberculosis for laboratory white mice. Cornell Vet. **47**, 413 (1957).
13. WILSON, G. S., and A. A. MILES: TOPLEY and WILSON's Principles of bacteriology and immunity, 4.ed. Vol. 1, S. 546. u. 556. London: E. Arnold 1955.

III. C. pyogenes

Das C. pyogenes ist ein spezifischer Eitererreger bei Rind und Schwein und kommt ausnahmsweise bei anderen Tierarten (Pferd, Ziege, Schaf, Hund) vor. Bei Rind und Schwein ist es bei den meisten eitrigen Entzündungsprozessen als alleiniger Erreger oder Begleitkeim zu finden. Eine besondere Bedeutung haben eitrige Metritiden (*1*, *3*, *22*, *23*), die zur Unfruchtbarkeit führen und unheilbar sind, und Mastitiden (*9*, *11*, *19*), die sehr bösartig verlaufen und unter der Bezeichnung „bösartige holsteinische Euterseuche" oder „Summer-Mastitis" (*11*, *19*, *22*) bekannt sind. Mitunter verursacht der Keim ein vorzeitiges Ausstoßen der Frucht, wobei in fast allen Organen des Fetus die Erreger in Reinkultur nachweisbar sind (*8*, *11*, *21*, *23*).

Ob die bei eitrigen Prozessen des Menschen gelegentlich festgestellten Corynebakterien (*8*, *17*, *18*) zu der Species C. pyogenes gehören, kann heute noch nicht schlüssig beantwortet werden. Die beim Menschen isolierten Keime verhielten sich jedenfalls in einzelnen Eigenschaften abweichend, was Patočka (*17*) veranlaßte, sie als „atypische Corynebakterien" zu bezeichnen. Es dürfte verfrüht sein, die Pyogenesinfektion des Rindes als eine Zoonose oder Zooanthroponose zu betrachten, da nicht erwiesen ist, daß die beim Menschen festgestellte Keimart mit dem C. pyogenes des Rindes identisch ist und epidemiologisch in keinem Fall ein Zusammenhang zwischen Erkrankungen von Rind und Mensch nachgewiesen wurde. Saprophytär findet sich das C. pyogenes auf den Kopfschleimhäuten des Rindes (Francis, Borsworth, Lovell). Francis (*6*), Lovell (*11*) sowie Grupe (*7*) konnten den Keim bei klinisch gesunden Schlachtrindern sehr häufig in den Tonsillen nachweisen. Weitz (*22*) und Beaver (*1*) isolierten ihn aus dem Genitaltrakt von Rindern in Herden mit Fortpflanzungsstörungen, während Wohanka und Hubrig (*23*) feststellten, daß der Keim sich oft im Anschluß an die Geburt im Genitaltrakt lokalisiert. Demnach dürfte das C. pyogenes ein fakultativ pathogener Erreger sein und regelmäßig beim gesunden Rind vorkommen. Für diese Auffassung spricht auch die Tatsache, daß fast jedes Rind spezifische Antikörper in seinem Blut hat und der Antikörpergehalt des Blutes mit dem Alter der Tiere ansteigt (*11*, *13*).

A. Eigenschaften

Morphologisch erfüllt der Keim alle Eigenschaften, die ihn als Corynebacterium ausweisen. Er ist grampositiv, an den Enden keulenartig aufgetrieben und pleomorph (*2*). Unbeweglichkeit und Serophilie zeichnen ihn aus. Bei Anzüchtung aus Eiter, Organmaterial oder Milch wächst er auch auf serum- oder blutfreien Nährmedien, weil schon Spuren der am Inoculum haftenden Blut- oder Organbestandteile genügen, um das Wachstum zu aktivieren. Wird der Keim jedoch von der Primärkultur auf serum- oder blutfreie Medien überimpft, bleibt das Wachstum aus.

Auf Frischblutagar ohne Traubenzucker entstehen feine runde Kolonien (s. Abb. 1) mit einem schmalen β-hämolytischen Hof. Das von dem Keim gebildete β-Hämolysin kann als Kulturfiltrat im Röhrchentest gegenüber einer 1% Suspension von roten Kaninchenblutkörperchen titriert werden (*5*, *8*, *11*). Bei Verwendung der Lovellschen Fleisch-Nährbrühe (*11*) sind Hämolysintiter von 1 : 256 und mehr keine Seltenheit. Die auf diese Weise gewonnenen Filtrate wirken auf Versuchstiere toxisch und sind imstande, die Bildung von Antikörpern zu induzieren (*11*, *12*, *16*). Lovell gelang es nicht, Hämolysin und Toxin voneinander zu trennen. Mit spezifischen Immunseren, die durch Immunisierung von Kaninchen hergestellt werden, kann das Hämolysin neutralisiert werden (*8*, *12*). Dieser Hämolyse-Hemmungstest eignet sich zum Nachweis von Antikörpern beim Rind (*13*) und ist auch zur Ermittlung antigener Unterschiede bei verschiedenen Stämmen angewendet worden, ohne daß es gelang, solche Unterschiede festzustellen (*12*). Die Aktivität des β-Hämolysins ist ein für das C. pyogenes spezifisches Merkmal, über das m. W. andere Corynebakterien nicht verfügen. Bei den beim Menschen vorkommenden Corynebakterien sollte diese Eigenschaft geprüft werden. Die Agglutination ist als serologische Untersuchungsmethode unzuverlässig, da die Keime nach Aufschwemmung oft autoagglutinieren.

Das C. pyogenes zeigt biochemisch folgende Charakteristica: Es vergärt regelmäßig Traubenzucker, Lactose und Trehalose. Gegenüber Saccharose, Galaktose, Stärke, Glycerin und Maltose verhält es sich unterschiedlich. Indol und Urease werden nicht gebildet (*2, 10*), ebenso werden Nitrate nicht zu Nitriten reduziert (*10*), Katalase bilden nur einzelne Stämme.

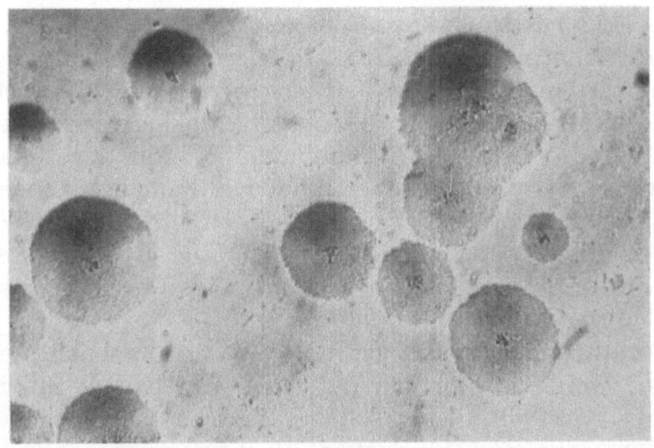

Abb. 1. Kolonien von C. pyogenes einer 48stündigen Serum-Agar-Kultur. Vergr. 93,6mal

Eine für die Differenzierung besonders wichtige Eigenschaft ist die Gelatinase-Aktivität (*2*). Sie wird mit Serum-Gelatine festgestellt, die nach Beimpfung 4—12 Tage bei 37° C bebrütet und dann unter kaltem Wasserstrahl oder im Eisschrank bei +5° C abgekühlt wird. Bleibt das Nährmedium nach Abkühlung flüssig, kann der Nachweis der Gelatinase-Aktivität als erbracht gelten. Die Fähigkeit der Proteolyse geht mit der Fähigkeit der Gelatinase-Aktivität parallel (*8*). Erstere läßt sich relativ einfach mit Lackmusmilch feststellen. Das C. pyogenes rötet dieses Substrat nach 24stündiger Bebrütung. Zu dieser Zeit kommt es oft schon zur Gerinnung, oder diese tritt etwas später ein. Am 2. Tag beginnt die Verdauung des Milchgerinnsels, wobei ein von Tag zu Tag größer werdender Überstand von klarer Molke entsteht und das Milchgerinnsel durch Abbau schrumpft (*2, 8*). Gegenüber Penicillin, Streptomycin, Chloramphenicol und Sulfonamiden ist das C. pyogenes empfindlich (*4, 18*).

B. Tierexperiment

Infektionsversuche an weißen Mäusen, Kaninchen und Goldhamstern sind namentlich von Morse u. Mitarb. (*15*) durchgeführt worden. Das Kaninchen war für die Infektion am empfänglichsten, Mäuse und Meerschweinchen hingegen schienen über eine gewisse Resistenz zu verfügen. Unterschiede in der pathogenen Wirkung kommen bei verschiedenen Stämmen vor.

1. Kaninchen. Lucét (zit. n. *15*), Brown und Orcutt (*3*) sowie Rolle (*20*) infizierten Kaninchen mit Bakterienkulturen intravenös, worauf in den Organen, Muskeln und Gelenken Abscesse entstanden, die zu einer Entkräftung der Tiere, Lähmungen und zum Tod führten.

Morse u. Mitarb. (*15*) vermehrten die Keime von 13 Stämmen unterschiedlicher Herkunft (Rind, Schaf, Schwein, Ziege) auf Blutagar (5% Rinderblut) 48 Std bei +37° C und schwemmten die Kolonien mit physiologischer Kochsalzlösung ab, um 1 ml der Suspension (Keimgehalt: 1×10^6 bis $13{,}6 \times 10^8$) intravenös an Kaninchen zu verimpfen. Für jeden Stamm und jede Keimmenge wurde eine Gruppe von je drei 6–18 Monate alten Kaninchen verwendet. Die Tiere kamen 7, 14 oder 21 Tage p.i. zur Tötung. Von Niere, Leber, Milz, Lunge und Genitaltrakt wurden Kulturen angelegt, wobei das Inoculum durch Homogenisierung vorbereitet und dann auf Blutplatten ausgestrichen wurde. Auf Veränderungen der Organe wurde geachtet, in einzelnen Fällen wurden Gewebsschnitte angefertigt und mikroskopisch untersucht.

In 12 Fällen gelang es, die Keime zu reisolieren. Infektionen entstanden entweder bei 1 oder 2 oder 3 Kaninchen jeder Gruppe. In der Mehrzahl der Fälle persistierten die Keime im Kaninchen bis 3 Wochen p.i. Die Niere und Milz enthielten die Keime bei fast allen infizierten Tieren. In der Regel kam es bei den Tieren zu einer Kachexie. 2 Tiere wiesen eine Lähmung auf, C. pyogenes wurde in beiden Fällen aus einem Karpal-Absceß isoliert.

Die Autoren nehmen an, daß sich bei infizierten Tieren häufiger Arthritiden entwickelt haben würden, wenn das Tierexperiment über 3 Wochen fortgesetzt worden wäre. Die Organveränderungen stimmen mit denen der natürlichen Infektion weitgehend überein. Multiple Abscesse in den Nieren, der Leber und den Lungen stehen im Vordergrund. Bei laktierenden Kaninchen kann es auch zu einer eitrigen Mastitis mit zahlreichen Pyogeneskeimen im eitrigen Sekret kommen. Histologisch waren die Veränderungen an den Nieren besonders überzeugend. Große Mengen von Bakterien fanden sich im Nierenbecken, weniger zahlreich waren die Keime in der Nierenrinde.

2. Weiße Laboratoriumsmaus. ROLLE und LOVELL beobachteten bei subcutan infizierten Mäusen kleine knötchenartige Abscesse. ROLLE infizierte 15 Mäuse intraperitoneal mit Bouillonkulturen. 9 Tiere starben in einer Versuchszeit von 8–60 Tagen. LOVELL infizierte Mäuse ebenfalls intraperitoneal und zwar mit einer Keimzahl von 10^8–10^9. Es kam zur Entstehung von Abscessen in der Leber und im Netz, die Tiere starben in 6–7 Tagen.

MORSE u. Mitarb. (*15*) injizierten 0,5 ml einer Keimsuspension, die 4×10^5 bis 68×10^7 Keime enthielt. Die Mäuse waren 8–12 Wochen alt und wurden intravenös, intraperitoneal oder subcutan mit 29 Teststämmen verschiedener Provenienz infiziert. 1 Maus wurde 24 Std, je 3 Mäuse 7, 14 und 21 Tage p.i. getötet. Virulentere Stämme führten bereits vor Erreichen des 7. oder 14. Tages ad exitum.

In der pathogenen Wirkung auf die Maus ergaben sich keine Unterschiede bei Stämmen, die frisch isoliert oder schon längere Zeit auf künstlichen Medien kultiviert worden waren.

18 Stämme, die vor weniger als 2 Jahren isoliert worden waren, erzeugten in 53,2% eine generalisierte Infektion, in 22,8% eine Organinfektion, während 11 Stämme, die länger als 2 Jahre in der Kultur gehalten worden waren, in 52,1% generalisierte und in 21,9% auf ein Organ beschränkte Infektionen hervorriefen.

Bei Mäusen, die *intravenös infiziert* worden waren, ergab sich eine Infektionsrate von 10–90%. 8 Stämme wurden nicht aus dem Gewebe von 24 Std p.i. getöteten Mäusen reisoliert. 6 Stämme führten in 2–6 Tagen p.i. zum Tode.

1 Stamm tötete die Maus während einer Zeit von 15–20 Tagen. Eine oder beide Nieren erwiesen sich oft als infiziert. Die Infektionsrate betrug signifikant ($p > 0{,}01$) bei den Nieren 47,4, beim Genitaltrakt 16,2, bei der Milz 15,2, bei der Leber 13,1 und bei der Lunge 10,7%. Die Organinfektionsrate für die einzelnen Stämme schwankte von 1,7–53,3% mit einem Mittel von 25,0% bei den getesteten Stämmen. Die Infektion ging bei intravenöser Injektion in 60,7% der Mäuse an.

Die *intraperitoneale Injektion* führte nur bei einem Stamm nicht zum Erfolg. Die Infektionsraten bewegten sich bei den 28 Stämmen im Durchschnitt zwischen 10–100%. 6 Stämme wurden bei den nach 24 Std getöteten Mäusen nicht wieder isoliert. 17 Stämme töteten 1–2 bzw. 3 Mäuse zwischen 2. bis 6. Tag, 5 Stämme zwischen 8. bis 13. Tag. Bei 3 Stämmen starben die Mäuse erst 15–20 Tage p.i. Das C. pyogenes wurde bei allen infizierten Mäusen aus einer oder beiden Nieren wieder isoliert. Die Infektionsrate der verschiedenen Organe betrug 38,8% bei den Nieren, 36,2% bei dem Genitaltrakt, 34,5% bei der Milz, 33,1% bei der Leber und 30,0% bei der Lunge. Die Unterschiede waren nicht signifikant. Die Organinfektionsrate schwankte zwischen 3,3–85% (im Mittel 35,3%). Die intraperitoneale Injektion führte in 54,5% zum Erfolg.

MATTHEWS und DERBYSHIRE (*12*) verimpften 10^7, 10^8, 10^9 und 10^{10} gewaschene Keime von 9 Stämmen je Maus intravenös oder intraperitoneal. Die intravenöse Inoculation erwies sich als mehr letal als die intraperitoneale. Mit zunehmender Keimzahl verringerte sich die Überlebenszeit.

Bei der *subcutanen Injektion* der Untersuchungen von MORSE et al. riefen 4 Stämme keine Absceßbildung an der Injektionsstelle innerhalb einer Woche hervor. Bei virulenteren Stämmen bewegte sich die Infektionsrate zwischen 10–90%. 3 Stämme töteten die Maus zwischen 2. bis 6. Tag, 2 Stämme während 8. bis 13. Tag und 1 Stamm während 15. bis 20. Tag. Die Infektionsrate bei den verschiedenen Geweben verhielt sich wie folgt: Absceß an der Impfstelle 41,4%, Niere 7,8%, Leber 7,5%, Genitaltrakt 6,2%, Lunge 5,9% und Milz 5,2%. Die Gesamthäufigkeit der infizierten Gewebe betrug 6–24,3% (im Mittel 11,7%). Die subcutane Injektion hatte insgesamt in 43,1% ein positives Ergebnis.

Wurde die Zahl der infizierten Organe als Kriterium für die Wirkung der Infektion zugrunde gelegt, so ergaben sich bei den verschiedenen Infektionsarten signifikante Unterschiede (intravenöse Injektion = 27,3%, intraperitoneale Injektion = 35,5%, subcutane Injektion = 11,7%).

Auf der Basis der insgesamt bakteriologisch positiv befundenen Organe verhielten sich bovine, porcine und ovine Stämme ziemlich gleich. Das galt ganz besonders bei Beurteilung der Pathogenität der Stämme nach der Zahl der infizierten Mäuse. Pneumoniestämme schienen pathogener zu sein als Mastitis-Stämme.

3. Meerschweinchen. Wie MLINAE und HAJSIG (*14*) mitteilen, lassen sich beim Meerschweinchen durch Injektion von Pyogenesbakterien Septikämien hervorrufen. Die stärkste pathogene Wirkung wurde durch i.p.-Injektion erzielt. Bei subcutaner Injektion entstehen oft nur lokale Abscesse. Perorale oder pernasale Infektion sind ohne Erfolg.

Mit Virulenzverlusten nach Meerschweinchen- oder Nährbodenpassagen ist zu rechnen.

4. Goldhamster. MORSE u. Mitarb. (*15*) bemühten sich, 8–12 Wochen alte Goldhamster für Infektionsversuche einzusetzen. Sie infizierten die Tiere mit 0,5 ml Keimsuspensionen, die 4×10^5 bis 168×10^7 Keime enthielten, subcutan und intraperitoneal. Subcutan injizierte Tiere wurden 1 Woche p.i. auf das Vorhandensein von Abscessen an der Injektionsstelle geprüft.

24 Pyogenesstämme wurden in das Tierexperiment einbezogen. Von diesen riefen 19 eine Infektion von 1–3wöchiger Dauer hervor. Nur zum Teil war es möglich, die eingespritzten Keime wieder zu isolieren. Außerdem kam es vor, daß pathologisch-anatomische Veränderungen an den Organen fehlten.

Die Keime waren am häufigsten in Milz und Niere wiederzufinden, kamen aber auch in Lunge, Leber und Genitaltrakt vor. Nur 2 Stämme verursachten nach subcutaner Applikation metastatische Abscesse in den Nieren, Lungen oder Milzen. Von zahlreichen Tieren wurde die Infektion nach einer Woche überwunden.

Aufgrund dieser Ergebnisse ist der Goldhamster für Infektionsversuche mit C. pyogenes nicht sehr geeignet, und es muß damit gerechnet werden, daß einerlei, ob subcutan oder intraperitoneal injiziert wird, zahlreiche Tiere den Infektionsversuch, ohne Veränderungen an den Organen zu zeigen, überstehen.

5. Rind. Die Frage, inwieweit das C. pyogenes beim Rind im Tierexperiment ähnliche Krankheitsprozesse erzeugt wie bei der natürlichen Infektion, ist wiederholt untersucht worden. Die Untersuchungsergebnisse waren nicht sehr überzeugend, weil es nur zu einem geringen Prozentsatz zur Entstehung von Abscessen kam. Das Einbringen von Kulturabschwemmungen in die Vagina wurde von den Tieren oft reaktionslos vertragen, während subcutane Injektionen örtliche Eiterungen ergaben. ROWSON u. Mitarb. (*21*) sind der Ansicht, daß Rinder in der Oestrusphase gegenüber einer Infektion des Uterus mit C. pyogenes besonders widerstandsfähig sind, hingegen soll eine experimentelle Infektion in der Lutealphase eher zu einer eitrigen Metritis führen. Durch Infusionen von Kulturabschwemmungen in den Zitzenkanal lassen sich nicht in jedem Fall entzündliche Veränderungen am Epithel der Drüsenausgänge und der Zisterne sowie am Euterparenchym erzeugen, die denen der natürlichen „Summer-Mastitis" entsprechen. Es wird daher angenommen, daß unspezifische Faktoren wie Kälte oder Wärme oder ungünstige Wetterbedingungen oder Verletzungen als Hilfsursachen einen bedeutenden Einfluß auf die Entstehung der „Summer-Mastitis" (LOVELL) haben.

Literatur

1. BEAVER, D. C.: A contribution to the bacteriology and pathology of sterility in cows with report of nineteen cases. J. Amer. vet. med. Ass. **61**, 469 (1922).
2. BERGEY, D. H.: Bergey's manual of determinative bacteriology. 7.ed. S. 585. Baltimore: Williams & Wilkins 1957.
3. BROWN, J. H., and M. L. ORCUTT: A study of Bacillus pyogenes. J. exp. Med. **32**, 219 (1920).
4. BÜRGENER, H.: Die Empfindlichkeit des Corynebacterium pyogenes gegen Antibiotika und Sulfonamide (und des Sulfons Tibatin). Vet.-med. Diss. Gießen 1956.
5. DERBYSHIRE, J. B., and P. R. J. MATTHEWS: Immunilogical studies with Corynebacterium pyogenes in mice. Res. Vet. Sci. **4**, 537 (1963).
6. FRANCIS, J.: A bacteriological examination of bovine tonsils and vaginas. The possible relationship of the findings to mastitis and pneumonia. Vet. J. **97**, 243 (1941).
7. GRUPE, W.: Untersuchungen von Rindertonsillen auf das Vorkommen von Corynebacterium (C.) pyogenes. Vet.-med. Diss. Berlin FU 1963.
8. HARTWIGK, H.: Atypische Merkmale von Corynebacterium (C.) pyogenes beim Rind. Dtsch. tierärztl. Wschr. **68**, 38 (1961).
   — Untersuchungen über das Haemolysin des Corynebacteriums (C.) pyogenes und seiner atypischen Variante. Z. Hyg. Infekt.-Kr. **148**, 142 (1961).
   —, u. S. GRUND: Atypische Corynebakterien beim Rind. Zbl. Bakt. I. Abt. Orig. **179**, 499 (1960).
   —, u. I. MARCUS: Gelatinaseaktivität und proteolytische Eigenschaft der typischen und atypischen Corynebakterien des Corynebacterium (C.) pyogenes. Zbl. Bakt. I. Abt. Orig. **186**, 544 (1962).
9. HEIDRICH, H. J., u. W. RENK: Krankheiten der Milchdrüse bei Haustieren. S. 318 usw. Berlin-Hamburg: Verlag P. Parey 1963.
10. KIELSTEIN, P., u. W. KÖTSCHE: Zur Differenzierung der aus tierischen Untersuchungsmaterial stammenden Corynebakterien. Arch. exp. Vet.-med. **17**, 449 (1963).
11. LOVELL, R.: Studies on the toxin of Corynebacterium pyogenes. J. Path. Bact. **52**, 295 (1941).
    — Further studies on the toxin of Corynebacterium pyogenes. J. Path. Bact. **56**, 525 (1944).
    — Corynebacterium pyogenes infections of domestic animals. Vet. Rec. **57**, 683 (1945).
    — Infections diseases of animals. In: Diseases due to bacteria. Ed. by A. W. STABLEFORTH and J. A. GALLOWAY. Vol. **1**, S. 239. London: Butterworth 1959.
12. MATTHEWS, P. R. J., and J. B. DERBYSHIRE: Observations on the mouse lethal power and serology of Corynebacterium pyogenes. Res. Vet. Sci. **4**, 531 (1963).
13. MENCK, K.: Zum Nachweis von für das Corynebacterium (C.) pyogenes spezifischen Antikörpern im Blute verschieden alter Rinder. Vet.-med. Diss. Berlin FU 1962.
14. MLINAE, F., and M. HAJSIG: Corynebacterium pyogenes beim Meerschweinchen. (Kroat.) Vet. Arch. (Zagreb) **28**, 43 (1958).

15. Morse, E. V., G. W. Robertstad, L. Wipf, and H. R. Glattli: A study of the pathogenicity of Corynebacterium pyogenes for laboratory white mice, hamsters, and rabbits. Cornell Vet. **42**, 368 (1952).
16. Parvanta, M. F.: Zur Frage der aktiven Immunisierung mit Vaccinen von Corynebacterium pyogenes. Vet.-med. Diss. München 1963.
17. Patočka, F.: Durch atypische Corynebakterien verursachte Infektionen. Prag, Anthroprozoonosy, Kongreßbericht 1958, S. 375.
18. Purdom, M. R., A. Seman, and M. Woodbine: The bacteriology and antibiotic sensitivity of Corynebacterium pyogenes. Vet. Rev. Annot. **4**, 55 (1958).
19. Renk, W.: Pathogenese der durch Corynebacterium pyogenes und -mischinfektionen hervorgerufenen Mastitiden. Zbl. Vet. Med. **8**, 1141 (1961).
20. Rolle, M.: Biologie des Bacterium pyogenes. Hannover: Schaper 1929.
21. Rowson, L. E. A., G. E. Lamming, and R. M. Fry: The relationship between ovarian hormones and uterine infection. Vet. Rec. **65**, 335 (1953).
22. Weitz, B.: The bacterial flora found in the vagina of dairy cows with special reference to corynebacteria. J. comp. Path. **57**, 191 (1947).
— C. pyogenes infection in cattle with special reference to summer mastitis. Vet. Rec. **61**, 123 (1949).
23. Wohanka, K., and Th. Hubrig: C. pyogenes-Infektionen der tiefen Geschlechtswege des Rindes im Anschluß an die Geburt. Mh. Vet.-Med. **17**, 77 (1962).

IV. C. murisepticum und C. kutscheri

Beide Keimarten sind Erreger einer Infektionskrankheit bei Mäusen und sollen für Mäuse pathogen sein (Bergey, Wilson u. Miles u. a.). Das C. murisepticum wird als kurzes, grampositives, unbewegliches Stäbchen beschrieben, das polar liegende Granula besitzt und zu längeren Filamenten auswachsen kann. Im Gelatinestich wächst es spärlich entlang dem Stich mit kurzen Ausläufern nach der Seite, in Eierglycerinbrühe und auf Loeffler-Serum üppig. Gewöhnliche Bouillon wird getrübt, Lackmusmilch ohne Gerinnung gesäuert. Auf der Blutplatte bleibt eine hämolytische Wirkung aus. Indol und H_2S werden gebildet, Glucose, Fructose, Galaktose, Maltose, Lactose, Saccharose, Inulin und Mannit fermentiert, Arabinose und Isodulcit jedoch nicht angegriffen.

Das C. kutscheri ist in käsigen Eiterherden von Mäuselungen festgestellt worden. Der Keim wächst auf Nähragar in kleinen, durchscheinenden, weißlichen oder gelblichen Kolonien. Biochemisch verhält er sich weitgehend inaktiv, Lackmusmilch wird nicht gesäuert.

Beide Keimarten können der Literatur nach als ausreichend charakterisierte Species angesehen werden, sind aber auf ihre pathogenen Eigenschaften gegenüber Versuchstieren nicht hinreichend geprüft.

Watanabe u. Mitarb. (1958) berichteten über eine spontane Corynebacteriosis bei Mäusen, die in 2 Partien in Quarantäne gehalten wurden und infolge einer Infektion mit C. kutscheri erkrankten. Aus den veränderten Organen konnte das C. kutscheri isoliert werden, experimentell bewirkte es jedoch keine klinische Erkrankung. Es kam zu einer latenten Infektion mit spezifischen Veränderungen an den Lebern, Lungen, Nieren und Därmen. Die Mäuse, die überlebten, wurden in 2 Gruppen geteilt. Die eine Gruppe von 20 Mäusen erhielt täglich während einer Zeit von 10 Tagen Cortison, die andere Gruppe von 8 Mäusen blieb unbehandelt. Es kam bei der ersteren Gruppe zu einer klinischen Manifestation der latenten Infektion und einer Todesrate von 30%. In der Kontrollgruppe blieben die Mäuse gesund.

10 Mäuse erhielten peroral ungefähr 0,2 ml einer 18stündigen Bouillonkultur von dem Stamm F. des C. kutscheri. Eine zweite Gruppe von 10 Mäusen bekam 2,5 mg Cortison subcutan 2 Std nach der Inoculation der Bakterien. Die dritte Gruppe wurde nur mit 2,5 mg Cortison behandelt.

In der ersten Gruppe starben 2 Mäuse mit klinischen Erscheinungen, in den anderen Gruppen war die Mortalität groß, ohne Rücksicht darauf, ob die Mäuse infiziert worden waren oder nicht. Die meisten der überlebenden Tiere zeigten spezifische Läsionen, als sie 30 Tage p.i. untersucht wurden. Zu ähnlichen Resultaten kam es bei Mäusen, die subcutan mit verschiedenen Mengen der Keime 2 Tage nach subcutaner Injektion verschiedener Dosen Cortison inoculiert worden waren. Es wird für möglich gehalten, daß das Cortison eine latente Infektion in eine klinische Manifestation mit tödlichem Ausgang überführen kann.

Literatur

WATANABE, M., K. SUZUKI, M. FUJIKI, and N. ABE: Studies on spontaneous corynebacteriosis in mice with special reference to the effect of cortisone on corynebacterium kutscheri infection. Bulletin of the Nat. Inst. of Animal Health **38**, 30 (1960).

V. C. renale

Das C. renale wurde nach Entdeckung durch ENDERLEN (*2*) und HÖFLICH (*8*) als Erreger der eitrigen Pyelonephritis des Rindes angesehen, einer Krankheit, die klinisch spät in Erscheinung tritt, post partum entsteht und unheilbar ist.

An der Erregernatur des Keimes wurde nicht gezweifelt, da die Keime regelmäßig im eitrigen Sekret von Nieren mit pyelonephritischen Erscheinungen in Reinkultur oder im Gemisch mit anderen Keimen (Staphylokokken) gefunden wurden (*5*).

Nachdem sich aber später der Nachweis eines saprophytären Vorkommens auf der Genitalschleimhaut des weiblichen und männlichen Rindes häufte (*18*) und die Keime auch in Spermaproben gesunder Bullen (*1, 13, 16*) und im Nierenbecken unveränderter Nieren (*1*) festgestellt wurden, war man sich nicht mehr ganz sicher, ob das C. renale die Krankheit als primärer Erreger hervorrufen würde. Man stellte unterstützende Ursachen mehr in den Vordergrund und schrieb diesen eine wesentliche Bedeutung für die Genese zu, das ganz besonders auch deshalb, weil die Krankheit sich stets erst im Anschluß an die Geburt einstellte. Es kam hinzu, daß man über den Infektionsweg des Erregers wenig wußte, und die durch das Tierexperiment erlangten Informationen nicht eindeutig waren oder sich zum Teil widersprachen (*4, 9, 11*). Dabei ging es im wesentlichen um die Frage, ob ein hämatogener oder urogener Infektionsmodus anzunehmen sei.

Diese Frage ist inzwischen dahin entschieden worden, daß wohl in der Hauptsache eine ascendierende Infektion vom Genitaltrakt aus in Betracht kommt und dispositionelle Faktoren, wie sie bei der Geburt möglich sind, unterstützend mitwirken. Versuche, die von ENDERLEN (*2*), JONES u. LITTLE (*9*), FEENSTRA, CLARK u. THORP (*4*), LOVELL (*11*) und LOVELL u. COTCHIN am Rind, Kaninchen oder Mäusen durchgeführt wurden, haben in dieser Hinsicht Klarheit gebracht.

Über das Vorkommen des C. renale bei anderen Tierarten wie Pferd (*6*), Schwein (*17*), Schaf (*10*), Hund (*14*) und Huhn (*15*) liegt eine Anzahl von Berichten vor. Daß es sich in der Tat um diesen Keim in jedem Fall gehandelt hat, erscheint nicht sicher, da eine umfassende Charakterisierung der isolierten Keime oft fehlt (*12*).

Das C. renale unterscheidet sich durch bestimmte Eigenschaften von anderen Corynebakterien. Es ist grampositiv, $0{,}7 \times 2{,}0$ bis 3 μ groß, zuweilen leicht gekrümmt und unbeweglich. Die Enden sind abgerundet, mitunter etwas verdickt. Die Kultivierung gelingt auf den gewöhnlichen Nährböden unter aeroben

Bedingungen. Serum- oder Traubenzuckerzusatz fördert das Wachstum. Auf gewöhnlichem Nähragar entstehen nach 24stündiger Bebrütung feine, punktförmige, leicht feuchte, konvexe, runde Kolonien, die eine Eigenfarbe besitzen und demzufolge bei durchfallendem Licht nicht durchsichtig sind. Die Farbe ist grauweißlich bis gelblich, die Oberfläche glatt und von gröberer Textur. Sie trocknet bei fortgesetzter Bebrütung ab und bekommt dann ein stumpfes Aussehen. Bei mikroskopischer Untersuchung im Henryschen Beleuchtungseffekt beobachtet man ein buntes Mosaik, bei dem der gelbrötliche oder kupferartige Farbton vorherrscht (*7*). Ein Festhaften der Kolonien am Nährboden kommt bei einzelnen Stämmen zuweilen vor.

In der gewöhnlichen Nährbouillon entsteht ein körniger Bodensatz, der beim Schütteln spiralig-wolkig aufwirbelt. Bei Ruhigstellung des Röhrchens ist die Bouillon ziemlich klar oder nur sehr leicht getrübt. An der Oberfläche bildet sich ein dünnes Häutchen, das später absinkt.

Auf Frischblutagar bleibt eine Hämolyse aus. Auf 10%igem Milchagar entstehen um die Kolonien aufgehellte Zonen (*11*). Lackmusmilch wird alkalisiert. Ohne eine Gerinnung hervorzurufen, wird das Milcheiweiß abgebaut, so daß die Milch wasserähnlich und leicht durchsichtig wird, ohne ihre dunkelviolette Farbe zu verlieren.

Eine für die Unterscheidung von anderen Corynebakterien besonders wichtige Eigenschaft ist die Ureaseaktivität (*11*, *12*). Indol wird nicht gebildet und Gelatine nicht verflüssigt. Nitrate werden nicht zu Nitriten reduziert, der Keim bildet aber Katalase und fermentiert Glucose ohne Gasbildung. Lactose, Galaktose, Mannit und Salicin werden nicht angegriffen. Gegenüber Fructose, Maltose, Mannose, Xylose u. a. verhalten sich die Stämme unterschiedlich. Die Aktivität im Fermentierungsvermögen kann durch Serumzusatz gesteigert werden.

Serologisch ist bis heute eine Differenzierung nicht möglich, eine Unterscheidung von Serotypen entfällt daher.

Die Empfindlichkeit gegenüber Penicillin und anderen Antibiotika sowie Sulfonamiden ist erheblich. Mit den üblichen Desinfektionsmitteln läßt sich der Keim in kurzer Zeit abtöten.

1. Weiße Maus. Sie besitzt eine begrenzte Empfänglichkeit gegenüber einer intravenösen Infektion. Die Mortalitätsrate liegt nicht hoch (etwa 30%), die Infektionsrate erreicht aber bei einzelnen Stämmen 60% und mehr, wenn die infizierten Mäuse 2–3 Wochen p.i. getötet und die Nieren auf Veränderungen histologisch untersucht werden.

Lovell und Cotchin (*11*) infizierten Mäuse mit 20 Millionen Keimen je Maus intravenös und erzielten an den Nieren Erscheinungen, die denen der Pyelonephritis des Rindes vollkommen glichen. Kaninchen und Meerschweinchen, denen 60 Millionen Keime injiziert wurden, lieferten keine besseren Ergebnisse als Mäuse, die 20 Millionen Keime erhalten hatten. Deshalb halten beide Autoren die Maus für Pathogenitätsprüfungen mit C. renale für besonders geeignet.

Histologische Untersuchungen an den Nieren infizierter Mäuse ergaben, daß die Bakterienkonzentration in den Nieren am 7. Tag p.i. ihren Höhepunkt erreicht. Die Erreger sind zuerst in Haufen in den Capillaren zwischen den Sammel-Tubuli in der Nähe der Spitze der Papilla sichtbar und bewirken eine Dilatation der Capillaren und eine Anhäufung von heterophilen Zellen. Die Zellen passieren das normale oder schon nekrotisch gewordene Epithel und dringen schließlich in das Lumen der Sammel-Tubuli vor. Kleine Abscesse entwickeln sich in der Papilla, oft eben unterhalb der Epithelauskleidung des Nierenbeckens. Sie brechen durch und führen zu einer Eiteransammlung im Nierenbecken schon 30 Std p.i. Im weiteren Verlauf kann es zur Ausdehnung des Prozesses auf das gesamte Nierenbecken, die Ureter und das perirenale Gewebe sowie die Markschicht der Nieren kommen. Selten ist die Nierenrinde in den Prozeß einbezogen.

Die Mortalität belief sich in den Versuchen von LOVELL und COTCHIN auf 24%, in mehr als 50% konnte durch makroskopische und histologische Untersuchungen der Nieren ein Angehen der Infektion festgestellt werden.

LOVELL und COTCHIN (1952) injizierten Mäuse auch mit anderen Eitererregern wie C. pyogenes, ovis, Bact. equirulis, Bact. coli, Staph. aureus intravenös und wiesen nach, daß diese Keime schon im Anfangsstadium Veränderungen in der Rindenschicht der Nieren hervorriefen, was beim C. renale nicht der Fall war.

Die intraperitonealen, vaginalen und subcutanen Injektionen blieben im Ergebnis unbefriedigend.

KUZDAS, MORSE u. ELLIS (*10*) führten Pathogenitätsprüfungen an Mäusen mit 50 Renalestämmen aus Pyelonephritisfällen und 12 Stämmen aus der Vagina gesunder Rinder durch. Sie injizierten 0.5 ml je Maus intravenös. Die Keimzahl betrug 5,3–6,75 Millionen je Inoculum. Als positives Ergebnis werteten sie die klinische Erkrankung, das Vorkommen von pathologisch-anatomischen Veränderungen an den Nieren und den Exitus. In 68% kam es bei den Nierenstämmen, in 25% bei den Vaginastämmen zu einem Infektionserfolg. Die Erkrankungen wurden am häufigsten 5–14 Tage p.i. festgestellt. Bemerkenswert ist, daß die Zahl der verimpften Keime das Ergebnis der Versuche nicht erheblich zu beeinflussen schien und eine Verkürzung der Inkubationszeit durch größere Keimzahlen nicht erreicht werden konnte.

Infektionen entstanden in der Regel, wenn $3{,}1 \times 10^7$ Bakterien i.v. injiziert worden waren. Von 620 infizierten Mäusen waren14,83% bei der bakteriologischen Prüfung der getöteten Tiere positiv. Die Infektionsrate schwankte zwischen 10 und 70%, wobei 12 Stämme 10%, 10 Stämme 20%, 8 Stämme 30%, 3 Stämme 40%, 2 Stämme 50% und je 1 Stamm 60 und 70% erreichten.

In 65% ließen sich Veränderungen an beiden Nieren der bakteriologisch positiven Mäuse feststellen. In etwa 34% wurde aus den Nieren C. renale isoliert, obwohl mit bloßem Auge Veränderungen nicht zu erkennen waren.

Auf meine Anregung hin führte UNTERMANN (*17*) Infektionsversuche an Mäusen mit C. renale durch, um zu prüfen, ob die Infektions-Ergebnisse durch vorherige Cortisongaben verbessert werden konnten. Die Zahl der Tiere innerhalb der Gruppen war leider nur gering, außerdem traten Verluste durch Ektromelie auf. Bei Verwendung von Mäusen im Gewicht von 18–24 g führte die intravenöse Injektion nur dann zu makroskopisch erkennbaren Nierenveränderungen, wenn eine Mindestzahl von 200 Millionen Keimen je Maus verimpft wurde. Die Infektions- und Mortalitätsraten ließen sich durch Vorspritzen von 1 mg Cortison 24–48 Std vor der Infektion verbessern. Insgesamt gesehen waren die Versuchsergebnisse aber nicht voll befriedigend, weil sie bei gleicher Technik und bei gleichen Stämmen nicht reproduziert werden konnten. Unterschiede in der pathogenen Wirkung kamen bei Nieren- und Vaginastämmen vor und zeigten sich auch innerhalb beider Gruppen. Die Absterbezeiten variierten zwischen 7 und 24 Tagen p.i. Wurden die überlebenden Tiere 10–14 Tage p.i. getötet, erhöhte sich die Zahl der Tiere mit Nierenveränderungen erheblich. LOVELLs Feststellung, daß die Veränderungen an den Nieren primär in der Markschicht entstehen, wurde im wesentlichen bestätigt.

2. Kaninchen. Diese Versuchstierart hat in der Literatur keine einheitliche Beurteilung hinsichtlich ihrer Eignung für das Experiment mit C. renale erfahren.

ENDERLEN (*2*) hat durch intravenöse Injektion des Kaninchens mit frisch isolierten Renalestämmen die Krankheit reproduzieren können. LOVELL u. COTCHIN erzielten hingegen keine befriedigenden Ergebnisse mit dieser Tierart.

FEENSTRA u. Mitarb. (*4*) führten umfangreiche Experimente am Kaninchen durch und konnten beweisen, daß das Kaninchen für den Übertragungsversuch nicht minder brauchbar als die Maus ist.

Zwecks Gewinnung eines Immunserums infizierten die Autoren 21 Kaninchen intravenös. Dabei starben 6 Tiere. Dieses Ergebnis ermutigte sie, das Kaninchen zum Studium der Pathogenese der Pyelonephritis des Rindes zu benutzen.

15 Kaninchen im Gewicht von etwa 2 kg wurden mit annähernd 4 Milliarden Keimen je Tier i.v. infiziert, die aus einem frischen Fall einer Pyelonephritis einer Kuh isoliert worden waren.

10 Tiere wurden $^1/_2$ Std, 1, 2, 3, 4, 5, 6, 7, 9 und 11 Tage p.i. getötet und eingehend bakteriologisch und histologisch untersucht. 5 Kaninchen blieben 18 bis 19 Tage p.i. in Beobachtung, um die Mortalitätsrate zu bestimmen.

Bei den Kaninchen, die am 2. Tag und später getötet wurden, ließen sich die schon von Lovell und Cotchin bei Mäusen beschriebenen pathologisch-anatomischen Veränderungen an den Nieren feststellen. Der Kulturversuch war bis auf wenige Ausnahmen positiv, wobei der Nachweis der Erreger aus Lunge, Leber, Knochenmark, Milz, Nieren und Harnblase gelang. 1 Tier starb am 5. Tag, ein weiteres Tier wurde moribund am 7. Tag getötet. Von den 5 am Leben gebliebenen Tieren starb 1 Kaninchen am 8. Tag.

Feenstra u. Mitarb. sind davon überzeugt, daß das Kaninchen für die Pathogenitätsprüfungen des C. renale und für das Studium der Pathogenese der Pyelonephritis brauchbar ist und die intravenöse Injektion sich besonders eignet, eine experimentelle Pyelonephritis hervorzurufen. Das darf nach Ansicht der Autoren jedoch nicht zu der Annahme führen, daß die Pyelonephritis des Rindes hämatogenen Ursprungs ist. Die Konzeption, daß die Krankheit auf urogenem Wege und zwar durch ascendierende Infektion entsteht, scheint den Autoren ausreichend begründet zu sein und findet eine wesentliche Stütze in der Tatsache, daß Blasenwand und Ureter ein mit vielen Anastomosen versehenes Netzwerk von Lymphbahnen besitzen und durch kommunizierende Lymphgefäße auch mit dem Netzwerk des Nierenbeckens und des Nierenparenchyms in Verbindung stehen (*3*).

3. Meerschweinchen. Das Meerschweinchen hat sich bei Infektionsversuchen mit C. renale nicht bewährt. Man nimmt an, daß es über eine erhebliche Resistenz gegenüber dem C. renale verfügt.

Literatur

1. Bratke, E.: Vorkommen und Bedeutung von Corynebacterium renale und pyogenes bei der künstlichen Besamung des Rindes. Berl. Münch. tierärztl. Wschr. **65**, 247 (1952).
2. Enderlen, E.: Primäre infectiöse Pyelo-Nephritis beim Rind. Dtsch. Z. Tiermed. **17**, 325 (1891).
3. Eisendraht, D. N., and O. T. Schultz: The pathology of involvement in ascending infection of the urinary tract. J. med. Res. **35**, 295 (1917).
4. Feenstra, E. S., F. Thorp, and C. F. Clark: The isolation of diphtheroids from apparently normal cows. N. Amer. Vet. **27**, 288 (1946).

   — —, and M. L. Gray: Pathogenicity of Corynebacterium renale for rabbits. Amer. J. vet. Res. **10**, 12 (1949).
5. Fischer, W.: Über das Vorkommen von Bacterium renale bovis in pathologisch anatomisch stark veränderten Nieren von Schlachtrindern. Vet.-med. Diss. München 1953.
6. Foss, J. O.: Identification of Corynebacterium renalis from the kidney and bladder of a horse. J. Amer. vet. med. Ass. **104**, 27 (1944).
7. Hartwigk, H.: Die S-Form der Listeria monocytogenes im Vergleich zu Kolonien listeriaähnlicher Keime. Zbl. Bakt. I. Abt. Orig. **173**, 568 (1958).
8. Höflich, C.: Die Pyelonephritis bacillosa des Rindes. Mh. prakt. Tierheilk. **2**, **337** (1891).
9. Jones, F. S., and R. B. Little: Specific infectious cystitis and pyelonephritis of cows. J. exp. Med. **42**, 593 (1925).

   — — The organism associated with specific infectious cystitis and pyelonephritis of cows. J. exp. Med. **44**, 11 (1926).

   — — A contribution of the epidemiology of specific infectious cystitis and pyelonephritis of cows. J. exp. Med. **51**, 909 (1930).

10. Kuzdas, C. D., E. V. Morse, and R. H. Ellis: A systematic study of the pathogenicity of sixty-two strains of Corynebacterium renale for laboratory white mice. J. Bact. **62**, 763 (1951).
11. Lovell, R.: Studies on Corynebacterium renale I. A systematic study of a number of strains. J. comp. Path. **56**, 196 (1946).
—, and E. Cotchin: Studies on Corynebacterium renale. II. The experimental pathogenicity for mice. J. comp. Path. **56**, 205 (1946).
— — Studies on Corynebacterium renale. IV. Renal lesions in mice produced by other bacteria. J. comp. Path. **62**, 245 (1952).
— Studies on Corynebacterium renale. V. Some observations on a chemical extract. J. comp. Path. **66**, 332 (1956).
12. Morse, E. V.: Bovine pyelonephritis. Cornell Vet. **38**, 135 (1948).
— The urease activity of certain pathogenic bacteria isolated from animal infections. Cornell Vet. **39**, 77 (1949).
— Criteria for the identification of Corynebacteria isolated from animals. Cornell Vet. **39**, 266 (1949).
— An ecological study of Corynebacterium renale. Cornell Vet. **40**, 178 (1950).
—, and L. Wipf: Experimental pyelonephritis in mice, rabbits and cattle. Proc. Amer. vet. med. Ass. 88, 89 (1951).
13. Münker, W., u. J. Kleikamp: Untersuchungen über die Corynebacterien im Bullensperma. Berl. Münch. tierärztl. Wschr. **73**, 151 (1960).
14. Olafson, P.: Pyelonephritis in a dog due to Corynebacterium renalis. Cornell Vet. **20**, 69 (1930).
15. Smibert, R. M., H. M. de Volt, and J. E. Faber: A study of the bacterial flora of the respiratory system of normal chickens. Poultry Sci. **37**, 159 (1958).
16. Taxacher, J.: Untersuchungen über Bakterienflora im Ejakulat des Bullen. Vet.-med. Dis. München 1952.
17. Untermann, J.: Untersuchungen zur Frage der Pathogenität des Corynebacterium renale. Vet.-med. Diss. Berlin FU 1961.
18. Weitz, B.: The bacterial flora found in the vagina of dairy cows with special reference to Corynebacteria. J. comp. Path. **57**, 191 (1947).

VI. C. equi

Das C. equi wurde wiederholt in Abscessen in den cervicalen Lymphknoten und in Lungen von Schweinen festgestellt. Magnusson (1923) fand diesen Keim ferner bei Fohlen, die absceßartige Entzündungsherde in den Lungen aufwiesen. Der Autor übertrug den isolierten Keim intratracheal auf gesunde Fohlen und rief bei diesen wieder ähnliche Lungenveränderungen hervor.

Bendixen u. Jepsen (1939) bestätigten, daß das C. equi bei Schweinen spontane eitrige Pneumonien verursachen kann. Intratracheale Injektionen dieser Bakterien bewirkten bei gesunden Schweinen eine mit Absceßbildung einhergehende Pneumonie, so daß die Autoren zu dem Ergebnis kamen, daß das C. equi eine gewisse Pathogenität für das Schwein besitzt und bei dieser Tierart unter noch unbekannten Bedingungen spontane Pneumonien hervorrufen kann.

Thal u. Rutquist (1959) beobachteten ebenfalls bei 2 Schweinen eine durch C. equi verursachte spontane eitrige Bronchopneumonie und bemühten sich, die Frage der Pathogenität des C. equi für Schweine, Mäuse und Meerschweinchen im Tierexperiment zu klären.

Sie fanden bei 17 Stämmen, die aus Schweinen oder Fohlen isoliert worden waren, gleiche kulturelle Merkmale. Die Keime waren ausgesprochen fermentschwach. Sie reduzierten in 0,1% Kaliumnitratbouillon innerhalb 5 Tagen lediglich Nitrate zu Nitriten, bildeten kein Indol und waren gelatinasenegativ. Auf Blutagar und gegenüber den üblichen Kohlenhydraten, Alkoholen und Glykosiden verhielten sie sich negativ.

Infektionsversuche wurden an 18 Schweinen mittels verschiedener Infektionsrouten durchgeführt. Zur Infektion dienten 1—20 ml einer Kochsalzabschwemmung von einer 24—48stündigen Blutagarkultur mit dem Wellcome Trübungsgrad 10. Klinische Erscheinungen blieben bei den oral, intranasal und intravenös infizierten Tieren aus. Nach Tötung 4—6 Wochen p.i. konnten keine Organveränderungen ermittelt werden. Bei subcutanem und intramuskulärem Infektionsmodus entstanden lokale Abscesse an der Injektionsstelle bei 1 bzw. 2 Schweinen von insgesamt 5 (2 subcutan, 3 intramuskulär) Schweinen. Klinische Erscheinungen und Organveränderungen fehlten. 6 intratracheal infizierte Schweine (Gewicht: 20—60 kg) blieben klinisch ebenfalls gesund, jedoch konnten 2 bis 5 Wochen p.i. bei diesen nach Tötung ausgedehnte Bronchopneumonien mit Abscessen, die einen Durchmesser von 1,5 cm hatten, festgestellt werden. Das Bild der Bronchopneumonie stimmte mit dem der spontanen Fälle überein.

Für die Experimente mit Mäusen wurden 76 Tiere verwendet. Alle Mäuse, die i.p. mit 0,5 oder 0,1 ml Kulturabschwemmung infiziert worden waren, starben 1—5 Tage p.i. Aus dem Herzblut und der Milz wurden Reinkulturen von C. equi gewonnen.

Die Überlebenszeit betrug bei 15 von 26 intranasal infizierten Mäusen 2 bis 19 Tage. 11 Mäuse überstanden die 30tägige Beobachtungszeit ohne klinische Symptome. Die meisten Mäuse dieses Versuchs wiesen bronchopneumonische Veränderungen auf, aus denen C. equi in Reinkultur isoliert werden konnte.

Von 19 Meerschweinchen, die i.p. infiziert worden waren, starben 12 1—16 Tage p.i. C. equi wurde aus Herzblut, Leber und Milz von allen gestorbenen Tieren isoliert. 7 Meerschweinchen überlebten die 30tägige Beobachtungszeit ohne sichtbare Krankheitserscheinungen. An den Organen ließen sich Veränderungen nicht nachweisen, aber aus Herzblut, Leber und Milz konnte bei den meisten Tieren C. equi isoliert werden.

Thal u. Rutquist folgern aus ihren Ergebnissen, daß C. equi für Mäuse bei i.p.- und intranasaler Infektion durchaus pathogen ist.

Literatur

Thal, E., and L. Rutquist: The pathogenicity of Corynebacterium equi for pigs and small laboratory animals. Nord. Vet. Med. **11**, 298 (1959).

Genus II. Listeria

Das Tierexperiment ist nicht nur eine brauchbare Methode, um die Listeriose zu reproduzieren, sondern dient auch zur Prüfung des Erregers auf seine Virulenz. Der Nachweis des Erregers stützt sich ausschließlich auf das kulturelle Untersuchungsverfahren, wobei unabdingbare Voraussetzung für den Tierversuch die Reinzüchtung ist. Albinomaus und Kaninchen sind die für Listerien am meisten benutzten Versuchstiere. Resistenzunterschiede kommen bei beiden Tierarten vor, ebenso Virulenzschwankungen des Erregers. Bestimmte Mäuse- oder Kaninchenstämme sind für das Tierexperiment mit Listeria monocytogenes (L. m.) besonders geeignet, ebenso scheinen bestimmte Futterdiäten das Angehen der Infektion zu begünstigen. Hungerperioden können beispielsweise den Infektionseffekt beim Meerschweinchen verbessern (*40*). Es ist aber immer ein Wagnis, dem Infektionsversuch durch Schaffung unnatürlicher Bedingungen zum Erfolg zu verhelfen, weil dabei u. U. sekundäre Infektionen entstehen, und das Prinzip der Reinhaltung der Kulturen bei der Wiedergewinnung des Erregers aus dem Tierkörper durchbrochen wird.

Deshalb wird man Versuchstiere vor und nach Beginn des Versuches zunächst auskömmlich ernähren und von Alleindiäten, wie sie für die einzelnen Tierarten als Standardfutter von den Firmen angeboten werden, Gebrauch machen. Bleibt ein positiver Erfolg bei diesem Vorgehen aus, steht der Weg für eine Provokation der Infektion durch Hungerperioden vor Beginn der Infektion offen. Die Verwendung des gleichen Versuchstierstammes ist im Hinblick auf die Vergleichbarkeit der Ergebnisse verschiedener Versuchsansätze wichtig. Bei Veröffentlichung von Ergebnissen ist der verwendete Tierstamm anzugeben.

A. Listeriose als Krankheit

Die zuerst als Infektionskrankheit des Tieres erkannte Listeriose zog das Interesse der Ärzte auf sich, nachdem sich durch Untersuchungen NYFELDTs (*27*) gezeigt hatte, daß unter den Symptomen der Mononucleose verlaufende Krankheitsbilder des Menschen durch L. m. hervorgerufen sein können. Die bei Tieren gesammelten Erfahrungen dienten als Ausgangspunkt für die nunmehr verstärkt einsetzende Erforschung der Menschen-Listeriose. Zahlreiche Parallelen ergaben sich, und die Annahme schien begründet, daß die menschliche Infektion im wesentlichen auf das Tier als Infektionsquelle zurückgehen würde. Die Listeriose wurde daher als Zooanthroponose bezeichnet (*7*, *29*, *37*).

Diese Auffassung ist in den letzten Jahren erschüttert worden, weil der Keim in der Natur ubiquitär verbreitet ist und in den seltensten Fällen bei Infektionen des Menschen Zusammenhänge mit tierischen Erkrankungen festgestellt werden konnten. Man spricht daher auch vielfach von Schmutz- und Schmierinfektionen und billigt dem Keim nur noch fakultativ pathogene Eigenschaften zu (*4*, *37*, *39*).

Die Zahl der wissenschaftlichen Arbeiten über die Listeriose des Menschen und der Tiere hat unaufhörlich zugenommen. Es würde daher zu weit führen, wenn man alle das Tierexperiment berührende Arbeiten zitieren wollte. Aus diesem Grund erscheint es zweckmäßig, hinsichtlich der Literatur auf die besonders umfangreichen und die meisten Veröffentlichungen erfassenden Werke von URBANECK (*41*), SEELIGER (*37*) und GRAY (*13*) zu verweisen.

Nachdem MURRAY, WEBB und SWANN (1926) bei Kaninchen und Meerschweinchen zum erstenmal die Listeriose festgestellt hatten, führte PIRIE (1940) zwecks Ehrung LISTERs den später von der internationalen Nomenklaturkommission gebilligten Gattungsbegriff „*Listeria*" ein. Als Genus II wurde die Gattung in die Familie XII der Corynebacteriaceae des Bakteriensystems aufgenommen. Das Genus umfaßt als einzige Species die Listeria monocytogenes. Das Epitheton ornans „monocytogenes" blieb erhalten, da sich fast regelmäßig eine Monocytose 3–4 Tage p.i. zeigt.

Die septikämische, eine auf die Gebärmutter lokalisierte Form des trächtigen Tieres und eine Gehirnform sind bei Tieren bekannt. Die septikämische Form führt zu granulomatösen oder nekrobiotischen Herden in den großen Körperparenchymen und bei tragenden Tieren zur Ausstoßung der Frucht. Die Gehirnform wird von japanischen Autoren (*1*, *2*) und URBANECK (*41*) auf eine Infektion im Verzweigungsgebiet des Nervus trigeminus zurückgeführt.

Bei der menschlichen Listeriose unterscheidet SEELIGER (1958) eine akute, subakute, chronisch-protrahierte und abortive Verlaufsform. Klinisch und pathologisch-anatomisch wird folgende Einteilung vorgeschlagen:

a) anginös-septische Form mit Mononucleose
b) oculo-glanduläre Form mit Conjunctivitis
c) cervico-glanduläre Form
d) zentralnervöse Form mit Meningitis, Meningoencephalitis, Encephalitis, Psychosen und Folgezuständen
e) Granulomatosis septica und typhös-pneumonische Form
f) Granulomatosis infantiseptica (Neugeborenen-Listeriose)
g) Schwangerschaftslisteriose
h) weitere Formen (exanthemisch, venerisch usw.).

„Der vorherrschend septische Charakter der Listeriose widerspricht“ — nach SEELIGER — „jedem starren Einteilungsprinzip, da die Organbeteiligung außerordentlich stark wechseln kann.“

B. Eigenschaften des Erregers

Die L. m. ist ein pleomorphes grampositives Kurzstäbchen, das 0,5 μ breit und 1–2 μ lang ist. In Ausstrichen von Organen listeriainfizierter Tiere herrscht die Diploform vor, in der Kultur hingegen sind zusammengelagerte Stäbchen oder Kettenbildungen oder V- oder Pallisaden-Formen anzutreffen. Morphologie und Tinktionsvermögen scheinen bis zum gewissen Grade von der Nährbodenart abhängig zu sein. Ein gramlabiles Verhalten kommt nach längerem Verbleiben des Keimes auf gleichem Nährboden vor. Ebenso kann bei einem Übergang von der S- zur R-Form das an sich gedrungene Stäbchen fadenähnlicher aussehen (*17*).

Elektronenmikroskopische Untersuchungen an Listerien von EDWARDS (*9*) und GRUND (*15*) vermitteln ein eindrucksvolles Bild von der Morphologie des Erregers (s. Abb. 2).

Eine die L. m. innerhalb aller Species der Corynebacteriaceae besonders kennzeichnende Eigenschaft ist die *Beweglichkeit*. Ihre Darstellung ist weitgehend abhängig von der Art des zur Vermehrung benutzten Nährbodens und der Temperatur bei der Bebrütung. Flüssige oder halbfeste (0,3% Agar) Nährböden, die bei 20°C 24–28 Std lang bebrütet werden, sind für die Entwicklung des Geißelapparates am günstigsten. Die Prüfung erfolgt im Nativpräparat, wenn möglich im Phasenkontrast- oder Dunkelfeld-Mikroskop. Oft bewegen sich nur einzelne Bakterienzellen innerhalb zahlreicher unbeweglicher Bakterien. Die im Höchstfall vorhandenen 4 Geißeln sind sehr fragil, wodurch sich erklärt, daß die Geißeln fehlen oder unvollzählig vorhanden sein können.

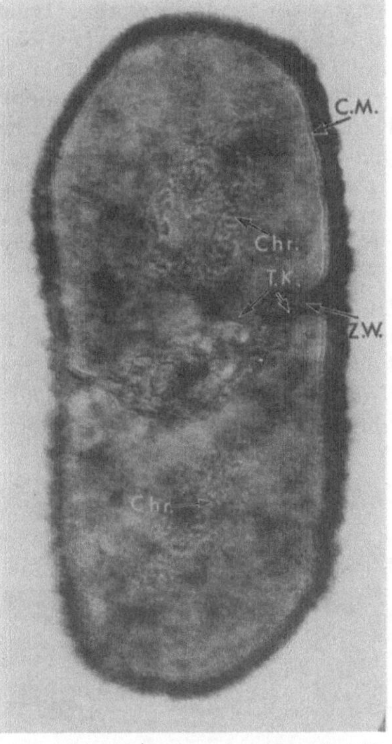

Abb. 2. *Listeria monocytogenes Stamm Pat. II.* Teilungsstadium: Das chromosomale Material (Chr.) liegt bereits in zwei Bezirken und in schraubiger Anordnung vor. Ein zentral gelagerter Tubulikörper (T. K.) steht mit der Cytoplasmamembran (C. M.) der beiden Querwandansätze (Z. W.) in Verbindung. Abbildungsmaßstab: 1:87000

Die *Nährbodenansprüche* der L. m. sind sehr gering, jedoch wachsen die Keime nur auf Nährmedien, die keine Hemmungszusätze enthalten. Gewöhnlicher unter Verwendung von Fleischextrakt hergestellter Nähragar genügt schon für die Primärkultur. Ebenso bietet der Conradi-Drigalski-Agar ohne Kristallviolettzusatz günstige Vermehrungsbedingungen. Tryptoseagar ist ein optimaler Nährboden. Glucosezusatz zum gewöhnlichen Nähragar oder zur Nährbouillon steigert die Vermehrungsaktivität. Durch schnelle Fermentierung der Glucose kommt es schon nach 2tägiger Bebrütung bei 20° oder 37° C zu pH-Werten von 4,25—4,5, die ein Absterben der Keime herbeiführen können (*17*). Die Kolonien wachsen auf Traubenzuckeragar (1% Glucose) verhältnismäßig groß und zeigen einen gelblichen Schimmer.

Auf Dünngußplatten von gewöhnlichem Nähragar oder Traubenzuckeragar läßt sich bei Listerienkolonien ein graubläulicher Farbton feststellen. Man muß zur Erkennung dieses Farbeffektes die offene Platte gegen das Tageslicht etwas schräg halten und die Kolonien von unten durch den Nährboden hindurch beobachten. Die Größe der Kolonien beträgt auf gewöhnlichem Nähragar im Durchmesser nach 48stündiger Bebrütung 0,8—1,0 mm, auf Traubenzuckeragar- oder Blutagarplatten 1,2—1,5 mm.

In gewöhnlicher Nährbouillon oder Glucosebouillon kommt es unter Trübung zur Entstehung eines Bodensatzes, der bei leichtem Schütteln schleimzopfähnlich aufwirbelt. Im halbfesten Hochschichtagar wächst der Keim vom Stich in den Nährboden hinein, so daß die Nährbodensäule in kurzer Zeit völlig getrübt ist.

Ein mikroaerophiles Milieu (10% CO_2) fördert das Wachstum. Auf der Frischblutagarplatte (ohne Traubenzucker) entstehen runde Kolonien mit einem deutlichen schmalen β-hämolytischen Hof. Es kommt vor, daß die hämolytische Aktivität bei Stämmen, die längere Zeit auf gleichem Nährboden oder in lyophilisiertem Zustand aufbewahrt wurden, verschwunden ist. Wenige Passagen über Blutnähragarplatten genügen in diesem Fall aber, um die hämolytischen Eigenschaften wieder hervortreten zu lassen.

Infolge starker Dissoziationsfreudigkeit ist die Morphologie erheblichen Schwankungen unterworfen. Hunter et al. (zit. n. Gray) unterschieden 19 Kolonietypen, während Gray (*13*) bei Untersuchungen von 20 Listerienstämmen 1 S- und 19 verschiedene R-Formen feststellen konnte. 6 R-Formen waren stabil, sie erwiesen sich im Tierexperiment wenig oder überhaupt nicht pathogen. Beim Kaninchen erzeugten sie keine Immunität, die einer Infektion mit letalen Dosen der S-Form des homologen Stammes standhielt, aber sie bildeten Agglutinine. Gray glaubt, daß bei Mensch und Tier durch R-Formen verursachte Infektionen vorkommen können. Eine Rückverwandlung von der R-Form zur S-Form hält Seeliger für nicht möglich. R-Formen sind lipoidfrei und arm an Polysaccharid.

Die *Unterscheidung von R- und S-Formen* gelingt mittels mikroskopischer Untersuchung im Henryschen Beleuchtungseffekt. Man bedient sich dabei eines Hellfeldmikroskopes, aus dem man die Kondensorlinse, den Spiegel und die Leuchte ausbaut. Der Hohlspiegel wird etwas erhöht vor das Mikroskop gelegt. Von einer vor dem Spiegel befindlichen Punktleuchte wird ein helles Strahlenbündel auf den Spiegel so geworfen, daß die Strahlen von diesem im Winkel von 45° durch den Ausschnitt des Objekttisches und damit durch den Nährboden nach oben reflektiert werden. Zur Erlangung eines optimalen Lichtes ist es zweckmäßig, an einem auf den Ausschnitt des Objekttisches gelegten Stück weißen Papiers festzustellen, wie durch Verrücken der Leuchte oder des Spiegels der stärkste Lichteffekt erzielt werden kann.

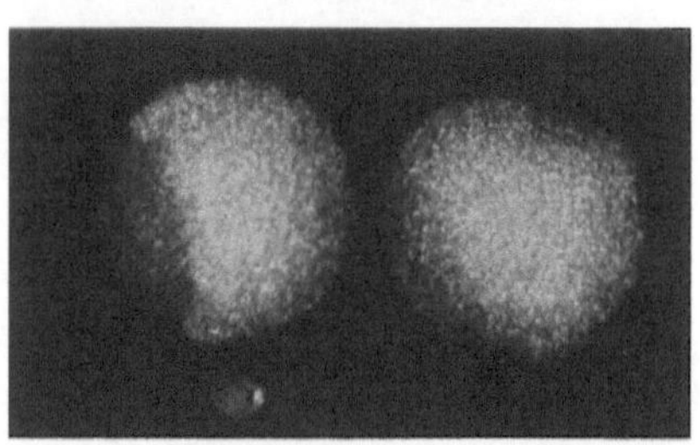

Abb. 3. Glattform von Listeria monocytogenes (Henrysche Beleuchtung). Vergr. 64mal. Linke Kolonie zeigt einen gelben Sektor, der einen Übergang zur R-Form darstellt

Wichtig ist, als Nährboden ein klares Medium, das keine Eigenfarbe besitzt, zu verwenden. Wir bevorzugen Dünngußplatten von gewöhnlichem Nähragar, evtl. mit Zusatz von 10% sterilen Kaninchen- oder Rinderserums. Traubenzuckeragar ist nicht günstig, da die Kolonien infolge des üppigen Wachstums und der Säurewirkung schnell eine helle oder gelbliche Farbe annehmen.

Kolonien der S-Formen sind rund, deutlich am Rand abgesetzt, leicht konvex und von bläulicher Farbe. Je mehr der Nähragar gelb gefärbt ist, um so mehr geht die bläuliche Farbe der Kolonien in eine bläulich-grünliche Farbe über. Die Oberfläche der S-Form ist deutlich texturiert.

Bei R-Formen herrscht der gelbliche Farbton vor. Oft entsteht die R-Form aus der S-Form-Kolonie, wobei sich gelbliche Sektoren in der sonst bläulichen Kolonie abheben (s. Abb. 3). Die R-Formen sind flach, der Rand zerfließt in der Peripherie und erscheint gelappt. Die Oberfläche ist grob texturiert.

Die mikroskopische Untersuchung von Kolonien im schiefen Licht ist, wie Gray mit Recht betont, für eine schnelle Erkennung der Listerien von großer Bedeutung. Einschränkend ist aber zu sagen, daß Kolonien von E. insidiosa und C. pyogenes bei gleicher Untersuchungstechnik auch einen bläulichen Farbton zeigen und mit S-Formen von Listerien verwechselt werden können, wenn Erfahrungen über die Koloniegrößen der 3 Bakterienarten nicht vorhanden sind. Die Kolonien von E. insidiosa und C. pyogenes sind erheblich kleiner als die der Listerien (*17*).

Große Schwierigkeiten können sich bei der *Isolierung von Listerien aus Organmaterial* ergeben, wenn die Keimzahl nur gering ist. Gray hat die sog. Kälteanreicherung empfohlen. Dabei werden aus dem Untersuchungsmaterial unter Verwendung von gewöhnlicher Nährbouillon Homogenisate hergestellt und diese 2–4 oder 8 Wochen bei +5°C im Kühlschrank aufbewahrt. Die Ausbeute an Listerien kann nach unseren Erfahrungen bei dieser Methode erheblich verbessert sein. Das gilt insbesondere für Material, das keine anderen Keime enthält. Praktisch steht dem Verfahren aber entgegen, daß der Zeitverlust zu groß ist. Bei sekundär verunreinigten Untersuchungsproben ist diese Art der Anreicherung im übrigen unbrauchbar, da die unspezifische Keimflora sich ebenfalls bei Kälte stark vermehrt.

Warnecke (*42*) hat bessere Resultate mit dem sog. Serumbactericide-Versuch erzielt. Das zu prüfende Material wird dabei in einer Menge von 1 Normalöse in 1 ml aktives frisches menschliches Serum geimpft und bei 37°C bebrütet. Nach 6 und 24 Std wird von der Serumkultur ösenweise Material entnommen und auf Blutagarplatten ausgestrichen. Nach 24stündiger Bebrütung wird die Blutplatte auf listeriaverdächtige Kolonien geprüft.

Es schließt sich eine Reinzüchtung aller verdächtigen Keime an, und diese werden auf ihr biochemisches Verhalten nach erfolgter bakterioskopischer Untersuchung (Gram- und Beweglichkeitspräparat) geprüft. Eine Abgrenzung der Listerien von E. insidiosa und C. pyogenes ist aufgrund folgender Merkmale möglich:

Übersicht 1: *Merkmale von Listeria monocytogenes, Erysipelothrix insidiosa und Corynebacterium pyogenes*

Keimart	Beweglichkeit	Hämolyse	Lactose	Trehalose	Rhamnose	Äsculin	Salicin	Methylrotprobe	Mannit	Sorbit	Raffinose
L. monocytogenes	+	β	—(+)[1]	+	+	+	+	+	—	—	—
E. insidiosa	—	β (±)	—(+)	—	—	—	—	—	—	—	—
C. pyogenes	—	β	—(+)	—	—	—	—	—	—	—	—

[1] Es bedeutet: ( ) = gelegentlich unterschiedliches Verhalten.

Listeria monocytogenes bildet kein Indol oder H_2S. Die Nitratreduktion ist negativ. Harnstoff wird nicht hydrolisiert, Gelatinase nicht gebildet. Lackmusmilch bleibt in der Regel unverändert. Katalase- und Voges-Proskauer-Reaktion sind positiv.

Die Prüfung auf fermentative Eigenschaften führt nach Seeliger nur zu eindeutigen Ergebnissen, wenn Bromkresolpurpur (1 : 1000 einer 1,6%igen alkoholischen Lösung) als Indicator benutzt wird und der Reaktionskörper in einer Menge von 1 g auf 100 ml im Nährboden enthalten ist.

Die Resistenz der Listerien gegenüber natürlichen äußeren Einflüssen ist erheblich. Warnecke (*42*) stellte fest, daß die Keime in Erde, Milch und Serum nach 1¾ Jahren, in

Sand nach 10 Monaten und in Leitungswasser nach 1 Jahr noch lebensfähig sind. In Glascapillaren verbrachte Listerien werden bei 85° C in wenigen Sekunden getötet (*6*).

Gegenüber den üblichen Desinfektionsmitteln ist L. m. empfindlich. Eine geringe Antibioticaresistenz scheint gegenüber Penicillin und Streptomycin vorhanden zu sein. Nach LINZENMEIER und SEELIGER gehören die Listerien jedoch noch nicht zu den resistenten Keimarten. 0,3—0,45 O E/ml Penicillin reichen aus, um einen Hemmeffekt zu erzielen. Tetracycline sind besonders wirksam. Sulfonamide (z. B. Supronal) haben für das Penicillin einen potenzierenden Effekt. Bacitracin, Polymycin B und Chloramphenicol eigen sich für die Therapie nicht.

Die Tatsache, daß die L. m. in verschiedenen Serotypen auftritt, ist auch in epidemiologischer Hinsicht wichtig und begründet die Forderung, daß bei Ermittlung von Listerien in menschlichem oder tierischem Untersuchungsmaterial eine serologische Typisierung unerläßlich ist. Nach PATERSON sind die Typen 1–4 zu unterscheiden (s. Antigenschema 1).

Antigenschema 1

Typ	Geißelantigene	Körperantigene
1	AB	I II (III)
2	BD	I II (III)
3	AB	II IV (III)
4	ABC	V (III)

Antigenschema 2

Serotyp	Diagnostisch wichtige O-	und H-Faktoren
1	I, II...	A, B
2	I, II...	B, D
3	II, IV...	A, B
4a	Va, b ...	A, B
4b	Va, c ...	A, B, C

Nach LINZENMEIER und SEELIGER ist mit einer Variabilität des III-Antigens – wahrscheinlich infolge unterschiedlicher Hitzestabilität – zu rechnen, wodurch es zu geringfügigen Abweichungen im Antigenbestand kommen kann. Dies prägt sich unter Umständen auch in einem variablen Erscheinen der Agglutinine im Serum der Versuchstiere aus.

Die Typisierung der Stämme setzt eine besondere Erfahrung voraus und sollte Instituten überlassen bleiben, die laufend Stammdifferenzierungen durchführen. Das Hygiene-Institut der Rheinischen Friedrich-Wilhelms-Universität Bonn führt derartige Untersuchungen durch und ist an der Erfassung aller Listerienfälle interessiert.

SEELIGER und LINZENMEIER haben die Antigenformeln PATERSONs im wesentlichen bestätigt und schlagen für Routineuntersuchungen das vereinfachte Antigenschema 2 vor.

Das allen Stämmen gemeinsame O-Antigen III kann für die routinemäßige Typisierung fortfallen. Eine Unterteilung des Serotypes 4 in 4a und 4b wird für erforderlich gehalten. Die Zahl der Subtypen von 4 ist damit aber nicht erschöpft (*7*), ebenso rechnen SEELIGER und LINZENMEIER bei dem Typ 3 noch mit weiteren Untertypen.

Der Standort des Erregers ist für den Serotyp unwichtig, da bei Mensch und Tier alle Typen vorkommen. Typ 1 und 4 sind in vielen Ländern am häufigsten, wobei der Typ 4b den Vorrang gegenüber dem Typ 4a haben dürfte.

Von den diagnostisch verwendeten serologischen Untersuchungsmethoden kommt der Agglutination (Widal-Reaktion) die weitaus größte Bedeutung zu. Sie leistet bei der Typisierung der Bakterienstämme bestes, hat jedoch in diagnostischer Hinsicht ihre Grenzen. 2 Tatsachen engen die Aussagemöglichkeit des serologischen Ergebnisses ein:

1. Das Vorkommen von Normaltitern, die unterschiedliche Höhen bei den verschiedenen Tierarten aufweisen und die Entscheidung zwischen positiv und negativ erschweren,

2. die Neigung der Listerien, in physiologischer Kochsalzlösung oder Normalserum zu autoagglutinieren.

Bei Tieren sind verschiedene Normaltiter von den verschiedenen Autoren angegeben worden:

	Dahrmann (*5*)	Dedié (*6*)	Lütche (*26*)	Train (*39*)	Lücke (*25*)
Pferd	bis 1:50	1:160—1:320		bis 1:160	
Rind	bis 1:200				bis 1:80
Schaf	bis 1:60	1:80 —1:160	1:80—1:160	bis 1:80	1:160 verdächtig
Schwein	bis 1:50	1:40 —1:80			
Hund	bis 1:40				bis 1:200
Huhn	bis 1:40				

Die Übersicht erhebt keinen Anspruch auf Vollständigkeit, läßt aber erkennen, daß die Beurteilung der Widal-Reaktion schwierig ist [s. auch Werner (*43*)]. Allein beim Schaf variieren die als positiv zu bewertenden Titer bei den einzelnen Autoren zwischen 1 : 160 bis 1 : 800 [1 : 160 (Train), 1 : 200 (Potel), 1 : 320 (Pousas), 1 : 320 (Lücke) und 1 : 800 (Linsert)]. [Lit. s. Schulz (*36*)]. Beim Hund fand Jentsch (*19*) einen Normaltiter von 1 : 160 gegen OI, II-Antigen. Beim Kaninchen ermittelten wir Normaltiter von 1 : 32. Hahnefeld und Hahnefeld (*16*) stellten bei einzelnen Kaninchen Normaltiter von 1 : 200 und 1 : 400 fest. Es bleibt daher bei Kaninchen nichts anderes übrig, als nach dem Titeranstieg vor und nach der Infektion den Verlauf des Infektionsversuches zu beurteilen. Beim Menschen dürften Titer von 1 : 320 und mehr auf die Möglichkeit des Vorliegens einer Listerieninfektion hinweisen und der Titer 1 : 160 als Verdachtstiter zu bewerten sein (*31*).

Die Bewertung des Agglutinationsergebnisses soll neben den epidemiologischen Gegebenheiten vor allem auch das klinische Bild berücksichtigen (Seeliger).

Die für die Reaktion erforderlichen OH-Teste bedürfen im Hinblick auf die Neigung zur *Autoagglutination* bei der Herstellung besonderer technischer Maßnahmen.

Nach Prüfung der für die Testagglutination vorgesehenen Stämme auf Reinheit der Kultur und Vorliegen von S-Formen werden die Stämme auf Traubenzuckeragarplatten ausgestrichen und 24—36 Std lang bei 37° C bebrütet, um den gewachsenen Kolonienrasen dann mit Formolkochsalzlösung (0,5% Formalin) abzuschwemmen. Es folgt eine grobe Filtration durch mehrfach aufeinandergelegte Gaze in einen Erlenmeyerkolben, in dem sich Glasperlen befinden. Nach der Filtration wird mehrfach mit der Hand oder mit dem Schüttelapparat geschüttelt. Die Suspension kommt dann in einen Brutschrank bei 37° C während 24—48 Std, um die Abtötung der Listerien zu vollenden. Dabei wird wiederholt geschüttelt, bis der Test in Vorrat genommen und bei +5° C aufbewahrt werden kann. Durch Vorprüfung auf einem Objektträger kann festgestellt werden, ob eine Neigung zur Autoagglutination vorhanden ist.

Wir arbeiten in der Regel mit einem dichten Test, der als Tropfentest bei der Röhrenagglutination angewendet wird. Die Dichte entspricht dem Standard-Röhrchen III (97 ml 1% Bariumchlorid + 3 ml 1% H_2SO_4). Auf eine Ultrabeschallung der Suspensionen, die Seeliger zur Vermeidung der Autoagglutination empfiehlt, verzichten wir. Auch bedarf es bei unserer Technik nicht der Verwendung von phosphatgepufferter Kochsalzlösung als Suspensionsmittel. Bei der Durchführung der Agglutination werden regelmäßig 3 Kontrollröhrchen mitgeführt. Ein Kontrollröhrchen enthält physiologische Kochsalzlösung anstelle der Serumverdünnung, das zweite Röhrchen wird mit einem bekannten positiven Serum in der Gebrauchsverdünnung und das dritte Röhrchen mit einem sicher negativen Serum ebenfalls in der Gebrauchsverdünnung beschickt. Allen drei Röhrchen wird je ein Tropfen dichten Testes zugefügt. Bezüglich der Technik sei auf Übersicht 2 verwiesen.

SEELIGER hat eine andere Technik empfohlen, von der Gebrauch gemacht werden sollte, wenn Spontanagglutinationen bei unserer Methode auftreten.

Übersicht 2: *Technik des Agglutinationsversuches*

Röhrchen	I	II	III	IV	V	VI	VII	VIII	Test-Kontr. 1	Kontr. 2 + Serum	Kontr. 3 — Serum
	↷	↷	↷	↷	↷	↷	↷	↗			
Serum	0,25	1,0	1,0	1,0	1,0	1,0	1,0	1,0		0,5	0,5
NaCl	1,75	1,0	1,0	1,0	1,0	1,0	1,0	1,0	1,0	0,5	0,5
	1:8	1:16	1:32	1:64	1:128	1:256	1:512	1:1024			

Es bedeuten: ↷ = überpipettieren von 1,0 ml auf das nächste Röhrchen;
↗ = wegpipettieren von 1,0 ml.

Zu jedem Röhrchen wird mit gleicher Pipette je 1 Tropfen dichten Testes hinzupipettiert. Aufbewahrung des Ansatzes 18 Std bei 37° C (Brutschrank), anschließend Ablesung der Reaktion.

C. Tierexperiment

Keimzahlbestimmung

(s. a. EFFENBERGER Bd. XVI, Teil 11)

In vielen Arbeiten sind die für die Infektionsversuche verwendeten Keimmengen nicht oder ungenau angegeben. Oft ging man von einer bestimmten Menge einer 24stündigen beimpften Traubenzucker- oder Nährbouillon aus, verdünnte diese mit physiologischer Kochsalzlösung oder Nährbouillon in 10er Potenzen und verimpfte sie in einer bestimmten Menge an die Versuchstiere.

Diese Art der Inoculumabmessung ist ungenau. Auch befriedigen das Wiegen des Bakterienkolonienmaterials und die Verdünnung desselben mit physiologischer Kochsalzlösung nicht. Ebenso wird bei einer Keimsuspension, deren Extinktion auf einen bestimmten Wert mit einem Nephelometer eingestellt oder mit einer Bariumsulfatlösung (97 ml einer 1%igen $BaCl_2$- und 3 ml einer 1%igen H_2SO_4-Lösung) verglichen wird, die Frage nach der tatsächlich verimpften Keimzahl nicht beantwortet werden können.

Die direkte Keimzählung nach SKAR oder BREED (s. KLIMMER, M., u. FR. SCHÖNBERG: Milchkunde, 4. Aufl. 1942, Verl. R. Schoetz, Berlin) ist möglich, aber zeitraubend. Am einfachsten dürfte das Zählen der Keime mit der Blutzählkammer sein. Dabei wird die Pipette für Erythrocyten zunächst bis zur Markierung mit 24stündiger Traubenzuckerbouillonkultur beschickt und anschließend mit Formolkochsalzlösung gefüllt, so daß eine Verdünnung von 1 : 100 entsteht.

Da hohe Keimzahlen für Tierversuche notwendig sind, ist eine Verdünnung der Kultur nicht immer erwünscht. Es kommt hinzu, daß die Listerien bei Vermehrung in Traubenzucker-Nährbouillon oft in Haufen aneinander lagern und daher schwer auszählbar sind. Wir gehen bei der Keimzählung in der Weise vor, daß wir nach sorgfältigem Durchmischen der 24 Std bebrüteten Traubenzuckerbouillonkultur 0,1 ml entnehmen und in ein Röhrchen pipettieren, um 0,9 ml 1 : 10 verdünntes Karbolfuchsin, wie es für die Ziehl-Neelsen-Färbung üblich ist, hinzuzufügen. Nach kurzem Stehenlassen und nochmaligem Durchschütteln wird 1 Tropfen der Flüssigkeit entnommen und in die inzwischen vorbereitete Blutzählkammer gegeben. Es folgt eine Auszählung von 5 großen Quadraten (1/25 mm^2).

Durch die Anfärbung sind die Keimzellen gut zu erkennen. Wo sie in Haufen liegen, wird soweit als möglich ausgezählt oder die Menge der Keime geschätzt. Wichtig ist, vor Auszählung erst eine genügende Beruhigung der Keime eintreten zu lassen. Durch Heben und Senken des Objektives oder des Objekttisches muß sichergestellt sein, daß die in verschiedenen Ebenen liegenden Keime mitgezählt werden. Wir benutzen zur Zählung ein Hellfeldmikroskop mit der Vergrößerung 1 : 320. Der Kondensor wird entfernt. Die Errechnung der in 1 ml der Traubenzuckerbouillonkulturverdünnung enthaltenen Keimzahl geschieht nach der Formel:

$$\frac{\text{Verdünnung} \times \text{ausgezählte Keimzahl} \times \text{Raumeinheit}}{\text{Anzahl der gezählten Quadrate}}$$

Bei jeder Verdünnung werden 2 Zählungen vorgenommen. Das arithmetische Mittel wird als Keimzahl zugrunde gelegt.

Mit der Plattenzählmethode ist eine Keimzahlbestimmung selbstverständlich auch möglich. Hinsichtlich der Durchführung sei auf das im Abschnitt E. insidiosa Gesagte verwiesen.

Versuchstierarten

Alle Arten von Versuchstieren sind für eine Infektion mit L. m. empfänglich. Einen wichtigen Platz nehmen allerdings Kaninchen und Laboratoriumsmaus ein. Infektionsart und Ziel des Infektionsversuches spielen für die Menge der zu verimpfenden Keime eine Rolle. Will man beispielsweise Veränderungen des Blutbildes nach der Infektion studieren, sind geringe Keimzahlen erforderlich. Bei Versuchen, die den Nachweis der pathogenen Wirkung eines Stammes erbringen sollen, wird man hingegen große Keimmengen verwenden müssen. Die einzelnen Listeria-Stämme weisen erhebliche Virulenzschwankungen auf. Auch kann ein Unterschied in der Empfänglichkeit bei Versuchstieren gleicher Art vorhanden sein. Deshalb sind für das Tierexperiment nach Körpergewicht und Alter möglichst gleichartige Tiere auszuwählen.

1. Kaninchen. Die Empfänglichkeit dieser Tierart ist erheblich. Die septicämischen Formen stehen im Vordergrund. Bei tragenden Tieren kommt es zu Aborten, an die sich eine purulente Metritis anschließen kann. Purulente Meningo-Encephalitiden sind beim Kaninchen selten. Nach GRAY (*13*) und HAHNEFELD und HAHNEFELD (*16*) führen perorale Infektionen bei tragenden Häsinnen fast ohne Ausnahme zu Aborten mit prä- oder postnatalem Tod der Feten. Männliche oder nicht trächtige weibliche Tiere reagieren auf eine perorale Infektion mit abortiven Erscheinungen, während die gleiche Infektionsart bei Jungkaninchen im Alter von weniger als 5 Wochen in 66, von 8 Wochen in 33 und von 12 Wochen in 16% durch Septikämie oder Pneumonie zum Tode führt.

Nach HAHNEFELD und NISOLK (*16*) hängt der Krankheitsverlauf bei graviden Kaninchen vom Stadium der Gravidität zur Zeit der Infektion ab. Tiere, die im ersten Schwangerschaftsdrittel infiziert werden, bekommen eine chronische Metritis. Bei einer Infektion im zweiten Drittel erkranken die Tiere an perakuter Sepsis mit tödlichem Ausgang. Aborte treten in beiden Fällen selten auf. Erfolgt die Infektion in der letzten Woche der Trächtigkeit, kommt es regelmäßig zum Abort, wobei die Muttertiere überleben. Ähnliche Ergebnisse werden bei Infektionen in den Conjunctivalsack trächtiger Tiere erzielt. Werden Listerien in die Vagina solcher Tiere eingebracht, sterben die Feten, und sie werden ausgestoßen. Mit der Möglichkeit, daß Listerien durch den Deckakt auf weibliche Tiere übertragen werden, wird gerechnet, da einzelne Autoren über den Nachweis von Listerien im Hoden bei experimentell infizierten Tieren berichtet haben. Listerienaborte werden von

Kaninchen oft überstanden. Bei einer folgenden Trächtigkeit sind Normalgeburten die Regel. GRAY konnte aber nachweisen, daß Tiere, die 7 Tage nach einem Listeriaabort wieder gedeckt wurden, in der 3. Trächtigkeitswoche noch einmal abortierten. Die Feten waren in diesen Fällen infiziert.

Für den *Antonschen Augenversuch*, der für die Prüfung frisch isolierter Stämme auf Pathogenität für bedeutungsvoll angesehen wird (*37*), wird das Kaninchen am häufigsten verwendet. Dabei werden 3–4 Tropfen einer jungen Bouillonkultur oder einer Listerienaufschwemmung in den Konjunktivalsack eingeträufelt. 24 bis 28 Std p.i. entwickelt sich eine eitrige Bindehautentzündung mit Keratitis. Im inneren Augenwinkel entsteht ein eitriges Sekret aus polymorphkernigen Leukocyten und mononucleären Zellen. In den polymophkernigen Leukocyten sind in großer Zahl phagocytierte Listerien zu erkennen. Nach FLAMM und ZEHETBAUER (*11*) heilt die Keratitis unter Zurückbleiben oberflächlicher Narben und pannusartiger Trübungen im Bereich der oberen Hornhauthälfte ab. Die Entzündung bleibt in der Regel auf das Auge lokalisiert. Ausnahmsweise kann es bei tragenden Kaninchen zu einer purulenten Metritis oder Encephalomyelitis kommen, woraus GRAY (1955) schließt, daß der Antonsche Augenversuch nicht allein eine lokale Reaktion bewirkt.

JULIANELLE konnte eitrige Bindehautentzündungen in einzelnen Fällen auch durch Instillationen von Rotlaufbakterien (E. insidiosa) hervorrufen. Die Augenreaktion scheint demnach für L. m. nicht völlig spezifisch zu sein. Rotlaufbakterien sollen aber schwere und tödlich verlaufende Septikämien bedingen, die bei konjunktivalen Listerien-Infektionen im allgemeinen nicht vorkommen.

Bei zu niedrigen Keimzahlen kann der Antonsche Versuch negativ ausfallen. 48 Std p.i. sollen die Listerien aus dem Konjunktivalsack wieder verschwunden sein (*11*). Nach unseren Untersuchungen rufen Keimzahlen von 2–3 Millionen und mehr oft keine Conjunctivitis purulenta hervor, wenn länger auf der Kultur fortgezüchtete Stämme verwendet werden. Offenbar hat der Antonsche Augenversuch nur einen Sinn für frisch isolierte Stämme.

Bei serologischen Testungen ist mit dem Vorkommen von Normaltitern zu rechnen. Wir fanden bei 7 Kaninchen der Institutszucht in 2 Fällen einen OH-Titer von 1:32, in einem anderen Fall von 1:8. Gegenüber einem polyvalenten OH-Test reagierten 4 Tiere negativ. HAHNEFELD und HAHNEFELD (*16*) stellten Normaltiter von 1:200 und 1:400 fest.

Bei subcutanem (s. c.) Infektionsmodus ist das Kaninchen oft nur mit hohen Keimzahlen infizierbar. Von 3 mit etwa 40 Millionen Keimen s. c. infizierten Kaninchen starb bei Versuchen von H. SCHULZ (*35*) nur ein Tier. Die Trächtigkeit wirkt für die klinische Manifestation prädisponierend. KAUTTER u. Mitarb. (*20*) infizierten ihre Kaninchen mittels Spray und erzielten mit $1,1 \times 10^6$ und $1,2 \times 10^5$ Keimen ein Angehen der Infektion, das sich durch Temperaturerhöhung, Monocytose und erhöhte Agglutinationstiter manifestierte.

Durch intravenöse (i.v.) Injektion infizierte BURN (1936) 6 Kaninchen mit 500 Millionen bis 1 Milliarde Listerien je 1 ml. Die Tiere starben innerhalb 36 bis 48 Std. Hingegen wurde bei 27 Kaninchen, denen 6000–3 Millionen Keime i.v. appliziert worden waren, nur ein langsamer Verlauf beobachtet. Einzelne Tiere starben 4–5 Tage p.i., 17 Tiere zeigten zentralnervöse Störungen.

Wenn eine Monocytose beim Kaninchen erzielt werden soll, sind intraperitoneale (i.p.) und i.v.-Injektionen erforderlich. Die Keimzahlen dürfen nicht zu groß bemessen sein, damit die Tiere die erste Beobachtungswoche überstehen. Die Dosis soll nahe der LD_{50} liegen. Bei zu geringer Keimzahl bleibt die Monocytose aus, hingegen stellt sie sich bei richtiger Keimdosierung zwischen 3. bis 5. Tag p.i. ein. Die Zahl der Monocyten steigt dabei auf 14% am 3., 30% am 4. und 20% am 5. Tag. Am 17. Tag lassen sich evtl. noch 6% Monocyten gegenüber 3% vor der

Infektion beobachten. Höhere Werte kommen ebenso wie niedrigere Werte vor. Hahnefeld und Hahnefeld stellten bei ihrem Tiermaterial die Maximalwerte am 5. und 6. Tag p.i. fest. Sie infizierten ihre Kaninchen peroral mit 50 ml 18stündiger Nährbouillonkultur, deren durchschnittlicher Keimgehalt 500–800 Millionen Keime je ml betrug.

Mit wiederholten i.v.-Injektionen abgetöteter Listeriaaufschwemmungen wurde beim Kaninchen keine Monocytose erzielt. Da das monocytoseerzeugende Agens (MPA = monocytosis producing agent) an das Lipoid der Bakterienzelle gebunden ist, gelang es aber mit Chloroform- oder Ätherextrakten aus Listerien, Monocytose hervorzurufen. Das MPA ließ sich aus Lebern tödlich infizierter Versuchstiere gewinnen. Je mehr nekrobiotische Herde in der Leber vorhanden waren, um so aktiver erwies sich der Lipoidkörper. Andere Nagetiere sind offenbar für die Demonstration des monocytogenen Effektes auch brauchbar. Höhlein (*18*) konnte mit weißen Mäusen diesen Effekt erzielen.

Für die Herstellung von Typseren ist das Kaninchen das meist benutzte Tier. Je nachdem, ob O- oder OH-Seren gewonnen werden sollen, injiziert man durch Erhitzung bei 100°C (1 Std) oder durch 0,5% Formalin abgetötete Bakterien intravenös in Abständen von 3–4 Tagen. Man beginnt mit der Injektion von 1 ml und steigert diese Menge nach und nach auf 5 ml. Die Zahl der Injektionen beläuft sich auf etwa 10. Sie ist davon abhängig, welche Titerwerte bei Zwischenprüfungen erreicht werden. Um diese Kontrolle von vornherein zu haben, sollte man die zu immunisierenden Tiere vor Beginn der Immunisierung serologisch prüfen und eine weitere Prüfung 7 Tage nach der 10. Injektion, also etwa am 37. Tag (bei Zugrundelegung von 3tägigen Intervallen) folgen lassen. Ergibt die Prüfung, daß der Titer ausreichend ist, kann die Tötung des Tieres zwecks Entblutung vorgenommen werden. Andernfalls setzt man die Immunisierung fort, prüft abermals und kommt evtl. auch noch zum Ziel.

Die Beobachtung der Kaninchen auf ihren Gesundheitszustand (Lebhaftigkeit, Freßlust usw.) ist notwendig, damit mit der Immunisierung rechtzeitig ausgesetzt oder die Menge des Inoculums verringert werden kann. Bei Gewinnung von OH-Seren haben wir nach 4–5maligem Vorspritzen mit formolisierten Listerien 4 bis 5mal lebende Keime nachgespritzt. Wir erreichten Titer von 1 : 2048 oder 8192, ohne daß die Kaninchen gesundheitliche Schäden erlitten. Bei der üblichen bakteriologischen Untersuchung wiesen wir in den Organen keine Listerien nach, mit der Kälteanreicherung nach Gray isolierten wir aber in Leber, Milz, Niere und Herzblut bei 1 von 7 Tieren Listerien.

Seeliger weist mit Recht darauf hin, daß, falls man zur Gewinnung von OH-Seren lebende Keime an Kaninchen ohne Vorimmunisierung injiziert, Tierverluste in Kauf genommen werden müssen. Wir erblicken in diesem Verfahren keinen Vorteil.

Persistierende Listerien konnten Hahnefeld und Hahnefeld bei peroral infizierten klinisch gesund erscheinenden Kaninchen 2–5 Wochen und in einem Fall sogar bis zu 110 Tagen p.i. feststellen. Gray (1955) fand bei weiblichen Kaninchen, die die experimentelle Infektion überstanden hatten, nach 4 Wochen noch in dem Urogenitaltrakt Listerien und bestätigte damit die Erfahrungen anderer Autoren.

2. Meerschweinchen. Das Meerschweinchen ist für das Tierexperiment mit Listerien bedingt geeignet. Doch soll nur die i.v.-Injektion zur tödlichen Erkrankung führen. Man ist also gezwungen, die technisch nicht ganz einfache Injektion in die Herzkammern vorzunehmen. Eine intraperitoneale oder subcutane Injektion von Keimsuspensionen überstehen Meerschweinchen in der Regel.

Potel und Degen (*31*) bedienten sich bei Versuchen zur spezifischen Therapie und Prophylaxe der Listeriose u. a. 200–250 g schwerer Meerschweinchen des

Inzuchtstammes „Pirbright". Sie verimpften 100–1000 × LD_{100} i.p., wobei die LD_{100} in 95% Mäuse des Stammes NMRI 1/3 bei einer Keimzahl von 5×10^5 je Maus tötete.

Wie aus einer Tabelle eines Schutzversuches entnommen werden kann, blieben 3 von 9 mit 20 × LD_{50} i.p. injizierte Meerschweinchen (= 33%) am Leben.

SÄRING (*33*) infizierte 4 Meerschweinchen mit 1 ml einer 24stündiger Bouillonkultur des Chinchilla-Stammes 4b peroral. Die Tiere vertrugen diese Infektion reaktionslos und blieben während einer 12wöchigen Beobachtungszeit klinisch gesund. Im Kot konnten bereits 5 Tage p.i. keine Listerien mehr nachgewiesen werden.

4 weitere Meerschweinchen wurden mit 0,1 ml der gleichen Kultur intraabdominal infiziert. Auch diese Meerschweinchen ließen keine klinischen Merkmale der Listeriose erkennen. Bei 10 Wochen lang durchgeführten serologischen Untersuchungen konnten keine gegen den homologen Stamm gerichteten Agglutinine festgestellt werden. Die Tiere erwiesen sich bei einer nach Tötung durchgeführten bakteriologischen Untersuchung listerienfrei.

URBACH und SCHABINSKI (*40*) führten Inhalationsinfektionen bei Mäusen, Meerschweinchen und Kaninchen durch, wobei sie nach leichter Äthernarkose die tiefatmenden Tiere mit der Schnauze etwa 30–60 sec in eine Listerien-Suspension eintauchten. Die Tiere verstarben nach 3–6 Tagen und zeigten in der Lunge broncho-pneumonische Herde. Veränderungen an Leber und Milz fehlten. Aus Lungenherden und Herzblut ließen sich bei gestorbenen Tieren die Listerien reisolieren.

Die Japaner AKIYAMA u. Mitarb. (*1*) führten experimentelle Infektionsversuche an Meerschweinchen durch und bedienten sich der Infektionstechnik nach ASAHI u. Mitarb. (*2*), wobei 20–30 oberflächliche Einstiche in die Oberlippe vorgenommen und nachträglich peroral Listerienaufschwemmungen verabfolgt werden. Die Tiere wurden klinisch (Thermometrierung), hämatologisch, pathologisch-anatomisch und histologisch untersucht. Von 10 in die Lippe inoculierten Tieren starb 1 durch Unglücksfall. Bei 7 stieg die Körpertemperatur um 1–2°C 2 oder 3 Tage p.i. an. 2 Tiere starben am 9. Tag p.i. Das eine Tier wies Salivation und unkoordinierte Bewegungen der Hinterextremitäten auf, das andere Tier eine Paralyse des Hinterviertels und Salivation. Bei beiden Tieren wurden histologisch Veränderungen an verschiedenen Abschnitten des Gehirns (Cerebrum, Pons, Medulla oblongata u. a.) sowie am Nervus trigeminus festgestellt. Der Erreger konnte aus Medulla oblongata und Milz isoliert werden. Bei 2 weiteren klinisch gesund gebliebenen Tieren lagen ebenfalls Veränderungen in der Medulla oblongata vor. Der Keimnachweis gelang bei diesen Tieren nicht.

BAKULOW u. Mitarb. (*3*) führten am Meerschweinchen den Antonschen Augenversuch durch. Sie beobachteten bei Prüfung von 15 Stämmen stets typische Reaktionen. Bei Rotlaufbakterien, Salmonellen und Staphylokokken blieben entzündliche Reaktionen am Auge aus. Das mit Listerien instillierte Auge erlangte eine Unempfindlichkeit, die 1–6 Monate bestehen blieb.

3. Chinchilla, Goldhamster. Nach SÄRING (*33*) besitzt das Chinchilla eine hohe Empfänglichkeit für Listeriose. SÄRING benutzte zu Infektionsversuchen den Stamm 4b, der aus einem Chinchilla isoliert worden war.

4 Tiere erhielten einmalig 1 ml 24stündige Bouillonkultur peroral. 2 Tiere starben 5 und je 1 Tier 7 und 8 Tage p.i. Bei intraabdominaler Injektion eines Tieres mit 0,1 ml Kultur starb dieses bereits 36 Std p.i.

Alle Chinchillas zeigten bei der Zerlegung miliare Nekrosen in den Wänden des Darmtraktes, zum Teil auch des Magens. In der Leber waren herdförmige eitrige

Nekrosen vorhanden, ebenso in der Milz. Bei dem intraabdominal infizierten Tier traten die Darmveränderungen zurück.

Der Goldhamster soll für eine experimentelle Infektion mit Listerien ebenfalls empfänglich sein und in dieser Hinsicht der Maus (*28*) und den Chinchillas gleichen. KAUTTER u. Mitarb. (*20*) verwendeten Hamster im Gewicht von 100–120 g und infizierten sie auf aerogenem Wege (Spray). Die Hamster erwiesen sich als erheblich resistenter als Mäuse und Meerschweinchen. Bei ihrem Listerienstamm A 4413 lag die respiratorische LD_{50} bei etwa 6×10^6 Keimen. Eine intraperitoneale Inoculation von 10^8 Keimen führte nicht zum Tode. Wurden 6×10^7 Keime des Stammes JHH intraperitoneal verimpft, konnten 4 Wochen p.i. keine pathologischen Veränderungen festgestellt werden. Auch war es unmöglich, in den Geweben Listerien aufzufinden. 2 in trächtigem Zustand infizierte Hamster brachten 23 Tage p.i. gesunde Würfe zur Welt.

4. Maus. Sie wird als Versuchstier am häufigsten benutzt und dient für Virulenzbestimmungen an Listeria-Stämmen, Aktivierung dieser nach längerem Verbleiben auf der Kultur, Immunisierungsversuche mit nachfolgender Belastungsinfektion und in-vivo-Prüfung von Antibiotica und Sulfonamiden. Nach SEELIGER sind frisch aus pathologischem Material isolierte Stämme ausnahmslos pathogen, weshalb nicht versäumt werden sollte, diese Stämme an Mäusen auf ihre Pathogenität zu prüfen.

Die subcutane Injektion steht im Vordergrund. Von der intraperitonealen Injektion macht man dann Gebrauch, wenn die subcutane im Erfolg nicht befriedigt. Die intravenöse, intraarterielle und intracerebrale Injektion führt ebenfalls zur tödlichen Erkrankung. Perorale, conjunctivale und aerogene Injektionen sind im Erfolg unsicher.

DEDIÉ (*6*) infizierte 3 Gruppen von je 15 weißen Mäusen im Gewicht von je 15–20 g peroral (Futter) und aerogen (Staub und Ärosol) mit folgendem Ergebnis: (Zahlen = gestorbene Tiere):

Infektion	peroral		Staub		Ärosol	
List.-Nachweis	pos.	neg.	pos.	neg.	pos.	neg.
1. Woche					4	
2. Woche					3	1
3. Woche	2		2	1	3	
4. Woche		2		4		2

Nicht alle Mäuse konnten für den Versuch benutzt werden, da der Bestand mit Ektromelie behaftet war.

Die Unsicherheit und verzögerte Wirkung bei peroraler und Staubinfektion, hingegen die hohe Befallsrate bei Infektion mit aerolisierten Keimen sind aus den Zahlen gut erkennbar. Bei einem Drittel der Mäuse mit Septicämie wurden im Kot Listerien nachgewiesen.

In Versuchen von LAYMANN (*22*) starben peroral infizierte Mäuse mit einem Gewicht von 15 g je Maus in 40–75%.

Die LD_{50} beträgt nach SEELIGER 10^7 bei i.p. und 10^8 Keime bei s.c.-Infektion. ROLLE und MAYER (*32*) stellten bei einem Stamm die gleiche LD_{50} fest. Wurden Mäuse, die den Infektionsversuch überlebt hatten, 10–20 Tage p.i. getötet, fanden die Autoren keine Listerien mehr. Bei eigenen Infektionsversuchen konnten wir bei Mäusen, die nach der Infektion klinisch gesund zu sein schienen, mittels Kälteanreicherung in der Medulla oder im Klein- oder Großhirn, selten auch in den Organen (Leber, Milz, Niere) Listerien nachweisen. Infizierte Mäuse können daher trotz fehlenden klinischen Befundes persistierende Träger von Listerien sein. Die conjunctivale Infektion führte nach ROLLE und MAYER bei 4 von 10 Mäusen innerhalb von 12 Tagen zu einer Listeriose, während Injektionsversuche auf der skarifizierten Schwanzhaut bei 10 Tieren negativ verliefen. Wurden Mäuse mit 100–300 Millionen Keimen pro Dosis einmalig oder in Intervallen peroral infiziert, starben nur 6 von 35 Tieren. Die Todesrate erhöhte sich, wenn durch Fütterungsfehler oder Kälte oder Einspritzung von Colibakterien eine Darmentzündung erzeugt und dadurch „die Darmschranke" geöffnet wurde.

POTEL und DEGEN (*31*) infizierten Mäuse des Stammes Nmry 1/3 und stellten in 95% eine Erkrankung mit Todesfolge fest, wenn sie 5×10^5 Keime/ml ihres Infektionsstammes bei einer Menge von 0,25 ml je Maus i.p. injizierten. Belastungsinfektionen nahmen sie bei immunisierten Mäusen mit 1×10^8 Keimen/Dosis vor, die 500 LD_{100} (d. h. das 500fache der 100%igen tödlichen Dosis) entsprach. Das Gewicht der Tiere betrug 18—20 g. Als für eine experimentelle Infektion sehr empfängliche Mäuserasse erwähnen die Autoren den Stamm C 57 Leaden.

SEELIGER (1960) verwendete bei intraperitonealer Injektion zur Prüfung von Antibiotica in vivo je Maus (25–30 g) $2{,}3 \times 10^6$ Listerien. Diese an sich geringe Dosis bot die Gewähr, daß die meisten Mäuse 25 und einzelne sogar 87 Tage überlebten. Obwohl die Tiere in solchen Fällen klinisch keine Krankheitserscheinungen zeigten, enthielten sie in ihren Organen Listerien. Bei einer Dosis von $4{,}6 \times 10^6$ starben die Mäuse schon innerhalb 26–32 Std. Der verwendete Mäusestamm hatte die Bezeichnung „Agnes Blum".

HÖHLEIN (*18*) infizierte Mäuse mit 2 Stämmen des Serotyps 1 und 4b subcutan, um Monocytose zu erzeugen. Dabei erwiesen sich für einen verzögerten Verlauf der Infektion Keimzahlen von 75 Millionen bei dem Stamm 1 und 66 Millionen bei dem Stamm 4b pro Dosis am günstigsten. Die Monocytose begann am 2. Tag p.i. mit Werten von 5,1–5,8% im Durchschnitt und erreichte am 4. Tag p.i. mit 9,7 oder 10,2% ihren Höhepunkt. Nach dem 7. Tag kam es wieder zu einem Absinken der Monocyten auf die Norm.

Nach FEY (*10*) zeigten Listerienstämme, die bei Brutschranktemperatur oder 10%iger CO_2-Spannung der Luft gezüchtet worden waren, für Mäuse eine größere Pathogenität als Stämme, die bei Zimmertemperatur oder gewöhnlicher O_2-Atmosphäre kultiviert worden waren.

Die intracerebrale Injektion führt innerhalb 15–26 Std zum Tode. Es genügt nach BURN eine Menge von 100–100000 Keimen, um ein Sterben der Tiere in 5 Tagen herbeizuführen.

KAUTTER u. Mitarb. (*20*) benutzten zu ihren Infektionsversuchen den Mäusestamm Swiss-Webster. Das Gewicht der Tiere betrug 10–20 g. Bei Infektion auf aerogenem Wege waren im Durchschnitt $3{,}49–25{,}5 \times 10^3$ Keime erforderlich. Die LD_{50} schwankte bei 34 geprüften Listeriastämmen zwischen $1 \times 10^4–4 \times 10^4$. Nur ein Stamm führte bei Werten von über 9×10^4 Keimen zum Erfolg. Bei intracerebraler Route lag die LD_{50} bei 3–188 Keimen. Bei intravenöser Inoculation lag die LD_{50} in einem Experiment höher ($17{,}5 \times 10^4$) als bei intraperitonealer Inoculation (5×10^4). Nährmedium, Alter der Kultur, Temperatur bei der Inoculation und andere Formen der Stresswirkung haben auf das Ergebnis des Tierversuches einen Einfluß.

5. Ratte. Die Ratte wird als ziemlich resistent aber empfänglich bezeichnet. Große Injektionsdosen sollen für ein Angehen der Infektion erforderlich sein. PATOČKA und SCHINDLER, (zit. n. *37*) ermittelten eine LD_{50} von 40000000 Keimen bei i.p.-Infektion von jungen männlichen Ratten im Gewicht von 60 g. Bei weiblichen Ratten des gleichen Gewichtes betrug die LD_{50} 2200000 Keime. Tragende

Ratten benötigten 5000000 Keime. In der 2. Trächtigkeitshälfte kamen die Tiere innerhalb 3 Tagen nach vorheriger Fruchtausstoßung ad exitum.

Die japanischen Autoren Akiyama et al. (*1*) infizierten 14 Ratten mittels Lippeninjektion und verwendeten als Inoculum Listerien, die sie 20 Std bei 37°C auf Serum-Agar kultiviert und dann in 0,85%iger Kochsalzlösung in einer Konzentration von 0,1 mg Kultur/ml abgeschwemmt hatten. 4 Ratten erkrankten klinisch, davon 2 unter nervösen Symptomen. 10 Ratten tolerierten die Infektion. Histologisch wurden bei insgesamt 12 Ratten Veränderungen am Gehirn oder Nervus trigeminus oder an einzelnen Organen (Leber, Milz, Lymphknoten, Epikard, Myokard) festgestellt. Diese Veränderungen bestanden in einer peripheren Zellinfiltration, Hyperämie, Hämorrhagie und Neurogliosis des Gehirnstammes oder in geringen Ansammlungen von Neutrophilen in der Medulla oblongata oder einer Infiltration der Nervenscheiden des Trigeminus mit kleinen mononucleären Zellen. Bei den Organveränderungen handelte es sich um eine Infiltration mit Neutrophilen, kleine nekrotische Herde, Hyperämie, Schwellungen und sonstigen Abweichungen vom Normalen. Aus 4 Ratten wurden die Erreger reisoliert. Diese Tiere hatten in jedem Fall klinische Erscheinungen einer Listeriose gezeigt.

6. Huhn [Lit. s. Geissler (*12*)], **Brutei.** Dedié (*6*) hält das Huhn für ein billig zu haltendes und spontan empfängliches Versuchstier. Der Autor injizierte 1 ml einer 18stündigen Serumbouillonkultur, konzentriert oder 1 : 10 verdünnt, i.v. Die Tiere erkrankten am 3. bis 4. Tag p.i. unter Temperaturerhöhung septicämisch und schieden im Nasensekret und Kot Listerien aus. Zahlreiche Hühner überstanden die Infektion, einzelne Tiere starben. Bei der Zerlegung wurden weißlich-schwielige Herde im vergrößerten Herzen und kleine nekrotische Herde in der Leber festgestellt. Die Bluttiter schwankten zwischen 1:50–200 und konnten durch Reinfektion bis auf 1 : 800 gesteigert werden. Von 11 serologisch negativen Leghornhennen wurden 5 Tiere i.v. infiziert. Ein Huhn verendete 48 Std p.i. an septicämischer Listeriose. Die anderen Hühner waren matt und hörten auf zu legen. Wie hohe Agglutinationstiter bei 6 Kontakthühnern 2–4 Wochen p.i. bewiesen, war es bei diesen Tieren zu einer Kontaktinfektion gekommen, die jedoch symptomlos verlief. Ein getötetes Kontakttier schien frei von Listeriose zu sein. In keinem Fall gelang es, in den von den Hühnern gelegten 200 Eiern Listerien nachzuweisen.

Seeliger u. Mitarb. inoculierten bei 1 Woche alten Küken $9{,}3 \times 10^7$ und bei 2 Wochen alten Küken $4{,}7 \times 10^7$ Keime. Die Injektionsmenge betrug 0,1 ml i.v. Bei $1{,}2 \times 10^9$ Keimen starben alle infizierten Tiere. $1{,}2 \times 10^7$ und $1{,}2 \times 10^9$ Keime genügten bei i.p.-Injektion 1 Woche alter Küken nicht. Ältere Hühnchen erwiesen sich resistent. Von 24 2 Monate alten Hühnchen die 0,5—1,0 ml Tryptosebouillonkultur — annähernd 10^9 Keime — i.v. erhalten hatten, starben nur 2 Tiere an Listeriose. Die überlebenden Hühnchen beherbergten die Keime lange Zeit, namentlich in der Milz.

Die experimentelle Infektion 10–14 Tage lang bebrüteter Eier ist wiederholt versucht worden (*37*, *38*). Es entstehen bei Inoculation in die Allantoisflüssigkeit 36 Std p.i. scharf abgesetzte weiße Herde in der Chorio-Allantoismembran (CAM), die das Endo- und Mesoderm, nicht aber das Ektoderm alterieren. Nach 48 Std lassen sich weißliche Nekroseherde in der Leber und in der Herzmuskulatur feststellen. Nach 60 Std kommt es zu histologisch nachweisbaren Veränderungen am Gehirn. Dontenwill und Knothe (*8*) berichten über Infektionsversuche an 10 Tage lang bebrüteten Eiern, bei denen es schon 48 Std p.i. zu entzündlichen Herden am Endo- und Mesoderm der CAM kam.

Für 10 Tage lang bebrütete Hühnereier, die mit je 0,1 ml in Zehnerpotenzen fallender Konzentration einer 24stündigen Listerienkultur einer Hammelblutagarplatte auf die CAM beimpft worden waren, geben die Autoren unter Zugrundelegung von 10 beimpften Eiern folgende Absterberaten (s. Zahlen!) an:

	1. Tag	2. Tag	3. Tag	4. Tag	5. Tag
10^{-1} (500 Mill. Keime)	9	1	—	—	—
10^{-2} (50 Mill. Keime)	9	1	—	—	—
10^{-3} (5 Mill. Keime)	6	3	1	—	—
10^{-5} (50000 Keime)	2	4	3	1	—
10^{-7} (500 Keime)	3	3	3	—	—
10^{-8} (50 Keime)	1	3	5	1	—

Die Autoren glauben, daß die Methode der Eiimpfung wegen der kurzen Zeit bis zur Entstehung der Herde für eine Schnelldiagnose geeignet ist. DEDIÉ empfiehlt die Verwendung des Brutei-Infektionsversuches zur Anreicherung von Listerien in keimarmem Ausgangsmaterial und zur Rückführung der Stammkulturen in die S-Form.

Nach PATERSON lassen sich 7 Tage alte Hühnerembryonen schon mit einer LD_{50} von 1,8 und 14 Tage alte Hühnerembryonen mit einer LD_{50} von 11,0 Keimen infizieren.

7. Schaf, Ziege. Die Tatsache, daß das Schaf unter Erscheinungen der Drehkrankheit (circle disease) an Listeriose besonders oft erkrankt, erklärt, daß diese Tierart zum Studium der Pathogenese der Listeriose nach künstlicher Infektion bevorzugt verwendet worden ist. GRAY (*13*), PALSSON (*30*) und KRÜGER (*21*) fanden, daß die L. m. häufig in Silagefutter vorkommt. Da das Schaf im landwirtschaftlichen Betrieb das Tier ist, das das minderwertigste Futter erhält, steht möglicherweise das häufige Vorkommen der Listeriose bei dieser Tierart mit der Qualität des Futters in Zusammenhang.

Neuere Versuche über die Entstehung der Listeriose beim Schaf nach intracutaner, subcutaner, conjunctivaler und intranasaler Injektion im Bereich der Aufzweigungsgebiete des Nervus trigeminus mit dem Typ 1, 4 und 4a hat URBANECK (*41*) an einer großen Zahl von Schafen vorgenommen. Es zeigte sich, daß Stammart und Infektionsmodus sowie Trächtigkeit oder Nichtträchtigkeit einen wesentlichen Einfluß auf den Ablauf der Erkrankung hatten. Eine Infektion im Verteilungsgebiet des Trigeminus bedingte bei einem Teil der infizierten Tiere (5 von 15 Schafen) eine Neuritis und führte zu einer Encephalitis mit vorrangig einseitiger Lokalisation in dem Trigeminuskerngebiet. Eine neurogen ascendierende auf neurolymphogenem Wege entstandene Infektion des Gehirns sieht URBANECK daher als natürliche Art der Infektion an. Er bestätigte die Untersuchungsergebnisse der japanischen Autoren ASAHI et al. und AKIYAMA et al. in vollem Umfang.

Erfolgten die experimentellen Infektionen intraarteriell, intravenös oder intramuskulär, kam es bei 11 von 14 Schafen zu einer Septicämie, wobei die Tiere die granulomatöse Form mit Herdveränderungen in den großen Parenchymen (Leber, Milz, Niere, Lymphknoten, Lunge) aufwiesen. In diesen Fällen ließen sich auch neuritische Erscheinungen und Gehirnveränderungen feststellen. Diese unterschieden sich jedoch grundsätzlich von den encephalitischen Prozessen, wie sie für die spontan entstandene cerebrale Form der Listeriose charakteristisch sind, da entzündliche Prozesse an der Leptomeninx, dem Plexus chorioidei und am Ventrikelsystem oder eine nichteitrige Meningitis oder lymphocytäre, vasculäre und perivasculäre Infiltrate sowie granulomähnliche Parenchymherde im caudalen Stammhirn das Bild beherrschen.

URBANECK und RITTENBACH verwendeten zu ihren experimentellen Infektionsversuchen über die intraarterielle, intravenöse und intramuskuläre Infektion 24stündige Bouillonkulturen, die sie mit physiologischer Kochsalzlösung so stark verdünnten, daß der Trübungsgrad einer Lösung von 97 ml $BaCl_2$ und 3 ml einer 1 %igen Schwefelsäure entsprach.

LINSERT (*23*) berichtet über eine oculäre Form der Listeriose bei Schafen, bei der es nur zu einer leichten Störung des Allgemeinbefindens kam, während GRAY u. Mitarb. tragende Schafe peroral infizierten. Letztgenannte Autoren gaben ihren Tieren 6 Tage lang ein mit Listerien stark infiziertes Trinkwasser. Bei einem Schaf kam es schon 6 Tage p.i. zu Totgeburten von Zwillingslämmern und am 9. Tage p.i. zum Tode des Muttertieres durch eine purulente Metritis. Das 2. Schaf brachte am 7. Tage p.i. ein Lamm zur Welt, das am 8. Tage p.i. starb. Das Muttertier selbst überstand die Infektion.

KAUTTER u. Mitarb. (*20*) infizierten 4 2 Wochen alte Lämmer auf aerogenem Wege mit $1{,}7 \times 10^4$ bis $2{,}1 \times 10^5$ Keimen, ohne daß die Tiere starben. Ein getötetes Tier wies 4 Tage p.i. Listerien in der Lunge auf. Bei 4 8 Wochen alten Lämmern, die intranasal oder intratracheal mit 3×10^8 bis $1{,}5 \times 10^9$ Keimen infiziert worden waren, kam es ebenfalls nicht zu einem Todesfall.

Nach LINSERT sollen Ziegen für eine experimentelle Listeriose-Infektion empfänglicher als Schafe sein. SANDBU (*34*) untersuchte in Beständen 91 Ziegen, von denen 14 infolge Listeriose abortierten. 6 Ziegen starben nach dem Abort. In keinem Fall wurde die encephalitische Form der Listeriose bei Ziegen beobachtet. Aber in einem anderen Bestand kam eine spontan entstandene Gehirnlisteriose vor. GRAY u. Mitarb. infizierten 3 tragende Ziegen und 1 Ziegenbock peroral mit dem Trinkwasser. 1 Ziege war am 8. Tage p.i. krank und starb am 10. Tage p.i. an Listeriose. 2 Ziegen abortierten am 12. und 13. Tage p.i., überstanden aber die Infektion. Der Bock wurde nach längerer Zeit getötet und schien klinisch gesund zu sein, doch ließen sich im Harn, in der Niere und der linken Nasenhöhle Listerien nachweisen. Conjunctivale und Kontaktinfektionen hatten bei tragenden Ziegen Aborte zur Folge.

ASAHI u. Mitarb. infizierten eine 3–4 Monate alte Ziege conjunctival. Die Ziege zeigte bereits 24 Std p.i. eine erhöhte Körpertemperatur. Am 5. bis 7. Tag traten Lustlosigkeit und leichte Durchfallserscheinungen ein. Nach Tötung am 20. Tag konnten histologisch Ansammlungen von Gliazellen und mononucleären Leukocyten im Gehirnstamm und in der Region des Spinaltraktes des Trigeminusnerven an der Pons festgestellt werden. Die Reisolierung der Listerien gelang aus den veränderten Geweben, jedoch nicht aus sonstigen Organen und auch nicht aus der Medulla oblongata.

Ein Infektionsversuch mittels Lippeninfektion bei Verwendung geringer Keimmengen ($^1/_{500}$ mg oder weniger) an 11 Ziegen ergab lediglich bei 4 Ziegen klinische Erscheinungen wie Temperaturerhöhungen (2gipflige Fieberkurve), Lustlosigkeit, Rollbewegungen, Torticollis, Paralysis der Masseter-Muskeln und Salivation 17 bis 28 Tage p.i. Bei 3 Ziegen gelang die Reisolierung der Erreger.

KAUTTER u. Mitarb. (*20*) infizierten vier 1 Woche alte Ziegenlämmer durch Aerolisierung mit Keimzahlen von $7{,}8 \times 10^6$ bis $9{,}5 \times 10^7$. Ein Tier wurde 24 Std p.i. getötet, 3 Tiere starben 48, 72 und 80 Std p.i. Alle Organe der Tiere enthielten Listerien. Pneumonische Veränderungen mit fokaler Nekrose und Verkäsungen standen im Vordergrund.

8. Hund, Katze und Affen. Alle drei Tierarten spielen für das Tierexperiment mit Listerien keine Rolle und sollen nicht infizierbar sein (*37*). Doch konnten AKIYAMA u. Mitarb. beweisen, daß eine Infektion über den N. trigeminus zu einer encephalitischen Listeriose führt. Die Autoren infizierten 3 Hunde, die 3 Monate,

4 Monate und 40 Tage alt waren, mittels Lippeninfektion. Die zur Infektion benutzte Suspension hatten sie von einer 20stündigen Serum-Agarkultur gewonnen. Die Kultur wurde mit physiologischer Kochsalzlösung abgeschwemmt und in einer Konzentration von 1 mg/ml peroral verabfolgt. Klinische Erscheinungen wie Salivation, Kreisbewegungen (am 14. Tag), Torticollis, Paralyse des Masseters, Sehstörungen und Hinfälligkeit zeigten sich lediglich bei dem 40 Tage alten Hund am 6. Tag p.i. Nach Tötung der 3 Hunde konnten nur bei dem 40 Tage alten Hund eine Schwellung der Lymphfollikel der Milz und einzelne kleine nekrotische Herde in der Leber ermittelt werden, histologisch ließen sich aber bei allen drei Hunden im Gehirn (Pons, Medulla oblongata) und N. trigeminus für Listeriose typische Veränderungen nachweisen. Eine Rekultivierung der Listerien gelang lediglich bei dem 40 Tage alten Hund aus Medulla oblongata, Milz und Herzblut.

Die gleichen Autoren infizierten auf gleiche Art 2 Katzen. Beide Tiere erkrankten klinisch am 8. bis 13. Tag bzw. 14. Tag p.i. Eine Katze zeigte zuerst Kreisbewegungen, Torticollis und Paralysis des Masseters, bei der anderen Katze begann das Initialstadium mit Salivation. Es folgten Erbrechen und Paralysis des Masseters. Makroskopisch waren bei der Zerlegung Veränderungen nicht festzustellen, jedoch konnten histologisch mittel- und geringgradige Zellinfiltrationen in Pons und Medulla oblongata ermittelt werden. Eine Rekultivierung der Listerien war bei beiden Katzen aus der Medulla oblongata möglich.

Kautter u. Mitarb. (*20*) führten Infektionsversuche auch an 2,5–3 kg schweren Rhesusaffen durch. Im ersten Versuch mit Stamm JHH wendeten sie Keimmengen von $1{,}5 \times 10^7$, im zweiten Versuch mit Stamm A 4413 von $0{,}8 \times 10^6$ bis 1×10^8 an. Durch Messen der Körpertemperatur, hämatologische Untersuchungen, Agglutination und Blutkulturen kontrollierten sie den Verlauf des Versuches. Es kam nur bei einzelnen Tieren zu Temperaturerhöhungen und einem Anstieg der Agglutinationstiter. Eine Reisolierung des Erregers aus den Organen der nach verschiedenen Intervallen getöteten Tiere gelang nicht.

Literatur

1. Akiyama, Y., O. Asahi, and T. Hosoda: Experimental infektion of rats, guineapigs, hamsters, dogs and cats with Listeria monocytogenes through a branch of nervous trigeminus. Nat. Inst. Anim. Hlth Quat. **1**, 20 (1961).
2. Asahi, O.: Pathogenesis of Listeria encephalitis: Invasion of nerve fibers by Listeria monocytogenes. II. Symposium on Listeria-Infection. Montana Aug. 29—31, 1962, S. 99. Edit. M. L. Gray.
— T. Hosoda, and Y. Akiyama: Studies on the mechanism of infektion of the brain with Listeria monocytogenes. Amer. J. vet. Res. **18**, 147 (1957).
3. Bakulow, I. A., O. V. Ignatova u. A. E. Petrenko: Die Konjunktivalprobe an Meerschweinchen und Kaninchen in der Diagnostik der Listeriose. Veterinarija **8**, 75 (1962); ref. Mh. Vet.-Med. **18**, 360 (1963).
4. Beer, J., W. Seffner u. J. Potel: Listerienfunde bei Tieren und ihre Bedeutung für die Epidemiologie der Listeriose. Arch. exp. Vet.-Med. **11**, 550 (1957).
5. Dahrmann, H. K.: Der Normaltiter mit Listeriaantigenen bei Haustieren. Vet.-Med. Diss. Leipzig 1956.
6. Dedié, K.: Beitrag zur Epizootologie der Listeriose. Arch. exp. Vet.-Med. **9**, 251 (1955).
— Weitere experimentelle- und Untersuchungsbefunde zur Listeriose bei Tieren. In: „Listeriosen". Symposion. S. 99. Hrsg. von E. Roots u. D. Strauch. Berlin-Hamburg: Verlag Parey 1958, (Zbl. Vet.-Med. Beih. 1.).
—, u. D. Schulze: Die Hitzeresistenz von Listeria monocytogenes in Milch. Berl. Münch. tierärztl. Wschr. **70**, 231 (1957).
7. Donker-Voet, J.: My view on the epidemiology of Listeria-infections. II. Symposium on Listeric Infection, Montana Aug. 29.—31., 1962, S. 133. Edit.: M. L. Gray.
8. Dontenwill, D., u. H. Knothe: Die pathologisch-histologische Diagnose der Listeriose im bebrüteten Hühnerei. Ärztl. Wschr. **11**, 204 (1956).

9. Edwards, M. R.: Electron microscopic observations of the morphological characteristics of Listeria monocytogenes. II. Symposium on Listeric-infection, Montana Aug. 29.—31., 1962, S. 210. Edit.: M. L. Gray.
10. Fey, E.: Der Einfluß der Temperatur und der CO_2-Konzentration bei der Züchtung auf die monocytoseerzeugenden Eigenschaften und die Pathogenität von Listeria monocytogenes. Vet.-Med. Diss. Gießen 1961.
11. Flamm, H.: Die Pathogenese der Listeriose. Diskussionsbemerkung zu den Diskussionsbeiträgen von Boese und Schabinski. In: „Listeriosen". Symposion. S. 61 u. 83. Hrsg. von E. Roots u. D. Strauch. Berlin-Hamburg: Verlag Parey 1958, (Zbl. Vet.-Med. Beih. 1).
—, u. G. Zehetbauer: Die Listeriose des Auges im Tierversuch. Albrecht v. Graefes Arch. Ophthal. **158**, 122 (1956/57).
12. Geissler, H.: Die Listeriose des Geflügels. Dtsch. tierärztl. Wschr. **67**, 384 (1960).
13. Gray, M. L.: Listeria monocytogenes bei Krankheiten der Fortpflanzungsorgane von Haustieren. Berl. Münch. tierärztl. Wschr. **70**, 134 (1957).
— A rapid method for the detection of colonies of Listeria monocytogenes. Zbl. Bakt. I. Abt. Orig. **169**, 373 (1957).
— Listeriosis in fowls — a review. Avian Dis. **2**, 296 (1958).
— Experimental listeriosis in pregnant animals. In: „Listeriosen". Symposion, S. 110. Hrsg. von E. Roots u. D. Strauch. Berlin-Hamburg: Verlag Parey 1958. (Zbl. Vet.-Med. Beih. 1.)
— Bibliography on Listeria monocytogenes. Vet. Res. Lab. Montana State College Bozemann, August 1962.
— Bibliography on Listeria monocytogenes. Addendum II, October 31, 1962. Addendum III, August 1, 1963. Errata for References 1—1396. Vet. Res. Lab. Montana State College Bozemann 1962/63.
— Experiment with silage feeding and Listeric-infection in the United States. II. Symposium on Listeric-infection. Montana Aug. 29.—31., 1962, S. 85. Edit.: M. L. Gray.
— Ch. Singh and Fr. Thorp: Abortion, stillbirth, early death of young in rabbits by Listeria monocytogenes. I. Ocular instillation. II. Oral exposure. Proc. Soc. exp. Biol. (N. Y.) **89**, 163 u. 169 (1955).
— Ch. Singh, and Fr. Thorp: Abortion and pre- or postnatal death of young due to Listeria monocytogenes. III. Studies in ruminants. Amer. J. vet. Res. **17**, 510 (1956).
— H. J. Stafseth, and Fr. Thorp: Colonial dissociation of Listeria monocytogenes. Zbl. Bakt. I. Abt. Orig. **169**, 378 (1957).
—, and Fr. Thorp: Perinatal infection in rabbits induced by Listeria monocytogenes. IV. Zbl. Vet.-Med. **4**, 405 (1957).
14. Gröschel, D.: Untersuchungen zur Listerienbesiedlung der oberen Luftwege gesunder Tiere. Z. Hyg. Infekt.-Kr. **149**, 267—270 (1963).
15. Grund, S.: Komplexe intrazytoplasmatische Membranen bei Listeria monocytogenes. Zbl. Bakt. I. Abt. Orig. **189**, 405 (1963).
— Vergleich der Zellgrenzenmesosomen und anderer Feinstrukturen von Listeria monocytogenes Stamm Paterson II nach Vermehrung in vivo und in vitro. Zbl. Bakt. I. Abt. Orig. **194**, 462 (1964).
16. Hahnefeld, H., u. E. Hahnefeld: Untersuchungen zur Frage der peroralen Listeria-monocytogenes-Infektion bei Kaninchen mit besonderer Berücksichtigung der Gravidität. Arch. exp. Vet.-Med. **13**, 897 (1959).
—, u. E. Nisolk: Über das Vorkommen der Listeriose in Ostmecklenburg. Beobachtungen bei neugeborenen Kaninchen. Dtsch. Gesundh.-Wes. **9**, 149 (1954); Prophylaxe **1**, 164 (1954).
17. Hartwigk, H.: Morphologische und kulturelle Eigenschaften von Listeria monocytogenes. In: „Listeriosen". Symposion, S. 5. Hrsg. von E. Roots u. D. Strauch. Berlin-Hamburg: Verlag Parey 1958. (Zbl. Vet.-Med. Beih. 1.)
— Die S-Form der Listeria monocytogenes im Vergleich zu Kolonien listeriaähnlicher Keime. Zbl. Bakt. I. Abt. Orig. **173**, 568 (1958).
18. Höhlein, I.: Monocytose bei der weißen Maus nach experimenteller Infektion mit Listeria monocytogenes. Vet.-Med. Diss. Berlin FU 1961.
19. Jentsch, K. D.: Untersuchungen von Hundeblut auf Listerien-Agglutinine. Zbl. Vet.-Med. **7**, 769 (1960).
20. Kautter, D. A., and S. J. Silverman, W. G. Roessler and F. Drawdy: Virulence of Listeria monocytogenes for experimental animals. J. infect. Dis. **112**, 167 (1963).
21. Krüger, W.: Das Vorkommen von Listeria monocytogenes in den verschiedenen Silagen und dessen ätiologische Bedeutung. Arch. exp. Vet.-Med. **17**, 181 (1963).
22. Laymann, U.: Verlauf der experimentelle Infektion mit Listeria monocytogenes bei der weißen Maus. Ein Beitrag zur Pathogenese der Listeriose. Vet.-med. Diss. München 1959.

23. LINSERT, H.: Beitrag zur Klinik der Tierlisteriose. Dtsch. tierärztl. Wschr. **66**, 636 (1959).
24. LINZENMEIER, G., u. H. P. R. SEELIGER: Die in-vitro-Empfindlichkeit von Listeria monocytogenes (PIRIE) gegen Sulfonamide und Antibiotika. Zbl. Bakt. I. Abt. Orig. **160**, 543 (1954).
25. LÜCKE, O.: Epizootologische Untersuchungen auf Listeriose in einem landwirtschaftlichen Betrieb. Vet.-Med. Diss. Berlin, Humboldt-Univ. 1960.
26. LÜTCHE, J.: Bewertung der Agglutinationstiter bei Blutuntersuchungen in Schafherden. Vet.-med. Diss. Berlin, Humboldt-Univ. 1961.
27. NYFELDT, A.: My early experience with Listeria monocytogenes in man. II. Symposium on Listeric-infection. Montana Aug. 29.—31., 1962, S. 7. Edit.: M. L. GRAY.
— Infectious mononucleosis. II. Symposium on Listeric-infection. Montana Aug. 29.—31., 1962, S. 335. Edit.: M. L. GRAY.
28. ÖZGEN, H.: Über die Listeria monocytogenes. Vet.-Med. Diss. Gießen 1951.
29. OSEBOLD, J. W.: Some thoughts on the epidemiology of Listeriose. II. Symposium on Listeric-infection. Montana Aug. 29.—31., 1962, S. 140. Edit.: M. L. GRAY.
— Some aspects of the Pathogenesis of Listeriosis. II. Symposium on Listeric-infection. Montana Aug. 29.—31., 1962, S. 109. Edit.: M. L. GRAY
30. PALSSON, P. A.: Relation of the silage feeding to Listeric-infection in sheep. II. Symposium on Listeric-infection. Montana Aug. 29.—31., 1962, S. 73. Edit.: M. L. GRAY.
31. POTEL, J.: Active immunisation against Listeriosis with avirulent Listeria monocytogenes. II. Symposium on Listeric-infection. Montana Aug. 29.—31., 1962, S. 57. Edit.: M. L. GRAY.
— New concepts in serology of Listeria monocytogenes in serologic diagnosis of Listeriosis. II. Symposium on Listeric-infection. Montana Aug. 29.—31., 1962, S. 235.
—, u. L. DEGEN: Zur Serologie und Immunbiologie der Listeriose. III. Vergleichende Untersuchungen verschiedener serologischer Methoden. Zbl. Bakt. I. Abt. Orig. **185**, 204 (1962); V. Spezifische Therapie und Prophylaxe der Listeriose beim Versuchstier. Z. Immun.-Forsch. **123**, 432 (1962).
32. ROLLE, M., u. H. MAYER: Zur Pathogenese der Listeriose. Zbl. Bakt. I. Abt. Orig. **166**, 479 (1956).
33. SÄRING, H.: Experimentelle Studien zur Pathogenese der Listeriose. Mh. Tierheilk. **9**, 201 (1957).
34. SANDBU, H.: Listeria monocytogenes som abortorsak hos geit. Nord. Vet.-Med. 8, 585 (1956).
35. SCHULZ, H.: Die Pathogenität und Pathogenese der Listeriose. Vet.-Med. Diss. Gießen 1950.
36. SCHULZ, J.: Bewertung der Agglutinationstiter bei Blutuntersuchungen auf Listeriose in Schafherden. Vet.-Med. Diss. Berlin, Humboldt-Univ. 1961.
37. SEELIGER, H. P. R.: Listeriose. 2. Aufl. Leipzig: Barth 1958. (Beitr. z. Vet. Hyg. u. Epidemiol. 8.)
— Serology of human listeriosis. II. Symposium on Listeric-infection. Montana Aug. 29.—31., 1962, S. 277. Edit.: M. L. GRAY.
— M. DEL CARMEN PLAB, and F. SULZBACHER: Production and therapy of subacute and chronic listeriosis in experimentally infected mice. In: Antimicrobial Agents Annual 1960, S. 240.
38. SEGRE, D., C. OLSON, C. L. MARSH, and I. G. BLORE: Attempts to influence listeriosis in chickens using antimetabolites. Amer. J. vet. Res. **17**, 299 (1956).
39. TRAIN, G.: Listeriose, ihre Verbreitung, Diagnostik und Bekämpfung. Ms-Druck, Berlin 1960.
40. URBACH, H., u. G. SCHABINSKI: Zur Listeriose des Menschen. Z. Hyg. Infekt.-Kr. **141**, 239 (1955).
41. URBANECK, D.: Ein Beitrag zur experimentellen Listeriose bei Laboratoriums- und Haustieren. I. Die Empfänglichkeit der im Laboratorium verwendeten Nagetiere für Listeria monocytogenes; II. Zur Pathogenese der Listeriose beim Meerschweinchen; III. Versuche zur Klärung der Neuropathogenese der zentralnervösen Listerioseform bei Schafen durch Applikation von Listerien am Nervus trigeminus; IV. Versuche zur Klärung der Neuropathogenese der zentralnervösen Listerioseform bei Schafen durch Applikation von Listerien im Bereich der äußeren Haut und verschiedener Schleimhäute des Kopfes (paraneurale Infektion).
—, u. P. RITTENBACH: V. Pathologische Veränderungen bei septikaemischen Krankheitsverlauf der Listeriose bei Schafen. Arch. exp. Vet.-Med. **15**, 542 u. 557 (1961); **16**, 641 (1962); **17**, 35 u. 117 (1963).
42. WARNECKE, B.: Die Züchtung der Listeria monocytogenes. Zbl. Bakt. I. Abt. Orig. **189**, 162 (1963).
43. WERNER, E.: Klinische Erscheinungen der Listeriose bei Tieren im Vergleich mit den Titerbewegungen. Vortrag anläßlich Assist. Treffen der Fakultäten von Leipzig und Berlin am 24. 11. 1961.

Genus III. Erysipelothrix

Von den tierpathogenen Species der Familie der Corynebacteriaceae hat das Genus III Erysipelothrix Rosenbach 1909 für das Tier eine besondere Bedeutung. Die einzige Species dieses Genus ist die Erysipelothrix (E.) insidiosa Trevisan 1885 (*11*). Sie verursacht beim Menschen das sog. Erysipeloid (*8, 14, 35, 37, 53, 72, 84, 90, 95, 103*), beim Schwein den Rotlauf (*34, 37, 38, 49, 51, 58, 60, 61, 72, 73, 103*) und bei der Maus eine seuchenartige Septicämie (*52*). Das Infektionsspektrum ist breit, werden doch außer allen möglichen Geflügelarten (*9, 30, 37, 40, 47, 71, 85, 113*) auch Schaflämmer (*72, 92*), Rinder (*82, 112*), Pferde (*64, 80, 108*) und Nerze (*88*) von der Infektion erfaßt. Bei Fischen kommen Rotlaufbakterien als saprophytäre Keime häufig vor (*54, 109*), ebenso hat man sie wiederholt bei Ratten gefunden (*28, 96*).

Alle Stämme werden einer Species zugeordnet ohne Rücksicht auf ihren Standort. Der von R. KOCH 1878 entdeckte Bacillus der Mäusesepticämie („Bacillus murisepticus") wird daher mit dem von LOEFFLER 1886 (*58*) entdeckten „Bacillus des Schweinerotlaufs" (Bacillus rhusiopathiae suis KITT) und dieser wieder mit dem Erreger des Menschenerysipeloids identifiziert, obwohl Stammesunterschiede bestehen (*1, 31, 32, 37, 45, 63, 71, 109*).

A. Vorkommen

Die E. insidiosa findet man in fauligen Stoffen, Fischen, Schalentieren, Wild und im Erdboden. Sie gilt als ubiquitär verbreiteter Saprophyt und hat fakultativ pathogene Eigenschaften (*25, 34, 37, 38, 49, 53, 61, 66, 69, 72, 109*).

Die Infektion des Menschen geht in der Regel auf eine Wundinfektion nach Kontakt mit erregerhaltigen Gegenständen zurück. 1–2 Tage p.i. zeigt sich am Finger oder an der Hand ein dunkelroter, begrenzter Fleck (Urticaria). Die Stelle schmerzt oder juckt und tritt durch Schwellung rhombenartig hervor. Die Randpartien sind meist stärker gerötet. Eine fieberhafte Lymphangitis und eine schmerzhafte Lymphdrüsenentzündung können hinzukommen. Nach 1–2wöchiger Dauer heilt der Prozeß in der Regel unter lebhafter Abschuppung der erkrankten Hautbezirke ab. Eine Störung des Allgemeinbefindens (Kopfschmerzen, Fieber) ist selten, doch sind Gelenkbeschwerden und scharlachähnliche Exantheme schon beobachtet worden (*8, 37, 53, 72, 73, 84, 90, 95, 103*). Auch liegen Berichte über Masseninfektionen bei Menschen, die in der fischverarbeitenden Industrie tätig waren, vor (*37, 53, 72*).

Beim Hausschwein zeigt sich die Infektion als gefährliche Seuche. Sie ist *als Rotlauf bekannt* und tritt in exanthemischer („Backsteinblattern oder Nesselfieber") oder septicämischer Form auf. Der Verlauf ist oft akut. Bei chronischen Erkrankungsfällen kommt es zu Arthritiden (*19*) oder einer verrucösen Endokarditis – meist an der Valvula biscuspidalis. Die Backsteinblattern sind gutartig, die Septicämie hingegen führt oft zum Tode, wenn eine Behandlung nicht rechtzeitig vorgenommen wird.

Das endemische Auftreten in manchen Bezirken und die Erfahrung, daß der Erreger im Erdboden lange Zeit überdauern kann, führten dazu, den Rotlauf des Schweines als eine Bodenseuche anzusehen. GOERTTLER (*38*) vertritt die Auffassung, daß die Rotlaufinfektion eine Faktorenseuche ist. Zwei Gründe sind für diese Ansicht maßgebend:

Erstens ist bekannt, daß alle Einflüsse, die die Widerstandskraft des Tieres mindern, einen plötzlichen Ausbruch der Seuche bewirken können, zweitens findet man bei den meisten klinisch gesunden Schweinen in den Tonsillen und in den Lymphfollikeln der Ileocäcalklappe Rotlaufbakterien verschiedener Virulenz (*6, 7, 16, 36, 41, 56, 69, 81*). Solange das Tier in seiner Abwehrfunktion gegenüber dem Erreger nicht geschädigt ist, bleibt es gesund. Wirken aber plötzlich eintretende klimatische Einflüsse oder ungünstige Haltungs- oder Fütterungsfaktoren resistenzmindernd, kommt es zur Erkrankung (*38, 49, 61, 66*). Auch sollen Faktoren, die die allergische Reaktionslage des Tieres beeinflussen, das Gleichgewicht zwischen Erreger und Organismus stören können (*38, 46*). Bei Rotlaufausbrüchen, die nach Anwendung einfacher Formolvaccinen vorgekommen sind, hat man diese Art der Schädigung in Betracht gezogen. Ebenso werden die zuweilen nach Verimpfung von Adsorbat-Vaccinen auftretenden Impfreaktionen (erhöhte Temperatur, steifer Gang, Freßunlust) als allergische Phänomene angesehen (*38*).

Wird berücksichtigt, daß es nur der Provokation bedarf, um den aus seiner Latenz heraustretenden Erreger wirksam werden zu lassen, müßte man zu dem Schluß kommen, daß der Rotlauf oft endogenen Ursprungs ist. Die Frage, inwieweit die Annahme von HUBRIG (1962) zutrifft, daß nur bestimmte Stämme den septicämischen Rotlauf bedingen und es demzufolge einer Einschleppung des Erregers von außen bedarf, um eine Seuche entstehen zu lassen, kann nicht schlüssig beantwortet werden. Tiere, die die Rotlaufinfektion überstanden haben, sollen noch lange Zeit nach der Genesung Träger des Erregers sein (*97*).

WELLMANN (*109*) hat unsere Erkenntnisse über die Pathogenese des Rotlaufs erheblich bereichert. Denn er wies auf Grund serologischer Untersuchungen (Präcipitation, Agglutination, Wachstumsprobe) nach, daß die meisten der unter natürlichen Bedingungen gehaltenen Schweine eine Infektionsresistenz gegenüber der E. insidiosa besitzen und jeder Infektionsversuch, der an Tieren, deren Resistenzlage nicht bekannt ist, durchgeführt wird, mit dem Fehler, möglicherweise mit immunen Tieren zu arbeiten, belastet ist. WELLMANN und WELLMANN u. Mitarb. benutzten deshalb zu ihren Experimenten nur Schweine, die keine Infektionsresistenz besaßen. Die Autoren gewannen die Ferkel durch Hysterektomie des Muttertieres kurz vor der Geburt unter weitgehend sterilen Bedingungen. Sie zogen dann die Ferkel mit künstlicher Ernährung und unter weitgehender Vermeidung des Kontaktes mit Bakterien auf. Diaplacentar werden Immunstoffe vom Muttertier auf das Junge beim Schwein nicht übertragen, da die Placenta epitheliochorialis dies verhindert. Mithin kam es lediglich darauf an, einen Übergang von Immunstoffen durch Ausschluß des Colostrums mittels künstlicher Ernährung zu verhindern. Weiterhin wurde durch möglichst keimfreie Aufzucht vermieden, daß die Tiere durch Kontakt mit Rotlaufbakterien von sich aus eine Immunität bildeten. Bei Infektionsversuchen mit Schweinen, die auf diese Art gewonnen worden waren, erwies sich jedes Schwein ohne Rücksicht auf sein Alter infizierbar. Die in der Literatur (*10, 15, 18, 20, 27, 34, 39, 43, 61, 68, 86, 89*) oft beschriebenen Schwierigkeiten, mit den verschiedensten Infektionsarten die Krankheit zuverlässig zu erzeugen, dürften ihre Erklärung darin finden, daß immer nur mit natürlich aufgezogenen Schweinen experimentiert wurde und diese eben oft eine Infektionsresistenz besaßen.

Die Infektion des Geflügels (Truthühner, Hühner, Enten, Zoovögel u. a.) kommt wahrscheinlich auf peroralem Wege zustande. Sie führt vorübergehend zu einem septicämischen Stadium, der Erreger lokalisiert sich dann in den Gelenken und am Endokard. Bei *Schaflämmern* soll nach SPIEGL (*92*) in der Hauptsache eine omphalogene Infektion in Frage kommen.

B. Eigenschaften

Die starke Neigung des Keimes, von der glatten Form (S-Form) in die rauhe Form (R-Form) überzugehen, bedingt morphologische Unterschiede. In der S-Phase ist die E. insidiosa 0,8–2,5 μ lang und 0,3–0,6 μ dick (*4, 5, 26, 31, 37, 53, 60, 65, 76, 93, 103, 107*). In nach GRAM gefärbten Blut- oder Organausstrichen imponieren die Keime dieser Phase durch ihr grampositives Verhalten, ihre schlanke Gestalt und ihre Kürze. Sie liegen oft einzeln und können kaum mit Listerien, die viel plumper und gedrungener sind, verwechselt werden. Rotlaufbakterien der R-Form sind hingegen relativ lang (bis 6,0 μ) und oft fadenähnlich. Sie sind nicht immer gramfest und daher zuweilen mehr rot als dunkelviolett gefärbt. In mikroskopischen Ausstrichen von Material chronischer Erkrankungsformen (Arthritiden, Endokarditiden) lassen sich R-Formen öfters finden. E. insidiosa ist im Gegensatz zu Listeria monocytogenes unbeweglich.

Die E. insidiosa stellt keine hohen Nährbodenansprüche, jedoch sind frisch hergestellte und dementsprechend genügend feuchte Nährböden zur Erzielung eines guten Wachstums erforderlich. Gewöhnlicher Nähragar, Conradi-Drigalski- oder Endo-Agar reichen zur Kultivierung aus. Dagegen sind alle Nährmedien, die Hemmungszusätze enthalten (z. B. Gassner-Nährboden), unbrauchbar. Von den flüssigen Nährböden wird die gewöhnliche Nähr- oder Popebouillon (*24*) (pH = 7,2—7,6) bevorzugt. 0,5% Traubenzuckerzusatz fördert das Wachstum, durch Säurebildung kommt es allerdings bald zur Schädigung der Keime, weshalb die Kultivierung auf traubenzuckerhaltigen Nährböden nur kurze Zeit erfolgen darf. Ebenso erhöht der Zusatz von Pferdeserum die Vermehrungsaktivität, obwohl die E. insidiosa nicht als ausgesprochen serophil gelten kann (*37*). Nährböden, die mit Pferdefleischwasser oder Leberwasser hergestellt werden, sind günstig (*23*, 46, 63) ebenfalls Tryptoseagar (*83*). Auf Festnährböden gehen je nach Keimzahl im Ausgangsmaterial nach 24stündiger Bebrütung bei 37,5° C zahlreiche oder mäßig, viele feine, durchsichtige, tautropfenähnliche Kolonien mit einem Durchmesser von 0,1—0,4 mm auf. Man setzt die Bebrütung zweckmäßig bis 48 Std fort, da es Insidiosa-Keime gibt, die sich nur langsam entwickeln.

Bei der Beurteilung der Kolonien ist wichtig, die Dissoziationsneigung zu berücksichtigen, denn je nachdem, ob glatte (S-) oder rauhe (R-) Formen vorliegen, sehen die Kolonien verschieden aus. Die S-Formen bilden auf Agarplatten feine, durchsichtige, runde, schwach konvexe Kolonien, deren Oberfläche glatt und deren Rand scharf abgesetzt ist (s. Abb. 4). Der Durchmesser der Kolonien beträgt etwa 0,1 mm. Die Kolonien der R-Formen hingegen sind 0,2–0,4 mm im Durchmesser groß, sie sind an ihrer Oberfläche deutlich texturiert, etwas uneben und stumpf. Der Rand zeigt bei fortgesetztem Wachstum kurze Ausläufer (s. Abb. 4). Bei Betrachtung im Kulturenmikroskop sind die Unterschiede zwischen S- und R-Form gut zu erkennen. Auch die mikroskopische Beobachtung im schiefen Licht beim sog. Henryschen Beleuchtungseffekt (*44*) vermittelt ein eindrucksvolles Bild von der Dissoziationsfreudigkeit dieses Keimes.

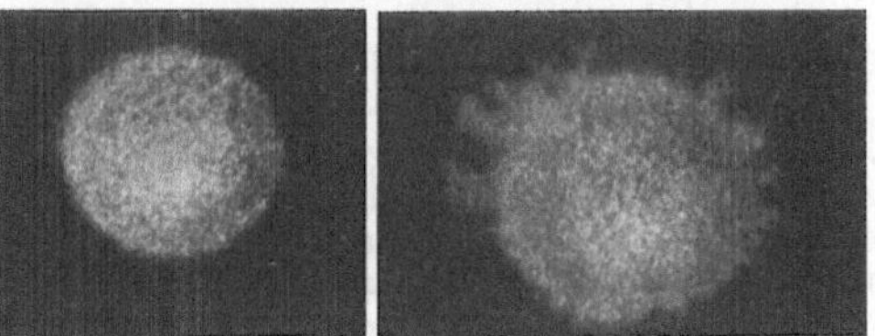

Abb. 4. *Links:* S-Form-Kolonie von E. insidiosa, 2 Tage alt, Vergr. 64 mal; *rechts:* R-Form-Kolonie von E. insidiosa, 2 Tage alt, Vergr. 64 mal

In gewöhnlicher Nährbouillon erzeugt die S-Form eine gleichmäßige Trübung mit geringem Bodensatz, bei verlängerter Bebrütung wird die Bouillon klar unter Bildung eines viscösen Bodensatzes, der bei Aufschütteln zopfartig aufwirbelt und sich leicht in die Flüssigkeit verteilen läßt. Im Gelatinestich entsteht die sog. Nagelform (*65*). Bei der R-Variante bleibt die Nährbouillon klar, es bildet sich in der Kuppe des Röhrchens ein flockiger oder körniger Bodensatz, der sich bei Aufschütteln nicht gut in die Flüssigkeit verteilt. Im Gelatinestich wächst die R-Form vom Stich aus in Richtung auf die Glaswand aus; es entsteht auf diese

Art die Gläserbürstenform. Die Prüfung im Gelatinestich bedarf eines Wachstums über 6–10 Tage bei Zimmertemperatur (+20° C).

Im Agarstich gedeiht der Keim mehr in der Tiefe, er verhält sich also mikroaerophil. Auf Frischblutagar mit 10% defibriniertem Hammelblut entstehen um die Kolonien schmale hämolytische Höfe mit grünlichem Farbton. Versuche, im Bouillonkulturfiltrat einen hämolytischen Faktor nachzuweisen, schlugen fehl (*5*, *44*).

Prüft man S- und R-Form mikroskopisch in der Kultur, ergibt sich bei der S-Form stets das Vorliegen eines überwiegend kurzen grampositiven Stäbchens, das nur selten in 3–4gliedrigen Ketten liegt und leicht gebogen sein kann. Die Stäbchen der R-Form sind dagegen länger und verhalten sich bei Gramfärbung teilweise gramlabil oder gramnegativ.

Manninger (*62*) hat bei den R-Formen noch SR- und R-Typen unterschieden. Erstere zeigen feine Ausläufer am Kolonierand, die in der Hauptsache aus Bakterienfäden bestehen und für Mäuse apathogen sind, bei letzteren sind die Kolonien rund, sie besitzen einen gelblichen oder bräunlichen Farbton und sind stark granuliert. Die Bakterien liegen in Kettenverbänden und sind für Mäuse ebenfalls apathogen.

Aus S-Formen entwickeln sich bei längerer Aufbewahrung auf gleichem Nährboden R-Formen. Die S → R-Dissoziation wird daher als eine Erscheinung fortschreitender Alterung angesehen, wobei sich auch die antigenen Eigenschaften ändern und die Virulenz eine Abschwächung erfährt (*4*). Nach Meyn (*65*) können R-Formen durch Mäusepassagen wieder in S-Formen verwandelt werden. Dinter und Bakos (*26*) gelang es, durch wiederholte Passagen über Nähragar mit 15% defibriniertem Pferdeblut und 0,0025–0,005% Trypaflavin R-Formen wieder in S-Formen zu überführen, so daß die Ansicht Hubrigs (*46*), daß die R-Formen nicht stabil sind, wohl zutreffen dürfte. Lediglich Manninger hat über eine stabile R-Form berichtet.

Die *fermentativen Eigenschaften* der E. insidiosa sind in hohem Maße von der Art der verwendeten Nährböden abhängig und deshalb in der Literatur nicht immer einheitlich angegeben worden. Säure ohne Gas wird aus Glucose, Lactose, Fructose und Galaktose gebildet. Unregelmäßig ist die Fermentaktivität gegenüber Maltose, Xylose und Mannose, während alle übrigen zum Nachweis des Vergärungsgepräges dienenden Kohlenhydrate, Glykoside und hochwertigen Alkohole nicht angegriffen werden. In Lackmusmilch bildet der Keim wenig Säure. Er verflüssigt Gelatine nicht und ist in der Voges-Proskauer-, Methylrot- und Indol-Probe negativ. Natriumcitrat wird nicht genutzt und H_2S nicht gebildet; ebenso werden Nitrate nicht zu Nitriten reduziert.

Die *Resistenz* von E. insidiosa gegenüber Fäulnis soll erheblich sein. Doch wird der Keim durch feuchte Hitze bei +55° C und 15 min langer Dauer abgetötet. Stickdorn (*95*) wies bei einer Bouillonkultur, die 17 Jahre lang aufbewahrt worden war, nach, daß sie noch mäusepathogene Keime enthielt. In gepökeltem ungeräucherten Fleisch überlebt der Keim mehrere Monate. Sodalösung und Hypochlorite gelten als wirksame Desinfektionsmittel. Nach Woodbine (*111*) besteht gegenüber Sulfonamiden mit einer Ausnahme (Benzylamin-4-Sulfonamid) keine Empfindlichkeit. Auch Leibinger (*57*) konnte bei den von ihm geprüften Sulfonamiden keine Wirksamkeit feststellen. Von den Antibiotica gilt das Penicillin als sehr wirksam (*3*, *21*, *22*, *33*, *49*, *50*, *74*, *87*, *111*). Im Mäusetest mußten 8000 IE bei Infektionen mit Typ B und 15000 IE bei Infektionen mit A-Stämmen pro die gegeben werden, um eine experimentelle Infektion nicht zur Wirkung kommen zu lassen (*22*). Dieses Ergebnis ließ sich aber nur erzielen, wenn die Therapie 1 Std nach erfolgter Infektion einsetzte. Das Vorkommen penicillinresistenter Stämme unter natürlichen Verhältnissen ist bisher nicht bewiesen worden. Nach Kielstein (*50*) lag die Penicillin-Toleranz bei den meisten Stämmen bei 0,015 bis 0,12 IE/ml. Bei der Therapie des Schweinerotlaufs hat sich die mit der Immunserumtherapie kombinierte Anwendung von Penicillin besonders bewährt (*42*).

1941 nahm Julianelle (*48*) noch an, daß alle Stämme von E. insidiosa antigen einheitlich seien. Watts (*107*) wies 1940 2 verschiedene hitzestabile Antigene nach. Ebenso kam Atkinson (*1*) bei Absorptionsversuchen zum Nachweis von

2 spezifischen Antigenen. GLEDHILL (*37*) glaubte seine Stämme in 4 Gruppen teilen zu müssen, während RICE u. Mitarb. (*79*) annahmen, daß mehr quantitative als qualitative Unterschiede bestehen würden. SNEATH et al. (*90*) untersuchten 9 menschliche Stämme und stellten eine Übereinstimmung mit ihren tierischen Stämmen fest. GLEDHILL fand ein L-Antigen, das nur an der Oberfläche der Zellen nachzuweisen war und für die Herstellung wirksamer Impfstoffe von Bedeutung zu sein schien.

Nachdem es TRAUB (*105*) gelungen war, eine lösliche immunisierende Substanz aus den Bakterien zu gewinnen, bediente sich DEDIÉ (*23*) durch Salzsäurebehandlung hergestellter Extrakte, um sie in der Präcipitation gegenüber stammspezifischen Antiseren auszuwerten. Er kam dabei zur Erkennung gruppenspezifischer Eigenschaften, die es ihm ermöglichten, 3 Gruppen zu unterscheiden. Von 100 untersuchten Stämmen gehörten 55 zur Gruppe A, 37 zur Gruppe B und 8 zur Gruppe N. Die N-Stämme verhielten sich bei der Präcipitation inaktiv, schienen also ein säurelösliches Antigen nicht zu besitzen.

Andere Autoren (*2, 24, 31, 32, 45, 46, 55, 63, 83, 96*) haben die mit der Präcipitation erzielten Ergebnisse DEDIÉs im wesentlichen bestätigt. ROOTS und VENSKE (*83*) kamen jedoch bei Anwendung der Agglutination zur Feststellung von 3 Antigenen. Ein Antigen war bei allen Stämmen vorhanden und als artspezifisch anzusehen. Die beiden anderen Antigene bildeten die Grundlage zur Unterscheidung der Serotypen und Varianten. Das Antigen A hatte im Gegensatz zum Antigen B keine immunogenen Eigenschaften. Reine B-Stämme waren selten. Die meisten A-Stämme enthielten geringe Mengen B-Antigen und nur Spuren von N-Antigen. Hingegen fehlte bei den B-Stämmen das A-Antigen. In N-Stämmen wies EWALD (*31*) nur wenig B-Antigen nach. A-Stämme mit stark ausgebildetem B-Antigen konnten durch Abimpfung von Einzelkolonien oder mit Hilfe der Einzellkultur in reine B- und A-Stämme aufgespalten werden. Reine B-Stämme blieben als solche erhalten.

WHITE (*110*) stellte fest, daß mit A- oder B-Stämmen immunisierte Schweine sich gegenüber einer Infektion mit homologen Stämmen als weitgehend immun erwiesen. HEUNER (*45*) kam zum Nachweis von 4 Varianten (A–D) ausschließlich der N-Stämme. Zu den Varianten C und D gehörten 2 Fischstämme, die sehr antigenarm waren und nur durch ihre homologen Seren präcipitiert wurden. Der Autor unterschied weiterhin bei den Gruppen A und B die Untergruppen A_2 und B_2. Die Japaner NOBUO MURASE u. Mitarb. [zit. nach HUBRIG (1962)] fanden noch den Typ Fr. HUBRIG (*46*) konnte die mit der Präcipitation erfaßbaren serologischen Eigenschaften durch Überimpfungen auf Nährmedien und durch Mäusepassagen ändern. Der Autor hält einen Phasenwechsel ähnlich wie bei den Salmonellen für möglich und isolierte A-Stämme fast nur bei tödlich verlaufenen Infektionen des Schweines, B- und N-Stämme hingegen überwiegend bei chronischen Erkrankungen. N-Stämme wurden von HUBRIG in 80% bei gesunden Schweinen ermittelt. Der Autor nimmt an, daß die Typen B und N Verlustvarianten des Types A sind.

Nach DINTER (*26*) haben B-Stämme die Fähigkeit, rote Blutkörperchen vom Huhn zu hämagglutinieren. Die Stämme werden auf Pferdefleischbouillon mit 10% Pferdeserumzusatz gezüchtet, die Bakterienzellen abzentrifugiert und mit gleichen Teilen einer 1%igen Hühner-Erythrocytensuspension auf Objektträgern oder in Röhrchen zusammengebracht. B-Stämme bewirken unter Umständen bis zu einer Verdünnung von 1:8 oder 1:16 oder im Höchstfalle 1:32 eine Hämagglutination, während sich A-Stämme in der Regel inaktiv verhalten. Das Phänomen der Hämagglutination ist ein spezifischer Vorgang, wie durch einen Hämagglutinations-Hemmungstest mit spezifischem Rotlauf-Antiserum bewiesen werden konnte (*26, 55, 70, 84, 99, 102* u. a.). Von 55 Stämmen, die DINTER und BAKOS untersuchten, hämagglutinierten 6 konstant und in höherer Verdünnung. RICHTER (*80*) gibt an, daß die Häufigkeit von B- gegenüber A-Stämmen 1:10 beträgt. Das Hämagglutinin ist hitzestabil, formol- und relativ pH-restistent. Es ist, kühl aufbewahrt, lange Zeit haltbar und nicht mit dem immunisierenden Antigen identisch.

Da B-Stämme für die Gewinnung brauchbarer Impfstoffe wichtig sind, wird die Hämagglutination als einfaches Verfahren zur routinemäßigen Vorprüfung unbekannter Stämme oft benutzt (*2, 4, 6, 10, 25, 26, 29, 31, 32, 38, 41, 45, 46, 49, 55, 60, 61, 63, 70, 79, 83, 84, 99, 102, 109* u. a.). Sie ist aber keine in jeder Hinsicht verläßliche Untersuchungsmethode und kann nur bedingt zur Differenzierung der B-Stämme herangezogen werden, weil eine negative Hämagglutination nicht sicher beweist, daß kein B-Stamm vorliegt (*46*), und A- und N-Stämme zuweilen auch eine hämagglutinierende Fraktion besitzen können (*99, 102*).

Brill u. Mitarb. (*17*) ermittelten 2 Polysaccharidhaptene (C_1 und C_2) mit verschiedenem chemischen Aufbau und verschiedener serologischer Spezifität. Die Autoren glauben, daß das Polysaccharidhapten C_1 für die Typenspezifität der E. insidiosa ausschlaggebend ist.

C. Tierexperiment

1. Weiße Laboratoriumsmaus. Sie soll für das Experiment 16—18 g schwer sein und besitzt eine hohe Empfänglichkeit für die Infektion. Mäusestämme gleicher Züchtungsart und Wurfgeschwister – wie z. B. der Stamm NMRI – gewährleisten am besten eine Gleichartigkeit der Versuchsergebnisse. Trotzdem muß mit geringen Resistenzunterschieden gerechnet werden (*3, 16, 21, 22, 29, 33, 49, 55, 57, 74, 98, 100*).

Die Infektion der Maus dient zum Nachweis des Erregers nach kultureller Isolierung und ermöglicht Virulenzprüfungen an verschiedenen Insidiosastämmen (*2* u. a.). Die weiße Maus ist ferner als Testtier für die Prüfung von Impfstoffen benutzbar. Nur muß dabei berücksichtigt werden, daß die Maus wahrscheinlich auf die Injektion von Rotlaufantigen anders reagiert als das Schwein, die an ihr erzielten Ergebnisse daher nicht ohne weiteres auf das Schwein übertragen werden können. Dieser Gedanke war maßgebend dafür, daß bei der staatlichen Prüfung von Impfstoffen in der Deutschen Bundesrepublik eine Zweiteilung des Prüfverfahrens vorgesehen wurde (*29, 67, 75* u. a.) und zwar eine Prüfung auf Wertigkeit an der Maus, von Prigge (*75*) als Hauptprüfung angesehen, und eine Prüfung am Schwein auf Wirksamkeit, die als Vorprüfung in den Impfstoffwerken unter amtlicher Aufsicht zu erfolgen hat (sog. Standardprinzip). Das Inoculum wird bei der Maus meist am Rücken oder Bauch injiziert. Bei geringer Virulenz kann auch von der intraperitonealen oder intramuskulären Inoculation Gebrauch gemacht werden. Intravenöse Injektionen, die in eine Schwanzvene mit dünner Nadel durchgeführt werden, kommen für Toxinprüfungen (einschließlich der Neutralisation) in Betracht. Die Menge des Inoculums beträgt bei subcutaner, intraperitonealer und intramuskulärer Injektion 0,3—0,5 ml je Maus. Bei intravenöser Injektion gibt man 0,1—0,4 ml pro Tier. Bei Injektionen von Kulturflüssigkeit oder von vom Festnährboden abgeschwemmten Keimsuspensionen ist es notwendig, die im Inoculum enthaltene *Keimzahl* zu bestimmen. Man geht dabei stets von S-Formen aus und aktiviert diese, indem man sie in kurzen Zeitabständen (1—2 Tagen) mehrere Male auf eine Frischblutagarplatte überimpft und die Kultur fortlaufend auf Reinheit prüft. Zuletzt erfolgt eine Überimpfung auf eine Pferdefleisch-Agarplatte mit nochmaliger Prüfung auf das Vorliegen von S-Formen. Die Keime werden dann von diesem Nährboden mit der Platinöse auf Pferdefleisch-Nährbouillonröhrchen übertragen. Nach 24stündiger Bebrütung bei 37,5° C entnimmt man nach sorgfältiger Durchmischung der Bouillon mit steriler Pipette 1 ml Kulturflüssigkeit und gibt diese auf 9 ml sterile Nährbouillon als Verdünnungsflüssigkeit, worauf gut durchgemischt wird. Physiologische Kochsalzlösung soll als Verdünnungsmedium nicht günstig sein (*29, 106*). Von der 1 : 10 verdünnten Bouillon-Kultur wird mit neuer steriler Pipette wieder 1 ml Flüssigkeit entnommen, um sie auf ein weiteres bereitgestelltes Röhrchen mit sterilen Nährbouillon zu übertragen und so fort. Es entsteht eine Verdünnungsreihe in 10er Potenzen (*2*), die bei 1 : 1 Million enden kann. Der Tierversuch wird unmittelbar nach Beendigung des Verdünnungsvorganges durchgeführt, wobei zur Prüfung jeder Verdünnungsstufe ein Mäusekollektiv von mindestens 6 oder 8 Tieren verwendet wird. Nach durchgeführtem Tierversuch werden mit je 0,1 ml der einzelnen Verdünnungsstufen 3 Traubenzucker-Agarplatten (0,5% Glucose) aus Pferdefleisch-Peptonagar beimpft, wobei das Inoculum mit Pipette auf die Mitte des Nährbodens gegeben und mit einem sterilen Drigalskispatel gleichmäßig verteilt wird. Die beimpften Platten werden 2–3 Tage lang bei 37,5°C bebrütet und makroskopisch oder, falls erforderlich, mikroskopisch mit Lupenvergrößerung einer Zählung der gewachsenen Kolonien unterworfen.

Nach eigenen Versuchen lassen sich die oft sehr kleinen Kolonien von E. insidiosa mit bloßem Auge gut erkennen, wenn man Traubenzuckerblut-Agarplatten (0,5% Traubenzucker, 10% Hammelblut) benutzt. Bei bis zu 3 Tagen dauernder Bebrütung heben sich die im Durchmesser etwa 0,5–0,75 mm großen Kolonien bei seitlichem Aufblick auf die Nährbodenoberfläche durch einen braungrünlichen Farbton deutlich ab.

Da das Wachstum in den niedrigen Verdünnungsstufen oft so dicht aufgeht, daß ein Auszählen der Kolonien unmöglich ist, kann die Beimpfung auf diejenigen Verdünnungsstufen beschränkt bleiben, die ein isoliertes Wachstum der Kolonien gewährleisten. Erfahrungsgemäß beginnt die Möglichkeit einer Auszählung bei der Verdünnungsstufe 1 : 1000. Mithin nimmt man für eine Ausimpfung die weiteren Stufen 1 : 10000, 1 : 100000 und 1 : 1 Million hinzu. Zwecks Zeitersparnis kann die Keimzahlbestimmung durch eine in Sektoren eingeteilte Glasscheibe als Schablone durchgeführt werden. Ähnlich wie bei der Keimzahlbestimmung in der Milch oder im Wasser werden ein oder mehrere Sektoren ausgezählt und die ermittelten Keimzahlen mit der Zahl der Sektoren multipliziert, die der Flächeneinheit der Nährbodenoberfläche entspricht. Von den 3 Werten, die man von jeder Verdünnungsstufe erhält, legt man das arithmetische Mittel zugrunde. Diese Zahl wird mit 10 multipliziert, um die Keimzahl in einem Milliliter zu erlangen.

Das beschriebene kulturelle Zählverfahren ist nicht sehr genau und führt nicht immer bei gleichen Verdünnungen zu gleichen Ergebnissen.

Zur Illustration der möglichen Schwankungen sei eine Zahlenübersicht wiedergegeben, die Train (*104*) aufgrund seiner Zählungen an mit chloriertem Leitungs- und nicht chloriertem Brunnenwasser verdünnten 18–48stündigen Bouillonkulturen von E. insidiosa erzielt hat:

Verdünnung mit chloriertem Leitungswasser:

Bouillon 1 = 341000 Keime/ml
Bouillon 2 = 189000 Keime/ml
Bouillon 3 = 224000 Keime/ml

∅ = 251000 Keime/ml

Verdünnung mit nicht chloriertem Brunnenwasser:

Bouillon 1 = 421500 Keime/ml
Bouillon 2 = 264000 Keime/ml
Bouillon 3 = 380000 Keime/ml

∅ = 355000 Keime/ml

Train hält die zahlenmäßigen Differenzen der Wachstumsquoten bei beiden Wasserarten für gering und glaubt, daß sie für die Verdünnung der Kulturen gleich gut geeignet sind. Möglicherweise kommt man zu weniger divergierenden Ergebnissen, wenn man als Verdünnungsmedium Nährbouillon verwendet.

Hinsichtlich der Ungenauigkeit der Keimzählung mit dem Plattenverfahren ist darauf hinzuweisen, daß der Versuchsfehler stets der gleiche ist und daher die Zahlen vergleichbar sind. Der Zeitverlust, der durch die bis zu 2 oder 3 Tagen dauernde Bebrütung der Platten in Kauf genommen werden muß und dazu zwingt, den Mäuseversuch anzusetzen, ehe die Keimzahl im Inoculum bekannt ist, ist leider ein Nachteil. Von einer Aufbewahrung der Verdünnungsstufen für den Tierversuch bei +4°C bis zum Vorliegen der Keimzahlen ist aber unbedingt abzuraten, da sich diese in der Nährbouillon vermehren dürften.

Eine direkte mikroskopische Keimzählung in der Blutzählkammer in Verbindung mit einer photometrischen Messung der Extinktion führte bei eigenen Versuchen nicht zu dem gewünschten Erfolg. Die Eigenart der E. insidiosa, in Bakterienhaufen zu wachsen, macht die Zählung der Zellen in der Zählkammer unmöglich. Außerdem reicht der durch das Wachstum in der Bouillon bewirkte Trübungsgrad nicht aus, um mit dem Photometer nach Eppendorf Extinktionswerte zu erzielen. Die Benutzung besonders nährstoffreicher Nährmedien zur Verbesserung des Wachstums vermochte an diesem Ergebnis nichts zu ändern.

Nach subcutaner Injektion stellen sich in den Geweben und Organen der Mäuse ausgedehnte septicämische Veränderungen ein. Die Tiere sterben meist zwischen dem 3. und 5. Tag p.i. Tajima u. Mitarb. (*100*) führten mit einem hochvirulenten Stamm AGAT an Albinomäusen des Stammes ddN-Stock Untersuchungen über die Vermehrung der injizierten Rotlaufbakterien und über die Pathogenese der Veränderungen durch. Die tödliche Minimaldosis (LD_{50}) einer 24stündigen Leberbrühekultur betrug bei subcutaner Injektion etwa 10 Keime je Maus. Die Autoren beobachteten an den Zellen des RES eine starke Aktivierung, die bei anderen experimentellen Infektionen – beispielsweise Listeriose, Anthrax u. a. – nicht nachweisbar war. Auffallend war die hohe Befallsrate mit akuter Endokarditis und Myokarditis. Bei 3 Wochen alten Mäusen (13–15 g schwer) setzte eine starke Vermehrung der Bakterien schon am 2., bei 5 Wochen alten Mäusen (17–19 g schwer) am 3. Tag p.i. ein. Zu einer 100%igen Mortalität kam es bei den 5 Wochen alten Mäusen 1 Tag später als bei den 3 Wochen alten Mäusen (7. Tag statt 6. Tag). Die Autoren glauben aus ihren Versuchen schließen zu können, daß ältere Mäuse gegenüber der Infektion resistenter sind als junge. Nach Averdunk (*2*) sind die Virulenzunterschiede der Bakterienstämme erheblich. Er kam bei seinen Untersuchungen an Mäusen zu einer LD_{50} von 1–4 bei hochvirulenten und 5–14 Bakterien bei weniger virulenten Stämmen je Maus. Einzelne Stämme töteten Mäuse nicht mit einer Keimzahl von 65 oder 110 Millionen Rotlaufbakterien.

Im Infektionsversuch stehende Mäuse sind täglich 2mal zu kontrollieren. Klinisch beobachtet man 24 Std p.i. eine Conjunctivitis, wobei ein mucopurulentes Sekret entsteht und die Augenlider verklebt. Die Mäuse sitzen mit gekrümmtem Rücken teilnahmslos da und drängen sich dicht zusammen. Eine Obstipation kommt hinzu.

Gestorbene Mäuse sind sobald als möglich aus dem Käfig herauszunehmen und unter sterilen Bedingungen zu zerlegen. Von Herzblut und Organen werden Objektträgerausstriche angefertigt und nach GRAM gefärbt. Vom gleichen Material werden Nährbodenplatten beimpft, um den Erregernachweis auch kulturell zu führen.

Pathologisch-anatomisch lassen sich außer einer Kongestion an den Organen eine deutliche Schwellung der Milz und eine parenchymatöse Schwellung und Trübung der Leber feststellen. Im Gegensatz zur experimentellen Listeriose der Maus kommen in der Leber miliare Nekrosen bei der mit E. insidiosa infizierten Maus sehr selten vor.

Für Virulenzbestimmungen oder Immunisierungsversuche oder Wirksamkeitsprüfungen von Therapeutica an Mäusen ist die Ermittlung der 50%igen Letaldosis (LD_{50}) oder des sog. 50%igen Endpunktes von besonderer Bedeutung.

Sie geschieht nach den Formeln von REED und MUENCH (*77*) oder SPEARMAN und KÄRBER (*91*).

Das Ergebnis eines Infektionsversuches an je 6 Mäusen je Verdünnungsstufe sieht etwa folgendermaßen aus:

Verdünnungsstufen	Überlebende Mäuse	Tote Mäuse
1:10	0	6
1:100	1	5
1:1000	3	3
1:10000	5	1
1:100000	4	2
1:1000000	6	0
1:10000000	6	0

Mit der Begründung, daß ein Tier, das bei einer bestimmten Dosis überlebt, auch noch bei der nächst niederen Dosis gelebt hätte, und andererseits ein Tier, das bei einer bestimmten Dosis gestorben ist, auch noch bei der nächst höheren Dosis gestorben wäre, wird die Tabelle durch Addition der Einzelwerte für die überlebenden und toten Mäuse in nachstehendem Sinne umgeformt:

Verdünnungsstufen	Überlebende Mäuse	Tote Mäuse	Tot in %
1:10	0	17	100
1:100	1	11	91
1:1000	4	6	60
1:10000	9	3	25
1:100000	13	2	13
1:1000000	19	0	0
1:10000000	25	0	0

Formel nach REED *und* MUENCH:

$$x = d\,\frac{p_n - 0{,}5}{p_n - p(n+1)} + w_n .$$

$$LD_{50} = \frac{1}{x}$$

$d = \log \text{Dosisintervall} = \log 10 = 1.$

w_n = letzte Verdünnung (log), bei der mehr als 50% der Subjekte reagierten = log 1000 = 3.

p_n = Anteil der reagierenden Subjekte bei $w_n = 60\% = 0{,}6$.

$p(n+1)$ = Anteil der reagierenden Subjekte bei $w(n+1) - 25\% = 0{,}25$.

$$x = 1 \times \frac{0{,}6 - 0{,}5}{0{,}6 - 0{,}25} + 3 = 1 \times \frac{0{,}1}{0{,}35} + 3 = 0{,}285 + 3 .$$

$x = 3{,}285 = 1928$ (Num. v. 3,285).

$LD_{50} = 1:1928.$

Formel nach SPEARMAN *und* KÄRBER:

$$x = w_k + \frac{d}{2} - d \times p_i .$$

w_k = log der höchsten Verdünnungsstufe, die in der Serie $w_1, w_2 \ldots w_k$ benutzt wurde, jedoch nur soweit, wie die Subjekte reagiert haben.

= log 100000 = 5.

d = log Dosis — Intervall = log 10 = 1.

$p_i = \frac{r_i}{n_i}$ (r_i = Zahl der Nichtreagenten von n_i Subjekten, die mit der Dosis w_1 infiziert waren, d. h. die Nichtreagenten der gesamten Reihe, soweit Reaktionen aufgetreten sind) =

$$\frac{4}{6} + \frac{5}{6} + \frac{3}{6} + \frac{1}{6} + \frac{0}{6} = \frac{13}{6} = 2{,}17.$$

$$x = 5 + \frac{1}{2} - 1 \times 2{,}17.$$

$= 5{,}5 - 2{,}17.$

$= 3{,}33 = 2138$ (Num. v. 3,33).

$LD_{50} = 1:2138.$

Die mit beiden Formeln errechneten Werte differieren geringgradig. Die Fehlerbreite ist aber nicht zu umgehen und kann nicht als schwerwiegend angesehen werden, da man bei Infektions- oder Belastungsversuchen ohnehin niemals mit Grenzdosen arbeitet, sondern je nach den Erfordernissen Dosen verwendet, die das Zwei- oder Dreifache der Minimaldosis betragen.

2. Andere Mäusearten. Von den verschiedenen Arten der Murinae (echten Mäusen) besitzen nach WELLMANN (*109*) für die experimentelle Infektion mit E. insidiosa die Hausmaus (Mus muculus L.), Ährenmaus (Mus spicilegus Petenyi) und Zwergmaus (Micromus minutus Pall.) eine hohe Empfänglichkeit. Von den Microtinae (Wühlmäusen) ist die Rötelmaus (Evotomys glareolus Schreber) ebenfalls empfänglich.

Mit einer mittleren Empfänglichkeit ist bei der Nordischen Wühlmaus (Microtus oceonomus Pall.) zu rechnen, während *eine nur geringe Empfänglichkeit* bei der Feldmaus (Microtus arvalis Pall.), der Erdmaus (Microtus agretis L.), Wasserratte (Arvicola terrestris L.), Waldmaus (Apodemus sylvaticus L.), Gelbhalsmaus (Apodemus flavicollis Melchion) und Brandmaus (Apodemus agrarius Pall.) vorliegt. Wanderratten (Epimys norvegicus Erxl.) und Hausratten (Rattus rattus L.) überstehen die experimentelle Infektion oft. Sie zeigen in der Regel keine klinischen Merkmale der Krankheit, obwohl pathologisch-anatomische Veränderungen, insbesondere Endokarditiden (*78*), entstehen können.

3. Weiße Laboratoriumsratte. WELLMANN infizierte Ratten mit 0,3 ml einer Mischung von Bouillonkulturen hochvirulenter Stämme von E. insidiosa intraperitoneal, subcutan oder percutan, letzteres durch Auftragen der Kultur auf eine enthaarte oder wundgescheuerte Stelle des Rückens.

Zu verschiedenen Zeiten nach Infektion waren die Bakterien im Blut nachweisbar. Einzelne Ratten zeigten klinische Erscheinungen oder starben nach Wochen. Endokarditische Veränderungen wurden oft beobachtet (*78*, *109* u. a.). Die meisten Ratten blieben klinisch gesund und überstanden die Infektion.

4. Syrische Hamster (Goldhamster, Cricetus auratus). Ähnlich wie Ratten sind auch Goldhamster (8 Wochen alt, 50 g schwer) durch Infektion mit hochvirulenten Kulturen von E. insidiosa schwer krank zu machen (*109*). Die Infektion führt zwar zu einer Bakteriämie, aber selten 10 Tage p.i. zum Tode. Der Erreger ist im Herzblut, in der Leber und in der Milz bei gestorbenen Tieren leicht nachzuweisen.

5. Kaninchen. Das Kaninchen hat seit jeher als virulenzabschwächendes Versuchstier in der Versuchstechnik bei E. insidiosa eine große Rolle gespielt. Infiziert man es mit 0,5 ml einer 24stündigen Bouillonkultur intravenös, stirbt es zuweilen innerhalb 2–3 Tagen p.i. (*35, 53, 72, 73, 103*). Eine ödematöse Schwellung mit erysipelartigem Hautausschlag entwickelt sich an dem infizierten Ohr. Es kommt zu hohem Fieber und Gewichtsverlust. Die Zerlegung gestorbener Tiere ergibt Hämorrhagien in den Lungen, eine stark ausgeprägte Kongestion der Eingeweide und ein Vorhandensein eines klaren gelblichen Exsudates im Herzbeutel. Wenn die Krankheit nicht zum Tode führt, stellt sich ähnlich wie bei der Listeriose-Infektion am 3. bis 7. Tage p.i. eine Monocytose ein.

In diesem Fall sind bei der Zerlegung in der Leber mitunter feine Nekrosen und in der Milz mononucleäre Zellreaktionen zu finden. Die conjunctivale Infektion verursacht eine Conjunctivitis und kann zum Tode führen. Hingegen verläuft die subcutane Inoculation selten letal.

6. Haussperling (Passer domesticus L.). GAFFKY (*35*) und WELLMANN (*109*) haben die Frage der Empfänglichkeit von Sperlingen für eine experimentelle Infektion mit E. insidiosa untersucht. WELLMANN verimpfte 18—24stündige Bouillonkulturen von alten und frischen Laboratoriumsstämmen, die als hochvirulent bekannt waren, in einer Menge von 0,01—0,1 ml je Sperling intramusculär. Die Tiere starben meistens am 2. Tag p.i., mitunter auch früher oder am 3. Tag. Auch eine percutane Infektion an der Brust ging prompt an. Exitus: Am 3. und 4. Tag p.i. Im Blute fanden sich die Bakterien oft schon am 1. Tag p.i. Perorale Infektionen blieben in der Regel ohne Erfolg.

7. Huhn. Wenn auch das Huhn unter natürlichen Verhältnissen an einer Infektion mit E. insidiosa erkranken kann, so verhält es sich doch gegenüber der experimentellen Infektion sehr resistent. WELLMANN (*109*) infizierte 50 Hühner mit hochvirulenten Stämmen auf die verschiedenste Art, ohne daß es zu klinischen Erscheinungen kam. Bei 22 infizierten Puten war das Ergebnis nicht anders. Resistenzschwächungen durch Haltungsfehler oder Vorinfektion mit anderen Erregern führten ebenfalls nicht zum Erfolg.

8. Bebrütetes Hühnerei. Außer ORLANDELLA hat TRAIN (*104*) sich mit der Frage beschäftigt, ob das bebrütete embryonierte Hühnerei eine Vermehrungseignung für E. insidiosa besitzt. Die Eier wurden 10 Tage lang bebrütet und dann mit 0,1 ml Bouillonkultur durch die Luftkammer nach Durchbohrung der Eischale mittels Injektionsspritze infiziert. Die Embryonen starben am häufigsten zwischen 24–60 Std p.i. und zeigten bei der Ernte der Eiflüssigkeit an den Eimembranen und der Haut Rötungen und petechiale Blutungen. In der Eiflüssigkeit und in den Organen des Embryos ließen sich die Bakterien gut nachweisen. Trotz günstiger Vermehrung der Keime glaubte TRAIN an eine Virulenzabnahme, hingegen erlitten die immunogenen Eigenschaften keine Einbuße. Gegenüber der Vermehrung auf Totnährböden besitzt die Eikultur keine Vorteile, ebenso vermag sie nicht den Tierversuch zu ersetzen.

9. Taube. In früherer Zeit sagte man der Taube nach, daß sie die Virulenz von E. insidiosa steigern würde. MEESE (*63*) stellte aber fest, daß B-Stämme einen deutlichen Abfall ihres Schutzwertes nach Taubenpassagen erlitten und gut immunogen wirkende Stämme durch Taubenpassagen nicht verbessert werden konnten. Ebenso ließ sich eine Steigerung der Hautvirulenz und der allgemeinen Virulenz für das Schwein bei einen mit A-Antigen angereicherten B-Stamm nicht erreichen. Nach DEMNITZ (*25*) werden Tauben nur durch Stämme getötet, die eine komplette Antigenstruktur besitzen und über eine ausreichende Menge Polysaccharid verfügen. Die Injektion des Inoculums wird in einer Menge von 0,1 ml einer 24stündiger Bouillonkultur intramuskulär vorgenommen. Die Taube stirbt in der Regel am 2. oder 3. Tag p.i., seltener am 4., 5. oder 8. Tag (*113*). Klinisch zeigen sich paralytische Merkmale an den Beinen, Dyspnoe und Zuckungen.

Bei der Sektion fällt eine schwarzrote hämorrhagische Infiltration des Brustmuskels, namentlich im Bereich der Inoculationsstelle auf. Die Milz ist geschwollen. An den Schleimhäuten des Darmtraktes sind punktförmige Blutungen vorhanden. Der Herzbeutel enthält eine größere Menge eines klaren bernsteingelben Exsudates. Die Erreger lassen sich im Herzblut und in allen Organen in großer Zahl nachweisen.

10. Schwein. Schon 1899 hatte PREISS (*73*) erkannt, daß eine orale oder parenterale Infektion mit E. insidiosa beim Schwein nicht sicher zu einer Erkrankung führt. Er bediente sich daher der cutanen Infektion, wobei er Bouillonkulturen in die vorher durch Einritzen mit einer Nadel verletzte Haut einrieb. Aus dieser Infektionsart ist später die percutane Infektion nach FORTNER und DINTER (*34*) geworden, die MAAS und MÖHLMANN (*61*) und andere Autoren auch als cutane Infektion bezeichnet haben. Man verwendet etwa 3 Monate alte Schweine mit einem Körpergewicht von 25–40 kg und unpigmentierter Haut. An der Seitenfläche wird die Haut in einer Ausdehnung vom Schulterblatt bis zum Darmbeinwinkel möglichst ohne Verletzung enthaart und mit lauwarmem Wasser gereinigt. Mit einem Skalpell werden dann in die Haut 4 etwa 12 cm lange Scarifikationsstriche in einem Abstand von 10 cm unblutig angelegt. Auf das obere Ende des Striches gibt man 0,1 ml einer 18–24 Std bebrüteten Bouillonkultur der auf Virulenz zu prüfenden Stämme und verteilt sie mit einem sterilen Glasstab auf der ganzen Länge des Striches. Bei virulenten Stämmen und fehlender Infektionsresistenz des Prüftieres (*109*) kommt es innerhalb 24–48 Std p.i. an den Rändern des Striches zu einer Rötung (Erythem) und Schwellung (Ödem) mit Infiltration, die je nach Virulenz des Stammes an Ausdehnung zunimmt und ihr Maximum am 3. und 4. Tag p.i. erreicht (*20*). Infolge Generalisation steigt die Körpertemperatur auf 41–42° C (*39*), und das Allgemeinbefinden ist gestört, was sich meist am 4. Tag p.i. zeigt. 2–3 Tage kann dieser Zustand bestehen bleiben, bis sich das Ergebnis des Versuches in günstigem (Genesung) oder ungünstigem (Exitus durch Septicämie) Sinne entscheidet. Schwach virulente Stämme von E. insidiosa verursachen nur eine lokale Rötung und Schwellung an den Scarifikationsrändern ohne Störung des Allgemeinbefindens. Eine Testung verschiedener Stämme am gleichen Schwein ist möglich. Nach NISHIMURA u. Mitarb. (*68*) beträgt die minimale Dosis bei der intracutanen oder percutanen Infektion je nach Virulenz des Stammes 2000–3000 Bakterien. 20000 minimale Dosen sind bei der percutanen Infektion am geeignetsten. Bei der Prüfung auf Wirksamkeit von Impfstoffen am Schwein bedient man sich zwecks Belastungsinfektion des percutanen Infektionsmodus mit einem bekannten hochvirulenten Stamm. Doch hat es nicht an Stimmen gefehlt (*20, 43, 101* u. a.), die die mangelnde Sicherheit des Angehens der percutanen Infektion auch bei nicht immunisierten Schweinen bemängelten. HARS und DELPY (*43*) arbeiteten deshalb mit der intradermalen Infektion, während MÖHLMANN u. Mitarb. (*67*) sowie STÖCKL (zit. nach MÖHLMANN u. Mitarb. 1963) die conjunctivale Infektion bevorzugten. BOGNAR u. KUCSERA (*15*) infizierten die Tonsillen nach Scarifikation. Von 14 intratonsillär infizierten Schweinen reagierten 13 mit Fieber. 11 Tiere zeigten am 3. bis 6. Tag p.i. Nesselfieber, 1 Tier starb am 5. Tag p.i. an Rotlaufsepticämie. Die Autoren glauben, daß dieser Infektionsmodus einer natürlichen Infektion am meisten entspricht, während MÖHLMANN u. Mitarb. ihre conjunctivale Infektion bei einer Belastungsinfektion zur Prüfung von Impfstoffen für die natürlichste Infektionsart halten.

SCHOETTLER (*86*) verglich die intradermale Infektion nach HARS und DELPY mit der cutanen Infektion von FORTNER und DINTER und glaubt mit einer modifizierten Intradermalprobe bei Verwendung abgemessener Infektionsdosen zu einer Verbesserung der Auswertung von Impfstoffen zu kommen. Er injizierte pro Dosis 100 Millionen bis 10000 Keime und stellte abgestufte Hautreaktionsgrade bei den Tieren fest.

Da die meisten Infektionsversuche am Schwein ohne Vorprüfung auf Infektionsresistenz erfolgten, ist es schwierig, aus den Literaturangaben zu ersehen, welche Infektionsart die optimale ist. WELLMANN (1955), HEUNER (1957) und HUBRIG (1960) empfehlen die sog. Wachstumsprobe zur Prüfung von Versuchsschweinen auf Infektionsresistenz. Dabei werden je 5 ml Pferdefleischbouillon (pH 7, 1% Pepton Brunnengräber) mit 0,0625 – 0,125 – 0,25 – 0,5 – 1,0 – 5,0 – 10,0 – 20,0 und 40,0% steril gewonnenen, nativen Blutserums des Prüftieres beschickt. Nach Sterilitätskontrolle wird jedes Röhrchen mit einer Platinöse einer 24stündigen Bouillonkultur, die 10% Pferdeserum enthält, beimpft. Als Impfstamm hat sich der Stamm „Marienfelde“ bewährt, da dieser Stamm die Bouillon ohne Bildung eines Bodensatzes gleichmäßig trübt. Als Kontrollen dienen Röhrchen mit Pferdeserumbouillon ohne Schweineserum und mit bekanntem positiven und negativen Schweineserum. Falls Antikörper im Schweineserum vorhanden sind, kommt es nach Bebrütung zur Klärung der Bouillon unter Bildung eines infolge Agglutination deutlich in der Kuppe des Röhrchens abgegrenzten Bodensatzes. Während Schweine mit einem Wachstumsprobentiter von 5% und weniger als immun gelten, erwiesen sich Tiere mit einem Titer von 40% als voll empfänglich. Mit fallenden Serumtitern in Richtung auf 5% ließ sich eine zunehmende Resistenz gegenüber einer Rotlaufinfektion feststellen (WELLMANN, HEUNER, GOERTTLER, HUBRIG, LAZANO u. Mitarb.). In einer neueren Veröffentlichung bezweifeln HUBRIG u. Mitarb. (1962) die Eignung der Wachstumsprobe zur Testung der Immunitätslage natürlich gehaltener Schweine. Es bedarf weiterer Untersuchungen, ob diese Zweifel begründet sind.

11. Pferd. Da das Pferd überwiegend zur Herstellung von Immunseren verwendet wird, liegen bei den Impfstoffwerken umfangreiche Erfahrungen über das Verhalten nach Infektion mit E. insidiosa vor. Gesunde Warmblutpferde haben sich seit jeher bei der Serumproduktion bewährt. Sehr junge und alte Pferde sind hingegen für eine Impfstoffproduktion ungeeignet (*13*). Wie RICHTER (*80*) angibt, vertragen Pferde eine intravenöse Infusion von 50 ml Rotlaufbouillonkultur reaktionslos. Diese Dosis dient gewöhnlich zur Erstimpfung. Im weiteren Verlauf der Immunisierung wird die Kulturdosis bei wöchentlicher Impfung auf 75, 100–500 ml gesteigert und dann wieder auf 400 und 300 ml gesenkt. Innerhalb der letzten 4 Wochen werden etwa 2000 ml Kultur appliziert. Am 10. bis 12. Tage nach der letzten Impfung erfolgt die erste Blutentnahme zwecks Prüfung auf Immunwert. Jede intravenöse Impfung von mehr als 50 ml Kultur beeinträchtigt das Wohlbefinden des Tieres und verursacht Freßunlust, Unruheerscheinungen und geringes Fieber. Bei hohen Dosen von 300 ml kommt es zu Schweißausbrüchen, Zittern, Taumeln, beschleunigter Atmung, fliegendem Puls und Absatz eines breiigen Kotes. In derartigen Fällen muß die Infusion abgebrochen werden, um ein Zusammenstürzen des Tieres zu vermeiden. Die intravenöse Infektion ist der subcutanen beim Pferd unbedingt vorzuziehen, da bei letzterer schmerzhafte Abscesse entstehen. Bei beiden Infektionsarten läßt sich die Entstehung von Endokarditiden und Arthritiden nicht umgehen. RICHTER hält für die Kontrolle des Gesundheitszustandes der einzelnen Pferde die wöchentliche Gewichtsfeststellung für notwendig, damit bei Gewichtsabnahme rechtzeitig mit den Impfungen und Blutentziehungen aufgehört werden kann und die Tiere durch Futterzulagen wieder zu Kräften kommen.

Literatur

1. Atkinson, N.: A study of some Australian strains of Erysipelothrix. Austr. J. exp. Biol. med. Sci. **19**, 45 (1941).
   —, and F. V. Collins: A study of some Australian strains of Erysipelothrix. Austr. vet. J. **16**, 193 (1940).
2. Averdunk, G.: Vergleichende Untersuchungen über die Virulenz der A- und B-Stämme der Erysipelothrix rhusiopathiae (E. muriseptica). Zbl. Vet.-Med. **1**, 188 (1954).
3. Bär, Fr.: Chemotherapeutische Versuche mit Penicillin bei der experimentellen Infektion der Maus mit Schweinerotlauf. Z. Hyg. Infekt.-Kr. **129**, 1 (1949).
4. Bakos, K.: Über Herstellung und Prüfung eines konzentrierten Adsorbatimpfstoffes gegen Schweinerotlauf. Nord. Vet.-Med. **3**, 109 (1951).
   —, u. Z. Dinter: Über die Rauhform des Rotlaufbacteriums mit besonderer Berücksichtigung der Einwirkung von Trypaflavin. Z. Hyg. Infekt.-Kr. **128**, 181 (1948).
   —, u. E. Lehnert: Eine Prüfung des schwedischen avirulenten Rotlaufimpfstoffes auf sein immunisierendes Vermögen mittels der perkutanen Infektionsmethode. Nord. Vet.-Med. **2**, 113 (1950).
5. Barber, M.: A comparative study of Listerella and Erysipelothrix. J. Path. Bact. **48**, 11 (1939).
6. Barnick, K. F.: Untersuchungen über das Vorkommen von Erysipelothrix muriseptica syn. rhusiopathiae bei auf verschiedene Art geimpften Schlachtschweinen. Vet.-med. Diss. Berlin FU 1954.
7. Bauermeister, C.: Über das ständige Vorkommen pathogener Mikroorganismen, insbes. Rotlaufbazillen in den Tonsillen des Schweines. Vet.-med. Diss. Bern 1901 und Arch. wiss. prakt. Tierheilk. **28**, 66 (1902).
8. Bayer, O.: Über Schweinerotlauf beim Menschen. Tierärztl. Umsch. **2**, 211 (1947).
9. Beaudette, F. R., and C. B. Hudson: An outbreak of acute swine erysipelas infection in turkeys. J. Amer. vet. med. Ass. **88**, 475 (1936).
10. Becker, M.: Unsere Rotlaufimpfstoffe, ein Rück- und Ausblick vom Standpunkt der Herstellung aus. Mh. Vet.-Med. **14**, 754 (1959); **15**, 7 u. 58 (1960).
11. Bergey, D. H.: Manual of determinative bacteriology. 7. ed. Baltimore: Williams & Wilkins 1957.
12. Bergmann, J.: Zur Frage der Rotlauf-Antikörper. Mh. prakt. Tierheilk. **4**, 363 (1952).
13. Bieling, R.: Erzeugung der Antikörper. In: Kolle, W., R. Kraus und P. Uhlenhuth: Handbuch der pathogenen Mikroorganismen. 3. Aufl., Bd. 2, S. 133. Jena: Fischer; Berlin, Wien: Urban & Schwarzenberg 1929.
14. Bierbaum, K., u. H. Gottron: Zur Kenntnis des Erysipeloids Rosenbach unter besonderer Berücksichtigung seiner Beziehungen zum Schweinerotlauf. Derm. Z. **57**, 5 (1929).
15. Bognár, K., u. G. Kucsera: Infektionsversuche mit Mandelskarifikation zur Herbeiführung von Schweinerotlauf. Acta vet. Acad. Sci. hung. **9**, 55 (1955).
16. Bramm, G. A.: Über die Virulenz der saprophytisch in den Tonsillen des Schweines vorkommenden Rotlaufbakterien. Vet. med. Diss. Berlin 1937.
17. Brill, J., E. Mikulaszek u. M. Truszczyński: Immunochemische Untersuchungen über die Antigenstruktur des Erysipelothrix rhusiopathiae. Zbl. Bakt. I. Abt. Orig. **175**, 558 (1959).
18. Chodnik, K. S., and J. W. Stevens: Immunity to swine erysipelas in pigs. Direct challenge with Erysipelothrix rhusiopathiae by intradermal route. J. comp. Path. **72**, 142 (1962).
19. Cohrs, P., u. L.-Cl. Schulz: Zur Pathogenese der spontanen und experimentellen Rotlaufarthritis des Schweines. Mh. Vet.-Med. **15**, 608 (1960).
20. Cooper, M. S., G. Personens, M. J. Harvey, and R. C. Persival: Laboratory studies on erysipelas. 1. Immunization against swine erysipelas and susceptibility of swine to challenge. Amer. J. vet. Res. **15**, 594 (1954).
21. Daigeler, A.: Die Einwirkung von Penicillin auf Bacterium rhusiopathiae suis in vitro und in vivo. Vet. med. Diss. Hannover 1951.
22. Daubenbüchel, J.: Vergleichende Untersuchungen über die Empfindlichkeit der A- und B-Stämme der Erysipelothrix rhusiopathiae gegen Penicillin im Reagenzglas und im Mäuseversuch. Vet. med. Diss. Gießen 1953.
23. Dedié, K.: Die säurelöslichen Antigene von Erysipelothrix rhusiopathiae. Mh. Vet.-Med. **4**, 7 (1949).
   — Zur Differenzierung der Rotlaufbakterien nach ihren Eigenschaften in vitro. Exp. Vet.-Med. **2**, 56 (1950).
24. Deffner, W.: Ein Beitrag zur Differenzierung verschiedener Antigentypen des Erysipelothrix suis mittels der Agglutination. Vet. med. Diss. Gießen 1950.
25. Demnitz, A.: Entwicklung der Schutzimpfung gegen Schweinerotlauf von Pasteur bis zur Gegenwart. In: Über Schutzimpfungen gegen Schweine-Rotlauf. Marburg 1952, S. 5. (Behringwerke Beiträge für die tierärztliche Praxis.)

26. Dinter, Z.: Über die haemagglutinative Aktivität des Rotlaufbakteriums. Tierärztl. Umsch. **3**, 143 (1948).
— Der Haemagglutinationstest als eine Hilfsmethode bei der Bestimmung immunogener Stämme. Berl. Münch. tierärztl. Wschr. **1949**, 177.
— Neuere Forschungsergebnisse auf dem Gebiet des Schweinerotlaufs. Nord. Vet.-Med. **2**, 833 (1950).
—, u. K. Bakos: Über die Rauhform des Rotlaufbacteriums mit besonderer Berücksichtigung der Einwirkung von Trypaflavin. Z. Hyg. Infekt.-Kr. **128**, 181 (1948).
— — Weitere Untersuchungen über die haemagglutinative Aktivität des Rotlaufbacteriums (Bacterium rhusiopathiae suis). Z. Hyg. Infekt.-Kr. **129**, 263 (1949).
27. Doyle, T. M.: Immunisation contre le rouget du porc. Bull. off. int. épiz. **38**, 140 (1952).
28. Drake, C. H., and E. R. Hall: The common rat as a source of Erysipelothrix rhusiopathiae. Amer. J. publ. Hlth. **37**, 846 (1947).
29. Eissner, G.: Ist die Bewertung von Rotlauf-Adsorbat-Impfstoffen in der staatlichen Prüfung von der Virulenz des Prüfstammes abhängig? Vet. med. Diss. Gießen 1951.
— Zur Messung der Wirksamkeit von Impfstoffen zur aktiven Schutzimpfung gegen Schweinerotlauf. Mh. Tierheilk. **4**, 401 (1952).
30. Elliot, H. B.: Erysipelas in caged Turkeys. J. Amer. vet. med. Ass. **128**, **243** (1956).
31. Ewald, F. W.: Über die Dissociation von Erysipelothrix rhusiopathiae. *1. Mitt.:* Exper. Unters. über die Wuchsform von Rotlaufbakterien. Mh. prakt. Tierheilk. **6**, **117** (1954).
— *2. Mitt.:* Über die Veränderung. der Antigenstruktur im Verlauf der Dissociation bei Rotlaufbakterien. Mh. prakt. Tierheilk. **7**, 109 (1955).
— *3. Mitt.:* Die Virulenz dissociierter Rotlaufbakterien. Mh. prakt. Tierheilk. **14**, 260 (1962).
— Über das thermolabile Antigen von Erysipelothrix rhusiopathiae. Arb. Paul-Ehrlich-Inst. **52**, 130 (1956).
— Typendifferenzierung von Erysipelothrix rhusiopathiae im Agargel. Berl. Münch. tierärztl. Wschr. **75**, 71 (1962).
32. Fiege, H.: Über die Varianten A, B und N von Erysipelothrix rhusiopathiae suis. Vet.-med. Diss. München 1951.
33. Föhrenbach, K. S.: Penicillin bei experimentellem Rotlauf der weißen Mäuse. Vet. med. Diss. Gießen 1949.
34. Fortner, J., u. Z. Dinter: Ist das Rotlaufbacterium der alleinige Erreger des Schweinerotlaufs? Z. Infekt.-Kr. Haustiere **60**, 157 (1944).
35. Gaffky, G.: Mitt. kais. Ges.-Amt **1**, 80 (1881).
36. Geissler, S.: Untersuchungen über das Vorkommen von Rotlaufbakterien in den Tonsillen gesunder Schlachtschweine. Zbl. Bakt. I. Abt. Orig. **159**, 335 (1953).
37. Gledhill, A. W.: The antigen structure of Erysipelothrix. J. Path. Bact. **57**, 179 (1945).
— Some properties of a thermolabile antigen of Erysipelothrix rhusiopathiae. J. gen. Microbiol. **1**, 211 (1947).
— The immunizing antigen of Erysipelothrix rhusiopathiae. The role of the L-antigen. J. gen. Microbiol. **7**, 179 (1952).
— Swine erysipelas. Infekt. diseases of animals in diseases due to bacteria Vol. 2, 651 from Stableforth, A. W., and J. A. Galloway. London: Butterworths Scient.-Publications 1959.
38. Goertler, V.: Grundlagen der Rotlaufforschung. Berl. Münch. tierärztl. Wschr. **1948**, 73.
— Zur Pathogenese, Epidemiologie und Bekämpfung des Rotlaufs. Mh. Vet.-Med. **7**, 289 u. 312 (1952).
— Probleme der Rotlaufforschung. Dtsch. tierärztl. Wschr. **67**, 285 (1960).
—, u. Th. Hubrig: Untersuchungen zur Rotlaufpathogenese beim Schwein. Zbl. Vet.-Med. **7**, 364 (1960).
39. Gouge, H. E., and R. Bolton, and R. Brown: Laboratory studies on erysipelas. II. Use of various cultures in production of infection in pigs by skin scarification. Amer. J. vet. Res. **17**, 132 (1956).
40. Graham, R., N. D. Levine, and H. R. Hester: Erysipelothrix rhusiopathiae associated with a fatal disease in ducks. J. Amer. vet. med. Ass. **95**, 211 (1939).
41. Grötsch, W.: Vorkommen von Erysipelothrix rhusiopathiae in Tonsillen der Schlachtschweine unter besonderer Berücks. d. Serotypen. Vet.-med. Diss. München 1961.
42. Gysler, M., u. O. Meier: Die Behandlung des Schweinerotlaufs mit Penicillin. Schweiz. Arch. Tierheilk. **91**, 264 (1949).
43. Hars, E., et L.-P. Delpy: Inoculation de Erysipelothrix rhusiopathiae par voie intradermique application au titrage des vaccins et sérums contre le rouget du porc. Bull. Acad. vét. Fr. **26**, 267 (1953).

44. HARTWIGK, H.: Die S-Form der Listeria monocytogenes im Vergleich zu Kolonien listerienähnlicher Keime. Zbl. Bakt. I. Abt. Orig. **173**, 568 (1958).
— Untersuchungen über das Haemolysin des Corynebacterium (C.) pyogenes und seiner atypischen Variante. Z. Hyg. Infekt.-Kr. **148**, 142 (1961).
45. HEUNER, F.: Zur Technik serologischer Rotlaufuntersuchungen. Berl. Münch. tierärztl. Wschr. **70**, 341 (1957).
— Über serologische Untersuchungen an Rotlaufstämmen. Arch. exp. Vet.-Med. **12**, 40 (1958).
46. HUBRIG, TH.: Vereinfachung der Wachstumsprobe nach WELLMANN zur serologischen Rotlaufdiagnostik. Zbl. Bakt. I. Abt. Orig. **180**, 422 (1960).
— Über die Veränderlichkeit der serologischen Rotlaufbakterien-Typen. Zbl. Bakt. I. Abt. Orig. **186**, 344 (1962).
—, u. P. KIELSTEIN: Untersuchungen zur Rotlaufallergie der Schweine. Zbl. Vet.-Med. **8**, 869 (1961).
—, P. KIELSTEIN, A. MAAS u. M. MEESE: Rotlaufschutzimpfung und Antikörpernachweis. Arch. exp. Vet.-Med. **16**, 929 (1962).
47. HUDSON, C. B., J. J. BLACK, A. BIVINS, and D. C. TUDOR: Outbreaks of Erysipelothrix rhusiopathiae in fowl. J. Amer. vet. med. Ass. **121**, 278 (1952).
48. JULIANELLE, L. A.: The identification of Erysipelothrix and its relation to Listerella. J. Bact. **42**, 385 (1941).
49. KALICH, J., u. M. MERKENSCHLAGER: Tierexperimentelle Studien über die Rotlauf-Pathogenese unter Berücksichtigung der Beifütterung von Antibiotika. Mh. Tierheilk. **9**, 298 (1957).
—, u. K. NEUBRAND: Zur Frage der Epidemiologie und Pathogenese des Schweinerotlaufs. Mh. Tierheilk. **11**, 85 (1959).
50. KIELSTEIN, P.: Zur bakteriellen Chemoresistenz des Rotlauferregers. Arch. exp. Vet.-Med. **15**, 1161 (1961).
51. KITT, TH.: Untersuchungen über den Stäbchenrotlauf der Schweine und dessen Schutzimpfung. Zbl. Bakt. **2**, 693 (1887).
52. KOCH, R.: Künstliche Wundinfektionskrankheiten. Septikaemie bei Mäusen. In: KOCH, R., Gesammelte Werke, Bd. **1**, 61. Leipzig: Verlag Thieme 1922.
53. KOLLE, W., u. H. HETSCH: Experimentelle Bakteriologie und Infektionskrankheiten mit besonderer Berücksichtigung der Immunitätslehre. 11. Aufl. München, Berlin: Urban & Schwarzenberg 1952.
54. KONDO, S., and K. SAGIMURA: Experimental studies on swine erysipelas bacillus found in fishes. J. Jap. Soc. Sci. **14**, 136 (1935).
55. KUCSERA, GY.: Untersuchungen über Rotlaufbakterienträger sowie über die biologischen Eigenschaften der aus Bakterienträgern gezüchteten Rotlaufbakterienstämme in einem mit Adsorbat-Vaccine immunisierten Schweinebestand. Acta vet. Acad. Sci. hung. **8**, 129 (1958).
— Effect of type-specific antibodies on certain properties of bacterial strains of swine erysipelas in artificial media. Acta vet. Acad. Sci. hung. **9**, 13 (1959).
— Wertbestimmung der Schweinerotlauf-Adsorbatvaccine am Schwein mittels intradermaler Titrierung der Infektion. Acta vet. Acad. Sci. hung. **9**, 469 (1959).
— Die Untersuchung von Schweinerotlaufbakterienstämmen mit der Präzipitationsprobe unter Anwendung verschiedener Antigenextraktionsmethoden. Acta vet. Acad. Sci. hung. **12**, 43 (1962).
56. LANGKAMP, J.: Untersuchung an Rotlaufstämmen aus den Tonsillen gesunder Schlachtschweine. Berl. Münch. tierärztl. Wschr. **65**, 128 (1952).
57. LEIBINGER, F.: Der Einfluß von Sulfonamiden auf die Rotlaufinfektion der weißen Maus. Vet.-med. Diss. Gießen 1951.
58. LOEFFLER, FR.: Experimentelle Untersuchungen über Schweinerotlauf. Arb. Gesundh.-Amt (Berl.) **1**, 46 (1886).
59. LAZANO, E. A., L. D. JONES, and W. D. PARKER: An erysipelas serum-culture agglutination (ESCA) test. Amer. J. vet. Res. **20**, 394 (1959).
60. LUCAS, A., M. LAROCHE, et J. DURAND: Le bacille du rouget du porc chez le vison. Rec. Méd. vét. **136**, 649 (1960).
61. MAAS, A.: Experimenteller Beitrag zur Rotlaufpathogenese beim Schwein. Mh. Vet.-Med. **17**, 41 (1962).
—, u. H. MÖHLMANN: Experimenteller Beitrag zur Infektion des Schweines mit Rotlauf. Arch. exp. Vet.-Med. **14**, 123 (1959).
62. MANNINGER, R.: Über eine Methode der aktiven Immunisierung gegen Schweinerotlauf. Acta vet. Acad. Sci. hung. **1**, 5 (1951).
63. MEESE, M.: Antigenstudien an Rotlaufbakterienstämmen der Variante B. nach Taubenpassagen. Arch. exp. Vet.-Med. **15**, 89 (1961).

64. MEESSEN, H.: Gibt es spezifisch-rheumatische Veränderungen bei Serum-Pferden? Z. exp. Med. **98**, 326 (1936).
65. MEYN, A.: Über Glatt- und Rauhformen bei Rotlaufbakterien. Zbl. Bakt. I. Abt. Orig. **122**, 507 (1931).
66. MICHALKA, J.: Überempfindlichkeit und Immunität bei Schweinerotlauf und Schweinepest und ihre Auswirkungen auf die Impfungen. Wien. tierärztl. Mschr. **26**, 449 (1939).
67. MÖHLMANN, H.: Rotlaufantikörper im Serum früherer Rotlaufserumpferde. Mh. Vet.-Med. **15**, 365 (1960).
— A. MAAS, u. M. MEESE: Untersuchungen und Vorschläge zur Prüfung der Rotlauf-Adsorbat-Vaccine. Arch. exp. Vet.-Med. **15**, 150 (1961).
— M. MEESE u. D. GÜRTLER: Über die Prüfung der Wirksamkeit von Rotlauf-Lebend-Impfstoff und Rotlauf-Adsorbat-Vaccine. Arch. exp. Vet.-Med. **17**, 665 (1963).
68. NISHIMURA, Y., U. SATO, T. HANAKI u. M. YAMAGUCHI: Die Forschung über Schweinerotlauf. III. Untersuchungen über die Angriffsmethoden in den Prüfungen der Schutzkräfte der avirulenten Rotlaufimpfstoffe an Schweinen. Jap. J. Vet. Sci. **23**, 331 (1961).
69. OLT, A.: Über das regelmäßige Vorkommen von Rotlaufbacillen im Darme des Schweines. Dtsch. tierärztl. Wschr. **9**, 41 (1901).
70. PAILIE, R., et E. HARS: Hémagglutination et rouget du porc. Bull. Acad. vét. Fr. **23**, 371 (1950).
71. POELS, J.: Rotlauf bei Tauben und Enten und Stammesunterschiede bei Rotlaufbazillen. Dtsch. tierärztl. Wschr. **27**, 6 (1919).
72. POPPE, K.: In: Die ansteckenden Krankheiten, hrsg. von M. GUNDEL. 4. Aufl. Stuttgart: Thieme 1950.
73. PREISS, H. v.: Rotlauf der Schweine. Erysipelas s. rhusiopathia suum. In: KOLLE, W., R. KRAUS und P. UHLENHUTH, Handbuch der pathogenen Mikroorganismen. 3. Aufl. Bd. 6, S. 449. Jena: Fischer; Berlin und Wien: Urban & Schwarzenberg 1929.
74. PRIER, J. E., and J. O. ALBERTS: The effects of aureomycin and of penicillin against Erysipelothrix rhusiopathiae in vitro and in vivo. J. Bact. **60**, 139 (1950).
75. PRIGGE, R.: Diphtherie-Schutzimpfung mit hochaktiven Impfstoffen. Ergebn. Hyg. Bakt. **22**, 18 (1939).
76. REDLICH, E.: Glatte und rauhe Kolonien bildende Rotlaufbakterien im kranken Schwein. Z. Infekt.-Kr. Haustiere **42**, 300 (1932).
77. REED, L., and H. MUENCH: A simple method of estimating fifty per cent endpoints. Amer. J. Hyg. **27**, 493 (1938).
78. RENK, W.: Pathogenese der Endokarditiden und Arthritiden von Ratten nach künstlicher Infektion mit Rotlaufbakterien. Zbl. Vet.-Med. **9**, 923 (1962).
79. RICE, C. E., J. L. BYRNE, R. CONNELL, L. W. MOYNIHAN, and J. F. FRANK: Studies of swine erysipelas. 3. Antigenic characteristics of strains of Erysipelothrix rhusiopathiae isolated in different areas in Canada. Canad. J. comp. Med. **16**, 195 (1952).
RICE, E. C., R. CONNELL, J. L. BYRNE, and P. BOULANGER: Studies of swine erysipelas. 4. Serological diagnosis in swine. Canad. J. comp. Med. **16**, 209 (1952).
80. RICHTER, W.: Die allergischen Erkrankungen der Rotlaufserumpferde und ihre Behandlung. Arch. exp. Vet. Med. **12**, 503 (1958).
— Immunbiologische und klinische Beobachtungen von Rotlaufpferden. Mh. Vet.-Med. **5**, 85 (1950).
— Über die Auswahl von Rotlaufstämmen zur Immunisierung von Serumpferden. Mh. Vet.-Med. **6**, 475 (1951).
81. RIEGER, J.: Mikroorganismen der Mandeln der Schlachtschweine unter besonderer Berücksichtigung des Rotlaufbacteriums. Vet.-med. Diss. München 1951.
82. ROEMMELE, O.: Rotlauf-Endokarditis bei Schlachtrindern. Lebensmitteltierarzt **3**, 43 (1952).
83. ROOTS, E., u. W. VENSKE: Serologische und immunogene Eigenschaften der Erysipelothrix rhusiopathiae (E. muriseptica). 1. Die Antigenstruktur und die Methoden des Nachweises der Serotypen. Berl. Münch. tierärztl. Wschr. **65**, 184 und 208 (1952); 2. Untersuchungen über die Gewinnung reiner B-Stämme und deren Stabilität. Berl. Münch. tierärztl. Wschr. **65**, 223 (1952).
84. SCHELLNER, H.: Über Rotlauferkrankungen beim Menschen. Tierärztl. Umsch. **3**, 16 (1948).
—, u. F. SEYERL: Beiträge zum Rotlaufproblem. Tierärztl. Umsch. **4**, 29 (1949).
85. SCHMIDT-HOENSDORF, FR.: Rotlauferkrankungen bei Vögeln im Anschluß an Schweinerotlauf und Mäuseseptikaemie. Dtsch. tierärztl. Wschr. **39**, 196 (1931).
86. SCHOETTLER, H.-U.: Untersuchungen über die Eignung der intradermalen Infektionsmethode nach HARS und DELPY für die Prüfung von Rotlauf-Impfstoffen. Mh. Vet.-Med. **14**, 681 (1959).

87. SCHWARZ, A.: Kulturelle Untersuchungen über Penicillinempfindlichkeit des Rotlauferregers. Vet.-med. Diss. München 1950.
88. SIELICKA, B., and M. KUPROWSKI: A case of erysipelas in mink (Lutreola lutreola). (Poln.) Med. weteryn. **14**, 141 (1958).
89. SHUMAN, R. D.: Experimental evaluation of swine erysipelas adsorbate bacterin. J. Amer. vet. med. Ass. **124**, 362 (1954).
90. SNEATH, P. H. A., J. D. ABBOTT, and A. C. CUNLIFFE: The bacteriology of erysipeloid. Brit. med. J. **1951**, 1063.
91. SPEARMAN, C., sowie KÄRBER, G.: Zit. nach FINNEY, D. J.: Statistical method in biological assay. London: Griffin 1952.
92. SPIEGL, A.: Omphalophlebitis und Polyarthritis bei Schaflämmern, verursacht durch Rotlaufbakterien. Z. Infekt.-Kr. Haustiere **24**, 252 (1923).
93. STARSCHINOW, M.: Die Wuchsformen des Rotlaufbacteriums aus chronischen Rotlauf-Endokarditisfällen. Vet.-med. Diss. Gießen 1948.
94. STEHLE, E.: Die Abtrennung von Serotypen der Erysipelothrix muriseptica (syn. E. rhusiopathiae) mittels Praezipitation. Vet.-med. Diss. Gießen 1952.
95. STICKDORN, W.: Untersuchungen über die Lebensfähigkeit des Rotlaufbazillus. Tierärztl. Rdsch. **29**, 663 (1923).
— Über Rotlaufinfektionen beim Menschen. Tierärztl. Rdsch. **34**, 208 (1928).
96. STILLES, G. W.: Swine erysipelas organisms recovered from a brown rat (Rattus Norvegicus). Amer. J. vet. Res. **5**, 243 (1944).
97. STOITSCHEFF, M.: Die Isolierung von Bact. rhusiopathiae aus rotlauferkrankten Schweinen nach Wiederherstellung. Mh. Vet.-Med. **18**, 340 (1963).
98. STRASSNER, M.: Prüfung von Rotlaufstämmen verschiedener Herkunft auf Schweine- und Mäusepathogenität. Vet.-med. Diss. Leipzig 1959.
99. STRAUCH, D.: Ist der zur Schutzimpfung von Schweinen verwendete „schweineapathogene" „Rotlauf-Lebendimpfstoff-H 7" für den Menschen pathogen? Dtsch. tierärztl. Wschr. **59**, 344 (1952).
—, u. E. NITZSCHKE: Über die haemagglutinierenden Eigenschaften von Erysipelothrix rhusiopathiae. Zbl. Vet.-Med. **5**, 968 (1958).
100. TAJIMA, Y., SH. KURAMASU, and M. TAJIMA: Studies on Erysipelosis. 1. Infectivity and immune response of albino-mice (ddN-Stock) to Erysipelothrix rhusiopathiae. Zbl. Vet.-Med. **4**, 1 (1957).
101. THOMSON, A., and A. W. GLEDHILL: The demonstration of the protective value of a swine erysipelas vaccine in pigs. Vet. Rec. **65**, 40 (1953).
102. THUMSER, W.: Untersuchungen über den haemagglutinierenden Faktor der Rotlaufbakterien. Vet.-med. Diss. Wien 1957.
103. TOPLEY, W. W. C., and G. S. WILSON: Principles of bacteriology and immunity. 4. ed. Vol.1. London: Arnold 1955.
104. TRAIN, G.: Über die Züchtung und das Verhalten der Erysipelothrix rhusiopathiae im bebrüteten Hühnerei. Vet. -med. Diss. Berlin, Humboldt-Univ. 1958. In: Wiss. Z. Humboldt-Univ. Berlin, Math.-naturw. Reihe **8**, 239 (1958/59).
105. TRAUB, E.: Immunisierung gegen Schweinerotlauf mit konzentrierten Adsorbatimpfstoffen. Mh. Vet.-Med. **2**, 165 (1947).
106. VALCÁRCEL, S., u. F. FAUSTO: Der Einfluß von Zeit und Temperaturen auf Verdünnungen von Rotlauf-Bouillon-Kulturen. Z. Hyg. Infekt.-Kr. **124**, 353 (1943).
107. WAATS, P. S.: Studies on Erysipelothrix rhusiopathiae. J. Path. Bact. **50**, 355 (1940).
108. WEIDLICH, N.: Beitrag zur Biologie des Rotlaufserumtieres. Berl. Münch. tierärztl. Wschr. u. Wien. tierärztl. Mschr. **1943**, 135.
109. WELLMANN, G.: Die Übertragung des Schweinerotlaufs durch den Saugakt der gemeinen Stechfliege (Stomoxys calcitrans) und ihre epidemiologische Bedeutung. Berl. Münch. tierärztl. Wschr. **1949**, 39.
— Pathogenität und Wachstum der auf Fischen vorkommenden Rotlaufbakterien. Abh. a. d. Fischerei **1950**, 489.
— Rotlaufinfektionsversuche an wilden Mäusen, Sperlingen, Hühnern und Puten. Tierärztl. Umsch. **9**, 269 (1954).
— Vorkommen und Virulenz von Rotlaufbakterien in nicht an akutem Rotlauf erkrankten Schweinen. Dtsch. tierärztl. Wschr. **61**, 357 (1954).
— Summaries of experiments in swine erysipelas in Germany. J. Amer. vet. med. Ass. **127**, 331 (1955).
— Die subklinische Rotlaufinfektion und ihre Bedeutung für die Epidemiologie des Schweinerotlaufs. Zbl. Bakt. I. Abt. Orig. **162**, 265 (1955).
— Spontanrotlauf in einem der Rotlaufforschung dienenden Schweinebestand. Arch. exp. Vet.-Med. **12**, 62 (1958).

Wellmann, G., u. F. Heuner: Bedeutung von serologischen Untersuchungen in der Schweinerotlaufforschung. Zbl. Bakt. I. Abt. Orig. **170**, 91 (1957/58).

— — Über die passiv durch die Kolostralmilch erworbene Rotlaufimmunität der Ferkel. Zbl. Vet.-Med. **4**, 557 (1957).

— — Beziehungen zwischen serologisch nachweisbaren Antikörpern und der Immunität beim Schweinerotlauf. Zbl. Bakt. I. Abt. Orig. **175**, 373 (1959).

—, u. H. Liebke: Versuche, die Rotlaufendokarditis beim Schwein durch laufende Aufnahme von Rotlaufbakterien hervorzurufen. Dtsch. tierärztl. Wschr. **66**, 268 (1959).

— — Nachweis von Rotlaufbakterien (Erysipelothrix rhusiopathiae) und deren Antikörper bei Wildschweinen (Sus scrofa L.). Berl. Münch. tierärztl. Wschr. **73**, 329 (1960).

— — Versuche, bei Schweinen und Ratten eine Rotlaufendokarditis hervorzurufen. Zbl. Vet.-Med. **4**, 557 (1957).

110. White, T. G.: Type specificity in the vaccination of pigs with killed Erysipelothrix rhusiopathiae. Amer. J. Vet. Res. **23**, 752 (1962).

111. Woodbine, M.: Chemotherapy of Erysipelothrix rhusiopathiae infections in mice with streptomycin. Vet. J. **103**, 149 (1947).

— Erysipelothrix rhusiopathiae. Bacteriology and chemotherapy. Bact. Rev. **14**, 161 (1950).

112. Wülfing-Puteanus, J.: Zur Kasuistik der Rotlaufendokarditis beim Rind. Tierärztl. Umsch. **18**, 242 (1963).

113. Zieger, W.: Ein neuer Fall von Rotlaufenzootie bei Enten. Dtsch. tierärztl. Wschr. **59**, 243 (1952).

Krankheiten durch Bartonellaceae

Von

Reinhard Wigand

Mit 1 Abbildung

In der Familie *Bartonellaceae* wird eine Gruppe von Mikroorganismen zusammengefaßt, deren gemeinsame Kennzeichen ihre geringe Größe und die Lagerung an oder in den roten Blutkörperchen der befallenen Makroorganismen ist. Die beim Menschen vorkommende *Bartonella bacilliformis* sowie mehrere Arten der bei Tieren verbreiteten Genera *Haemobartonella* und *Eperythrozoon* sind Erreger einer infektiösen Anämie. Soweit bekannt ist, werden sie durch Arthropoden übertragen. Die Mikroorganismen sind gramnegativ; sie färben sich jedoch mit den üblichen Anilinfarben nur schwach an und lassen sich am besten mit Farbgemischen vom Typ der Giemsafärbung darstellen. Eine Differenzierung von Kern und Cytoplasma ist – im Gegensatz zu den Blutprotozoen – nicht möglich. Eine umfassende kritische monographische Darstellung der Bartonellengruppe hat Weinman (1944) veröffentlicht, einige neuere Untersuchungen dieser Erreger finden sich bei Wigand (1958).

Die Zuordnung der *Bartonellaceae* als Familie in die Ordnung *Rickettsiales*, wie sie noch in der letzten Ausgabe von Bergey's Manual of Determinative Bacteriology (1957, Weinman, p. 968) vorgenommen wurde, ist unbefriedigend. B. *bacilliformis*, der einzige bekannte Vertreter der Gattung *Bartonella*, ist ein echtes Bacterium und weicht in zahlreichen morphologischen und biologischen Eigenschaften von den Mikroorganismen der Gattungen *Haemobartonella* und *Eperythrozoon* ab (Peters und Wigand 1955). Die mikroskopische Ähnlichkeit beider Mikroorganismen verschwindet bei Anwendung elektronenoptischer Untersuchungstechnik. Auch serologisch fand sich keine Beziehung zwischen ihnen (Wigand 1956b). Auffallend bleibt allerdings, daß beide Erregergruppen eine hämolytische Anämie verursachen können. Als kleines, unipolar monotrich begeißeltes Bacterium würde B. bacilliformis am ehesten in die Familie der *Pseudomonadaceae* einzuordnen sein. Auf der anderen Seite sind die Mitglieder der Gattungen *Haemobartonella* und *Eperythrozoon* untereinander so ähnlich, daß eine Unterscheidung dieser beiden Genera nur aus historischen Gründen beibehalten wird. Ihre Stellung im Reich der Mikroorganismen ist ungewiß. Da bei ihnen, soweit darauf untersucht, keine Zellwand nachweisbar ist (Nauck u. a. 1950, Peters und Wigand 1951), gehören sie strukturell weder zu Bakterien noch zu Rickettsien. Sie lassen sich nicht auf künstlichen Nährböden züchten und sind teilweise durch bakteriendichte Filter passierbar (Splitter 1952, Niven u. a. 1952); beides unterscheidet sie weiterhin von Bakterien einschließlich *B. bacilliformis*. Andererseits wird man wegen ihrer Empfindlichkeit gegenüber chemotherapeutischen Agentien (s. u.) zögern, sie mit Viren zu vergleichen. An eine Beziehung zur Gruppe der Mykoplasmen oder auch zu den Anaplasmen ist gedacht worden (Wigand 1958), doch reichen die gegenwärtigen Kenntnisse zu einer endgültigen Stellungnahme nicht aus.

Die vierte zu den *Bartonellaceae* gezählte Gattung sind die Grahamellen, vorwiegend bei wilden Nagetieren vorkommende Blutparasiten (BRUMPT 1911, TYZZER 1942). Es sind geißellose, unbewegliche gramnegative Bakterien, die sich auf künstlichen Nährböden züchten lassen. Auch in ihrer Feinstruktur gleichen sie Bakterien (KRAMPITZ und KLEINSCHMIDT 1960). Die Grahamellen scheinen innerhalb der Erythrocyten zu liegen (TYZZER 1942), während die anderen drei Genera auf den Erythrocyten gelagert sind (WIGAND und PETERS 1950a, PETERS und WIGAND 1951, WIGAND u. a. 1953). Da die Grahamellen wahrscheinlich nicht pathogen sind, können sie hier außer Betracht bleiben.

I. Bartonella bacilliformis

B. bacilliformis findet man – im Gegensatz zu den bei Tieren vorkommenden Parasiten – lediglich in Südamerika in einem begrenzten Gebiet der Länder Peru, Ekuador und Kolumbien. Ein Vorkommen außerhalb dieses Bereiches ist nicht gesichert. Die Bartonellosis des Menschen, auch Carrionsche Krankheit genannt, verläuft unter zwei verschiedenen klinischen Syndromen, dem *Oroyafieber*, einer akuten fieberhaften Anämie, und der *Verruga peruana*, einer gutartigen, lokal begrenzten Hautaffektion. Beide Syndrome können in der genannten Reihenfolge nacheinander ablaufen oder auch isoliert vorkommen. Auch eine asymptomatische Infektion des Menschen mit *B. bacilliformis* kommt häufig vor.

1. Krankheitsbild. Das Oroyafieber beginnt oft plötzlich mit Fieber und starken Kopf- und Gliederschmerzen. Bald entwickelt sich eine Anämie vom makrocytären Typus, die oft in wenigen Tagen extreme Formen annimmt (1 Mio/mm^3 Erythrocyten und weniger). Der Hämoglobinwert nimmt langsamer ab als die Erythrocytenzahl. Dennoch sind die Blutzellen als hypochrom anzusehen, wenn man ihr vergrößertes Volumen berücksichtigt (HURTADO u. a. 1938). Auf dem Höhepunkt der Krankheit sind zahlreiche Blutkörperchen mit *B. bacilliformis* befallen. Unbehandelt führt das Oroyafieber oft unter zunehmender Herz- und Kreislaufschwäche zum Tode. Manchmal kommt es zu einem Befall des Zentralnervensystems mit sehr vielfältiger Symptomatik (LASTRES 1945). An weiteren Komplikationen findet man häufig enterale Sekundärinfektionen, insbesondere Salmonellosen (RIBEYRO 1932, HURTADO u. a. 1938), welche die Prognose verschlechtern.

Das Eruptionsstadium der Krankheit (Verruga peruana) folgt häufig dem Oroyafieber, meist nach etwa einem Monat, kann aber auch ohne vorherige fieberhafte Erkrankung auftreten. Es entstehen kleine oder größere, warzenartig über die Haut herausragende Efflorescenzen, die lebhaft rot gefärbt sind und histologisch aus neugebildeten Blutgefäßen und gewucherten Endothelzellen (Angioblasten) bestehen (DA ROCHA LIMA 1913). Das Gesicht und die Streckseiten der Extremitäten werden bevorzugt befallen. Die Verrugaknoten bilden sich nach Wochen bis Monaten spontan zurück.

2. Pathogenese und Pathologie. Die Entstehung der Anämie ist bis heute nicht restlos geklärt. Ein hämolytischer Mechanismus ist sicher beteiligt, da das indirekte Bilirubin im Serum vermehrt (GUZMAN BARRON 1926, HURTADO u. a. 1938), Urobilin und Urobilinogen im Urin meist erhöht sind (MONGE 1912, WEISS 1933). Bilirubin findet man im Urin nicht (GUZMAN BARRON 1926), auch tritt, im Gegensatz zur Rattenbartonellose, weder im Blut noch im Urin freies Hämoglobin auf (HURTADO u. a. 1938). Da man keine Hämolyse im Blut hat nachweisen können, ist eine direkte Zerstörung der Blutzellen durch die Parasiten wahrscheinlich. Auch kann man eine gesteigerte Erythrophagocytose beobachten (STRONG

u. a. 1915). Eine erhöhte mechanische Fragilität und eine stark verkürzte Überlebenszeit Bartonellen-befallener Blutkörperchen fanden REYNAFARJE und RAMOS (1961). Dagegen ist eine Knochenmarkshemmung als Ursache der Anämie nicht anzunehmen, da im peripheren Blut in der akuten Krankheitsphase vermehrt Reticulocyten und oft Normoblasten auftreten (HURTADO u. a.).

Neben dem Befall der Erythrocyten mit *B. bacilliformis* findet sich dieser Erreger in charakteristischer Weise auch in den Endothelzellen der Blut- und Lymphcapillaren verschiedener Organe (STRONG u. a. 1915). Ferner treten pathologisch-anatomisch als Zeichen starker Anämie zentrale Lebernekrosen, Infarkte in Milz und Lymphknoten und Hämorhagien in Erscheinung.

3. Therapie. Seit Einführung der Antibiotica kann die Bartonellosis im Stadium des Oroyafiebers erfolgreich behandelt werden. *B. bacilliformis* zeigt in vitro eine ausgeprägte Empfindlichkeit gegenüber Penicillin (ALDANA und TISNADO 1945), Streptomycin (MOORE u. a. 1947, ALDANA u. a. 1948), Tetracyclinen und Chloramphenicol (WIGAND 1952), während Sulfonamide wirkungslos sind (WIGAND 1952). Tierversuche sind zu einer experimentellen Prüfung chemotherapeutischer Agentien nicht geeignet (s. u.). Die Beurteilung von Behandlungsversuchen beim Menschen wird erschwert durch den wechselnden Verlauf des Oroyafiebers und durch das häufige Vorkommen bakterieller Sekundärinfektionen, die ihrerseits den Verlauf beeinflussen. Übereinstimmend wird hervorgehoben, daß die Bartonellen nach Behandlung mit verschiedenen Antibiotica rasch aus dem Blut verschwinden. Gelegentlich sind Todesfälle trotz Antibiotica-Behandlung vorgekommen, was zum Teil auf einen zu späten Behandlungsbeginn oder auf resistente Sekundärinfektionen zurückgeführt wurde (ALDANA und TISNADO 1945). Oroyafieber-Kranke sind mit den folgenden Medikamenten behandelt worden: Penicillin (MERINO 1945, ALDANA und TISNADO 1945, ALDANA 1946, RICKETTS 1949), Streptomycin (ALDANA u. a. 1948), Chloramphenicol (KRUMDIECK 1949, PAYNE und URTEAGA 1951, CUADRA 1954, URTEAGA und PAYNE 1955), Aureomycin, Terramycin (LARREA 1958), Erythromycin (URTEAGA u. a. 1953) und Furadantin (URTEAGA u. a. 1954). Wenn auch die Patientengruppen klein sind und kein exakt kontrollierter Versuch vorgenommen wurde, spricht die Gesamtheit der Beobachtungen sehr für eine Wirksamkeit der Antibiotica in vivo. Nach den günstigen Ergebnissen von PAYNE und URTEAGA (1951, 1955) dürfte vor allem Chloramphenicol als das Mittel der Wahl anzusehen sein, da es auch gegen etwaige Begleitinfektionen mit Salmonellen wirkt. Im Verrugastadium ist die Wirksamkeit der Antibiotica ungewiß. Sulfonamide (DEL CARPIO 1939, JARAMILLO 1939) sowie die gegen Tierbartonellen aktiven Arsenpräparate (PATIÑO 1939a) haben keinen therapeutischen Effekt auf die Bartonellosis des Menschen.

4. Experimentelle Übertragung. Die Möglichkeit experimenteller Übertragung hängt aufs engste zusammen mit der früher umstrittenen Frage der Einheitlichkeit des Erregers für zwei so unterschiedliche klinische Syndrome. Diese Einheit wurde durch folgende Versuche am Menschen und am Tier bewiesen: In einem Selbstversuch inoculierte sich DANIEL A. CARRION (1885, s. WEINMAN 1944, p. 248) Material von Verruga des Menschen und erkrankte 21 Tage später an Oroyafieber mit tödlichem Ausgang. Umgekehrt infizierte sich KUCZYNSKI-GODARD (1937) mit einer Bartonellenkultur, die von einem Kranken mit Oroyafieber gezüchtet worden war, und bekam eine Verruga peruana. Weiterhin konnten NOGUCHI und BATTISTINI (1926) nach erfolgreicher Züchtung von *B. bacilliformis* auf künstlichen Nährböden sowohl mit Kulturen von Verruga als auch mit solchen von Oroyafieber bei Affen eine Verruga peruana erzeugen. Diese Tiere zeigten nach Rückgang der Verruga eine Immunität gegenüber beiden Bartonellenstämmen (NOGUCHI 1927 c). Die letzten Zweifel an der Einheitlichkeit der Ätiologie beider Krankheitsstadien wurden durch weitere Übertragungsversuche bei der zweiten Harvard-Expedition nach Peru von 1937 beseitigt (Weinman und Pinkerton 1937). Ein merkwürdiges Phänomen bleibt jedoch bis heute ungeklärt: Es ist nämlich fast nie gelungen, durch Verimpfung bartonellenhaltigen Blutes von Oroyafieber beim Affen eine Verruga zu erzeugen (Mayer und Kikuth 1927), wohl aber öfters durch aus diesem Blut gezüchtete Kulturen (s. o.). Offenbar durchlaufen die Erreger in der Blutphase ein Stadium, bei denen ihnen die Fähigkeit zur Verrugabildung fehlt.

Die experimentelle Übertragung der Verruga peruana auf Affen gelang zuerst Jadassohn und Seifert (1910). Neben Rhesusaffen sind auch eine Reihe anderer Affenarten mit Erfolg infiziert worden (Weinman 1944, p. 266). Außer Verrugamaterial von Menschen oder Affen sind auch Bartonellenkulturen oder Lymphknoten von Oroyafieber-Patienten (Weinman und Pinkerton 1937) verwendet worden, wobei das Material meist intracutan oder durch Scarifikation in die Augenbrauenhaut eingebracht wurde. In der Regel entwickelt sich nur an der Inoculationsstelle eine Verruga, gelegentlich auch etwas davon entfernt (Noguchi 1927b), es kommt jedoch nicht zu einer Generalisation. Die Inkubationszeiten von der Inoculation bis zum Auftreten der Verruga streuen beträchtlich, zwischen 10 und 65 Tagen und wahrscheinlich noch länger (Noguchi 1927b, Wigand und Weyer 1953); die Knoten persistieren ein bis mehrere Monate. Die Affen zeigen außer einer Anschwellung der regionären Lymphknoten und manchmal geringgradigem Fieber keine Krankheitserscheinungen. Pathologisch zeigte sich bei 5 Tieren (Noguchi 1927a) eine Vergrößerung von Lymphknoten und Milz; eines der Tiere hatte Bartonellen-ähnliche Einschlüsse in den Endothelzellen.

Bemerkenswert ist nun, daß es nicht immer gelingt, durch Inoculation von Kulturmaterial Verruga beim Affen zu erzeugen. Dabei gibt es Kulturstämme, mit denen eine Infektion von Affen – allerdings bei Verwendung von nur wenigen Tieren pro Stamm – überhaupt nicht gelungen ist (Noguchi 1928a, Wigand und Weyer 1953). Bei einem aus Peru isolierten Bartonellenstamm H wurden alle 13 inoculierten Affen infiziert (Wigand und Weyer 1953), aber nur 5 von ihnen entwickelten eine Verruga, während die anderen 8 eine asymptomatische Infektion bekamen, die sich lediglich an einer Züchtung von *B. bacilliformis* aus dem Blut nachweisen ließ. Manchmal können auch mikroskopisch vereinzelt Bartonellen an den Erythrocyten zu erkennen sein. In diesen Versuchen war einem Teil der Affen vor oder bei Infektion die Milz exstirpiert worden, wodurch aber offensichtlich keine Resistenzminderung erzielt wurde, was auch den Erfahrungen anderer Autoren entspricht (Noguchi 1928c). Bei den bisherigen Untersuchungen ist der Einfluß der injizierten Bartonellenmenge auf das Angehen der Infektion beim Affen nicht berücksichtigt worden, da befriedigende Methoden zur Keimzahlbestimmung von *B. bacilliformis* bisher fehlen und auch wegen deren großen Neigung zur Aggregatbildung schwierig sein dürften. In einem Fall (Weinman und Pinkerton 1937) wurde aber mit relativ geringer Keimmenge eine Verruga erzielt.

Nach dem Gesagten ist die Reproduktion einer Verruga peruana beim Affen durch intracutane Injektion von Kulturmaterial nur bei bestimmten Stämmen von *B. bacilliformis* möglich. Eine inapparente, nur durch die Blutkultur nachweisbare Infektion läßt sich häufiger erzielen, so durch intravenöse Inoculation von Kulturmaterial, durch Verimpfung infizierter Phlebotomen (s. u.) oder durch bartonellenhaltiges Blut (Weinman und Pinkerton 1937).

Nur in wenigen Fällen ist die Erzeugung eines dem Oroyafieber ähnlichen Krankheitsbildes beim Affen gelungen. Mayer und Kikuth (1927) beobachteten eine Bartonellenämie bei 2 von 5 infizierten Hundsaffen; bei einem dieser Tiere, das starb, ließen sich jedoch, im Gegensatz zum Menschen, keine Bartonellen in den Endothelzellen nachweisen. Noguchi (1927a) untersuchte 5 tödlich verlaufene Infektionen von Affen und fand bei ihnen Leber- und Milzveränderungen ähnlich denen bei Oroyafieber des Menschen sowie Bartonellen-ähnliche Einschlüsse in verschiedenen Organen. Bei den Versuchen von WEINMAN und PINKERTON (1937) ging einer von 20 infizierten Rhesusaffen mit schwerer Anämie zugrunde. Das Tier zeigte keine Endothelzellveränderungen, jedoch eine floride Lungentuberkulose, die offenbar zu einer Resistenzminderung geführt hatte. Ähnliche resistenzmindernde Einflüsse werden auch für den Verlauf der Bartonellosis beim Menschen diskutiert (WEINMAN 1944).

Verschiedene andere Tierarten wurden mit *B. bacilliformis* inoculiert, jedoch ohne oder nur mit unregelmäßigem Erfolg. Hunde entwickelten nach subcutaner Inoculation manchmal Verruga-ähnliche Knötchen (STRONG u. a. 1915, NOGUCHI, MULLER u. a. 1929, SAMPER und MONTOYA 1940), wobei wenigstens teilweise Bartonellen aus dem Knoten bzw. aus Blut isoliert wurden. Wenn auch andere Autoren über negative Ergebnisse berichteten, so wären nochmalige Versuche an Hunden verschiedener Rasse und Alters mit mehreren Bartonellenstämmen und unter sorgfältiger bakteriologischer und histologischer Kontrolle angebracht.

Kaninchen zeigten nach intratesticulärer Infektion eine örtliche Entzündung (STRONG u. a. 1915). In Versuchen mit Meerschweinchen wurde das Moosersche Phänomen, eine Hodenschwellung nach intraperitonealer Inoculation, gefunden (MACKEHENIE und DAVILA 1932, PATIÑO 1939b, GROOT u. a. 1940/41); die Natur dieses Phänomens wurde jedoch nicht untersucht. Nach intracutaner Verimpfung sind bei Meerschweinchen gelegentlich Verruga-ähnliche Hauteruptionen gesehen worden (MACKEHENIE 1936, PATIÑO 1940); doch stehen diesen nicht restlos überzeugenden Versuchen zahlreiche negative Befunde bei Meerschweinchen gegenüber (WEINMAN und PINKERTON 1937, u. a.). Auch verschiedene andere Tierarten waren unempfänglich für *B. bacilliformis*, wobei allerdings eine inapparente Infektion nicht in allen Fällen durch Blutkultur ausgeschlossen wurde.

5. Übertragung durch Arthropoden. Die Übertragung der Carrionschen Krankheit geschieht unter natürlichen Verhältnissen durch Stechmücken der Gattung *Phlebotomus*, und ihr Vorkommen in begrenzten geographischen Bezirken bzw. Höhenlagen erklärt die ebenfalls begrenzte Verbreitung der Krankheit im Westen Südamerikas (PATIÑO 1939a, REBAGLIATI 1940). Von freilebenden Mücken hat man *B. bacilliformis* in Kultur gezüchtet (BATTISTINI 1931) und durch Stich oder Injektion auf Affen übertragen (NOGUCHI, SHANNON u. a. 1929, BATTISTINI 1931, HERTIG 1942), wobei es stets zu asymptomatischer Bartonellosis kam, nicht zum Auftreten einer Verruga.

Vereinzelte Übertragungsversuche von *B. bacilliformis* mit verschiedenen Zecken (NOGUCHI 1926, PATIÑO 1939a) ergaben keine sicher positiven Resultate. Eine experimentelle Infektion von Kleiderläusen führte zwar zu einer Vermehrung nach Inoculation ins Cölom, dagegen nur vereinzelt bei rectaler Infektion (WIGAND, und WEYER 1953). Eine Kollektion verschiedener Arthropoden-Parasiten von Mensch und Tier aus der Verrugazone ergab im Affenversuch völlig negative Resultate (NOGUCHI, SHANNON u. a. 1929). Es hat daher den Anschein, daß Phlebotomen unter natürlichen Verhältnissen wie im Experiment die einzigen wirksamen Überträger der Bartonellosis des Menschen sind.

II. Tierbartonellen

Unter dieser Bezeichnung seien der Kürze halber alle Vertreter der Gattungen *Haemobartonella* und *Eperythrozoon* zusammengefaßt, da, wie oben gesagt, einerseits die Unterscheidung dieser Genera ohne Bedeutung ist und andererseits Parasiten dieser Art beim Menschen bisher nicht gefunden wurden. Während die Carrionsche Krankheit nur in einem begrenzten Raum vorkommt, sind Tierbartonellen in verschiedenen Teilen der Erde gefunden worden und dürften mehr oder weniger ubiquitär verbreitet sein. Charakteristisch ist bei diesen Infektionen der große Einfluß der Milz auf die Resistenz der Tiere. In der Regel verlaufen diese Infektionen latent und ohne klinische Symptome; im Blut der Tiere sind wenig oder keine Bartonellen sichtbar. Entfernt man ihnen jedoch die Milz, die bei den latent infizierten Tieren meist vergrößert ist, so vermehren sich die Mikroorganismen im Blut, wobei es in vielen Fällen zum Auftreten einer hämolytischen Anämie kommt, oft mit gleichzeitigem Ikterus. Im Giemsapräparat sieht man kleinste kokkoide oder ringförmige Gebilde an den Erythrocyten oder freigelegen, manchmal auch Stäbchenformen, die aus Ketten kokkoider Einzelteilchen bestehen (Nauck u. a. 1950, Wigand und Peters 1952c). Für die Gattung *Eperythrozoon* galt ursprünglich die Ringform, die randständige Lagerung am Erythrocyten und die freie Lagerung der Parasiten als charakteristisch (s. Abb. 1). Jedoch kann man Ringformen auch bei Hämobartonellen finden, und die Lagerung an den Blutzellen oder frei im Plasma ist ebenfalls kein sicheres Unterscheidungsmerkmal, zumal die Lagerung auch vom Wirtstier abhängt (Wigand und Peters 1952a). Es ist daher nicht verwunderlich, daß manche Tierbartonellenarten teilweise als *Haemobartonella*, von anderen Untersuchern dagegen als *Eperythrozoon* bezeichnet worden sind. Die Mikroorganismen sind untereinander in ihrer Morphologie und in ihren biologischen Eigenschaften (Milzeinfluß, Übertragung durch Arthropoden, Beeinflussung durch chemotherapeutische Agentien) recht ähnlich (s. Tab. 1). Auch die Art der pathogenen Wirkung ist gleich, jedoch unterscheiden sich die Parasiten im Ausmaß der Pathogenität. Sie fehlt z. B. bei *E. coccoides* meist völlig, tritt in anderen Fällen nur bei entmilzten Tieren in Erscheinung, bei einigen Parasiten höherer Säugetiere dagegen auch bei Normaltieren. In diesen Fällen kommt der Krankheit daher auch eine veterinärmedizinischen Bedeutung zu. Neben den Artunterschieden in der Pathogenität können aber auch Stämme des gleichen Parasiten unterschiedliche Virulenz aufweisen. Die Immunität ist bei allen Infektionen mit Tierbartonellen vom Typ der „Infektionsimmunität“ (Prämunition), d. h. eine Immunität gegen Reinfektion besteht nur so lange, wie die Infektion mit dem betreffenden Parasiten andauert.

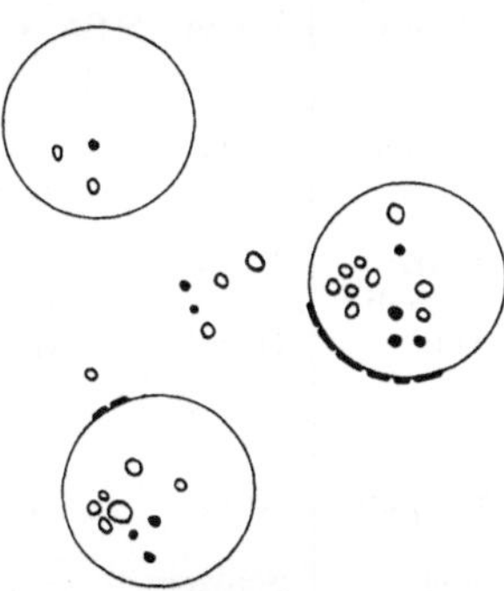

Abb. 1. Eperythrozoon coccoides, Mäuseblut, Zeichnung nach Giemsafärbung. Ringförmige und kokkoide Organismen frei und an den Erythrocyten gelagert. Randständige Organismen erscheinen stäbchenförmig

Der von Tyzzer und Weinman (1939) eingeführte Gattungsname *Haemobartonella*, der den Unterschied gegenüber *B. bacilliformis* hervorheben soll, bedeutet, daß die Tierbartonellen nur im Blut vorkommen, während *B. bacilliformis* auch in den Endothelzellen zu finden ist. In der Tat hat man alle Tierbartonellen bisher ausschließlich im Blut gefunden. Die Parasiten lassen sich durch Einfrieren bei tiefen Temperaturen für begrenzte Zeit konservieren (Kessler 1942).

Das einzige sichere Kennzeichen zur Unterscheidung verschiedener Parasitenarten ist zur Zeit ihre Wirtsspezifität. Bei manchen Tierbartonellen scheint nur eine Tierart empfänglich zu sein, während man mit anderen auch verwandte Tierarten infizieren kann.

Außer den in Tab. 1 aufgeführten Arten sind einige weitere beschrieben worden (Tyzzer 1942, Bergey 1957, p. 972–980). Da ihre Pathogenität zweifelhaft ist, bleiben sie hier außer Betracht.

Es ist nicht immer sicher, ob bei der gleichen Tierart an verschiedenen Orten gefundene Parasiten miteinander identisch sind. Beobachtete Unterschiede in den Eigenschaften könnten auf Stammesunterschieden oder auf dem Vorkommen mehrerer Parasitenarten beim gleichen Tier (wie beim Schwein, s. u.) zurückgehen. Eine Entscheidung über diese Frage wäre im Einzelfall nur durch Versuche über eine Kreuzresistenz mit beiden in Frage kommenden Parasiten zu treffen. *Keine* Tierbartonellen wurden unter den Warmblütern bisher beim Geflügel sowie beim Pferd gefunden (Weinman 1944, Seamer 1959a).

Tabelle 1. *Biologische Eigenschaften der Tierbartonellen*

Species[1]	Empfängliche Tiere		Inkubationszeit[2]		Krankheit	Übertragung durch	Therapeutisch wirksame Dosis (mg/kg Körpergewicht[3])	
	Natürliches Vorkommen bei	übertragbar auf	nach Entmilzung	nach Inoculation			Neosalvarsan	Tetracycline
H. muris	Ratte	Ratte, Maus, Goldhamster, Kaninchen	1—7[4]	1—6	akute Anämie	Laus	30	250
E. coccoides	Maus	Maus, Ratte, Goldhamster, Kaninchen	1—6[4]	1—6	meist fehlend	Laus	100	500
H. muris-musculi	Maus	Maus	3—23	5—23	?	?	?	?
H. canis	Hund	Hund, Katze ?	6—10	2—20	akute Anämie	Floh	15	?
E. ovis	Schaf	Schaf	um 6	5—7	Anämie, Ikterus[5]	Zecke ?	>45	?
E. wenyoni	Rind	Rind	um 11	16—22	Anämie, Ikterus	Zecke ?	12 ?	?
E. suis	Schwein	Schwein	2—6	2—6	Anämie, Ikterus[5]	?	>15[6]	>6[6]
E. parvum	Schwein	Schwein	13—25	10—13	fehlend oder leichte Anämie	Laus ?	100	40
E. felis	Katze	Katze	6; 28[7]	5—39	Anämie, Ikterus[5]	?	+[8]	+

[1] H. = Haemobartonella, E. = Eperythrozoon.
[2] Tage nach Entmilzung bzw. intraperitonealer oder intravenöser Inoculation einer hohen Dosis parasitenhaltigen Blutes bis zum mikroskopisch sichtbaren Auftreten von Parasiten im Blut.
[3] Mutmaßlich „sterilisierende" Dosen bei einmaliger subcutaner Applikation.
[4] Inkubationszeit „0 Tage" nach Entmilzung kommt gelegentlich vor, wenn bereits vor Entmilzung Parasiten im Blut sichtbar sind.
[5] Krankheit kann auch bei Tieren mit Milz auftreten.
[6] Bei dieser Dosis noch Relapse (Splitter und Castro 1957).
[7] Einzelbeobachtungen.
[8] Wirksame Dosis nicht bekannt.

Über die Häufigkeit des Vorkommens der Tierbartonellen lassen sich keine verbindlichen Angaben machen. Es ist jedoch anzunehmen, daß mit verbesserten hygienischen Bedingungen bei der Tierhaltung, insbesondere mit der allgemeinen Anwendung von Insecticiden, sowohl bei Laboratoriumstieren wie bei größeren Säugetieren ein Rückgang der Häufigkeit der Infektionen mit Tierbartonellen einhergeht.

Tierbartonellenstämme werden bei den mikrobiologischen Kultursammelstellen nicht gehalten. Wenn man daher diese Parasiten zum experimentellen Arbeiten braucht, ist man darauf angewiesen, eine Anzahl Tiere möglichst verschiedener Herkunft zu entmilzen oder sich von einem anderen Laboratorium, in dem der betreffende Erreger gehalten wird, diesen in einem nicht entmilzten Tier oder in eingefrorenem Zustand schicken zu lassen.

Die Technik der Splenektomie ist bei kleinen Laboratoriumstieren sehr einfach. Die Tiere werden in Äthernarkose in rechter Seitenlage fixiert. Nach Desinfektion mit Jodtinktur durchtrennt man die Haut unterhalb des linken Rippenbogens durch einen 1 cm langen Schnitt und eröffnet dann die Bauchhöhle. Man lagert die Milz, vor, unterbindet den Milzstiel mit einem einzigen Seidenfaden, trennt die Milz ab und schließt lediglich die Haut mit 2 bis 3 Wundklammern, die später nicht entfernt zu werden brauchen. Für größere Tiere empfiehlt sich eine intravenöse Barbituratnarkose; die Anforderungen bezüglich Asepsis bei der Operation sind nicht hoch, jedoch ist nach allgemein-chirurgischen Grundsätzen auf sorgfältige Blutstillung zu achten.

Der Fortschritt in der Erforschung der Tierbartonellosen wird dadurch stark behindert, daß es bisher nicht gelungen ist, die Organismen auf künstlichen Nährböden zu züchten. Die Beeinflußbarkeit durch chemotherapeutische Agentien weist indirekt auf einen eigenen Stoffwechsel hin, so daß eine Züchtung in vitro grundsätzlich möglich erscheint. Untersuchungen mit Hilfe von Gewebekulturen wurden bisher nicht publiziert. Über eine erfolgreiche Züchtung von *E. coccoides* im Dottersack von Hühnerembryonen hat Seamer (1959b) berichtet, weniger überzeugend beschrieben Ford und Murray (1959) die Züchtung eines *H. muris*-ähnlichen Organismus auf dem sonst für *B. bacilliformis* benutzten Nährboden von Geiman (1941). Bis zur Bestätigung dieser Befunde ist man für alle experimentellen Untersuchungen auf Tiere angewiesen.

Bei der weitgehenden Ähnlichkeit in den Eigenschaften der verschiedenen Parasiten erscheint es vertretbar, von Modellversuchen an der *H. muris*-Infektion der Ratte unter Vorbehalt Rückschlüsse auf andere Tierbartonellen zu ziehen.

III. Haemobartonella muris (Mayer 1921)

Als erster Parasit dieser Gruppe wurde *H. muris* entdeckt (Mayer und Zeiss 1920, Mayer 1921). Der Einfluß der Milz und die Übertragbarkeit der nach Milzexstirpation auftretenden Anämie wurde von Lauda (1925a), der Zusammenhang zwischen Krankheit und sichtbaren Blutparasiten schließlich durch Mayer, Borchardt und Kikuth (1926, 1927) nachgewiesen. Die folgenden Ausführungen beziehen sich auf die *H. muris*-Infektion der entmilzten Ratte.

1. Krankheitsbild. Wenige Tage nach Splenektomie werden die Tiere, soweit infiziert, blaß und apathisch und verlieren infolge Freßunlust an Körpergewicht (Lauda 1930). Die Körpertemperatur ist normal oder leicht erhöht. Manchmal findet sich aber auch eine Hypothermie von 32° bis 34°C, die prognostisch ungünstig zu bewerten ist. Charakteristisch ist eine sich oft rapide in einem bis zwei Tagen entwickelnde Anämie, bei der Werte bis unter 1 Mio Erythrocyten/mm^3 bestimmt worden sind (Mayer u. a. 1927). Der Hämoglobingehalt fällt weniger stark, so daß leicht erhöhte Färbeindices (1,1–1,25) resultieren (Levi 1930). Die mittleren Durchmesser der Erythrocyten sind gegenüber der Norm erhöht (Alsted 1935). Diese Blutveränderung entspricht also der beim Oroyafieber des Menschen (s. o.). Im Gegensatz zum Menschen findet sich aber bei Ratten oft starke Hämoglobinämie als Folge der in vivo-Hämolyse und ebenfalls eine oft massive Hämoglobinurie. Die roten Blutkörperchen zeigen weiter als typische Begleiterscheinungen starker Anämie Anisocytose und Polychromasie, wobei die Reticulocytenzahlen oft enorm (bis zu 70%) gesteigert sind (Lauda 1930, Perla und Rivero 1933). Auch Normoblasten treten im Blut auf – beides Anzeichen einer vermehrten Blutzellregeneration. Dagegen ist die Anzahl der Howell-Jollyschen Körperchen gegenüber entmilzten Ratten ohne Bartonelleninfektion nicht erhöht. Die Leukocyten sind meist stark vermehrt, insbesondere die Neutrophilen (Bayon 1928), oft mit gleichzeitiger Linksverschiebung, während die Zahl der Lympho- und Monocyten und der eosinophilen Zellen nicht immer erhöht ist (Schwarz 1929). Die Thrombocytenzahl steigt bereits als Folge der Splenektomie und unabhängig von der Bartonelleninfektion an (Mayer u. a. 1927).

2. Verlauf der Infektion. 1 bis 7 Tage nach Entmilzung kommt es zum mikroskopisch sichtbaren Auftreten von Bartonellen im peripheren Blut der Ratten. Längere „Inkubationszeiten“ sind wahrscheinlich vorgetäuscht durch eine sekundäre Infektion vorher bartonellenfreier Tiere durch Ectoparasiten von ihren Käfiggenossen, da nach Behandlung der Tiere mit Insecticiden keine längeren Inkubationszeiten beobachtet wurden (WIGAND 1958). Der Höhepunkt des Parasitenbefalles und wenig später auch der klinischen Symptome wird meist 1–4 Tage nach dem ersten Auftreten der Bartonellen erreicht (WIGAND und PETERS 1950). Die Letalität beträgt zwischen 30 und 80% (MAYER u. a. 1927, ROTH 1932). Manchmal verschwinden die Parasiten kurz vor dem Tod aus dem Blut oder nehmen an Zahl stark ab (MAYER u. a. 1927). Bei günstigem Verlauf gehen die Bartonellen in wenigen Tagen zurück, während sich die Anämie langsamer zurückbildet. Fast stets kommt es jedoch zu Relapsen, wobei die Parasitenzahl im Blut erneut ansteigt und oft auch die Anämie wieder zunimmt. Während der Relapse sterben die Tiere nur selten. Die freien Intervalle, in denen die Parasiten im Blut so spärlich sind, daß sie mikroskopisch nicht festgestellt werden können, dauern zwischen 2 und 19 Tagen (WIGAND und PETERS 1950). Die Dauer des Bartonellenbefalles vom Auftreten bis zum Verschwinden der Parasiten während einer Attacke beträgt meist 3 bis 8 Tage, jedoch sind gelegentlich längere Befallszeiten (MCCLUSKIE und NIVEN 1934: 35 Tage) beobachtet worden.

3. Pathogenese und Pathologie. Die Ursache für die Anämie ist offenbar in einer Zerstörung der Erythrocyten zu suchen, da die vermehrte Reticulocytenzahl eine Knochenmarkshemmung ausschließt. Auf Hämolysevorgänge deutet auch das Auftreten von freiem Hämoglobin im Plasma und die Hämoglobinurie hin. Hämolysine hat man unter Anwendung verschiedener Techniken im Serum kranker Ratten nicht finden können (ADLER 1930, WEINMAN 1938). WEINMAN (1938) wies jedoch nach, daß die Blutkörperchen bartonellenkranker Ratten in vitro bei 4° und 37°C eine gegenüber der Norm stark erhöhte Hämolyseneigung zeigen, gleichgültig ob sie in Serum oder nach mehrmaligem Waschen in physiologischer Kochsalzlösung suspendiert wurden. Dies weist auf eine direkte Schädigung der Erythrocyten durch die Parasiten ohne Mitwirken von hämolytischen Faktoren im Serum hin. Für eine parasitenbedingte irreversible Schädigung der Blutkörperchen sprechen auch Untersuchungen von RUDNICK und HOLLINGSWORTH (1959) mit radioaktiv markierten Erythrocyten, welche ergaben, daß die mittlere Überlebenszeit parasitenhaltiger Blutkörperchen gegenüber der Norm verkürzt ist, und zwar auch dann, wenn diese auf Terramycin-behandelte Empfängertiere übertragen wurden. Befunde über die osmotische Resistenz der Blutkörperchen bei Bartonellenanämie sind widersprechend (SCHWARZ 1929, LAUDA 1930, HOFFENREICH 1932), was vermutlich an der bereits im isotonischen Milieu verminderten Resistenz der Blutzellen liegt. Die im Blut häufig zu beobachtende Erythrophagocytose – große mononucleäre Zellen beladen mit Erythrocyten und deren Resten (DOMAGK 1924) – ist wahrscheinlich sekundär und nicht als Ursache der Anämie anzusehen.

Für die Entstehung der Relapse wären hormonelle oder – in Analogie zum Rückfallfieber – serologische Ursachen zu diskutieren. Für einen Hormoneinfluß spricht der Befund von SCHEFF u. a. (1956), daß Relapse unter dem Einfluß von Cortison häufiger werden, für die Möglichkeit serologischer Ursachen die Beobachtung von WIGAND (1956b), daß komplementbindende Antikörper im Höhepunkt der Infektion und während der Relapse oft stark abnehmen. Auch könnten beide Einflüsse zusammenwirken.

Pathologisch-anatomisch stehen neben den Zeichen der Anämie und eines leichten Ikterus (MAYER u. a. 1927) Veränderungen an Leber und Niere im Vordergrund. Die Leber ist geschwollen, weich und blaßgelb; mikroskopisch sieht man Verfettung, zahlreiche kleine Nekroseherde und eine Proliferation der Kupfferschen Sternzellen, die mit Erythrocytentrümmern und Pigment beladen sind. Die Nieren sind blaß und geschwollen, bei Hämoglobinurie rotbraun (PERLA und MARMORSTON-GOTTESMAN 1931), mikroskopisch finden sich nephrotische Veränderungen an den Tubuli, Fetteinlagerungen, kleine Blutungen und granuläre Hämoglobincylinder.

Die unmittelbare Todesursache ist nicht restlos geklärt. Nach Untersuchungen von DOMÉNICO (1956) überleben künstlich anämisch gemachte Ratten die *H. muris*-Infektion paradoxerweise häufiger als nicht anämisch gemachte Tiere. Die Anämie scheint demnach nicht unmittelbar zum Tode der Tiere beizutragen, wenn auch im allgemeinen eine Korrelation zwischen niedrigem Hämoglobin und Absterben der Tiere besteht (TILGNER-PETER 1956). SCHEFF u. a. (1956) diskutieren einen Einfluß der regeneratorischen Fähigkeit des Knochenmarks auf den Ausgang der Erkrankung.

4. Milzeinfluß. Zweifellos hat das Fehlen der Milz einen ausgeprägten Einfluß auf den Verlauf der Bartonellen-Infektion. Zwar lassen sich auch Tiere mit Milz künstlich infizieren, jedoch kommt es in der Regel nur zu latenter Infektion. Die Milz verleiht also den Ratten eine Resistenz gegenüber *H. muris*, die deren Vermehrung in Schranken hält. Zahlreiche Versuche zur Klärung der Frage, ob der Einfluß der Milz auf einem stofflichen Substrat oder auf einer Filterwirkung beruht (WEINMAN 1944, p. 304/305), unter anderem solche mit Parabiose-Ratten, führten nicht zu eindeutigen Ergebnissen. Auffällig ist die Splenomegalie, die meist bei Bartonellen-infizierten Trägertieren zu finden ist (CANNON und MCCLELLAND 1929b).

Gegen die Infektion selbst schützt die Milz nicht, auch bleibt die latente Infektion bei Tieren mit Milz wahrscheinlich lebenslang bestehen (ELIOT und FORD, 1932). Es herrscht also ein Gleichgewichtszustand zwischen Wirt und Parasit. Auf der anderen Seite überwinden entmilzte Tiere, wenn sie überleben, die Bartonelleninfektion nach Ablauf der Relapse völlig (ELIOT und FORD, 1932) und sind für eine Infektion wieder empfänglich. Dies weist auf zusätzliche Abwehrmechanismen hin, die wahrscheinlich im übrigen reticuloendothelialen Systen (RES) zu suchen sind. Eine Tuscheblockade des RES hatte zwar keinen eindeutigen Einfluß (MAYER u. a. 1927), selbst nicht bei massiver Dosierung (CANNON und MCCLELLAND 1929b). Jedoch gelang es ANIGSTEIN und POMERAT (1945), durch Verabfolgung eines Anti-RES-Immunserums auf Ratten mit erhaltener Milz in spezifischer Weise eine Bartonellenanämie auszulösen. Auch die Aktivierung latenter Bartonellosis durch Röntgenbestrahlung (einmalig 600 r) (SCOTT und STANNARD 1954, BERGER und LINKENHEIMER 1962) oder durch radioaktives Polonium, das in besonderem Maße im RES gespeichert werden soll (SCOTT und STANNARD 1954) könnte für die Bedeutung des RES sprechen.

5. Therapie. Die Wirksamkeit organischer Arsenverbindungen auf die *H. muris*-Infektion der Ratte ist seit den Untersuchungen von MAYER u. a. (1927) bekannt. Neosalvarsan und Arsalyt weisen therapeutische Indices um 1 : 80 auf; eine einmalige subcutane Dosis von 3 mg Neosalvarsan genügt zur völligen Beseitigung der Bartonelleninfektion. Noch wirksamer sind kombinierten Arsen-Antimonverbindungen wie das Bayer-Präparat Sdt 386 (SCHMIDT 1942), während reine Antimonpräparate nur geringfügig wirken (YOSHIWARA 1931, UHLENHUTH und SEIFFERT 1931, 1933). Die Wirksamkeit von Arsenikalien wurde von zahlreichen Autoren bestätigt. TILGNER-PETER (1955) verwendete sie zur chemotherapeutischen Prüfung von Arsenpräparaten. Drogenfestigkeit ist nach Behandlung mit subcurativen Dosen beschrieben worden (MAYER und MALAMOS 1936). Unter den Antibiotica haben sich nur die Tetracycline als wirksam erwiesen (MAYER 1949, WIGAND und PETERS 1950, STANTON u. a. 1950, REKERS 1951). Aureomycin ist bei subcutaner Injektion von 25 mg je Ratte wirksam, Terramycin bei ähnlicher Dosierung. Jedoch traten nach einmaliger Behandlung – im Gegensatz zu Neosalvarsan – öfters Parasitenrückfälle auf. Bei oraler Medikation führen 150 mg Aureomycin je Tier nur zu vorübergehendem Rückgang der Parasiten (WIGAND und PETERS 1950). Penicillin (UTATUBA und VIEIRA 1944, HAVLIK 1950), Streptomycin (HAVLIK 1950), Chloramphenicol (STANTON u. a. 1950, WIGAND und PETERS 1952a, TILGNER-PETER 1955) sowie Sulfonamide (SMITH und EMERY 1948, STANTON u. a. 1950) hatten keinen Effekt auf die Bartonellenanämie der Ratte.

Die eigenartige Beobachtung von LASKOWSKI u. a. (1951) über einen chemotherapeutischen Effekt von Alloxan in Dosen, die noch nicht zu Diabetes führen, erklären diese Autoren durch die Wirksamkeit von Alloxan auf SH-Gruppen (also möglicherweise in Analogie zur Arsenwirkung), zumal auch Parachlormercuribenzoat und Dehydroascorbinsäure bei schwefelarmer Diät wirksam sind (LASKOWSKI u. a. 1954). Der Effekt von Alloxan ließ sich allerdings durch Cystein oder Glutathion nicht aufheben.

Cortison und ACTH beeinflussen nach LASKOWSKI u. a. (1954) die Bartonelleninfektion bei nicht entmilzten Ratten nicht, können jedoch, wie bereits erwähnt, bei entmilzten Tieren zu Relapsen führen (SCHEFF u. a. 1956). Die Anämie wird durch Applikation von Leberextrakten nicht beeinflußt (zahlreiche Autoren, s. WEINMAN 1944, p. 307), durch Folsäuregaben jedoch gebessert (SMITH und EMERY 1948).

6. Experimentelle Übertragung. *a) Übertragung auf entmilzte Ratten.* Die Übertragung der Rattenbartonellosis durch intraperitoneale, subcutane oder intravenöse Inoculation bartonellenhaltigen Blutes auf bartonellenfreie Ratten gelingt ohne Schwierigkeiten. Eine orale Infektion mit Blut war nicht möglich (ELIOT und FORD 1929). Entmilzte Ratten zeigen nach künstlicher Infektion das gleiche Krankheitsbild wie natürlich infizierte Tiere nach Splenektomie, jedoch verläuft die Infektion nach experimenteller Infektion im Durchschnitt schwerer. Besonders ausgeprägte Unterschiede fand KESSLER (1943b) bei einem Bartonellenstamm, welcher Ratten, die bei Entmilzung infiziert wurden, ohne Ausnahme tötete, während bei Infektion zwei Wochen vor Splenektomie nur 4 von 18 Tieren starben.

Die Übertragung gelingt außer mit Blut auch mit Leber (LAUDA 1925b) oder Lymphknoten (FAULKNER und HABERMANN 1957); wegen des Blutgehaltes dieser Organe sagen diese Befunde jedoch über ein Vorkommen von *H. muris* außerhalb des Blutes nichts aus.

Für quantitatives Arbeiten ist es empfehlenswert, mit einem definierten Bartonellenstamm zu experimentieren, da hierbei der Infektionsablauf gleichmäßiger ist als bei Verwendung beliebiger verschiedener Parasitenstämme (KESSLER 1943b, WIGAND 1958). Man geht dazu von einer Ratte aus und kann den Stamm entweder in nicht entmilzten Ratten halten oder durch Einfrieren bei $-70°C$ konservieren (KESSLER 1942).

Bei Untersuchungen über den Infektionstiter bartonellenhaltigen Blutes muß die große Labilität der Erreger berücksichtigt werden. So fand KESSLER (1943b) bei Verdünnung des zu inoculierenden Blutes in Bouillon, daß etwa 100 Bartonellen-tragende Erythrocyten zur Infektion entmilzter Ratten notwendig waren. Nach Untersuchungen von WIGAND (1956a) genügen unter bestimmten Bedingungen (Verdünnung des Bartonellenblutes in bartonellenfreiem defibrinierten Rattenblut) bereits ein bis zwei Bartonellen-tragende Erythrocyten zur Infektion. Tiere, die mit geringer Dosis (1–100 Erythrocyten) inoculiert worden waren, erkrankten mit verlängerter Inkubationszeit (5–14 Tage), zeigten aber dann den gleichen Infektionsverlauf wie Tiere nach Injektion großer Parasitenmengen (KESSLER 1943a, WIGAND 1956a).

b) Übertragung auf normale Ratten. Erwachsene Ratten mit Milz zeigen nach Inoculation von *H. muris* gewöhnlich nur einen leichten vorübergehenden Bartonellenbefall ohne Krankheitserscheinungen (MEYER 1929, ELIOT und FORD 1932). Nur ausnahmsweise kann es bei Verimpfung extrem hoher Dosen zu Bartonellenanämie kommen (FLAUM und LAUDA 1931). Dagegen scheint bei Jungtieren (20 bis

30 g schwere Ratten) häufiger eine Anämie mit tödlichem Ausgang aufzutreten (FORD und ELIOT 1928, C. SCHILLING und NEUMANN 1929), während 60 g schwere Tiere sich wie erwachsene verhalten (FORD und ELIOT 1928). Diese interessanten Befunde bedürfen der Nachuntersuchung, zumal entmilzte 12 Tage alte Ratten nach KESSLER (1943a) resistenter zu sein scheinen als erwachsene Tiere.

Eine latente Infektion mit *H. muris* läßt sich nur schwierig erkennen, außer durch Splenektomie und Beobachtung des Blutes. Das sicherste Verfahren ist der Nachweis der Parasiten durch Übertragung von Blut auf entmilzte parasitenfreie Ratten, der auch bei mikroskopisch negativem Blut gelingt (ELIOT und FORD 1929, WIGAND und PETERS 1952a). Unsicher und nur durch Laparotomie erkennbar ist die Splenomegalie als Anzeichen der latenten Infektion. Die Möglichkeit einer serologischen Diagnose durch den Nachweis komplementbindender Antikörper im Serum latent infizierter Tiere (WIGAND 1956b) bedarf noch der Bestätigung an größerem Material.

Bartonellenfreie Ratten für Übertragungsversuche oder zu anderen Zwecken lassen sich auf einem der folgenden Wege erhalten:

1. Verwendung einer nicht infizierten Zucht.
2. Beseitigung der Bartonelleninfektion durch zweimalige subcutane Injektion von 3 mg Neosalvarsan je Ratte und Verhinderung einer Neuinfektion durch Behandlung mit Insecticiden.
3. Eigene Aufzucht bartonellenfreier Tiere von Elterntieren, die durch Neosalvarsan geheilt sind und durch Insecticid-Behandlung frei von Ectoparasiten gehalten werden (MAYER 1928a).

c) Zweitinfektion von Ratten. Latent infizierte Trägertiere zeigen nach erneuter Inoculation mit *H. muris* meist keinen mikroskopisch sichtbaren Befall (MAYER u. a. 1927), außer bei extrem hohen Dosen (FLAUM und LAUDA 1931). Werden entmilzte Tiere zwischen den Relapsen inoculiert, so wird der Spontanverlauf der Infektion nicht sicher beeinflußt (REITANI 1930, ALSTED 1938). Die Tiere haben also, wie oben erwähnt, eine Infektionsimmunität, die solange anhält, als sie infiziert sind. So lassen sich entmilzte Ratten nach Spontanheilung der Bartonellosis oder nach Heilung durch Neosalvarsan ohne weiteres erneut infizieren (MAYER u. a. 1927, MCCLUSKIE und NIVEN 1934).

d) Übertragung auf andere Tiere. Entmilzte blutparasitenfreie Mäuse lassen sich mit *H. muris* infizieren (MAYER u. a. 1927). Die Angaben bezüglich Blutveränderungen und Krankheitserscheinungen bei Mäusen sind in der Literatur unterschiedlich (WEINMAN 1944, p. 301), was möglicherweise auf Bartonellenstämmen verschiedener Virulenz beruht (LWOFF und PROVOST 1929). Durch Auswahl geeigneter Parasiten- und Mäusestämme wird man sicher ein geeignetes experimentelles System für Untersuchungen an Mäusen finden können, unter Umständen sogar ohne Entmilzung (LWOFF und PROVOST 1929).

Bei Goldhamstern sind bisher keine eigenen Parasiten der Bartonellengruppe gefunden worden (WIGAND und PETERS 1952a). Doch ließen sich entmilzte Hamster mit *H. muris* infizieren und zeigten nach einer relativ langen Inkubationszeit (7 bis 18 Tage) Bartonellen im Blut. Diese vermehrten sich zum Teil sehr stark während einer Befalldauer von 5 bis 8 Tagen, ohne daß es zu einer Anämie oder zu Krankheitserscheinungen kam. Mit Neosalvarsan geheilte Hamster ließen sich, im Gegensatz zu Ratten, nicht erneut infizieren.

Eine Übertragung auf Meerschweinchen ist nicht sicher gelungen (WEINMAN 1944, p. 301). Dagegen finden sich einige Angaben über eine Infektion von jungen (FORD und ELIOT 1928) oder erwachsenen Kaninchen (LOURAU u. a. 1938, KLEIN und SOLITERMANN 1929) mit *H. muris*, denen jedoch von anderer Seite (NOGUCHI 1928b, KIKUTH 1932) negative Resultate gegenüberstehen. Möglicherweise bestehen auch in dieser Hinsicht Virulenzunterschiede zwischen verschiedenen Bartonellenstämmen.

e) Übertragung durch Arthropoden. Es gilt als gesichert, daß *H. muris* unter natürlichen Verhältnissen durch die Rattenlaus *(Polyplax spinulosa)* übertragen wird, was bereits durch Untersuchungen von CANNON und McCLELLAND (1928) und MAYER (1928b) gezeigt wurde. Bezüglich des Übertragungsmechanismus konnten FORD und ELIOT (1929) eine Infektion durch Verzehren infizierter Läuse ausschließen. CRYSTAL (1958) zeigte, daß sowohl durch den Läusestich wie auch durch Zerreiben infizierter Läuse in die Haut die Krankheit übertragen werden kann. Infizierte Läuse bleiben nicht lebenslang infektiös (VASSILIADIS 1930, ELIOT und FORD 1932). Ob sich die Bartonellen nach Aufnahme infizierten Blutes durch die Laus erst in ihr vermehren müssen, bevor die Läuse die Infektion übertragen können (sog. äußere Inkubationszeit), ist durch Versuche von CRYSTAL (1959) nicht zweifelsfrei bewiesen worden. Nach allgemeiner Erfahrung (CANNON und McCLELLAND 1929a u. a.) unterbleibt eine Spontanübertragung der Bartonelleninfektion immer dann, wenn die Ratten entlaust werden.

Eine experimentelle Übertragung von *H. muris* ist auch durch den „Pestfloh" *Xenopsylla cheopis* gelungen (TIMMERMAN 1930), während verschiedene Versuche mit Zecken überwiegend negativ ausfielen (CANNON und McCLELLAND 1929a).

7. Gegenseitige Beeinflussung von Rattenbartonellosis und anderen Krankheitszuständen. Eine Reihe von Untersuchungen hatte die Beeinflussung der *H. muris*-Infektion bei latent infizierten Trägertieren durch andersartige experimentelle Eingriffe außer der Milzexstirpation zum Gegenstand. Dagegen ist die für den Tierexperimentator weit wichtigere Frage, wieweit die Bartonelleninfektion selbst andere Krankheitszustände beeinflußt, kaum bearbeitet worden.

Die häufige Rattentrypanosomiasis (*Tr. lewisi*) führte nach einigen Beobachtungen bei Tieren mit Milz zur Bartonellosis (MARMORSTON-GOTTESMAN und PERLA 1930), doch geschieht das anscheinend nicht unter allen Umständen (MAYER u. a. 1927). Auch eine Infektion mit *Plasmodium berghei* kann die Rattenbartonellosis aktivieren; wahrscheinlich findet auch in umgekehrter Richtung ein Einfluß statt (HSU und GEIMAN 1952). Bakterielle Infektionen mit Pasteurella (REITANI 1930), Typhusbakterien (SORGE 1929) und anderen Salmonellen (REITANI 1930, KLEIN u. a. 1930) können zu schwerer Bartonellosis führen. Während verschiedene Intoxikationen keine Aktivierung einer Bartonellosis verursachten (WEINMAN 1944, p. 306), können Diätfaktoren die Infektion beeinflussen. So soll eine ausschließliche Fettdiät die Resistenz der Ratte erhöhen (GALAMINI 1930), auf der anderen Seite führte kombinierter Mangel an Vitamin A und C (WILLS und MEHTA 1930) oder Vitamin D (HADJU 1937) zu schwerer Bartonellenanämie trotz erhaltener Milz.

Maligne Tumoren scheinen eine erhöhte Resistenz gegenüber der Bartonellenanämie nach Entmilzung zu verleihen, wie aus Untersuchungen von BLUMENTHAL und AULER (1926) und anderen Autoren hervorgeht. Eine besondere Tumorart (Flexner-Jobling-Tumoren) führte dagegen bei Sprague-Dawley-Ratten unter caseinreicher Kost zu Bartonellosis, während weder Tumor allein noch Diät allein diesen Effekt ausübten (FORD und MURRAY 1959).

In der umgekehrten Fragestellung (Beeinflussung anderer Zustände durch *H. muris*) liegen lediglich einige Beobachtungen über die Wirkung von Röntgenstrahlen auf Ratten mit und ohne latente Bartonellen-Infektion vor. REKERS (1951) beobachtete nach einmaliger Bestrahlung mit einer letalen Dosis (700 r) bei Bartonellen-Trägertieren eine gegenüber bartonellenfreien verminderte Letalität (50 bzw. 90–95%). SCOTT und STANNARD (1954) fanden bei Bestrahlung mit 600 r annähernd gleiche Lebensdauer, obgleich die Anämie in der Bartonellenträger-Gruppe stärker war, SCHMIDT und HUBER (1960) ein längeres Überleben der mit Bartonellen infizierten Gruppe, die in ihren Versuchen an den Tagen nach der Bestrahlung mit Neosalvarsan behandelt wurde. Übereinstimmend ergibt sich also eine Resistenzsteigerung gegenüber Röntgenstrahlen als Folge der latenten Bartonelleninfektion, unabhängig von der oben angeführten Beobachtung, daß die Röntgenstrahlen die Infektion bei erhaltener Milz aktivieren können.

IV. Eperythrozoon coccoides (SCHILLING, DINGER 1928)

Die Infektion mit *E. coccoides* dürfte etwa ebenso verbreitet bei Laboratoriumsmäusen sein wie die *H. muris*-Infektion bei Ratten. *E. coccoides* ist jedoch, im Gegensatz zu *H. muris*, nur in seltenen Fällen pathogen. Diese Infektion kann daher hier wesentlich kürzer abgehandelt werden.

Latent infizierte Mäuse weisen im allgemeinen eine Splenomegalie auf, jedoch ist die Milzgröße bei ihnen und bei nicht infizierten Tieren starken Schwankungen unterworfen (MARMORSTON 1935, DERRICK u. a. 1954). Die Verhältnisse liegen hierin ähnlich wie bei der Ratte. Nach Entmilzung zeigen die Mäuse auch bei massivem Parasitenbefall keine Krankheitserscheinungen; im Blutbild findet man lediglich eine erhöhte Polychromasie, die mindestens teilweise auf den Einfluß der Splenektomie zurückzuführen ist (WEINMAN 1935).

Eine ausgeprägte Anämie beobachtete lediglich THURSTON (1954) bei zwei Stämmen von *E. coccoides* nach Inoculation auf entmilzte parasitenfreie Mäuse. Die Anämie trat in Abhängigkeit von Zu- und Abnahme der Parasiten auf; die Reticulocytenzahl war erhöht, ebenfalls bestand Leukocytose mit Linksverschiebung. Hämolysine waren im Serum nicht nachweisbar, dagegen war die osmotische Resistenz der Blutkörperchen verringert. Eine Hämoglobinurie fand sich nicht. Bei diesen Untersuchungen hat es sich offenbar um zwei besonders virulente Eperythrozoenstämme gehandelt.

E. coccoides läßt sich durch bakteriendichte Filter passieren (NIVEN u. a. 1952), was bei der geringen Größe der Mikroorganismen (Minimum 0,25 mμ), ihrem freien Vorkommen im Blutplasma und ihrer starken Verformbarkeit (PETERS und WIGAND 1951) nicht verwunderlich ist. Nach SEAMER (1959b) kann man *E. coccoides* bei -30°C mindestens einen Monat, bei Aufbewahrung in Trockeneis mit Zusatz von Glycerin noch länger konservieren. JADIN und PIERREUX (1959) fanden bei $-20°$ eingefrorene Milzpräparate nach 6 Monaten noch infektiös; auch eine Gefriertrocknung war möglich.

1. Verlauf der Infektion. Wie seit den Beobachtungen von SCHILLING (1928) bekannt ist, werden in der Regel wenige Tage nach Entmilzung Eperythrozoen mikroskopisch sichtbar und vermehren sich mehr oder weniger stark. Die Infektion geht dann zurück und nach einer Latenzperiode folgen ein oder mehrere Relapse. Die Inkubationszeit beträgt in der Mehrzahl zwischen 1 und 5, bei einzelnen Tieren bis zu 14 Tage (WIGAND 1958). Der Höhepunkt des Parasitenbefalles wird meist 1 bis 3 Tage nach Beginn bzw. 3–7 Tage nach Entmilzung erreicht. Angaben über Dauer des Parasitenbefalles und Länge der freien Intervalle finden sich bei WIGAND (1958). Die Stärke des Befalles mit *E. coccoides* ist nach künstlicher Infektion entmilzter Tiere (s. u.) im Durchschnitt am größten, nach Entmilzung latent infizierter Mäuse geringer und am geringsten im Relaps (WIGAND 1958). Häufiger als bei der *H. muris*-Infektion der Ratte kann man bei infizierten Mäusen mit erhaltener Milz *E. coccoides* mikroskopisch in geringer Zahl finden.

2. Therapie. Entsprechend der *H. muris*-Infektion der Ratte läßt sich auch die Infektion mit *E. coccoides* durch Neosalvarsan und verwandte Präparate heilen (BRUYNOGHE und VASSILIADIS 1929a). Für erwachsene Mäuse wird die curative Dosis mit 2,5 mg je Tier angegeben (VASSILIADIS 1930). Antimonpräparate sind ohne oder von nur geringer Wirkung. Dagegen hat Aureomycin (WIGAND und PETERS

1952b, THURSTON 1953) und Terramycin (THURSTON 1953) einen therapeutischen Effekt. Allerdings kommt es nach subcutaner Gabe von 1 × 5 mg (WIGAND und PETERS 1952b) oder 4mal 2 mg Aureomycin (THURSTON 1953) häufig zu Relapsen, während mit Neosalvarsan leicht Dauerheilungen zu erzielen sind. Ähnlich wie bei *H. muris* waren Sulfonamide, Penicillin und Streptomycin wirkungslos (THURSTON 1953); Chloramphenicol hatte keine (WIGAND und PETERS 1952b) oder bei hoher Dosierung nur geringe Wirkung (THURSTON 1953). Das bei *H. muris* aktive Alloxan hatte nur einen geringfügigen Effekt auf *E. coccoides* (THURSTON 1953). Cortison beeinflußte die Infektion mit *E. coccoides* nicht (THURSTON 1955).

3. Experimentelle Übertragung. *a) Auf entmilzte Mäuse.* Von Natur blutparasitenfreie oder durch Behandlung mit Neosalvarsan von ihrer *E. coccoides*-Infektion befreite Mäuse lassen sich durch intraperitoneale Injektion parasitenhaltigen Blutes infizieren. *E. coccoides* tritt zwischen 1 und 6 Tagen nach Inoculation im Blut auf und erreicht wenige Tage später seinen Höhepunkt. Der Verlauf der Infektion entspricht dem bei entmilzten Trägertieren.

Mäuse können auch mit Blut per os infiziert werden; Urin und Stuhlextrakte waren nicht infektiös (THURSTON 1955). Mit Blut von Trägertieren, die mikroskopisch keine Eperythrozoen zeigen, können Mäuse durch Injektion infiziert werden (WIGAND und PETERS 1952b). Der Befund von DERRICK u. a. (1954), daß solches Blut bis zu einer Verdünnung von 10^{-8} infektiös sei, ist allerdings insofern nicht stichhaltig, als diese Autoren die Splenomegalie der inoculierten Tiere als einziges Kennzeichen für das Angehen der Infektion bewerteten. Auf der anderen Seite fanden GLEDHILL u. a. (1955) bei Verdünnung von Leber- oder Milzsuspensionen von Mäusen mit florider Infektion in 10%igem Pferdeserum Titer bis zu 10^9, was auf eine Infektiosität des Parasiten in minimalen Mengen, ähnlich wie bei *H. muris*, (s. o.) hinweist.

b) Auf andere Tiere. E. coccoides ist natürlicherweise unter Laboratoriumstieren bisher nur bei der weißen Maus gefunden worden. Jedoch lassen sich auch entmilzte weiße Ratten (BRUYNOGHE und VASSILIADIS 1929a, ELIOT und FORD 1930, KIKUTH 1932), Goldhamster (WIGAND und PETERS 1952b) und Kaninchen (BRUYNOGHE und VASSILIADIS 1929b, VASSILIADIS 1930, LWOFF und VAUCEL 1931) infizieren. Der Infektionsverlauf bei Ratten und Goldhamstern ist ähnlich wie bei Mäusen (WIGAND und PETERS 1952b). Krankheitserscheinungen wurden nicht beobachtet; die Relapse waren meist schwach und kurzdauernd. Bei wilden Mäusen und Ratten wurden *E. coccoides*-ähnliche Parasiten beschrieben, (BRUYNOGHE und VASSILIADIS 1929b), jedoch nicht näher untersucht.

c) Auf Hühnerembryonen. SEAMER (1959b) gelang die Übertragung von *E. coccoides* auf Hühnerembryonen im Dottersack oder durch intravenöse Verimpfung über viele Passagen. Dabei fand sich *E. coccoides* im Blut der Embryonen (was leider nicht durch Abbildungen belegt wurde), während Ausstriche vom Dottersack mikroskopisch nicht sicher positiv waren. Eine Rückverimpfung auf Mäuse gelang mit hohem Titer nach zahlreichen Dottersackpassagen. Wenn diese Befunde von anderer Seite bestätigt werden, so scheinen sich hier neue Möglichkeiten der Forschung, vielleicht auch für andere Tierbartonellen, anzubahnen. Die früher beschriebene Züchtung eines „Bartonellen-ähnlichen Organismus" im Dottersack nach Injektion von *H. muris* (LASKOWSKI u. a. 1950) war unbefriedigend, da eine Rückübertragung auf Ratten nicht gelang.

d) Übertragung durch Arthropoden. Untersuchungen von ELIOT (1936) zeigten, daß – gleich *H. muris* – auch *E. coccoides* experimentell durch Läuse (Mäuselaus, *Polyplax serrata*) übertragen werden kann. Es ist nicht bekannt, ob dies der natürliche Verbreitungsweg ist; auch fehlen Untersuchungen über den Mechanismus der

Übertragung. Beobachtungen von WEINMAN (1944) sprechen dafür, daß sich die Infektion auch ohne Vorkommen von Läusen ausbreiten kann.

4. Gegenseitige Beeinflussung der Eperythrozoonose der Maus und anderer Krankheitszustände. Wenn man mit *E. coccoides* infizierte Mäuse zusätzlich mit *H. muris* inoculiert, so wird diese Infektion um viele Wochen hinausgeschoben, ein interessantes Phänomen, das TYZZER (1941) mit der bei Virusinfektionen beobachteten Interferenz verglichen hat. Röntgenbestrahlung führte bei nicht entmilzten Trägertieren nicht zu einer Aktivierung der Infektion (MARMORSTON 1935). Ebenfalls hatte eine Mangeldiät keinen Einfluß auf die Infektion mit *E. coccoides* (WEINMAN 1935).

Besonderes Interesse beanspruchen einige Beobachtungen darüber, daß die *E. coccoides*-Infektion der Maus eine verstärkende Wirkung auf einige Virusinfektionen sowie auf die Toxicität bakterieller Endotoxine ausüben kann. Eingehende Untersuchungen liegen mit dem Virus der Mäusehepatitis vor, einem als latente Infektion weit verbreiteten Virus (GLEDHILL und DICK, 1955). Werden Mäuse mit Hepatitisvirus und *E. coccoides* zugleich infiziert, so kommt es zu tödlicher Hepatitis (NIVEN u. a. 1952, NELSON 1953), während das Virus allein nur geringfügige Leberveränderungen verursacht. Die Infektion mit *E. coccoides* hat also eine Intensivierung der Pathogenität, des Ausmaßes der histologischen Veränderungen (NIVEN u. a. 1952) und auch der Vermehrung des Häusehepatisvirus in der Leber (GLEDHILL u. a. 1955) zur Folge. Wurden diese beiden Infektionen in verschiedenem zeitlichen Abstand gesetzt, so zeigte sich, daß der verstärkende Effekt nur eintrat, wenn *E. coccoides* 7 Tage vor bis einen Tag nach Infektion mit Hepatitisvirus gegeben wurde (GLEDHILL 1957). Danach beeinflußt also nicht die chronische latente Infektion der Mäuse mit *E. coccoides*, sondern nur die Erstinfektion den Ablauf der Viruskrankheit. Über die Art dieses Einflusses ist bisher nichts bekannt. Eine ganz ähnliche Verstärkung fanden SEAMER u. a. (1961) bei der Infektion von Mäusen mit dem Virus der lymphocytären Choriomeningitis: Mäuse, die 4 Tage vor bis 2 Tage nach Virus-Infektion mit *E. coccoides* inoculiert wurden, zeigten höhere Letalität und geringere Lebensdauer, allerdings nur bei intraperitonealer oder subcutaner, nicht bei intracerebraler Virusinfektion. Weiterhin erhöhte sich die Toxicität von Filtraten verschiedener gramnegativer Stäbchenbakterien (*E. coli*, Salmonellen) sowie für deren gereinigte Lipopolysaccharide, wenn diese einige Tage vorher mit *E. coccoides* inoculiert wurden (GLEDHILL und NIVEN, 1957). Zugleich vermehrte sich *E. coccoides* im Blut bei toxinbehandelten Tieren weit stärker als ohne Toxin.

Diese Beobachtungen sind nicht nur theoretisch interessant, sondern auch von großer praktischer Bedeutung, da möglicherweise das Verhalten der Tiere gegenüber den verschiedensten experimentellen Eingriffen durch gleichzeitige Infektion mit *E. coccoides* und vielleicht auch mit anderen Tierbartonellen beeinflußt werden kann. Weitere Untersuchungen in dieser Richtung wären von großer Bedeutung.

V. Haemobartonella muris-musculi (SCHILLING 1929)

Diese in Bergey's Manual (1957) bisher nicht als selbständige Art geführte Hämobartonelle ist auf Grund ihrer Morphologie (SCHILLING 1929) und ihrer Wirtsspezifität (WIGAND und PETERS 1952c) mit größter Wahrscheinlichkeit sowohl von *H. muris* wie von *E. coccoides* abzugrenzen. *H. muris-musculi* kommt bei Mäusen seltener vor als *E. coccoides*, mit dem es oft vergesellschaftet ist. Eine pathogene Wirkung wurde bisher nicht beobachtet; über seine therapeutische Beeinflußbarkeit und natürliche Übertragungsweise ist nichts bekannt.

VI. Haemobartonella canis (Kikuth 1928)

Unter den bei höheren Säugetieren auftretenden Infektionen aus der Gruppe der Tierbartonellen ist *H. canis* als latente Infektion von Hunden an vielen Orten der Erde beobachtet worden. Bezüglich der Aktivierung der Infektion durch Splenektomie liegen ganz analoge Verhältnisse vor wie bei der *H. muris*-Infektion der Ratte. Die auftretende Anämie ist sehr verschieden stark (Regendanz und Reichenow 1932, Ray und Idnani 1940), Anämie und Letalität bei jungen Tieren wahrscheinlich höher (Weiss und Pons 1938). Im Gegensatz zu Ratte und Maus kann bei Hunden aber auch die Splenektomie allein schon zu einer Anämie führen (Wilson und Krumbhaar 1933, Weiss und Pons 1938), die aber stets nur geringgradig ist und nicht zum Tode führt. Die Ursache oder Entstehungsweise dieser Anämie ist unbekannt.

1. Krankheitsbild und Verlauf der Infektion. Im Vordergrund steht neben Fieber, Gewichtsverlust und, in schweren Fällen, fortschreitender Kachexie und Ruhedyspnoe (Ray und Idnani 1940) die Anämie, die bei einer Blutzellzahl von 1,6 Mio Erythrocyten/mm^3 noch eine Restitution zuläßt, unterhalb davon aber gewöhnlich zum Tode führt (Regendanz und Reichenow 1932). Der Hämoglobinwert fällt weniger stark; wegen der ausgeprägten Makrocytose der roten Blutkörperchen ist trotzdem ihre Hämoglobin-Konzentration vermindert (Weiss und Pons 1938), also genau wie bei der Bartonellosis von Mensch und Ratte. Die Retikulocytenzahl ist erhöht, die Leukocytenwerte werden teils als erhöht (Kikuth 1932, Rhoads und Miller 1935), teils als vermindert angegeben (Weiss und Pons 1938). Die Blutbilirubinwerte sind sehr unregelmäßig (Weiss und Pons).

Der Verlauf der Parasitämie ist weniger genau bekannt als bei den vorgenannten Tierbartonellosen. Die Inkubationszeit nach Entmilzung beträgt 6 bis 10 Tage, während nach Inoculation kürzere (Regendanz und Reichenow 1932) oder auch längere Zeiten (Ray und Idnani 1940: 8 bis 14 Tage; Benjamin und Lumb 1959: bis 20 Tage) gefunden wurden. Die akute Attacke dauert gewöhnlich nur wenige Tage. Nach Rückgang der Parasiten folgen Relapse, die in Dauer (1 Tag bis mehrere Wochen) und Anzahl stark schwanken (Regendanz und Reichenow 1932).

2. Pathogenese und Pathologie. Da eine Knochenmarkshemmung in Anbetracht der erhöhten Reticulocytenzahl ausscheidet, muß die Ursache der Anämie, wie bei *H. muris*, in einer Blutzellzerstörung zu suchen sein. Besondere Untersuchungen liegen zu dieser Frage nicht vor. Die pathologischen Veränderungen (Weiss und Pons 1938) gleichen weitgehend den für die Ratteninfektion mit *H. muris* beschriebenen (s. o.).

3. Therapie. Neosalvarsan ist wie bei anderen Tierbartonellosen wirksam (Kikuth 1932); die „sterilisierende“ Dosis beträgt etwa 15 mg/kg Körpergewicht (Kikuth 1928, Regendanz und Reichenow 1932). Kleinere Dosen führen nur zu vorübergehendem Verschwinden der Parasiten. Eine angebliche Wirkung von Chloramphenicol (Bellocq und Lacroze 1955) kann vom Referenten nicht beurteilt werden, da die Originalarbeit nicht zugänglich war. Über die Wirksamkeit von Sulfonamiden und anderen Antibiotica ist nichts berichtet worden.

4. Experimentelle Übertragung. Die Infektion läßt sich durch intravenöse Injektion parasitenhaltigen Blutes auf entmilzte Hunde übertragen; nicht entmilzte Tiere zeigen nur eine leichte Infektion ohne Anämie. Übertragungen auf andere entmilzte oder nicht entmilzte Laboratoriumstiere fielen negativ aus (Rhoads und Miller 1935). Die Empfänglichkeit entmilzter Katzen ist anscheinend vom Parasitenstamm abhängig. Während Kikuth (1928) über negative Ergebnisse berichtete, gelang Regendanz und Reichenow (1932) die Übertragung über mehrere Passagen von Katze zu Katze, wenn es sich nicht um einen katzeneigenen Parasiten gehandelt hat (s. u.). Die gleichen Autoren wiesen nach, daß Hundeflöhe imstande sind, die Infektion zu übertragen, während entsprechende Versuche mit anderen Arthropoden negativ ausfielen.

5. Gegenseitige Beeinflussung von H. canis und anderen Krankheitszuständen. Die künstliche Entziehung von großen Mengen Blutplasma hatte bei latent infizierten Hunden, die nicht entmilzt waren, eine Aktivierung der Bartonellosis zur Folge (McNaught u. a. 1935). Eine Pellagroid-fördernde Mangeldiät führte nicht zu einer Aktivierung der Bartonellosis (Rhoads und Miller 1935). Verschiedene Einzelbeobachtungen (Kikuth 1930, Neitz 1939, Ray und Idnani 1940) weisen auf die Möglichkeit hin, daß die Hundebartonellosis durch andersartige Infektionen, insbesondere durch die Piroplasmose, gefördert werden kann. Das gleiche scheint auch für die folgenden Eperythrozoen-Infektionen von Schafen und Rindern zu gelten, wofür es allerdings bisher an systematischen Untersuchungen fehlt.

VII. Eperythrozoon ovis (Neitz, Alexander und du Toit 1934)

Für die Eperythrozoonose der Schafe ist kennzeichnend, daß sie auch bei erhaltener Milz massiv verlaufen und mit Krankheitserscheinungen einhergehen kann, auch in Abwesenheit anderer Begleitinfektionen. Indessen führt auch hier die Splenektomie bei latent infizierten Tieren zur Aktivierung der Infektion.

1. Krankheitsbild und Verlauf der Infektion. Die Tiere zeigen Anämie und Ikterus, Abgeschlagenheit und Fieber, das nach Verlauf, Höhe und Dauer sehr variabel sein kann (Neitz 1937). Innerhalb von 10 Tagen kann die Erythrocytenzahl bis zu 1 Mio/mm^3 abfallen. Man findet Anisocytose, Polychromasie, Vermehrung der Reticulocyten und Auftreten von Normoblasten im Blut. Die Hämoglobinwerte sinken weniger ab als die Erythrocytenzahl (Graf 1937). Die Leukocyten, insbesondere die mononucleären Zellen, ist häufig vermehrt, und man beobachtet Erythrophagocytose. Das indirekte Serumbilirubin ist vermehrt; in einem Fall wurde Hämoglobinurie festgestellt, während freies Hämoglobin im Plasma nicht nachweisbar war (Graf 1937). Nach Rückgang der Parasiten und Besserung der Anämie kommt es in unregelmäßigen Abständen zu Relapsen mit positivem Parasitenbefund und erneuten klinischen Erscheinungen, die bis zu 10 Monate nach Splenektomie auftreten können. *E. ovis* vermehrt sich oft sehr stark im Blut und erreicht 5 bis 10 Tage nach seinem ersten Auftreten maximale Zahlen. Trotz der starken klinischen Symptome verlief unter experimentellen Bedingungen die Krankheit nur selten tödlich. Pathologisch-anatomisch fanden sich Zeichen starker Anämie, vergrößerte und weiche Milz und Perikardialexsudat (Littlejohns 1960). Die geschilderte Symptomatik wurde in dieser Art in Südafrika (Neitz 1937), Iran (Delpy 1936) und Australien (Littlejohns 1960) beobachtet. Im Gegensatz dazu wurde in Algerien (Donatien und Lestoquard 1935) und Frankreich (Lafenetre 1936) eine wesentlich mildere Virulenz der Parasiten gesehen.

2. Therapie. Neosalvarsan führte in einer Dosis von 45 mg/kg nur zu einem vorübergehenden Verschwinden der Parasiten, während von dem kombinierten Arsen-Antimonpräparat Sdt 386 B (Bayer) bereits 10 mg/kg zu einer völligen Beseitigung von *E. ovis* genügten (Neitz 1937). Derart behandelte Tiere waren für eine Neuinfektion empfänglich.

3. Experimentelle Übertragung. Schafe können durch intravenöse oder subcutane Injektion von Blut oder Organsuspensionen infiziert werden. Inoculationen anderer Tiere erbrachten entweder negative oder zweifelhafte Ergebnisse, wie bei

Ziegen, die mit einem algerischen Stamm von *E. ovis* inoculiert wurden (DONATIEN und LESTOQUARD 1935). Diese Tiere zeigten zwar Parasiten im Blut, jedoch wurde eine Spontaninfektion mit einem anderen Stamm der Tierbartonellengruppe nicht ausgeschlossen und keine Rückübertragung auf Schafe versucht.

Die Art der natürlichen Übertragung der Infektion ist ungeklärt; das häufige gemeinsame Vorkommen von *E. ovis* mit zeckenübertragenen Blutparasiten in Südafrika weist indirekt auf die Möglichkeit einer Übertragung durch Zecken hin (NEITZ 1937).

VIII. Eperythrozoon wenyoni (ADLER und ELLENBOGEN, NEITZ und QUINLAN 1934)

Dieser Parasit wurde bei Kälbern an vielen Orten der Erde gefunden. Es ist ungewiß, ob die von DONATIEN und LESTOQUARD gleichfalls 1934 beschriebene *Haemobartonella bovis* mit *E. wenyoni* identisch ist. Bei Kälbern mit Milz verläuft die Infektion in der Regel latent und geht nur mit geringfügiger Anämie einher (NEITZ 1940). Entmilzte Tiere dagegen erkranken mit Fieber, Ikterus, Anämie und Leukocytose, wobei die Symptome bei latent infizierten Tieren nach Entmilzung weniger ausgeprägt sein sollen als bei künstlich infizierten Tieren (NEITZ 1940). Eine gleichzeitige Infektion mit *Theileria annulata* beeinflußte den Verlauf der Eperythrozoen-Infektion nicht wesentlich (ADLER und ELLENBOGEN 1934). Die Dauer des Befalles während einer Attacke beträgt zwischen 8 und 13 Tagen; nach Rückgang der Parasiten kann es zum Relaps kommen. Im Höhepunkt der Infektion fanden DIMOPOULLOS u. a. (1959) einen starken Rückgang der γ-Globuline im Serum. Die Infektion läßt sich durch Neosalvarsan behandeln. NEITZ (1940) verwendete 2,25 g für ein Tier von 180 kg; das Tier blieb 112 Tage lang parasitenfrei.

Als mögliche Überträger werden, wie bei der Eperythrozoonose der Schafe, Zecken angesehen. DONATIEN und LESTOQUARD (1937) ließen Zecken der Gattung *Hyalomma* aus Iran an zwei algerischen Bullen saugen, die danach eine Infektion mit *Theileria* und *E. wenyoni* bekamen. Diese Übertragung ist allerdings nicht voll beweisend, da nicht ausgeschlossen wurde, daß diese Tiere bereits vorher latent infiziert waren. Eine gegenseitige Beeinflussung von *E. wenyoni* und Anaplasmen bei Rindern im Sinne einer Interferenz wurde von FOOTE u. a. (1957) beobachtet. Befunde zur Pathogenese und Pathologie dieser Infektion liegen nicht vor; Übertragungsversuche auf andere Tierarten sind nur bei Schafen vorgenommen worden mit negativem Ergebnis (NEITZ 1940).

IX. Eperythrozoon suis (SPLITTER und WILLIAMSON 1950)

Dieser Blutparasit des Schweines ähnelt *E. ovis* insofern, als er auch bei Tieren mit Milz pathogen sein kann (SPLITTER 1950c). Die Infektion ist bisher außerhalb der USA nicht beobachtet worden.

Die Erregernatur von *E. suis* für die Schweineanämie wurde anfangs von FOOTE u. a. (1951) angezweifelt, welche die Bedeutung der Eperythrozoen ablehnten und ein filtrierbares Virus als Erreger annahmen. SPLITTER (1952) wies seinerseits nach, daß auch *E. suis*, wenn auch schwierig, zu filtrieren ist und widerlegte damit die Interpretation von FOOTE u. a. (1951), zumal deren Viruszüchtung keineswegs beweiskräftig war. *E. suis* läßt sich durch Einfrieren bei $-32°$ über einen Monat lang konservieren (SPLITTER 1952).

Nach Entmilzung oder experimenteller Übertragung kommt es zu dem Krankheitsbild der Ikteroanämie der Schweine mit Fieber, Abgeschlagenheit, Freßunlust, stark gallig gefärbten Stühlen und fortschreitender Anämie. Der Ikterus kann auch fehlen (ADAMS u. a. 1959). Die Erythrocytenzahl kann auf 1 bis 2 Mio/mm³ vermindert sein; es finden sich Normoblasten im Blut, die Leukocytenzahl ist meist normal, die Blutsenkungsgeschwindigkeit stark erhöht. Die Anzahl der Eperythrozoen geht gewöhnlich schon vor dem Höhepunkt der Anämie zurück (SPLITTER 1950c). Neben dieser ausgeprägten Symptomatik kommen leichte und inapparente Infektionen wahrscheinlich sehr viel häufiger vor.

Pathologisch-anatomisch findet man zentrale Nekrosen, Hämosiderineinlagerung und Verfettung in der Leber, geringgradige nephrotische Veränderungen in der Niere sowie öfters Perikardialexsudat und Ascites (SPLITTER 1950c).

Die Infektion läßt sich durch Neosalvarsan (15 bis 45 mg/kg intravenös), Natriumkakodylat (0,6 g/kg intravenös) (SPLITTER 1950b) sowie durch Tetracyclin oder Terramycin (SPLITTER und CASTRO 1957) in einer Dosis von 6 mg/kg Gewicht behandeln; jedoch kommt es nach dieser Dosierung noch zu Rückfällen. Eine experimentelle Übertragung ist bisher nur auf Schweine gelungen.

X. Eperythrozoon parvum (SPLITTER 1950a)

Der gleiche Autor entdeckte einen weiteren bei Schweinen vorkommenden Vertreter der Tierbartonellen und war in der Lage, beide Parasiten mit großer Sicherheit gegeneinander abzugrenzen (SPLITTER 1953). Während *E. suis* bisher nur in den USA beschrieben wurde, hat man Parasiten, die vermutlich mit *E. parvum* identisch sind, auch in Südafrika (JANSEN 1953) und England (JENNINGS und SEAMER 1956) gefunden. Die von SPLITTER (1953) herausgestellten Unterschiede beider Parasiten sind folgende:

Mikroskopisches Aussehen, Größe der Parasiten; *E. parvum* kleiner, daher leicht durch bakteriendichte Filter passierbar (SPLITTER 1952, SEAMER 1960), *E. suis* schwer filtrierbar (SPLITTER 1953),

Pathogenität: *E. parvum* führt nur gelegentlich bei entmilzten Tieren zu einer milden Anämie (SPLITTER 1950a), nach SEAMER (1960) allerdings häufiger, gelegentlich sogar mit tödlichem Ausgang.

Inkubationszeit. Bei *E. parvum* länger (s. Tab. 1).

Therapie. *E. parvum* ist weniger empfindlich gegen Neosalvarsan. Schließlich weist besonders die Beobachtung, daß Schweine nach Infektion mit einem Erreger voll empfänglich gegen den anderen bleiben (SPLITTER 1950a), eindeutig auf die Verschiedenheit beider Parasiten hin. Bei gleichzeitiger Infektion wird *E. parvum* durch *E. suis* zurückgedrängt.

Wie *E. suis*, so läßt sich auch *E. parvum* durch Einfrieren auf −30° C oder −79° C für Monate konservieren (SEAMER 1960). Therapeutisch sind Neosalvarsan sowie Tetracycline (SEAMER 1960) wirksam, wobei das erste die Parasiten in den meisten Fällen ganz beseitigen soll. Sulfonamide, Penicillin und Streptomycin waren wirkungslos (SEAMER 1960).

Eine experimentelle Übertragung auf Schweine mit parasitenhaltigem Blut gelang durch intraperitoneale, subcutane oder intravenöse Inoculation und auch durch orale Verabfolgung in hoher Dosis (SEAMER 1960). Kleine Laboratoriumstiere sind nicht empfänglich. Eine Übertragung auf Schweine ist durch den Stich der Schweinelaus *(Haematospinus suis)* oder durch Verimpfung von Läusezerreibungen möglich (SEAMER 1960).

XI. Eperythrozoon felis (Clark 1942)

E. felis ist in den USA (Flint u. a. 1958) und in England (Seamer und Douglas 1959) als Erreger einer Anämie bei Katzen gefunden worden. Der Parasit wird von Flint u. a. (1958) als *H. felis*, in der ersten Beschreibung von Clark (1942) jedoch als *E. felis* bezeichnet. Die folgende Schilderung stützt sich auf die Beobachtungen von Flint u. a. (1958, 1959). Charakteristisch ist eine starke Pathogenität auch für Katzen mit Milz. Bei Übertragungsversuchen auf Katzen mit und ohne Milz ergaben sich nur geringfügige Unterschiede in der Pathogenität (Flint u. a. 1959); jedoch bekamen latent infizierte Tiere nach Splenektomie eine erneute Attacke. Die Tiere erkranken mit Abgeschlagenheit, Gewichtsabnahme durch Freßunlust und fortschreitender Anämie, teilweise mit Ikterus. Die Körpertemperatur ist im akuten Stadium oft erhöht, kurz vor dem Tode erniedrigt und in chronischen Fällen normal. Nach dem Rückgang der Parasiten folgen Relapse, die gelegentlich auch zum Tode führen können. Die roten Blutkörperchen können auf unter 1 Mio/mm^3 vermindert sein; man findet Makrocytose und Polychromasie, auch Normoblasten im Blut. Die Leukocytenzahlen sind meist normal, was differential-diagnostisch zur Abgrenzung gegen die Panleukopenie der Katze dienen kann.

Pathologisch findet man Splenomegalie und Knochenmarkshyperplasie, während histologisch außer den üblichen Begleiterscheinungen der Anämie keine besonderen Veränderungen vorlagen. Therapeutisch empfehlen Flint u. a. (1958) bei den Katzen zunächst eine Bluttransfusion zur Besserung der Anämie, anschließend Behandlung mit einem Tetracyclinpräparat (zweimal 100 mg oral) über eine Woche. Arsenpräparate sind zwar auch wirksam, werden aber von Katzen schlecht vertragen.

Die experimentelle Übertragung von *E. felis* gelingt auf parasitenfreie Katzen mit und ohne Milz nach Verabfolgung eperythrozoenhaltigen Blutes auf intravenösem, intraperitonealem oder oralem Wege. Die beobachteten Inkubationszeiten streuen stark. Übertragungsversuche auf entmilzte Hunde, Ratten und Mäuse verliefen negativ (Flint u. a. 1959).

XII. Schlußbemerkungen

Während *B. bacilliformis* und die Carrionsche Krankheit beim Menschen wegen ihres begrenzten Vorkommens lediglich als ein Kuriosum der tropenmedizinischen Pathologie gelten kann, kommt den bei Tieren vorkommenden Hämobartonellen und Eperythrozoen eine große Bedeutung zu. Die Parasiten selbst und die durch sie bedingte hämolytische Anämie interessieren zwar nur den Spezialisten, jedoch ist die Möglichkeit, daß ein Vorhandensein oder Fehlen einer Infektion mit Tierbartonellen möglicherweise andere Krankheitszustände beeinflußt – wie bei *E. coccoides* nachgewiesen –, von größter Bedeutung für alle, die überhaupt experimentell mit Tieren arbeiten. Durch Verwendung blutparasitenfreier Tierstämme lassen sich derartige Einflüsse vermeiden.

Literatur

Adams, E. W., D. I. Lyles, and K. O. Cockrell: Eperythrozoonosis in a herd of purebread landrace pigs. J. Amer. vet. med. Ass. **135**, 226 (1959).

Adler, S.: The results of splenectomy in white mice as indicated by their reaction to Bartonella muris. Trans. roy. Soc. trop. Med. Hyg. **24**, 75 (1930).

—, V. Ellenbogen: A note on two new blood parasites of cattle. J. comp. Path. **47**, 219 (1934).

ALDANA, G. L.: Estado actual del tratamiento en la enfermedad de Carrión por la penicilina. Rev. Sanid. Polic. (Lima) **6**, No. 35 (1946).

— R. GASTELUMENDI y J. DIEGUEZ: La estreptomicina en la enfermedad de Carrión. Arch. peru. Pat. Clin. **2**, 323 (1948).

—, y S. M. TISNADO: Penicilina y enfermedad de Carrión: estudio experimental y clínico. Rev. Sanid. Polic. (Lima) **5**, 275 (1945).

ALSTED, G.: Experimentelle Untersuchungen über Bartonellen-Anämie bei Ratten und Mäusein (dän.). Kopenhagen, 144 pp., 1935; zit. nach WEINMAN (1944).

— Studies on immunity in Bartonella anemia. Acta path. microbiol. scand. suppl. **37**, 37—59 (1938).

ANIGSTEIN, L., and C. M. POMERAT: Reticuloendothelial immune serum (REIS): IV. Experimental production of anemia and bartonellosis in rats by inhibitory dosage. Tex. Rep. Biol. Med. **3/4**, 545 (1945).

BATTISTINI, T. S.: La verrue péruvienne. Sa transmission par le phlébotome. Rev. Sud.-Amér. Méd. et Chirurg. (Paris) **2**, 719 (1931); zit. nach Trop. Dis. Bull. **29**, 30 (1932).

BAYON, H. P.: Bartonella muris: its pathogenic action in the progressive anaemia following rat splenectomy and its resemblance to Bartonella bacilliformis of Carrion's disease. J. trop. Med. Hyg. **31**, 29 (1928).

BELLOCQ, B., et R. LACROZE: La bartonellose canine au Maroc. Rev. Cps. vét. Armée **4**, 156 (1955); zit. nach Vet. Bull. **26**, 424 (1956).

BENJAMIN, M. M., and W. V. LUMB: Haemobartonella canis infection in a dog. J. Amer. vet. med. Ass. **135**, 388 (1959).

BERGER, H., and W. H. LINKENHEIMER: Activation of Bartonella muris infection in X-irradiated rats. Proc. Soc. exp. Biol. (N. Y.) **109**, 271 (1962).

Bergey's Manual of Determinative Bacteriology, 7th edition, Baltimore 1957. — D. WEINMAN: Bartonellaceae, p. 968ff.

BLUMENTHAL, F., u. H. AULER: Milzbrei von Tumorratten erzeugte Tumoren. Z. Krebsforsch. **24**, 285 (1926).

BRUMPT, E.: Note sur le parasite des hématies de la taupe: Grahamella talpae n.g., n.sp. Bull. Soc. Path. exot. **4**, 514 (1911); zit. nach Zbl. Bakt. I. Abt. Ref. **51**, 690 (1912).

BRUYNOGHE, R., et P.-C. VASSILIADIS: L'eperythrozoaire coccoide. C. R. Soc. Biol. (Paris) **100**, 763 (1929a).

— — Transmission des epérythrozoaires de la souris. C. R. Soc. Biol. (Paris) **101**, 150 (1929b).

— — Contribution à l'étude des epérythrozoaires coccoides. Ann. Parasit. hum. comp. **7**, 353 (1929c).

CANNON, P. R., and P. H. MCCLELLAND: Role of ectoparasits in bartonella infection of albino rat. Proc. Soc. exp. Biol. (N. Y.) **26**, 157 (1928).

— — The transmission of bartonella infection in albino rats. J. inf. Dis. **44**, 56 (1929a).

— — The reticuloendothelial system in the infectious anemia of albino rat. Arch. Path. **7**, 787 (1929b).

CARPIO, G. DEL: Observaciones clínicas en el desarollo de la enfermedad de Carrión. Rev. Med. Peruan. **9**, 358 (1939).

CLARK, R.: Eperythrozoon felis (sp. nov.) in a cat. J. S. Afr. vet. med. Ass. **13**, 15 (1942); zit. nach FLINT u. a. (1958).

CRYSTAL, M. M.: The mechanism of transmission of Haemobartonella muris (MAYER) of rats by the spined rat louse, Polyplax spinulosa (BURMEISTER). J. Parasit. **44**, 603 (1958).

— Extrinsic incubation period of Haemobartonella muris in the spined rat louse, Polyplax spinulosa. J. Bact. **77**, 511 (1959).

CUADRA., C. M.: La complicatión salmonelósica en la bartonelosis aguda. Rev. Med. Peruan. **25**, No. 307 (1954).

DELPY, L.: Agents pathogènes observés en Iran dans le sang des animaux domestiques. Bull. Soc. Path. exot. **29**, 157 (1936).

DERRICK, E. H., H. POPE, S. K. CHONG, J. G. CARLEY, and P. E. LEE: Observations on infection of mice with Eperythrozoon coccoides Schilling. Austr. J. exp. Biol. med. Sci. **32**, 577 (1954).

DIMOPOULLOS, G. T., G. T. SCHRADER, and L. E. FOOTE: Electrophoretic studies of bovine serum. II. Concurrent hypoglobulinemia and natural infections of eperythrozoonosis. Proc. Soc. exp. Biol. (N. Y.) **100**, 55 (1959).

DINGER, J. E.: Ein neuer Mikroorganismus bei Mäusen. Vorläufige Mitteilung (holl.). Ned. T. Geneesk. **72**, 5903 (1928).

DOMAGK, G.: Über das Auftreten von Endothelien im Blut nach Splenektomie. Virchows Arch. path. Anat. **249**, 83 (1924).

DOMÉNICO, A. D.: Participación de la anemia en la muerte por bartonelosis aguda. Acta physiol. lat.-amer. **6**, 123 (1956).

DONATIEN, A., et F. LESTOQUARD: Sur une Bartonella nouvelle du boeuf, B. bovis n.sp. Bull. Soc. Path. exot. **27**, 652 (1934).

— — Existence d'Eperythrozoon ovis en Algérie. Bull. Soc. Path. exot. **28**, 423 (1935).

— — Transmission naturelle d'Eperythrozoon wenyoni par une tique du genre Hyalomma. Bull. Soc. Path. exot. **30**, 459 (1937).

ELIOT, C. P.: Insect vector for natural transmission of Eperythrozoon coccoides in mice. Science **84**, 397 (1936).

—, and W. W. FORD: Further observations on the virus of rat anemia with special reference to its transmission by the rat louse, Polyplax spinulosa. Amer. J. Hyg. **10**, 635 (1929); zit. nach Zbl. Bakt. I. Abt. Ref. **97**, 420 (1930).

— — Eperythrozoon coccoides in mice. Amer. J. Hyg. **12**, 677 (1930); zit. nach Zbl. Bakt. I. Abt. Ref. **101**, 375 (1931).

— — The fate of the virus of Bartonella anemia of rats in the animal body. Amer. J. Hyg. **15**, 287 (1932); zit. nach Zbl. Bakt. I. Abt. Ref. **107**, 87 (1932).

FAULKNER, R. R., and R. T. HABERMANN: Cellular factors in the acquired immunity to Bartonella muris. J. infect. Dis. **101**, 62 (1957).

FLAUM, E., u. E. LAUDA: Zur Frage der inneren Sekretion der Milz. Z. exp. Med. **77**, 410 (1931).

FLINT, J. C., M. H. ROEPKE, and R. JENSEN: Feline infectious anemia. I. Clinical aspects. Amer. J. vet. Res. **19**, 164 (1958).

— — — II. Experimental cases. Amer. J. vet. Res. **20**, 33 (1959).

FOOTE, L. E., W. E. BROCK, and O. GALLAHER: Ictero-anemia, eperythrozoonosis or anaplasmosis-like disease of swine proved to be caused by a filtrable virus. N. Amer. Vet. **32**, 17 (1951); zit. nach Bull. Inst. Pasteur **50**, 70 (1952).

— H. E. LEVY, B. J. TORBERT, and W. T. OGLESBY: Interference between anaplasmosis and eperythrozoonosis in splenectomized cattle. Amer. J. vet. Res. **18**, 556 (1957).

FORD, A. C., and T. J. MURRAY: Studies on haemobartonella infection in the rat. Canad. J. Microbiol. **5**, 345 (1959).

FORD, W. W., and C. P. ELIOT: The transfer of rat anemia to normal animals. J. exp. Med. **48**, 475 (1928).

GALAMINI, A.: Einfluß einer ausschließlichen Fettdiät auf die experimentelle perniziöse Anämie der Albinoratte (ital.). Fisiol. e Med. **1**, 244 (1930); zit. nach WEINMAN (1944).

GEIMAN, Q. M.: New media for the growth of Bartonella bacilliformis. Proc. Soc. exp. Biol. (N. Y.) **47**, 329 (1941).

GLEDHILL, A. W.: Quantitative aspects of the enhancing action of Eperythrozo on the pathogenicity of mouse hepatitis virus. J. gen. Microbiol. **15**, 292 (1957).

—, and G. W. A. DICK: The nature of mouse hepatitis virus infection in weanling mice. J. Path. Bact. **69**, 311 (1955).

— —, and J. S. F. NIVEN: Mouse hepatitis virus and its pathogenic action. J. Path. Bact. **69**, 299 (1955).

—, and J. S. F. NIVEN: The toxicity of some bacterial filtrates for mice pre-infected with Eperythrozoon coccoides. Brit. J. exp. Path. **38**, 284 (1957).

GRAF, in NEITZ: Eperythrozoonosis in sheep. p. 13 (1937).

GROOT, H., P. MAYORAL, y L. E. MARTINEZ: Bartonelosis y fenomeno de Mooser. Publ. Lab. Hig. Narino Past. 1940/41, p. 39; zit. nach Trop. Dis. Bull. **39**, 683 (1942).

GUZMÁN BARRÓN, A.: La reacción de van den Bergh, hemaglutininas y hemolisinas en la enfermedad de Carrión. Crón. méd. (Lima) **43**, 79 (1926); zit. nach Trop. Dis. Bull. **24**, 122 (1927).

HAJDU, G.: Bartonellose bei Ratten (poln.). Állat. Lapok. **60**, 335 (1937); zit. nach Vet. Bull. **8**, 698 (1938).

HAVLIK, O.: The influence of penicillin and streptomycin on expermental bartonellosis of rats. Bull. Inst. mar. trop. Med. (Gdansk) **3**, 57 (1950).

HERTIG, M.: Phlebotomus and Carrion's disease. Amer. J. trop. Med. Hyg. **22**, suppl. (80 pp.) (1942).

HOFFENREICH, F.: Über die Resistenz der roten Blutkörperchen bei der Bartonellenanämie der Ratten. Arch. Schiffs- u. Tropenhyg. **36**, 71 (1932).

HSU, D. Y. M., and Q. M. GEIMAN: Synergistic effect of Haemobartonella muris on Plasmodium berghei in white rats. Amer. J. trop. Med. Hyg. **1**, 747 (1952).

HURTADO, A., J. PONS y C. MERINO: La anemia de la enfermedad de Carrión (Verruga peruana). An. Fac. Méd. (Lima) **21**, 25 (1938).

JADASSOHN, W.-E., u. G. SEIFERT: Ein Fall von Verruga peruviana, gelungene Übertragung auf Affen. Z. Hyg. Infekt.-Kr. **66**, 247 (1910).

JADIN, J., et G. PIERREUX: The lyophilisation des Eperythrozoon coccoides Schilling. C. R. Soc. Biol. (Paris) **153**, 715 (1959).

JANSEN, B. C.: The occurrence of Eperythrozoon parvum Splitter, 1950 in South African swine. Onderstepoort J. Vet. Res. **25**, 5 (1953).

JARAMILLO, R.: Contribución al estudio de la bartonelosis en Colombia. Rev. Hig. (Bogotá) **20**, 13 (1939); zit. nach Trop. Dis. Bull. **37**, 272 (1940).
JENNINGS, A. R., and J. SEAMER: A new blood parasite in British pigs. Nature (Lond.) **178**, 153 (1956).
KESSLER, W. R.: Preservation of Bartonella muris in the frozen state. Proc. Soc. exp. Biol. (N. Y.) **49**, 1238 (1942).
— Studies on experimental Bartonella muris anemia in the albino rat. I. Age and resistance. J. infect. Dis. **73**, 65 (1943a).
— II. Latent infection and resistance. J. infect. Dis. **73**, 77 (1943b).
KIKUTH, W.: Über einen neuen Anämieerreger, Bartonella canis nov. spec. Klin. Wschr. **7**, 1729 (1928).
— Über Bartonella canis. Extract 1. Congr. internat. microsc. Paris **2**, 313 (1930).
— Die Bartonellen und verwandte Parasiten bei Mensch und Tieren. Ergebn. Hyg. Bakt. **13**, 560 (1932).
KLEIN, B., R. LOPATITZKI u. P. SOLITERMAN: Beiträge über den Erreger der experimentellen perniziösen Anämie. Arch. Schiffs- u. Tropenhyg. **34**, 274 (1930).
—, u. P. SOLITERMAN: Zur Frage der experimentellen Bartonellenanämie. Klin. Wschr. **8**, 1669 (1929).
KRAMPITZ, H. E., u. A. KLEINSCHMIDT: Grahamella Brumpt 1911. Biologische und morphologische Untersuchungen. Z. Tropenmed. **11**, 336 (1960).
KRUMDIECK, C. F.: La enfermedad de Carrión o Verruga peruana en el niño. An. Fac. Méd. (Lima) **32**, 227 (1949); zit. nach Bull. Inst. Pasteur **50**, 295 (1952).
KUCZYNSKI-GODARD, M. H., y D. MACKEHENIE: Un caso de verruga humana por autoinoculación experimental. Nota adicional. El curso de la infección experimental. Reforma méd. **267**, 7 (1937); zit. nach Trop. Dis. Bull. **36**, 484 (1939).
LAFENÊTRE, H.: Existence d'Eperythrozoon ovis en France. Rev. vét. (Toulouse) **88**, 200 (1936); zit. nach WEINMAN (1944).
LARREA, P.: Los antibióticos en la bartonelemia humana. Arch. peru. Pat. Clin. **12**, 1 (1958).
LASKOWSKI, L., H. PINKERTON, and D. GREIFF: A non-pathogenic bartonella-like organism developing in embronate eggs after injection with Haemobartonella muris. J. Immunol. **64**, 455 (1950).
— M. F. STANTON, and H. PINKERTON: Chemotherapeutic effectiveness of alloxan in murine bartonellosis. Proc. Soc. exp. Biol. (N. Y.) **76**, 475 (1951).
— — — Chemotherapeutic studies of alloxan, dehydroascorbic acid, and related compounds in murine haemobartonellosis. J. infect. Dis. **95**, 182 (1954).
LASTRES, J. B.: Las neurobartonelosis sindromes neuro-psíquicos de la enfermedad de Carrión y Verruga peruana. Lima 1945 (155 pp.).
LAUDA, E.: Über schwere anämische Zustande bei splenektomierten Ratten. Klin. Wschr. **4**, 1587 (1925a).
— Über die bei Ratten nach Entmilzung auftretenden schweren anämischen Zustände. „Perniziöse Anämie der Ratten". Virchows Arch. path. Anat. **258**, 529 (1925b).
— Bartonella. Handbuch der pathogenen Mikroorganismen, 3. Aufl. 1073 (1930).
LEVI, M.: Die Anämie entmilzter Ratten oder „Bartonellenanämie". (ital.) Pathologica N. **22**, 176 (1930); zit. nach WEINMAN (1944).
LITTLEJOHNS, I. R.: Eperythrozoonosis in sheep. Austr. vet. J. **36**, 260 (1960); zit. nach Vet. Bull. **30**, 621 (1960).
LOURAU, M., G. S. DE SACY et A. ARTHUS: Charactères des anémies à Bartonella muris. C. R. Soc. Biol. (Paris) **127**, 1173 (1938).
LWOFF, A., et A. PROVOST: Bartonellose aiguë transmissible de la souris non splénectomisée. C. R. Soc. Biol. (Paris) **101**, 8 (1929).
—, et M. VAUCEL: Bartonelloses et infections mixtes. Ann. Inst. Pasteur **46**, 258 (1931).
MACKEHENIE, D.: La verruga peruana y la familia tifo-exantemática. Lima 1936; zit. nach WEINMAN (1944).
—, y M. DAVILA: Semejanza morfológica y reaccional de la bartonella con las rickettsias. Reforma méd. (Lima) **18**, 301 (1932); zit. nach WEINMAN (1944).
MARMORSTON, J.: Effect of splenectomy on a latent infection, Eperythrozoon coccoides, in white mice. J. infect. Dis. **56**, 142 (1935).
MARMORSTON-GOTTESMAN, J., and D. PERLA: Studies on Bartonella muris in albino rats. I. Trypanosoma lewisi infection in normal albino rats associated with Bartonella muris anemia. II. Latent infection in adult normal rats. J. exp. Med. **52**, 121 (1930).
MAYER, M.: Über einige bakterienähnliche Parasiten der Erythrozyten bei Menschen und Tieren. Arch. Schiffs- u. Tropenhyg. **25**, 150 (1921).
— Versuche zur Übertragungsweise der infektiösen Rattenanämie. Gewinnung bartonellenfreier Stämme. Med. Welt **2**, 1378 (1928a).

MAYER, M.: Die Übertragungsweise der infektiösen Rattenanämie. Klin. Wschr. **7**, 2390 (1928b).

— La aureomicina en la anemia de las ratas causada por la Bartonella muris Mayer (nota preliminar). Arch. venez. Pat. trop. **1**, 329 (1949).

— W. BORCHARDT u. W. KIKUTH: Über Einschlüsse der Erythrozyten bei experimenteller Anämie der Ratten (eine neue Parasitengruppe ?). Klin. Wschr. **5**, 559 (1926).

— — — Die durch Milzexstirpation auslösbare infektiöse Rattenanämie (Ätiologie, Pathologie und Chemotherapie). Arch. Schiffs- u. Tropenhyg. **31**, 295 (1927).

—, u. W. KIKUTH: Zur Ätiologie und Einheit der Verruga peruana und des Oroyafiebers. Abhandl. Gebiet der Auslandskunde, Universität Hamburg, **26**, Reihe D, p. 319 (1927). (Festschrift Nocht).

—, u. B. MALAMOS: Versuche zur Immunisierung und Arzneifestigung bei Rattenanämie (Bartonella muris). Z. Immun.-Forsch. **87**, 449 (1936).

—, u. H. ZEISS: Versuche mit einem neuen Trypanosomenheilmittel „Bayer 205" bei menschen- und tierpathogenen Trypanosomen. Arch. Schiffs- u. Tropenhyg. **24**, 257 (1920).

MEYER, H.: Beiträge zur Bartonellenanämie der weißen Ratte. Zbl. Bakt. I. Abt. Orig. **110**, 152 (1929).

MCCLUSKIE, J. A. W., and J. S. F. NIVEN: Blood changes in rats and mice after splenectomy, with observations on Bartonella muris and Eperythrozoon coccoides. J. Path. Bact. **39**, 185 (1934).

MCNAUGHT, J. B., F. M. WOODS, and V. SCOTT: Bartonella bodies in the blood of a non-splenectomized dog. J. exp. Med. **62**, 353 (1935).

MERINO, C.: Penicillin therapy in human bartonellosis (Carrion's disease). J. Lab. clin. Med. **30**, 1021 (1945); zit. nach Trop. Dis. Bull. **43**, 552 (1946).

MONGE, C.: Carrion's disease, or Verruga peruana. J. London School trop. Med. **1**, 163 (1912); zit. nach WEINMAN (1944).

MOORE, G. B., J. M. PUGLISEVICH y S. TISNADO M.: Acción in vitro de la estreptomicina sobre Bartonella bacilliformis. Arch. peru. Pat. Clin. **1**, 663 (1947).

NAUCK, E. G., D. PETERS u. R. WIGAND: Elektronenoptische Untersuchung der Bartonella muris Mayer. Z. Naturforsch. **5** b, 259 (1950).

NEITZ, W. O.: Eperythrozoonosis in sheep. Onderstepoort J. vet. Sci. **9**, 9 (1937).

— The appearance of Bartonella canis in a dog suffering from Rickettsia canis. J. S. Afr. vet. med. Ass. **10**, 103 (1938); zit. nach WEINMAN (1944).

— Eperythrozoonosis in cattle. Onderstepoort vet. Sci. **14**, 9 (1940).

— R. A. ALEXANDER, and P. J. DU TOIT: Eperythrozoon ovis (sp. nov.) infection in sheep. Onderstepoort J. vet. Sci. **3**, 263 (1934).

—, and QUINLAN: Addendum. Onderstepoort J. vet. Sci. **3**, 269 (1934).

NELSON, J. B.: Acute hepatitis associated with mouse leukemia. IV. The relationship of Eperythrozoon coccoides to the hepatitis virus of Princeton mice. J. exp. Med. **98**, 441 (1953).

NIVEN, J. S. F., A. W. GLEDHILL, G. W. A. DICK, and C. A. ANDREWES: Further light on mouse hepatitis. Lancet **263**, 1061 (1952).

NOGUCHI, H.: The experimental transmission of Bartonella bacilliformis by ticks (Dermacentor andersoni). J. exp. Med. **44**, 729 (1926).

— Pathological changes observed in animals experimentally infected with Bartonella bacilliformis. J. exp. Med. **45**, 437 (1927a).

— The response of the skin of Macacus rhesus and anthropoid apes to inoculation with Bartonella bacilliformis. J. exp. Med. **45**, 455 (1927b).

— Experiments on cross-immunity between Oroya fever and Verruga peruana. J. exp. Med. **45**, 781 (1927c).

— Comparative studies of different strains of Bartonella bacilliformis, with special reference to the relationship between the clinical types of Carrion's diesease and the virulence of the infecting organism. J. exp. Med. **47**, 219 (1928a).

— Comparison of Bartonella bacilliformis and Bartonella muris. Cultivation of Bacterium muris n. sp. J. exp. Med. **47**, 235 (1928b).

— Influence of malarial infection (Plasmodium inui ?), splenectomy, or both, upon experimental Carrion's disease in monkeys. J. exp. Med. **47**, 821 (1928c).

—, and T. S. BATTISTINI: Cultivation of Bartonella bacilliformis. J. exp. Med. **43**, 851 (1926).

— H. R. MULLER, E. B. TILDEN, and J. R. TYLER: Verruga in dog and donkey. J. exp. Med. **50**, 455 (1929).

— R. C. SHANNON, E. B. TILDEN, and J. R. TYLER: The insect vectors of Carrion's disease. J. exp. Med. **49**, 993 (1929).

PATIÑO CAMARGO, L.: Bartonelosis en Colombia. Bartonelosis del Guáitara. Rev. Fac. Méd. (Bogotá) **7**, 467 (1939a); zit. nach Trop. Dis. Bull. **37**, 582 (1940).

Patiño Camárgo, L.: Un nuevo foco de bartonelosis en America (nota preliminar). Bol. Ofic. sanit. panamer. **18**, 305 (1939b); zit. nach Trop. Dis. Bull. **37**, 271 (1940).
— Estado actual de la bartonelosis (fiebre verrucosa verruga) en el continente Americano. Rev. Fac. Méd. (Bogotá) **9**, 161 (1940); zit. nach Trop. Dis. Bull. **38**, 209 (1941).
Payne, E. H., and O. Urteaga B.: Carrion's diesease treated with Chloromycetin. Antibiot. and Chemother. **1**, 92 (1951).
Perla, D., and J. Marmorston-Gottesman: Studies on Bartonella muris anemia. IV. Pathological changes during the acute anemia. J. exp. Med. **53**, 869 (1931).
—, and A. Rivero: Reticulocyte count in Bartonella muris anemia. Proc. Soc. exp. Biol. (N. Y.) **31**, 93 (1933).
Peters, D., u. R. Wigand: Zur Morphologie und Klassifizierung von Eperythrozoon coccoides. Z. Naturforsch. **6** b, 326 (1951).
— — Bartonellaceae. Bact. Rev. **19**, 150 (1955).
Ray, H. N., and J. A. Idnani: Observations on Bartonellosis in dogs in India. Ind. J. vet. Sci. **10**, 259 (1940).
Rebagliati, R.: Verruga peruana (Enfermedad de Carrión). Universidad Mayor de San Marcos (Lima), 1940.
Regendanz, P., u. E. Reichenow: Beitrag zur Kenntnis von Bartonella canis. Arch. Schiffs- u. Tropenhyg. **36**, 305 (1932).
Reitani, U.: Bartonellen und Bartonellosen (ital.). Ann. Med. nav. colon. **36I**, 85 (1930); zit. nach Zbl. Bakt. I. Abt. Ref. **99**, 138 (1930).
Rekers, P. E.: The effect of X-irradiation on rats with and without Bartonella muris. J. infert. Dis. 88, 224 (1951)
Reynafarje, C. and Ramos, J.: The hemolytic anemia of human bartonellosis. Blood **17**, 562 (1961)
Rhoads, C. P., and D. K. Miller: The association of Bartonella bodies with induced anemia in the dog. J. exp. Med. **61**, 139 (1935).
Ribeyro, R. E.: Verruga peruana y paratifo B. Crón. méd. (Lima) **49**, 361 (1932); zit. nach Trop. Dis. Bull. **31**, 253 (1934).
Ricketts, W. E.: Clinical manifestations of Carrion's disease. Arch. intern. Med. **84**, 751 (1949).
Rocha Lima, H.: da Zur Histologie der Verruga peruviana. Verh. dtsch. path. Ges. **16**, 409 (1913).
Roth, H.: Experimentelle Untersuchungen zur Frage der Milzfunktion bei der Bartonella-infektion der Ratte. Z. Immun.-Forsch. **74**, 493 (1932).
Rudnick, P., and J. W. Hollingsworth: Lifespan of rat erythrocytes parasitized by Bartonella muris. J. infect. Dis. **104**, 24 (1959).
Samper, B., y J. A. Montoya: Estudios bacteriológicos y experimentales de un germen aislado da una epidemia de bartonelosis en el departamento de Nariño. VIII. Congr. scientifique panaméricain, Washington 1940; zit. nach Weinman (1944).
Scheff, G. J., I. M. Scheff, and G. Eiseman: Concerning the mechanism of bartonella anemia in splenectomized rats. J. infect. Dis. **98**, 113 (1956).
Schilling, C., u. H. Neumann: Über Anämie bei Bartonelleninfektion der Ratte. Klin. Wschr. **8**, 691 (1929).
Schilling, V.: Eperythrozoon coccoides, eine neue durch Splenektomie aktivierbare Dauer-infektion der weißen Maus. Klin. Wschr. **7**, 1853 (1928).
— Weitere Beiträge zur Bartonella muris ratti, ihre Übertragung auf weiße Mäuse und eine eigene Bartonella muris musculi n. sp. bei splenektomierten weißen Mäusen. Klin. Wschr. **8**, 55 (1929).
Schmidt, F., u. R. Huber: Der Einfluß der Bartonellenanämie auf die Strahlenwirkung. Acta biol. med. germ. **4**, 535 (1960).
Schmidt, H.: Aus den neueren Forschungen über Antimonpräparate. Medizin u. Chemie **4**, 164 (1942).
Schwarz, L.: Die Parasitenerkrankungen der Erythrozyten nach Entmilzung. Folia haemat. **39**, 133 (1929).
Scott, J. K., and J. N. Stannard: Relationship between Bartonella muris infection and acute radiation effects in the rat. J. infect. Dis. **95**, 302 (1954).
Seamer, J.: Eperythrozoon and Haemobartonella. Vet. Rec. **71**, 437 (1959a).
— The propagation and preservation of Eperythrozoon coccoides. J. gen. Microbiol. **21**, 344 (1959b).
— Studies with Eperythrozoon parvum Splitter, 1950. Parasitology **50**, 67 (1960).
—, and S. W. Douglas: A new blood parasite of British cats. Vet. Rec. **71**, 405 (1959).
— A. W. Gledhill, J. L. Barlow, and J. Hotchin: Effect of Eperythrozoon coccoides upon lymphocytic choriomeningitis in mice. J. Immunol. **86**, 512 (1961).
Smith, H. M., and E. Emery: Anemia in rats infested with Bartonella muris and injected with pteroyl-gluaminic acid. Proc. Soc. exp. Biol. (N. Y.) **67**, 178 (1948).

SORGE, G.: Bartonelleninfektionen bei Mensch und Tier (ital.). Biol. méd. (Paris) **19**, 342 (1929); zit. nach WEINMAN (1944).
SPLITTER, E. J.: Eperythrozoon suis n. sp. and Eperythrozoon parvum n. sp., two new blood parasites of swine. Science **111**, 513 (1950a).
— Neoarsphenamine in acute eperythrozoonosis of swine. Amer. J. vet. Res. **11**, 311 (1950b).
— Eperythrozoon suis, the etiologic agent of ictero-anemia or an anaplasmosis-like disease in swine. Amer. J. vet. Res. **11**, 324 (1950c).
— Eperythrozoonosis in swine — filtration studies. Amer. J. vet. Res. **13**, 290 (1952).
— Eperythrozoon parvum, a filtrable blood parasite of swine. Nature (Lond.) **172**, 40 (1953).
—, and E. R. CASTRO: Antibiotic therapy in acute eperythrozoonosis of swine. J. Amer. vet. med. Ass. **131**, 293 (1957).
—, and R. L. WILLIAMSON: Eperythrozoonosis in swine. A preliminary report. J. Amer. vet. med. Ass. **116**, 360 (1950).
STANTON, M. F., L. LASKOWSKI, and H. PINKERTON: Chemoprophylactic effectiveness of aureomycin and terramycin in murine bartonellosis. Proc. Soc. exp. Biol. (N. Y.) **74**, 705 (1950).
STRONG, R., E. E. TYZZER, C. T. BRUES, A. W. SELLARDS, and J. C. GASTIABURU: Report of first expedition to South America 1913. Harvard School of trop. Med. Cambridge: Harvard University Press 1915.
THURSTON, J. P.: The chemotherapy of Eperythrozoon coccoides (SCHILLING, 1928). Parasitology **43**, 170 (1953).
— Anemia in mice caused by Eperythrozoon coccoides (SCHILLING, 1928). Parasitology **44**, 81 (1954).
— Observations on the course of Eperythrozoon coccoides infections in mice, and the sensitivity of the parasite to external agents. Parasitology **45**, 141 (1955).
TILGNER-PETER, A.: Die chemotherapeutische Prüfung organischer Arsen-Präparate an der Bartonelleninfektion der Ratte. Arzneimittel-Forsch. **5**, 566 (1955).
— Über den Hämoglobingehalt splenektomierter bartonelleninfizierter Albinoratten. Z. Tropenmed. **7**, 244 (1956).
TIMMERMAN, W. A.: Übertragungsversuche mit Bartonella muris (holl.). Geneesk. T. Ned.-Ind. **70**, 509 (1930); zit. nach Arch. Schiffs- u. Tropenhyg. **34**, 621 (1930).
TYZZER, E. E.: "Interference" in mixed infections of Bartonella and Eperythrozoon in mice. Amer. J. Path. **17**, 141 (1941).
— A comparative study of grahamellae, haemobartonellae and eperythrozoa in small mammals. Proc. Amer. Phil. Soc. **85**, 359 (1942).
—, and D. WEINMAN: Haemobartonella, n. g. (Bartonella olim pro parte). H. microti, n. sp., of the field vole, Microtus pennsylvanicus. Amer. J. Hyg. **30**, 141 (1939).
ULENHUTH, P., u. W. SEIFFERT: Neue Ergebnisse der experimentellen Antimontherapie mit besonderer Berücksichtigung der Arseno-Stibio-Verbindungen. Klin. Wschr. **10**, 1751 (1931).
— — Zur Chemotherapie der Bartonellenanämie mit kombinierten Arsen-Antimonpräparaten. Z. Immun.-Forsch. **80**, 352 (1933).
URTEAGA B., O., M. J. CALDERON y P. LARREA: El furadantin en la Verruga peruana. Arch. peru. Pat. Clin. 8, 235 (1954).
—, and E. H. PAYNE: Treatment of the acute febrile phase of Carrion's disease with chloramphenicol. Amer. J. trop. Med. Hyg. **4**, 507 (1955).
— N. ZEGARRA, P. LARREA, M. CALDERON J. y Z. BURSTEIN: Tratamiento de la Verruga peruana con la iloticina. Arch. peru. Pat. Clin. **7**, 53 (1953).
UTATUBA, F., u. G. VIEIRA: Studien über die Bartonellosis. I. Bartonellosis entmilzter Ratten und Penicillin (portug.). Mem. Inst. Osw. Cruz **41**, 21 (1944); zit. nach Trop. Dis. Bull. **42**, 996 (1945).
VASSILIADIS, P. C.: La fonction antiparasitaire de la rate décélée par la splénectomie. Arch. int. Méd. exp. **6**, 890 (1930).
WEISS, P.: Contribución als estudio de la verruga peruana o enfermedad de Carrión. Rev. méd. lat.-amer. **18**, 1 (1933).
—, y M. J. PONS: Estudios en la bartonelosis del perro. Actualid. méd. peru. **6**, (1938); zit. nach WEINMAN (1944).
WEINMAN, D.: Les parasites érythrocytaires révélés par la splénectomie: Bartonella et Eperythrozoon. Amédée Legrand Editeur, Paris 1935; zit. nach Trop. Dis. Bull. **33**, 446 (1936).
— On the cause of the anemia in the Bartonella infection of rats. J. infect. Dis. **63**, 1 (1938).
— Infectious anemias due to Bartonella and related cell parasites. Trans. Amer. Phil. Soc. **33**, 243—351 (1944).
—, and H. PINKERTON: Carrion's disease. III. Experimental production in animals. Proc. Soc. exp. Biol. (N. Y.) **37**, 594 (1937).

WIGAND, R.: Neue Untersuchungen über Bartonella bacilliformis. 2. Mitt. Verhalten gegenüber Sulfonamiden und Antibiotica in vitro. Z. Tropenmed. **3**, 453 (1952).
— Neuere Untersuchungen über Haemobartonella muris Mayer. 3. Mitt. **7**, 316 (1956a).
— Serologische Reaktionen an Haemobartonella muris und Eperythrozoon coccoides. Z. Tropenmed. **7**, 322 (1956b).
— Morphologische, biologische und serologische Eigenschaften der Bartonellen. (95 pp.) Stuttgart: Georg Thieme-Verlag 1958.
—, u. D. PETERS: Neuere Untersuchungen über Bartonella muris Mayer. 1. Mitt. Z. Tropenmed. **2**, 206 (1950).
— — Neuere Untersuchungen über Bartonella muris Mayer. 2. Mitt. Z. Tropenmed. **3**, 437 (1952a).
— — Blutparasiten der weißen Maus. I. Studien über Eprythrozoon coccoides Schilling, Dinger. Z. Tropenmed. **3**, 461 (1952b).
— — Blutparasiten der weißen Maus. II. Zur Kenntnis der Bartonella muris musculi Schilling. Z. Tropenmed. **4**, 1 (1952c).
— — u. O. URTEAGA B.: Neue Untersuchungen über Bartonella bacilliformis. 4. Mitt. Elektronenoptische Darstellung aus dem Blut. Z. Tropenmed. **4**, 539 (1953).
—, u. F. WEYER: Neue Untersuchungen über Bartonella bacilliformis. 3. Mitt. Übertragungsversuche auf Rhesusaffen und auf Kleiderläuse. Z. Tropenmed. **4**, 243 (1953).
WILLS, L., and M. MEHTA: Production of pernicious anaemia (Bartonella anaemia) in rats by deficient feeding. Brit. med. J. **1930 I**, 1167.
WILSON, E., and E. B. KRUMBHAAR: Spleen in iron metabolism. J. exp. Med. **57**, 65 (1933).
YOSHIWARA, R.: Zur Chemotherapie der Bartonellenanämie (mit besonderer Berücksichtigung der neueren Antimonpräparate). Z. Immun.-Forsch. **72**, 425 (1931).

Experimentelle Erzeugung von Krankheiten durch Salmonellen und Shigellen

Von

WILHELM WUNDT

Mit 12 Abbildungen

I. Einleitung

Salmonellen und Shigellen, die Erreger infektiöser Darmkrankheiten des Menschen, werden in der bakteriologischen Systematik zur Familie der Enterobacteriaceae gerechnet, zu der auch zahlreiche apathogene Gattungen und Arten gehören. Unter diesen sind in erster Linie die Colibakterien zu nennen, die ihren natürlichen Standort im Darm von Menschen oder Tieren haben und zur normalen Darmflora gehören. Weitere apathogene Angehörige dieser Familie sind eine Anzahl von ubiquitär verbreiteten Bakterien, die aber ebenfalls nicht selten im Darm gesunder Menschen oder Tiere gefunden werden.

Die Enterobacteriaceae sind teils bewegliche und peritrich begeißelte, teils unbewegliche und unbegeißelte Stäbchenbakterien. Die Länge des einzelnen Stäbchens pflegt etwa 2—3 μm zu betragen, die Dicke etwa 0,6 μm. Sie sind gramnegativ und zeigen im mikroskopischen Bild untereinander keinerlei Unterschiede, aber auch gegenüber manchen anderen gramnegativen Stäbchen aus anderen Familien ist eine Abgrenzung durch die Morphologie nicht möglich. Die Unterscheidung der Enterobacteriaceae von anderen Bakterienfamilien, sowie der einzelnen Gattungen und Arten innerhalb der Familie, erfolgt daher auf Grund biochemisch-fermentativer Eigenschaften. Ein wichtiges gemeinsames Merkmal der Enterobacteriaceae ist die Fähigkeit, Glucose und andere Kohlenhydrate unter Säurebildung oder Säure- und Gasbildung zu vergären.

Zur Einordnung gezüchteter Bakterienstämme, die als Enterobacteriaceae anzusehen sind, wird neben dem Verhalten gegen verschiedene Kohlenhydrate, wobei die Vergärung der Lactose eine bedeutende Rolle spielt, auch die Bildung bestimmter Endprodukte des Eiweißstoffwechsels geprüft, z. B. die Indolbildung aus Tryptophan oder die Schwefelwasserstoffbildung aus schwefelhaltigen Aminosäuren, die Bestandteil der in den Nährmedien vorhandenen Peptone sind. Außerdem dienen die Verwertung von Natriumcitrat als einzige Kohlenstoffquelle in Gegenwart anorganischer Stickstoffquellen, die Harnstoffspaltung und die Hemmung durch Kaliumcyanid als weitere Unterscheidungsmerkmale. Tab. 1 gibt eine Übersicht über die Eigenschaften der wichtigsten Gattungen der Enterobacteriaceae.

Da die Bestimmung und systematische Einordnung einzelner Bakterienstämme nicht die Aufgabe der experimentellen Pharmakologie sein kann, soll die Zusammenstellung in Tab. 1 lediglich dazu dienen, die Grundsätze der Klassifizierung verständlich zu machen. Daher soll auch auf die Methoden zum Nachweis einzelner Merkmale nicht eingegangen werden. Diese müssen aus den einschlägigen Lehr- und Handbüchern der Mikrobiologie entnommen werden.

Die Durchführung tierexperimenteller Untersuchungen ist im wesentlichen mit den für Menschen oder Tiere pathogenen Keimen von Interesse, also mit Salmonellen und Shigellen. Pathogen für Versuchstiere sind außerdem noch die in die Gattung Klebsiella gehörenden sogenannten Friedländer-Bakterien (Klebsiella pneumoniae), die gelegentlich beim Menschen Erkrankungen des Respirationstraktes (Friedländer-Pneumonie), mitunter aber auch Entzündungen der ableitenden Harnwege, der Gallengänge und der Gallenblase u. ä. hervorrufen. Die Angehörigen der übrigen in Tab. 1 zusammengestellten Gattungen, die im Darm

Tabelle 1. *Biochemische Merkmale der wichtigsten Gattungen aus der Familie der Enterobacteriaceae* (Einteilung nach BERGEYs Manual 1957 und dem Enterobacteriaceae Subcommittee 1958 und 1963, zit. nach SEDLAK u. RISCHE 1963)

Gattung	Beweglichkeit	Lactose	Mannit	Citratverwertung	Indolbildung	Schwefelwasserstoff	Gelatine verfl.	Harnstoffspaltung	KCN-Test
Escherichia	+	+(×)	+	—	+	—	—	—	—
Aerobacter (Cloaca)	+(—)	+	+	+	—	—	—(+)	—	+
Klebsiella	—	+	+	+	—	—	—	+—	+
Citrobacter (einschl. Ballerup-Bethesda-Gruppe)	+	+(×)	+	+	—	+	—	—	+
Proteus	+	—	—(+)	+	+(—)	+(—)	+	+	+
Salmonella	+	—	+	+	—	+	—	—	—
Arizona	+	+(×)	+	+	—	+	+	—	—
Shigella	—	—(×)	+—	—	+—	—	—	—	—

+ = positive Reaktion
— = negative Reaktion
+— = positive oder negative Reaktion möglich
(—) (+) = seltener auftretende Reaktion
× = verzögerte positive Reaktion
— = Hemmung durch KCN
+ = Vermehrung in Gegenwart von KCN.

Tabelle 2. *Vorkommen von Gattungen und Arten aus der Familie Enterobacteriaceae beim Menschen und ihre Tierpathogenität* (WUNDT 1965)

Gattung	Art	Vorkommen beim Menschen	Tierpathogenität
Escherichia	Escherichia coli	Darmflora, Eiter- und Entzündungserreger außerhalb des Darmes	∅
Aerobacter	Aerobacter aerogenes (Cloacae-Gruppe)	Darmflora, Eiter- und Entzündungserreger außerhalb des Darmes	∅
Klebsiella	Klebsiella pneumoniae	Eiter- und Entzündungserreger im Respirationstrakt, in Harn- und Gallenwegen	Maus, Meerschweinchen
Citrobacter (einschl. Ballerup-Bethesda-Gruppe	Citrobacter freundii	Darmflora, Eiter- und Entzündungserreger außerhalb des Darmes, gelegentlich Ursache von Durchfallerkrankungen	∅
Proteus	Proteus vulgaris	Darmflora, Eiter- und Entzündungserreger außerhalb des Darmes	∅
Salmonella	Salmonella typhi	Erreger des Typhus abdominalis	∅
	S. paratyphi A, B u. C	Erreger des Paratyphus	∅
	S. typhimurium S. enteritidis u. andere	Erreger von akuten Gastroenteritiden	alle üblichen Versuchstiere Geflügel
Arizona		Erreger von akuten Gastroenteritiden	Reptilien
Shigella	Sh. dysenteriae Sh. flexneri Sh. sonnei u. a.	Erreger der bakteriellen Ruhr	Schimpansen, junge Katzen?

apathogen zu sein pflegen, können außerhalb des Darms als Entzündungserreger auftreten, ihre Pathogenität für Tiere ist jedoch im allgemeinen gering. Allerdings gelingt es im Tierversuch häufig eine toxische Wirkung durch parenterale Zufuhr großer Bakterienmengen zu erzielen, unabhängig davon, ob es sich um primär pathogene oder apathogene Keime handelt oder ob lebende oder abgetötete Bakterien verwendet werden. In der Zusammenstellung der Tab. 2 werden daher nur solche Gattungen und Arten als tierpathogen bezeichnet, mit denen sich beim Tier eine generalisierte Infektion oder eine der Krankheit des Menschen ähnliche pathogene Wirkung erzeugen läßt. Im übrigen kommen bei den einzelnen Stämmen der als tierpathogen bezeichneten Arten erhebliche Virulenzunterschiede vor. Auch Versuchstiere der gleichen Art können mehr oder weniger empfänglich oder resistent gegen an sich pathogene Keime sein[1].

Zusammenfassende Darstellungen in Lehr- und Handbüchern, Monographien und Laboratoriumsbüchern

BADER, R.-E.: Die Typhus-Paratyphus-Enteritisgruppe (Die Salmonellagruppe). Ergebn. Hyg. Bakt. **26**, 235 (1949).

— Die Salmonellosen, in A. GRUMBACH u. W. KIKUTH: Die Infektionskrankheiten des Menschen und ihre Erreger, S. 586. Stuttgart: Georg Thieme-Verlag 1958.

— Die Shigella-Infektionen (Bakterielle Ruhr), S. 620. Stuttgart: Georg Thieme-Verlag 1958.

BAERTHLEIN, K.: Abdominaltyphus, in W. KOLLE, R. KRAUS u. P. UHLENHUTH: Handbuch der pathogenen Mikroorganismen, Bd. III 2, S. 1377, III. Aufl., Jena: Gustav Fischer u. Berlin-Wien: Urban und Schwarzenberg 1931.

Bergey's Manual of Determinative Bacteriology, 7th edition, Baltimore: Williams and Wilkins Comp. 1957.

ELKELES, G., u. R. STANDFUSS: Die Paratyphosen, S. 1585, Handbuch der pathogenen Mikroorganismen, Bd. III 2, III. Aufl. (1931).

HALLMANN, L.: Bakteriologische Nährböden. Stuttgart: Georg Thieme-Verlag 1953.

— Bakteriologie und Serologie. Ausgewählte Untersuchungsmethoden für das bakteriologische und serologische Laboratorium. 3. Aufl. Stuttgart: Georg Thieme-Verlag 1961.

KAUFFMANN, F.: Enterobacteriaceae, 2nd Edition. Copenhagen: Ejnar Munksgaard Publisher 1954.

— Die Bakteriologie der Salmonellaspecies. Kopenhagen: Munksgaard 1960.

LENTZ, O.: Dysenterie, in W. KOLLE, R. KRAUS u. P. UHLENHUTH: Handbuch der pathogenen Mikroorganismen, Bd. III 2, S. 1377, III. Aufl. Jena: Gustav Fischer u. Berlin-Wien: Urban u. Schwarzenberg 1931.

SCHMIDT, H.: Fortschritte der Serologie, 2. Aufl. Darmstadt: Dietrich Steinkopff 1955.

SEDLAK, J., u. H. RISCHE: Enterobacteriaceae-Infektionen. Edition Leipzig (1963).

SEELIGER, H.: Die Laboratoriumsdiagnostik der Bakterienruhr. Leipzig: Joh. Ambr. Barth 1953.

WUNDT, W.: Enterobacteriaceae, in H. REPLOH u. H. J. OTTE: Lehrbuch der Medizinischen Mikrobiologie und Infektionskrankheiten. 2. Aufl. Stuttgart: Gustav Fischer-Verlag 1965.

II. Experimentelle Erzeugung von Krankheiten durch Salmonellen

A. Grundlagen

Die Gattung Salmonella, die nach dem amerikanischen Forscher SALMON benannt ist, umfaßt eine große Anzahl von Arten, die für Menschen und Tiere pathogen sind, darunter die Erreger des Typhus abdominalis, der Paratyphusformen A, B und C sowie der akuten Gastroenteritis. Es handelt sich um gram-

[1] Die Ausdrücke pathogen und virulent werden hier und in den folgenden Abhandlungen im Sinne von WILSON und MILES (Topley-Wilson, Principles of Bacteriology and Immunity, herausg. von G. S. WILSON und A. A. MILES, 5th Edition, Edward Arnold, London 1964) und GRUMBACH (A. GRUMBACH und W. KIKUTH: Die Infektionskrankheiten des Menschen und ihre Erreger, Georg Thieme Verlag, Stuttgart 1958) verwendet. Dabei bedeutet pathogen die allgemeine Fähigkeit einer Bakteriengattung oder Species beim Menschen oder bestimmten Tieren Krankheiten zu erzeugen, während mit virulent die graduellen Unterschiede der krankmachenden Wirkung einzelner Bakterienstämme zu bezeichnen sind.

negative Stäbchen, die keine Sporen bilden, peritrich begeißelt sind und sich unter aeroben und anaeroben Verhältnissen leicht auf Fleischwasseragar und in Nährbouillon vermehren. Von anderen Gattungen der Familie Enterobacteriaceae lassen sich die Salmonellen durch ihre fermentativen Eigenschaften abgrenzen (s. Tab. 1). Jede Salmonellenart ist außerdem durch die ihr eigene charakteristische Antigenstruktur gekennzeichnet, die durch entsprechende agglutinierende Immunseren festgestellt werden kann. Der Antigenaufbau der einzelnen Angehörigen der Gattung ist im Kauffmann-White-Schema zusammengestellt, wobei für die Bezeichnung der verschiedenen Körper(O)Antigene arabische Zahlen, für die Geißel(H)Antigene, die einem Phasenwechsel unterliegen können, Buchstaben und arabische Zahlen verwendet werden. Tab. 3 zeigt als Ausschnitt aus dem Kauffmann-White-Schema die Antigenstruktur einiger wichtiger Salmonellaspecies.

Die O-Antigene bestehen aus Lipid-Polysaccharidkomplexen, wobei für die serologische Spezifität die Polysaccharide verantwortlich sind, die bei jeder O-Gruppe aus bestimmten Zuckerbausteinen bestehen. Sie sind weitgehend thermostabil, während es sich bei den Geißelantigenen um thermolabile Proteinantigene handelt.

Neben diesen bei allen Salmonellen vorhandenen Antigenen kommt bei Salmonella typhi und einigen weiteren Arten das sog. Vi-Antigen (Felix und Pitt 1934) vor, von dem angenommen wurde, daß Beziehungen zur Virulenz bestehen.

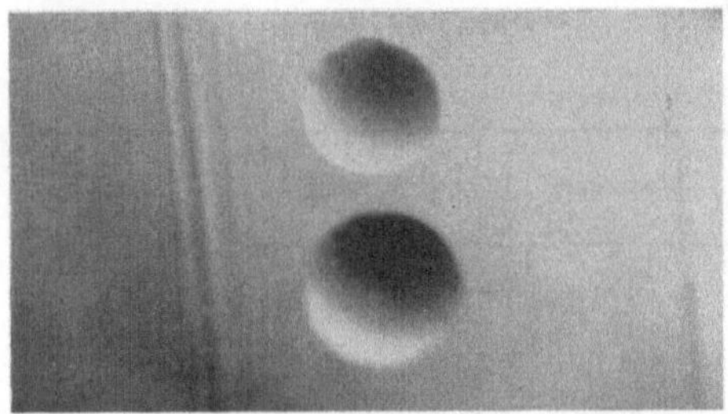

Abb. 1. Salmonellenkolonien in der Glatt(-S)-Form

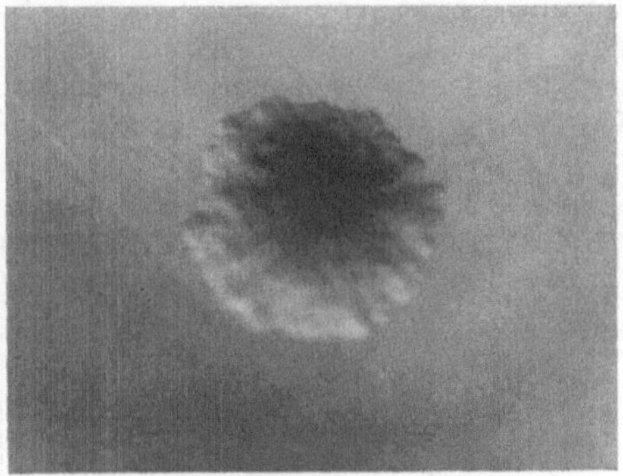

Abb. 2. Salmonellenkolonien in der Rauh-(R)-Form

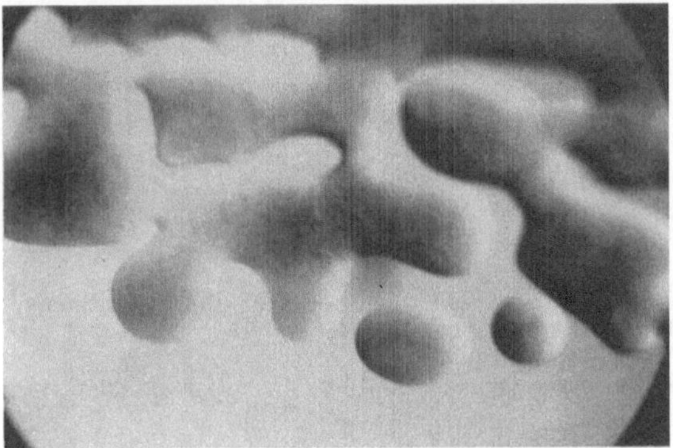

Abb. 3. Salmonellenkolonien in der schleimigen M-Form

Als Hüllenantigen kann es die O-Agglutination verhindern. Durch Erhitzen verliert es seine Agglutinabilität, die Blockade des O-Antigens wird aufgehoben. Es ist nicht bei allen Stämmen der das Vi-Antigen enthaltenden Arten in gleicher

Weise ausgebildet und kann auch beim selben Stamm unter verschiedenen Bedingungen fehlen oder vorhanden sein. So können Typhusstämme in der für O-Seren inagglutinablen V-Form, der durch O- und Vi-Seren agglutinablen VW-Form oder in der nur in O-Seren agglutinierenden W-Form vorliegen. Außerdem findet sich bei Salmonellen gelegentlich die auch koloniemorphologisch oft erkennbare R- (Rauh) Form. Die Anwesenheit von R-Antigenen kann mit dem Verlust des O-Antigens einhergehen. Der Übergang von der in O-Seren agglutinablen und in 0,9% und 3,5%iger Kochsalzlösung stabilen S- (smooth = glatt) Form in die spontan in Kochsalzlösung agglutinierende R-Form wird auch als SR-Dissoziation bezeichnet und als Mutation angesehen. Dasselbe gilt für das Auftreten schleimiger (M) Formen (s. Abb. 1—3). Die Dissoziation zur R- oder M-Form kann eine Veränderung der Virulenz gegenüber der S-Form, meist im Sinne einer Abschwächung (s. S. 193) zur Folge haben.

Mit Salmonellen natürlich oder experimentell infizierte Menschen oder Tiere können im Serum Antikörper gegen die einzelnen Antigene bilden, die durch die Agglutinationsreaktion nachgewiesen werden. Dies spielt nicht nur bei der Diagnose von Krankheitsfällen eine Rolle. Auch die Herstellung von Immunseren zur Identifizierung der Salmonellen durch Nachweis der Antigenfaktoren, beruht auf der Bildung von Agglutininen mit lebenden oder abgetöteten Salmonellen vorbehandelter Tiere.

Bis 1961 waren über 700 Salmonellen mit unterschiedlichen Antigenkombinationen bekannt, von denen jede von Kauffmann (1961) als Species angesehen wird. Im übrigen muß in bezug auf Einzelheiten der Bakteriologie und Serologie der Salmonellen auf die zusammenfassenden Darstellungen von Bader (1949) und Kauffmann (1954, 1961) verwiesen werden.

Tabelle 3. *Ausschnitt aus dem Kauffmann-White-Schema*

Gruppe	Species	O-Antigen	H-Antigen	
			Phase 1	Phase 2
A	S. paratyphi A	1, 2, 12	a	—
B	S. paratyphi B	1, 4, 5, 12	b	1,2
	S. typhimurium	1, 4, 5, 12	i	1,2
	S. stanley	4, 5, 12	d	1,2
	S. abortusovis	4, 12	c	1,6
C	S. paratyphi C	6, 7, Vi	c	1,5
	S. choleraesuis	6, 7	c	1,5
	S. bareilly	6, 7	y	1,5
D	S. typhi	9, 12, Vi	d	—
	S. enteritidis	1, 9, 12	gm	—
	S. dublin	1, 9, 12	gp	—
	S. gallinarumpullorum	1, 9, 12	—	—

und weitere Gruppen.

Erläuterungen:

O-Antigene: Arabische Zahlen (gleiche Zahlen bedeuten gleiche Antigene)
H-Antigene: Phase 1: kleine lateinische Buchstaben
Phase 2: arabische Zahlen
(gleiche Bezeichnungen innerhalb der H-Antigene bedeuten gleiche Antigene)

Hinsichtlich ihrer Pathogenität für Menschen und Tiere lassen sich die Salmonellen in 3 Gruppen unterteilen. Die Erreger des Typhus abdominalis und der Paratyphusformen, Salmonella typhi, Salmonella paratyphi A, B und C, sind für den Menschen hochpathogen bei geringer oder fehlender Tierpathogenität. Dagegen pflegen die beim Menschen als Gastroenteritiserreger auftretenden Salmonellaarten, von denen die wichtigsten Salmonella typhimurium (Breslaubakterien, im älteren angelsächsischen Schrifttum auch Bact. aertrycke) und Salmonella enteritidis (Gärtnerbakterien) sind, für eine große Anzahl von Tierarten pathogen zu sein. Sie sind bereits unter natürlichen Bedingungen bei Tieren, z. B. Mäusen, Ratten, aber auch bei Rindern, Schweinen, Pferden u. a. verbreitet. Außerdem existieren noch einige Arten, die fast ausschließlich für bestimmte Tiere pathogen sind, z. B. Salmonella gallinarum für Hühner, Salmonella abortusovis für Schafe und Salmonella abortusequi für Pferde.

Von dem Wirtsorganismus werden die Salmonellen peroral aufgenommen und mit dem Stuhl, seltener mit dem Urin, ausgeschieden. Daher spielt die Verunreinigung von Nahrungs- und Futtermitteln durch Ausscheidungen von Mensch oder Tier bei der Verbreitung der Salmonellosen eine wichtige Rolle. Die Infektketten entsprechen dem verschiedenartigen Wirtsspektrum der Salmonellen. Für die typhösen Erkrankungen, die unter natürlichen Umständen nur beim Menschen vorkommen, ergibt sich folgendes einfaches Schema:

Mensch —direkter Kontakt→ Mensch —indirekter Kontakt / Gebrauchsgegenstände, z. B. Handtücher u. ä.→ Mensch —Nahrungsmittel / Wasser, Milch→ Mensch

Wesentlich komplizierter liegen dagegen die Verhältnisse bei den Salmonellen, die beim Menschen eine Gastroenteritis verursachen. Wie aus dem Schema auf S. 149 hervorgeht, sind in die Infektketten dieser Erreger die verschiedensten Tiere eingeschaltet. Die Salmonellenenteritis des Menschen muß daher als Anthropozoonose bezeichnet werden.

Infektketten und Infektionswege der Enteritiserreger aus der Salmonellagruppe
(nach BADER modifiziert)

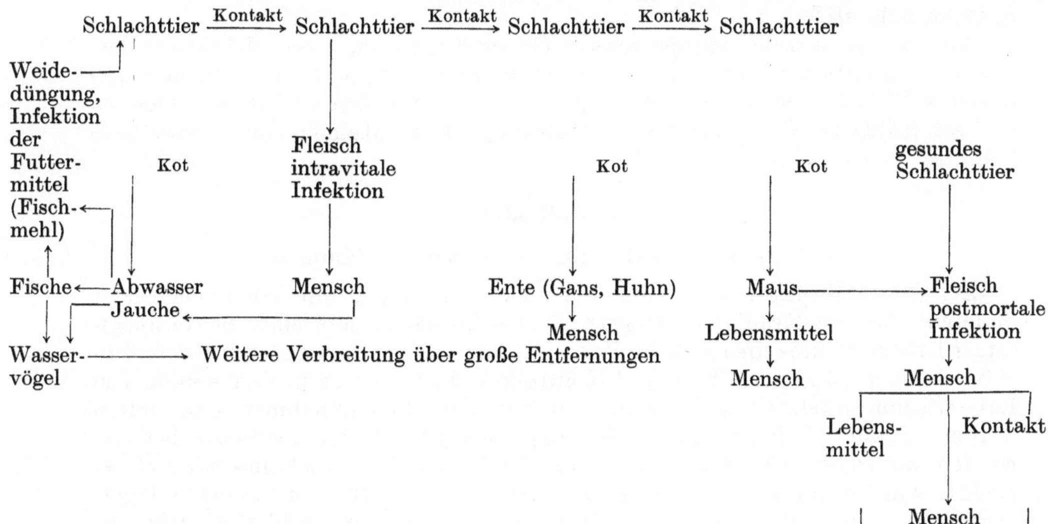

Auf Grund der natürlichen Wirtsverhältnisse ist es verständlich, daß Tiere leichter mit den Gastroenteritiserregern wie S. typhimurium oder S. enteritidis u. a., als mit den Erregern der typhösen Erkrankungen zu infizieren sind. Da Typhusbakterien mit den schon zu Beginn der bakteriologischen Ära zur Verfügung stehenden Mitteln eindeutig zu klassifizieren waren, wurden bereits durch die in den ersten Jahrzehnten nach ihrer Entdeckung (1880) ausgeführten Tierexperimente grundlegende Erkenntnisse gewonnen. So stellte schon 1884 GAFFKY die geringe Pathogenität der Typhusbakterien für die üblichen Versuchstiere fest. Dies wurde von anderen Forschern im allgemeinen bestätigt und gezeigt, daß S. typhi nur durch parenterale Gaben großer Bakterienmengen in der Lage war, Versuchstiere zu töten. Da eine der menschlichen Erkrankung vergleichbare Infektion bei den Tieren nicht erzeugt und der gleiche Effekt auch mit abgetöteten Bakterien erzielt werden konnte, wurde dies als eine von den Bakterienleibern ausgehende toxische Wirkung erkannt.

Dagegen blieb die Frage der Tierpathogenität von S. paratyphi B lange ungeklärt und war Gegenstand zahlreicher sich widersprechender Veröffentlichungen. Dies ist darauf zurückzuführen, daß S. paratyphi B und S. typhimurium erst nach der Klärung der Antigenstruktur vor etwa 30 Jahren durch ihre verschiedenen H-Antigene der Phase 1 eindeutig voneinander zu unterscheiden waren (s. Tab. 3). Vorher wurde daher vielfach mit Stämmen gearbeitet, die zwar von den Autoren z. T. als Paratyphusbakterien bezeichnet wurden, deren Identität aber nach den heutigen Kenntnissen nicht als gesichert angesehen werden kann. Wegen der Schwierigkeiten, Paratyphus-B-Bakterien und S. typhimurium zu unterscheiden, wurden diese Keime von manchen Autoren als nahe verwandt oder praktisch identisch angesehen und der Ausdruck Paratyphus auch für die Salmonellenenteritis gebraucht. Die ungenaue Verwendung der Krankheitsbezeichnung Paratyphus findet sich auch noch teilweise in der Literatur der Kriegs- und Nachkriegsjahre. Als Paratyphus dürfen jedoch nur die durch S. paratyphi A, B oder C hervorgerufene Krankheiten bezeichnet werden. Seit die serologische Technik eine sichere Abtrennung von S. paratyphi B und S. typhimurium gestattet, konnte auch eindeutig geklärt werden, daß S. paratyphi B im allgemeinen eine wesentlich geringere Tierpathogenität zeigt als S. typhimurium und in dieser Hinsicht S. typhi nahe steht.

Andererseits war die Gruppe der sog. Gärtnerbakterien, deren wichtigster Vertreter S. enteritidis ist und die serologisch in die O-Gruppe D (O-Antigen 9) gehören (s. Tab. 3), schon frühzeitig von anderen Salmonellen zu unterscheiden, so daß aus früher beschriebenen Tierversuchen mit diesen Keimen eher verwertbare Schlüsse gezogen werden können.

B. Methodik

1. Herkunft und Haltung von Salmonellastämmen

Zur Durchführung tierexperimenteller Untersuchungen mit Salmonellen oder anderen lebenden Krankheitserregern ist das Vorhandensein eines bakteriologischen Laboratoriums unerläßliche Voraussetzung, da die verwendeten Bakterienstämme einer ständigen Pflege und Kontrolle bedürfen und zur Vermeidung von Laboratoriumsinfektionen die erforderlichen Vorsichtsmaßnahmen eingehalten werden müssen. Sollen Stämme für experimentelle Untersuchungen benutzt werden, die frisch aus menschlichem oder tierischem Untersuchungsmaterial gezüchtet wurden, müssen sie einwandfrei bestimmt sein. Dies wird zweckmäßigerweise von einem mikrobiologischen Institut vorgenommen, da hierfür nicht nur Spezialnährböden notwendig sind, sondern auch eine größere Auswahl absorbierter Einfaktorenseren vorrätig gehalten werden muß, deren Herstellung kompliziert und deren Beschaffung kostspielig ist. Bereits klassifizierte Salmonellastämme können von einer nationalen[1] oder der internationalen[2] Salmonellazentrale be-

[1] Für die Bundesrepublik Deutschland: z. B. Robert Koch-Institut, Berlin.
[2] Statens Serum-Institut, Kopenhagen, Dänemark.

zogen werden. Auch aus den großen Sammlungen von Bakterienkulturen in den Vereinigten Staaten[1] oder in England[2] werden auf Anforderungen die benötigten Stämme verschickt. Diese müssen möglichst rasch nach dem Eintreffen auf optimale Nährböden überimpft werden, am besten auf Blutagar, eventuell nach einer Anreicherung in einem flüssigen Medium. Eine Überimpfung auf feste Nährböden ist notwendig, damit Verunreinigungen mit Fremdkeimen oder das Auftreten von rauhen oder schleimigen Mutanten erkannt werden können. Auch läßt sich auf festen Nährböden durch die Objektträgeragglutination in spezifischen Immunseren die Identität des Stammes am leichtesten kontrollieren.

Um einen größeren Aufwand bei der Zubereitung von Nährmedien zu vermeiden, empfiehlt es sich, getrocknete Fertignährböden zu verwenden, die von verschiedenen Herstellern bezogen werden können[3]. Da praktisch alle gebräuchlichen festen und flüssigen einfachen und Spezialmedien heutzutage in dieser Form zur Verfügung stehen, bedeutet ihre Verwendung eine erhebliche Arbeitserleichterung. Benötigt wird allerdings ein Heißluftsterilisator zur Sterilisation der Glaswaren und ein Autoklav zur Sterilisation der Nährmedien.

Außerdem sollten die agglutinierenden Immunseren zur Verfügung stehen, die zur Kontrolle des jeweils verwendeten Salmonellastammes notwendig sind. Hierzu werden hauptsächlich absorbierte Einfaktorenseren benutzt. So müßten beispielsweise bei Verwendung eines Stammes von S. typhimurium zu Tierexperimenten folgende Seren vorhanden sein: Ein O-Serum, das Agglutinine gegen die O-Antigene 4 und 5 enthält, ein absorbiertes H-Einfaktorenserum mit Agglutininen gegen das H-Antigen i der Phase 1 und ein H-Einfaktorenserum gegen das H-Antigen 2 der Phase 2. Soll mit S. typhi gearbeitet werden, sind folgende Seren erforderlich: O-Serum anti-9, H-Einfaktorenserum anti-d und ein Anti-Vi-Serum. Diese Seren können alle in gebrauchsfertigem Zustand käuflich erworben werden.

Die M-Formen (s. Abb. 3) sind an der schleimigen Konsistenz der Kolonien zu erkennen, die wie Schleimtropfen neben den meist etwas abgeplatteten runden Kolonien der S-(Glatt)-Formen (Abb. 1) leicht zu erkennen sind. Die Kolonien der R-Formen sind häufig durch einen gezackten Rand und eine matte, manchmal etwas gekörnte Oberfläche ausgezeichnet. Doch ist dies nicht immer der Fall. Ein sicheres Kriterium ist die Prüfung der Spontanagglutination, die bei Rauhformen in 3,5%iger Kochsalzlösung auf dem Objektträger meist sofort nach dem Einreiben in den Tropfen erfolgt.

Fast immer wird eine längere Aufbewahrung der Stämme notwendig sein. Hierfür bestehen verschiedene Möglichkeiten, die alle ihre Vor- und Nachteile haben. Die Gefriertrocknung ist ein aufwendiges Verfahren, wobei auf Einzelheiten der Methodik in diesem Zusammenhang nicht eingegangen werden kann. Ein wesentlicher Vorteil der Gefriertrocknung besteht darin, daß Spontanmutationen während der Aufbewahrungszeit praktisch nicht vorkommen. Empfehlenswert ist daher eine Gefriertrocknung dort, wo eine laufende Kontrolle der Stämme mit Schwierigkeiten verbunden ist.

Einfacher ist die Haltung der Stämme in Ampullen, die mit einem zuckerfreien Nähragar gefüllt sind. Am zweckmäßigsten ist die Verwendung eines 1,5%igen Kalbfleischwasseragars. Die Stämme werden durch Stichbeimpfung eingebracht und die Ampulle anschließend zugeschmolzen; die Aufbewahrung kann bei Zimmertemperatur erfolgen. Salmonellastämme können so jahrelang lebensfähig erhalten werden. Eine Überimpfung der Stämme auf neue Ampullen alle 1–2 Jahre ist zwar empfehlenswert, aber nicht unbedingt erforderlich.

Bei kürzeren Aufbewahrungszeiten können die Stämme auch als Schrägagarkulturen gehalten werden, wobei jedoch für einen luftdichten Abschluß zu sorgen ist, damit die Kulturen nicht austrocknen. Die Kulturröhrchen werden am besten durch Tränken oder Überschichten der Zellstoff- oder Wattestopfen mit verflüssigtem Paraffin verschlossen. Solche Schrägagarkulturen sollten etwa alle 2 bis 3 Monate überimpft werden.

---

[1] American Type Culture Collection, Washington D.C., USA.

[2] National Collection of Type Cultures, Central Public Health Laboratory, London, England.

[3] Baltimore Biological Laboratory (BBL), Baltimore, U.S.A.; Difco Laboratories, Detroit, U.S.A.; The Oxoid Division, Oxo Limited, London, England.

Vor der Durchführung irgendwelcher experimenteller Untersuchungen müssen erneut Reinheitskontrollen auf festen Nährmedien eingeschaltet werden. Dabei ist es erforderlich, die Stämme vor allem auf die Anwesenheit von R- oder M-Formen zu kontrollieren. Außerdem sollte durch Objektträgeragglutination eine serologische Überprüfung des Stammes vorgenommen und bei biphasischen Stämmen die vorliegende Phase und bei S. typhi die Anwesenheit des Vi-Antigens festgestellt werden. Bei jeder weiteren Manipulation ist von Einzelkolonien auszugehen (s. Abb. 4).

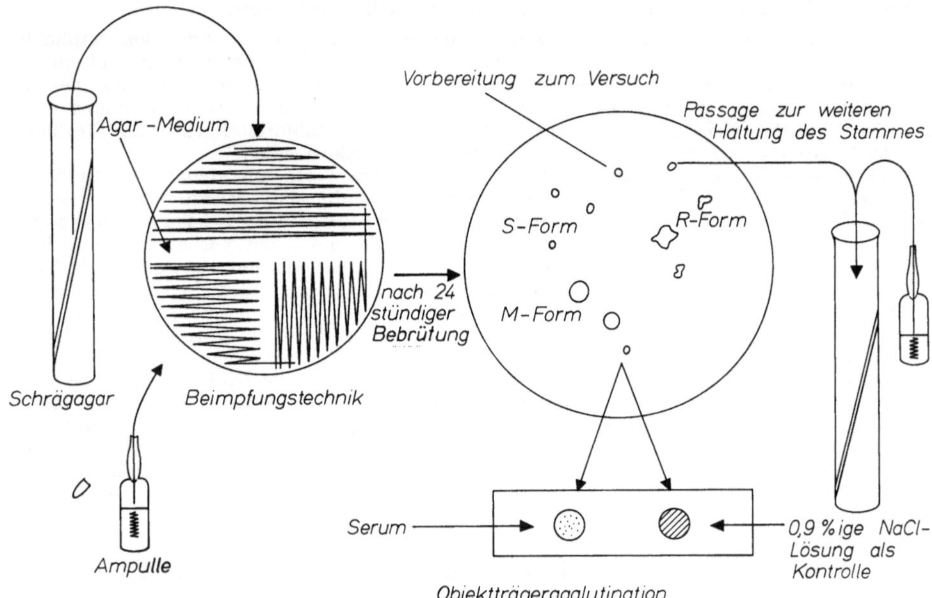

Abb. 4. Schematische Darstellung der Haltung, Kontrolle und Fortzüchtung von Salmonellastämmen

2. Vorbereitung der Infektionsdosis

a) Züchtung

Die zur Erzeugung von Krankheiten im Tierversuch erforderliche Bakterienmenge kann von festen oder flüssigen Nährmedien gewonnen werden. Die Anzüchtung im flüssigen Milieu hat den Vorteil, daß die Keimsuspension bereits fertig vorliegt und entweder sofort zur Infektion eines Tieres verwendet werden kann, oder von ihr ausgehend die gewünschte Verdünnung ohne besondere Schwierigkeiten hergestellt werden kann. Bei der unmittelbaren Verwendung von flüssigen Kulturen ist jedoch zu berücksichtigen, daß gleichzeitig im Nährmedium vorhandene Substanzen verabreicht werden, die sich vor allem bei parenteralen Gaben störend bemerkbar machen können. Dabei handelt es sich neben den von den Bakterien nicht verbrauchten Nährstoffen um Stoffwechselprodukte sowie um Zerfallsprodukte abgestorbener Bakterien, die unerwünschte Nebenwirkungen auslösen können. Darauf weisen schon die älteren Untersuchungen von Sirotinin (1886), Bahr und Dyssegard (1927) und Robertson und Yu (1938) hin, die mit parenteral gegebenen Kulturfiltraten von Salmonellen tödliche Vergiftungen bei Mäusen und Kaninchen auslösen konnten (s. S. 201 ff.). Während diese Autoren meist mit Filtraten von Bouillonkulturen arbeiteten, die mehrere Tage bebrütet wurden, gelang es Ecker u. Mitarb. (1926) mit einem Filtrat einer nur 15–18 Std bebrüteten Kultur am Kaninchendünndarm Tonussteigerungen und vermehrte Propulsionen auszulösen (s. S. 202). Dies zeigt, daß die Wirkung der in einem flüssigen Medium nach einer gewissen Bebrütungszeit neben den Bakterien vorhandenen Substanzen nicht vernachlässigt werden darf. Allerdings kann durch eine entsprechende starke Verdünnung diese Fehlerquelle weitgehend beseitigt werden.

Ein weiterer Nachteil flüssiger Kulturen ist die Unmöglichkeit, das Auftreten von R- oder M-Formen festzustellen, die nur durch Aussaat auf einen Agarnährboden unmittelbar erkannt werden können. Auch der Phasenwechsel läßt sich in einem flüssigen Medium nicht ohne weiteres kontrollieren.

Die Verwendung eines flüssigen Mediums ist notwendig, wenn die experimentelle Infektion mit Keimen aus einer bestimmten Vermehrungsphase erfolgen soll. Dies ist insofern von Bedeutung, als Untersuchungsergebnisse von LINDE (1960) darauf hinweisen, daß beispielsweise S. paratyphi B in der logarithmischen Phase der Vermehrung offenbar für Meerschweinchen virulenter ist als in der Absterbephase, was mit den Feststellungen anderer Autoren bei anderen Bakterienarten übereinstimmt. Die Benutzung von Keimen aus einer bestimmten Phase der Vermehrung kann somit unter Umständen vorteilhaft sein.

Während in einer Bouillonkultur die logarithmische Phase in einen Zeitraum von 3—10 Std nach der Beimpfung fällt, hat LINDE durch Verwendung der Koser-Lösung [1,5 g Natrium-Ammonium-Phosphat ($NaNH_4HPO_4 \cdot 4\,H_2O$) 1,0 g wasserfreies primäres Kaliumphosphat, 0,2 g wasserfreies Magnesiumsulfat auf 1000,0 ml Wasser unter Zusatz von 0,005% Dextrose] die ein Hungermedium darstellt, die logarithmische Phase auf über 15 Std ausdehnen können, d. h. es wird eine erhebliche Verlängerung der Generationsdauer erreicht.

Das Vorliegen der logarithmischen Phase einer Bakterienkultur ist aber nicht gleichbedeutend mit einer Gleichschaltung des Stoffwechsels der in der Kultur vorhandenen Einzelindividuen. Wenn eine solche erwünscht ist, so ist dies nur durch eine Synchronisation der Kultur möglich. Diese kann u. a. durch einen Temperaturschock, durch eine Einzellkultur, mit Mangelmutanten oder nach JACHERTS (1958) mit Hilfe von Minimalmedien erreicht werden, wobei durch die Zugabe einer benötigten Substanz nach der Beimpfung des Mediums ein gleichsinnig verlaufender Stoffwechsel in Gang gebracht wird. Einzelheiten der Technik müssen der Zusammenstellung von JACHERTS entnommen werden, in der auch die weitere einschlägige Literatur zu finden ist.

Der wesentliche Vorzug der Anzüchtung auf festen Nährmedien liegt in der Möglichkeit, Verunreinigungen und eventuell auftretende M- und R-Formen zu erkennen. Außerdem ist die Identität des Stammes ebenso wie die vorliegenden Phasen des H-Antigens oder, z. B. bei S. typhi, die Anwesenheit des Vi-Antigens durch Objektträgeragglutination leicht zu überprüfen.

Da Salmonellen keine besonderen Ansprüche an das Nährmedium stellen, können sie auf einen als Schrägagar zum Erstarren gebrachten Fleischwasseragar überimpft werden. Die Beimpfung von Schrägagarröhrchen ist zweckmäßiger als die Aussaat auf Agarplatten, da die Abschwemmung der Bakterienkolonien oder des Kulturrasens und die Erzielung einer homogenen Suspension vom Schrägagarröhrchen leichter möglich ist, als von Agarplatten. Dabei empfiehlt sich folgendes Vorgehen:

Ausgehend von einer Einzelkolonie werden die Schrägagarröhrchen beimpft und bei 37° C 18—24 Std bebrütet. Oft genügen auch 12—14 Std, bis ein makroskopisch sichtbarer Kulturrasen oder sichtbare Kolonien entstanden sind. Die Kulturröhrchen werden dann durch Inspektion mit einer Lupe auf Verunreinigungen und Dissoziationsformen kontrolliert und die eventuell notwendigen Objektträgeragglutinationen durchgeführt. Mit einer sterilen Pipette wird anschließend die gewünschte Menge der Suspensionsflüssigkeit, meist 3—5 ml zugegeben und die auf der Nährbodenoberfläche gewachsenen Kolonien bzw. der Bakterienrasen mit einem sterilen Glasstab vorsichtig abgelöst und verrieben, bis eine gleichmäßig getrübte Aufschwemmung entstanden ist. Dabei ist es wichtig, darauf zu achten, daß Pipetten und Glasstäbe sofort nach dem Gebrauch in Schalen oder Standgefäße abgelegt werden, in denen sie vollständig in ein Desinfektionsmittel eintauchen. Die auf diese Weise hergestellte

Suspension kann nunmehr in weitere sterile Reagenzgläser mit sterilen Pipetten übertragen werden, wobei aber keinesfalls mit dem Mund pipettiert werden darf, sondern Gummiballons zu benützen sind. Um Nährbodenbestandteile weitgehend zu entfernen, kann die Suspension noch durch sterile Watte filtriert und zusätzlich durch mehrfaches scharfes Zentrifugieren und Resuspendieren ausgewaschen werden. Dies ist vor allem dann zu empfehlen, wenn nicht die Bakterien selbst zu experimentellen Untersuchungen verwendet werden sollen, sondern mit Extrakten oder isolierten Bakteriensubstanzen experimentiert werden soll. Hierfür muß eine möglichst von Nährbodenbestandteilen freie Aufschwemmung als Ausgangsmaterial vorliegen.

Zur Gewinnung von Extrakten oder isolierten Substanzen werden große Bakterienmengen benötigt, so daß mit den üblichen Schrägagarkulturen nicht auszukommen ist. Der Bakterienstamm muß daher auf einer großen Nährbodenoberfläche zur Vermehrung gebracht werden. Dabei können sog. Drigalskischalen verwendet werden, die einen Durchmesser von etwa 20 cm haben. Auf diese wird der Stamm, ausgehend von einem flüssigen Medium oder einer Schrägagarabschwemmung ausgespatelt. Nach einer Bebrütung von 24 Std bei 37° C kann der Bakterienrasen mit Hilfe von Glasspateln abgeschwemmt und mit Pipetten aufgenommen werden. Wesentliche Nachteile dieses Verfahrens sind die leichte Verunreinigungsmöglichkeit durch Luftkeime und die bei der Abschwemmung bestehende Gefahr der Verspritzung des infektiösen Bakterienmaterials auf die Laboratoriumstische, auf die Hände des Personals usw. Besser ist daher die Verwendung von Roux-Flaschen (s. Abb. 5). Bei der Beimpfung werden etwa 1—2 ml flüssigen Bakterienmaterials eingebracht und durch Schwenken der Flasche auf der Nährbodenoberfläche verteilt. Nach 24stdg. Bebrütung bei 37° C erfolgt die Abschwemmung, indem die Flasche zunächst mit sterilen Glasperlen beschickt, wieder verschlossen und einige Zeit geschüttelt wird. Dadurch lösen sich die Bakterien von der Nährbodenoberfläche ab, die Suspension wird durch ein steriles Wattefilter gegeben, wobei nicht nur Nährbodenbestandteile, sondern auch die Glasperlen zurückgehalten werden.

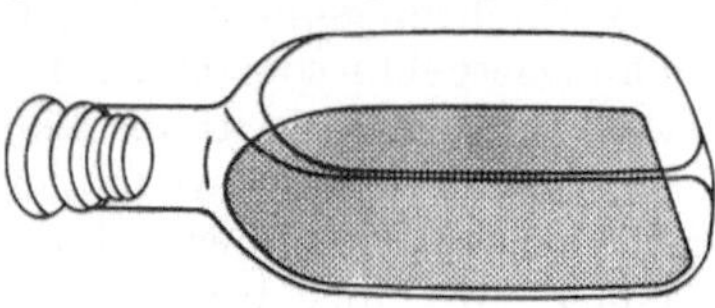

Abb. 5. Roux-Flasche mit Agarnährboden

Als Suspensionsflüssigkeit wird meistens sterile physiologische Kochsalzlösung verwendet, gelegentlich auch Ringerlösung oder Nährbouillon. Sollen die Bakterien chemisch aufgearbeitet werden, kommt auch eine Aufschwemmung in sterilem destilliertem Wasser in Frage.

Bei Stämmen oder Bakterienarten, deren Pathogenität bzw. Virulenz für Versuchstiere gering ist, wurde von Nungester, Wolf und Jourdonais (1932) erstmalig eine Aufschwemmung in einer Kochsalzlösung empfohlen, die gastrisches Mucin enthält. Dies führt bei intraperitonealer Applikation zu einer Steigerung des krank machenden Effekts und wurde bei S. typhi zum erstenmal von Rake (1935) angewandt. Batson, Landy und Brown (1950) verwenden eine 5%ige Aufschwemmung aus granulärem Mucin vom Schweinemagen in destilliertem Wasser, in der sie die Bakterien suspendieren. Für ihre intracerebralen Infektionsversuche mit S. typhi an Mäusen schwemmen Landy, Gaines und Sprinz (1957) in einer 1%igen pankreatisch verdauten Caseinlösung PDC Difco auf, die auch bei weiteren Untersuchungen dieser Forschergruppe benutzt wurde.

Experimentelle Infektionen wurden jedoch nicht nur mit Keimen erzeugt, die in flüssigen oder auf festen Nährmedien gezüchtet worden waren, sondern auch mit unmittelbar aus dem infizierten Tier gewonnenen Erregern.

In neuester Zeit haben Olitzki und Godinger (1963) solche Untersuchungen mit S. typhi durchgeführt, in der Annahme, daß durch die Zwischenschaltung einer Kultur ein Virulenzverlust eintrete, der so vermieden werden könne. Dabei sind sie zur Gewinnung des Infektionsmaterials folgendermaßen vorgegangen:

Mäuse werden intraperitoneal infiziert und nach dem Tode der Tiere wird die Peritonealhöhle mit 2,0 ml physiologischer Kochsalzlösung ausgewaschen. Die gewonnene Flüssigkeit wird 5 min zentrifugiert, wodurch gröbere Zellbestandteile, Blut usw. sich absetzen und die Bakterien in der überstehenden Flüssigkeit bleiben, die dann zur Infektion verwendet werden kann. Um die Keime aus der Milz zu gewinnen, werden die Organe von 80 infizierten Mäusen homogenisiert und in physiologischer Kochsalzlösung so aufgeschwemmt, daß 100 mg Milzgewebe in 1,0 ml Flüssigkeit enthalten sind. Dann wird 5 min bei 1000 Umdrehungen pro

Minute zentrifugiert und so die Gewebsfragmente entfernt. Anschließend wird die überstehende Flüssigkeit nochmals 15 min bei 10000 Umdrehungen zentrifugiert. Dies wird mehrmals wiederholt, um auch die letzten Gewebsreste auszuwaschen. Zum endgültigen Gebrauch werden dann die Keime in physiologischer Kochsalzlösung wieder aufgenommen.

b) Quantitative Bestimmung der Infektionsdosis

In diesem Abschnitt sollen die Verfahren geschildert werden, die der Ermittlung der zur Infektion verwendeten Keimmenge dienen. Die Fehlerbreite aller quantitativen Bestimmungsmethoden der Keimzahl ist groß. Es wird daher vielfach auf eine genauere Angabe verzichtet, zum Teil wohl auch aus der Überlegung heraus, daß die Ergebnisse von Tierexperimenten mit lebenden, d. h. vermehrungsfähigen Bakterien nicht ausschließlich als Resultat quantitativer Beziehungen gesehen werden können. Dennoch ist die Infektiondosis, auch wenn nur Annäherungswerte angegeben werden können, ein wichtiger Faktor, der nicht vernachlässigt werden darf.

Folgende Möglichkeiten für die quantitative Erfassung der Infektionsdosis bestehen:

α) 24 Std bebrütete Bouillonkulturen. Insbesondere in älteren Arbeiten über die experimentelle Erzeugung von Krankheiten im Tierversuch mit Salmonellen findet sich häufig die Angabe, daß eine bestimmte Menge einer 24 Std bebrüteten Bouillonkultur verwendet wurde. Hierbei kann davon ausgegangen werden, daß 1,0 ml etwa 2×10^8 bis 5×10^8 Keime enthält. Bei der Anlegung von Verdünnungsreihen, bei denen auf eine Keimzahlbestimmung mit Hilfe des Plattengußverfahrens verzichtet wird (s. unten), muß berücksichtigt werden, daß die Keime in solchen Kulturen nicht immer gleichmäßig aufgeschwemmt sind und somit der Verdünnungsfaktor nicht unbedingt auch einer gleichsinnigen Reduzierung der Keimzahl entspricht.

β) Die Normalöse. Die Normalöse wird ebenfalls in älteren Arbeiten gelegentlich als Maß für die Infektionsdosis benutzt. Sie hat einen Durchmesser von 2 mm. Die Bakterienmasse, die mit ihr von der Oberfläche eines dichtbewachsenen festen Nährbodens entnommen werden kann, entspricht nach Pfeiffer und Kolle (1896) einem Gewicht von etwa 2,0 mg, doch sind erhebliche Abweichungen möglich.

γ) Bestimmung des Gewichts der Bakterienmenge. Als erster versuchte Petruschky (1892) die Dosis applizierter Typhusbakterien durch Bestimmung des Gewichts möglichst exakt zu definieren. Dieses Verfahren, das später auch von anderen Autoren angewandt wurde, entbehrt aber wegen des schwankenden Wassergehaltes der Bakterien, der etwa 70–85% des Gesamtgewichts betragen kann, und der unkontrollierbaren Menge Feuchtigkeit, die aus dem Nährmedium stammt und mitgewogen wird, ebenfalls der Genauigkeit. Einer groben Schätzung der Bakterienmenge kann zugrunde gelegt werden, daß 10^{12} Bakterien ein Feuchtgewicht von etwa 1,0 g haben (Oginsky und Umbreit 1959) und 1,0 mg somit 10^9 Bakterien enthalten würde. Exaktere quantitative Aussagen kämen durch die Bestimmung des Trockengewichts zustande. Da die hierfür notwendige Vorbehandlung im Exsiccator möglicherweise die Lebensfähigkeit und die Virulenz schädigt, könnte dies nur dazu dienen, den Gehalt an Bakterientrockensubstanz in einer Suspension zu ermitteln, doch wäre die abgewogene Menge selbst nicht zu Infektionsversuchen brauchbar. Außerdem sagt das Trockengewicht nichts über die Zahl der vermehrungsfähigen Bakterien aus.

δ) Bestimmung der Keimzahl durch Trübungsmessung. Hierfür kommt nur eine photoelektrische Messung in Frage, wobei durch Anlegung einer Eichkurve eine Beziehung zwischen Meßwert und Keimzahl hergestellt werden kann. Dabei ist zu berücksichtigen, daß Keimzahlen unter 10^6/ml keine nennenswerten Trübungen mehr hervorrufen. Wenn die Einstellung der Ausgangssuspension durch Trübungsmessung vorgenommen wird, empfiehlt es sich für die Darstellung experimenteller Untersuchungen, die Infektionsdosis in Form eines Meßwertes in einem bestimmten Meßgerät anzugeben, da eine solche Aussage den tatsächlichen Gegebenheiten eher entspricht, als Keimzahlen, die auf Grund eines bestimmten Trübungsgrades und eines Verdünnungsfaktors abgeschätzt werden.

ε) Mikroskopische Keimzählverfahren. Diese wurden im wesentlichen in Anlehnung an die Zählverfahren für Blutkörperchen entwickelt. Sie eignen sich am ehesten für Bakterienarten, die eine gewisse Größe aufweisen und mikroskopisch ohne Schwierigkeiten zu erkennen sind. Für Salmonellen sind sie gerade noch anwendbar, jedoch ist eine gewisse Erfahrung im Mikroskopieren von Bakterien unerläßlich. Zu erwähnen ist das Wright-Verfahren, bei dem Blut mit einem bekannten Erythrocytengehalt mit einer Bakteriensuspension gemischt wird. In einem mit einer 1%igen wäßrigen Methylenblaulösung gefärbten Ausstrichpräparat werden dann in einer größeren Anzahl von Gesichtsfeldern die Erythrocyten und die Bakterien ausgezählt und die Keimzahl mit Hilfe einer Verhältnisgleichung berechnet. Weitere Verfahren bedienen sich des Phasenkontrastmikroskopes. Auf technische Einzelheiten kann jedoch in diesem Zusammenhang nicht eingegangen werden. Sie müssen der einschlägigen Literatur entnommen werden (s. HALLMANN 1961). Eine allzu große Genauigkeit kann aber auch von der direkten Zählung nicht erwartet werden.

ζ) Keimzählung durch Plattengußverfahren. Diese Art der Keimzählung hat den Vorteil, daß nur die lebensfähigen Keime und nicht wie bei allen bisher besprochenen Verfahren auch die bereits abgestorbenen und nicht mehr vermehrungsfähigen Bakterien miterfaßt werden. Ein Nachteil ist der Aufwand, der für eine Keimzahlbestimmung notwendig ist, und der Umstand, daß das Ergebnis erst nach 20 bis 24 Std vorliegt. Die zu ermittelnde Keimzahl wird im allgemeinen auf 1,0 ml Flüssigkeit (Bouillon, physiol. Kochsalzlösung usw.) bezogen. Eine abgemessene Menge der bakterienhaltigen Flüssigkeit wird mit Nähragar vermischt, der bei 100° C verflüssigt und auf etwa 50° C abgekühlt wurde, und in Petrischalen ausgegossen. Nach 20–24 Std Bebrütung werden die entstandenen Kolonien gezählt. Bei zu erwartenden Keimzahlen von 1000 und mehr pro 1,0 ml ist es notwendig, die Ausgangssuspension zu verdünnen, da mehr als einige 100 Kolonien pro Platte nicht mehr ausgezählt werden können. Selbstverständlich sind auch die mit dem Plattengußverfahren ermittelten Keimzahlen nur Annäherungswerte. Da meistens eine Verdünnung der Ausgangsflüssigkeit notwendig ist, die im allgemeinen in 10er Potenzen vorgenommen wird, machen sich auch kleine Pipettierfehler bemerkbar. Eine weitere Fehlerquelle kann eine nicht vollständig gleichmäßige Aufschwemmung der Keime in der Verdünnungsflüssigkeit sein, so daß beim Ansetzen der einzelnen Verdünnungen auf eine gute Durchmischung zu achten ist. Eine gewisse Kontrolle ist möglich, indem von mehreren Verdünnungen jeweils mindestens 2 Platten gegossen werden.

Eine Keimzählung, wie sie auf Abb. 6 schematisch dargestellt ist, ergibt auch bei exaktestem Arbeiten in den höheren Konzentrationen weniger Kolonien, als der wahren Zahl der vermehrungsfähigen Keime entspricht, da die Kolonieentwicklung durch die Dichte der Einsaat negativ beeinflußt wird.

Ein Beispiel für das Ergebnis einer solchen Keimzählung ist in Tab. 4 dargestellt.

Trotz ihrer Mängel wird diese Methode auch in den neuesten Arbeiten zur Bestimmung der Infektionsdosis allgemein angewandt. Sie ist mit Salmonellen und anderen Enterobacteriaceae aus mehreren Gründen besonders leicht auszuführen.

Tabelle 4. *Protokoll einer Keimzahlbestimmung im Plattengußverfahren*

Verdünnungsfaktor	unv.	10^{-2}	10^{-3}	10^{-4}	10^{-5}
1. Platte	unzählbar	unzählbar	758	92	11
2. Platte	unzählbar	unzählbar	1016	87	15
3. Platte	unzählbar	unzählbar	920	112	17
Durchschnitt	—	—	896	97	14

Ergebnis: 1,086 Mill./ml.

1. Mit Salmonellen lassen sich meist ohne Schwierigkeiten gleichmäßige Aufschwemmungen herstellen.

2. Salmonellen bilden auf dem üblichen Fleischwasseragar und bereits nach 20 bis 24 Std sichtbare Kolonien.

3. Wegen ihrer Fähigkeit, sich sowohl aerob als auch anaerob zu vermehren, entwickeln sich beim Plattengußverfahren auch aus den in der Tiefe des Nährmediums liegenden Bakterien Kolonien. Das Ausspateln auf der Nährbodenoberfläche zum Zwecke der Keimzählung ist nicht zu empfehlen, da unkontrollierbare Mengen am Spatel hängen bleiben.

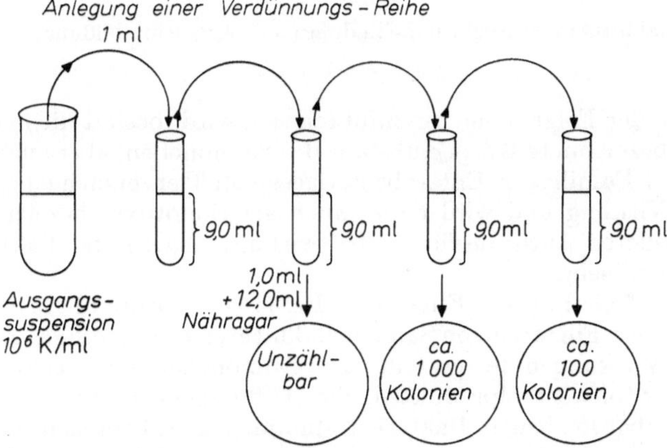

Abb. 6. Schematische Darstellung der Keimzählung im Plattengußverfahren

c) *Die Behandlung von Salmonellen zur Prüfung der Giftwirkung abgetöteter Bakterien, von bakterienfreien Filtraten und von Bakteriensubstanzen*

Im Zusammenhang mit der Untersuchung von Fragen der experimentellen Infektion war es stets von Interesse zu prüfen, inwieweit die krankmachenden Eigenschaften an die Lebens- und Vermehrungsfähigkeit der Erreger gebunden sind und welche Erscheinungen von abgetöteten Bakterien, von Stoffwechselprodukten oder bestimmten Leibessubstanzen hervorgerufen werden, die durch Extraktion oder andere Präparationsverfahren gewonnen werden.

α) Abgetötete Bakterien. Salmonellen lassen sich verhältnismäßig leicht durch Hitze abtöten, wobei in Abhängigkeit von der Dichte der Suspension 55° C im allgemeinen 1 Std, 60° C etwa 30 min einwirken müssen. Temperaturen von 80° C töten Salmonellen bereits innerhalb weniger Minuten ab. Zu beachten ist jedoch, daß durch die Hitzeeinwirkung bestimmte Änderungen der Struktur eintreten. Besonders gut untersucht ist die Hitzeeinwirkung auf die verschiedenen Antigene. Dabei zeigen nicht nur die O-, H-, Vi-, R- und M-Antigene eine unterschiedliche

Hitzeempfindlichkeit (s. Tab. 5), auch gewisse Eigenschaften der einzelnen Antigene sind von der Hitzeeinwirkung verschieden stark betroffen. So verlieren z. B. die H-Antigene ihre Agglutinabilität und ihre Fähigkeit, Agglutinine zu binden schon früher als ihre antigenen Eigenschaften.

Keine Veränderung der Antigenstruktur tritt ein, wenn die Keime durch Zugabe von 0,5% Formalin abgetötet werden, während ein Zusatz von 50%igem Alkohol eine weitgehende Zerstörung der H-Antigene zur Folge hat. Die Auswirkungen der verschiedenen Abtötungsprozeduren auf die einzelnen Antigenarten sind in Tab. 5 zusammengestellt.

Tabelle 5. *Widerstandsfähigkeit verschiedener Antigene gegen Formalin, Alkohol und Hitzeeinwirkung* (nach BADER, 1949 und KAUFFMANN, 1954 modifiziert)

	O-Antigen			Vi-Antigen			H-Antigen			M-Antigen		
	1	2	3	1	2	3	1	2	3	1	2	3
Lebend	+	+	+	+	+	+	+	+	+	+	+	+
0,5% Formalin 20 Std	+	+	+	+	+	+	+	+	+	+	+	+
50% Äthylalkohol 20 Std	+	+	+	—	+	+	—	—	+	—	—	—
1 Std 60° C	+	+	+	—	+	—	+	+	+	+	+	+
1 Std 100° C	+	+	+	—	+	—	—	—	+			
$2^1/_2$ Std 100° C	+	+	+	—	+	—	—	—	—	—	+	—

1 = Agglutinabilität; 2 = Agglutinin-Bindung; 3 = Agglutininbildung; + = vorhanden; — = zerstört.

Wie noch in der Folge näher auszuführen sein wird, besitzt die in der Serologie als O-Antigen bezeichnete Körpersubstanz der Salmonellen, aber auch der anderen Angehörigen der Familie der Enterobacteriaceae im Tierversuch eine toxische und immunogene Wirkung und wird daher auch als Endotoxin bezeichnet. Die Bedeutung der anderen Antigene für die Giftwirkung abgetöteter Bakterien scheint dagegen gering zu sein.

***β*) Bakterienfreie Filtrate.** Eine ganze Reihe von Autoren haben Tierversuche mit bakterienfreien Filtraten von Salmonellakulturen durchgeführt und dabei zum Teil toxische Wirkungen festgestellt. Da Salmonellen kein Ektotoxin bilden, dürften neben Stoffwechselprodukten, die in flüssigen Medien eine Anhäufung erfahren, von abgestorbenen Bakterien stammende Substanzen, die in Lösung gegangen sind oder in der Lage sind, die Filter zu passieren, die Hauptursache des toxischen Effekts von Filtraten sein. Mit einer besonderen Anreicherung solcher Substanzen ist in Bouillonkulturen zu rechnen, die mehrere Tage oder Wochen bebrütet wurden, wie aus den Experimenten von BAHR und DYSSEGARD (1927) oder von ROBERTSON und YU (1938) u. a. hervorgeht. KMIETOWICZ (1931) und BAUMANN (1936) arbeiteten mit den Sterilfiltraten von Abschwemmungen von Agarkulturen. Auch hier dürften im wesentlichen Zerfallsprodukte abgestorbener Bakterien eine Wirkung ausgeübt haben.

Solche Filtrate werden mit üblichen Verfahren der Sterilfiltration hergestellt. Doch sind in neuerer Zeit Untersuchungen mit Filtraten von Salmonellakulturen kaum mehr durchgeführt worden, da ihr Aussagewert gering ist.

***γ*) Extrakte und chemische Aufbereitung von Salmonellen.** Abgetötete Keime oder Filtrate erzeugen bei Versuchstieren toxische Wirkungen, die jedoch nicht auf bestimmte Bestandteile der Bakterien bezogen werden konnten. Durch die Anwendung von den verschiedensten Extraktions- und Präparationsverfahren wurde daher in den letzten Jahrzehnten versucht, weitere Einblicke in die Biochemie der Antigene, insbesondere des O-Antigens und in die pathogenen und toxischen Eigenschaften der Salmonellen zu gewinnen. Dies schien zunächst von besonderem Interesse bei S. typhi zu sein, die lebend verabreicht, für die üblichen Versuchstiere kaum pathogen ist. Daher wurden zahlreiche Untersuchungen auf diesem Gebiet mit Extrakten von S. typhi durchgeführt, wobei sich allerdings bald herausstellte, daß die toxische Wirkung präparierter Leibessubstanzen bei allen Enterobacteriaceae praktisch gleichartig ist und es sich hierbei um Lipopolysaccharide handelt.

Um Typhusbakterien zu extrahieren, wurde das Verfahren des wiederholten Einfrierens bei $-10°$ C und Auftauens bei $+37°$ C z. B. von ZABLOCKY und MORSYCKI (1934) angewendet, oder von VAN DOORN-SMITH (1939) eine wäßrige Agarabschwemmung erhitzt und anschließend ein bakterienfreies Filtrat gewonnen. Von Experimenten mit diesen Vollextrakten sind jedoch keine Erkenntnisse zu erwarten, die über die mit abgetöteten Bakterien oder Filtraten gewonnenen Ergebnisse hinausgehen. Einen wesentlichen Fortschritt bedeuteten daher die Versuche, durch weitere chemische Aufbereitung und durch spezielle Extraktionsverfahren nicht nur die Biochemie der Antigene, sondern auch die biologischen Wirkungen chemisch möglichst gut definierter Substanzen zu studieren.

Die wichtigsten der bisher bei Salmonellen angewandten Verfahren zur Extraktion der Endotoxine bzw. der mit ihnen übereinstimmenden O-Antigene sind folgende (Zusammenstellung nach H. SCHMIDT 1955 und WESTPHAL 1960):

BOIVIN u. Mitarb. (1933):

200 mg (Feuchtgewicht) 3mal gewaschene Bakterienmasse wird in 1,0 ml Wasser aufgeschwemmt, mit 1,0 ml 2 n Trichloressigsäure versetzt und 3 Std in Kälte geschüttelt. Nach Dialyse Ausfällung des Antigens mit Aceton oder Alkohol.

RAISTRICK u. TOPLEY (1934):

An eine Acetonextraktion wird eine Trypsinverdauung angeschlossen und das Antigen aus der entstandenen Lösung mit Alkohol fraktioniert ausgefällt.

WALKER (1940):

Typhusbakterien werden auf einem synthetischen Medium gezüchtet, nach 24 Std 12,5 g (Trockengewicht) Bakterienmasse gewonnen und mit Formalin abgetötet. Anschließend wird mit 750 ml einer 2,5 m Harnstofflösung in Aqu. dest. 9 Std bei 38° C extrahiert. Nach Überschichtung mit Toluol im Kühlschrank aufbewahren, dann 96 Std dialysieren und durch Kerze filtrieren. Das Präparat wird eingeengt und das nach Zusatz von 2 n Essigsäure entstandene Sediment abgetrennt. Überstand mit Alkohol ausfällen und Niederschlag mit Alkohol-Äther auswaschen.

MORGAN u. PARTRIDGE (1942):

Getrocknete Bakterien mehrmals und mehrtägig mit dem 10fachen ihres Gewichts wasserfreien Diäthylenglykols, das 10 Vol.-% Methylalkohol enthält, extrahieren. Anschließend filtrieren und dialysieren. Nach Zusatz von Oxalsäure unlösliches Material ausschleudern. Überstand fraktioniert mit Aceton ausfällen.

WESTPHAL u. LÜDERITZ (1952), zit. nach KAUFFMANN, LÜDERITZ, STIERLIN u. WESTPHAL (1960):

Auf Fleischwasseragar gezüchtete Salmonellen werden mit physiol. Kochsalzlösung abgeschwemmt, 1 Std auf 100° C erhitzt und je 300 ml mit 96%igem Alkohol auf 1 l aufgefüllt und 35 ml einer alkoholisch-wäßrigen gesättigten Na-Acetatlösung zugegeben. Nach 12 bis 18 Std abzentrifugieren, Sediment mehrmals in Alkohol und Aceton waschen und bei 37° C trocknen. Anschließend wird das Sediment in ein Phenol-Wassergemisch gebracht und einige Minuten bei 65—68° C erhitzt. Nach dem Abkühlen entmischt sich die wäßrige und die phenolische Phase, die Proteine enthält und durch Dialyse abgetrennt wird. Durch mehrfaches Ausschleudern in der Ultrazentrifuge (40000 Umdrehungen/min) lassen sich in der wäßrigen Lösung die leichteren Ribonucleinsäuren von den schwereren Lipopolysacchariden abtrennen.

RIBI u. Mitarb. (1959):

In einer 0,15 m NaCl-Lösung werden die Bakterien aufgeschwemmt und mehrfach gewaschen. Anschließend werden sie durch 6 min Schütteln mit Glasstaub zerstört. Zur Trennung von Cytoplasma, Zellwänden und intakten Bakterienzellen wird zentrifugiert. Nach Entfernung der überstehenden Flüssigkeit, die das Cytoplasma enthält, werden die Zellwände, die sich als nächste Schicht abgesetzt haben, gewonnen und diese ebenso wie die noch intakten Bakterienzellen mit 1,4-Dioxan versetzt und einer Rotation für 12 Std unterzogen. Dann wird zentrifugiert, gegen Wasser 6 Tage dialysiert, und durch Gefriertrocknung wird ein Antigen von geringer Toxicität gewonnen.

Roh-Endotoxin wird zubereitet, indem Äther zu den gewaschenen Bakterienzellen gegeben und die Suspension 60 sec geschüttelt wird. Über Nacht stehen lassen und wäßrige Phase aufnehmen. Mit Alkohol ausfällen und Sediment mehrfach mit Alkohol auswaschen, Gefriertrocknen.

Der Aufbau des O-Antigens bzw. des Endotoxins gramnegativer Bakterien und damit also auch der Salmonellen ist nach WESTPHAL (1960) folgender:

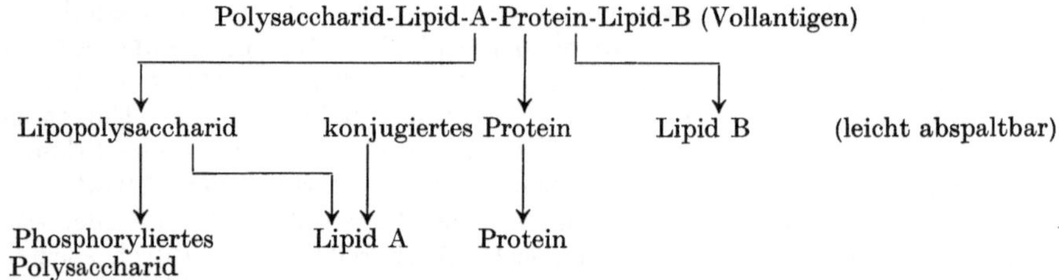

Für die Toxicität soll nach WESTPHAL im wesentlichen das Lipid A verantwortlich sein, während die serologische Spezifität durch die Polysaccharide bedingt ist, wobei die verschiedenen O-Gruppen des Kauffmann-White-Schemas durch bestimmte Zuckerbausteine gekennzeichnet sind.

Die Isolierung und Reinigung des Vi-Antigens wird von M. WEBSTER u. Mitarb. (1952) folgendermaßen beschrieben:

1 g acetongetrocknete Bakterien werden zunächst in 100,0 ml Kochsalzlösung gebracht und $^1/_2$ Std geschüttelt. Die Extraktion in einer Kochsalzkonzentration von 35% erwies sich dabei als besonders ergiebig. Nach Zentrifugieren wird ein 0,3 mol Lösung von Äthanol zugegeben. Der dabei entstehende Niederschlag wird in Wasser gelöst und eine milde Hydrolyse in einer 1 m-Essigsäure angeschlossen. Nach Dialyse, Filtration und Ausfällung mit Alkohol (0,2 mol) wird schließlich ein weitgehend reines und proteinfreies Präparat gewonnen.

Das isolierte Vi-Antigen ist nur wenig toxisch, doch wurde es bei experimentellen Untersuchungen bestimmter Probleme, z. B. zur Klärung der Frage seiner Bedeutung für die Virulenz von S. typhi verwendet.

3. Versuchstiere und Infektionsmethoden

a) Versuchstiere

Weitaus die meisten tierexperimentellen Untersuchungen mit Salmonellen wurden an Mäusen durchgeführt. Hierfür war neben der relativ einfachen Haltung und Pflege der Tiere vor allem maßgebend, daß die wichtigen Salmonellaspecies S. typhimurium und S. enteritidis, mit denen viel gearbeitet wurde, für Mäuse pathogen sind. Auch für Untersuchungen mit Typhus- und Paratyphusbakterien, für die kein geeignetes Versuchstier gefunden wurde, mit dem die menschliche Krankheit nachgeahmt werden konnte, wurden häufig Mäuse zur Klärung spezieller Fragen herangezogen, z. B. als Testobjekte für die Toxicität von Extrakten aus S. typhi oder paratyphi B oder zur Austestung der Wirksamkeit einer Vaccine. Vielfach müssen dabei Tiere eines bestimmten Empfänglichkeitsgrades verwendet werden, so daß es oft zweckmäßig ist, mit Inzuchtstämmen zu arbeiten. Dadurch können genetisch bedingte Unterschiede der Resistenz ausgeschaltet werden.

Zahlreiche Untersucher experimentierten auch mit Kaninchen, Meerschweinchen oder Ratten, bei denen Typhus- und Paratyphusbakterien ebenfalls keine Allgemeininfektion hervorzurufen pflegen, sondern höchstens eine Intoxikation. Dagegen sind sie ebenso wie Mäuse in der Regel für andere Salmonellen recht empfänglich. Ausnahmen sind allerdings möglich, die sowohl durch eine geringere Virulenz einzelner Salmonellastämme, als auch durch eine erhöhte Resistenz mancher Tierstämme oder Rassen bedingt sein können.

Wegen der geringen Tierpathogenität von S. typhi und S. paratyphi A, B und C sahen sich die Forscher schon bald nach der Entdeckung dieser Erreger nach anderen Versuchstieren um. So infizierte bereits GAFFKY (1884) Affen mit S. typhi, auch METSCHNIKOFF u. BESREDKA (1911) und neuerdings wieder EDSALL u. Mitarb. (1960) führten mit Typhusbakterien Fütterungsversuche bei Schimpansen durch und konnten ein typhusähnliches Krankheitsbild erzeugen (s. S. 169).

Da die meisten Salmonellaspecies für vielerlei Tierarten pathogen sein können, besteht an sich die Möglichkeit, auch mit den verschiedensten Tieren zu experimentieren. So wurden vor allem von veterinärmedizinischer Seite Probleme der Salmonellainfektion der Schlachttiere im Zusammenhang mit fleischhygienischen Fragen studiert. NICKEL u. GISSKE (1941) arbeiteten mit Ferkeln, Kälbern und Hunden, SLAVIN (1951) mit Schweinen, SMITH (1955) mit Geflügel ebenso wie LINSERT u. ZIMMERMANN, die an Enten experimentelle Untersuchungen vornahmen. Auch der syrische Goldhamster diente als Versuchstier für experimentelle Samonellauntersuchungen (WEIDENMÜLLER 1952).

b) Infektionsmethoden

α) Infektion über den Verdauungstrakt. Die Aufnahme der Erreger über den Verdauungstrakt ist bei Salmonellen die den natürlichen Verhältnissen am meisten entsprechende Infektionsart. Eine genaue Abmessung der Infektionsdosis kann dabei allerdings schwierig sein, doch ist dies nicht bei jeder Fragestellung unbedingt erforderlich. Da es mit S. typhi und S. paratyphi A und B normalerweise nicht gelingt, durch perorale Zufuhr bei Versuchstieren eine generalisierte Infektion zu erzeugen, wird dieser Infektionsmodus bei experimentellen Untersuchungen mit den Erregern der typhösen Erkrankungen nur noch selten angewendet.

Auch durch verschiedene Extraktionsverfahren aus Salmonellen gewonnene Endotoxine sind bei einer Aufnahme über den Magen-Darm-Kanal der Versuchstiere im allgemeinen wirkungslos. Dagegen spielt die Infektion über den Verdauungstrakt bei Untersuchungen mit lebenden Enteritiserregern wie S. typhimurium oder S. enteritidis eine wichtige Rolle. Eingehend wird von ELKELES (1930) beschrieben, wie die Infektionsdosis Mäusen mit der Nahrung verabreicht werden kann.

Die Tiere sollten bereits einige Tage vor dem Versuch auf die Nahrung, meistens Brot, gesetzt werden, mit der später die Infektion vorgenommen wird. Um sie zu veranlassen, möglichst die ganze Infektionsdosis in kurzer Zeit zu sich zu nehmen, wird ihnen 24 Std vorher die Nahrung entzogen oder sie werden auf halbe Rationen gesetzt. Am Tage der Infektion wird ihnen dann ein mit einer Bouillonkultur des Erregers getränktes Brotstück verabreicht.

Wenn auf diese Weise eine größere Anzahl von Tieren mit der etwa gleichen Bakterienmenge infiziert werden soll, müssen die Tiere einzeln gesetzt werden, sonst läßt es sich nicht kontrollieren, ob wirklich jedes Tier das ihm zugedachte Brotstück auch gefressen hat. Außerdem muß berücksichtigt werden, daß unter Umständen bei dieser Applikationsweise die Infektionsdosis nicht auf einmal oder innerhalb einer kurzen Zeitspanne aufgenommen wird, da die Erreger auch in die Streu oder sonst in den Gläsern, in denen die Tiere gehalten werden, verschmiert werden und auf diese Weise auch weiterhin die Nahrung infiziert wird. Eine solche Aufnahme der Erreger in Etappen ist vor allem dann ein Nachteil, wenn z. B. im Rahmen von Untersuchungen über die Pathogenese das Schicksal der Erreger im Organismus verfolgt und der zeitliche Ablauf ihrer Ausbreitung untersucht werden soll.

Obwohl die zugeführte Keimmenge unkontrollierbar ist und auch der Infektionstermin nicht sicher festgelegt werden kann, wird die Infektionsmethode mit der Nahrung immer wieder angewendet, weil sie der natürlichen Infektion am meisten entspricht. Bei den Untersuchungen von EDSALL u. Mitarb. (1960), die junge Schimpansen mit S. typhi infizierten, wurden die Erreger den Tieren auf folgende Weise mit der Nahrung beigebracht. Die auf die gewünschte Keimzahl eingestellte Bakterienaufschwemmung wird in eine Banane injiziert, die das Tier innerhalb von 5 min verzehrt. Dadurch kann die Infektionsdosis genau bestimmt werden und die Infektion erfolgt innerhalb einer kurzen Zeitspanne.

Um die Erreger dem Tier auf natürlichem Wege per os beizubringen, jedoch die Fehlerquellen und Unsicherheitsfaktoren zu vermeiden, die mit einer Infektion durch die Nahrung verbunden sind, verwendeten TOPLEY u. AYRTON (1924) folgendes Verfahren:

Mit einer Tropfpipette, die auf 50 Tropfen/ml geeicht war, wurden einer Maus zunächst 3 Tropfen der Bakterienaufschwemmung in das geöffnete Maul getropft. Nach einem Intervall von einigen Minuten, nachdem die Tiere geschluckt hatten, werden weitere 2 Tropfen gegeben. Diese Methode hat den Vorteil, daß der Infektionstermin sicher feststeht und trotzdem der natürliche Infektionsweg eingehalten wird. Dies kann von Bedeutung sein, wenn etwa die Frage diskutiert wird, ob die Erreger bereits über den lymphatischen Apparat des Nasen-Rachenraumes in die Blutbahn gelangen oder nicht. Außerdem kann auch die Infektionsdosis in gewissen Grenzen genauer festgelegt werden als bei einer experimentellen Nahrungsmittelinfektion.

Eine exakte Dosierung ist bei der Injektion der Keime durch die Schlund- oder Magensonde möglich. Bei einer sich an diese Infektionsart anschließenden Erkrankung ist allerdings ein Vergleich mit den natürlichen Verhältnissen nicht mehr in allen Einzelheiten möglich. Ein weiterer Nachteil dieses Verfahrens ist die vor allem bei kleineren Versuchstieren wie Mäusen bestehende Gefahr, daß es bei der Sondierung mindestens zu einer Verletzung der Schleimhaut des Verdauungstraktes, wenn nicht zu einer Perforation kommen kann. Allerdings dürfte sich diese Komplikation bei entsprechender Geschicklichkeit und Übung weitgehend vermeiden lassen. Zur Neutralisierung der Magensäure, die unter Umständen einen Teil der verabreichten Keime abtöten kann, werden von manchen Untersuchern gleichzeitig mit der Infektionsdosis neutralisierende Salze wie Natriumbicarbonat u. ä. gegeben.

β) Infektion über den Respirationstrakt. Mäusen und Kaninchen verabreichte TAKITA (1935) Salmonellen intranasal um eine Infektion über den Respirationstrakt zu erzielen. Dabei zeigte sich im allgemeinen eine höhere Empfindlichkeit der Tiere als bei peroralen Gaben. Selbstverständlich siedeln sich bei diesem Verfahren auch Keime im Verdauungstrakt an, wie aus den Befunden von TAKITA hervorgeht. Eine andere Methode um eine sichere Infektion über die Atemwege zu erreichen, wird von SPRUNT u. Mitarb. (1935) benutzt.

Kaninchen werden mit Äther leicht narkotisiert, die Haare im Bereich des Halses entfernt und die Haut jodiert. Dann wird eine kleine Incision direkt unterhalb des Kehlkopfes in der Mittellinie gemacht und die Trachea freigelegt. Das Infektionsmaterial wird mit Hilfe einer Tuberkulinspitze und einer feinen Kanüle unmittelbar in die Trachea eingespritzt. Die Incisionsstelle wird vernäht. Mit diesem Vorgehen ist es möglich, einen Infektionsherd in der Lunge zu setzen unter sicherem Ausschluß aller anderen Infektionswege.

Wenn ein infektiöser Spray erzeugt wird, wie es dem Vorgehen von DARLOW u. Mitarb. (1961) entspricht, werden zweifellos Keime reichlich in die Atemwege und damit auch in die Lunge gelangen, doch erfolgt gleichzeitig immer auch eine Infektion über den Verdauungstrakt. Daher ist es schwer, auf diese Weise wirklich exakt reproduzierbare Ergebnisse zu bekommen.

γ) Parenterale Infektion. Die üblichen parenteralen Applikationsweisen sind auch bei Versuchen mit Salmonellen angebracht, wobei im allgemeinen je nach Art des Versuchstieres die intraperitoneale, intravenöse, intramuskuläre oder subcutane Gabe gewählt werden kann.

Mäuse werden meist intraperitoneal, seltener subcutan oder intravenös durch Injektion in die Schwanzvene infiziert. Bei Meerschweinchen und Ratten wird die subcutane oder intramuskuläre Gabe bevorzugt. Zur intravenösen Infektion eignen sich besonders gut Kaninchen, da Injektionen in die Ohrvene leicht ausgeführt werden können, doch kommen bei diesen Tieren auch andere parenterale Wege in Frage.

Ganz allgemein hat der parenterale Infektionsweg den Vorteil, daß eine exakte Dosierung möglich ist, wenn auch die Pathogenese der erzeugten Krankheit in gewissem Umfang von der Art des Infektionsweges abhängt.

δ) Andere Infektionsmethoden. Von besonderem methodischen Interesse sind die Verfahren, bei denen Salmonellen oder toxische Extrakte unmittelbar in bestimmte Organe eingebracht werden. Solche Experimente wurden fast ausschließlich mit S. typhi oder S. paratyphi B durchgeführt. Dabei wurden vielfach direkte Infektionen der Gallenblase vorgenommen, um das Problem der Dauerausscheidung experimentell zu studieren.

Uhlenhuth u. Messerschmitt (1912) geben folgende Methode zur Infektion der Gallenblase bei Kaninchen an:

Nach Enthaarung der Bauchhaut und in Narkose wird ein 4—5 cm langer Schnitt etwa 1 cm unterhalb des Sternums entlang der Linea alba gelegt. Haut, Fascien, Muskeln und Peritoneum werden einzeln gespalten und umgeklappt, der Magen nach unten geschoben und die Leber mit einer Zungenzange gefaßt. Die Gallenblase wird vorgezogen und ein Catgutfaden gelegt. Dann wird mit einer Spritze etwa 1,0 ml Gallenflüssigkeit aspiriert, 0,5 ml Bakterienaufschwemmung injiziert und die Injektionsstelle unterbunden. Anschließend wird schichtweise verschlossen.

Unmittelbar ins Duodenum brachte Waldmann (1931) die Erreger ein, indem er durch Laparatomie bei Kaninchen das Duodenum freilegte und die Erreger einspritzte. Eine besondere Art der Infektion wählte Gloukhoff (1932), der Typhusbakterien in die Submaxillarlymphknoten von Kaninchen injizierte. Über die Conjunctiva versuchten Cornil u. Mitarb. (1935) Meerschweinchen zu infizieren.

Bei Typhus- und Paratyphusbakterien hat auch die intracerebrale experimentelle Infektion an Bedeutung gewonnen, weil hier eine Möglichkeit gesehen wurde, mit den sonst so wenig tierpathogenen Keimen Virulenzprüfungen vorzunehmen oder die Wirksamkeit von Impfstoffen, oder antibiotischen und chemotherapeutischen Substanzen zu erproben. So wendeten Norton u. Dingle (1935) dieses Verfahren erstmalig zur experimentellen Infektion von Mäusen mit Salmonellen an. Ausgedehnte Experimente mit Hilfe der intracerebralen Infektion bei Mäusen führte die Arbeitsgruppe um Landy (1957) durch. Sie injizierten die Infektionsdosis durch das Foramen magnum in das Gehirn. Versuche mit intracerebral gegebenen Endotoxinen stellte Tardieu (1942) an Hunden an, der die Injektion direkt in den dritten Ventrikel vornahm.

c) Der Nachweis von Salmonellen im experimentell infizierten Tier und seinen Ausscheidungen

Für zahlreiche Fragestellungen ist es von Bedeutung, in den Organen des experimentell infizierten Tieres oder in seinen Ausscheidungen die Erreger qualitativ oder quantitativ nachzuweisen. In dieser Beziehung bestehen keine grundsätzlichen Unterschiede zwischen den Versuchstierarten, die Methoden, die hier nur kurz dargestellt werden können, sind daher allgemein anwendbar.

Die Behandlung des Untersuchungsmaterials hat sich danach zu richten, ob mit der Anwesenheit anderer Bakterien zu rechnen ist oder nicht. So findet sich im Darm und in den Fäkalien immer eine reichhaltige Begleitflora, aber auch Urin wird oft nicht unter sterilen Kautelen zu gewinnen sein. Dagegen können innere Organe, wie Leber, Milz, Lunge, Niere oder Gehirn bei einer unter Berücksichtigung der Regeln der Asepsis ausgeführten Sektion steril entnommen werden. Auch Blut läßt sich durch Herz- oder Venenpunktion (z. B. bei Meerschweinchen oder Kaninchen) steril gewinnen, während bei Mäuseblut, wenn es aus der Schwanzvene aufgefangen wird, Sterilität nicht immer gewährleistet ist. Durch vorherige

Desinfektion des Schwanzes und die Benutzung steriler Instrumente und Gefäße kann jedoch zumindestens Keimarmut erzielt werden. Ist eine sterile Entnahme des Untersuchungsmaterials nicht gesichert, so muß es wie Stuhl oder Urin verarbeitet werden.

Da eine sichere mikroskopische Feststellung von Salmonellen im Untersuchungsmaterial nicht möglich ist, kommen nur Kulturverfahren zur Isolierung der Erreger in Frage.

α) Stuhl und Urin. Bei der experimentellen Salmonelleninfektion kommt es fast immer zu einer Besiedlung des Darmes, daher ist die Untersuchung des Stuhls häufig erforderlich. Wegen der reichlich vorhandenen Begleitflora können zur Züchtung von Salmonellen einfache Nährmedien, wie Bouillon oder Fleischwasseragar nicht verwendet werden, da auf diesen auch zahlreiche andere Bakterien zur Entwicklung kommen. Vielmehr werden Nährmedien benötigt, die elektiv die Vermehrung der Salmonellen begünstigen und die Begleitflora hemmen. Solche sind für den Nachweis menschlicher und tierischer Salmonellainfektionen in großer Zahl als feste Agarnährböden und flüssige Anreicherungsmedien entwickelt worden. Zur Verwendung bei der experimentellen Salmonellainfektion von Versuchstieren sind folgende Nährböden zu empfehlen, die zum Teil auch zur Isolierung von Shigellen geeignet sind:

1. Der Natriumdesoxycholatcitratagar nach Leifson.
2. Der Salmonella-Shigella-(SS)-Agar[1].

Beide Nährmedien enthalten Gallensalze bzw. Rindergalle und Na-Citrat als ein die Salmonellen förderndes Prinzip. Sie hemmen Colibakterien und verhindern Proteusbakterien am Schwärmen. Da den Nährböden Lactose und Neutralrot als Indicator zugesetzt sind, können die Lactose nicht vergärenden Salmonellen und Shigellen von den Lactose vergärenden allerdings seltener wachsenden Colibakterien unterschieden werden. Eine direkte Objektträgeragglutination der Kolonien zur Erkennung der Salmonellen führt nicht immer zum Ziel, da die Ausbildung der Geißeln gehemmt wird.

Der früher zur Salmonellen- und Shigellenzüchtung viel verwendete Lactose-Fuchsinagar nach Endo ist nicht so geeignet, da sich Colibakterien und andere Enterobacteriaceen auf diesem Nährboden ebenso gut, wenn nicht besser als die pathogenen Darmbakterien entwickeln können.

Flüssige Anreicherungsmedien kommen in Frage, wenn lediglich ein qualitativer Nachweis erforderlich ist oder nur sehr spärlich in einem Material vorhandene Salmonellen oder Shigellen isoliert werden sollen.

Die wichtigsten sind:

1. Die Selenitbrühe nach Leifson, die auch für die Anreicherung von Shigellen geeignet ist.
2. Die Kaliumtetrathionatbouillon nach Preuss.

Beide flüssigen Medien hemmen ebenfalls die gramnegative und grampositive Begleitflora und fördern elektiv die Vermehrung der Salmonellen.

Sämtliche genannten Nährmedien können als fertige Trockennährböden im Handel bezogen werden. Bezüglich der Rezepte zu ihrer Herstellung muß auf die einschlägige Literatur verwiesen werden (s. Hallmann 1953).

Zur Beimpfung der Agarnährböden werden die oft sehr festen Stuhlpartikelchen der Versuchstiere in steriler physiol. Kochsalzlösung aufgeschwemmt und mit einem Glasstab verrieben, damit eine möglichst gleichmäßige Aufschwemmung entsteht. Die Nährböden werden dann mit der Öse in der bereits beschriebenen Weise beimpft (s. S. 152) oder einige Tropfen auf den Nährboden gebracht und

[1] *Anmerkung bei der Korrektur:* Von Morello u. Mitarb. (Morello, J. A., T. A. Digenio and E. E. Baker: Evaluation of serological and cultural methods for the diagnosis of chronic salmonellosis in mice, J. Bact. 88, 1277, 1964) werden zur Züchtung von Salmonellen aus Mäusefaecalien der Brillantgrünagar und der Levine- Eosin-Methylenblauagar (beide BBL) vorgeschlagen.

mit dem Glasspatel ausgebreitet. Nur flüssiger Stuhl kann unmittelbar verarbeitet werden. Die Beurteilung der entstandenen Kolonien erfolgt nach 24 und 48 Std Bebrütung bei 37° C.

Die flüssigen Medien können direkt mit Stuhlpartikelchen beschickt werden, doch ist die Ausbeute größer, wenn der Stuhl zunächst homogenisiert und mit der Aufschwemmung, von der etwa 0,5 bis 1,0 ml verwendet werden kann, das Medium beimpft wird. Die flüssigen Medien werden 24 Std bei 37° C bebrütet. Dann wird auf die oben erwähnten Agarnährböden ausgesät, die anschließend wieder 24 bis 48 Std bebrütet werden. Über die Morphologie verdächtiger Kolonien und die weitere Identifizierung (s. HALLMANN 1961). Urin wird in ähnlicher Weise untersucht. Er kann unmittelbar auf dem festen Nährboden mit der Öse ausgesät werden. Die Beimpfung von Anreicherungsmedien bringt im allgemeinen keinen Vorteil. Um einen gewissen quantitativen Anhaltspunkt zu gewinnen, kann mit Urin auch die Tropfmethode angewandt werden, d. h. auf einen festen Nährboden wird möglichst mit einer geeichten Pipette ein Tropfen bestimmter Größe aufgebracht. Es wird abgewartet, bis er eingetrocknet ist und die Platte dann bebrütet. Anhand der sich entwickelnden Zahl der Kolonien ist ein Rückschluß auf die Keimzahl möglich.

β) Blut. Wird Blut einwandfrei steril gewonnen, so ist eine direkte Aussaat auf Fleischwasseragar oder Blutagar möglich. Auch kann zur Anreicherung spärlich vorhandener Keime mit einer etwas größeren Blutmenge ein Bouillonröhrchen beschickt werden. Die Bebrütung erfolgt bei 37° C mindestens 24 Std. Die beimpfte Bouillon wird nach 24 Std ausgesät, wenn kein Wachstum erfolgt auch noch an den folgenden 7—10 Tagen. Die weitere Ausdehnung der Bebrütung ist nicht mehr erfolgversprechend.

Ist die Sterilität eines Blutes zweifelhaft, so empfiehlt es sich, das Blut entweder auf die oben genannten Elektivnährböden auszusäen oder als Anreicherungsmedium sterile Rindergalle zu verwenden, die nach 24 Std, 48 Std und an weiteren 7—10 Tagen auf einen der oben genannten Nährböden oder auf Fleischwasser- oder Blutagar ausgesät werden kann.

γ) Organe. Die Züchtung von Salmonellen aus Organen, die bei der Sektion steril entnommen wurden, kann auf verschiedene Weise erfolgen. Ein fester Nährboden kann mit der Schnittfläche eines Organs, z. B. der Leber oder der Milz unmittelbar bestrichen werden, wobei es empfehlenswert ist, lediglich einmal am äußeren Rand über die Nährbodenoberfläche zu streichen und von da ausgehend das Material mit der Öse über die ganze Fläche auszubreiten. Selbstverständlich kann auch unmittelbar vom Organ mit der Öse Material entnommen werden. Es ist zweckmäßig, das zur Züchtung benötigte Material aus dem Inneren des Organs zu entnehmen, da z. B. nach intraperitonealer Infektion die Erreger auf der Außenseite der Bauchorgane vorhanden sind.

Wenn keine quantitative Aussage erforderlich ist, empfiehlt es sich, die Organe zu homogenisieren und das Homogenisat in ein flüssiges Medium einzubringen, wobei die weitere Behandlung erfolgt wie oben beschrieben. Ist eine sterile Entnahme des Organs aus dem Tierkörper nicht möglich, müssen die flüssigen und festen Elektiv- und Anreicherungsmedien beimpft werden.

δ) Quantitative Nachweismethoden (Keimzählmethoden). Bei den hier in Frage kommenden Verfahren ist zu berücksichtigen, daß keines wirklich exakte Werte ergibt. Der Sinn dieser Methoden ist weniger die Gewinnung absoluter Zahlen, als vielmehr zum Vergleich und zur Verlaufskontrolle zu dienen. Wird dies beachtet, so können aus den festgestellten Keimzahlen unter Umständen wichtige Schlüsse gezogen werden.

Wie bereits erwähnt, ist das Plattengußverfahren die beste Methode zur Keimzählung, während lediglich durch das Ausspateln einer bestimmten Flüssigkeitsmenge auf der Nährbodenoberfläche unkontrollierbare Mengen am Spatel hängen bleiben können. Dennoch wird die letztere Methode häufig angewandt.

Wenn steril entnommenes Ausgangsmaterial zur Verfügung steht, wird für die Gußplatten Fleischwasseragar benutzt. Es können jedoch auch mit Elektivmedien wie Leifsonagar oder SS-Agar Gußplatten hergestellt werden. Bei Benützung dieser Nährböden zur Salmonellenzählung in verunreinigtem Material ist daran zu denken, daß auch andere Bakterien auftreten können, die ähnliche Kolonien wie Salmonellen bilden, z. B. Proteusbakterien, Pseudomonas u. a. Handelt es sich um Urin oder Blut, so wird die Keimzählung nach dem gleichen Prinzip durch Herstellung einer Verdünnungsreihe vorgenommen, wie dies auf S. 156 beschrieben wurde.

Bei Organen, wie Leber, Milz oder Gehirn, kann die ermittelte Keimzahl entweder auf das ganze Organ bezogen werden oder auf eine Gewichtseinheit des Organes, z. B. 1,0 g. Bei Mäuseorganen dürfte es zweckmäßig sein, das gesamte Organ zu verarbeiten, bei größeren Tieren kann dies auf Schwierigkeiten stoßen, oft sollen auch noch andere Untersuchungen durchgeführt werden. Das Abwiegen eines Organteilchens stellt allerdings eine zusätzliche Manipulation dar, die zu einer Sekundärverunreinigung führen kann. Doch läßt sich diese vermeiden durch Bereitstellung von sterilen Gefäßen, die vorher gewogen werden müssen.

Meistens wird folgendermaßen vorgegangen: Das Organ oder das Organteilchen wird homogenisiert, am besten in einem Homogenisator, und zwar in einer genau bemessenen Menge physiol. Kochsalzlösung. Zur Abtötung der außen sitzenden Keime kann es vorher ganz kurz in Wasser von 80° C getaucht werden. Nach dem Homogenisieren muß darauf geachtet werden, daß eine absolut gleichmäßige Suspension vorhanden ist, von der aus dann eine Verdünnungsreihe zur Anlegung der Gußplatten hergestellt wird.

Weitere Informationen über die Züchtung und Identifizierung können aus den auf S. 146 angegebenen zusammenfassenden Darstellungen und Laboratoriumsbüchern entnommen werden.

C. Der Verlauf der experimentellen Salmonellainfektion beim Tier

1. Der Verlauf der experimentellen Infektion mit S. typhi, S. paratyphi A und S. paratyphi B

Die experimentelle Infektion mit S. typhi und S. paratyphi A und B verläuft in ähnlicher Weise, wobei lediglich gewisse Unterschiede in Abhängigkeit vom Infektionsweg zu beobachten sind. Auch bestehen hinsichtlich der Empfänglichkeit der einzelnen Versuchstierarten für die genannten Salmonellaspecies keine großen Differenzen, d. h. die bei Mäusen, Kaninchen oder Meerschweinchen durch S. typhi und durch die Paratyphuserreger erzeugten Krankheitsbilder sind im wesentlichen gleichartig. Im ganzen ist davon auszugehen, daß die Tierpathogenität von S. typhi und S. paratyphi A und B gering ist, wenn auch die Virulenz von Stamm zu Stamm Schwankungen unterliegen kann. Insbesondere bei der parenteralen Infektion mit großen Bakterienmengen können toxische Erscheinungen, die durch das als Endotoxin wirkende O-Antigen ausgelöst werden, absolut im Vordergrund stehen.

Für experimentelle Untersuchungen mit S. typhi werden häufig Standardstämme verwendet, die von den eingangs erwähnten Instituten und Laboratorien (s. S. 150) bezogen werden können. Die wichtigsten dieser Stämme sind in Tab. 6 verzeichnet, die sich weitgehend auf Angaben von Felix u. Pitt (1951) stützt.

a) Die Infektion über den Verdauungstrakt

In Anbetracht der Ausbreitungsweise der typhösen Erkrankungen von Mensch zu Mensch als fäkal-oral übertragbare Krankheiten ist es verständlich, daß vielfach versucht wurde, bei Tieren auf dem gleichen Weg eine ähnliche Krankheit zu erzeugen. Daher liegen zahlreiche Untersuchungen über die perorale Infektion von Mäusen, Meerschweinchen, Kaninchen u. a. mit Typhus- und Paratyphusbakterien vor. Es handelt sich dabei größtenteils um ältere Arbeiten, doch sind auch in neuerer Zeit wieder einige Experimente in dieser Richtung angestellt worden.

Tabelle 6. *Standardstämme von S. typhi* (nach FELIX u. PITT 1951)

Bezeichnung des Stammes	Antigengehalt	Herkunft des Stammes
Ty 2	Vi O H	1918 in England isoliert
Watson	Vi O H	1932 in England isoliert
H 901	— O H	1918 in England isoliert
O 901	— O —	1925 als unbewegliche Mutante aus Stamm H 901 isoliert
Ty 2 Rauh	— — H	1935 als Rauh-Form aus Stamm Ty 2 isoliert
Vi 1 (Bathnagar) .	Vi (O) (H)	vor 1938 aus dem Urin eines Dauerausscheiders isoliert

α) Mäuse. Die bei Mäusen erzielten Ergebnisse über den Verlauf der Infektion stimmen in einem wesentlichen Punkt miteinander überein. Es gelingt zwar, die Keime für eine gewisse Zeit im Organismus der Maus zur Ansiedlung zu bringen, wobei auch Krankheitserscheinungen auftreten können, zu einem tödlichen Ausgang kommt es jedoch fast nie. Nach ELKELES (1926) kann die Maus dann der experimentellen Infektion erliegen, wenn sie als zusätzliche Schädigung oder Belastung den Organismus trifft, z. B. bei einer Gravidität oder, woran heutzutage auch zu denken ist, bei einer inapparenten Virusinfektion. In einigen, allerdings wesentlichen Einzelheiten weichen die Befunde der verschiedenen Autoren jedoch voneinander ab.

Nach der peroralen Zufuhr sind die Erreger zunächst selbstverständlich im Darmlumen nachweisbar, wo sie nach den Erfahrungen der meisten Untersucher (MÜLLER 1912, SEIFFERT 1928) auch längere Zeit – mehrere Wochen – persistieren können. Wenige Minuten später sind sie dann auch außerhalb des Darmes zu finden, und zwar regelmäßig in den Mesenteriallymphknoten. Hierbei ist die Frage noch offen, ob sie durch die Lymphbahnen oder auf dem Blutwege das Darmlumen verlassen. ØRSKOV u. MOLTKE (1928), die Mäusen etwa 10—20 Tropfen einer 18–20 Std bebrüteten Bouillonkultur einflößten, was etwa einer Keimmenge von $2-5 \times 10^8$ entsprechen dürfte, stellten bei S. paratyphi B im Gegensatz zu stärker mäusepathogenen Salmonellen nie eine Ausbreitung der Keime über die Mesenterialdrüsen hinaus fest. MÜLLER (1912) fand gelegentlich eine Bakteriaemie bei seinen mit S. typhi infizierten Mäusen. Er nahm an, daß diese vom lymphatischen Apparat des Darmes ausgehe. Auch ELKELES (1926) und WALDMANN konnten bei Mäusen, die mit S. paratyphi B infiziert waren, die Erreger sowohl im Blut als auch in den Organen, vor allem der Leber und der Milz, nachweisen. Wie aus neueren Untersuchungen von GERICHTER (1960) hervorgeht, kommt es bei Verfütterung einer massiven Dosis von S. typhi, paratyphi A oder B (5×10^5 bis 5×10^9 Keime) zu einer mit steigender Infektionsdosis regelmäßiger zu beobachtenden initialen Bakteriämie. So wurde S. typhi im Blut von 64,5% der Tiere bereits wenige Minuten nach einer Infektion mit 5×10^9 Keimen gefunden, nach

3 Std bei 90%. Gleichzeitig siedelten sich die zur Infektion verwendeten Bakterien im Verlauf der ersten Stunden in den meisten inneren Organen an. Während der weiteren Beobachtung in den folgenden 3—4 Tagen zeigte sich, daß der Nachweis der Erreger sowohl in den Blutkulturen als auch in Leber und Milz, in den außer dem Darm am häufigsten befallenen Organen seltener wurde. Am besten war dies an den mit S. typhi infizierten Mäusen zu beobachten, von denen nach 24 Std nur noch 14% Typhusbakterien im Blut aufwiesen, während sie bei 40% der Tiere in Leber und Milz noch nach 3 Tagen zu finden waren. Dieser Rückgang war bei den mit S. paratyphi B infizierten Tieren weniger deutlich nachweisbar.

Zusammenfassend läßt sich das Schicksal der Erreger in der Maus nach peroraler Typhus- oder Paratyphusinfektion folgendermaßen beschreiben:

Bei Gaben von etwa 10^6 bis 10^9 Keimen kommt es sehr schnell zum Eindringen der Erreger in die Blutbahn und zu einer Besiedlung der Mesenterialdrüsen, der Leber und später der Milz und anderer Organe. Während die Erreger in Leber und Milz noch einige Tage, unter Umständen auch Wochen nachweisbar bleiben, sind sie bereits ab dem 3. oder 4. Tag nur noch ausnahmsweise in der Blutbahn zu finden. Im Darm halten sie sich jedoch oft über mehrere Wochen.

Die Beobachtung von ØRSKOV u. Mitarb., daß sie vorübergehend nach der Infektion aus dem Darm verschwinden, konnte von anderer Seite nicht bestätigt werden. Todesfälle als Folge der Infektion treten nur selten auf.

Werden kleinere Dosen gegeben, etwa 5000 bis 50000 Keime, so ist die Ausbreitungstendenz im Organismus geringer, die Infektion bleibt im allgemeinen auf das Darmlumen beschränkt. Im ganzen neigt S. paratyphi B mehr dazu, sich über den Gesamtorganismus auszubreiten und sich auch länger in den Organen zu halten als S. typhi und S. paratyphi A. Jedoch scheint es nicht möglich zu sein, z. B. durch Mäusepassagen, wie es SOLAZZO (1929) versucht hat, die Virulenz einzelner Paratyphus B-Stämme zu steigern.

Eine Bildung von Agglutininen gegen Typhus- und Paratyphusbakterien konnte KROGH-LUND (1928) nur erreichen, indem er die Tiere an mehreren Tagen hintereinander wiederholt peroral infizierte. Eine vorausgehende Vaccinierung mit abgetöteten Paratyphus B-Bakterien, wie sie ELBERT (1930) vornahm, hatte nur insofern einen Einfluß auf die Infektion, als die so behandelten Tiere die Keime früher aus dem Organismus eliminierten als die nicht vaccinierten.

Die spärlichen histologischen Befunde werden von WALDMANN (1929) beschrieben. Bei einer peroralen Infektion mit S. paratyphi B finden sich lediglich unspezifische enteritische Erscheinungen, geringe regressive Zeichen in den Leberparenchymzellen sowie vereinzelte nekrotische Herde im Leberparenchym. Die Untersuchung des Blutbildes durch DMITRIEW u. STRIEDTER (1931) ergab bei peroral mit S. paratyphi B infizierten Mäusen ab dem 5. Tag lediglich einen leichten Anstieg der polymorphkernigen Leukocyten.

Auf die Verfütterung abgetöteter Paratyphus B-Bakterien (100° C 5 min) oder bakterienfreier Filtrate, die parenteral eine toxische Wirkung ausüben können, zeigen Mäuse keinerlei Reaktion (BAHR u. DYSSEGARD 1927).

β) Meerschweinchen, Ratten, Kaninchen. Die Verwendung von Meerschweinchen, Ratten oder Kaninchen für Fütterungsversuche mit Typhus- und Paratyphusbakterien erbringt ebensowenig wie bei Mäusen einheitliche und sicher reproduzierbare Ergebnisse, auch wenn die Infektionsdosis außerordentlich hoch gewählt wird. So flößte SIROTININ (1886) Meerschweinchen 10—14 ml Kulturaufschwemmungen von Typhusbakterien ein. Obwohl die Magensäure vorher mit Sodalösung neutralisiert und die Peristaltik durch Opium lahmgelegt wurde, gingen nur wenige Tiere ein. Eine größere Anzahl zeigte keinerlei Reaktion, andere wieder hatten leichte enteritische Erscheinungen. Irgend welche Gesetzmäßigkeiten ließen sich aber aus diesen Resultaten nicht ableiten. Auch die Untersuchungen von REMLINGER (1897) an Kaninchen und Ratten hatten im Prinzip das gleiche Ergebnis. Die Tiere wurden bis zum Auftreten von Krankheitszeichen, teilweise bis zu 10 Tagen, mit der mit Typhusbakterien infizierten Nahrung gefüttert. Gelegentlich war ein über mehrere Tage anhaltender Fieberanstieg zu beobachten, bei den wenigen Tieren, die eingingen, waren die Milz, die Mesenterialdrüsen und die Peyerschen Plaques vergrößert sowie vereinzelte Ulcerationen der Darmschleimhaut im Bereich des Coecums zu finden. Von Interesse sind die Versuche von BESREDKA (1919), dem es gelang, bei Kaninchen eine tödliche Erkrankung zu erzeugen, indem er ihnen zunächst etwa 5–8 ml Rindergalle einflößte. Am nächsten Tag wurde den Tieren eine Aufschwemmung von Typhus- oder Paratyphusbakterien beigebracht, die von drei Schrägagarkulturen stammte. Nach einigen Tagen gingen die Tiere ein, es fanden sich vorwiegend Darmveränderungen, das Blut war steril. Allen diesen nur als Beispiele angeführten Untersuchungen ist gemeinsam, daß große Bakterienmengen, z. T. wiederholt, den Tieren verabreicht wurden. Trotzdem gelang es nicht, bei Meerschweinchen und anderen größeren Nagetieren regelmäßig eine Krankheit oder gar eine tödliche Infektion zu erzeugen. Es ist daher nicht erstaunlich, daß aus neuerer Zeit keine Arbeiten mehr vorliegen, in denen versucht wurde, größere Nagetiere mit S. typhi oder S. paratyphi A oder B über den Verdauungstrakt experimentell zu infizieren. Im übrigen dürfte das Schicksal der peroral zugeführten Erreger im Organismus dieser Tiere weitgehend dasselbe sein wie in der Maus.

γ) Affen. Die geringe Pathogenität von Typhus- und Paratyphusbakterien für die üblichen Versuchstiere veranlaßten bereits 1911 METSCHNIKOFF u. BESREDKA Versuche mit Affen anzustellen. Während es ihnen bei niederen Affenarten nicht gelang, durch Verfütterung von Typhusbakterien eine Krankheit zu erzeugen, bekamen Schimpansen nach Aufnahme der Erreger teils als Kultur, teils in Form von Stuhl von Kranken mit der Nahrung ein typhusartiges Krankheitsbild. Die Erreger konnten aus dem Blut gezüchtet und mit ihnen die Krankheit wieder auf andere Schimpansen übertragen werden. Pathologisch-anatomisch fand sich eine Schwellung der Mesenterialdrüsen, eine Schwellung und Rötung der Peyerschen Plaques, doch keine Ulcerationen der Darmschleimhaut.

Neuerdings wurden von EDSALL u. Mitarb. (1960) wieder Infektionsversuche an jungen Schimpansen durchgeführt. Die Tiere hatten ein Gewicht von etwa 4–12 kg. Die Infektionsdosis, die teils über, teils unter 10^9 Keimen lag, wurde mit einer Banane verabreicht (s. S. 161). Die daraufhin entstandene Erkrankung entsprach einem leichten Typhus.

Nach einer Inkubationszeit von 4—7 Tagen stieg die Körpertemperatur auf etwa 40° C entweder steil an oder allmählich im Verlauf von 3—5 Tagen. Nach Erreichung des Temperaturgipfels sank sie meist ebenso rasch wieder ab.

Durch die bakteriologischen Untersuchungen wurde festgestellt, daß die Erreger im Stuhl unter Umständen bereits 24 Std nach der Infektion nachweisbar waren, also noch vor Ausbruch der Krankheit. Aus den Blutkulturen konnten sie ebenfalls schon vor Auftreten der ersten Symptome am 2. bis 4. Tag nach dem Infektionstermin gezüchtet werden. Die Bildung von Antikörpern im Serum begann am 6. bis 9. Tag, doch war die Höhe der erreichten Titer bei den einzelnen Tieren sehr verschieden.

Der typische Verlauf der Fieberkurve und des Antikörpertiters sowie die Ergebnisse der bakteriologischen Untersuchung bei zwei Schimpansen sind in Abb. 7 und 8 dargestellt.

Pathologisch-anatomisch fanden sich bei einem am 9. Tag getöteten Tier eine vergrößerte Milz, vergrößerte Mesenterialdrüsen und deutlich hyperplastische Peyersche Haufen, jedoch keine Ulcerationen der Darmschleimhaut oder Blutungen in das Darmlumen. Tiere, die erst nach einer mehrtägigen Periode der Fieberfreiheit getötet wurden, wiesen autoptisch keine wesentlichen Veränderungen mehr auf. Diese Befunde bestätigen weitgehend die Ergebnisse von METSCHNIKOFF u. BESREDKA.

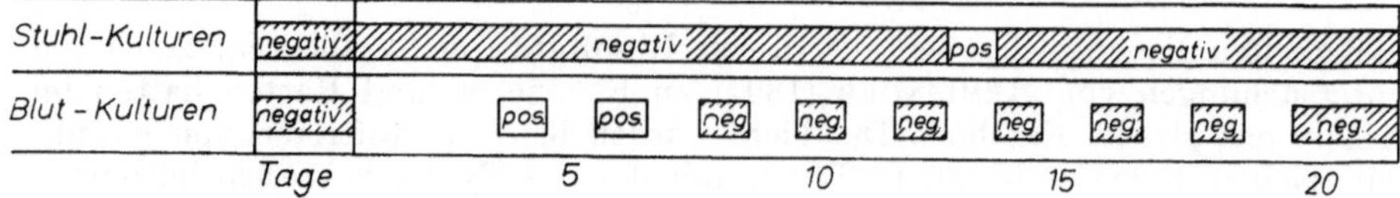

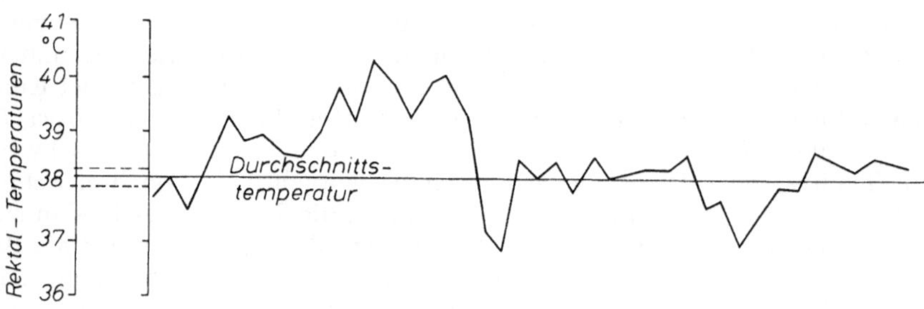

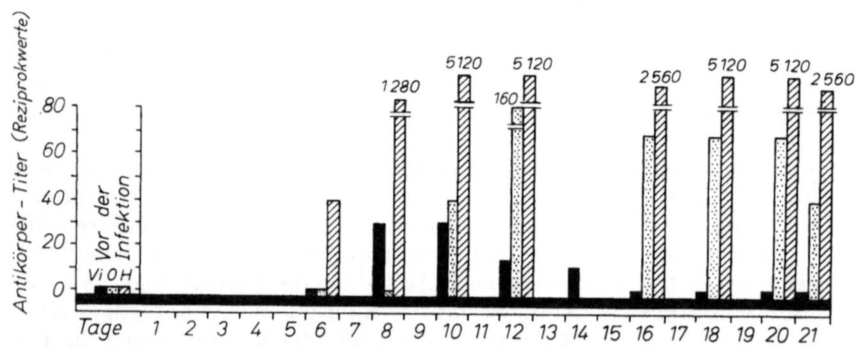

Abb. 7. Verlauf der experimentellen Infektion per os mit S. typhi ($4{,}5 \times 10^9$ Keime Ty 2) bei einem jungen Schimpansen (EDSALL u. Mitarb. 1960)

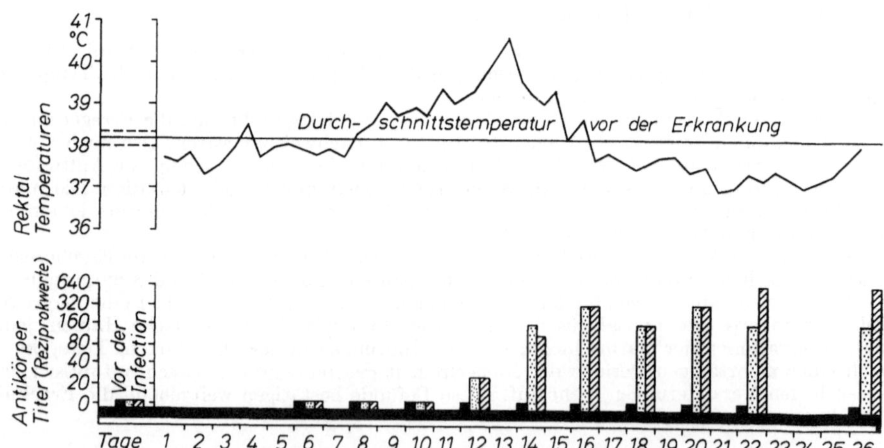

Abb. 8. Verlauf der experimentellen Infektion per os mit S. typhi (4.5×10^9 Keime Ty 2) bei einem zweiten jungen Schimpansen (EDSALL u. Mitarb. 1960)

Weitere Untersuchungen dieser Arbeitsgruppe an Schimpansen (GAINES u. Mitarb. 1960, TULLY u. Mitarb. 1962, 1963) zeigten, daß das Überstehen der Krankheit eine langdauernde Immunität hinterließ. Eine zweite Infektion, etwa 15–20 Monate später, ergab lediglich vorübergehend den Nachweis der Erreger im Blut und im Stuhl und einen Anstieg der Antikörper bereits vom 4. Tag an. Klinisch blieben die Tiere jedoch gesund. Die Schwere des Krankheitsbildes nach der Erstinfektion war auch deutlich abhängig von der Antigenstruktur des zur Infektion verwendeten Stammes. Während ein Typhusstamm, der Vi-, O- und H-Antigene enthielt (Ty 2-Stamm), also in der VW-Form vorlag, den vollausgebildeten Symptomenkomplex erzeugte, war der Verlauf nach Infektion mit einem reinen O-Stamm (Ty O 901) leichter und kürzer. Mit einem Rauh-Stamm, der nur das H-Antigen, jedoch weder das Vi- noch das O-Antigen enthielt, gelang es auch bei Gaben von sehr hohen Dosen (133×10^9 Keime) nicht, irgend welche Krankheitserscheinungen auszulösen. Die Tiere waren auch gegen eine Reinfektion mit dem virulenten Stamm Ty 2 nicht geschützt. Eine Immunität tritt nur nach einer Vorbehandlung oder Infektion mit einem Vi- und O-Antigene enthaltenden Stamm ein, was aus den Erfahrungen mit der Schutzimpfung des Menschen ebenfalls bekannt ist.

b) Die parenterale Infektion

Da die experimentelle Infektion mit Typhus- oder Paratyphusbakterien über den Verdauungstrakt bei Versuchstieren nur sehr begrenzt oder überhaupt nicht zu einer Erkrankung führt, ist der parenterale Infektionsweg in wesentlich größerem Umfang bis in die neueste Zeit hinein zur Bearbeitung zahlreicher Probleme herangezogen worden. Bei der Reaktion der Tiere auf parenterale Gaben von S. typhi oder paratyphi A und B ist zu beachten, daß der toxische Effekt der Leibessubstanzen der Bakterien oder der Endotoxine, der weitgehend unspezifisch ist, oft nur schwer getrennt werden kann von den Auswirkungen der Vermehrung der Erreger im tierischen Organismus, die vielfach nur örtliche eitrige Entzündungen hervorrufen. Daher muß berücksichtigt werden, daß die parenterale Infektion wohl zur Erkrankung und zum Tode des Tieres führen kann, die Pathogenese aber nicht unbedingt für Typhus- oder Paratyphusbakterien charakteristisch sein muß, sondern das gleiche Krankheitsbild und die gleichen pathologisch-anatomischen Veränderungen auch durch andere Bakterienarten, insbesondere von anderen Angehörigen der Familie Enterobacteriaceae, oder durch präparierte Endotoxine ausgelöst werden können. Dies trifft in erster Linie für die intraperitoneale Infektion zu, bei der es zu einer Peritonitis kommt, an der das Tier meistens eingeht, wenn es nicht nach einer Gabe von sehr großen Bakterienmengen bereits vorher der Intoxikation erliegt. Auch der intracerebrale Infektionsweg führt zu einer eitrigen Meningoencephalitis, die keinesfalls eine von Typhus- oder Paratyphusbakterien hervorgerufene spezifische Krankheitsform darstellt.

Dadurch ist allerdings nicht ausgeschlossen, daß eine spezifische Prophylaxe oder eine Therapie wie etwa Vaccinen oder antibiotisch wirkende Substanzen an Versuchstieren erprobt werden können, die parenteral mit S. typhi, S. paratyphi A oder B infiziert werden. Diese gezielt gegen die Erreger gerichteten Maßnahmen sind unter Umständen durchaus in der Lage, die Tiere zu schützen oder zu heilen, wenn auch ein uncharakteristisches durch völlig andere Keime ebenso auslösbares Krankheitsbild erzeugt wurde.

α) Mäuse. Die parenterale Infektion von Mäusen mit Typhus- oder Paratyphusbakterien, die subcutan, intravenös, intraperitoneal und intracerebral erfolgen kann, dient häufig als Testversuch zur Überprüfung von Vaccinen oder antibiotischen Substanzen, wobei auf Einzelheiten des Verlaufs der Erkrankung oft weniger geachtet wird als auf Überlebens- und Todesraten. Dasselbe gilt auch für Virulenzprüfungen einzelner Stämme. Ob eine solche parenterale Infektion zum Tode führt oder nicht, ist von der Dosis, aber auch von der Applikationsweise, von der Virulenz des Infektionsstammes und der Empfänglichkeit der Tiere abhängig. Die letztere ist durch die Benutzung von Inzuchtstämmen zu beeinflussen und einigermaßen konstant zu halten.

Die subcutane Infektion bedarf zur Erzeugung einer tödlichen Erkrankung der Maus höherer Dosen als die intraperitoneale oder die intracerebrale Infektion. Dies stellte bereits PETRUSCHKY (1892) fest, der als Dosis letalis von S. typhi bei intraperitonealer Gabe etwa 10–15 mg Feuchtgewicht pro kg Körpergewicht angab, während er subcutan 60–90 mg/kg Körpergewicht benötigte. Für etwa 20 g schwere Mäuse würde damit subcutan die tödliche Dosis etwa einer Keimmenge von 10^9 bis 10^{10} Keimen entsprechen. Bei solch hohen Infektionsdosen kommt es zwar zu einer Überschwemmung des Organismus mit dem Erreger, da jedoch der Tod bereits innerhalb von 24 Std eintritt, dürfte er eine Folge der Intoxikation sein. Mit offensichtlich geringeren Keimmengen war es BRION und KAISER (1902) möglich, Mäuse durch subcutane Gaben von S. paratyphi A zu töten. Sie verabreichten 0,33 ml einer Bouillonkultur, die nach einer 24stdg. Bebrütung etwa eine Keimmenge von $1{,}5 \times 10^8$ enthält. Werden wesentlich weniger Keime subcutan injiziert, führt dies seltener zum Tode. ØRSKOV u. MOLTKE (1928) fanden nach subcutaner Infektion mit etwa 5×10^4 Paratyphus B-Bakterien diese einen Tag später lediglich in den regionären Lymphdrüsen, nur selten auch in Leber und Milz. Ausnahmsweise kommt es zu einer Generalisation und zu einer tödlichen Erkrankung der Tiere. Mit S. typhi ist subcutan auch durch größere Dosen eine tödliche Infektion kaum zu erzielen, doch konnten MENK und SCHREIBER (1932), die etwa 5×10^7 bis 2×10^8 Typhusbakterien Mäusen subcutan einspritzten, die Erreger im Gegensatz zu den Ergebnissen von ØRSKOV u. MOLTKE in den inneren Organen und im Blut in den ersten 14 Tagen ziemlich regelmäßig und bei einzelnen Tieren noch nach 42 Tagen nachweisen, wobei eine Ausscheidung im Urin ebenso lange festzustellen war. Mit dem von ihnen verwendeten Typhusstamm hatten sie auch bei intraperitonealer und intravenöser Infektion praktisch die gleichen Ergebnisse, d. h. lange Persistenz der Erreger in den Organen und nur wenig Todesfälle. Da mit einer entsprechenden Infektionsdosis andere Typhusstämme zumindestens intraperitoneal tödlich wirken können, zeigt dies, daß die Ergebnisse der einzelnen Autoren auch von der der jeweiligen Virulenz des verwendeten Stammes abhängen. Es wurde auch versucht, die Empfänglichkeit der Tiere zu steigern. ELBERT (1930) gab vor der Infektion 0,5 ml einer 2,5%igen Eisenzuckerlösung i.p. und glaubte, dadurch eine Blockade des RES zu erreichen. Er sah bei den so vorbehandelten Tieren nach subcutaner Gabe von 5×10^4 Paratyphus B-Bakterien Generalisation und tödliche Allgemeininfektionen. DWOLAIZKAJA-BARYSCHEWA u. KAGAN (1932) splenektomierten außerdem die Tiere und fanden 75,25% Todesfälle. Allerdings starben auch von den Kontrolltieren 45,75% nach subcutaner Gabe, so daß hier offenbar ein hochvirulenter Stamm verwendet wurde. Die subcutane Infektion der Maus führt somit bei extrem hohen Dosen von Typhus- oder Paratyphusbakterien zum Tode der Tiere, wobei in solchen Fällen, in denen die Tiere bereits nach wenigen Stunden sterben, der Tod auf die Intoxikation durch die Leibessubstanzen – die Endotoxine – zurückzuführen ist. Geringere Infektionsdosen subcutan bewirken im allgemeinen keine tödliche Erkrankung, sondern lediglich eine Infektion der regionären Lymphdrüsen und hin und wieder auch einen Befall der inneren Organe wie Leber, Milz, Niere usw., unter Umständen mit einer Ausscheidung der Erreger im Urin. Bei S. paratyphi B kommen gelegentliche Stämme vor, die sich subcutan als virulent erweisen. Auch bekommt bei größeren Reihenversuchen, bei denen S. paratyphi B subcutan gegeben wird, häufig ein gewisser, meist niedriger Prozentsatz der Tiere eine generalisierte Infektion, an der sie zugrunde gehen. Möglicherweise spielt hier der von ELKELES bereits bei der peroralen Infektion gegebene Hinweis eine Rolle, daß das Tier dann erkrankt und stirbt, wenn die experimentelle Infektion eine zusätzliche Schädigung darstellt (s. S. 167).

Die intravenöse Gabe von Typhus- oder Paratyphusbakterien ruft bei Mäusen kaum irgend welche Krankheitserscheinungen hervor. Unter Umständen kommt es lediglich zu einer Ausscheidung mit der Galle oder dem Urin, so daß diese Infektionsmethode bei Mäusen in der experimentellen Forschung wenig verwendet wurde.

Die intraperitoneale Infektion ist die am häufigsten angewandte Methode, Mäuse experimentell mit Typhus- oder Paratyphusbakterien zu infizieren. Schon sehr bald wurde erkannt, daß auf diese Weise am ehesten die Möglichkeit besteht, eine tödliche Erkrankung zu erzeugen und dabei auch die Infektionsdosis zu senken. So konnte PETRUSCHKY (1892) mit 10–15 mg Bakterienmaterial (Feuchtgewicht) pro kg Körpergewicht intraperitoneal innerhalb 24 Std Mäuse töten. Dies würde bei einer etwa 20 g schweren Maus einer Anzahl von etwa 10^8 Bakterien entsprechen und nur etwa den fünften bis zehnten Teil der Bakterienmenge darstellen, die von PETRUSCHKY für eine tödliche subcutane Infektion benötigt wurde (s. S. 172).

Hohe Dosen führen unter Umständen schon innerhalb weniger Stunden den Tod der Tiere herbei, wobei es im Organismus zu einer Vermehrung der Keime praktisch nur im Bereich der Peritonealhöhle kommt sowie zu einer Infektion der Mesenterialdrüsen. Nur spärlich werden Typhusbakterien in Leber und Milz angetroffen. Überleben die Tiere mehrere Tage oder Wochen, so besiedeln die Erreger regelmäßig die Organe, in der sie längere Zeit persistieren können. Sie wurden in Leber, Milz und Niere von MENK und SCHREIBER (1932) noch nach 6 Wochen gefunden, während ØRSKOV u. KAUFFMANN (1936) zwar einen Befall von Leber und Milz feststellen konnten, doch war dieser im allgemeinen nach 3 Wochen nicht mehr nachweisbar.

Neuere Untersuchungen von GERICHTER u. BOROS (1962), die mit dem Stamm S. typhi Ty 2 arbeiteten, einem Stamm mit konstanter Virulenz, von dem sie Mäusen intraperitoneal die DL_{50} injizierten, ergaben, daß bereits in den ersten 5–10 Std die Keimzahl im Blut anstieg, dann aber nach weiteren 10 Std wieder deutlich abfiel. Nur bei den Tieren, die in der Folgezeit erkrankten und schließlich starben, nahm die Keimzahl wieder zu. In Leber und Milz waren auch bei einigen gesunden Tieren noch nach 34 Tagen Typhusbakterien nachweisbar, ein Befund, der die älteren Ergebnisse von MENK u. SCHREIBER im wesentlichen bestätigt.

OLITZKI u. Mitarb. (1957) infizierten Mäuse i.p. mit Stämmen von S. paratyphi A, die eine unterschiedliche Virulenz zeigten. So gelang es mit einer Dosis von 4×10^8 Keimen des von ihnen benutzten Stammes HA 1 nicht, Mäuse zu töten, während andere Stämme, z. B. die gleiche Menge des Stammes 9205, 7 von 8 Mäusen töteten. Ein Vergleich der Verweildauer der Erreger in den Organen nach subletalen Dosen des virulenten Stammes 9205 (10^8 Keime) und nach Gaben von 2×10^8 Keimen des schwach virulenten Stammes HA 1 zeigte, daß bei einem Teil der Tiere noch nach 31 Tagen S. paratyphi A gelegentlich im Herzblut, öfters jedoch in der Leber und der Milz nachweisbar waren, wobei der virulente und der weniger virulente Stamm sich etwa gleich verhielten. Wie aus diesen Resultaten hervorgeht, bestehen offenbar hinsichtlich des Schicksals der i.p. eingebrachten Erreger zwischen S. typhi und S. paratyphi A keine grundsätzlichen Unterschiede.

Von den mancherlei Versuchen, die krankmachende Wirkung intraperitoneal injizierter Typhusbakterien zu steigern, hat sich die gleichzeitige Injektion einer Mucinlösung bewährt (s. S. 154). Bei S. typhi wurde dieses Verfahren erstmals von RAKE (1935) angewandt, der die tödliche Dosis auf diese Weise erheblich senken konnte. Im Verlauf ihrer eingehenden Untersuchungen über die Virulenz von Typhusstämmen konnten BATSON, LANDY u. BROWN (1950) diesen Effekt des Mucins bestätigen.

Sie benutzten 2 Typhusstämme, die jeweils 1934 und 1948 aus dem Stuhl des gleichen Dauerausscheiders gezüchtet wurden und zum Teil in der V-Form (mit Vi-Antigen), teils in der W-Form (ohne Vi-Antigen) vorlagen. Mit Subkulturen dieser Stämme wurden Passagen auf einem synthetischen Medium durchgeführt, das aus Aminosäuren und Salzen mit und ohne Glucosezusatz bestand. Andere Subkulturen wurden auf Fleischwasseragar gezüchtet. Mit diesen unterschiedlich vorbehandelten Stämmen wurden Mäuse von 14—16 g infiziert. Die Ergebnisse ihrer Untersuchungen sind in Tab. 7 und 8 dargestellt.

Tabelle 7. *Letalität von Mäusen nach Infektion mit S. typhi mit und ohne Zugabe von Mucin* (nach BATSON u. Mitarb. 1950 modifiziert)

Keimzahl in 0,5 ml Infektions-Dosis	5	50	500	5000	3×10^4	3×10^5	3×10^6	3×10^7	9×10^7	27×10^7	81×10
S. typhi 58[1] gez. auf Fleischwasseragar											
a) Suspension in Kochsalzlösung	—	—	—	—	—	—	—	0/20[3]	5/20	6/20	20/20
b) Suspension in 5% Mucin	13/20	18/20	17/20	19/20	—	—	—	—	—	—	—
S. typhi 58 V[2] gez. auf Fleischwasseragar											
a) in Kochsalzlösung	—	—	—	—	—	—	—	0/20	0/20	0/20	0/20
b) in 5% Mucin	—	—	—	—	1/20	3/20	8/20	20/20	—	—	—

[1] Gezüchtet 1934 aus dem Stuhl eines Dauerausscheiders V-Form.
[2] Gezüchtet 1948 aus dem Stuhl eines Dauerausscheiders V-Form.
[3] Nach 72 Std gest. Tiere/infizierte Tiere.

Tabelle 8. (nach BATSON u. Mitarb. 1950 modifiziert)

Keimzahl in 0,5 ml Infektionsdosis	3	30	300	3000	8×10^4	8×10^5	8×10^6	5×10^7	15×10^7	45×10^7	135×10
S. typhi 58 H[1] gez. auf synth. Medium ohne Glucose											
a) in Kochsalzlösung aufgeschwemmt	—	—	—	—	—	—	—	6/20	0/20	3/20	13/20
b) in 5% Mucin	—	—	—	—	1/20	6/20	16/20	—	—	—	—
S. typhi 58 B[2] gez. auf synth. Medium mit Glucose											
a) in Kochsalzlösung	—	—	—	—	—	—	—	0/20	3/20	11/20	20/20
b) in 5% Mucin	1/20	9/20	10/20	17/20	—	—	—	—	—	—	—

[1] 1934 aus Dauerausscheidern isoliert W-Form.
[2] 1934 aus Dauerausscheidern isoliert V-Form.

Somit erweist sich, wie auch von anderer Seite immer wieder bestätigt wurde, gleichzeitig mit der Infektionsdosis verabreichtes Mucin als ein den krankmachenden Effekt steigernder Faktor. Dies trifft auch für eine experimentelle intraperitoneale Infektion mit S. paratyphi A und B zu (BATSON, BROWN u. OBERSTEIN 1951). Auf die Durchführung therapeutischer Versuche mit antibiotischen Substanzen hat die Zugabe von Mucin keinen Einfluß (WELCH, REEDY u. WOLFSON 1950, VAISMAN 1950), so daß dieses Verfahren auch zur Testung antibiotisch oder chemotherapeutisch wirkender Stoffe verwendet werden kann.

Der Mucineffekt ist bei virulenten und weniger virulenten Stämmen deutlich nachweisbar, wobei es aber nicht zu einer Angleichung der Dosis letalis kommt, sondern die Virulenzunterschiede der einzelnen Stämme erhalten bleiben. Es ist daher nicht berechtigt, dem Mucin einen virulenzsteigernden Effekt zuzuschreiben, sondern offenbar handelt es sich um eine Abschwächung lokaler Abwehrkräfte im Bereich der serösen Häute.

Seit der Entdeckung des Vi-Antigens durch FELIX u. PITT (1934) wird sein Einfluß auf die Virulenz von Typhusstämmen in der Literatur diskutiert. FELIX u. PITT (1951) glaubten nach intraperitonealer Infektion mit dem Stamm Ty 2, der das Vi- und das O-Antigen enthält, bei Mäusen eine höhere Todesrate festzustellen als mit einem O-Stamm ohne Vi-Antigen, einem reinen Vi-Stamm ohne O-Antigen und einem Rauhstamm, wobei allerdings die Unterschiede zwischen dem O-Stamm und dem Ty 2 gering waren. ØRSKOV u. KAUFFMANN, die jeweils mit V- und W-Formen der gleichen Stämme arbeiteten (Watson-Stamm und Stamm H 901), hatten jedoch bereits 1936 keine Unterschiede in bezug auf die Generalisation feststellen können.

Auch die oben angeführten Untersuchungen von BATSON u. Mitarb. (1950) lassen hinsichtlich einer höheren Virulenz von Vi-O-Stämmen (VW-Formen) gegenüber reinen O-Stämmen (W-Formen) keine sicheren Schlüsse zu. Die Feststellungen von FINDLAY (1951) deuten eher darauf hin, daß auch unter Typhusstämmen, die Vi- und O-Antigene enthalten, erhebliche Unterschiede bestehen. Er prüfte zwei Stämme, von denen der eine aus einer Epidemie stammte, bei der vorwiegend schwere Erkrankungen und Todesfälle vorkamen, und der andere aus einer Epidemie, bei der nur leichte Krankheitsverläufe beobachtet wurden. Entsprechend verhielten sich beide Stämme auch im Mäuseversuch. Während der erste Stamm bei gleicher Dosierung 50—100% der Tiere tötete, starben durch den anderen Stamm nur etwa 5—10%. Nach BOIVIN, IZARD u. SARCIROU (1939) ist ein sicherer Unterschied zwischen Vi-O-Stämmen und O-Stämmen nur bei Gaben von mehreren 100 Millionen Keimen festzustellen. Hierbei scheint es sich aber weniger um Differenzen der Tendenz zur Ausbreitung und Generalisation im Organismus als vielmehr der Toxicität zu handeln. Auf die Rolle des Vi-Antigens in bezug auf die Virulenz von S. typhi wird bei der Besprechung der intracerebralen Infektion nochmals einzugehen sein.

Gewisse Anhaltspunkte für die biochemischen Grundlagen des Zusammenspiels von Makro- und Mikroorganismus für das Zustandekommen einer tödlichen Erkrankung nach intraperitonealer Infektion der Maus mit S. typhi ergeben sich aus den Befunden von BACON u. Mitarb. (1951). Diese gewannen aus einem Typhusstamm (Ty 22) durch UV-Bestrahlung eine größere Anzahl von Mangelmutanten, darunter solche, die zur Vermehrung die Zugabe von Purinen zum Medium benötigten und andere, die sich ohne Zugabe von Paraminobenzoesäure nicht vermehren konnten. Diese waren deutlich weniger virulent als der Ausgangsstamm, doch konnte durch gleichzeitige intraperitoneale Gabe der Mangelsubstanz die Virulenz wieder gesteigert werden (s. Tab. 9).

Die Autoren nehmen an, daß die fehlende Virulenz der Mutanten darauf beruht, daß sie im Peritonealraum die von ihnen benötigten Wachstumsfaktoren-Purine, PAB — nicht in ausreichender Menge vorfinden und daher die Vermehrung einstellen. Wird dagegen der fehlende Faktor zugegeben, so ist eine Vermehrung möglich und ein höherer Prozentsatz der Tiere erliegt der Infektion.

Olitzki u. Godinger (1963) untersuchten die Frage, ob Typhusbakterien, die unmittelbar von den Tierorganen gewonnen wurden (Methodik s. S. 154), virulenter sind als Keime, die auf künstlichen Nährböden gezüchtet wurden. Dabei zeigte sich eine gewisse erhöhte Virulenz des Stammes Ty 2, wenn Mäusen unmittelbar aus der Peritonealhöhle oder aus der Milz des Meerschweinchens gewonnene Keime injiziert wurden. Sie glaubten, in Organextrakten von infizierten Tieren eine die Infektion fördernde Substanz feststellen zu können, durch die der von ihnen beobachtete Effekt verursacht wird.

Tabelle 9. *Letalität von Mäusen nach Infektion von Mangelmutanten von S. typhi* (nach Bacon u. Mitarb. 1951)

Zugabe von		Hypoxanthin	Paraminobenzoesäure (PAB)
Stamm			
Ty 22 (Ausgangsstamm)	13/20[1]	18/20	11/20
Purinmangelmutante	0/20	16/20	0/20
PAB-Mangelmutante	0/20	1/20	16/20

[1] Zahl der Todesfälle/Zahl der infizierten Tiere.

Zur Standardisierung der Versuchsbedingungen wurde vielfach mit Mäuse-Inzuchtstämmen gearbeitet. Da diese Frage insbesondere im Zusammenhang mit der intracerebralen Infektion untersucht wurde, soll sie dort behandelt werden.

Zusammenfassend kann der Verlauf der intraperitonealen Infektion der Maus mit S. typhi, S. paratyphi A und B folgendermaßen beschrieben werden. Er ist ebenso wie bei der subcutanen Infektion von der Dosis abhängig, wenn auch geringere Bakterienmengen benötigt werden um ein Tier zu töten. Die Dosis letalis minima schwankt allerdings von Stamm zu Stamm erheblich, sie kann durch die gleichzeitige Injektion einer Mucinlösung sowohl bei virulenten als auch bei weniger virulenten Stämmen stark gesenkt werden, wobei aber die Dosierungsunterschiede erhalten bleiben. Die Frage, wovon die Virulenz eines Stammes abhängt, z. B. von der Anwesenheit des Vi-Antigens, ist nicht eindeutig geklärt. Manche Befunde sprechen dafür, daß Stämme von S. typhi, die Vi- und O-Antigen enthalten, im allgemeinen virulenter sind, als solche, die nur O-Antigen enthalten. Rauhstämme ohne O-Antigen sind nur sehr gering virulent oder avirulent.

Zweifellos kommt so dem O-Antigen in seiner Eigenschaft als Endotoxin erhebliche Bedeutung für das Ergebnis eines Tierversuches zu. Das heißt, der Verlauf einer experimentellen intraperitonealen Infektion mit den an sich für Tiere wenig pathogenen Salmonellaarten ist bei den großen Bakterienmengen, die verwendet werden müssen, nicht zuletzt die Folge der toxischen Wirkung der O-Antigene. Doch scheint auch die intraperitoneale Vermehrung, wie aus den Untersuchungen von Bacon u. Mitarb. (1951) hervorgeht, nicht ohne Bedeutung zu sein.

Bei sehr großen Dosen entspricht somit der Verlauf der experimentellen i.p. Infektion einer Intoxikation, der die Tiere innerhalb weniger Stunden erliegen können. Bei geringeren subletalen Dosen kommt es unmittelbar nach der Infektion zu einer Aussaat der Keime ins Blut und zu einer Besiedlung der inneren Organe, vor allem von Leber und Milz. Diese kann mehrere Wochen persistieren, oder aber nach wenigen Tagen sind Organe und Blut wieder bakterienfrei. Gehen die Tiere nach mehreren Tagen ein, erfolgt kurz vor dem Tode eine starke Vermehrung der Keime in allen Organen.

Die intracerebrale Infektion hat in neuerer Zeit zur Virulenzprüfung von Stämmen von S. typhi, als Testmethode zur Überprüfung der Wirksamkeit von Immunisierungsverfahren u. a., erheblich an Bedeutung gewonnen. Sie wurde zur Virulenzprüfung von Typhusstämmen erstmalig von NORTON u. DINGLE (1935) herangezogen, die feststellten, daß die für Mäuse tödliche Dosis bei intraperitonealer Infektion mit älteren Laboratoriumsstämmen etwa das Vierfache der mit frisch isolierten Stämmen benötigten Dosis betrug. Intracerebral war die Differenz wesentlich größer. Die Infektionsdosis konnte bei allen Stämmen gesenkt werden, die tödliche Dosis der virulenteren frischen Stämme war intracerebral 2×10^4 Keime, der weniger virulenten Stämme 2×10^7 Keime, also die tausendfache Menge.

Die Tatsache, daß bei der i. c. Infektion Virulenzunterschiede deutlicher werden, veranlaßten LANDY, GAINES u. SPRINZ (1957), die Frage der Bedeutung des

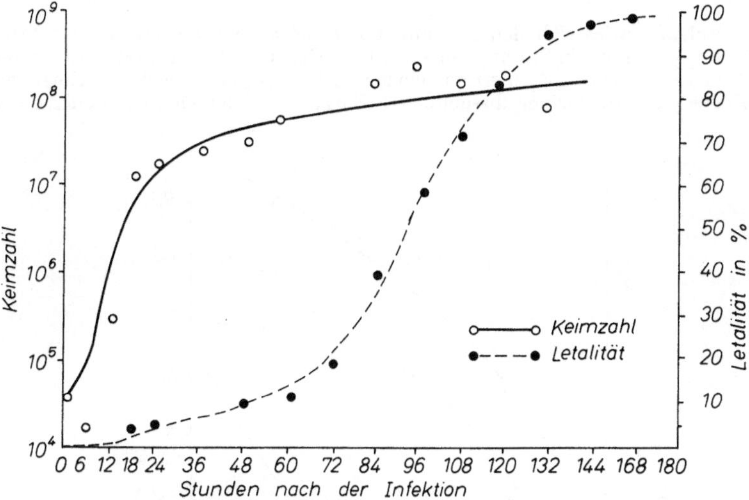

Abb. 9. Keimzahl und Letalität nach intracerebraler Infektion der Maus mit S. typhi (nach LANDY, GAINES u. SPRINZ 1957)

Vi-Antigens für die Virulenz von Typhusbakterienstämmen sowie andere Probleme erneut zu untersuchen. Über die Vorbereitung der Stämme und Infektionsmethode durch das Foramen magnum s. S. 154 und S. 163. Der Verlauf der Infektion wird folgendermaßen beschrieben: Nach einer Injektion von etwa 20000 bis 40000 Keimen zeigt sich im Gehirn nach einer Latenzzeit von etwa 12 Std ein steiler Anstieg der Keimzahl auf etwa $2{,}5 \times 10^7$ nach 24 Std und nach weiteren 84–96 Std auf $3-4 \times 10^8$, falls die Tiere zu diesem Zeitpunkt noch am Leben sind. Die Keimaussaat in Leber, Milz und Blut ist gering. Die terminalen Keimzahlen schwanken zwischen 500 und 6000/ml Blut bzw. pro Organ. Autoptisch findet sich eine akute purulente Meningoencephalitis, bei der sich ein Pyocephalus und ein sekundäres Hirnödem ausgebildet hat. Das Verhältnis der Keimvermehrung im Gehirn und der Sterblichkeit der Tiere ist in Abb. 9 dargestellt. Als Todesursache muß eine Gehirnintoxikation, insbesondere bei den Frühtodesfällen angesehen werden.

Die Untersuchungen mit Typhusstämmen verschiedenen Antigengehalts hatten das in Tab. 10 zusammengestellte Ergebnis.

Hierbei zeigte sich, daß die beiden das Vi- und das O-Antigen enthaltenden Stämme wesentlich höhere Todesraten bewirkten, als die Stämme O 901 und Vi 1. Die geringste Zahl der Todesfälle kam durch den Stamm Vi 1 zustande, dem als Rauhstamm das O-Antigen fehlte.

Tabelle 10. *Letalität durch Stämme von S. typhi mit verschiedenem Antigengehalt* (nach LANDY u. Mitarb. 1957)

Infektionsdosis		10^7	10^6	10^5	10^4	DL_{50}
Stamm	Antigengehalt					
O 901	O	13/20[1]	8/20	8/20	5/20	5×10^6
Vi 1	Vi	2/20	0/20	2/20	1/20	10^7
Ty 2	Vi + O	19/19	20/20	20/20	15/19	200
58	Vi + O	20/20	20/20	19/22	13/20	200

[1] Zahl der gestorbenen Tiere/Zahl der infizierten Tiere.

Wenig virulent erwies sich den genannten Forschern auch ein streptomycinabhängiger Stamm von S. typhi, d. h. ein Stamm, der sich nur in Gegenwart von Streptomycin vermehren kann. Auch massive Dosen i.c. rufen nur einzelne Abscesse im Bereich des Einstichs hervor, aber keine oder nur eine geringe disseminierte Entzündung der Meningen oder des Gehirns.

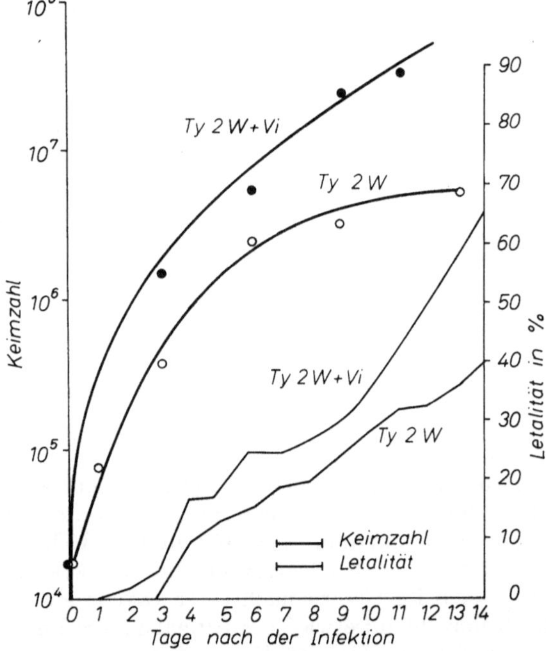

Abb. 10. Keimzahl und Letalität nach intracerebraler Infektion von Mäusen mit S. typhi (W-Form) mit und ohne gleichzeitige Zugabe von Vi-Antigen (nach GAINES u. Mitarb. 1961)

In weiteren Untersuchungen von GAINES, TULLY u. TIGERTT (1961) gelang es, die Virulenz der W-Form des Stammes Ty 2 durch die Zugabe eines aus einem Vi-haltigen Stamm von E. coli nach der Methode von WEBSTER, LANDY u. FREEMAN (1952) (s. S. 160) isolierten Vi-Antigens zu steigern. Die Unterschiede hinsichtlich der intracerebralen Keimvermehrung und der Sterblichkeit sind in Abb. 10 dargestellt. Noch deutlicher wird der Effekt des zugegebenen Vi-Antigens aus der Bestimmung der DL_{50}.

Aus Tabelle 11 ist zu entnehmen, daß die virulenzsteigernde Wirkung des zugegebenen isolierten Vi-Antigens offenbar nicht bei allen Typhusbakterienstämmen gleich stark ist. Sie ist bei dem reinen O-Stamm O 901 nicht in der gleichen Weise nachweisbar, wie bei dem an sich schon virulenten Ty-2-Stamm.

Tabelle 11. *Die Wirkung des Vi-Antigens auf die intracerebrale Virulenz verschiedener gramnegativer Bakterien* (nach GAINES u. Mitarb. 1961)

Stamm	Vi-Antigen/Maus in μg	DL_{50}	Virulenzrate	Relativer Vi-Effekt
Ty 2 (W)	—	9006	1	16
	30	576	16	
O 901	—	51366	1	5
	30	11120	5	
E. coli	—	18800	1	4
	30	4600	4	
Shig. flexneri	—	903000	1	2
	30	809800	2	
Proteus vulgaris OX 2 .	—	2500000	1	1
	30	3000000	1	

Mit Mucin i.c., Hyaluronsäure oder Pneumokokken-Polysaccharid ist ein ähnlicher Effekt nicht zu erzielen. Das isolierte Vi-Antigen wirkt auch nur dann verstärkend, wenn es gleichzeitig i.c. gegeben wird, dagegen nicht, wenn es i.p. verabreicht wird und die Infektion i.c. erfolgt. Eine Gabe von Vi-Antigen i.p. 6 Tage vor dem Infektionstermin, kann den virulenzsteigernden Effekt aufheben, wobei es sich offenbar um eine immunisierende Wirkung handelt. Auch ein Anti-Vi-Serum kann, wenn es 1 Std vor der Infektion gegeben wird, im Sinne einer passiven Immunisierung die Überlebensrate erhöhen.

Bei einem reinen Vi-Stamm, der nur wenig O-Antigen enthält (Stamm Vi I Bathnagar), kann die Zugabe eines gereinigten O-Antigens die Virulenz bei der i.c. Infektion etwa um das 88fache steigern, also wesentlich mehr, als durch die Zugabe eines Vi-Antigens zu einem reinen O-Stamm erreichbar ist (GAINES u. TULLY 1961). Dabei ist es nicht von Bedeutung, ob dieses O-Antigen von S. typhi stammt. Auch ein von E. coli oder von Serratia marcecsens (Bact. prodigiosum) gewonnenes Präparat ist wirksam, doch muß es intracerebral gegeben werden. Intraperitoneal oder subcutan appliziert ist es unwirksam. Selbstverständlich verstärkt die Zugabe des O-Antigens (Endotoxin) auch den krankmachenden Effekt reiner O-Stämme. Bei diesen mit gereinigten O-Antigenen erzielten Ergebnissen handelt es sich offenbar lediglich um eine Steigerung der toxischen Wirkung.

In den geschilderten Untersuchungen von LANDY, GAINES und anderen wurden zur Standardisierung der Empfänglichkeit der verwendeten Tiere ein Mäuse-Inzuchtstamm verwendet, der unter der Bezeichnung BALB/C zu weiterer Charakterisierung der Mäusestämme, siehe Syuetini Teil 13) bekannt ist. Es kann aber nicht ohne weiteres damit gerechnet werden, daß solche Mäusestämme auch über Jahre hin die gleiche Resistenzlage beibehalten. So konnte SACQUET (1960) am Beispiel des BALB/C-Stammes zeigen, daß seit den Untersuchungen von LANDY u. Mitarb. 1957 eine erhebliche Resistenzsteigerung des Stammes eingetreten war, die ebenfalls durch i.c. Infektion mit dem Stamm Ty 2 festgestellt werden konnte.

Dies wurde später auch von GAINES und TULLY (1961) bestätigt. Ein Vergleich der Ergebnisse von SACQUET und von LANDY u. Mitarb. (1957) gibt Tab. 12.

Tabelle 12. *Veränderung der Empfänglichkeit eines Mäuseinzuchtstammes* (nach SACQUET 1960, gekürzt)

Mäusestamm	BALB/C SACQUET (1960)		BALB/C LANDY (1957)
Infektionsstamm	Ty 2		Ty 2
Infektionsdosis (Keimzahl)		Infektionsdosis (Keimzahl)	
50	0/23[1]	200	unregelmäßige Resultate
500	3/22	200	15/19
5000	6/22	2000	20/20
25000—50000	27/52	25000—50000	226/227

[1] Zahl der gestorbenen Tiere/Zahl der infizierten Tiere.

Mit anderen Typhusstämmen hatte SACQUET ein ähnliches Ergebnis, so daß seine Resultate nicht etwa auf einer Veränderung des Stammes Ty 2 beruhen. Wie diese Beobachtungen zeigen, ist auch bei der Verwendung von Inzuchtstämmen für tierexperimentelle Untersuchungen eine laufende Kontrolle der Empfänglichkeit mit einem Standardstamm wie dem Stamm Ty 2 unbedingt notwendig.

Insgesamt geht aus den Untersuchungen mit der intracerebralen Infektionsmethode hervor, daß es gelingt, bei Mäusen eine tödliche Infektion mit geringeren Bakterienmengen als bei anderen Verfahren zu erzeugen. Insbesondere treten die Virulenzunterschiede, die sich zwischen einzelnen Typhusstämmen ergeben, z. T. in Abhängigkeit von ihrer Antigenstruktur deutlicher zutage, als etwa bei der intraperitonealen Infektion, wie neuerdings von GAINES u. TULLY (1961) nochmals eindeutig bewiesen werden konnte. Im übrigen dürfte auf Grund der Ergebnisse mit der i.c. Infektion die Annahme gerechtfertigt sein, daß Typhusstämme, die sowohl das O- als auch das Vi-Antigen enthalten, im allgemeinen virulenter und toxischer sind, als solche Stämme, die nur das O-Antigen besitzen. Rauh-Stämme, denen das O-Antigen fehlt, oder Vi-Stämme, die nur sehr wenig O-Antigen haben, sind meistens von geringer Virulenz. Da das O-Antigen dem Endotoxin gleichgesetzt werden muß, spielt demnach die toxische Wirkung auch bei der intracerebralen Infektion eine sehr wichtige Rolle.

Der Verlauf der intracerebralen experimentellen Infektion der Maus ist der einer schweren purulenten Meningoencephalitis, wobei allerdings der Tod durch eine Gehirnintoxikation noch vor Ausbildung des vollen pathologisch-anatomischen Bildes eintreten kann.

β) Meerschweinchen. Der Verlauf der experimentellen Typhus- oder Paratyphusinfektion nach parenteraler Zufuhr der Keime zeigt gegenüber Mäusen beim Meerschweinchen keine Besonderheiten. Es hat vor allem in älteren Arbeiten vielfach Verwendung gefunden, wobei die üblichen parenteralen Infektionswege benutzt wurden. Methodisch von Interesse sind die Ergebnisse von LINDE (1960, s. S. 153). Darnach erweist sich S. paratyphi B in Keimmengen von $0{,}95 \times 10^6$ bis 120×10^6 während der logarithmischen Vermehrungsphase für Meerschweinchen intraperitoneal als wesentlich virulenter als in der Keimreduktionsphase, wobei der Gehalt an vermehrungsfähigen Keimen in den zur Infektion benutzten Suspensionen jeweils gleich war.

Parenteral injizierte Keimmengen von S. typhi oder S. paratyphi B, die nicht zum Tode des Tieres führen, erzeugen eine latente Infektion, die meist in der Gallenblase lokalisiert ist (ROCCHINI 1936), aber auch in der Leber, der Milz und in den Mesenterialdrüsen können die Erreger nachweisbar sein (OTTOLENGHI 1933). Sie werden mit den Faeces ausgeschieden. Bis zum 15. Tag nach der Infektion finden sie sich noch im Blut, bis zum 21. Tag im Knochenmark, das durch die Punktion der Tibia gewonnen werden kann (BONNET u. Mitarb. 1938).

Eine lokale Infektion konnten LAPORTE u. GOYAL (1936, 1937) dadurch erzeugen, daß sie Meerschweinchen zunächst 1 mg lebender oder abgetöteter Typhusbakterien subcutan injizierten. Die Tiere überlebten diese Dosis und 8 Wochen später wurde die doppelte Menge intracutan gegeben, wobei dann die Infektion auf die Injektionsstelle und die regionären Lymphdrüsen lokalisiert blieb, während bei den nicht vorbehandelten Tieren auch die inneren Organe befallen waren. In ähnlicher Weise konnten CORNIL u. Mitarb. (1935) am Meerschweinchenauge eine schwere lokale Entzündung hervorrufen. Sie infizierten Meerschweinchen zunächst subconjunctival mit S. typhi, wobei es zu einer Aussaat der Erreger in den Gesamtorganismus kam. Eine Reinfektion nach 48 Std ergab nichts, doch wurde sie nach 3–4 Wochen oder 2–3 Monaten durchgeführt, bekamen die Tiere eine schwere Ceratoconjunctivitis.

Die Verwendung des Meerschweinchens für Untersuchungen mit Typhus- oder Paratyphusbakterien ist vor allem dann zu empfehlen, wenn beabsichtigt ist, mit Hilfe dieser Keime allergische Reaktionen zu erzeugen.

γ) Kaninchen. Für die Wahl des Kaninchens als Versuchstier für experimentelle Infektionen sind im allgemeinen folgende Überlegungen ausschlaggebend: Bei diesem verhältnismäßig großen Tier sind Veränderungen an den Organen der Beobachtung leichter zugänglich, intravenöse Injektionen sowie Blutentnahmen bereiten keine technischen Schwierigkeiten und Operationen zur direkten Infektion bestimmter Organsysteme lassen sich leichter ausführen, als etwa bei Mäusen oder Meerschweinchen. Aber auch Kaninchen sind für Typhus- und Paratyphusbakterien nicht empfänglicher als die kleineren Nagetiere, die toxische Wirkung der Endotoxine steht auch bei ihnen nach Gaben großer und unter Umständen tödlicher Dosen im Vordergrund.

Besonders häufig werden Kaninchen intravenös über die Ohrvene infiziert, doch bestehen nach den Untersuchungen von BRAHIC u. Mitarb. (1953) bei Anwendung verschiedener parenteraler Infektionswege keine grundsätzlichen Unterschiede im Ablauf der experimentell erzeugten Krankheit. Wird eine Menge von etwa 2×10^9 Typhusbakterien i.v., subcutan oder intraossal injiziert, so steigt nach 6 Std das Fieber maximal an, es entsteht eine Diarrhoe, jedoch tritt kein wesentlicher Gewichtsverlust ein. Unmittelbar nach der Injektion waren die Keime im Blut nachweisbar, nach 24 Std kann außerdem ein deutlicher Anstieg der Leukocytenzahl festgestellt werden. Wie bereits DOERR (1905) zeigte, treten die Erreger nach der i.v. Infektion regelmäßig in der Gallenblase auf, wo sie bis 120 Tage nach dem Infektionstermin nachweisbar bleiben und mit dem Stuhl ausgeschieden werden können.

Bei solchen langdauernden Infektionen sind histologisch in der Submucosa der Gallenblase entzündliche Veränderungen nachzuweisen, die auch auf die extrahepatischen Gallenwege übergreifen (CHIAROLANZA 1909). Im Bereich des Zentralnervensystems sind die Typhusbakterien nach den Untersuchungen von LAVERGNE u. KISSEL (1930) im Gehirn und im Rückenmark und zwar fast ausschließlich in den Pyramidenbahnen und den Seitensträngen zu finden, während der Liquor steril bleibt. Werden nach der i.v. Infektion regelmäßig Blutkulturen angelegt, so sind diese bereits vielfach nach 2 Tagen wieder steril, bei manchen Tieren können aber auch nach 15 Tagen noch Typhusbakterien aus dem Blut gezüchtet werden (BRAHIC u. Mitarb. 1953). Es ist wohl anzunehmen, daß es von den Organherden aus zu wiederholten Streuungen in die Blutbahn kommt. So konnte COPLANS (1935) bei jungen etwa 500 g schweren Kaninchen nach i.v. Infektion mit S. typhi die Erreger noch nach 63 Tagen im Stuhl und Urin nachweisen. Bei 84% der Tiere fand er sie nach 37 Tagen noch in der Leber, bei 94% nach 27 Tagen im Stuhl und im Knochenmark. 79% der Tiere beherbergten sie noch in der 16. Woche nach der Infektion in der Niere und den ableitenden Harnwegen und bei 48% waren sie in der 8. Woche im Blut nachweisbar. Derartige latente Infektionen mit Besiedlung der inneren Organe lassen sich auch mit S. paratyphi B (OTTOLENGHI 1933) erzeugen.

In Anlehnung an die Untersuchungen von BESREDKA (s. S. 169) soll es nach MACCOLINI (1937) gelingen, bei Kaninchen eine Enteritis dadurch zu erzeugen, daß den Tieren zunächst Rindergalle peroral eingeflößt wird und sie anschließend mit S. paratyphi B i.v. infiziert werden. Mit S. typhi und S. paratyphi A und C soll dies nicht möglich sein. Ein anderes Verfahren zur Steigerung der Empfindlichkeit von Kaninchen wendete DE ANTONI (1933) an, der Kaninchen intravenös Novirudin oder Salvarsan zur Zerstörung des Komplements injizierte, wodurch er die intravenös letal wirkende Dosis von Typhusbakterien herabsetzen konnte. Dabei kam es zu hyperämischen, hämorrhagischen und exsudativen Darmveränderungen, die den nicht vorbehandelten Tieren fehlten.

Von UHLENHUTH u. MESSERSCHMITT (1912) wurden erstmalig Typhusbakterien unmittelbar in die Gallenblase von Kaninchen eingebracht (s. S. 163). Einige Tiere gehen dabei an einer generalisierten Infektion zugrunde, doch überleben die meisten und bleiben bis zu 6 Monaten Dauerausscheider. Mit derselben Technik infizierte WALZ (1932) Kaninchen mit S. paratyphi A und S. paratyphi B. In den Zellen des RES im Bereich der Leber kam es zu reaktiven Zellproliferationen, wobei Hyperplasie und Hypertrophie der Kupfferschen Sternzellen und Wucherungen der Histiocyten im Vordergrund standen. Bei den mit S. paratyphi A infizierten Tieren fehlten die intralobulären Knötchen, die bei den mit S. paratyphi B behandelten Tieren vorhanden waren und in denen epitheloide Zellelemente mit multipel angefärbten Zellkernen zu finden waren.

GANDELLINI (1935) injizierte Typhusbakterien unmittelbar in die Gallenblase von Kaninchen, die daraufhin im allgemeinen rasch eingehen. Es gelingt, sie am Leben zu erhalten, wenn gleichzeitig Bakteriophagen gegeben werden. Sie bleiben jedoch Keimträger und scheiden die Erreger mit den Faeces aus.

Eingehend beschreibt WALDMANN (1931) die histologischen Veränderungen die auftreten, wenn S. typhi oder S. paratyphi B unmittelbar in das durch Laparatomie freigelegte Duodenum von Kaninchen eingebracht werden.

Tiere, die bis zu 2—3 ml Bouillonkultur von S. typhi bekamen, starben nicht, am 3. bis 8. Tag getötete Tiere wiesen lediglich Nekroseherde in den Mesenteriallymphknoten auf. Nach 24 Std finden sich dort bereits kleine scharf umschriebene Herde mit reticulären Zellen, die sich bis zum 4. Tag zu Nekroseherden entwickeln. Am 2. Tag waren auch in den Peyerschen Haufen Herde und in den Spitzen der Zotten der Dünndarmschleimhaut Zerstörungen des Epithels zu sehen. Diese Erscheinungen waren bei den mit S. paratyphi B infizierten Tieren wesentlich stärker ausgeprägt, insbesondere kam es zu einer Zerstörung der Darmzotten, Erweiterungen der Capillaren und einer ödematösen Aufquellung der Submucosa sowie Veränderungen der Peyerschen Haufen und Nekrosen in den Follikeln. Die Tiere gingen früher oder später ein. Leber und Milz blieben jedoch unverändert.

Zur Vervollständigung der besprochenen Befunde soll noch auf die Experimente von GLOUKOFF (1932) hingewiesen werden, der $2-3 \times 10^9$ Typhusbakterien Kaninchen in die submaxillaren Lymphknoten injizierte. Die Tiere bekamen Fieber, das etwa 9—12 Tage anhielt und bei etwa der Hälfte trat neben der Lokalinfektion eine Bakteriämie auf. Die intratracheale Infektion (SPRUNT u. Mitarb. 1935, s. S. 162) bewirkt bei Kaninchen eine interstitielle Pneumonie, wie sie klinisch und histologisch auch durch Bordetella pertussis erzeugt werden kann.

Wie aus der Zusammenstellung hervorgeht, sind es vorwiegend ältere Untersucher, die sich des Kaninchens als Versuchstier für experimentelle Typhus- und Paratyphusinfektionen bedient haben. In neuerer Zeit wurden diese Tiere häufiger zur Prüfung der Endotoxinwirkung herangezogen (s. S. 202). Von besonderem Interesse ist die intravenöse Infektion, da diese bei keinem anderen der kleinen Versuchstiere in der gleichen einfachen Weise durchgeführt werden kann. Subletale Dosen führen beim Kaninchen zu einer raschen Besiedlung des gesamten Organismus und zu einer langdauernden, wahrscheinlich lebenslänglichen Ausscheidung über die Gallenwege und mit den Faeces. Im übrigen stehen bei der intravenösen Infektion Erscheinungen einer Septicämie im Vordergrund, während bei der subcutanen und der intraperitonealen Infektion ebenso wie bei Mäusen und Meerschweinchen toxische Erscheinungen überwiegen.

2. Der Verlauf der experimentellen Infektion mit anderen Salmonellen (S. typhimurium, S. enteritidis u. a.)

Wie eingangs bereits dargelegt wurde, sind die folgenden zu besprechenden Salmonellen, die beim Menschen eine akute Gastroenteritis hervorrufen können, mehr oder weniger tierpathogen. Sie kommen zum großen Teil bei den üblicherweise als Versuchstiere verwendeten Nagetieren und ihren Verwandten auch unter natürlichen Bedingungen vor. Bei der experimentellen Infektion solcher Versuchstiere kann daher eine echte bakterielle Infektionskrankheit erzeugt werden und nicht, wie durch Typhus- oder Paratyphusbakterien ein vorwiegend durch die toxische Wirkung der Endotoxine gekennzeichneter Krankheitszustand, der in vieler Hinsicht mehr einer Vergiftung als einer Infektionskrankheit gleicht. Infolgedessen erwies sich die experimentelle Salmonellose der Maus und anderer Versuchstiere durch S. typhimurium oder S. enteritidis u. a. für viele Fragestellungen, die die Virulenz, die Pathogenese und die Empfänglichkeit betreffen, als brauchbares Modell.

Eine gewisse Sonderstellung nehmen diejenigen Salmonellen ein, die an bestimmte Tierarten adaptiert sind und nur ausnahmsweise auf andere Wirte übergehen, wie z. B. S. gallinarum an Hühner, S. abortusovis an Schafe oder S. abortusequi an Pferde. Wieder andere finden sich zwar überwiegend bei bestimmten Tierspecies wie z. B. S. dublin bei Kälbern, ihr Wirtsspektrum ist jedoch auch unter natürlichen Verhältnissen breiter, so daß durch sie gelegentlich auch beim Menschen eine Gastroenteritis entsteht.

Bei der Erörterung des Verlaufs der experimentellen Salmonellose von Versuchstieren ist grundsätzlich zu beachten, daß die Virulenz eine stammspezifische Eigenschaft ist und somit die experimentell gewonnenen Ergebnisse auch unter diesem Gesichtspunkt beurteilt werden müssen.

a) Die Infektion über den Verdauungstrakt

S. typhimurium, S. enteritidis und andere Salmonellen, die als Erreger von Tiersalmonellosen in Frage kommen, werden vom Tier bei der natürlichen Infektion peroral aufgenommen. In Angleichung an diese natürlichen Gegebenheiten sind zahlreiche experimentelle Untersuchungen durchgeführt worden, bei denen die Salmonellen dem Versuchstier über den Verdauungstrakt zugeführt wurden. Dabei kann eine dem menschlichen Typhus oder Paratyphus ähnliche Erkrankung bei Nagetieren, insbesondere bei Mäusen durch S. typhimurium u. a. erzeugt werden.

α) Mäuse. Mäuse sind die gebräuchlichsten Versuchstiere, die für eine experimentelle Infektion mit Salmonellen über den Verdauungstrakt verwendet werden. *Die Ausbreitung der Erreger im Organismus* ist abhängig von der Infektionsdosis und der Virulenz des verwendeten Salmonellastammes. Außerdem ist der Grad der Empfänglichkeit des Versuchstieres von erheblicher Bedeutung.

Lange Zeit war die Frage strittig, ob die Keime unmittelbar nach der Infektion ins Blut übertreten, wie es von MÜLLER (1912) beschrieben wurde, der wohl als erster genauere Untersuchungen über den Befall der Organe gemacht hatte. Nach den Befunden von MÜLLER soll das Blut nach kurzer Zeit wieder steril sein, die Erreger jedoch in den Lymphknoten nachweisbar bleiben. Diese initiale Bakteriämie konnten andere Untersucher wie SEIFFERT (1927, 1929), LANGE u. YOSHIOKA (1924), ØRSKOV, JENSEN u. KOBAYASHI (1928), ØRSKOV u. MOLTKE (1928) und JENSEN (1929) nicht feststellen. Sie nahmen auf Grund ihrer Befunde an, daß die Erreger nach Passieren der Darmwand zunächst in den Mesenteriallymphknoten abgefangen werden und erst nach dem 3. bis 5. Tag eine Bakteriämie eintritt und die übrigen Organe befallen werden. Insbesondere ØRSKOV u. Mitarb. glaubten festzustellen, daß nach der peroralen Infektion die Salmonellen zunächst aus dem Darm abwandern und daher in den ersten Tagen nach der Infektion keine Ausscheidung mit dem Stuhl erfolgt. Dies konnten KLIGLER u. OLITZKI (1930) allerdings nicht bestätigen, vielmehr fanden sie die Erreger vom Infektionstermin an während der ganzen Beobachtungszeit ununterbrochen im Darm. Ihre übrigen Befunde, die mit einem schwach virulenten Stamm von S. enteritidis gewonnen wurden, entsprachen weitgehend denen von ØRSKOV u. Mitarb. Auch SMITH u. TIBBETTS (1927), die mit S. choleraesuis arbeiteten, wiesen nach peroraler Infektion von weißen Mäusen die Erreger von Anfang an im Bereich des Ileums nach.

BAKKEN u. VOGELSANG (1950) gelang es ebenfalls erst vom 4. Tag an, S. typhimurium aus dem Blut zu züchten. Nach ihren Befunden erfolgt die Infektion der Gallenblase von der Leber aus, da die Salmonellen in der Gallenblase erst nachweisbar wurden, wenn auch die Leber befallen war. In der Niere und der Harnblase stellten MAASSEN u. KARGER (1954) die Erreger vom 5. Tag an fest. MILLER u. BOHNHOFF (1962), die einen streptomycinresistenten Stamm von S. enteritidis verwendeten, verfolgten das Auftreten im Blut der Schwanzvene von Tieren, die 5×10^7 Keime bekommen hatten. Sie bekamen die in Tab. 13 zusammengestellten Ergebnisse.

Tabelle 13. *Salmonellen im Blut und der Milz von Mäusen nach peroraler Infektion* (MILLER u. BOHNHOFF 1962)

	Tage nach der Infektion					Kulturen b.d. Autopsie	
	1—4	5—8	9—12	13—17	18—24	Herzblut	Milz
Kulturen aus der Schwanzvene	2/30	14/30	19/30	9/30	3/15	15/30	30/30
pos. Tiere/untersuchte Tiere	7%	47%	63%	30%	20%	50%	100%

Die Resultate der Tab. 13 stimmen weitgehend mit denen anderer Autoren überein, die im allgemeinen vom 4. bis 5. Tag nach der Infektion die Erreger aus dem Blut züchten konnten.

Daß es nach peroraler Infektion zu einer initialen Bakteriämie kommt, wurde zwar bestritten, die bei der Besprechung der peroralen Typhus- und Paratyphusinfektion erwähnten Befunde von GERICHTER (1960) sprechen aber doch dafür, daß zumindestens nach Gaben von großen Bakterienmengen eine initiale Überschwemmung des Blutes möglich ist. Auch RAUSS u. Mitarb. (1963) konnten bereits 15 min nach einer peroralen Infektion mit 10^8 Keimen von S. enteritidis diese im Herzblut nachweisen. Im Darm verbleiben die Erreger bis zum Tode des Tieres und sind bei entsprechender Nachweistechnik auch im Stuhl zu finden. Innerhalb der ersten 24–48 Std siedeln sich die Keime in den Mesenterialdrüsen an, gelangen ins Blut und die inneren Organe. Wenn die Tiere der Infektion erliegen, kommt es prämortal zu einer massiven Vermehrung in allen Organen.

Der klinische Ablauf der Salmonellainfektion der Maus zeigt gewisse Ähnlichkeiten mit dem Verlauf des menschlichen Typhus abdominalis. Wenn auch SEIFFERT u. Mitarb. (1928) keine typische Fieberkurve feststellen konnten, so haben sie doch in Übereinstimmung mit PRESSLER (1927) und DMIETRIEW u. STRIEDTER (1931) etwa vom 5. Tag an eine Leukopenie festgestellt, wobei im peripheren Blut Histiocyten zu finden und die Monocyten vermehrt sind. Die normalerweise bei Mäusen etwa 70% der Leukocyten ausmachenden Lymphocyten gehen zurück, es tritt eine relative Zunahme der neutrophilen segmentkernigen Leukocyten ein, die Eosinophilen verschwinden. Im Knochenmark findet sich ebenfalls eine starke Verschiebung nach der jugendlichen Seite.

Die histologischen Befunde gleichen ebenfalls weitgehend denen, die beim menschlichen Typhus erhoben werden. Nach 4 Tagen sind die ersten Veränderungen in Leber, Milz und Intestinaltrakt festzustellen. Im Darm sind die Solitärfollikel und die Peyerschen Haufen vergrößert, wobei sich Geschwüre bilden können. In der Leber kommt es zu Nekrosen der Leberzellen mit Kerndegeneration und Granulomen, die auch in der Milz, den Mesenteriallymphknoten und dem lymphatischen Apparat des Darmes zu sehen sind. Sie bestehen außer einer gewissen Beimengung von Leukocyten vorwiegend aus Histiocyten und ähneln den Typhusknötchen des Menschen. In der Milz zeigt sich eine starke Hyperämie und Hyperplasie der Pulpa, auch Pulpanekrosen sind dabei festzustellen.

Typhusknötchen können sich auch in der Niere bilden, bei gleichzeitiger Degeneration des Tubulusepithels (SEIFFERT u. Mitarb. 1928, WALDMANN 1929, BAKKEN u. VOGELSANG 1950, MAASSEN u. KARGER 1954). WALDMANN u. ROSTOWA (1936) sahen Unterschiede der Darmveränderungen in Abhängigkeit von der Art der peroralen Infektion.

Bei den mit infiziertem Brot gefütterten Tieren waren die charakteristischen Befunde am lymphatischen System des Darmes in ausgeprägter Form vorhanden, während die nur mit Bouillon gefütterten Tiere diese nicht in gleicher Stärke aufwiesen. Die Autoren vermuten, daß im letzteren Fall die Erreger bereits den lymphatischen Apparat im Bereich des Rachenraumes passieren.

Die Überlebensdauer und die Überlebensrate müssen auf den jeweils benutzten Stamm bezogen werden, da wegen der stammspezifischen Eigenschaft der Virulenz erhebliche Unterschiede zwischen den Salmonellastämmen auch der gleichen Art vorhanden sein können. Dosis und individuelle Resistenz der Tiere spielen daneben eine wichtige Rolle. Die Dosisabhängigkeit der Überlebensrate kann aus der folgenden Zusammenstellung der Ergebnisse von WEBSTER (1922) und LANGE (1924) (Tab. 14) ersehen werden, die mit verschiedenen Stämmen von S. typhimurium gearbeitet haben.

In einer anderen Untersuchungsreihe konnte WEBSTER (1923a) z. B. zeigen, daß eine per os Infektion mit einer bestimmten Bakterienmenge eines Salmonellastammes von 30% der Mäuse überlebt wurde, von denen etwa ein Drittel Agglutinine bildete, eine positive Blutkultur hatte und geringe Krankheitszeichen aufwies. Die restlichen Tiere – etwa 70% – gingen innerhalb von 4 Wochen ein. Die Liste der unterschiedlichen Überlebensraten bei Verwendung verschiedener

Tabelle 14. *Überlebensraten in Abhängigkeit von der Infektionsdosis* (nach Webster 1922 und Lange 1924)

Zahl der Mäuse	Infektionsdosis	gestorben nach Tagen	Zahl der Überlebenden
nach Lange			
2	1 Öse unverdünnt	5, 8	0
8	10^{-3}	8, 8, 15, 16	4
12	10^{-5}	11, 11, 11	9
20	10^{-6}	4, 6, 7, 8	16
nach Webster			
4	1,0 ml Bouillonkultur	4, 10, 18	1
3	1 : 50	12, 13	1
12	1 : 100	7, 8, 8, 9, 14, 17, 18	2
4	1 : 500	11	3
2	1 : 10000	—	2
3	1 : 50000	—	3

Bakterienstämme und verschiedenen Tiermaterials ließe sich beliebig erweitern. Entscheidend ist jedoch, daß hierbei keinerlei Gesetzmäßigkeiten angegeben werden können (s. auch bei den parenteralen Infektionsmethoden).

Aus diesem Grunde wurde außerordentlich viel Arbeit aufgewendet um die Faktoren zu erforschen, die für die Virulenz der Stämme sowie für die Empfänglichkeit bzw. Resistenz der Versuchstiere ausschlaggebend sind. Die folgenden Untersuchungen betreffen die perorale experimentelle Infektion, weitere werden bei der Behandlung der parenteralen Infektion zu besprechen sein.

Die Beeinflussung der Virulenz der Erreger durch Tierpassagen konnte Webster (1923b) nicht erreichen. Wie Topley u. Ayrton (1924) feststellten, weisen Salmonellastämme in der Rauhform nur eine geringe Virulenz auf, wenn sie per os gegeben werden. Dies wurde von Webster u. Burn (1927) bestätigt, die darüber hinaus auch eine gewisse Virulenzverminderung bei Stämmen in der Mucoid-Form nachwiesen, jedoch nur dann, wenn sie gleichzeitig resistent gegen Bakteriophagen waren.

Der Einfluß bestimmter Umweltverhältnisse auf die Empfänglichkeit der Tiere war Gegenstand einer Reihe von Experimenten, die Kligler und Olitzki (1931) ausführten. Weiße Mäuse wurden mit 10^8—10^9 Keimen eines verhältnismäßig wenig virulenten Stammes von S. enteritidis gefüttert. Sie überstanden die Infektion, wenn sie bei einer durchschnittlichen Temperatur von 27,3° C gehalten wurden, doch starben 88% der Tiere, die einer Temperatur von 14,3° C bzw. 8,2° C ausgesetzt waren. Eine Erhöhung der relativen Luftfeuchtigkeit auf 90% hatte nur bei Temperaturen von 10° C oder 35° C einen resistenzmindernden Effekt, während die bei 20° C gehaltenen Mäuse keine Reaktion zeigten. Die Resultate der Unterkühlungsexperimente sind möglicherweise auch auf eine Aktivierung inapparenter Virusinfektionen zurückzuführen. Keine Änderung der Empfänglichkeit war festzustellen an Tieren, die ihr ganzes Leben im Dunkeln verbracht hatten oder nur gelegentlich dem Sonnenlicht ausgesetzt wurden (Kligler u. Olitzki 1935).

Gewisse jahreszeitliche Schwankungen konnte Pritchett (1925a u. b) feststellen. Sie fand die höchsten Sterblichkeitsraten von Februar bis Mai, einen Tiefpunkt im Sommer und einen leichten Anstieg wieder im Herbst. Mäuseinzuchtstämme verschiedener Empfänglichkeit verhielten sich dabei gleichsinnig.

Der Einfluß der Nahrung wurde von Webster u. Pritchett (1924) untersucht. Die übliche Fütterung der Tiere bestand aus Brot, das in pasteurisierter Milch aufgeweicht wurde sowie aus einer Zugabe von Buchweizen und Hafermehl zweimal wöchentlich. Nur 20% der per os mit S. typhimurium infizierten Mäuse, die in dieser Weise ernährt wurden, überlebten. Dagegen überstanden 80% der Tiere die Infektion, wenn sie mit einer von McCOLLUM angegebenen Diät gefüttert worden waren, die folgende Zusammensetzung hatte: 67,5% Weizen, 15% Casein, 10% Milchpulver, 1% NaCl, 1,5% $CaCO_3$ und 5% Butterfett.

Auch eine Nahrung, die außer rohem Hafermehl Trockenmilch, Cocosöl, Fischleberöl, Weizenkleie u. a. enthielt, erhöhte die Resistenz nach einer per os Infektion gegenüber Tieren, die dasselbe Futter, jedoch ohne Trockenmilch bekamen (WATSON 1937). Um die Wirkung der Zusammensetzung der Nahrung exakt nachweisen zu können, verwendeten SCHNEIDER u. WEBSTER (1945), sowie SCHNEIDER (1946, 1948) Inzuchtmäusestämme unterschiedlicher Resistenz sowie Mäusestämme, die keine Homogenität der Resistenz zeigten. Nur bei diesen war der Effekt eindeutig nachweisbar, der von einer synthetischen Nahrung aus Casein, Glucose, Cystin, Salzen und Vitaminen im Sinne einer Resistenzminderung oder einer Weizen, Trockenmilch und Kochsalz enthaltenden Ernährung im Sinne einer Steigerung festzustellen war. Im Gegensatz zu den Befunden von WATSON fanden SCHNEIDER u. WEBSTER, daß nur Zufütterung von Weizen, nicht aber von Milch die Resistenzlage der nur mit einer synthetischen Nahrung gefütterten Tiere verbessern kann. Von Bedeutung für die Demonstration der Auswirkung der Ernährung war die Verwendung einer Bakterienpopulation aus virulenten und avirulenten Anteilen. Eine Vorbehandlung mit dem avirulenten Stamm erhöhte die Überlebensrate, jedoch in größerem Umfang bei den mit Weizen und Milch ernährten Tieren. Insgesamt ist es bedeutungsvoll, nicht nur ein heterogenes Tiermaterial, sondern auch eine in bezug auf die Virulenz gemischte Bakterienpopulation zu verwenden.

Das Fehlen von Vitamin B hat keinen Einfluß auf die Sterblichkeit (LASSEN 1929), während ein Überschuß an Vitamin A die Anfälligkeit erhöhen soll (TOPLEY, GREENWOOD u. WILSON 1931). Die Verfütterung von Rindergalle erhöht die Empfänglichkeit (SEIFFERT 1927, 1929), ebenso Gaben von Saponin (KAUFFMANN 1931). Nach MILLER u. BOHNHOFF (1962) kann die Überlebensrate gesenkt werden, wenn die Tiere 24 Std vor dem Infektionstermin hungern. Eine Infektion mit einem schwach virulenten Stamm geht auch dann besser an, wenn die Darmperistaltik durch 5 mg Morphin subcutan gelähmt wird.

Die Entfernung der Milz kann ebenfalls zu einer Erhöhung der Todesrate führen. Nach Untersuchungen von MARMORSTON (1935), der Mäuse durch die Magensonde mit S. enteritidis infizierte, stieg die Sterblichkeit von 8% auf 28%.

Die Bedeutung der Darmflora für die Resistenz gegen eine perorale Salmonelleninfektion wurde in neuerer Zeit eingehend untersucht. Hierzu bietet sich die Möglichkeit, indem die Darmflora der Versuchsmäuse durch Gaben von 50 mg Streptomycin per os 24 Std vor dem Infektionstermin geschädigt wird (BOHNHOFF, DRAKE u. MILLER 1954, MEYNELL 1955, BOHNHOFF u. MILLER 1962). Anschließend werden die Tiere peroral mit einem streptomycinresistenten Stamm von S. enteritidis infiziert. Die Ergebnisse von BOHNHOFF u. Mitarb. (1954) zeigen, wie durch die perorale Streptomycinbehandlung die Bakterienmenge, die zur Infektion notwendig ist, stark gesenkt werden kann, d. h. daß in Abhängigkeit von der Streptomycingabe die Vermehrungsbedingungen für die Salmonellen im Organismus und vor allem im Darm günstiger werden.

Bei Gaben einer Minimaldosis von 50 Keimen halten sich die Erreger bei den unbehandelten Kontrolltieren nur wenige Stunden im Gastrointestinaltrakt. Dagegen vermehren sie sich im Darm der vorbehandelten Tiere deutlich (s. Abb. 11). Eine nachträgliche oder eine parenterale Streptomycingabe hatte keinen Einfluß auf die Vermehrung der Salmonellen im Darm. Auch die parenterale Infektion

Tabelle 15. *Zur Infektion notwendige Bakterienmenge bei unvorbehandelten und mit Streptomycin vorbehandelten Mäusen* (BOHNHOFF u. Mitarb. 1954)

Zahl der peroral gegebenen Salmonellen	Mit Streptomycin behandelte Tiere		Unbehandelte Kontrolltiere	
	Zahl der Mäuse	Infiziert in %	Zahl der Mäuse	Infiziert in %
1	36	14	—	—
1 —10	36	56	30	0
10 —100	36	83	66	1,5
10^2—10^3	5	100	120	15
10^3—10^4	—	—	97	27
10^5—10^6	—	—	47	50
10^6—10^7	—	—	14	100

wurde durch Streptomycin nicht gefördert. Der Effekt des Streptomycins wird rasch aufgehoben, wenn die Mäuse mit gesunden und unvorbehandelten Tieren zusammengebracht werden und so Gelegenheit haben, Bakterien der normalen Darmflora aufzunehmen. Eine ähnliche Wirkung geht von Penicillin (BOHNHOFF u. MILLER 1962) und Erythromycin (SHIMADA 1961) aus.

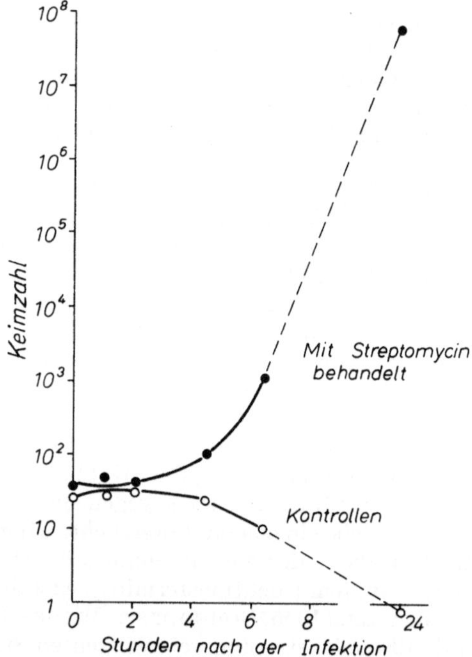

Abb. 11. Verhalten der Salmonellen im Darm unvorbehandelter und mit Streptomycin peroral vorbehandelter Mäuse (nach BOHNHOFF u. MILLER 1962)

Versuche, durch Verabreichung von Colibakterien die Folgen des Streptomycins aufzuheben, hatten keine eindeutigen Resultate (PETER 1961, 1962, 1963, RAUSS u. Mitarb. 1963). Es wird daher übereinstimmend von den verschiedenen Bearbeitern des Problems angenommen, daß die normale Darmflora bei der Abwehr von peroralen Salmonellainfektionen, vor allem wenn nur geringe Keimmengen aufgenommen wurden, eine wichtige Rolle spielt, die keineswegs allein den Colibakterien zukommt. Offen bleibt die vor allem von PETER erörterte Frage, ob lediglich die Störung der ökologischen Gleichgewichte der Darmbakterien die erhöhte Empfänglichkeit bewirkt oder ob die Ursachen in Störungen des Vitaminhaushaltes des Tieres, in einem möglicherweise durch Streptomycin bedingtem Komplementschwund u. a. zu suchen sind[1].

Die Vererbung der Empfänglichkeit und der Resistenz von Mäusen gegen eine Salmonellainfektion stellt ein Problem dar, das seit Jahrzehnten eingehend bearbeitet worden ist. Eine erste Beobachtung wurde von WEBSTER (1924a) bei der peroralen Infektion von Mäusen reiner Inzuchtstämme gemacht. Die Nachkommen der Tiere, die eine Salmonellainfektion überlebt hatten, wiesen eine signifikant höhere Resistenz auf als die Elterngeneration, bei der die Überlebensrate 20—30% betrug. Von der F1-Generation überlebten 50—60% und in der F2-Generation 80%. Die gesteigerte Resistenz der Abkömmlinge zeigt sich nicht nur in einer erhöhten Überlebensrate, sondern auch in einer verlängerten Lebenszeit der Tiere, die schließlich der Infektion erliegen.

Umgekehrt war es auch möglich, die Empfänglichkeit der Tiere durch Selektion zu steigern (WEBSTER 1925), z. B. betrug die Sterblichkeit der Elterngeneration nach Infektion mit einem bestimmten Stamm von S. enteritidis 50%, sie stieg in der F 3-Generation auf etwa 90% an, wobei auch die Lebensdauer deutlich verkürzt war. In weiteren Untersuchungen von WEBSTER (1933) wurden diese Ergebnisse auch bei anderen Mäuseinzuchtstämmen reproduziert und auf Grund von Rückkreuzungsversuchen die Vermutung geäußert, daß offenbar ein für die Resistenz ausschlaggebender Faktor gegenüber dem Empfänglichkeitsfaktor dominant vererbt wird. In der Folge konnte WEBSTER (1937) reine Linien herauszüchten, die neben ihrer Resistenz oder Empfindlichkeit gegen S. enteritidis gleichzeitig auch gegen das Virus der St. Louis-Encephalitis resistent oder empfindlich waren. Die Resistenz bzw. die Empfindlichkeit gegen das Virus bzw. gegen die Salmonellen wurde unabhängig voneinander vererbt und bei Rückkreuzungen erwies sich auch hier die Resistenz als dominant gegenüber der Empfänglichkeit. Über weitere Untersuchungen zur Frage der Vererbbarkeit der Infektionsanfälligkeit wird im Rahmen der parenteralen Infektion noch zu berichten sein.

β) Meerschweinchen, Goldhamster, Ratten, Kaninchen. Perorale Infektionsversuche mit Salmonellen an Meerschweinchen liegen verhältnismäßig wenige vor. Die Ausbreitung der Erreger im Organismus, Pathogenese und Histologie der peroralen experimentellen Meerschweinchensalmonellose unterscheiden sich im übrigen nicht grundsätzlich von dem Verlauf der Infektion bei der Maus.

Allerdings fanden LANGE u. YOSHIOKA (1924), daß Meerschweinchen nur nach peroraler Infektion mit großen Bakterienmengen des von ihnen benutzten Stammes von S. typhimurium zugrunde gingen. Dabei soll eine Mesenterialdrüseninfektion, wie sie bei Mäusen regelmäßig vorhanden ist, nicht festzustellen gewesen sein, dagegen eine Infektion der Halsdrüsen, von denen aus dann die Bakteriämie und die Ausbreitung der Erreger in die Organe erfolgte.

Die Infektion von 6—8 Wochen alten und 50 g schweren Goldhamstern über den Verdauungstrakt mit Stämmen von S. typhimurium und S. enteritidis, die Mäuse bei entsprechender Dosierung peroral töteten (2,0 ml einer 24 Std bebrüteten Bouillonkultur), führte selbst bei Verfütterung der fünffachen Menge nicht zum Tode der Tiere (WEIDENMÜLLER 1952). Die Erreger waren jedoch wochen-

---

[1] *Anmerkung bei der Korrektur:* Von BOHNHOFF u. Mitarb. [M. BOHNHOFF, C. P. MILLER and W. R. MARTIN: Resistance of the mouse's intestinal tract to experimental Salmonella infection. I. and II. J. exp. Med. **120**, 805, 817 (1964)] wurde neuerdings festgestellt, daß von der im Darm normaler Mäuse vorhandenen und wahrscheinlich von Bacteroidesstämmen gebildeten Essigsäure und Buttersäure bei normalen oder leicht darunter liegenden pH-Werten des Dickdarms eine Hemmung auf Salmonellen ausgeht. Nach oraler Streptomycinvorbehandlung kommt es zu einer Verschiebung in den alkalischen Bereich, die die Hemmwirkung aufhebt.

und monatelang im Darm nachweisbar und wurden mit den Fäkalien ausgeschieden. Auch in Herz, Leber, Milz und Niere waren sie zu finden, nach 5 Wochen aller dings nur noch spärlich. Da wenig Untersuchungen mit Goldhamstern vorliegen, ist es sicher nicht berechtigt, aus diesem Einzelergebnis den Schluß zu ziehen, daß über den Verdauungstrakt aufgenommene Salmonellen für Goldhamster nur wenig pathogen seien.

Das Problem des Einflusses von Vitaminen auf die Infektanfälligkeit studierte LASSEN (1932) an Ratten, die er peroral mit einem wenig virulenten Salmonellastamm infizierte. Während eine von Vitamin A freie Kost eine erhöhteAnfälligkeit und Letalität zur Folge hatte, konnte dies bei einer von Vitamin B freien Kost oder an rachitischen Ratten nicht beobachtet werden.

Von besonderem Interesse sind Untersuchungen über den Verlauf der Rattensalmonellose nach operativer Entfernung von Hypophyse und Nebenniere (CHEDID u. BOYER 1960, CHEDID, BOYER u. POPHILLAT 1960). Durch Infektion mit einem verhältnismäßig avirulenten Stamm von S. enteritidis, von dem peroral etwa 4×10^9 Keime gegeben wurden, war es möglich, die Folgen dieser Störung des hormonalen Gleichgewichts zu demonstrieren (s. Tab. 16).

Tabelle 16. (Nach CHEDID u. Mitarb. 1960)

	Überlebend am			Überlebende in %
	5. Tag	10. Tag	14. Tag	
Normaltiere	12/12[1]	12/12	12/12	100
Nebenniere entfernt	44/45	39/45	28/45	62
Nebenniere entfernt und Hypophysenoperation[2]	10/13	8/13	7/13	54
Hypophyse entfernt	4/9	3/9	1/9	11
Nebenniere und Hypophyse entfernt 2 Tage vor der Infektion	12/15	5/15	1/15	6
Nebenniere und Hypophyse entfernt 20 Tage vor der Infektion	27/32	5/32	2/32	6
Nebenniere entfernt, Hypophyse entfernt und wieder implantiert	21/72	11/27	7/27	26

[1] Zahl der überlebenden Tiere/Zahl der infizierten Tiere.
[2] Durchführung der Operation ohne Entfernung der Hypophyse.

Durch antibiotische Behandlung oder Cortison konnten die hypophysektomierten Tiere nicht geschützt werden, jedoch in geringem Maß durch kombinierte Gaben von Cortison und Antibiotica. Die Auswirkung der Reimplantation der Hypophyse ist ebenfalls nur schwach, auch eine Injektion von ACTH oder Hypophysentotalextrakt erhöht die Überlebensrate nur wenig.

Die Verfütterung von S. typhimurium an Kaninchen führt zu einem charakteristischen Krankheitsbild mit schwerer diphtheroider und ulceröser Entzündung der Dickdarmschleimhaut. Bei trächtigen Tieren besteht offenbar eine Affinität zum graviden Uterus, so daß es zu Aborten und anschließender Sterilität kommen kann (WITTE 1932). Nach NICKEL u. GISSKE (1941) ist S. typhimurium, wenn sie unmittelbar in den Magen oder das Duodenum von Kaninchen gegeben wird, anschließend meist nur in den Bauchlymphknoten und der Leber nachweisbar. Durch Hunger, Kälte und Hitze kann jedoch die Empfänglichkeit der Tiere gesteigert werden.

γ) Andere Tierarten. Im Rahmen der oben erwähnten Untersuchungen von NICKEL u. GISSKE wurden auch Ferkel, Hunde und Kälber infiziert, wobei im wesentlichen das gleiche Ergebnis wie bei Kaninchen zu verzeichnen war. Schweine im Alter von 2–3 Monaten reagieren auf Fütterung einer Bouillonkultur von S. suipestifer nach 3–4 Tagen mit Futterverweigerung, Diarrhoe und Verlangsamung der Gewichtszunahme (SLAVIN 1951). Die Stärke dieser Symptome, insbesondere die Abflachung der Gewichtskurve, war deutlich von der Dosis abhängig.

An jungen Hühnern führte SMITH (1955) Untersuchungen mit S. gallinarum, dem Erreger des Hühnertyphus, durch. Tiere, die etwa 5×10^7 Keime in den Ösophagus bekommen hatten, zeigten vom 4. bis 6. Tag eine Temperaturerhöhung und ein Nachlassen der Futteraufnahme. 3% der Tiere starben bereits am 6. Tag. Geschlechtsreife und 1 Tag alte Tiere waren hochempfindlich, dagegen waren über 3 Tage alte Tiere bereits wesentlich resistenter. Die Erreger fanden sich nach 6 Std regelmäßig im Intestinum, nach 24 bis 48 Std in der Leber und Milz. Bei chronischen Formen ließ die Ausscheidung vom 20. Tag an nach. Pathologisch-anatomisch fanden sich hauptsächlich im Darm die Zeichen einer Schleimhautentzündung und eine Pericarditis. Leber und Pankreas zeigten nur geringe Veränderungen.

Die Ausscheidung kann jedoch, wie MILNER u. SHAFFER (1952) sowie SHAFFER, MILNER, CLEMMER u. BRIDGES (1957) an 24 bis 48 Std alten Hühnern zeigten, die sie peroral mit S. typhimurium, S. enteritidis u. a. infizierten, auch mehrere Wochen anhalten, wobei außer einer milden Diarrhoe keine klinischen Symptome zu beobachten waren. Die perorale Infektion führte häufig zu einer Bakteriämie, die Sterblichkeit bis zu einer Infektionsdosis von mehreren tausend Keimen war nicht allzu hoch, außerdem stieg die Resistenz der Tiere mit zunehmendem Alter an. Bei S. typhimurium und S. enteritidis war auch eine Tendenz zur Besiedlung von Leber, Milz und Lunge festzustellen, die bei Hühnern, die mit S. paratyphi A infiziert waren, fehlte, obwohl die Tiere auch diese Salmonellenart längere Zeit mit ihren Exkrementen ausschieden. S. paratyphi C und S. choleraesuis, einschließlich der Kunzendorf-Varietät, zeigten dagegen nur geringe Neigung, sich im Verdauungstrakt zu vermehren, setzten sich jedoch in den inneren Organen fest.

Als äußerst widerstandsfähig gegen eine perorale Infektion mit S. typhimurium erwiesen sich in Untersuchungen von LINSERT u. ZIMMERMANN (1961) junge Enten im Alter von 24 Tagen. Nach Infektion mit 1,0 oder 2,0 ml einer 24 Std bebrüteten Bouillonkultur waren bei den meisten Tieren nur 5 Std nach der Infektion Salmonellen in den Ausscheidungen nachzuweisen. Auch die inneren Organe erwiesen sich bis auf wenige Ausnahmen als salmonellenfrei. Bei einzelnen in der Entwicklung zurückgebliebenen Tieren konnten die Keime in Leber und in den Geschlechtsorganen gefunden werden.

b) Die Infektion über den Respirationstrakt

Eine Infektion über den Respirationstrakt kann entweder durch Einträufeln der bakterienhaltigen Suspension direkt in die Nasenöffnung oder durch Inhalation vernebelter Bakterien erfolgen. Die intranasale Gabe von S. typhimurium oder S. enteritidis führt nach den Ergebnissen der verschiedenen auf diese Weise durchgeführten Untersuchungen an Mäusen, z. T. auch an Kaninchen, offenbar in einem höheren Prozentsatz zum Tode der Tiere als die perorale Infektion (ETINGER-TULCZYNSKA 1932, TAKITA 1935, NEUFELD u. KUHN 1936). DARLOW, BALE u. CARTER (1961) bemühten sich, die Infektionsdosis bei peroraler, intraperitonealer und der Inhalationsinfektion etwa gleich hoch zu halten und erhielten das in der Tab. 17 dargestellte Ergebnis.

Die höhere Todesrate bei dem Infektionsweg über die Lungen gegenüber dem peroralen Weg ist deutlich zu ersehen, wenn auch der Verlauf zum Teil prolongiert war. Die großen Bakterienmengen ausgesetzten Tiere zeigten zahlreiche bronchopneumonische Herde. Tiere, die lange genug lebten, bekamen außerdem eine eitrige Mediastinitis.

Tabelle 17. *Sterblichkeit von Mäusen nach Infektion mit S. typhimurium* (nach Darlow u. Mitarb. 1961)

Infektionsweg	In 4 Wochen auftretende Todesfälle			
	1. Woche	2. Woche	3. Woche	4. Woche
Intraperitoneal	11	19	—	—
Peroral	3	10	—	1
Inhalation	2	13	7	4

An 1—2 Tage alten Hühnern konnte auch von Clemmer u. Mitarb. (1960) gezeigt werden, daß in der Lunge eine deutliche Vermehrung der Salmonellen eintritt, wenn im allgemeinen auch nur etwa 20 Keime inhaliert wurden. Sie vermehrten sich in den ersten Tagen stark, nach 2—3 Wochen waren sie jedoch in der Lunge nicht mehr nachzuweisen. Eine höhere Sterblichkeit als nach einer peroralen Infektion konnte jedoch nur mit S. pullorum erzielt werden, nicht dagegen mit S. typhimurium, S. enteritidis u. a.

c) Die parenterale Infektion

Obwohl die Infektion per os den natürlichen Bedingungen der Tiersalmonellosen am meisten entspricht, ist zur Bearbeitung vieler Probleme doch der parenterale Infektionsweg gewählt worden, weil am ehesten die Möglichkeit besteht, die Infektionsdosis zu standardisieren und damit einen der Faktoren, die für das Ergebnis tierexperimenteller Untersuchungen mit lebenden Krankheitserregern ausschlaggebend sind, so exakt wie möglich zu definieren. Dies ist vor allem für die Untersuchungen der letzten Jahre bedeutungsvoll geworden, die sich bevorzugt mit der Virulenz als bakteriengenetisches Problem oder der Reaktion des Versuchstieres als eine vererbbare Eigenschaft befassen, wobei die parenterale Infektion als Testverfahren häufig zu eindeutigeren und reproduzierbareren Ergebnissen führt als andere Infektionsmethoden.

α) Mäuse. *Die Ausbreitung der Erreger und den Krankheitsverlauf* bei den verschiedenen parenteralen Infektionswegen gesondert zu besprechen, erübrigt sich, da in dieser Hinsicht zwischen der subcutanen, intraperitonealen und intravenösen Applikationsweise keine grundlegenden Unterschiede bestehen (Lange u. Kauffmann 1933). Die Schwere des Krankheitsbildes und des Verlaufes ist weniger von der Art der Zufuhr der Erreger als vielmehr von ihrer Zahl, der Virulenz und der Empfänglichkeit des Versuchstieres abhängig (Webster 1922, Lange 1924, Ørskov u. Mitarb. 1928, Pike u. Mackenzie 1940). Sie sind 1—2 Std nach der Injektion in Leber und Milz nachweisbar. Bei genügend großen Dosen und entsprechender Virulenz des Erregerstammes kann bereits nach 24—48 Std der gesamte Organismus mit Salmonellen überschwemmt sein, so daß Tiere nach wenigen Tagen zugrunde gehen (Ørskov, Jensen u. Kobayashi 1928). Dabei treten sie auch im Darm auf und werden von den Überlebenden unter Umständen noch wochenlang mit den Faeces ausgeschieden (Smith u. Tibbetts 1927).

Auch die überlebenden Tiere beherbergen die Salmonellen in Leber und Milz, allerdings sind sie meist spärlicher vorhanden als bei den später zugrundegehenden Tieren, wie dies auch von Hobson (1957) gezeigt werden konnte. Er infizierte mit nur 10 Keimen eines Stammes von S. typhimurium in 0,5 ml Phosphatpuffer Mäuse intraperitoneal. Innerhalb von 28 Tagen starben 49,2% der Tiere, 43% überlebten und blieben Keimträger. Weitere 7,8% überlebten ebenfalls, jedoch ohne daß sich die Salmonellen bei ihnen noch nachweisen ließen.

Bei moribunden Tieren kam es zu einer Überschwemmung des gesamten Organismus mit den Erregern, so daß im Blut Keimzahlen von 10^5 bis 10^7/ml und in Leber, Milz und Niere im Gesamtorgan Keimzahlen von 10^8 und darüber keine Seltenheit waren.

Die überlebenden Keimträger zeigen nur ausnahmsweise eine geringe Bakteriämie (unter 100 Keimen/ml) doch regelmäßig, wenn auch spärlich einen Befall der Milz und der Leber, etwas seltener der Niere und der Lunge, mit Keimzahlen, die meistens unter 10^3 pro Organ lagen. Nur ein Teil dieser Tiere bildete O-Antikörper, die nur geringe Titer aufwiesen. Gegen eine Reinfektion mit höheren Dosen waren sie resistenter als Kontrolltiere oder mit einer hitzeabgetöteten Vaccine von S. typhimurium vorbehandelten Tiere.

Die parenterale Infektion der Maus führt somit nach einer anfänglichen Bakteriämie bereits in den ersten Stunden zu einem Befall der inneren Organe einschließlich des Darmes. Nach der intraperitonealen Infektion kann es bei entsprechend hohen Dosen sehr rasch zu einer Peritonitis kommen, doch wird in jedem Fall eine Ausbreitung der Erreger über den Gesamtorganismus eintreten. Die subcutane Infektion hat einen Befall der regionären Lymphknoten zur Folge, frühzeitig entsteht eine Bakteriämie und damit eine generalisierte Infektion, die naturgemäß bei der intravenösen Infektion sofort gegeben ist. Auch die überlebenden Tiere, gleichgültig, ob Krankheitszeichen vorhanden waren oder nicht, können die Erreger zwar in geringer Zahl, jedoch lange Zeit, wahrscheinlich zum Teil lebenslang, in Milz und Leber beherbergen, von wo sie in den Darm und mit den Ausscheidungen in die Außenwelt gelangen.

Die histologischen Veränderungen in den Organen zeigen gegenüber der peroralen Infektion keine Abweichungen. Die Stärke ihrer Ausbildung hängt von der Dauer der Erkrankung ab.

Für die Virulenz des Erregerstammes ein durch mikrobiologische und biochemische Methoden faßbares Substrat zu finden und nicht ausschließlich den Tierversuch als einzige Testmethode zur Verfügung zu haben, ist ein Problem, das seit Beginn der bakteriologischen Ära zahlreiche Forscher beschäftigt hat, aber bis heute nicht gelöst ist. Die Salmonelleninfektion der Maus bietet sich hierfür als besonders geeignetes Modell an, da die Salmonellen zu den am besten untersuchten Bakteriengattungen gehören und vor allem durch die Infektion mit S. typhimurium eine echte Infektionskrankheit erzeugt werden kann und nicht, wie bei S. typhi oder S. paratyphi B die Intoxikation im Vordergrund steht. Dies gilt auch für die parenterale Infektionsmethode, die für Untersuchungen über die Virulenzfrage häufig gewählt wurde, weil so die Schwierigkeit einer exakten und für eine größere Mäusepopulation gleichbleibende Dosierung der zur Infektion verwendeten Keimmenge am leichtesten gemeistert werden kann.

Selbstverständlich ist eine der wichtigsten Grundlagen für die Durchführung von Untersuchungen über die Virulenz einzelner Bakterienstämme ein einheitliches und hinsichtlich seiner Empfänglichkeit genau bekanntes Tiermaterial. Über die Vererbung der Empfänglichkeit und Resistenz der Versuchstiere s. S. 197.

Eine der frühesten Erfahrungen, die hinsichtlich der Virulenz einzelner Salmonellastämme gemacht wurde, ist die Tatsache, daß Rauh-(R)-Stämme im Vergleich zu Glatt-(S-)formen nur sehr wenig virulent sind.

Nach intraperitonealer Injektion von Salmonellen in der R-Form kommt es lediglich zu einer Vermehrung im Bereich des Peritonealraumes und zum Auftreten einiger weniger Keime in den Mesenteriallymphknoten, der Leber und der Milz (Pike u. Mackenzie 1940). Infolgedessen ist der Tod des Versuchstieres nur nach hohen Infektionsdosen zu erwarten.

Eingehend wurde auch die Frage studiert, ob gegen antibakteriell wirkende Substanzen resistente Mutanten eines virulenten Stammes auch in bezug auf die Virulenz eine Veränderung zeigen. THOMAS u. WILSON (1960) experimentierten mit einem gegen Gallensalze empfindlichen Stamm von S. typhimurium und fanden, daß die Infektion mit verschiedenen galletoleranten Mutanten eine im Vergleich zum Elternstamm höhere Überlebensrate zur Folge hatte. Dabei bestand aber offenbar eine größere Neigung in den Organen der überlebenden Tiere zu persistieren.

Tabelle 18. *Virulenzunterschiede von Glatt- und Rauhformen von S. typhimurium bei intraperitonealer Infektion* (nach TOPLEY und AYRTON 1924, gekürzt)

Glattform			*Rauhform*	
Zahl der Mäuse	Infektionsdosis (Bouillonkultur in ml)	gestorben nach Tagen	Zahl der Mäuse	gestorben nach Tagen
5	0,25	4/0,75; 1/1	2	13; 1
5	0,25	5/0,75	2	6; 3
5	0,025	1; 2,5; 1,5; 2/0,75	2	12; 9
5	0,025	6; 4/0,75	2	—; 6
5	0,0025	2,5; 2/3,5; 4; —	2	—; —
5	0,0025	0,75; 1,5; 1; 2/3,5	2	—; —
5	0,00025	5; 6; 2,5; 12,5; —	2	—; —
5	0,00025	3,5; 2/2; 7; 11	2	—; —

Nicht einheitlich sind die Ergebnisse, die mit streptomycinresistenten Mutanten erzielt wurden. Während HOBSON (1957) bei einem streptomycinresistenten Abkömmling eines streptomycinempfindlichen Stammes von S. typhimurium eine deutlich verminderte Virulenz bei intraperitonealer Infektion feststellte, zeigten die von BOHNHOFF, MILNER u. a. (1954, 1962) für ihre Untersuchungen über den Einfluß der Darmflora (s. S. 187) verwendeten streptomycinresistenten Stämme keine Abschwächung ihrer Virulenz. Allerdings konnten KRISHNAPILLAI u. Mitarb. (1964) bei ihren Rekombinationsversuchen (s. S. 195) mit der Eigenschaft der Avirulenz auch die Streptomycinresistenz übertragen, so daß zumindestens die Annahme berechtigt ist, daß die Gene für beide Eigenschaften eine benachbarte chromosomale Lokalisation aufweisen (s. Tab. 19).

Da Ultraviolettbestrahlung, Röntgenstrahlen, Behandlung mit salpetriger Säure u. a. auf den genetischen Apparat von Bakterien einwirken und Mutanten erzeugen, eröffnet sich die Möglichkeit, solche Mutanten auch hinsichtlich ihrer Virulenz mit den Elternstämmen zu vergleichen.

Die Richtung der Mutation und die Art der Mutanten, die durch die erwähnten Behandlungen auftreten, ist nicht beeinflußbar, doch finden sich häufig sog. Mangelmutanten, d. h. Keime, die zu ihrer Vermehrung z. B. auf die Anwesenheit einer oder mehrerer Aminosäuren oder von Purinen im Nährmedium angewiesen sind. Dies kann durch Züchtung auf synthetischen Minimalmedien nachgewiesen werden. Virulenzteste und Immunisierungsversuche, die GOWEN u. Mitarb. (1953) mit solchen 1 oder 2 Aminosäuren benötigenden Mangelmutanten an Mäuseinzuchtstämmen anstellten, zeigten, daß im allgemeinen die Mutanten eine geringere Virulenz und Immunisierungsfähigkeit besaßen als die Elternstämme, wenn auch Ausnahmen vorkamen. Irgendwelche Beziehungen zwischen der Art des Stoffwechselmangels und der Virulenz konnten nicht festgestellt werden.

Der nächste Schritt in dieser Forschungsrichtung stellt der Versuch dar, durch Übertragung genetischen Materials von einem Bakterienstamm auf den anderen[1] weitere Einblicke zu gewinnen. So züchteten KRISHNAPILLAI u. Mitarb. (1963) eine Mutante aus dem virulenten Stamm S. typhimurium C 5, die ohne Zusatz von Leucin sich nicht vermehren konnte und avirulent war. Weitere Unterschiede gegenüber dem Elternstamm, etwa der Antigenstruktur oder des Vergärungsvermögens von Kohlenhydraten konnten nicht festgestellt werden. Die durch Rekombination mit dem Elternstamm wiedergewonnene Fähigkeit der Leucinsynthese ging jedoch nicht mit einer Virulenzsteigerung zusammen. Jedoch war es möglich, durch Rekombination einen virulenten Stamm avirulent zu machen. Wenn es dabei mit einer gewissen Regelmäßigkeit gelingt, gleichzeitig Stoffwechseleigenschaften, die dem Empfängerstamm fehlen, zu übertragen, so läßt sich die Eigenschaft der Virulenz oder der Avirulenz in einem bestimmten chromosomalen Bereich lokalisieren. Zur Erläuterung soll ein Beispiel aus den Untersuchungen von KRISHNAPILLAI u. BARON (1964) dienen. Sie verwendeten als Donorstamm S. abony (4, 5, b, enx), der u. a. avirulent und streptomycinresistent war und sich ohne Zugabe von Histidin und Arabinose vermehren konnte. Als Empfängerstamm diente eine virulente Mutante eines Stammes von S. typhimurium, die sich nur bei Zugabe von Histidin und Arabinose vermehrte und streptomycinempfindlich war. Das Ergebnis des Rekombinationsversuchs ist in Tab. 19 zusammengestellt.

Tabelle 19. *Virulenz der Hybriden aus der Rekombination von der Histidin-Arabinose-Mangelmutante S. typhimurium und S. abony* (nach KRISHNAPILLAI u. BARON, gekürzt)

Bakterienstämme	Histidin	Arabinose	Streptomycinresistenz	DL_{50}	Grad der Virulenzminderung gegenüber Ausgangsstamm S. typhimurium
S. abony	+	+	+	10^8	2×10^6
S. typhimurium	—	—	—	$<5 \times 10^1$	
Hybridenstämme					
3 Stämme . . .	+	+	—	etwa 5×10^3	unverändert
1 Stamm	+	+	+	10^5	2×10^3

Aus diesen Untersuchungen geht hervor, daß die Übertragung des Arivulenzfaktors offensichtlich gleichzeitig mit der der Streptomycinresistenz möglich ist, während die Übertragung der biochemischen Fähigkeiten ohne gleichzeitige Übertragung des Avirulenzfaktors erfolgt. Wenn solche Untersuchungen auf weitere biochemische und sonstige Eigenschaften ausgedehnt werden, kann aus den Resultaten auf die Lokalisation der für die Virulenz bzw. Avirulenz verantwortlichen Gene innerhalb der Chromosome geschlossen werden. Daß auch der Virulenzfaktor übertragbar ist, geht aus den Untersuchungen von FURNESS u. ROWLEY (1956) hervor, denen dies mit Hilfe der Phagentransduktion zwischen zwei Stämmen von S. typhimurium gelang.

Insgesamt zeigen diese Untersuchungen, daß die schon frühzeitig als stammspezifische Eigenschaft erkannte Virulenz genetisch bedingt ist, durch Mutation verloren gehen und durch Rekombination wieder gewonnen werden kann. Ein

[1] Im Rahmen dieses Handbuchs ist es nicht möglich, auf die Methoden der bakteriengenetischen Forschung einzugehen. Unter Transformation versteht man den direkten Genaustausch zwischen Bakterien, unter Transduktion die Übertragung von Genmaterial durch Phagen. Unter Rekombination wird der Zusammenschluß von genetischen Material bezeichnet, insbesondere, wenn es sich um die Wiederherstellung einer durch Mutation veränderten Eigenschaft handelt. Einzelheiten müssen im einschlägigen Schrifttum nachgelesen werden.

Zusammenhang mit irgendwelchen biochemischen Eigenschaften der einzelnen Stämme oder ihrer Mutanten ist noch nicht in allen Einzelheiten geklärt. Während die Untersuchungen von BACON u. Mitarb. (1951, s. S. 175) bei S. typhi solche Zusammenhänge vermuten lassen, bestehen zwischen den von KRISHNAPILLAI u. Mitarb. untersuchten Eigenschaften und der Virulenz außer in bezug auf die Lokalisation im genetischen Apparat keine Beziehungen.

Die Wirkung von Umwelteinflüssen wie Feuchtigkeit, Temperatur, Licht oder Luftdruck auf die Empfänglichkeit der Versuchstiere, wurde im Zusammenhang mit der parenteralen Infektion nur wenig untersucht, zumal auch bei der peroralen Infektion keine eindeutigen Ergebnisse erzielt wurden (s. S. 186). Für die Durchführung solcher Untersuchungen ist es notwendig, daß die übrigen Versuchsbedingungen so weit wie möglich standardisiert werden, d. h. zur Infektion muß ein Salmonellastamm verwendet werden, der bei Mäusen bekannter Empfänglichkeit (Inzuchtstämme) eine weitgehend gleichbleibende Sterblichkeit erzeugt (s. S. 198). Dabei ist es zweckmäßig, Tierstämme mittlerer Sensibilität zu verwenden, damit die möglichen positiven oder negativen Auswirkungen des Umweltfaktors registriert werden können.

Den Einfluß der Nahrung konnte WATSON (1937) bei der Infektion per os beobachten, dagegen gelang es ihr nicht, ihn auch bei intraperitonealer Infektion signifikant nachzuweisen. Mit Hilfe des "Double strain inoculation test" (s. S. 197) fanden jedoch SCHNEIDER u. ZINDER (1956) einen deutlichen Unterschied zwischen Mäusen, die nur eine synthetische Nahrung bekamen (s. S. 187) und sensibel waren und solchen, die mit einer natürlichen Nahrung aus Weizen und Milch gefüttert wurden und eine erhöhte Resistenz aufwiesen.

Die Entfernung der Milz hat ebenso wie bei der peroralen Infektion einen deutlichen, die Resistenz der Versuchstiere mindernden Effekt (MARMORSTON 1935).

Durch Hemmstoffe des Citronensäurecyclus konnten BERRY u. MITCHELL (1953a u. b), BERRY u. BEUZEVILLE (1960) die Empfindlichkeit von weißen Mäusen gegen eine intraperitoneale Infektion mit $2{,}5 \times 10^5$ Keimen von S. typhimurium steigern.

Wenn gleichzeitig mit der Infektion und weiterhin stündlich 5mal 20 mg Na-Malonat i.p. gegeben werden, gehen bereits nach 36 Std alle Tiere ein, während in den Kontrollgruppen die Todesfälle erst am 3. Tag einsetzten. Geringere Malonatdosen und weniger Keime verringern zwar die Wirkung, ohne daß sie jedoch völlig aufgehoben ist. Dasselbe gelingt auch mit Fluoracetat (1—3 mg pro kg Körpergewicht pro Injektion), wenn es gleichzeitig mit der Infektionsdosis gegeben wird. Die Verabreichung von Malonat 24 Std oder mehr nach der Infektion oder Fluoracetat 48 Std später hat keine Wirkung mehr. Auch durch nicht toxische Dosen von Na-Arsenit wird die Überlebensdauer der infizierten Mäuse verringert. Mit 2—10 mg Natriumcitrat oder 20 mg Succinat ist die gleiche Wirkung zu erzielen wie durch Malonat oder Fluoracetat.

Nach den Untersuchungen von BERRY u. Mitarb. kann jedoch das von ihnen beobachtete Phänomen nicht auf eine Anhäufung von Stoffwechselprodukten durch Blockade des Citronensäurecyclus zurückgeführt werden. Dagegen spricht die enge zeitliche Bindung des Effektes an den Infektionstermin, die auch bei der Injektion von Thorotrast zu beobachten ist, das ebenfalls gleichzeitig mit den Erregern gegeben, die Überlebensdauer verkürzt, dazu aber nicht mehr in der Lage ist, wenn es erst 24 Std später injiziert wird. Nach BERRY u. BEUZEVILLE (1960) scheint die Vermehrungsgeschwindigkeit der Erreger in der Bauchhöhle und im Gesamtorganismus in den ersten 12 Std nach der Injektion insbesondere durch Malonat gesteigert zu werden.

Die Wirkung des Cortisons und anderer Hormone studierten BOWEN u. Mitarb. (1957), die die Überlebensdauer des hochempfindlichen Mäuseinzuchtstammes BA

(0,2% Überlebende bei 2×10^5 Keimen S. typhimurium, Stamm 11 C i.p.) von 5,6 auf 4,9 Tage verkürzen konnten, indem sie 0,25 mg Cortison gaben. Auch bei dem hochresistenten S-Stamm (Überlebensrate 95,2%) konnte mit 1—4 mg Cortison die Empfindlichkeit gesteigert werden, und zwar am deutlichsten, wenn das Hormon am 2. Tage nach der Infektion gegeben wurde. Mit Progesteron und Desoxycorticosteron ließ sich diese Wirkung nicht erzielen. Die Resistenzminderung durch Cortison kommt auch bei immunisierten Tieren zur Geltung, ebenso bei einer Haltung der Tiere bei hohen Temperaturen, die für sich allein keinen Einfluß haben.

Die experimentell erzeugte Anämie durch Entzug von 0,4 ml Blut beeinflußt die krankmachende Wirkung von i.v., i.p. oder in den Magen direkt eingeführten Salmonellen (S. typhimurium) nicht, wie KAYE u. HOOK (1963a u. b) feststellten, obwohl die durchschnittlichen Hämatokritwerte von 47,6% auf 31,8% absanken. Dagegen ist es durch intravenöse Injektion eines Antimäuseerythrocytenserums möglich, die Empfänglichkeit signifikant zu steigern, wenn die Injektion 1—24 Std vor der Infektion erfolgt. Dasselbe gelingt durch subcutane Gabe von 2,5 mg Phenylhydrazin in 0,1 ml dest. Wasser, durch heterologe Erythrocyten oder durch Mäuseerythrocyten, die mit einem Antiserum vorbehandelt wurden. Wird das Antiserum vor der Injektion mit Stromata vom Mäuseerythrocyten abgesättigt, hat es keinen Effekt mehr. Innerhalb einer Stunde sind bei vorbehandelten und den Kontrolltieren die Keime in Leber und Milz nachzuweisen, während im Blut, den Lymphknoten, Nieren und Lungen nur noch wenige Keime zu finden sind. Die Vermehrung der Keime in Leber und Milz setzt aber bei den vorbehandelten Tieren schneller ein, sie führt dann zur Bakteriämie und zum Tode der Tiere. Als Ursache dieser Befunde nehmen KAYE u. HOOK an, daß die Zellen des reticuloendothelialen Systems der Tiere, bei denen eine intravitale Hämolyse erzeugt wurde, unfähig sind, intracellulär aufgenommene Bakterien abzutöten, wie dies bei den normalen und unvorbehandelten Tieren geschehen kann.

Die Vererbung von Empfänglichkeit und Resistenz von Mäusen gegen die Salmonellainfektion wurde bereits im Zusammenhang mit der peroralen Infektion kurz behandelt. Die neueren Untersuchungen auf diesem Gebiet wurden fast ausschließlich mit Hilfe der intraperitonealen Infektionsmethode durchgeführt, weil diese die genaueste Einstellung der Infektionsdosis ermöglicht und insbesondere bei Reihenversuchen die intraperitoneale Infektion technisch leicht auszuführen ist.

Bereits WEBSTER (1933, 1937) hatte festgestellt, daß durch Inzucht der Überlebenden oder der empfänglichen Mäusestämme resistente oder hochempfängliche Linien gezüchtet werden können, die diese Eigenschaft bei peroraler und intraperitonealer Infektion ziemlich konstant festhalten. Dies wurde von SCHÜTZE u. Mitarb. (1936) weitgehend bestätigt. Auch GOWEN (1952, 1960) beobachtete eine Reihe von Mäuseinzuchtstämmen und fand, daß die Empfindlichkeit bzw. die Resistenz gegen eine intraperitoneale Infektion mit 2×10^5 Keimen des Stammes S. typhimurium 11 C innerhalb von 15 Jahren keine nennenswerten Schwankungen aufwiesen. In Abb. 12 sind die Überlebenszeiten dieser Mäusestämme dargestellt, die jeweils auf eine Lebensdauer von 21 Tagen bezogen sind.

Bei empfindlichen Mäusestämmen gelang es SCHNEIDER (1949) noch Unterschiede der Überlebensrate und damit der Empfänglichkeit mit der von ihm entwickelten Methode der "Double strain inoculation" deutlich zu machen. Zunächst wird dabei eine abgemessene Menge eines avirulenten Stammes intraperitoneal injiziert und nach 24 Std auf dem selben Wege der virulente Stamm. Dieses Verfahren wurde angewandt, um unterschiedliche Reaktionen auf bestimmte Ernährungsformen feststellen zu können (s. S. 196). Eine ausreichende Erklärung für das von ihm beobachtete Phänomen vermochte SCHNEIDER nicht zu geben, doch betont er, daß eine Infektion mit ausschließlich virulenten oder avirulenten Keimen nicht in der Lage sei, z. B. den Einfluß der Ernährung auf die Resistenzlage eines hoch empfindlichen Mäusestammes aufzudecken, d. h. bei Verwendung einer einheitlichen Bakterienpopulation zur Infektion werden durch die Eigenschaft der Virulenz bzw. Avirulenz alle anderen Einflüsse, die auf den Verlauf der Infektion sich auswirken könnten, überdeckt. Die Überlebensrate beträgt demnach nach Infektion mit einem ausschließlich virulenten Stamm 0%, mit einem avirulenten Stamm 100%, so daß kein Spielraum für irgend welche Abweichungen besteht.

Durch Kreuzung von Mäusestämmen verschiedener Resistenz ergeben sich meist Überlebensraten der Nachkommenschaft, die höher sind als die der empfänglicheren Vorfahren (GOWEN 1954).

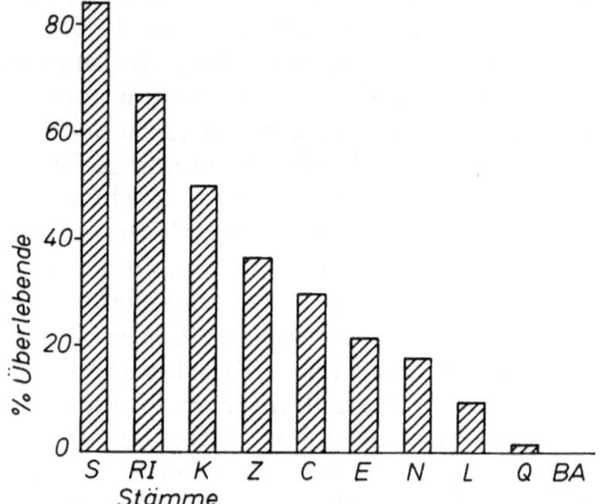

Abb. 12. Resistenz von Mäuseinzuchtstämmen gegen S. typhimurium, 2×10^5 Keime i.p. gemessen an einer Überlebensdauer von 21 Tagen (nach GOWEN 1960)

Gewisse Hinweise auf die Ursache der erhöhten Resistenz glaubt GOWEN (1952) aus dem Verhalten der Makrophagen zu entnehmen, in denen bei empfindlichen Tieren die Erreger sich vermehren, nicht dagegen in den Makrophagen resistenter Tiere. Außerdem sah er Unterschiede im Glykogen-Fett-Stoffwechsel in der Leber, der bei resistenten Tieren durch die Infektion nicht gestört war. Auch die Größe von Leber, Niere und Herz, die Lymphocytenzahl und die Hämatokritwerte scheinen eine Rolle zu spielen.

Von Bedeutung ist, wie auch WEBSTER (1937), SCHNEIDER (1949) u. a. feststellten, daß die Resistenzlage eines Mäuseinzuchtstammes weitgehend spezifisch für bestimmte Krankheitserreger ist und die Resistenz gegen pathogenetisch andersartig verlaufende Infektionen, z. B. mit neurotropen Viren völlig unabhängig von dem Verhalten gegen eine Salmonellainfektion ist und entsprechend unabhängig vererbt wird. Mit der Möglichkeit, daß auch bei Inzuchtstämmen gewisse Veränderungen in der Resistenzlage auftreten, muß allerdings gerechnet werden. Hierfür sprechen die Beobachtungen von LANDY u. SACQUET (s. S. 179), die die Abnahme der Empfänglichkeit eines Mäuseinzuchtstammes gegen intracerebrale Infektion mit S. typhi beobachteten. Ob Mutationen innerhalb des Mäusestammes hierbei eine Rolle spielen, muß offen bleiben.

Wie durch die angeführten Arbeiten zumindestens für Mäuse bewiesen wird, ist die Widerstandsfähigkeit gegen Infektionen weitgehend erblich bedingt, wobei zweifellos das Zusammenwirken zahlreicher Gene ausschlaggebend ist. Dennoch enthebt die Verwendung eines bekannten Mäuseinzuchtstammes für Untersuchungen mit Infektionserregern nicht von der Notwendigkeit, die jeweilige Resistenzlage vor Beginn der Experimente zu prüfen.

β) Meerschweinchen, Goldhamster. Der Verlauf der experimentellen Salmonellose des Meerschweinchens nach parenteraler Infektion mit S. typhimurium und anderen für Nagetiere pathogenen Salmonellen unterscheidet sich nicht grundsätzlich von der bei Mäusen entstehenden Krankheit. In der experimentellen Forschung wurde daher das Meerschweinchen seltener verwendet. Jedoch empfiehlt es sich, dann mit Meerschweinchen zu experimentieren, wenn die Untersuchung der Reaktion bestimmter Organsysteme bei der Infektion beabsichtigt ist. So studierte BISCHOFF (1929) die histologischen Veränderungen der Milz, die nach intraperitonealer Infektion von Meerschweinchen mit S. typhimurium auftreten.

In der Milz der unter dem Bild der akuten eitrigen Peritonitis eingehenden Tiere findet sich ein Rückgang und Schwund der Keimzentren. Die Involution greift auch auf die Follikel über. Durch Abwanderung der Lymphocyten hellen sich die Malpighischen Körperchen auf. Hinzu kommt eine Schwellung und Vermehrung des reticulären Gewebes.

DREYFUS u. MONTEFIORE (1938) befaßten sich mit dem Knochenmark von Meerschweinchen, die mit S. typhimurium i.p. infiziert waren. Sie stellten folgende Veränderungen fest: Der Gesamtanteil der Granulocyten sank von dem Normalwert von 50% auf 37,5% ab, die Erythroblasten von 32% auf 15,5%, die mononucleären Zellen stiegen dagegen von 18% auf 47% an. Diese Verschiebungen treten sehr rasch nach der Infektion auf, ihre Stärke ist abhängig von der Schwere der Erkrankung und damit von der Infektionsdosis.

Goldhamster, die gegen eine perorale Infektion eine hohe Resistenz zeigten (s. S. 189), gingen nach i.p. Infektion mit Aufschwemmungen von 0,5 bis 1,0 ml, die aus einer Mischung von 24 Std bebrüteten Bouillonkulturen von S. typhimurium und S. enteritidis bestanden, bereits nach 24—48 Std ein, wobei es sich allerdings um eine Intoxikation handeln dürfte (WEIDENMÜLLER 1952).

γ) Ratten. Die Empfänglichkeit von Ratten gegen eine parenterale Infektion mit S. typhimurium und S. enteritidis dürfte der von Mäusen entsprechen. Sie läßt sich offensichtlich durch die Ernährung beeinflussen, worauf bei der Besprechung der peroralen Infektion bereits hingewiesen wurde (s. S. 190). Auch die intraperitoneale Infektion hat bei Tieren, die mit einer von Vitamin A-freien Kost ernährt werden, eine höhere Sterblichkeit zur Folge, während eine von Vitamin D-freie Ernährung sich nur gering auswirkt (MCCLUNG u. WINTERS 1932). Eine Fütterung mit ausschließlich pflanzlichen Eiweißstoffen aus Soyamehl oder Weizengluten vermindert die Resistenz etwa um die Hälfte gegenüber Tieren, die mit Casein gefüttert werden (ROBERTSON u. DOYLE 1936).

Ähnlich wie bei Mäusen läßt sich auch bei Inzuchtstämmen von Ratten eine gleichbleibende Empfänglichkeit oder Resistenz gegen eine Salmonellainfektion beobachten (IRWIN 1933). Weitere Studien mit solchen Rattenstämmen zeigten, daß die Überlebenden bei Rückkreuzung mit dem empfänglichen Ausgangsstamm resistentere Nachkommen hatten. Irgendwelche Anhaltspunkte, worauf diese höhere Resistenz beruht, existieren nicht. Nach den Beobachtungen von IRWIN scheint lediglich ein höheres Geburtsgewicht zu einer gesteigerten Resistenz zu prädestinieren.

δ) Kaninchen. Die pathologisch-anatomischen Veränderungen, die bei Kaninchen nach i.v. Infektion von S. typhimurium auftreten, untersuchte WALDMANN (1935). 6—8 Tage nach der Infektion fanden sich punktförmige Nekrosen im Sacculus und im Bereich des Wurmfortsatzes. Mikroskopisch handelt es sich um Nekrosen in den lymphatischen Follikeln. Außerdem waren Veränderungen der mesenterialen Lymphknoten, Leber und Milz und gelegentlich eine eitrige Cholecystitis festzustellen. Die Keime konnten regelmäßig aus den Organen gezüchtet werden. Nach Ansicht von WALDMANN werden Gallenblase und Appendix hämatogen infiziert, denn auch nach Unterbindung der Gallenwege oder der Appendix sind die Keime dort zu finden. Nach intravenöser Zufuhr werden die Erreger mit den Faeces ausgeschieden, doch sind im Darm keine besonderen Befunde zu erheben. Durch vorherige perorale Gabe von Rindergalle (s. S. 182) soll es jedoch gelingen, auch nach intravenöser Infektion eine Enteritis bei Kaninchen hervorzurufen (MACCOLINI 1937).

ε) Geflügel. Nach intraperitonealer Infektion von einem Tag alten Hühnern mit Salmonellen können die Erreger bereits nach 24 Std mit den Exkrementen ausgeschieden werden (SHAFFER u. Mitarb. 1957). Die Sterblichkeit ist im allgemeinen höher als nach peroraler Infektion, doch ist ebenso wie bei dieser mit zunehmendem Alter der Tiere auch eine steigende Resistenz gegen S. typhimurium festzustellen.

3. Die Wirkung abgetöteter Salmonellen oder Salmonellenextrakte auf Versuchstiere

a) Einleitung

Schon frühzeitig wurde erkannt, daß das nach einer parenteralen Infektion mit Salmonellen, insbesondere mit S. typhi und S. paratyphi A und B entstehende Zustandsbild mehr oder weniger durch toxische Erscheinungen bestimmt ist. Dies ließ sich auch durch parenterale Gaben abgetöteter Salmonellen oder auf verschiedene Weise zubereiteter Salmonellenextrakte zeigen.

Dagegen ist die perorale Gabe derartiger Substrate wirkungslos, wie bereits BAHR und DYSSEGARD (1927) an Mäusen, Ratten, Schweinen, Hunden und Affen zeigen konnten, denen abgetötete Kulturen und Filtrate von S. typhimurium und S. paratyphi B teils mit dem Futter, teils mit der Magensonde verabreicht wurden.

Lediglich SAVAGE (1933) konnte bei Mäusen eine Intoxikation erzeugen, indem er mit verschiedenen Salmonellastämmen (S. typhimurium, S. enteritidis u. a.) Fleisch infizierte und 48 Std bei 37° C aufbewahrte. Anschließend wurde es 30 min auf 100° C erhitzt und an Mäuse verfüttert, die nach 36 Std eingingen. Ein ähnlicher Effekt ließ sich auch durch Colibakterien erzielen. Durch diese Ergebnisse dürfte jedoch nicht ausreichend bewiesen sein, daß abgetötete Salmonellen nach peroraler Zufuhr toxisch wirken können, da Fleisch vor allem nach der beschriebenen Behandlung ein so komplexes Substrat ist, daß die toxisch wirkende Komponente nicht zu ermitteln ist.

Da Versuchstiere perorale Gaben von abgetöteten Salmonellen oder Extrakten ohne weiteres vertragen, wird daher nur die parenteral entstehende Intoxikation behandelt. Die toxische Substanz, die auch das O-Antigen enthält, wird vielfach als Endotoxin bezeichnet. Obwohl gegen diese Benennung manches eingewendet werden kann, soll sie der Einfachheit halber auch hier gebraucht werden.

An der Aufklärung der chemischen Struktur ist in den letzten Jahrzehnten intensiv gearbeitet worden (s. S. 159). Durch chemische und zahlreiche andere Untersuchungen, die sich mit der biologischen Wirkung befaßten, steht fest, daß zwischen den Endotoxinen der Erreger der typhösen Erkrankungen des Menschen, S. typhi, S. paratyphi A, B und C, sowie anderer Salmonellen keine wesentlichen Differenzen bestehen, ja sogar die Körpersubstanzen sonstiger Enterobacteriaceae nicht grundsätzlich andersartige Reaktionen hervorrufen als die Salmonellen. Auf eine Einteilung der durch experimentelle Endotoxingaben ausgelösten Erscheinungen nach verschiedenen Salmonellaarten kann daher verzichtet werden. Auch ist eine Gliederung nach der Art der Versuchstiere nicht zweckmäßig, da auch in dieser Beziehung keine grundsätzlichen Unterschiede vorhanden sind.

Die Art der Zubereitung der toxischen Substanzen wurde im Kapitel B 2, c beschrieben. Sie reicht von der einfachen Abtötung der Salmonellen durch Hitzeeinwirkung bis zur Herstellung einer weitgehend gereinigten Substanz eines Lipopolysaccharidkomplexes. Nach den Untersuchungen von WESTPHAL (s. S. 160) soll das in dem Komplex enthaltene Lipid A für die Toxicität verantwortlich sein.

b) Allgemeinreaktion, Todesrate, Überlebenszeit, klinischer Verlauf

Die Wirkung der Endotoxine ist eine typische Vergiftung. Die Erscheinungen treten rasch auf und entweder sterben die Tiere in Abhängigkeit von der Dosis in kurzer Zeit, oder sie überleben und erholen sich vollkommen, so daß keine Nachwirkungen mehr festzustellen sind. Zu beachten ist jedoch, daß es sich bei den Endotoxinen um Antigene handelt und die Tiere infolgedessen bei wiederholten Gaben in genügendem Abstand schwächer reagieren können, wobei aber auch eine Sensibilisierung möglich ist.

Die in der Literatur zu findenden Sterblichkeits- und Überlebensraten sind nicht vergleichbar, da die einzelnen Autoren verschiedene Präparationsverfahren anwendeten und außerdem die Empfindlichkeit der Versuchstiere – auch der gleichen Art – großen Schwankungen unterliegen kann.

So hatten beispielsweise BAHR und DYSSEGARD (1927) bei Mäusen mit abgetöteten Kulturen nach intraperitonealer Gabe eine Todesrate von 94,8%, mit Filtraten von 55,5%. Ähnliche Resultate ergaben Ratten und Meerschweinchen. Andererseits reagierten Meerschweinchen weder auf eine intracutane, intravenöse noch auf eine intraperitoneale Verabreichung eines durch wiederholtes Einfrieren und Auftauen von ZABLOCKY u. MORSYCKI (1934) hergestellten Extraktes, von dem 1,5 ml i.v. Kaninchen innerhalb drei Stunden töteten. Auf 0,1—0,5 ml desselben Extraktes starben etwa 40% der Mäuse nach 24 Std. Das von ROBERTSON u. YU (1938) aus 6 Tage bebrüteten Bouillonkulturen hergestellte Filtrat war etwas toxischer, denn hier lag die DLM für Kaninchen von 2000 g bei intravenöser Verabfolgung nur zwischen 0,2 und 1,0 ml.

Den Verlauf der Intoxikation nach intraperitonealer und intravenöser Injektion eines nach der Methode von BOIVIN hergestellten Extraktes aus S. typhi bei Kaninchen, schildern BOQUET u. Mitarb. (1947, 1948). Kaninchen von 2000 bis 2500 g Gewicht starben innerhalb einiger Stunden. Unmittelbar nach der Injektion wird die Haut der Tiere blaß und kalt. Es folgt eine verstärkte Atmung, Durchfall und schließlich, je nach der Dosis eine Hyper- oder eine Hypothermie. Durch thermoelektrische Messungen konnte festgestellt werden, daß die Hauttemperatur 15 min nach einer intravenösen und 35 min nach einer intramuskulären Injektion um 6–10° C absinkt, während die rectal gemessene Körpertemperatur sich um 1–2° C erhöht, jedoch nach 1–3 Std wieder auf subnormale Werte fällt. Auch HARRIS u. LARRIMORE (1928) fanden bei Meerschweinchen nach i.p. Gabe nur eine kurzdauernde Temperatursteigerung.

Die Virulenzunterschiede, die im Tierexperiment lebende Stämme aufweisen, waren selbstverständlich Veranlassung, die Frage zu prüfen, ob diese auf entsprechenden Differenzen der Toxicität der Körpersubstanzen beruhen. So unter suchten MACKENZIE, PIKE u. SWINNEY (1941) Stämme von S. typhimurium verschiedener Mäusevirulenz, aus denen sie Extrakte nach den Methoden von RAISTRICK u. TOPLEY und von BOIVIN, sowie einfache wäßrige Extrakte bereiteten. Sie konnten keinerlei Unterschiede der Toxicität feststellen, wenn die benutzten Stämme in der Glatt-(S-)Form vorlagen. Nur die aus Rauhformen gewonnenen Extrakte waren deutlich weniger toxisch für Mäuse. Auch zwischen den Endotoxinen virulenter und avirulenter Stämme von S. pullorum bestehen keine Unterschiede (CAMERON u. Mitarb. 1960).

Offensichtlich ist die toxische Substanz weitgehend an die Zellwand gebunden, deren Toxicität etwa das 10fache des Protoplastes oder der cytoplasmatischen Membran beträgt, wie CAREY u. BARON (1959) durch die Untersuchung isolierter Zellbestandteile zeigen konnten.

c) Die Wirkung auf Organe und Organsysteme

α) Kreislauf. Die Auswirkungen der intravenösen Injektion von 6—8 mg eines gereinigten Endotoxins nach Boivin aus S. typhi auf den Kreislauf und auf die Gefäße, studierten Boquet u. Mitarb. (1947, 1948) am Kaninchenohr. Das erste Zeichen der Intoxikation ist eine Vasoconstriction, die nach etwa 15 min beginnt. Diese lockert sich nach einigen Minuten, doch folgt darauf erneut eine Phase der Kontraktion. Die Entfernung des Cervicalganglions hat keinen Einfluß auf diese Vorgänge. Am Netz des Meerschweinchens läßt sich das gleiche beobachten.

Die Kreislaufzeit, die mit Fluorescin bestimmt wurde, war sowohl beim Kaninchen als auch beim Meerschweinchen deutlich verlängert. Ein Blutdruckanstieg ist nicht vorhanden. Außerdem konnten Boquet u. Izard (1951) zeigen, daß durch den Adrenalinantagonisten N-N-dibenzyl-β-chloräthylamin (Dibenamin) die Vasoconstriction gehemmt werden kann. Werden 30 mg/kg 30 min vor der Injektion gegeben, vermindert sich die Sterblichkeit der Tiere. Die bei der Intoxikation auftretende Hyperglykämie (s. S. 203) wird durch das Mittel nicht beeinflußt. Dihydroergotamin hat keine Wirkung, die toxischen Symptome werden sogar verstärkt.

β) Lunge. Die an den Atmungsorganen erhobenen Befunde sind spärlich. Zablocky u. Morsycki (1934) sahen bei Kaninchen, die innerhalb 3 Std eingingen, einer Hyperämie der Lungen. 3 Tage nach Gaben von subletalen Dosen konnten Robertson u. Yu (1938) eine gewisse Zunahme der Leukocyten in der Lunge feststellen. Von Delaunay u. Mitarb. (1949), die Meerschweinchen subcutan 0,4 mg und Mäusen intraperitoneal 0,04 mg des Endotoxins nach Boivin gaben, wurde unter anderem eine verstärkte Reticulose der Lunge beschrieben, ein Befund, der auch bei einer Hyperimmunisierung mit Pferdeserum zu verzeichnen ist.

γ) Magen-Darm-Kanal. Im Verlauf der oben erwähnten Untersuchungen beobachteten Boquet u. Mitarb. regelmäßig, daß Kaninchen nach intravenöser Injektion des Endotoxins nach Boivin Durchfall bekommen. Zeichen einer Enteritis waren auch bei den Tierexperimenten mit abgetöteten Salmonellen und Filtraten von Bahr u. Dyssegard (1927) vorhanden. Bei Mäusen, Meerschweinchen und Kaninchen sind auch pathologisch-anatomische Darmveränderungen festzustellen, nämlich eine Schwellung der Peyerschen Haufen, unter Umständen sogar Ulcerationen der Schleimhaut (Sirotinin 1886, Harris u. Larrimore 1928, Raynaud 1948).

An der freigelegten Dünndarmschlinge des Kaninchens konnten Ecker u. Mitarb. (1926) nach intravenöser Injektion eines Kulturfiltrates von S. paratyphi B vermehrte Propulsionen beobachten. Die sind zwar auch in geringerem Maße nach i.v. Injektion steriler unbeimpfter Bouillon vorhanden, doch sind die durch das Endotoxin ausgelösten Reaktionen massiver und länger andauernd.

δ) Leber, Milz und lymphatisches System. Harris u. Larrimore (1928), die ein Endotoxin durch Filtration eines infizierten Peritonealexsudates von Meerschweinchen präparierten, fanden nach Injektion des Filtrates eine mäßige Milzvergrößerung und eine Vergrößerung der Lymphknoten in der Bauchhöhle. Eine Milzschwellung nach Gaben von abgetöteten Salmonellen hatte bereits Sirotinin (1886) gefunden. Delaunay u. Mitarb. (1949) untersuchten die Leber von Kaninchen nach mehrfachen Injektionen des Endotoxins nach Boivin und sahen eine fettige Degeneration der Parenchymzellen. In der Milz und den lymphatischen Organen waren die Zeichen einer akuten oder chronischen Entzündung festzustellen. Im Pankreas zeigte sich eine Kernpyknose. Hierbei handelt es sich durchweg um Befunde, wie sie auch bei einer Hyperimmunisierung mit Pferdeserum erhoben werden. Bei Mäusen ist die Milz und das lymphatische Gewebe nicht so stark betroffen, vielmehr sind bei diesen Tieren die stärksten Veränderungen in der Thymusdrüse zu finden. Die Lipase- und Diastaseaktivität der verschiedenen Organe ist bei Kaninchen stark reduziert (BAUMANN 1936).

ε) Geschlechtsorgane und andere innersekretorische Drüsen. Bei der Sektion von Kaninchen oder anderen Versuchstieren, die an den Folgen einer parenteralen Endotoxingabe zugrunde gegangen sind, wird als besonders charakteristischer Befund von DELAUNAY u. Mitarb. (1949) die Hypertrophie der Nebennierenrinde hervorgehoben, die allerdings auch bei Vergiftungen durch andere bakterielle Toxine vorhanden ist. Wird ein Endotoxin nach BOIVIN einem Meerschweinchen unmittelbar in den Hoden gespritzt (DELAUNAY u. VOISIN 1952), so ist folgender histologischer Befund zu erheben: Während die Sertolizellen intakt bleiben, sind die Spermiocyten und Spermiden destruiert. Die Lichtung der Tubuli war leer bis auf einige unreife und degenerierte Zellen. Die mesenchymale Reaktion war gering. Bei Ratten lassen sich ähnliche Veränderungen erzeugen. Sie ähneln denen, die auch durch Injektion von Hodenextrakten und Adjuvantien entstehen.

Mit der Wirkung des Cortisons auf die Empfindlichkeit von Mäusen befaßten sich DI NARDO (1956) u. MOLL (1956). Während DI NARDO mit einer täglichen Gabe von 0,25 mg 4 Tage lang vor der Endotoxininjektion die Empfindlichkeit steigern konnte, setzte sie MOLL (1956) durch tägliche Gaben von 2,5 mg drei Tage lang bei säugenden Mäusen im Alter von 3 Wochen deutlich herab. Diese Resistenzsteigerung betraf die toxische Wirkung durch Hitze abgetöteter Salmonellen ebenso wie die von Colibakterien. Übereinstimmend stellen beide Autoren fest, daß die gleichzeitige Gabe von Cortison und Endotoxin die Tiere weitgehend schützt. Mit zunehmendem Abstand von der letzten Cortisongabe sah MOLL die Empfindlichkeit wieder ansteigen. Auch DI NARDO fand, daß 48 Std nach der letzten Cortisoninjektion die Empfindlichkeit am größten war[1].

ζ) Zuckerstoffwechsel. 1931 beobachtete DELAFIELD, daß nach intravenöser Injektion abgetöteter Salmonellen beim Kaninchen der Blutzucker stark ansteigt. An diese Hyperglykämie kann sich kurz darauf eine Hypoglykämie anschließen. Dies wurde von BOIVIN u. MESROBEANU (1934) bestätigt, die eine deutliche Abhängigkeit der Reaktion von der Dosis ihres Extraktes feststellten. Nach intraperitonealen Gaben von 2,0 mg fanden sie beim Kaninchen innerhalb von 2 Std einen Anstieg des Blutzuckers um das dreifache, bei 1,0 mg um das doppelte und bei 0,5 mg um das 1,5fache. Bei den überlebenden Tieren normalisierte sich der Blutzucker innerhalb der nächsten zwei Stunden. Diese Blutzuckersteigerung konnte durch Dihydroergotamin etwas verringert werden (BOQUET u. IZARD 1951). DIGEON u. RAYNAUD (1957) prüften die Frage, ob die Blutzuckerbeeinflussung auch durch Boivinextrakte hervorgerufen werden kann, die aus Rauh-Stämmen, also Stämmen ohne O-Antigen, zubereitet wurden. Dies ist bei Kaninchen tatsächlich der Fall. Der Blutzucker steigt innerhalb von 2 Std von normalen Werten von etwa 120 mg-% auf 350 bis 400 mg-%. Bis zur 6. Std sank der Blutzucker dann wieder auf normale Werte ab. Bei Ratten fehlt dieser Anstieg, lediglich tritt nach 3 Std eine deutliche Hypoglykämie auf.

η) Blutbild. Besonders ausgeprägt, aber nicht für Salmonellenendotoxine spezifisch, ist ein kurze Zeit nach der Injektion einsetzender Leukocytensturz (HARRIS

[1] *Anmerkung bei der Korrektur:* BERRY und SMYTHE (L. J. BERRY and D. S. SMYTHE: Effects of bacterial endotoxins on metabolism, VII. J. exp. Med. **120**, 721 1964) stellten fest, daß die Aktivität der Tryptophan-pyrrolase der Leber von endotoxinvergifteten Mäusen stark herabgesetzt ist. Sie kann durch gleichzeitige Gaben von 5 mg Cortison, die die Maus schützen, auf normale Werte gesteigert werden. 1—4 Stunden nach der Endotoxingabe läßt dieser Effekt des Cortisons nach.

u. Larrimore 1928, Kmietowicz 1931, Robertson u. Yu 1938, Doorn-Smith 1939 u. a.). Dabei nimmt die Zahl der Neutrophilen ab, die Eosinophilen verschwinden und es kommt zu einer relativen Lymphocytose. Wolf u. Mitarb. (1937) erzeugten bei Kaninchen eine Anämie durch täglich wiederholte subcutane Injektionen von 1,5 bis 2,0 ml einer enteiweißten 24 Std bebrüteten Bouillonkultur von Typhusbakterien, in der die Bakterien durch Hitze abgetötet wurden.

Diese Befunde wurden zwar von Creshoff u. Mitarb. (1939) nicht bestätigt, doch konnte Doorn-Smith (1939) zeigen, daß die Reaktion der Tiere individuell verschieden sein kann. Durch häufige Injektionen von Salmonellaextrakten entstand bei einem Teil der Tiere eine sekundäre Anämie mit Anisocytose, Poikilocytose und Polychromasie und Normoblasten im peripheren Blutbild.

ϑ) Zentralnervensystem. Das Endotoxin nach Boivin injizierte Tardieu (1942) Hunden intracerebral in den 3. Ventrikel. Verlangsamung, Unsicherheit, Schlafsucht, ein Anstieg des Blutharnstoffes und eine Albuminurie waren die Folge. Doch war die Reaktion bei Hunden verschiedener Herkunft nicht gleichartig. Raynaud (1948) versuchte aus Typhusbakterien ein reines Neurotoxin herzustellen, indem er ein Filtrat aus einer 4 Tage lang strikt anaerob bebrüteten Bouillonkultur gewann. 4—6 Std nach der intravenösen Injektion von 1—2 ml zeigten Kaninchen von 1500 g Gewicht leichte Somnolenz, nach 9—12 Std einen eingezogenen Bauch, Schwäche der Glieder bei vorhandenen Reflexen. Raynaud nimmt an, daß hier ein Neurotoxin im Spiel sein müsse, weil die Tiere nicht, wie nach der Injektion andrer Extrakte, Durchfall bekämen. Nach 24—48 Std trat der Tod unter zunehmender Starre ein.

Wird Typhusendotoxin Meerschweinchen intracerebral injiziert, so rollen sich Tiere etwa nach 6—10 Std auf und gehen nach etwa 18 Std ein. Histologisch finden sich an der Hirnhaut Schädigungen des Endothels und der Histiocyten (Poursines, Brahic u. Mitarb. 1952).

Insgesamt muß bei der Darstellung der Endotoxinwirkung berücksichtigt werden, daß alle der von den verschiedensten Autoren festgestellten Folgen durchaus nicht spezifisch für die Salmonellenendotoxine sind und fast durchweg in gleichartiger Form auch von Extrakten hervorgerufen werden können, die auf ähnliche Weise aus Angehörigen anderer Gattungen der Enterobacteriaceae hergestellt werden.

Literatur

Antoni, V. de: Ricerche sperimentali sui rapporti fra potere battericida del sangue e recettività ad alcuni germi e veleni enterotropi. Boll. Ist. sieroter. milan. **12**, 57 (1933).

— L'immunità locale nel tifo studiata per mezzo della scomplementazione. Boll. Ist. sieroter. milan. **12**, 534 (1933).

Bacon, G. A., T. W. Burrows, and M. Yates: The effect of biochemical mutation on the virulence of Bacterium typhosum: The loss of virulence of certain mutants. Brit. J. exp. Path. **32**, 85 (1951).

Bahr, W., u. A. Dyssegard: Die Endotoxine der Paratyphus-Enteritis-Bakterien. Zbl. Bakt. I. Abt. Orig. **102**, 268 (1927).

Bakken, K., and Th. M. Vogelsang: The pathogenesis of Salmonella typhimurium infection in mice. Acta path. microbiol. scand. **27**, 41 (1950).

Batson, H. C., M. Brown, and M. Oberstein: Mouse-protective potency assay of typhoid vaccin as performed at the Army Medical Service graduated School. Publ. Hlth. Rep. (Wash.) **66**, 789 (1951).

— M. Landy, and M. Brown: Determination of differences in virulence of strains of Salmonella typhosa. J. exp. Med. **91**, 219 (1950).

Baumann, G.: Tierexperimentelle Versuche über die Wirkung der Typhusgifte auf Organfermente und Muskelstoffwechsel. Arch. Hyg. (Berl.) **117**, 112 (1936).

Berry, L. J., and C. Breuzeville: The effect of delayed injections of tricarboxylic acid cycle inhibitors and reticuloendothelial "blocking" agents on Salmonella typhimurium infection in mice. J. infect. Dis. **106**, 183 (1960).

Berry, L. J., and R. B. Mitchell: The relation of the tricarboxylic acid cycle to bacterial infection. I. The effect of malonate on S. typhimurium infections in mice. J. infect. Dis. **93**, 75 (1953a).

— — The relation of the tricarboxylic acid cycle to bacterial infection. II. The effect of fluoroacetate, arsenite, citrate, and succinate on Salmonella typhimurium infections in mice. J. infect. Dis. **93**, 83 (1953b).

Besredka, A.: Réproduction des infections paratyphiques et typhiques. Sensibilisation au moyen de la bile. Ann. Inst. Pasteur **33**, 557 (1919).

Bischoff, S.: Experimentelle Untersuchungen über die Reaktion des lymphatischen Apparates der Milz bei Hunger, bei Infektion mit Paratyphus Breslau und bei Blutverlusten. Beitr. path. Anat. **83**, 31 (1929).

Bohnhoff, M., B. L. Drake, and C. Ph. Miller: Effect of streptomycin on susceptibility of intestinal tract to experimental Salmonella infection. Proc. Soc. exp. Biol. (N. Y.) **86**, 132 (1954).

—, and C. P. Miller: Enhanced susceptibility to Salmonella infection in streptomycin treated mice. J. infect. Dis. **111**, 117 (1962).

Boivin, A., Y. Izard et R. Sarcirou: Recherches sur les antigènes somatiques du bacille typhique. Sur le rôle des antigènes glucidolipidiques O et Vi dans la virulence du bacille d'Eberth et sur la valeur antiinfectieuse des anticorps correspondants. C. R. Soc. Biol. (Paris) **131**, 870 (1939).

— L. Mesrobeanu et I. Mesrobeanu: Extraction d'un complexe toxique et antigènique à partir du bacille d'Aertrycke. C. R. Soc. Biol. (Paris) **114**, 307 (1933).

— — Sur l'action hyperglykémiante du complexe toxique spécifique et antigènique isolé à partir du bacille d'Aertrycke. C. R. Soc. Biol. (Paris) **117**, 273 (1934).

— — Les antigènes somatiques et flagellaires des bactéries. Ann. Inst. Pasteur **61**, 426 (1948).

Bonnet, H., B. Dreyfus et M. Montefiore: Persistance comparée des microbes virulents inoculés au cobaye dans la moelle osseuse et dans le sang circulant. C. R. Soc. Biol. (Paris) **128**, 485 (1938).

Boquet, P., A. Delaunay, Y. Lehoult et J. Lebrun: Action d'un extrait du bacille typhique sur la pression artérielle du lapin. Soc. Biol. **1947**, p. 269.

— — — — Action d'un antigène typhique purifié sur la système circulatoire périphérique du lapin. Ann. Inst. Pasteur **74**, 136 (1948).

—, et Y. Izard: Action de deux substances adrénolytiques sur l'intoxication expérimentale par l'antigène typhique O. C. R. Soc. Biol. (Paris) **145**, 979 (1951).

Bowen, S. T., J. W. Gowen, and O. E. Tauber: Cortisone and mortality in mouse typhoid. I. Effect of hormon dosage and time of injection. Proc. Soc. exp. Biol. (N. Y.) **94**, 476 (1957a).

— — — II. Effect of environmental temperature. Proc. Soc. exp. Biol. (N. Y.) **94**, **479** (1957b).

— — — III. Effect of natural and acquired immunity. Proc. Soc. exp. Biol. (N. Y.) **94**, 482 (1957c).

Brahic, J., J. Tamalet et A. Girault: Étude de quelques modifications biologiques consécutive à l'introduction du bacille typhique dans l'organisme du lapin. Réactions hématologiques, hémoculture. C. R. Soc. Biol. (Paris) **147**, 439 (1953).

Cameron, J. A., D. F. Holtman, and C. D. Jeffries: The association of virulence with endotoxin in Salmonella pullorum. J. infect. Dis. **106**, 159 (1960).

Carey, W. F., and L. S. Baron: Comparative immunological studies of cell structures isolated from S. typhosa. J. Immunol. **83**, 517 (1959).

Chedid, L., et F. Boyer: Résistance du rat hypophyséctomisé à une salmonellose expérimentale. Ann. Inst. Pasteur **98**, 586 (1960).

— — et F. Pophillat: Hypophyse et typhoide expérimentale du rat blanc. Ann. Inst. Pasteur **99**, 264 (1960).

Clemmer, D. I., J. L. S. Hickey, J. F. Bridges, D. J. Schliessmann, and M. F. Shaffer: Bacteriological studies of experimental airborn salmonellosis in chicks. J. infect. Dis. **106**, 197 (1960).

Chiarolanza, R.: Experimentelle Untersuchungen über die Beziehungen der Typhusbazillen zu der Gallenblase und zu den Gallenwegen. Z. Hyg. Infekt.-Kr. **62**, 11 (1909).

Coplans, M.: Chemotherapy of the experimental typhoid carrier state in the immature rabbit. J. Path. Bact. **43**, 517 (1936).

Cornil, L., Y. Poursines et G. Giraud-Costa: Sur les modalités anatomocliniques de la fièvre typhoide expérimentale du cobaye. Contribution à l'étude de l'allergie typhique et de la typhoide de réinoculation. Rev. Immunol. (Paris) **1**, 528 (1935).

Creshoff, A. J., and Th. Fitz-Hugh jr.: The response to liver extract of experimentally induced typhoid anemia in rabbits: negative results. J. Lab. clin. Med. **24**, 411 (1939).

Darlow, H. M., W. R. Bale, and G. B. Carter: Infection of mice by the respiratory route with S. typhimurium. J. Hyg. (Lond.) **59**, 303 (1961).

Delafield, M. E.: Changes in the blood sugar and blood phosphorus in rabbits following the injection of suspensions of Bact. aertrycke. J. Path. Bact. **34**, 177 (1931).
— Blood sugar changes and toxic effects produced in rabbits by certain fractions derived from Bact. aertrycke. Brit. J. exp. Path. **15**, 130 (1934).
Delaunay, A., M. Delaunay et J. Lebrun: Lésions et réactions du tissu lymphoide. II. Sur les lésions lymphocytaires d'origine hormonale. Ann. Inst. Pasteur **76**, 203 (1949).
— J. Lebrun et M. Delaunay: Lésions et réactions du tissu lymphoide. I. Le tissu lymphoide chez l'animal immunisé. Ann. Inst. Pasteur **76**, 87 (1949).
— — — et E. Foucquier: Lésions et réactions du tissu lymphoide. III. Troubles circulatoires et lésions lymphocytaires. Ann. Inst. Pasteur **76**, 314 (1949).
—, et G. Voisin: Sur des lésions testiculaires provoquées chez le cobaye et chez le rat par l'endotoxin typhique. C. R. Acad. Sci. (Paris) **234**, 158 (1952).
Digeon, M., et M. Raynaud: Études sur la toxine R 2 du bacille typhique. IV. Action toxique expérimentale. D-Effects sur la glycémie. Ann. Inst. Pasteur **93**, 390 (1957).
Dmitriew, P., u. V. Striedter: Über das leukozytäre Blutbild und die Antikörperbildung bei weißen Mäusen nach experimenteller Ansteckung mit Kulturen des Bact. enteritidis Breslau und Bact. paratyphi B Schottmüller. Z. exp. Med. **78**, 581 (1931).
Doerr, R.: Experimentelle Untersuchungen über das Fortwuchern von Typhusbazillen in der Gallenblase. Zbl. Bakt. I. Abt. Orig. **39**, 624 (1905).
Doorn-Smith, E. van: The effect of injections of toxic extracts of the typhoid bacillus on the blood picture in rabbits. Amer. J. Hyg. **29**, Sect. B 15 (1939).
Dreyfus, B., et M. Montefiore: Le myelogramme au cours de l'infection expérimentale du cobaye par Bact. typhimurium. C. R. Soc. Biol. (Paris) **129**, 841 (1938).
Dwolaizkaja-Baryschewa, K. M., u. N. W. Kagan: Von der Bedeutung des Reticulo-endothelialapparates bei Infektionskrankheiten. VIII. Zur Frage über die Rolle des RES bei Infektionen mit B. paratyphi B Schottmüller und B. typhi abdominalis. Z. Immun-Forsch. **73**, 429 (1932).
Ecker, E. E., and A. Rademaekers: Studies of the effect of certain toxic substances in bacterial cultures on the movement of the intestines. I. Effect of the soluble substances of young cultures of B. paratyphosus. Brit. J. exp. Med. **43**, 785 (1926).
Edsall, G., S. Gaines, M. Landy, W. D. Tigertt, H. Sprinz, R. J. Trapani, A. D. Mandel, and A. S. Benenson: I. Typhoid fever in chimpanzees orally infected with S. typhosa. J. exp. Med. **112**, 143 (1960).
Elbert, B. J.: Zum Infektions- und Abwehrmechanismus weißer Mäuse infiziert mit Paratyphus-B-Bazillen (Schottmüller). Z. Immun.-Forsch. **63**, 298 (1929).
Elkeles, G.: Über Paratyphus und Fleischvergiftung. Zbl.Bakt. I. Abt. Orig. **98**, 326 (1926).
— Paratyphus, Fleischvergiftung und ihre Beziehungen zueinander. Ergebn. Hyg. Bakt. **11**, 68 (1930).
Etinger-Tulczynska, R.: Nasale Infektion mit Mäusetyphus. Z. Hyg. Infekt.-Kr. **113**, 493 (1932).
Felix, A., and R. M. Pitt: A new antigen of B. typhosus; its relation to virulence and to active and passive immunisation. Lancet **1934 II**, 186.
— — The pathogenicity and immunogenic activities of S. typhi in relation to its antigenic constituents. J. Hyg. (Lond.) **49**, 92 (1951).
Findlay, H.: Mouse-virulence of strains of S. typhi from a mild and a severe outbreak of typhoid fever. J. Hyg. (Lond.) **49**, 111 (1951).
Furness, G., and D. Rowley: Transduction of virulence within the species S. typhimurium. J. gen. Microbiol. **15**, 140 (1956).
Gaffky, G.: Zur Aetiologie des Abdominaltyphus. Mitt. aus dem Kaiserl. Ges. Amt. Bd. 2, 372 (1884).
Gaines, S., and J. G. Tully: Effect of typhoid O-antigen (endotoxin) on the virulence of an O-deficiant variant of S. typhosa. Amer. J. Hyg. **73**, 224 (1961a).
— — Comparison of intracerebral and intraperitoneal infective technique for assaying mouse virulence of S. typhosa strains. Amer. J. Hyg. **74**, 60 (1961b).
— —, and W. D. Tigertt: Studies on infection and immunity in experimental typhoid fever. II. Susceptibility of recovered animals to reexposure. J. exp. Med. **112**, 1023 (1960).
— — — Enhancement of the mouse virulence of a non Vi-variant of S. typhosa by Vi-antigen. J. Immunol. **86**, 543 (1961).
Gandellini, A.: Sull'applicazione di una particolare proprietà del batteriofago nel trattamento dei portatori tifici sperimentali. Boll. Ist. sieroter. milan. **14**, 50 (1935).
Gerichter, C. B.: The dissemination of Salmonella typhi, Salmonella paratyphi A and S. paratyphi B through the organs of the white mouse by oral infection. J. Hyg. (Lond.) **58**, 307 (1960).
—, and D. L. Boros: Dynamics of infection of the blood stream and internal organs of white mice with S. typhi by intraperitoneal injection. J. Hyg. (Lond.) **60, 311** (1962).

Gloukhoff, K. T.: De l'inoculation des microbes pathogènes dans le ganglions sous-maxillaires C. R. Soc. Biol. (Paris) **109**, 531 (1932).

Gowen, J. W.: Humoral and cellular elements in natural and acquired resistance to typhoid Amer. J. hum. Genet. **4**, 285 (1952).

— Significance and utilization of animal individuality in disease research. J. nat. Cancer Inst. **15**, 555 (1954).

— Genetic effects in nonspecific resistance to infectious disease. Bact. Rev. **24**, 192 (1960).

— J. Stadler, H. H. Plough, and H. N. Miller: Virulence and immunizing capacity of S. typhimurium as related to mutations in metabolic requirements. Genetics **38**, 531 (1953).

Harris, H. W., and O. M. Larrimore: The production of experimental typhoid fever in the guinea pig with an in vivo prepared toxic filtrate of B. typhosus. J. exp. Med. **48**, 885 (1928).

Hobson, D.: Chronic bacterial carriage in survivors of experimental mouse typhoid. J. Path. Bact. **73**, 399 (1957a).

— The behavior of a mutant strain of S. typhimurium in experimental mouse typhoid. J. Hyg. (Lond.) **55**, 322 (1957b).

Irwin, M. R.: Inheritance as a factor in resistance to an infections disease I.—VI. J. Immunol. **24**, 285 (1933).

Jacherts, D.: Über die Synchronisation von Bakterienkulturen. Z. Hyg. Infekt.-Krh. **145**, 286 (1958).

Jensen, K. A.: Immunitätsstudien. I. Mitteilung. Z. Immun.-Forsch. **63**, 298 (1929).

Kauffmann, F., O. Lüderitz, H. Stierlin, u. O. Westphal: Zur Immunchemie der O-Antigene von Enterobacteriaceae. Zbl. Bakt. I. Abt. Orig. **178**, 442 (1960).

Kaufmann, I.: Susceptibility of rodents to gastrointestinal infections. Proc. Soc. exp. Biol. (N. Y.) **29**, 21 (1931).

Kaye, D., and E. W. Hook: The influence of hemolysis or blood loss on susceptibility to infection. J. Immunol. **91**, 65 (1963a).

— — The influence of hemolysis to Salmonella infection: Additional observation. J. Immunol. **91**, 518 (1963b).

Kligler, I. J., u. L. Olitzki: Der Infektionsmechanismus bei der peroralen Gärtnerinfektion der Mäuse. Z. Hyg. Infekt.-Krh. **111**, 711 (1930).

— — The relation of temperature and humidity to the course, of a B. enteritidis infection in white mice. Amer. J. Hyg. **13**, 349 (1931).

— — The influence of solar irradiation on the susceptibility of mice to an infection with S. enteritidis. Amer. J. Hyg. **22**, 1 (1935).

Kmietowicz, F.: Sur le facteur exotoxique du bacille d'Eberth provoquant la leucopénie prolongée. C. R. Soc. Biol. (Paris) **108**, 1067 (1931).

Krishnapillai, V., P. R. Reeves, and D. Rowley: Genetic and immunologic observations on the virulence of S. typhimurium for mice. Aust. J. exp. Biol. med. Sci. **41**, 61 (1963).

—, and L. S. Baron: Alterations in the mouse virulence of S. typhimurium by genetic recombination. J. Bact. **87**, 598 (1964).

Krogh-Lund, G.: Untersuchungen über die Agglutininbildung bei weißen Mäusen nach Verabfolgung lebender Typhus-, Paratyphus A- und Paratyphus B-Bazillen per os. Z. Immun.-Forsch. **59**, 406 (1928).

Landy, M., S. Gaines, and H. Sprinz: Studies on intracerebral typhoid infection in mice. I. Characteristics of the infection. Brit. J. exp. Path. **38**, 15 (1957a).

— — — Studies on intracerebral typhoid infection in mice. II. Immunological factors concerned in protection. Brit. J. Path. **38**, 25 (1957b).

Lange, B.: Über die Infektion von weißen Mäusen auf den natürlichen Wegen durch die Haut, die Mund- und Darmschleimhaut, sowie die Augenbindehaut. Z. Hyg. Infekt.-Kr. **102**, 224 (1924).

—, u. F. Kauffmann: Experimentelle Untersuchungen über die Immunität beim Mäusetyphus. I. Mitteilung. Z. Hyg. Infekt.-Kr. **114**, 720 (1933).

—, u. M. Yoshioka: Beobachtungen über Infektion und Immunität beim Mäusetyphus. Z. Hyg. Infekt.-Kr. **101**, 450 (1924).

Laporte, R., et R. K. Goyal: Sur infection des cobayes par les bacilles du groupe typhique-paratyphique. C. R. Soc. Biol. (Paris) **123**, 1149 (1936).

— — Influence de l'état d'immunité active ou passive sur le passage dans le sang des germes inoculés par voie cutanée. C. R. Soc. Biol. (Paris) **126**, 1089 (1937).

Lassen, H. C. A.: Über den Infektionsverlauf nach oraler Verabfolgung von Bac. aertrycke (Breslau) bei Mäusen bei B-vitaminreicher Kost. Z. Immun.-Forsch. **63**, 110 (1929).

— Die Bedeutung der Vitamine für den Verlauf von Infektionen. Z. Immun.-Forsch. **73**, 221 (1932).

LAVERGNE, V. DE, et P. KISSEL: La moelle epinière dans la fièvre typhoide. Presse méd. **1930**, S. 77.

LINDE, K.: Ein experimenteller Beitrag über die Virulenzabhängigkeit der Para-B-Bakterien (S. paratyphi B) von der Wachstumsphase. Z. Hyg. Infekt.-Kr. **146**, 195 (1960).

LINSERT, H., u. E. M. ZIMMERMANN: Experimentelle Untersuchungen über das Haften von Salmonellen bei natürlich und künstlich infizierten Enten unter Berücksichtigung lebensmittelhygienischer Belange. Arch. exp. Vet.-Med. **15**, 1083 (1961).

MAASSEN, W., u. V. KARGER: Zur Frage der Typhobakteriurie (dargestellt am Beispiel künstlich mit S. typhimurium infizierter Mäuse). Z. Hyg. Infekt.-Kr. **139**, 101 (1954).

MACCOLINI, R.: Ricerche sperimentali sull'enterotropismo delle Salmonelle. G. Batt. **19**, 33 (1937).

— Ricerche sperimentali sull'enterotropismo delle Salmonelle. Nota II: B. paratyphi A, B. paratyphi B, B. paratyphi C, B. typhi. G. Batt. **19**, 164 (1937).

MACKENZIE, G. M., R. M. PIKE, and R. E. SWINNEY: Virulence of S. typhimurium. II. Studies of the polysaccharide antigens of virulent and avirulent strains. J. Bact. **40**, 197 (1941).

MARMORSTON, J.: Effect of splenectomie on Bacterium enteritidis infection in white mice. Proc. Soc. exp. Biol. (N. Y.) **32**, 981 (1935).

MCCLUNG, L. S., and J. C. WINTERS: Effect of vitamin A free diet on resistance to infection by Salmonella enteritidis. J. infect. Dis. **51**, 469 (1932).

— — Effect on dietary deficiency of vitamin D in relation to infection of S. enteritidis. J. infect. Dis. **51**, 475 (1932).

MENK, W., u. W. SCHREIBER: Über die experimentelle Infektion von Mäusen mit Typhusbazillen. Z. Immun.-Forsch. **75**, 503 (1932).

METSCHNIKOFF, E., et A. BESREDKA: Recherches sur la fièvre typhoide expérimentale. Ann. Inst. Pasteur **25**, 193 (1911).

MEYNELL, G. G.: Some factors affecting the resistance of mice to oral infection by Salmonella typhimurium. Proc. roy. Soc. Med. **48**, 916 (1955).

MILLER, C. P., and M. BOHNHOFF: A study of experimental Salmonella infection in streptomycin treated mice. J. infect. Dis. **111**, 117 (1962).

MILNER, K. C., and M. F. SHAFFER: Bacteriological studies of experimental Salmonella infection in chicks. J. infect. Dis. **90**, 81 (1952).

MOLL, T.: The susceptibility of weaned mice to E. coli and Salmonella typhimurium endotoxins during and subsequent to, cortisone treatment. Amer. J. vet. Res. **17**, 786 (1956).

MORGAN, W. T. J., and S. M. PARTRIDGE: An examination of the O-antigenic complex of Bact. typhosum. Brit. J. exp. Path. **23**, 151 (1942).

MÜLLER, M.: Der Nachweis von Fleischvergiftungsbakterien in Fleisch und Organen von Schlachttieren auf Grund systematischer Untersuchungen über den Verlauf und den Mechanismus der Infektion des Tierkörpers mit Bakterien der Enteritis- und Paratyphusgruppe sowie des Typhus; zugleich ein Beitrag zum Infektions- und Virulenzproblem der Bakterien auf experimenteller Basis. Zbl. Bakt. I. Abt. Orig. **62**, 335 (1912).

NARDO, A. DI: Influenza del cortisone e del prednisone sulla intossicazione da endotossina tifica nel topo. Boll. Ist. sieroter. milan. **35**, 20 (1956).

NEUFELD, F., u. H. KUHN: Versuche über die Pathogenität verschiedener Stämme der Typhus-Paratyphusgruppe bei pulmonaler Einführung. Z. Hyg. Infekt.-Kr. **118**, 653 (1936).

NICKEL, R., u. W. GISSKE: Blut und Lymphgefäßsystem des Darmes als Infektionspforte. Z. Fleisch- u. Milchhyg. **51**, 225 (1941).

NORTON, J. F., and J. H. DINGLE: Virulence test for typhoid bacilli and antibody relationships in antityphoid sera. Amer. J. publ. Hlth. **1935**, 609.

NUNGESTER, W. J., A. A. WOLF, and L. F. JOURDONAIS: Effect of gastric mucin on virulence of bacteria in intraperitoneal injections in the mouse. Proc. Soc. exp. Biol. (N. Y.) **30**, 120 (1932).

OGINSKY, E. L., and W. W. UMBREIT: An introduction to bacterial physiology, 2nd edition. San Francisco: W. H. Freeman and Co. 1959.

OLITZKI, A. L., E. FLEISCHHACKER, and Z. OLITZKI: The function of the Vi-Antigen of Salmonella paratyphi A. Comparison between virulence, agglutinability by anti-O-immune sera and sensitivity to the bactericidal action in vitro. J. Hyg. (Lond.) **55**, 91 (1957).

—, and D. GODINGER: Comparative studies on S. typhi grown in vivo and in vitro. I. Virulence, toxicity, production of infection promoting substances and DPN-ase activity. J. Hyg. (Lond.) **61**, 1 (1963).

ØRSKOV, J., K. A. JENSEN u. K. KOBAYASHI: Studien über die Breslauinfektion der Mäuse, speziell mit Rücksicht auf das Reticuloendothelialgewebe. Z. Immun.-Forsch. **55**, 34 (1928).

—, and J. KAUFFMANN: Studies on the significance of Vi-antigen in the mechanism of typhoid infection in mice. J. Hyg. (Lond.) **36**, 514 (1936).

—, u. O. MOLTKE: Studien über den Infektionsmechanismus bei verschiedenen Paratyphusinfektionen an weißen Mäusen. Z. Immun.-Forsch. **59**, 357 (1928).

ØRSKOV, J. K. A., u. A. SCHMIDT: Verlauf der experimentellen Ratininfektion bei Mäusen mit Versuchen einer Metallsalztherapie ad modum Walbum. Z. Immun.-Forsch. **55**, 69 (1928).

OTTOLENGHI, D.: Le vaccinazioni antibatteriche in relazione al problema dei portatori. Boll. sci. med. Fasc. **6** (1933).

PETER, A.: Beziehungen zwischen Darmflora und Resistenz gegenüber Infektionen mit S. typhimurium. Zbl. Bakt. I. Abt. Orig. **182**, 473 (1961).

— Experimentelle Untersuchungen zur Beeinflussung der Resistenz durch Verabfolgung von Darmbakterien. Zbl. Bakt. I. Abt. Orig. **186**, 157 (1962).

— Versuche zur Beinflussung des Infektionsgeschehens bei mit Salmonella typhimurium infizierten Mäusen durch Verabfolgung verschiedener Colitypen. Arch. exp. Vet. Med. **17**, 1273 (1963).

PETRUSCHKY, J.: Über die Art der pathogenen Wirkung des Typhusbacillus auf Tiere und über die Verleihung des Impfschutzes gegen dieselbe. Z. Hyg. Infekt.-Kr. **12**, 261 (1892).

PFEIFFER, R., u. W. KOLLE: Über die spezifische Immunitätsreaktion bei intraperitonealer Injektion bei Meerschweinchen. Z. Hyg. Infekt.-Kr. **21**, 203 (1896).

PIKE, R. M., and G. M. MACKENZIE: Virulence of Salmonella typhimurium. I. Analysis of experimental infection in mice with strains of high and low virulence. J. Bact. **40**, 171 (1940).

POURSINES, Y., J. BRAHIC, CH. GREBUS et A. SALIGNON: Tableau histologique de la meningo-encéphalite secondaire à l'injection intracranienne d'endotoxin typhique chez le cobaye neuf. Sa variation qualitative selon la dose administrée. C. R. Soc. Biol. (Paris) **146**, 1352 (1952a).

— — — La meningoencéphalite provoquée par l'administration intracranienne d'endotoxin typhique chez le cobaye préalablement inrecté. Ses variations selon la période de l'infection typhique expérimentale arterieuse. C. R. Soc. Biol. (Paris) **146**, 1365 (1952b).

PRESSLER: Das Blutbild der mit Fleischvergiftern infizierten weißen Maus und seine praktische Verwendung. Z. Fleisch- u. Milchhyg. **37**, 55 (1927).

PRITCHETT, I. W.: Microbic virulence and host susceptibility in paratyphoid-enteritidis infection of white mice. VI. The relative susceptibility of different strains of mice to per os infection with the type II bacillus of mouse typhoid (Bac. pestis caviae). J. exp. Med. **41**, 195 (1925a).

— Microbic virulence and host susceptibility in paratyphoid-enteritidis infection of white mice. VII. Seasonal variation in the susceptibility of different strains of mice to per os infection with the type II bacillus of mouse typhoid (Bac. pestis caviae). J. exp. Med. **41**, 209 (1925b).

RAISTRICK, H., and W. W. C. TOPLEY: Immunizing fractions isolated from Bact. aertrycke. Brit. J. exp. Path. **15**, 113 (1934).

RAKE, G.: Enhancement of pathogenicity of human typhoid organisms for mice. Proc. Soc. exp. Biol. (N. Y.) **32**, 1523 (1935).

RAUSS, K., I. KÉTYI u. P. HEGYI: Die Rolle der Darmflora bei der experimentellen Salmonella-Infektion der Maus. Zbl. Bakt. I. Abt. Orig. **190**, 360 (1963).

RAYNAUD, M.: Au sujet de la substance toxique neurotrope du bacille typhique. Ann. Inst. Pasteur **72**, 691 (1948).

REMLINGER, P.: Fièvre typhoide expérimentale par contamination alimentaire. Ann. Inst. Pasteur **11**, 829 (1897).

RIBI, E., K. C. MILNER, and T. D. PERRINE: Endotoxic and antigenic fractions from the cell wall of Salmonella enteritidis. Methods for separation and some biological activities. J. Immunol. **82**, 75 (1959).

ROBERTSON, E. CH., and M. E. DOYLE: Higher resistance of rats fed casein than those fed vegetable proteins. Proc. Soc. exp. Biol. (N. Y.) **35**, 374 (1936).

ROBERTSON, R. C., and H. YU: Leucopenia and the toxic substances of B. typhosus. J. Hyg. (Lond.) **38**, 299 (1938).

ROCCHINI, G.: Infezione tifica sperimentale della cavia e immunità antitifica. Boll. Ist. sieroter. milan. **15**, 277 (1936).

SACQUET, E.: Contribution à l'étude de la sensibilité de diverses lignées de souris à l'inoculation de Salmonella typhi. Ann. Inst. Pasteur **98**, 880 (1960).

SAVAGE, W. G.: Experimental evidence of a heat resistant gastrointestinal irritant produced by bacilli of the Salmonella group. J. Hyg. (Lond.) **33**, 233 (1933).

SCHNEIDER, H. A.: Nutrition of the host and natural resistance to infection. II. The dietary effect as conditioned by the heterogenicity of the test pathogen population. J. exp. Med. **84**, 305 (1946).

— Nutrition of the host and natural resistance to infection. III. The conditions necessary for the maximal effect of diet. J. exp. Med. **87**, 103 (1948).

SCHNEIDER, H. A.: Nutrition of the host and natural resistance to infection. IV. The capability of the double strain inoculation test to reveal genetically determined differences in natural resistance to infection. J. exp. Med. **89**, 529 (1949).

—, and L. D. WEBSTER: Nutrition of the host and natural resistance to infection. I. The effect of diet on the response of several genotypes of Mus musculus to Salmonella enteritidis infection. J. exp. Med. **81**, 359 (1945).

—, and N. D. ZINDER: Nutrition of the host and natural resistance to infection. V. Improved assay employing genetic markers in the double strain inoculation test. J. exp. Med. **103**, 207 (1956).

SCHÜTZE, H., P. A. GOWER, and M. H. FINLAYSON: The resistance of four mouse lines to bacterial infection. J. Hyg. (Lond.) **36**, 37 (1936).

SEIFFERT, G., A. JAHNCKE u. A. ARNOLD: Zeitliche Untersuchungen über den Ablauf übertragbarer Krankheiten. I.—III. Mäusetyphus. Zbl. Bakt. I. Abt. Orig. **109**, 193 (1928).

SEIFFERT, W.: Untersuchungen an per os mit Paratyphus infizierten Mäusen über das Wesen der Pathogenität und die Abwehr des Organismus. Zbl. Bakt. I. Abt. Orig. **104**, 160 (1927).

— Experimentelle Untersuchungen über die Infektion per os unter wechselnden Lebensbedingungen. Arch. Hyg. **101**, 117 (1929).

SHAFFER, M. F., K. C. MILNER, D. J. CLEMMER, and J. F. BRIDGES: Bacteriological studies of experimental Salmonella infection in chicks. J. infect. Dis. **100**, 17 (1957).

SHIMADA, S.: Studies on the infectivity of orally administered Salmonella enteritidis in mice, especially on the influence of enterococci as part of the intestinal flora. J. jap. Ass. infect. Dis. **35**, 21 (1961).

SIROTININ, W.: Die Übertragung von Typhusbazillen auf Versuchstiere. Z. Hyg. Infekt.-Kr. **1**, 1 (1886).

SLAVIN, G.: Experimental paratyphoid infection in pigs. J. comp. Path. **61**, 168 (1951).

SMITH, H. W.: Observations on experimental fowl typhoid. J. comp. Path. **65**, 37 (1955).

SMITH, TH., and H. A. M. TIBBETTS: The relation between invasion of the digestive tract by paratyphoid bacilli and disease. J. exp. Med. **45**, 337 (1927).

SOLAZZO, G.: Untersuchungen an per os mit Paratyphusbazillen infizierten weißen Mäusen. Z. Hyg. Infekt.-Kr. **110**, 306 (1929).

SPRUNT, D. H., D. S. MARTIN, and J. E. WILLIAMS: Interstitial bronchopneumonia II. J. exp. Med. **62**, 449 (1935).

TAKITA, J.: Experiments concerning nasal infections with B. suipestifer, Gaertner-bacillus (rat type) and B. enteritidis Breslau and experimental epidemiology with animals infected by nasal cavity. Kitasato Arch. exp. Med. **12**, 265 (1935).

TARDIEU, G.: Le typhos. Presse méd. **1942**, 75

THOMAS, C., and J. B. WILSON: Association of resistance to bile salts and virulence in S. typhimurium strains. Proc. Soc. exp. Biol. (N. Y.) **103**, 292 (1960).

TOPLEY, W. W. C., and J. AYRTON: The excretion of B. enteritidis (Aertrycke) in the faeces of mice after administration by mouth. J. Hyg. (Lond.) **22**, 234 (1924).

— — The segregation of biological factors of B. enteritidis (Aertrycke). J. Hyg. (Lond.) **22**, 305 (1924).

— M. GREENWOOD, and J. WILSON: The effect of diet in epidemic infections in mice. J. Path. Bact. **34**, 163 (1931).

TULLY, J. G., S. GAINES, and W. D. TIGERTT: Attempts to induce typhoid fever in chimpanzees with non Vi-strains of S. typhosa. J. infect. Dis. **110**, 47 (1962).

— — — Studies in infection and immunity in experimental typhoid fever. IV. Role of H-antigen in protection. J. infect. Dis. **112**, 118 (1963).

UHLENHUTH, P., u. TH. MESSERSCHMITT: Versuche, Kaninchen zu Bazillenträgern zu machen und sie therapeutisch zu beeinflussen. Dtsch. med. Wschr. **1912**, 2397.

VAISMAN, A.: Synergie de la chloromycetine et de l'aureomycine dans le traitement de l'infection typhique de la souris. C. R. Soc. Biol. (Paris) **144**, 328 (1950).

WALDMANN, A.: Pathologisch-histologische Untersuchungen über experimentelle Paratyphusinfektion der weißen Maus. Krh.-Forsch. **7**, 307 (1929).

— Experimentelle Untersuchungen über die Typhus- und Paratyphusinfektion bei Kaninchen. Zbl. Bakt. I. Abt. Orig. **120**, 52 (1931).

— Über die Darmveränderungen bei hämatogener Paratyphusinfektion von Kaninchen. Zbl. Bakt. I. Abt. Orig. **133**, 196 (1935).

—, u. E. ROSTOWA: Über Darmveränderungen bei Mäusen nach verschiedenen Infizierungsarten mit B. enteritidis Breslau. Zbl. Bakt. I. Abt. Orig. **136**, 49 (1936).

WALKER, J.: A method for the isolation of toxic and immunizing fractions from bacteria of the Salmonella group. Biochem. J. **34**, 325 (1940).

WALZ, J.: Die reticuloendothelialen Reaktionen in der Leber bei experimentellem Paratyphus A und B und ihre Beziehungen zur Immunität. Z. exp. Med. **85**, 447 (1932).

WATSON, M., J. WILSON, and W. W. G. TOPLEY: Studies on the influence of diet on resistance to infection. I. The effect of various diets on the fertility, growth and survival of mice. J. Hyg. (Lond.) **37**, 396 (1937a).
— — — Studies on the influence of diet on resistance to infection. II. The effect of various diets on the resistance of mice to bacterial infection. J. Hyg. (Lond.) **37**, 420 (1937b).
WEBSTER, L. T.: Experiments on normal and immune mice with a bacillus of mouse typhoid. J. exp. Med. **36**, 71 (1922).
— Microbic virulence and host susceptibility in mouse typhoid infection. J. exp. Med. **37**, 281 (1923a).
— The virulence of an epidemic strain of Bacillus pestis caviae. J. exp. Med. **37**, 781 (1923b).
— Microbic virulence and host susceptibility in paratyphoid-enteritidis infection of white mice. IV. The effect of selective breeding on host resistance. J. exp. Med. **39**, 879 (1924).
— Microbic virulence and host susceptibility in paratyphoid-enteritidis infection of white mice. VIII. The effect of selective breeding on host resistance. Further studies. J. exp. Med. **42**, 1 (1925).
— Inherited and acquired factors in resistance to infection I. and II. J. exp. Med. **57**, 793 (1933).
— Inheritance of resistance of mice to enteric bacterial and neurotropic virus infections. J. exp. Med. **65**, 261 (1937).
—, and C. BURN: Studies on the mode of spread of B. enteritidis mouse typhoid infection. IV. The relative virulence of smooth, mucoid, and rough strains. J. exp. Med. **46**, 887 (1927).
—, and I. W. PRITCHETT: Microbic virulence and host susceptibility in paratyphoid-enteritidis infection of white mice. V. The effect of diet on host resistance. J. exp. Med. **40**, 397 (1924).
WEBSTER, M. E., M. LANDY, and M. E. FREEMAN: Studies on Vi-antigen from Escherichia coli 5396/38. J. Immunol. **69**, 135 (1952).
WEIDENMÜLLER, H.: Über Paratyphusinfektionen beim Goldhamster. Tierärztl. Umsch. **1952**, 49.
WELCH, H., R. J. REEDY, and S. W. WOLFSON: A comparison of the effect of nine antibiotics on experimental typhoid infection in mice. J. Lab. clin. Med. **35**, 663 (1950).
WESTPHAL, O.: Récentes recherches sur la chimie et biologie des endotoxins des bactéries à gram negativ. Ann. Inst. Pasteur **98**, 789 (1960).
WITTE, J.: Beitrag zur Infektion des Kaninchens mit Bacterium enteritidis breslaviense. Arch. Tierheilk. **65**, 344 (1932).
WOLF, H. J., L. WEBER u. E. KRÖGER: Die experimentelle Typhusanämie des Kaninchens als Test für die antiperniziöse Leberwirkung. Med. Welt **1937**, 1170.
ZABLOCKY, B., et S. MORSYCKI: Sur l'endotoxin des bacilles typhiques obtenue par congélation repetée. C. R. Soc. Biol. (Paris) **117**, 789 (1934).

III. Experimentelle Erzeugung von Krankheiten durch Shigellen

A. Grundlagen

Die bakterielle Ruhr wird durch eine Gruppe von Bakterien hervorgerufen, die die Gattung Shigella bilden. Diese Bezeichnung wurde zu Ehren des japanischen Forschers SHIGA gewählt, der 1898 zum ersten Male einen bakteriellen Erreger der Ruhr züchten konnte, nachdem die Ruhramöbe bereits bekannt war. In den darauffolgenden Jahren wurden von KRUSE, FLEXNER, SONNE, SCHMITZ u. a. noch weitere Keime entdeckt, die ebenfalls als Ursache von Ruhrerkrankungen in Frage kamen und die sich biochemisch und serologisch voneinander unterscheiden ließen.

Shigellen sind gramnegative Stäbchen, die unbegeißelt und daher unbeweglich sind, Traubenzucker und andere Kohlenhydrate unter Säurebildung, aber meistens ohne Gasbildung vergären. Die Systematik innerhalb der Gattung ist jahrzehntelang diskutiert worden, wobei einmal auf biochemische, ein anderes Mal auf serologische Merkmale größerer Wert gelegt wurde. In neuerer Zeit wird im allgemeinen die in Tab. 20 dargestellte Einteilung, der bestimmte biochemische Eigenschaften zugrundegelegt sind, als gültig angesehen. Wenn sich auch dagegen manches einwenden läßt, soll doch in der folgenden Abhandlung die in der Tabelle angegebene und auf einer Vereinbarung des Enterobacteriaceae Subkomitee des

Tabelle 20. *Einteilung der Gattung Shigella (Shigella-Gruppe)*

Untergruppe	Lactose	Mannit	Indol
A — Sh. dysenteriae . . .	—	—	—
B — Sh. flexneri	—	+ (—)	+/—
C — Sh. boydii	—	+	—/+
D — Sh. sonnei	×	+	—

\+ = Vergärung unter Säurebildung
× = verzögerte Vergärung.
(+), (—) = selten auftretende Reaktion.
— = keine Vergärung.
—/+ = beide Reaktionen möglich.

Internationalen bakteriologischen Nomenklaturkomitees (1958) beruhende Einteilung und Nomenklatur benutzt werden.

Über diese auf biochemischen Merkmalen, insbesondere auf der Mannitvergärung basierende Einteilung hinaus lassen sich in jeder Gruppe eine mehr oder weniger große Anzahl von Serotypen unterscheiden, die manchmal auch geringe biochemische Abweichungen zeigen und im allgemeinen mit Nummern oder Buchstaben bezeichnet werden. Hierfür sind bei den in der Glatt-(S)-Form vorliegenden Stämmen wegen der Unbeweglichkeit der Shigellen in erster Linie die O-Antigene maßgebend. Daneben kommen auch K-Antigene vor, von denen angenommen wird, daß sie sich außen auf der Zellwand befinden. Zu diesen Antigenen gehört auch das Vi-Antigen der Salmonellen (s. S. 147) und ähnlich wie dieses sind auch die K-Antigene der Shigellen in der Lage, die Agglutination durch O-Seren zu verhindern. Die Blockade der O-Agglutinabilität kann durch Erhitzen aufgehoben werden, während die O-Antigene thermostabil sind. Tab. 21 gibt eine Übersicht über die in den einzelnen Untergruppen zur Zeit anerkannten Serotypen (nach SLOPEK in SEDLAK und RISCHE 1963).

Tabelle 21. *Serotypen der Untergruppen der Shigellen*

Untergruppe A Sh. dysenteriae	Frühere Bezeichnungen	Untergruppe B Sh. flexneri	Frühere Bezeichnungen
Typ 1	Sh. shigae	Typ 1a	Sh. paradysenteriae
2	Sh. schmitzii	1b	
	Sh. ambigua	2a	
3	Large-Sachs-Gruppe (Typ 3–10)	2b	
4		3a	
5		3b	
6		3c	
7		4a	
8		4b	
9		5	
10		6	Newcastle
		x	
		y	

Untergruppe C Sh. boydii	Frühere Bezeichnung	Untergruppe D Sh. sonnei	Frühere Bezeichnung
Typen 1—15		Phase I[1]	Sonne III
		Phase II[1]	Kruse Typ E
			Sh. ceylonensis

[1] Siehe Text.

Unter den 10 Typen der Gruppe A — Sh. dysenteriae — bestehen praktisch keine Antigenbeziehungen. Gruppenantigene existieren nicht oder sind nur schwach entwickelt. In der Gruppe B — Sh. flexneri — sind dagegen zahlreiche übergreifende Antigene vorhanden, so daß bei Anwesenheit gleicher Typenantigene verschiedene Gruppenantigene und umgekehrt die gleichen Gruppenantigene auch bei verschiedenen Typen vorkommen können. In der Untergruppe C — Sh. boydii — ist die Anwesenheit gut abgrenzbarer Typenantigene und in gewissem Umfang auch von Gruppenantigenen die Grundlage der Einteilung in 15 Serotypen.

Besondere Verhältnisse liegen in der Untergruppe D – Sh. sonnei – vor, die einer ausgeprägten Antigenvariabilität unterliegt. Eine solche kommt zwar in anderen Gruppen auch vor, sie kann aber nicht mit der gleichen Regelmäßigkeit wie bei Sh. sonnei beobachtet werden. Diese Variabilität oder der Formenwechsel ist in Oberflächenkulturen auf festen Nährmedien leicht festzustellen. Es findet sich eine sog. Phase I, die auch als Rund- oder Glattform bezeichnet wird, und eine Phase II, die häufig schon an den flachen Kolonien mit gezackten Rändern zu erkennen ist und daher auch Flachform genannt wird. Diese sind serologisch von den Rundformen deutlich zu trennen und neben diesen in Kulturen von Ruhrstühlen oft reichlich vorhanden. Der Formenwechsel ist durch die Zusammensetzung des Nährmediums beeinflußbar, z. B. wird die Entwicklung der Phase II bzw. der Flachform durch den Natriumdesoxycholatcitratagar nach Leifson oder durch den Salmonella-Shigella-Agar (s. S. 164) gehemmt und die Rundformen überwiegen auf diesen Nährböden.

Die Phase II oder die Flachform von Sh. sonnei und auch mancher Serotypen von Sh. flexneri u. a., die einer Antigenvariabilität unterliegen, verlieren zwar das Typenantigen, sie sind aber nicht identisch mit den Rauh-(R)-Formen, denen das O-Antigen gänzlich fehlt. Jedoch bestehen zwischen der R-Form und der Flach-Form von Sh. sonnei Antigenbeziehungen. R-Formen agglutinieren spontan in 0,9%iger und 3,5%iger Kochsalzlösung sowie in 0,2%iger Trypaflavinlösung.

In verschiedenen Untergruppen sind gemeinsame Antigene zu finden, ebenso wie zahlreiche Angehörige der Gattung Escherichia Antigengemeinschaften mit den Shigellen zeigen.

Biochemisch stellen die O-Antigene der Shigellen wie die der Salmonellen und anderer Enterobacteriaceae einen Protein-Lipid-Polysaccharidkomplex dar (s. S. 160), der toxisch ist und auch als Endotoxin bezeichnet wird. Von Sh. dysenteriae und hier fast ausschließlich vom Serotyp 1, wird außerdem eine Substanz gebildet, die manche Eigenschaften eines Ektotoxins zeigt, ohne daß sie jedoch als solches angesehen werden kann (s. S. 216ff). Im Gegensatz zum Endotoxin, das sich nur bei Glatt-(S)-Formen findet, ist der auch als Neurotoxin bekannte Stoff bei Rauh- und Glatt-Formen vorhanden (Haas 1937). Er ist ein Proteinkörper, daher thermolabil, und hat Antigencharakter. Die Bedeutung des Endotoxins und des Neurotoxins für die Pathogenese der menschlichen Ruhr ist nicht völlig geklärt. Diejenigen Shigellen, die das Neurotoxin nicht bilden, werden in der Literatur gelegentlich „giftarme“ Typen genannt.

Unter natürlichen Bedingungen sind die Ruhrbakterien nur für den Menschen pathogen. Sie werden mit der Nahrung aufgenommen oder gelangen durch Schmierinfektionen über die Hände in den Verdauungstrakt. Vom Kranken oder von gesunden Ausscheidern werden sie mit dem Stuhl ausgeschieden, und durch fäkale Verunreinigungen werden Nahrungsmittel infiziert, wobei Fliegen oft als mechanische Überträger dienen.

Eine Infektion von Tieren wird nur ausnahmsweise beobachtet. Ruhrähnliche Erkrankungen kommen bei Affen in zoologischen Gärten vor, wobei auch Ruhrbakterien in den Stuhlproben gefunden werden. Tiere, die in engem Kontakt mit dem Menschen leben, z. B. Hunde oder Katzen, sowie landwirtschaftliche Nutztiere, können gelegentlich einmal Ruhrbakterien aufnehmen und ausscheiden, ohne daß es jedoch unter solchen Umständen zu Krankheitserscheinungen kommt.

Folgende Infektketten sind möglich (SEELIGER 1953).

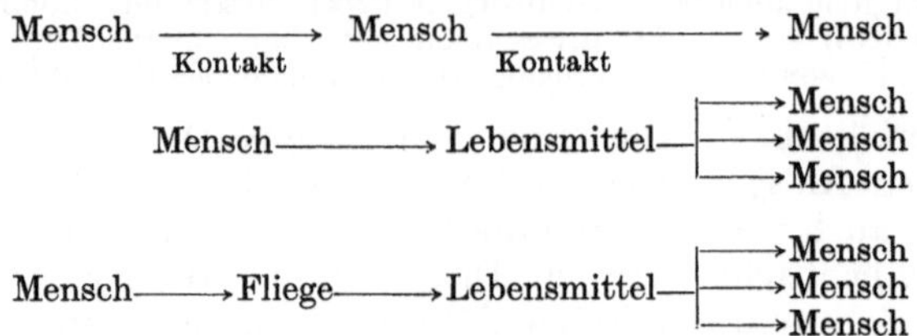

B. Methodik

Die Verfahren zur Haltung und Pflege von Shigellastämmen und die Methoden zur Vorbereitung von Tierexperimenten unterscheiden sich kaum von der Technik des Umgangs mit Salmonellen. Daher kann weitgehend auf das S. 150ff. beschriebene Vorgehen verwiesen werden.

1. Herkunft und Haltung von Shigellastämmen

Da es sich bei den Shigellen um menschenpathogene Erreger handelt, darf mit ihnen nur unter Einhaltung aller Vorsichtsmaßnahmen gearbeitet werden, wie sie in den bakteriologischen Laboratorien, in denen mit infektiösem Material umgegangen wird, üblich sind.

Stämme, die zu Tierexperimenten verwendet werden, müssen einwandfrei bestimmt sein. Es ist dabei erforderlich, nicht nur die Zugehörigkeit zu der einen oder der anderen Untergruppe zu kennen, sondern auch die Antigenstruktur, d. h. den Serotyp, zu analysieren. Definierte Stämme versenden die für den Bezug von Salmonellen auf S. 150 genannten Stellen. Für die Aufbewahrung und Fortzüchtung gelten praktisch die gleichen Regeln wie für die Salmonellen. Wichtig ist es, bei jeder Passage oder bei jeder Abimpfung den Stamm mit den entsprechenden Immunseren zu kontrollieren. Dies darf keinesfalls versäumt werden, da die Shigellen mehr noch als die Salmonellen einem Formenwechsel unterliegen, der mit erheblichen Änderungen der Wirkungsweise auf Versuchstiere einhergehen kann.

Im übrigen lassen sich Shigellen als Schrägagarkulturen, in Ampullen mit Nähragar oder im Zustand der Gefriertrocknung aufbewahren. Schrägagarkulturen von Sh. dysenteriae Typ 1 sollten häufiger überimpft werden, da die Keime sonst unter Umständen nicht mehr zur Vermehrung zu bringen sind.

2. Vorbereitung der Infektionsdosis und Toxingewinnung

a) Die Züchtung

Die Züchtung der Shigellen zur Gewinnung des Infektionsmaterials erfolgt nach den gleichen Grundsätzen wie die der Salmonellen. Sie vermehren sich auf den meisten üblichen Nährmedien unter aeroben Bedingungen. Dabei ist vor der Zubereitung einer zur Infektion dienenden Aufschwemmung auf den Formenwechsel zu achten und der Stamm serologisch zu überprüfen. Wegen der Neigung zur Variabilität ist die Verwendung von Keimen aus flüssigen Medien, also von Bouillonkulturen, mit dem Risiko eines unerkannt gebliebenen Formenwechsels belastet, der die Untersuchungsergebnisse beeinflussen kann. Für die Gewinnung des Infektionsmaterials oder einer größeren Keimmenge zur chemischen Aufbereitung ist daher im allgemeinen die Anzüchtung auf einem Agarnährboden vorzuziehen.

Sollen Untersuchungen ausschließlich mit Rund- oder Glattformen von Sh. sonnei durchgeführt werden, so ist es erforderlich, sowohl die Weiterzüchtung als auch die Vorbereitung zum Tierversuch oder die Massenzüchtung zur Herstellung von Extrakten oder chemischen Aufbereitungen auf Leifson-Agar oder SS-Agar vorzunehmen. Die in diesen Medien vorhandenen Gallensalze unterdrücken offenbar die Entwicklung von Flachformen, die auf dem üblichen Fleischwasseragar regelmäßig auftreten.

Da Shigellen für Versuchstiere nur wenig oder gar nicht pathogen sind, kommt für die intraperitoneale Infektion eine Aufschwemmung in Mucin in Frage, die THIBAULT und RIST (1940) bei Shigellen erstmals anwendeten. Sie vermischten 1 Teil Bouillonkultur von Sh. flexneri mit 5 Teilen einer 8%igen Mucinlösung und verabreichten Mäusen davon 0,6 ml intraperitoneal. Auch SINDBJERG-HANSEN (1942, 1943) gab Mäusen in Mucin aufgeschwemmte Shigellen, SCHÜTZE (1943) mischte 1 Teil Bakterien mit 9 Teilen Mucinlösung und injizierte Mäusen 0,5 ml i.p. Die Vorteile der Aufschwemmung in Mucin veranlaßten auch WEIL und FARSETTA (1945) sowie COOPER, KELLER und WALTERS (1957) u. a. hiermit zu arbeiten.

Für die Methodik der quantitativen Bestimmung der Infektionsdosis kann auf die entsprechenden Abschnitte im Kapitel über die Salmonellen verwiesen werden.

b) Die Behandlung der Shigellen zur Prüfung der Giftwirkung abgetöteter Bakerien, von Bakteriensubstanzen und Filtraten

Tierexperimente mit Shigellen ergaben schon frühzeitig, daß die nach parenteraler Verabreichung der Keime auftretenden Folgen hauptsächlich auf der toxischen Wirkung der Leibessubstanz, also des O-Antigens oder des Endotoxins beruhten. Aber bereits die Untersuchungen von CONRADI (1903), NEISSER und SHIGA (1903) u. a. wiesen auf eine zusätzliche toxische Komponente hin, die sich nur bei Sh. dysenteriae (Sh. dysenteriae Typ 1) nachweisen läßt und chemisch, immunologisch und toxikologisch andere Eigenschaften zeigt als das Endotoxin.

Um dies näher zu analysieren, müssen andere auf den tierischen Organismus wirkende Faktoren, die etwa durch die Vermehrung oder sonstige Lebensäußerungen der Bakterien bedingt sind, ausgeschaltet werden, am leichtesten durch eine mehr oder weniger schonende thermische oder chemische Abtötung der Keime oder durch chemische Präparation der giftig wirkenden Substanzen.

α) Abtötung der Bakterien. Die Empfindlichkeit der Shigellen gegen die Einwirkung hoher Temperaturen entspricht etwa der der Salmonellen (s. S. 157). Durch Hitze oder auf andere Weise abgetötete Bakterien wurden hauptsächlich von älteren Autoren benutzt. Später wurde mit abgetöteten Bakterien nur noch bei besonderen Fragestellungen, z. B. vergleichenden Untersuchungen gearbeitet. Dabei töteten z. B. SMOLENS u. Mitarb. (1946) Sh. flexneri mit Alkohol ab, der das Endotoxin nicht verändert. COOPER u. Mitarb. (1947, 1948) verwendeten Formalin. Von Interesse ist die Methode von TAL (1950), die versuchte, zu einer Aufschwemmung von Sh. dysenteriae zu kommen, die ausschließlich R-Formen enthielt.

Die Bakterien werden in physiologischer Kochsalzlösung suspendiert und durch Wattefilter filtriert. Anschließend wird zunächst mit physiologischer Kochsalzlösung und dann mehrfach mit Aceton ausgewaschen. Das getrocknete Bakterienmaterial wird abgewogen, in Kochsalzlösung aufgeschwemmt und 2 Std auf 100° C erhitzt. Dabei setzen sich die R-Formen ab, die überstehende Flüssigkeit, die noch vereinzelte S-Formen enthalten kann, wird abgegossen. Diese Prozedur muß mehrfach wiederholt werden, damit im Sediment ausschließlich abgetötete R-Formen zur Verfügung stehen.

β) Die Gewinnung des Endotoxins. Die Herstellung möglichst reiner Endotoxinpräparate wird mit den auf S. 159ff. geschilderten Verfahren angestrebt. Wenn auch für manche Zwecke Extrakte, die durch rasches Einfrieren und Wiederauftauen gewonnen werden, ausreichen mögen, so wird doch im allgemeinen einer chemischen Aufbereitung der Vorzug zu geben sein. Bei den Shigellen ist dabei vielfach mit der von BOIVIN u. Mitarb. (1933, s. S. 159) angegebenen Trichloressigsäuremethode gearbeitet worden.

Dagegen haben TAL und OLITZKI (1948) Sh. dysenteriae und GOEBEL, BINKLEY und PERLMAN (1945) Sh. flexneri mit der von MORGAN und PARTRIDGE (1942, s. S. 259) angegebenen Methode extrahiert. Außerdem stellten GOEBEL u. Mitarb. Extrakte von Sh. flexneri mit wäßriger Pyridinlösung her, die das O-Antigen enthielten und praktisch mit den Boivinextrakten identisch waren.

Eine weitere Aufspaltung (BINKLEY, GOEBEL und PERLMAN 1945) mit Hitze und Säure oder in alkalischem Alkohol bei 0° C ergab einen Kohlenhydratanteil, ein Phosphorlipid sowie eine Proteinfraktion. Die toxische Wirkung soll einmal an das Protein, ein anderes Mal an das Kohlenhydrat gebunden gewesen sein. Dies läßt gewisse Zweifel an dem Reinheitsgrad der mit den damals möglichen Methoden gewonnenen Präparate zu.

PRIGGE und HELMERT (1948) gaben folgendes Verfahren zur Gewinnung des Endotoxins aus Sh. flexneri an:

Eine zweimal gewaschene dichte Aufschwemmung eines in O-Serum agglutinablen und in 0,2%iger Trypaflavinlösung stabilen (nicht rauhen) Stammes von Sh. flexneri wird über Phosphorpentoxyd bis zur Gewichtskonstanz getrocknet. Die Masse wird dann in physiologischer Kochsalzlösung zerrieben und 24 Std bei pH 7,2 und +3° C gehalten. Dabei soll auf 200 mg Feuchtgewicht 1,0 ml Kochsalzlösung kommen. Bei 10000 U/min wird zentrifugiert und durch Berkefeldfilter filtriert. Mäuse von 15 g Gewicht werden von 0,1 ml dieser Lösung innerhalb 24 Std getötet. Zu diesem Extrakt wird eine gesättigte Ammoniumsulfatlösung im Verhältnis 1 : 4 gegeben, der Niederschlag wird durch Zentrifugieren abgetrennt und in 25 ml dest. Wasser gelöst, 24 Std gegen Wasser dialysiert und dann der Gefriertrocknung unterzogen. Die DLM dieser Präparate soll 0,15 mg für Mäuse von 15 g betragen.

γ) Die Gewinnung des Neurotoxins. Die früheren Untersucher, die bereits die Existenz eines Neurotoxins oder Ektotoxins bei Sh. dysenteriae Typ 1 vermuteten, unterwarfen die Bakterien lediglich einer Autolyse und filtrierten das Autolysat (CONRADI 1903, NEISSER und SHIGA 1903). OLITZKI und KLIGLER (1920) gewannen ein Toxin, indem sie 5 Tage bebrütete Bouillonkulturen bakterienfrei filtrierten und in diesen Filtraten die paralytische Wirkung im Tierversuch nachwiesen. Die Frage, ob tatsächlich Sh. dysenteriae zwei verschiedene Toxine produziert, wie KRAUS und DÖRR schon 1905 annahmen, war etliche Jahre Gegenstand zahlreicher Kontroversen, zumal die älteren Autoren nicht mit reinen Substanzen arbeiten konnten. Sie wurde beendet, als HAAS (1937) nachweisen konnte, daß auch Rauhstämme von Sh. dysenteriae dieses Toxin bilden.

Zur Darstellung des Toxins wird ein Verfahren von BOIVIN und MESROBEANU (1937a) angegeben.

Ein Stamm von Sh. dysenteriae Typ 1 wird 2 Wochen bei 37° C in einer Bouillon von pH 8,0 bebrütet und anschließend bakterienfrei filtriert. Das Filtrat wird mit Trichloressigsäure behandelt und der bei pH 3,5 entstandene Niederschlag in einer n 100 Natriumcarbonatlösung wieder gelöst. Die Lösung ist toxisch und verliert ihre Wirkung durch Erhitzen auf 100° C, ebenso auch durch Trypsinverdauung.

BOIVIN (1940) änderte später das Verfahren etwas ab. Zunächst erfolgt die Autolyse der Bakterien während 48 Std bei 37° C in Gegenwart von Chloroform. Die Bakterienleiber werden abzentrifugiert, dem Überstand Trichloressigsäure bis zum pH 3,5 zugegeben und das Präcipitat in leicht alkalischer Kochsalzlösung wieder gelöst.

TAKITA (1939) gewann ein Toxin aus Sh. dysenteriae, indem er einen Zellophansack mit der Bakterienkultur in eine sterile Bouillon einhängte. In dieser ließ sich dann das Toxin nachweisen. SCHRÖER (1940), der dieses Verfahren bei Sh. dysenteriae Typ 2 (Sh. schmitzii) anwandte, fällte die Bouillon, in die das Toxin hineindiffundiert war, mit Trichloressigsäure aus und ging weiter nach BOIVIN vor.

Ein sicher endotoxinfreies Toxin sollte durch die von PRIGGE und KICKSCH (1942a) angewendete Methode herzustellen sein. Von Sh. dysenteriae Typ 1 werden nur solche Kolonien verwendet, die in einer 0,2%igen Trypaflavinlösung spontan agglutinieren, also der R-Form angehören und kein O-Antigen besitzen. Die Trypaflavinagglutination wird vor allem deswegen empfohlen, weil die Koloniemorphologie nicht immer mit der tatsächlich vorliegenden Phase übereinstimmt. Die getrockneten Keime werden 24 Std bei pH 7,2 und +3° C in physiologischer Kochsalzlösung extrahiert, wobei 200 mg Bakterien auf 1,0 ml Kochsalzlösung kommen. Anschließend wird zentrifugiert und durch Berkefeldfilter filtriert.

Die Produktion des Neurotoxins kann nach DUBOS und GEIGER (1946) durch ständige Belüftung der Kulturen und durch Verwendung eines geeigneten Nährmediums gesteigert werden. Bei dem von den Autoren angegebenen Verfahren wird Sh. dysenteriae Typ 1 auf folgendem Medium gezüchtet:

Zusammensetzung des Konzentrats:

500,0 g Pepton, 125,0 g Fleischextrakt und 2500,0 ml dest. Wasser. Hierzu wird Salzsäure gegeben bis zum pH 4,0 und zweimal gefiltert. Das Konzentrat wird im Kühlschrank aufbewahrt.

Zusammensetzung des Mediums:
50,0 ml Konzentrat,
950,0 ml H_2O,
10,0 g $Na_2HPO_4 \cdot 12\,H_2O$,
1,0 ml 50%ige NaOH,
10,0 ml 10%ige $CaCl_2$-Lösung.

Überschüssiges $CaCl_2$ abfiltrieren und zugeben
2,0 g Glucose,
1,0 g Fumarsäure,
5,0 g Na-Pyrophosphat.

pH des fertigen Nährmediums 6,8 bis 7,2.

Das beimpfte Medium wird 3 Tage bebrütet und ständig durch Schütteln belüftet. Dadurch kann die Toxinproduktion um das 10—20fache gesteigert werden. Nach Beendigung der Bebrütung wird der Kultur 0,5% Phenol und 10%ige HCl zugegeben bis zum pH 4,2. Das sich absetzende Präcipitat wird abzentrifugiert und mit 1,0%iger Kochsalzlösung ausgewaschen. Dann folgt eine Extraktion bei pH 7,5 mit Na_2CO_3 oder einer gepufferten Salzlösung über mehrere Stunden. Der Überstand wird abfiltriert, mit Esssigsäure wieder ausgefällt und lyophilisiert (crude soluble toxin). Die Reinigung erfolgt durch Zugabe von 10% $CaCl_2$ und NaOH bei pH 8,8—9,0. Der Niederschlag wird abfiltriert und im Filtrat liegt das gereinigte Toxin vor.

Nach Untersuchungen von ENGLEY (1952), der das Medium von DUBOS und GEIGER benutzte, ist die Toxinbildung vom 1. bis 7. Bebrütungstag am stärksten und läßt dann deutlich nach. In synthetischen Medien, die Ammoniumionen als Stickstoffquelle haben, ist dagegen keine Toxinbildung festzustellen. Ebenso ist eine Verschiebung des pH nach der sauren Seite oder ein zu großes Angebot von Glucose im Medium nicht günstig, dagegen fördert ein pH von 7,0 bis 8,0 die Toxinproduktion. Durch Zugabe von Eisen in Mengen von 0,001 M bis 0,000001 M wird die Toxinbildung gehemmt.

Der Reinheitsgrad der mit den älteren Verfahren hergestellten Toxinpräparate ist sehr unterschiedlich, so daß auch die Reproduzierbarkeit nicht gewährleistet ist. Daher können auch die quantitativen Angaben über die DLM oder die DL_{50} bei den mit gleicher Methode dargestellten Toxinen erheblich differieren.

Immerhin stand bis dahin fest, daß es sich um ein Protein mit einem Mol.-Gewicht zwischen 25000 bis 100000 handelt, das unlöslich in Wasser ist und bei 75° C in 60 min zerstört wird (ENGLEY 1952).

Dieses toxische Protein als ein Ektotoxin zu bezeichnen und es damit den Ektotoxinen von Clostridien, Diphtheriebakterien u. a. an die Seite zu stellen, dürfte nicht ohne weiteres berechtigt sein, da es von BOIVIN und MESROBEANU (1937e u. d) auch noch in der Waschflüssigkeit dreimal gewaschener Bakterien nachzuweisen war, ebenso wie an Keimen, die von Agarnährböden abgeschwemmt worden waren. Es handelt sich demnach möglicherweise um einen Bestandteil des Bakterienleibes und nicht um ein abgesondertes Stoffwechselprodukt.

Bis zur elektrophoretischen Reinheit der Darstellung gelangten HEYNINGEN und GLADSTONE (1953a).

Belüftete flüssige Kulturen werden abzentrifugiert, mit Wasser gewaschen und etwa 50 bis 60 mg Trockengewicht in einem Kaliumphosphatpuffer bei pH 6,0 suspendiert. Nach einer Erhitzung auf 56—59° C 30 min wird die Suspension mit N/KOH bei pH 11,0 3 Std bei Zimmertemperatur gehalten. Anschließend wird neutralisiert und aufgewirbelt. Der Rückstand wird etwa in der Hälfte des Ausgangsvolumens resuspendiert und erneut extrahiert. Die sich ergebenden grüngelben Rohextrakte enthalten Nucleinsäuren. Über Nacht wird gegen Leitungswasser dialysiert und eine Klärung durch Zugabe von 0,1 vol einer Lösung bewirkt, die 0,2 m Na_2HPO_4 und 0,05 m Ca Cl_2 bei pH 7,6 enthält. Das sich bildende Calciumphosphat wird nach 30 min abzentrifugiert. Die nach der Extraktion festzustellende Spektralabsorption bei 260 mμ ist nicht mehr vorhanden, vielmehr findet sich jetzt eine typische Proteinlinie bei 277 mμ. Es wird eine Gefriertrocknung angeschlossen. Das Präparat wird dann wieder in 1%iger Kochsalzlösung aufgenommen und gelöst und gegen H_2O bei +4° C einer Dialyse unterzogen, die mindestens 10—20 Tage durchgeführt werden soll. Anschließend erfolgt eine erneute Gefriertrocknung und Lösung in $^1/_{10}$ des Volumens und wiederum eine Dialyse über 10—20 Tage. Diese Prozedur muß mehrfach wiederholt werden. Als letztes wird das Produkt in der Papierelektrophorese aufgeschlossen, wobei die toxische Zone ausgeschnitten und in 1%iger Kochsalzlösung eluiert wird.

Das so gereinigte Toxin ergibt in 1,0%iger NaCl-Lösung mit 0,01 n/NaOH eine typische Proteinkurve in der Spektralabsorption. Es enthält papierchromatographisch etwa 15 oder 16 Aminosäuren, darunter 9,8% Tyrosin und 2,5% Tryptophan. Es ist unlöslich in Wasser, dagegen löslich in wäßrigen Salzlösungen. Bei rascher Abkühlung auf −5° C fällt es aus. Nach einer Berechnung der Autoren beträgt die Toxinkonzentration an einem Mikroorganismus etwa 1 : 1000, d. h. aus 1000 l Kulturflüssigkeit mit 2,0 mg Bakterien pro ml = 2 kg Bakteriensubstanz können etwa 100 mg reines Toxin gewonnen werden. Über die Toxicität s. S. 234.

Mit steigendem Eisengehalt des Mediums sinkt der Toxingehalt von Sh. dysenteriae (HEYNINGEN und GLADSTONE 1953b). Es wird daher empfohlen, folgendes Medium zu verwenden:

175,0 ml Casein-Hydrolysat
500,0 ml Hefeextrakt
75,0 mg tryptisch verdautes Casein
50,0 ml 70%iges Na-Lactat
50,0 g Na-glycerophosphat.

Auffüllen mit dest. Wasser auf 5000 ml.

Der Eisengehalt dieses Mediums beträgt etwa 3,5—5 μg/ml. Eine Enteisenung kann durch Zugabe von 10 g $Na_2HPO_4 \cdot 12\,H_2O$ und 25,0 ml einer mol $CaCl_2$-Lösung durchgeführt werden. Es kommt zu einer Ausfällung von Calciumphosphat, das abfiltriert wird. Darnach enthält das Medium nur noch 0,05 μg Eisen pro ml.

Unter Mitarbeit von BALDWIN (1953) konnten die Autoren für das gereinigte Toxin folgende Daten ermitteln:

Stickstoffgehalt	15,7%
Elektrophoretische Wanderungsgeschwindigkeit (Phosphatpuffer pH 8,8; u = 0,1)	$2{,}78 \times 10^{-5}$ cm² s⁻¹ V⁻¹
ungefährer Sedimentationskoeffizient S_{20}	4,80 ± 0,05 S
Diffusionskoeffizient D_{20}	$5{,}7 \times 10^{-7}$ cm² s⁻¹ ±5%
Reibungskoeffizient f/f_0	1,26
ungefähres Molekulargewicht	82000.

ENGLEY (1952) gibt außerdem folgende Übersicht über die Auswirkung verschiedener chemischer oder physikalischer Einflüsse auf die toxische Wirkung.

Entgiftung:	ohne Effekt:
Hitze	Sulfonamide
UV-Strahlen	Antibiotica: Penicillin
Phenol	Streptomycin
Formalin	Gliotoxin
Oberflächenaktive Substanzen:	Fumigacin
Kationisch	Chloromycetin
anionisch	Quecksilberverbindungen
Harnstoff	Enzyme: Proteolytische
Guanidin	Amylolytische
Oxydierende Substanzen:	Lipolytische
H_2O_2	Nicht-ionische oberflächenaktive Substanzen
$KMnO_4$	Trocknung
	Gefriertrocknung
	Ultraschall
	Schütteln.

Nach Untersuchungen von NORTH u. Mitarb. (1961) wird das Toxin von Sh. dysenteriae Typ 1 durch Phosphatidase A ebenso wenig wie durch Natriumoleat und Gangliosid neutralisiert, im Gegensatz zu den Toxinen von Clostridium perfringens, Cl. tetani, von Diphtheriebakterien und Staphylokokken. Somit bestehen offenbar auch in dieser Beziehung neben den erwähnten Befunden von BOIVIN und MESROBEANU (s. S. 217) grundsätzliche Unterschiede gegenüber den von grampositiven Keimen produzierten Giftstoffen.

3. Versuchstiere und Infektionsmethoden

Shigellen sind unter natürlichen Verhältnissen für Tiere nicht pathogen und auch experimentell ist eine der menschlichen Ruhr ähnliche Erkrankung, abgesehen von einer gewissen Empfänglichkeit mancher Affen, bei Tieren nicht hervorzurufen. Verständlicherweise ist daher der Kreis der Tierarten, mit denen experimentiert wurde, verhältnismäßig groß. Als weitere Folge dieses Umstandes sind die tierexperimentellen Untersuchungen mit toxisch wirkenden Bakteriensubstanzen von Shigellen viel zahlreicher als ausgesprochene Infektionsversuche mit lebenden Keimen.

Verschiedene grundsätzliche Erwägungen, die bei der Auswahl einer Infektionsmethode angestellt werden müssen, wurden schon im Zusammenhang mit der experimentellen Salmonelleninfektion erörtert. Sie sollen daher nicht wiederholt werden.

Die üblichen Versuchstiere wie *Kaninchen, Meerschweinchen und Mäuse* werden auch in der experimentellen Ruhrforschung viel verwendet. Neben der Infektion über den Verdauungstrakt, die meistens mit der Magensonde ausgeführt wird, sind die Erreger bei vielen Untersuchungen parenteral verabreicht worden und zwar subcutan, intravenös oder intraperitoneal.

Die Vorstellung, daß es sich bei den Shigellen um schleimhautpathogene Erreger handelt, hat BINGEL (1944a) dazu bewogen, die Harnblase von Meerschweinchen direkt zu infizieren.

Ein Glasröhrchen wird über der Flamme bis zu einem Durchmesser von 1 mm ausgezogen und die Spitze kugelig zugeschmolzen. An ihr wird seitlich eine neue Öffnung geblasen. Anschließend wird ein Gummihütchen zum Aufsaugen und Ausblasen aufgesetzt. Mit einem so vorbereiteten Glasröhrchen werden weiblichen Meerschweinchen nach Desinfektion der Genitalregion mit 70%igem Alkohol 1,0 ml der Bakterienaufschwemmung in die Blase eingespritzt.

Ähnliche Überlegungen veranlaßten SERÉNY (1957) sowie SZTURM-RUBINSTEIN u. Mitarb. (1957) zur Infektion der Conjunctivalschleimhaut von Meerschweinchen oder Kaninchen, wobei eine Öse Schrägagarkultur direkt in den

Bindehautsack eingebracht wird. In die vordere Augenkammer des Kaninchens injizierte LETTERER (1949) aus Sh. flexneri hergestellte Endotoxinzubereitungen.

In großem Umfang sind Mäuse, Meerschweinchen und Kaninchen für Untersuchungen mit abgetöteten Shigellen, mit Endotoxinpräparaten und dem Neurotoxin von Sh. dysenteriae gebraucht worden, die auf den üblichen parenteralen Wegen einschließlich der intracerebralen Injektion appliziert wurden.

LETTERER (1944) gibt ein Verfahren an, wie in vivo unmittelbar an freigelegten Darmschlingen von Meerschweinchen die Wirkung des Endotoxins studiert werden kann.

Das Tier wird mit Evipan narkotisiert. Nach Entfernung der Haare wird an der rechten Seite vom Rippenbogen bis zum Becken ein Schnitt gelegt, in Bauchlage auf dem Präparierbrett der Dünndarm mit dem Mesenterium herausgezogen, auf einer durchbohrten Korkplatte ausgebreitet, mit Nadeln befestigt und mit Durchlicht mikroskopiert. Dadurch ist es möglich, entweder durch direktes Auftropfen des Wirkstoffes oder nach intravenöser Injektion die Reaktion des Kreislaufes unmittelbar zu beobachten.

Nur wenige Untersuchungen liegen an *Ratten* vor. Lediglich BRIDGWATER u. Mitarb. (1955) sowie SPICAK und RASKOVA (1957) bedienten sich dieser Tiere zur Erforschung der Wirkung des Neurotoxins von Sh. dysenteriae Typ 1.

Für Infektionen über den Verdauungstrakt erwiesen sich *Affen* noch am empfänglichsten. Sie sind daher auch verhältnismäßig häufig als Versuchstiere verwendet worden. Gelegentlich wurde auch der parenterale Infektionsweg bei diesen Tieren gewählt oder bei Experimenten mit Toxinzubereitungen diese in freigelegte Darmschlingen injiziert (BRANHAM u. Mitarb. 1953).

Schon frühzeitig wurde mit *Hunden* experimentiert, die per os infiziert wurden. Auch zu Versuchen mit Endotoxinen wurden sie herangezogen, die z. B. von KRONENBERG und SANDRITTER (1953) intravenös injiziert wurden.

Katzen dienten bereits in den ersten Jahren nach der Entdeckung der Ruhrbakterien als Versuchstiere. In neuerer Zeit infizierte BELAJA (1958) Katzen per os mit Sh. flexneri, RASKOVA und VANECEK (1958) applizierten den Tieren Neurotoxin intracerebral.

Toxinversuche wurden von CAVANAGH u. Mitarb. (1956) an *Hamstern* ausgeführt.

Über Versuche mit *Vögeln* liegt eine Arbeit von FÖLLMER (1936) vor, der Hühner per os infizierte.

Zum Nachweis von Shigellen im experimentell infizierten Tier und seinen Ausscheidungen wird im wesentlichen in der gleichen Weise vorgegangen wie zur Züchtung von Salmonellen (s. S. 163ff.). Steht steriles Untersuchungsmaterial nicht zur Verfügung, werden als Elektivnährböden der Natriumdesoxycholatcitratagar nach LEIFSON oder der Salmonella-Shigella-(SS)-Agar verwendet. Als flüssiges Anreicherungsmedium ist für die Isolierung von Shigellen nur die Selenitbrühe nach LEIFSON geeignet, nicht dagegen die verschiedenen Kalium- oder Natriumtetrathionat enthaltenden flüssigen Nährmedien. Nähere Einzelheiten über die Erkennung und Identifizierung von Shigellen sind aus den einschlägigen zusammenfassenden Darstellungen und Laboratoriumsbüchern zu entnehmen.

C. Der Verlauf der experimentellen Shigelleninfektion beim Tier

Die Folgen einer experimentellen Infektion mit lebenden Shigellen verschiedener Art zeigen kaum irgendwelche Unterschiede. Es ist deshalb nicht angebracht, die einzelnen Untergruppen der Gattung Shigella und ihre Serotypen hinsichtlich ihrer Wirkung auf Versuchstiere einzelnen zu besprechen. Ihre Reaktion ist vielmehr davon abhängig, ob die Infektion per os oder parenteral erfolgt.

1. Die Infektion über den Verdauungstrakt

a) Mäuse

Versuche, Mäuse mit Shigellen per os zu infizieren, sind in früheren Jahren bald wieder aufgegeben worden, da es nicht gelang, einen Krankheitszustand oder gar den Tod der Tiere herbeizuführen. Doch kann es zu einer Auseinandersetzung des Organismus mit den Erregern kommen, wie daraus hervorgeht, daß Mäuse nach Infektion durch die Magensonde mit extrem großen Keimmengen eine Immunität gegen eine nachfolgende intraperitoneale Infektion mit dem homologen Typ erwerben. Die Shigellen durchwandern dabei die Darmwand und sind nach 5—30 min in den Organen zu finden (COOPER und KELLER 1947).

Nachdem BOHNHOFF u. Mitarb. (1954, s. S. 187) gezeigt hatten, welche Möglichkeiten sich durch das Experimentieren mit antibioticaresistenten Salmonellen eröffnen, lag es nahe, ähnliche Versuche auch mit Shigellen durchzuführen. So infizierte FRETER (1956) durch die Magensonde Mäuse mit einem streptomycinresistenten Stamm von Sh. flexneri Typ 2a. 2 Tage vorher wurden 5 mg Streptomycin und 1 mg Erythromycin in 1,0 ml Wasser ebenfalls durch die Magensonde verabreicht. Außerdem mußten die Tiere an diesem Tag hungern. Während der Dauer des Experiments wurden überdies täglich 0,1 mg Erythromycin, 4 mg Streptomycin und 400 Einheiten Nystatin (Mycostatin Squibb) in 1,0 ml Wasser gegeben. Die Shigellen wurden in 1,0 ml Kalbfleischbrühe aufgeschwemmt, der 5 mg Streptomycin und 50 mg Calciumcarbonat zugesetzt war. Stuhlkulturen wurden auf Leifsonnährböden angelegt, die 1 mg Streptomycin in 1 ml enthielten.

Nur Tiere, die Streptomycin bekommen hatten, schieden die Erreger aus, nicht dagegen andere, die ohne Antibioticabehandlung geblieben waren, auch wenn die Infektionsdosis viele Millionen Keime betragen hatte. Eine vorangegangene Immunisierung mit einem homologen Stamm wirkte sich bei streptomycinbehandelten Tieren auf die Ausscheidung der Erreger nicht aus. Sie hörte früher auf, wenn gleichzeitig mit den Shigellen ein streptomycinresistenter Stamm von Colibakterien gegeben wurde. Irgendwelche Krankheitserscheinungen konnten bei keiner der Tiergruppen beobachtet werden.

Ähnliche Ergebnisse hatte COOPER (1959), der mit Sh. dysenteriae Typ 2 arbeitete und methodisch etwa in der gleichen Weise wie FRETER vorging. Neben den Tiergruppen mit und ohne Antibioticavorbehandlung wurde eine dritte Gruppe mit Antibiotica behandelt und einem streptomycinempfindlichen Stamm von Sh. dysenteriae Typ 2 infiziert. Tab. 22 gibt eine Übersicht über die Resultate. Die Tiere blieben klinisch gesund, nur der Stuhl wurde etwas weicher, so daß als Zeichen des Haftens der Infektion lediglich die Ausscheidung der Erreger festzustellen war.

Tabelle 22. *Experimentelle Infektion von Mäusen mit Sh. dysenteriae Typ 2* (nach COOPER 1959)

	Infizierte Tiere	Ausscheider
Sh. dysenteriae Typ 2 (streptomycinresistent + Antibiotica .	10	10
Sh. dysenteriae Typ 2 (streptomycinresistent ohne Antibiotica	10	0
Sh. dysenteriae (streptomycinempfindlich) + Antibiotica. . .	10	0

Wie aus der folgenden Tab. 23 hervorgeht, führt bei einer antibiotischen Vorbehandlung schon eine Infektion mit sehr geringen Keimmengen zu einer länger anhaltenden Ausscheidung.

Tabelle 23. *Infektionsdosis und Ausscheidung von Sh. dysenteriae Typ 2 (streptomycinresistent) nach antibiotischer Vorbehandlung* (nach COOPER 1959)

1. Untersuchungsreihe		2. Untersuchungsreihe		3. Untersuchungsreihe	
Keimzahl	Zahl der Ausscheider	Keimzahl	Zahl der Ausscheider	Keimzahl	Zahl der Ausscheider
1665	10/10	1385	10/10	2290	10/10
153	10/10	127	10/10	188	10/10
18	3/10	15	2/10	27	4/10

Bei der Sektion fanden sich verbackene und dunkel gefärbte Darmschlingen, eine vergrößerte Appendix und ein etwas hämorrhagisch verändertes Coecum. Histologisch war nach 5 Tagen vor allem im Bereich der Appendix eine Infiltration der Submucosa nachzuweisen; während die Muscularis nicht betroffen war. Es kam zur Abstoßung des Epithels, das jedoch nach 3 Wochen vollständig regeneriert war.

Nach diesen pathologisch-anatomischen Befunden von COOPER verursacht eine Infektion der Verdauungswege mit Shigellen bei Mäusen deutliche Veränderungen. So konnte es auch McGUIRE und FLOYD (1958a) gelingen, per os mit extrem hohen Dosen Mäusen eine tödliche Infektion beizubringen. Einen Vergleich der DL_{50} bei verschiedenen Infektionswegen eines Stammes Sh. flexneri Typ 3, der gegen 200 μg/ml Streptomycin und 100 μg/ml Oxytetracyclin resistent war, ermöglicht Tab. 24.

Tabelle 24. *DL_{50} bei verschiedenen Applikationsarten eines Stammes von Sh. flexneri Typ 3* (McGUIRE u. FLOYD 1958a)

	Lebend DL_{50}	Abgetötet DL_{50}
Per os	$4{,}8 \times 10^9$	5×10^{10}
rectal	$2{,}8 \times 10^8$	$2{,}3 \times 10^9$
intraperitoneal .	$4{,}4 \times 10^8$	$5{,}3 \times 10^9$

2 Std nach intraperitonealer Gabe pflegten die Tiere zu erkranken und nach 12—18 Std zu sterben, wenn eine tödliche Dosis gegeben wurde. Es fanden sich hämorrhagische Veränderungen im Mesenterium und im Bereich des Dünndarms. Die rectale Infektion hatte ebenfalls etwa 2 Std später eine Erkrankung mit wäßrigen und schleimigen Durchfällen zur Folge, nach 18—24 Std gehen die Tiere ein, wobei sich Hämorrhagien und Entzündungen im Dünndarm und in den Mesenteriallymphknoten finden. Leber und Milz sind vergrößert. Werden tödliche Dosen per os verabreicht, so erkranken die Tiere etwa nach 4 Std, 30% der Tiere bekommen Durchfall, der Tod tritt etwa nach 24—36 Std ein. Die pathologisch-anatomischen Veränderungen sind verhältnismäßig gering.

Tabelle 25. *Ausscheidung von Sh. flexneri im Stuhl nach Gaben von 2×10^6 Keimen per os an 120 Mäuse*

Tage nach der Infektion	Zahl der Ausscheider	% der inf. Tiere
1	49	46
2	32	26
3	9	7,5
4	4	3,3
5	1	0,8
6	0	0

Die genannten Autoren kontrollierten außerdem die Dauer der Ausscheidung im Stuhl und der Anwesenheit der Keime im Blut nach oral oder rectal gegebenen sublethalen Dosen und hatten die in den Tab. 25–27 zusammengestellten Resultate.

Außerdem konnte festgestellt werden, daß sich nach einer Gabe von 10^8 Keimen in den ersten 1–5 Std nur im Magen von 50–60% der Tiere die Erreger nachweisen lassen, im Jejunum nach 1 Std bei 70%, nach 2 Std bei 60% und nach 3–5 Std nur noch bei 50%.

Somit erfolgt bereits im Verdauungstrakt eine erhebliche Reduzierung der Keime, wobei das Milieu der oberen Verdauungswege entscheidend ist. Dagegen ist der Übergang der Keime ins Blut nach rectaler Infektion die Regel und erfolgt bei annähernd 100% der Tiere in den ersten Stunden, wie aus Tab. 26 zu ersehen ist. Weitere Untersuchungen der Autoren (1958b) zeigen, daß Hungern vor oder nach der Infektion die Dauer der Ausscheidung und der Anwesenheit der Keime im Blut verlängerte. Den gleichen, vielleicht etwas geringeren Effekt hatte eine Ermüdung vor oder nach der Infektion, die durch kontinuierliches Schwimmen in Wasser von 25° C erzeugt wurde[1].

Tabelle 26. *Anwesenheit von Sh. flexneri im Blut nach rectaler und peroraler Gabe von 10^8 Keimen*

Stunden nach der Infektion	nach peroraler Infektion		nach rectaler Infektion	
	positive Tiere / untersuchte Tiere	%	positive Tiere / untersuchte Tiere	%
1	35/96	36	28/32	87
2	23/62	37	32/32	100
3	26/82	32	47/50	94
4	8/36	22	18/20	90
5	21/81	25	19/22	87
6	5/30	16	9/10	90
24	1/10	10	12/16	75

Tabelle 27. *Keimzahlen pro ml im Mäuseblut nach oraler, rectaler und intraperitonealer Gabe von 10^8 Keimen von Sh. flexneri*

Nach Stunden	orale Infektion	rectale Infektion	intraperitoneale Infektion
1	$3{,}2 \times 10^4$	$3{,}6 \times 10^6$	$6{,}2 \times 10^6$
3	$2{,}6 \times 10^4$	$2{,}6 \times 10^6$	$5{,}6 \times 10^6$
5	$3{,}8 \times 10^4$	3×10^5	$5{,}2 \times 10^5$

b) Kaninchen und Meerschweinchen

Kaninchen per os eine tödliche Infektion durch Shigellen beizubringen, ist nur möglich, wenn sehr große Bakterienmengen gegeben werden.

Kazarinow (1904) gelang es, durch die von 6 Schrägagarkulturen abgeschwemmten Kulturrasen von Shigella dysenteriae Kaninchen zu töten, wenn sie vorher 2 Tage gehungert hatten, der Magensaft neutralisiert und 1 ml Opiumtinktur pro 200 g Körpergewicht injiziert wurde. Bei der Obduktion war eine Hyperämie und Schwellung der Dickdarmschleimhaut festzustellen, histologisch

[1] *Anmerkung bei der Korrektur:* Die tödliche Wirkung von rectal verabreichten Keimen von Sh. flexneri auf Mäuse kann durch gleichzeitige parenterale Gaben von Substanzen, die den Krebscyclus hemmen oder Zwischenprodukte darstellen, von 5% auf 40% bis 50% gesteigert werden. (Floyd, Th. M., and R. B. Clark: The effect of some Krebs cycle inhibitors and intermediates on Shigella infections in mice. Bact. Proc. 1957, 90).

fanden sich Blutungen im Stratum mucosum und submucosum, sowie Exulcerationen der Epithelschicht mit fibrinösen Belägen. Auch DOPTER und REPACI (1910) töteten Kaninchen mit großen Bakterienmengen, doch konnten sie die Erreger nicht mehr in den Ausscheidungen nachweisen. Bei sehr jungen Kaninchen scheint nach BESREDKA (1920) die Infektion per os leichter anzugehen[1].

Abgesehen von früheren mehr oder weniger vergeblichen Versuchen, Meerschweinchen über den Verdauungstrakt mit Shigellen zu infizieren (s. bei LENTZ und PRIGGE 1931), wurde in den letzten 10 Jahren untersucht, wie durch eine entsprechende Vorbehandlung die Tiere empfänglicher gemacht werden können. Analog zu seinen Untersuchungen an Mäusen (s. S. 221) gab FRETER (1956) Meerschweinchen von 350–400 g 2 Tage vor der Infektion 100 mg Streptomycin und 10 mg Erythromycin in 10 ml Wasser mit der Magensonde. Am Tage der Antibioticabehandlung mußten die Tiere hungern. Gleichzeitig mit der Infektionsdosis wurden in 15 ml Bouillon 750 mg $CaCO_3$, sowie 50 mg Streptomycin gegeben. Keines der Tiere starb, keines wurde krank, doch schieden die mit Antibiotica behandelten Tiere die Erreger mit dem Stuhl aus, die anderen nicht. Die Ausscheidung hielt an, solange mit Streptomycin behandelt wurde, sie ließ sich jedoch früher beenden, wenn mit den Shigellen ein streptomycinresistenter Stamm von Escherichia coli verabreicht wurde.

Andere Arten der Vorbehandlung wurden von FORMAL u. Mitarb. (1958, 1959) angewandt.

Sie ließen die Tiere 4 Tage hungern und gaben ihnen nur Wasser. 3 Std vor der Infektion erhielten sie 125 mg $CaCO_3$ in 5,0 ml Wasser direkt in den Magen und unmittelbar nach der Infektion 1,0 ml Opiumtinktur intraperitoneal. Einer weiteren Gruppe von Tieren wurde vor, nach oder gleichzeitig mit der Infektion 0,15 ml Tetrachlorkohlenstoff injiziert, dessen DL_{50} für Meerschweinchen 1,33 ml beträgt. Die Keimmengen des Stammes von Sh. flexneri Typ 2a, die in mehreren Experimenten 38–79% der Tiere töteten, lagen zwischen $8{,}0 \times 10^5$ und $1{,}4 \times 10^8$, wobei allerdings keine Abhängigkeit der Letalität von der Zahl der zur Infektion benutzten Keime zu erkennen ist. Die Shigellen erscheinen etwa 6–24 Std nach der Infektion in den unteren Dickdarmabschnitten, während sie nach etwa 48 Std im allgemeinen aus dem oberen Ileum verschwunden sind. Durch Tetrachlorkohlenstoff läßt sich die Sterblichkeit vor allem erhöhen, wenn die Injektion 24 bis 48 Std vor der Infektion erfolgt. Histologisch fanden sich isolierte Bezirke mit Ulcerationen im Bereich des Coecums und des Colons mit entzündlichen Reaktionen in der Lamina propria, die sich über die Muscularis mucosae bis in die Submucosa erstreckten. Die Befunde ähneln denen bei der menschlichen Ruhr, doch sind sie nicht so ausgedehnt und enthalten im entzündlichen Exsudat weniger Fibrin. Durch hohe Dosen anderer Enterobacteriaceae wie E. coli oder S. typhi ließen sich diese Veränderungen oder gar Todesfälle nicht erzielen.

In weiteren Untersuchungen (LABREC und FORMAL 1961) mit fluorescierenden Antikörpern konnten Shigellen außerhalb des Darmes der verstorbenen Tiere niemals nachgewiesen werden. Dagegen waren sie in den verschiedenen Schichten der Darmschleimhaut leicht festzustellen und zwar schon nach 8 Std in der Lamina propria, noch bevor sich eine Ulceration entwickelt hatte. Die Tiere, die bereits nach 24 Std eingingen, zeigten Ulcerationen im Bereich des Ileums und

[1] *Anmerkung bei der Korrektur:* Von ARM, FLOYD u. Mitarb. (ARM, H. G., T. M. FLOYD, J. E. FABER and J. R. HAYES: Use of ligated segments of rabbit small intestine in experimental shigellosis, J. Bact. **80**, 803, 1965) wird zur Virulenzprüfung von Shigellastämmen die Einbringung der Bakterien in ein freigelegtes und abgebundenes Stück Dünndarm vom Kaninchen empfohlen. Geeignet sind hierzu jedoch nur frisch isolierte Stämme, die dann auch entsprechende histologische Veränderungen verursachen.

des Coecums. Tiere, die 72—96 Std lebten, hatten dagegen im Dickdarm die Veränderungen. Keimfrei aufgezogene Meerschweinchen erlagen einer Dosis von 10^7 Keimen Sh. flexneri Typ 2a innerhalb 48 Std. Werden gleichzeitig Colibakterien gegeben, so überleben die Tiere, nicht dagegen, wenn Kulturen von Lactobacillen verabreicht werden (FORMAL u. Mitarb. 1961). Hier ist offenbar ein ähnlicher Antagonismus zwischen Shigellen und Colibakterien im Spiele wie bei den Untersuchungen von FRETER (s. S. 224).

Nach FORMAL u. Mitarb. (1963) ist zum Zustandekommen einer tödlichen Infektion die Motilität des Dünndarms von erheblicher Bedeutung. Wird die Bauchhöhle eröffnet und die Shigellen unmittelbar in das Duodenum gegeben, so geht ein gewisser Prozentsatz der behandelten und der unvorbehandelten Tiere ein, eine Direktinfektion des Coecums hat dagegen keinen Effekt (s. Tab. 28).

Tabelle 28. *Todesfälle unter verschieden vorbehandelten und infizierten Meerschweinchen* (FORMAL u. Mitarb. 1963)

Infektions-Dosis	Infektionsweg					
	Duodenum			Coecum		
	Normal-tiere	mit CCl_4 vorbehandelte Tiere	hungernde Tiere	Normal-tiere	mit CCl_4 vorbehandelte Tiere	hungernde Tiere
10^8	1/5	13/16	4/5	—	0/10	1/13
10^7	1/14	17/19	9/14	—	0/15	0/15
10^6	1/7	16/19	6/13	—	0/5	0/5
Bouillon	—	1/19	0/10	—	0/10	2/10

Bei diesen Experimenten ist offenbar die Passage durch den Dünndarm entscheidend für die Sterblichkeit, während eine Infektion unmittelbar in den Dickdarm trotz Vorbehandlung überlebt wird. Auch die Ruhigstellung eines Abschnitts des Ileums durch Ligaturen führte bei normalen *und* vorbehandelten Tieren nicht nur zu einem gleichsinnigen Ansteigen der Shigellenzahl in dem betroffenen Darmstück, sondern auch zum Auftreten von histopathologischen Veränderungen der Darmschleimhaut. Dagegen steigt die Shigellenzahl im nicht ruhiggestellten Dünndarm nur wenig an. Tab. 29 zeigt, daß die Vorbehandlung mit Tetrachlorkohlenstoff oder Hunger für eine Erhöhung der Todesrate nicht so wichtig ist wie die Hemmung der Darmmotilität durch Opium.

Tabelle 29. *Sterblichkeit der mit Opium oder mit Kochsalzlösung behandelten Tiere nach einer Infektion mit $1{,}2 \times 10^8$ Keimen von Sh. flexneri Typ 2a*

Behandlung mit	Mit CCl_4 vorbehandelt	4 Tage hungernde Tiere
Opium	9/12[1]	4/8
Kochsalzlösung	0/10	0/8

[1] Zahl der gestorbenen Tiere/Zahl der infizierten Tiere.

Zusammenfassend kann aus Untersuchungen von FORMAL u. Mitarb. und von FRETER u. a. der Schluß gezogen werden, daß eine Infektion mit Shigellen durch Störung oder Ausschaltung der Darmflora zum Haften gebracht werden kann, trotzdem aber meist ohne Erkrankung des Versuchstieres verläuft. Andererseits kann eine Störung der Motilität des Dünndarms im Verein mit einer Leberschädigung durch Hunger oder chemische Einwirkung zur tödlichen Darminfektion führen.

c) *Affen*

Wegen der mangelhaften Erfolge, bei den üblichen Versuchstieren eine ruhrähnliche Erkrankung zu erzeugen, experimentierte FIRTH (1904) mit Affen der Art Macacus rhesus, die er mit Sh. dysenteriae fütterte. Er konnte so eine Ruhrerkrankung hervorrufen, ebenso wie BERNHARDT und MARKOFF (1912) mit Sh. flexneri bei der gleichen Affenart. Da bei Rhesusaffen spontane Ruhrerkrankungen vorkommen, sind sie für Untersuchungen mit Shigellen geeignet.

DACK und PETRAN (1934a u. b) legten eine Bauchfistel an und isolierten bestimmte Darmabschnitte, in die sie unmittelbar Sh. flexneri einbrachten. Die Affen zeigten nach 48 Std Freßunlust, Gewichtsabnahme, Blässe und Leukopenie, was ungefähr 3—4 Tage anhielt. Veränderungen der Darmschleimhaut waren ausschließlich in dem infizierten Abschnitt zu finden. Sie stellen demnach nur eine lokale Reaktion dar, während die Allgemeinsymptome offensichtlich durch Resorption der Endotoxine bedingt sind. JANOTA und DACK (1939) fanden außerdem, daß Rhesusaffen, die mit einer an Vitamin A armen Nahrung gefüttert werden, eine erhöhte Neigung zur Erkrankung zeigen. Auch eine Ernährung ohne Vitamin B soll die Empfänglichkeit von Macacus rhesus für eine Shigelleninfektion steigern (KASAJEWA und AKSENOWA 1953).

Wie unterschiedlich die Empfänglichkeit von Affen jedoch sein kann, zeigen die Untersuchungen von BRANHAM und HABEL (1947). Dabei wurden Tiere der Art Macacus mulattus mit 2×10^{12} bis 2×10^{14} Keimen von Sh. dysenteriae infiziert. Keines der Tiere wurde krank und nur am Tage nach der Infektion konnten die Keime aus dem Stuhl der Tiere gezüchtet werden. GONZALEZ u. Mitarb. (1950) fütterten 3 Rhesusaffen mit Kulturen von Sh. flexneri Typ 1 und 3 und zwar mit 10,0 ml einer 24 Std bebrüteten Bouillonkultur lbd. Keime und einen vierten Affen mit der gleichen Menge der Bakterien, die jedoch durch Formalin abgetötet waren. Durchfall wurde bei keinem der Tiere beobachtet. Ein Tier, das mit Typ 1 infiziert war, verweigerte das Futter. Der Verlauf der Agglutinationstiter bei den 4 Tieren ist aus Tab. 30 zu ersehen.

Tabelle 30. *Agglutinationstiter und Stuhlkultur bei 4 mit Sh. flexneri infizierten Rhesusaffen*

Tier Nr.	1	2	3	4
Infiziert mit Sh. flexneri	Typ 1 lbd.	Typ 1 Form. abg.	Typ 3 lbd.	Typ 3 lbd.
Vor der Inf.	40[1]	80	0	0
5. Tag	3560	160	80	80
7. Tag	n.u.[2]	n.u.[2]	160	80
9. Tag	3560	320	160	40
Stuhlkultur	+++ mehrere Wochen	—	+ bis zum 2. Tag	+ bis zum 2. Tag

[1] Reziproker Wert des Agglutinationstiters.
[2] Nicht untersucht.

Die Unterschiede der Reaktion der einzelnen Tiere dürften wohl eher durch die Individualität der Tiere und nicht durch die verschiedenen Erregertypen bedingt sein. Von Interesse ist, daß auch der mit abgetöteten Shigellen gefütterte Affe Titer zeigt, die die Höhe der mit lebenden Shigellen gefütterten erreichen oder sogar überschreiten.

Fütterungsversuche mit Sh. sonnei wurden von TROICKIJ (1953) durchgeführt, wobei die infizierten Rhesusaffen blutige Durchfälle bekamen und die Erreger noch lange nach der Genesung ausschieden.

Insgesamt ergeben die Untersuchungen an Affen, die überwiegend mit der Gattung Macacus durchgeführt wurden, daß diese ruhrähnlich erkranken können, aber ebenso wie der Mensch, erhebliche Unterschiede der Empfänglichkeit zeigen. Zu berücksichtigen ist außerdem, daß die meisten dieser Untersuchungen nur an einer sehr beschränkten Zahl von Tieren ausgeführt wurden und im allgemeinen nur das Ziel hatten, die Empfänglichkeit von Affen zu prüfen. Insbesondere sind durch solche Untersuchungen keinerlei Aussagen über die Virulenz einzelner Stämme möglich, die sicher von Stamm zu Stamm schwanken kann. Die von den Autoren geschilderten Resultate können daher jeweils nur auf den untersuchten Shigella-Stamm und das benutzte Tier bezogen werden, ohne daß sie allgemeine Gültigkeit beanspruchen können. Da auch natürliche Infektionen vorkommen, muß bei Affenversuchen mit latenten Immunisierungen gerechnet werden. Darauf deuten auch die Befunde von GONZALEZ u. Mitarb. hin, die bei 2 ihrer Tiere bereits vor der Infektion einen Agglutinationstiter feststellten.

d) Andere Tiere

Die rectale Infektion verschiedener *wilder Nagetierarten* durch FLOYD und HOOGSTRAAT (1954) mit Sh. flexneri Typ 3 hatte nicht wie bei Mäusen (s. S. 222) eine Erkrankung zur Folge. Die Tiere schieden die Erreger einige Tage aus, blieben aber sonst gesund.

Wie bereits erwähnt, wurden junge *Hunde und Katzen* von SHIGA und FLEXNER u. a. um die Jahrhundertwende zu experimentellen Untersuchungen mit Shigellen verwendet, da diese Tiere, wenn große Bakterienmengen per os verabreicht werden, einen Durchfall bekommen, der allerdings mehr den Charakter einer Enteritis als einer Colitis hat. BELAJA (1958) verabreichte 19 Katzen Sh. flexneri, die daraufhin eine Diarrhoe bekamen. Es gelang ihm jedoch nur während der warmen Jahreszeit das Experiment erfolgreich durchzuführen. Die Tiere erkrankten etwa 7–10 Tage nach der Infektion, ab der 3. Woche fanden sich Agglutinationstiter von 1 : 40 bis 1 : 160. Im Herbst infizierte Tiere erkrankten nicht, doch dürfte die Beweiskraft dieser Aussage gering sein, da offensichtlich ein sehr inhomogenes Tiermaterial benutzt wurde. Durch Katzenpassagen ließ sich die Virulenz des Shigellastammes soweit steigern, daß infizierte Tiere bereits nach 4–10 Tagen eingingen.

Untersuchungen mit *Hühnern* beschreibt FÖLLMER (1936). Durch Neutralisieren der Magensäure mit einer 20%igen Na-Bicarbonatlösung und Gaben von 0,5 ml Opiumtinktur gelingt es, durch Sh. flexneri und sonnei einen leicht durchfälligen Stuhl zu erzeugen. Schwere Erkrankungen treten nicht auf, auch nicht bei Küken. Die Agglutinationstiter stiegen etwas an.

2. Die parenterale Infektion

Durch die parenterale Infektion mit lebenden Shigellen wird ähnlich wie von S. typhi, von manchen anderen Enterobacteriaceae oder von abgetöteten Keimen, eher eine Intoxication als eine Infektionskrankheit erzeugt. Daher sind die Pathogenese, der Verlauf und die pathologisch-anatomischen Befunde in keiner Weise für Shigellen charakteristisch. Die Ausführungen zur parenteralen Infektion mit Typhus- oder Paratyphusbakterien auf S. 171 ff. gelten daher sinngemäß auch für die parenterale Infektion mit Shigellen.

a) Mäuse

Wie stark der tödliche Effekt intraperitoneal injizierter Shigellen von der Anwesenheit des Endotoxins oder des O-Antigens abhängt, zeigen die Ergebnisse von

HAAS (1938a), der Mäuse mit Sh. sonnei infizierte und zwar mit der O-Antigen enthaltenden Rund-Form oder der Flach-Form, der das O-Antigen fehlt.

Tabelle 31. *Überlebensrate von Mäusen nach i.p.Infektion mit Rund- und Flach-Formen von Sh. sonnei* (HAAS 1938a)

Infektionsdosis	Sh. sonnei Rundform	Sh. sonnei Flachform
1 Öse	14/0[1]	14/6
1:10	14/2	14/12
1:100	14/1	14/14
1:1000	14/1	14/12
1:10000	14/11	15/15

[1] Zahl der infizierten Mäuse/Zahl der überlebenden Mäuse.

Ähnliche Resultate wurden von COOPER, KELLER und WALTERS (1957) mit Sh. flexneri Typ 2a und b erzielt. Sie fanden, daß die DL_{50} von intraperitoneal verabreichten Rauhformen für Mäuse 1000—10000mal größer war als die der Glattformen.

Über die Erhöhung der Empfindlichkeit von Mäusen gegen eine intraperitoneale Shigelleninfektion durch Suspension der Erreger in einer Mucinlösung werden die in Tab. 32 zusammengestellten quantitativen Angaben gemacht.

Die injizierten Shigellen vermehren sich im Peritonealraum und sind nach 3 Std auch im Blut nachweisbar (RIST und THIBAULT 1940).

Tabelle 32. *Tödliche Dosen von Shigellen mit oder ohne Mucinlösung*

Autor	Bakterienart	Tödliche Dosis	
		ohne Mucin	mit Mucin
THIBAULT u. RIST (1940)	Sh. flexneri	0,5 ml unverd. Bouillonkultur	10^{-7} ml Bouillonkultur (etwa 35 Keime)
SINDBJERG-HANSEN (1942, 1943)	Sh. flexneri	0,1—0,5 ml Bouillonkultur	10^{-5}—10^{-7} ml Bouillonkultur

Die intraperitoneale Infektion von Mäusen wurde hauptsächlich zum Nachweis der Schutzwirkung von Immunseren (FELSEN und OSOFSKY 1938, THIBAULT und RIST 1940, SINDBJERG-HANSEN 1943, WEIL und FARSETTA 1945), von aktiven Immunisierungsverfahren (SCHÜTZE 1943, WEIL und FARSETTA 1945) oder von chemotherapeutischen Substanzen (RIST und THIBAULT 1940, SINDBJERG-HANSEN 1942) benutzt.

Die Sterblichkeit nach intraperitonealer Gabe von Sh. dysenteriae wird auch durch die Fähigkeit des jeweiligen Stammes zur Bildung von Neurotoxin beeinflußt. SCHÜTZE (1943) fand, daß eine Infektionsdosis von 2×10^8 eines schwachen Neurotoxinbildners von 14% der Tiere überlebt wurde, die halbe Menge eines starken Neurotoxinbildners, nämlich 10^8 Keime, dagegen nur von 9%.

Etwas ähnliches wie den von FRETER (s. S. 221) im Darm beobachteten Antagonismus zwischen Shigellen und Colibakterien konnten auch FRIEDMAN und HALBERT (1960) bei gleichzeitiger intraperitonealer Infektion mit Sh. flexneri Typ 3 ($1,5 \times 10^8$ Keime) und 10^8 Keimen eines bestimmten Stammes von Escherichia coli feststellen. Keimzählungen im Bauchhöhlenexsudat nach 2, 4 und 6 Std ergaben, daß die Colibakterien rasch zunahmen, während die Shigellen weniger wurden und schließlich ganz verschwunden waren. Doch ist diese sich in der

Bauchhöhle auswirkende Antibiose nur bei manchen Stämmen von Escherichia coli vorhanden.

b) Kaninchen, Meerschweinchen, Affen

Auch bei diesen Tieren stehen die Symptome der Intoxikation nach parenteralen Gaben von Shigellen absolut im Vordergrund. Schon LENTZ (s. LENTZ und PRIGGE 1931) berichtete, daß *Kaninchen* nach intravenöser Injektion großer Mengen von Sh. dysenteriae Fieber, einen blutigschleimigen Durchfall und charakteristische Lähmungserscheinungen bekamen. Autoptisch war eine Hyperämie der Lungen, der Nieren und des Darmes zu verzeichnen. Die Erreger können aus den inneren Organen wieder gezüchtet werden. Nach Injektion geringerer Bakterienmengen verläuft die Krankheit protrahierter, die Shigellen sind in den inneren Organen nicht regelmäßig nachweisbar. Ähnliche Erscheinungen an Kaninchen sah auch BIBIKOWA (1932a und b), die entzündliche Veränderungen und Ödembildung im Bereich des Coecums nach intravenöser Verabreichung von Sh. dysenteriae beschrieb. Die Tiere gehen nach 2—5 Tagen unter Lähmungserscheinungen ein. Pathologisch-anatomisch finden sich neben einer Schädigung der Darmgefäße degenerative Veränderungen und Blutungen im Zentralnervensystem. Diese Beschreibungen entsprechen weitgehend dem toxischen Krankheitsbild, das bei Kaninchen auch durch Gaben des gereinigten Neurotoxins hervorgerufen werden kann (s. S. 235). Nach MELNIK (1925) zeigen aber Kaninchen erhebliche individuelle Unterschiede der Empfänglichkeit, die durch Entfernung der Schilddrüse noch zusätzlich herabgesetzt werden kann.

Gegen die parenterale Infektion mit Sh. dysenteriae Typ 1 sind *Meerschweinchen* etwas widerstandsfähiger als Kaninchen oder manche anderen Tiere, was auf eine geringere Empfindlichkeit gegen das Neurotoxin zurückzuführen ist. Sonst zeigen auch Meerschweinchen die üblichen Reaktionen auf die parenterale Zufuhr endotoxinhaltiger Bakterien. Ihre Resistenz kann gegen intraperitoneal verabreichte Sh. flexneri durch gleichzeitige Gaben von Ascorbinsäure gesteigert werden (GUJ-CZEN 1958).

Die Schwere der Erkrankung von *Macacus mulattus* nach intraperitonealer Infektion mit Sh. dysenteriae in Mucin hängt von der Menge der Keime ab (BRANHAM und HABEL 1947). Tiere, die 10^7 Keime bekommen hatten, blieben gesund, 10^8 Keime erzeugten eine Krankheit von etwa 2 Tagen Dauer mit anschließender Genesung. Nach Gaben von 2×10^{13} Keimen entstand eine hämorrhagische Peritonitis, die Tiere starben 24—72 Std nach der Infektion. Im Herzblut und in allen Organen waren die Erreger zu finden, nie jedoch im Blut solcher Tiere, die überlebten.

3. Die Infektion der Schleimhäute

a) Die Blaseninfektion

Diese von BINGEL (1943, 1944a) angegebene Methode, die er bei Meerschweinchen anwandte, führt zu Allgemeinsymptomen wie Futterverweigerung, gesträubtem Fell und Mattigkeit. Vom 2. Tag an besteht eine Harninkontinenz, es entwickeln sich aus einem Ödem der äußeren Genitalien nässende Partien im Bereich der Anal- und Genitalöffnungen. Am 4. bis 9. Tag pflegen sich die Tiere wieder zu erholen, doch wurden immer wieder spontane Todesfälle beobachtet, gleichgültig, welche Shigellenart zur Infektion verwendet wurde. Die durch Flachformen von Sh. sonnei ausgelösten Erscheinungen sind wesentlich geringer (BINGEL 1943). Auch ältere Stämme, die schon längere Zeit auf künstlichen Nährmedien gehalten werden, sind nicht in der Lage, im Blasenversuch die typischen Folgen auszulösen. Durch eine vorangehende Behandlung des Tieres mit lebenden, durch Erhitzen auf 56° C abgetöteten Bakterien, durch Endotoxin, durch Kulturfiltrate oder Impfstoffe aus dem homologen Serotyp gelingt es, die Erscheinungen mehr oder weniger abzuschwächen oder ganz zu unterbinden (BINGEL 1944b). Mit Gaben von Endotoxin oder Neurotoxin direkt in die Blase, konnte BINGEL (1944c) keine pathologischen Veränderungen hervorbringen. Dies scheint jedoch in bezug auf das Endotoxin lediglich eine Dosierungsfrage zu sein (LETTERER und SEYBOLD 1949).

Die Sektion ergibt eine dickwandige, derbe Blase, der Serosaüberzug enthält zahlreiche Blutpunkte. Das perivesiculäre Gewebe ist sulzig ödematös aufgequollen, das Ödem erstreckt sich oft bis zu den Nierenlagern. Die Blasenschleimhaut zeigt Blutpunkte und ist von kleieartigen Schorfen bedeckt. Selten finden sich Lebernekrosen, gelegentlich sind auch im Darm Veränderungen vorhanden.

Die histologischen Befunde werden von BINGEL folgendermaßen beschrieben:

1. Stadium (2. bis 3. Tag):

Hyperämie und seröse Durchtränkung des submukösen Gewebes, unter dem Epithel Diapedeseblutungen. Perivasculäre Infiltrate fast ausschließlich aus Leukocyten. Subseröse Blutungen. Nur oberflächliche Desquamation des Epithels mit anschließender zunehmender Nekrobiose der Zellen.

2. Stadium (4. bis 5. Tag):

Tiefe herdförmige oder allgemeine Nekrosen, in die sich Leukocyten, Erythrocyten und Bakterien einlagern. Anhebung des Epithels durch Fibrinbildung. Die Submucosa wird immer zellreicher, die zellige Infiltration besteht hauptsächlich aus Leukocyten. Bakterien sind in der Submucosa nicht zu finden. Die Infiltration reicht meistens bis an die Muscularis heran und greift nur ausnahmsweise in diese Schicht über. Schließlich kommt es zur Abstoßung des Epithels.

3. Stadium (7. bis 8. Tag):

Abstoßen der Fibrinreste und Hervortreten der Histiocyten in der Infiltration. Es entstehen Gefäßsprossen, die Exsudation geht zurück. Nach dem 15. Tag ist kein kollaterales Ödem mehr vorhanden. Es tritt eine Reepithelisierung der Blasenschleimhaut ein.

Die eingebrachten Keime können in den oberen Harnwegen immer nachgewiesen werden, dagegen in den inneren Organen wie Leber, Herz oder Milz nur ausnahmsweise. Vom 7. Tag an treten Agglutinine im Blut auf, jedoch steigen die Titer im allgemeinen nicht über 1:50 bis 1:100 an. Durch Colibakterien oder Salmonellen sind ähnliche Veränderungen nicht zu erzeugen. Durch Salmonellen entstehen vor allem phlegmonöse Prozesse in der Muscularis.

LETTERER und SEYBOLD (1949), die die Bingelschen Ergebnisse nachprüften, fanden bereits 6 Std nach der Infektion ödematöse Veränderungen. Sie nehmen an, daß es schon in den ersten Stadien — 2 Std nach der Infektion — zu einer Irritation der Endstrombahn kommt, da die Arterien eng und leer, die Venen dagegen stark gefüllt sind. Sie betrachten die Vorgänge als Entzündung, wobei die Epithelnekrosen als Folge einer Gefäßwirkung und nicht als ein unmittelbar zelltoxischer Effekt angesehen werden.

Für die im Blasenversuch sich zeigende Virulenz eines Shigellenstammes ist die Fähigkeit Neurotoxin zu bilden oder die Toxicität des Endotoxins nicht ausschlaggebend. Das letztere unterscheidet sich bei einem virulenten Stamm und einem für die Schleimhaut unschädlichen Stamm von Sh. flexneri Typ 3 nicht (STENZEL 1960a—c). Durch die Erzeugung einer Streptomycinresistenz, durch Transformation der Streptomycinresistenz von Colibakterien auf Shigellen oder durch Kulturpassagen kann die Virulenz verlorengehen (STENZEL 1961, 1962).

b) Die conjunctivale Infektion

Meerschweinchen bekommen eine Ceratoconjunctivitis, wenn Shigellen unmittelbar in den Bindehautsack eingebracht werden. SZTURM-RUBINSTEIN u. Mitarb. (1957), die mit Sh. dysenteriae, Sh. flexneri, Sh. boydii und Sh. sonnei arbeiteten, prüften mit diesem Verfahren insgesamt 161 Shigellastämme. 89 Stämme oder 55,3% erzeugten eine Ceratoconjunctivitis, 22 Tiere starben. Die übrigen 72 Tiere vertrugen die Infektion ohne irgendwelche Symptome. Ob ein Stamm eine Reaktion auslöst oder nicht, ist unabhängig von der Art oder dem Serotyp. Auch die Empfindlichkeit gegen Lysozym spielt keine Rolle (SZTURM-RUBINSTEIN 1958). SERÉNY (1957) konnte entsprechend den Ergebnissen der Harnblasenversuche nur mit frisch isolierten Keimen einen pathogenen Effekt erzielen. Wenn er die Conjunctiva eines Meerschweinchens oder eines Kaninchens mit 10^8 Keimen infizierte, traten in Abhängigkeit von der Dosis nach wenigen Stunden oder nach mehreren Tagen Conjunctivitis, Blepharitis und Ceratitis auf. Die Ausheilung erfolgt etwa nach 2–4 Wochen. Bei 34 von 122 Meerschweinchen wurden die Keime auch im Blut gefunden, 73% der Tiere hatten im Blut Agglutinine bis zu einem Titer von 1:640. Flachformen von Sh. sonnei sind unwirksam (SERÉNY 1959), ebenso wie andere Darmkeime. SIROKO (1958) empfiehlt die Conjunctivalinfektion zur Unterscheidung der Shigellen von apathogenen Darmkeimen. Während Shigellastämme, die auf Nährmedien gehalten werden, in Übereinstimmung mit den Befunden von SERÉNY einen erheblichen Virulenzverlust erleiden, kann bei Gefriertrocknung oder durch wiederholte Passagen über das Meerschweinchenauge die Virulenz erhalten bleiben (BELAJA 1962). Interferenzphänomene im Ablauf der Conjunctivalinfektion können auftreten, wenn eine Mischinfektion mit verschiedenen Shigellaarten gesetzt wird (MANOLOV 1963).

Die Histologie der Ceratoconjunctivitis des Meerschweinchens durch Shigellen wird von PIÉCHAUD u. Mitarb. (1958) eingehend beschrieben:

9 Std nach der Inoculation erste Zeichen der Geschwürsbildung auf der Hornhaut.

18 Std: Beginnende Desquamation des Epithels, zunächst noch geringe Einwanderung der Leukocyten.

24 Std: Zunehmende Ulcerationen, Aufblähung der Epithelzellen, das Cytoplasma verliert an Färbbarkeit und wird vakuolisiert. Stärkere Einwanderung der Leukocyten in die Hornhaut. In den Ulcerationen und im Cytoplasma der Zellen des Plattenepithels finden sich Bakterien.

36 Std: Beinahe komplette Ulceration. Weitere Zunahme der Infiltration der Hornhaut und der starken entzündlichen Erscheinungen an der Conjunctiva.

4. Tag: Totale Ulceration der Hornhaut, kein Epithel mehr vorhanden. Gefäßeinsprossung von der Peripherie. Exsudat in der vorderen Kammer.

11. Tag: Bindegewebige Veränderung der Hornhaut.

35. Tag: Narbengewebe.

Die unmittelbare Infektion der Schleimhaut, die am Auge des Versuchstieres besonders einfach auszuführen ist, kann sich als ein brauchbares Modell zum Studium der Wechselwirkung zwischen lebendem Gewebe und Erreger erweisen. Im Gegensatz zur Zellkultur, die ebenfalls zur Bearbeitung von Problemen dieser Beziehungen herangezogen wird, bietet die Schleimhaut des Tieres die Möglichkeit, gleichzeitig die Reaktion der Blutgefäße und der verschiedenartigen Gewebe zu studieren. Die Hornhaut des Auges ist allerdings ein Sonderfall, der nicht als Modell gewertet werden kann. Als Test zur Virulenzprüfung von Shigellastämmen ist die Hornhautinfektion jedoch geeignet.

D. Die Wirkung abgetöteter Shigellen, von Shigellenextrakten und Toxinen auf Versuchstiere

Aus Shigellen können durch entsprechende chemische Präparation die toxisch wirkenden und aus Polysacchariden, Lipiden und Eiweißanteilen bestehenden Substanzen gewonnen werden, die mit dem O-Antigen weitgehend identisch sind und auch Endotoxine genannt werden. Sie sind nicht nur bei allen Angehörigen der Gattung Shigella, sofern sie sich in der Glatt-(S)-Form befinden, sondern auch bei anderen Enterobacteriaceae und sonstigen gramnegativen Stäbchenbakterien vorhanden. Außerdem existiert ein nur bei Sh. dysenteriae Typ 1 feststellbarer toxischer Eiweißkörper, der in mancher Hinsicht als Ektotoxin imponiert, sich aber doch von anderen Ektotoxinen deutlich unterscheidet (s. S. 219) und als Neurotoxin bekannt ist. Der Einfachheit halber sollen daher in den folgenden Abschnitten für die aus Shigellen hergestellten und giftig wirkenden Stoffe die Bezeichnungen Endotoxin und Neurotoxin gebraucht werden.

1. Die Wirkung des Endotoxins von Shigellen

Ein großer Teil früherer Untersuchungen galt der Frage, ob verschiedenartige Toxine gebildet werden oder nicht. Eine wesentliche Grundlage für die Lösung dieses Problems war die Feststellung, die auch bei anderen Enterobacteriaceae gemacht werden konnte, daß nur aus Glatt-(S)-Formen von Sh. dysenteriae (Mesrobeanu und Boivin 1937), Sh. flexneri (Boivin und Mesrobeanu 1937b), Sh. sonnei (Haas 1938a) und Sh. schmitzii (Sh. dysenteriae Typ 2) (Haas 1938b) und anderen ein thermostabiles Endotoxin gewonnen werden kann. Allerdings werden auch R-Formen, die 2 Std auf 100° C erhitzt wurden, von Versuchstieren nicht völlig reaktionslos vertragen (Tal 1950, s. S. 234). Da weder Unterschiede der Reaktion der Versuchstiere noch der Wirkung der aus verschiedenen Shigellaspecies gewonnenen Endotoxine bestehen, kann auf eine gesonderte Behandlung der einzelnen Tierarten und der verschiedenen Shigellen verzichtet werden.

Wie das Salmonellenendotoxin ist auch das Shigellenendotoxin per os gegeben unwirksam. Es kann jedoch durch abgetötete Keime oder durch einen Extrakt, der durch Einfrieren und Auftauen der Bakterien gewonnen wurde, eine gewisse Immunität erzeugt werden gegen spätere parenterale Gaben von Shigellen oder Endotoxinen. Ein meßbarer Anstieg von Antikörpern im Blut erfolgt jedoch nicht (Cooper u. Mitarb. 1947, 1948, Powell und Jamieson 1947). Daher sind weitaus die meisten Untersuchungen über die Wirkungsweise der Endotoxine nach subcutaner, intravenöser oder intraperitonealer Applikation vorgenommen worden.

a) Verteilung im Organismus

Eine Markierung des Endotoxins von Sh. flexneri mit J^{131} ergibt, daß es nach intravenöser Injektion bei Ratten nach 4 Std im Körper verteilt ist, das Gehirn jedoch frei bleibt. Die Konzentration ist in der Leber hoch, im Colon dagegen nur gering. Innerhalb von 72 Std wird im allgemeinen der größte Teil ausgeschieden. Nach intraperitonealer Injektion werden nur 10% der injizierten Menge resorbiert (Barnes u. Mitarb. 1952). Ähnliche Befunde hatten auch Formal u. Mitarb. (1960), die Meerschweinchen ein mit Cr^{51} markiertes Endotoxin, das nach der Methode von Boivin hergestellt worden war, intravenös verabreichten. Der Endotoxingehalt der Leber betrug im Durchschnitt 6,4 μg, der Milz 24,3 μg und der Lunge 3,0 μg. Dagegen war im Gehirn, im Dünndarm und Dickdarm, in Nieren und Blut keine Radioaktivität nachzuweisen. Der Abfall der Endotoxinkonzentration im Blut nach intravenöser Injektion verlief folgendermaßen: Nach 1 Std 6,2 μg, nach 2 Std 5,6 μg, nach 3 Std 4,2 μg und nach 5 Std 3,8 μg.

b) *Verlauf der Vergiftung durch Endotoxine*

Nach einer tödlichen Endotoxingabe tritt sehr rasch eine Hypothermie auf, die 0,5–1,5° C betragen kann (Olitzki und Avinery 1937). Mäuse können nach einigen Stunden eine Conjunctivis bekommen sowie Durchfall mit oder ohne Blutbeimengungen. Unter zunehmender Abkühlung und krampfhafter Atmung, jedoch ohne Lähmungserscheinungen tritt der Tod ein (Letterer 1944). Leukopenie, Abfall des Leberglykogens, Anstieg des Blutzuckers und eine Abnahme der Ascorbinsäure in der Nebenniere besonders bei Ratten, sind weitere Begleiterscheinungen der Endotoxinvergiftung (Tal 1950). Durch Gaben von Adenosintriphosphat können Kaninchen und Meerschweinchen vor der tödlichen Wirkung des Endotoxins geschützt werden. Dabei wird der sonst übliche Anstieg der Milchsäure und des anorganischen Phosphors und der Abfall des organischen Phosphors und des α-Ketoglutarats verhindert. Der Blutzuckeranstieg kann allerdings nicht beeinflußt werden (Takeda u. Mitarb. 1955).

Auf Meerschweinchen nachteilig wirkt sich eine Hungerperiode von 4 Tagen oder eine subcutane Injektion von 0,15 ml Tetrachlorkohlenstoff 24, 48 oder 72 Std vor der Toxingabe aus. Die DL_{50} eines aus Sh. flexneri Typ 2a nach der Methode von Boivin gewonnenen Endotoxins konnte von 2500 μg durch Hunger auf 52,8 μg und durch Tetrachlorkohlenstoff auf 4,0 μg erniedrigt werden (Formal u. Mitarb. 1960).

Von besonderem Interesse sind die Reaktionen des Kreislaufes und des Gefäßsystems. So machte Letterer 1944 capillarmikroskopische Untersuchungen am ausgespannten Mesenterium des Meerschweinchens. Ein unmittelbares Auftropfen eines Endotoxins aus Sh. flexneri ändert die Kreislaufverhältnisse nicht. Wird die tödliche Endotoxinmenge während der Beobachtung des Kreislaufs im Mesenterium intravenös injiziert, so ist keine Sofortreaktion zu bemerken. Ist die tödliche Dosis dagegen 6 Std vorher verabreicht worden, so erweitern sich zunächst die Venen, während die Arterien unverändert bleiben. Die Gefäßwände werden durchlässiger und die Flüssigkeit in der Bauchhöhle vermehrt sich. Starke Kreislaufveränderungen, bei denen Arterien verengt und die Venen stark erweitert sind, treten erst kurz vor dem Tode auf. Auch am aufgeklappten Mäusedarm sind praktisch die gleichen Beobachtungen zu machen.

Auch Kronenberg und Sandritter (1953) studierten die Kreislaufwirkung eines nach Prigge und Helmert (s. S. 216) hergestellten Endotoxins aus Sh. flexneri an Hunden. Es wurde intravenös gegeben. Die Untersuchungen wurden an normalen, dekapitierten und solchen Hunden durchgeführt, denen die Nebennieren entfernt worden war. Außerdem wurde bei einer weiteren Gruppe ein Kollaps durch Blutentziehung hervorgerufen. Die Autoren unterscheiden im Ablauf der Vergiftung den zuerst auftretenden reflektorischen Kreislaufkollaps, anschließend den Spannungskollaps und schließlich den terminalen paralytischen Kollaps. Beim dekapitierten und beim adrenalektomierten Hund fehlt der Spannungskollaps. Da bei diesen Tieren auch die Darmveränderungen verhältnismäßig gering sind, wird die Frage aufgeworfen, ob der Spannungskollaps die finalen Darmveränderungen begünstigt, die sich in gleicher Weise auch als Folge eines hämorrhagischen Kollapses finden.

Lokal kommt es nach subcutaner Injektion bei Mäusen an der Injektionsstelle zu einer Entzündung und zu einer dichten Leukocyteninfiltration, doch fast nie zu einer Einschmelzung (Letterer 1949). Dagegen entwickeln Kaninchen nach subcutanen Gaben häufig Nekrosen an der Injektionsstelle (Prigge und Kicksch 1942b). Eine deutliche Capillarwirksamkeit konnte Letterer auch beobachten, wenn das Endotoxin unmittelbar in die vordere Augenkammer des Kaninchens gebracht wurde.

Untersuchungen am Herzlungenpräparat des Meerschweinchens von Gärtner u. Mitarb. (1964) über die Wirkung von Endotoxinen, die aus E. coli, Proteus vulgaris und Sh. dysenteriae mit der Methode nach Westphal u. a. (s. S. 159) hergestellt waren und deren DL_{50} 13,2 mg, 12,9 mg bzw. 3,9 mg für 300 g schwere Meerschweinchen betrug, ergaben eine deutliche Verminderung der Herzfrequenz und der Herzleistung als Folge des Durchflusses von Endotoxin. In der Lunge kommt es zu einer Konstriktion der Bronchien und zur Freisetzung von Histamin. Manche Symptome lassen sich auch durch abgetötete Rauhformen auslösen, und zwar die Hypothermie und nur bei Meerschweinchen und nicht bei Kaninchen auch die Leukopenie. Dagegen ist es nicht möglich, einen Einfluß auf das Leberglykogen oder auf den Ascorbinsäuregehalt der Nebenniere festzustellen (Tal 1950).

c) *Pathologisch-anatomische Befunde*

Die an verschiedenen Versuchstieren festzustellenden pathologisch-anatomischen Veränderungen sind ziemlich einheitlich. Sie entsprechen weitgehend den bereits bei den Salmonellen beschriebenen Befunden. Die Sektion ergibt regelmäßig eine starke Blutfülle vor allem der oberen Darmabschnitte, eine Schwellung der Peyerschen Plaques und der Mesenteriallymphdrüsen. Oft sind hämorrhagische Erosionen und Ulcera in der Magenschleimhaut sowie Blutungen und eine seröse Durchtränkung des Duodenums vorhanden (Olitzki und Avinery 1937, Boivin 1940). Außerdem ist häufig eine hämorrhagische Infarzierung der Nebenniere zu finden (Prigge und Kiksch 1942b, Letterer 1949). Den Sektionsbefund der Maus nach einer tödlichen intravenösen Endotoxingabe beschreibt Letterer (1944) eingehend.

Die Lunge ist unverändert, der rechte Ventrikel des Herzens ist erweitert. Es besteht eine allgemeine venöse Hyperämie, so in Leber, Milz und Niere. Der Dünndarm ist stark erweitert und atonisch. Auf der Serosa finden sich punktförmige Blutungen. Der Inhalt des Darmes ist flüssig, hellgelb gefärbt und gallig. Die Gefäße am oberen Dünndarm zeigen deutliche Veränderungen, die Venen sind erweitert und die Arterien verengt. In den abführenden Venen ist eine Stase zu erkennen. Histologisch findet sich eine Verbreiterung der Dünndarmzotten durch die Ödembildung. Die Todesursache ist ein Kreislaufkollaps.

Von Sandritter und Kronenberg (1953), sowie von Enenkel und Heymann (1956) wurden bei Hunden die gleichen Veränderungen festgestellt. Im Vordergrund des pathologisch-anatomischen Befundes steht eine hämorrhagischeEnteritis mit Nekrosen in der Darmschleimhaut ohne wesentlichen Befall des Dickdarms.

Bei der Wirkung der Endotoxine von Shigellen handelt es sich um einen unspezifischen Effekt. Dieser ist nicht nur bei Endotoxinen der verschiedensten Herkunft einheitlich, die gleichen Folgen treten auch bei der Anaphylaxie und bei der Hyperimmunisierung auf (Delaunay u. Mitarb., s. S. 202). Auch das Freiwerden von Histamin, das Gärtner u. Mitarb. nachgewiesen haben, zeigt, daß die Endotoxinwirkung in naher Beziehung zu anaphylaktischen Reaktionen steht.

Die Mitteilungen über die Dosierungen sind sehr unterschiedlich. Dies rührt von dem verschiedenen Reinheitsgrad der von den einzelnen Autoren verwendeten Präparate her. Es ist daher lediglich möglich, gleiche Präparationen unter verschiedenen Umständen, z. B. in verschiedenen Applikationsweisen oder bei verschiedenen Tieren zu vergleichen. Zwar bestehen gewisse individuelle Schwankungen der Reaktion gegen ein Endotoxin, doch existiert keine grundsätzliche Resistenz oder eine besonders hohe Empfindlichkeit bestimmter Tierarten.

2. Die Wirkung des Neurotoxins von Sh. dysenteriae Typ 1

Die in früheren Jahren benutzten Verfahren zur Gewinnung des Neurotoxins litten durchweg unter dem Umstand, daß fast nie reine Präparate vorlagen und dadurch über seine Wirksamkeit wegen der Beimengungen anderer Bakteriensubstanzen, insbesondere von Endotoxin keine Klarheit zu gewinnen war. Erst auf Grund der Untersuchungen von HAAS (1937), durch die gezeigt wurde, daß R-Formen, die sicher frei von O-Antigen und damit auch von Endotoxin sind, das Neurotoxin genauso bilden wie S-Formen, wurde eine Möglichkeit eröffnet, sicher endotoxinfreies Neurotoxin herzustellen und seine Wirkung zu studieren.

Die Reaktionen der verschiedenen Versuchstiere auf das Neurotoxin sind größtenteils schon von älteren Autoren dargestellt worden, doch wurden häufig die Symptome der Endotoxinvergiftung gleichzeitig beobachtet, so daß erst das Vorliegen reinerer Präparate eine Zuordnung der einzelnen Erscheinungen ermöglichte.

Die Bezeichnung Neurotoxin ist nicht allgemein anerkannt und trifft auch nur für manche Versuchstiere, in erster Linie Kaninchen und Mäuse zu. Bei anderen Tieren, auch beim Menschen ist die Wirkung dieses Giftes auf das Zentralnervensystem gering oder fehlt ganz. Mit den Ektotoxinen grampositiver Bakterien hat es zwar gemeinsam, daß es ein thermolabiler Eiweißkörper mit Antigencharakter ist und damit auch durch entsprechende Antiseren neutralisiert werden kann (s. ENGLEY 1952 u. a.), doch ist es auf Grund anderer Eigenschaften von Ektotoxinen wie dem Tetanustoxin oder dem Diphtherietoxin deutlich zu unterscheiden (s. S. 219).

Das Neurotoxin ruft nicht bei allen Tieren die gleichen Vergiftungserscheinungen hervor. Dabei handelt es sich allerdings im wesentlichen um quantitative Unterschiede durch verschieden hohe Toleranzgrenzen der Tierarten, wozu noch individuelle Unterschiede der Giftempfindlichkeit der einzelnen Tiere kommen.

a) Kaninchen

Dem Kaninchen wird das Neurotoxin meistens intravenös verabreicht. Die Tiere, die besonders empfindlich sind, können bereits nach 36 Std sterben, doch verzögert sich der Eintritt des Todes in Abhängigkeit von der Dosis bis zu 9 Tagen oder länger.

Im Vordergrund der Symptome stehen die Lähmungen der Extremitäten, wobei zunächst die vorderen und dann die hinteren befallen sein können, doch besteht in dieser Hinsicht keine Gesetzmäßigkeit (VAILLARD und DOPTER 1903, DOPTER 1905a und b). Nach DOERR und SEIDENBERG (1936) können zuerst die vorderen oder die Hinterbeine gelähmt sein, gleichgültig, ob das Gift subcutan, intravenös oder intracerebral gegeben wird. Allerdings treten die Lähmungen nach der cerebralen Injektion bereits am 1. oder 2. Tag auf, nach subcutaner Injektion dagegen erst am 3. oder 4. Tag. HOWARD (1955) fand, daß die Überlebenszeiten nach einer Injektion des Toxins nach HEYNINGEN und GLADSTONE in die Medulla oblongata länger waren als nach intravenösen Zufuhren. Zuerst waren die Vorderbeine und erst später die Hinterbeine gelähmt. Eine Injektion direkt in den Nervus ischiadicus blieb wirkungslos, so daß der Autor an eine Ausbreitung des Giftes auf dem Nervenwege nicht glaubt und lediglich eine Verbreitung auf dem Blutwege annimmt. Die Veränderungen am Zentralnervensystem werden als Folgen einer Gefäßwirkung angesehen. HEYNINGEN und GLADSTONE (1953) sahen dasselbe Lähmungsbild bei Kaninchen. Werden subletale Dosen gegeben, so tritt eine komplette Lähmung ein, bei guter Pflege und künstlicher Ernährung genesen die Tiere jedoch wieder. Die DL_{50} des hochgereinigten Toxins für Kaninchen beträgt 0,00087 μg/kg Körpergewicht, d. h. 1,0 mg des Toxins enthält 1150000 DL_{50} für Kaninchen.

Die histologischen Veränderungen im Zentralnervensystem wurden bereits von DOPTER (1905a und b) beschrieben. Bei gelähmten Kaninchen kommt es zu einer Chromatolysis der Vorderhornzellen mit kleinen interstitiellen Hämorrhagien sowie Herdnekrosen in der grauen Substanz. Auch DOERR und SEIDENBERG (1936) fanden Hämorrhagien, ödematöse Erweichungen und Nekrosen sowie Degeneration der Ganglienzellen. Innerhalb des Zentralnervensystems befinden sich diese Veränderungen vor allem im Hals- und Lumbalmark, seltener im Thalamus, im Lobus olfactorius, im Kleinhirn und nur selten im Dorsalmark.

Außer den charakteristischen zentralnervösen Erscheinungen treten Symptome von seiten des Darmes auf. Diese werden von ISTRATI (1938) eingehend beschrieben, der 10 Kaninchen mit einem Körpergewicht von 1500 bis 1950 g intravenös ein nach der Methode von BOIVIN aus einem Rauhstamm von Sh. dysenteriae gewonnenes Neurotoxin verabreichte. 9 Tiere starben nach 36 Std bis 6 Tagen mit Lähmungen an den hinteren Extremitäten und Durchfällen. Der Obduktionsbefund zeigte ein gelatinöses Ödem im Bereich des Coecums, das dadurch auf das 7–10fache seines Umfangs erweitert sein kann. Im Bereich des Dickdarmes ist es weniger ausgeprägt. Es besteht eine Hyperämie, Ekchymosen und Schleimhautnekrosen sind nicht selten. Der Dünndarm ist wenig oder gar nicht befallen. BOIVIN (1940) bestätigte im wesentlichen diese Befunde. CAVANAGH u. Mitarb. (1956) stellten fest, daß erst nach Verabreichung der 20fachen DL_{50} des Toxins nach HEYNINGEN und GLADSTONE Darmerscheinungen mit starkem Durchfall, Ödem der Wand des Coecums und petechialen Blutungen der Mucosa zustandekommen. Histologisch sind ein Ödem der Submucosa, Blutaustritte aus den Gefäßen und Zeichen einer Entzündung vorhanden. Darüber hinaus sahen PRIGGE und KICKSCH (1942b) regelmäßig eine deutliche Herzerweiterung und eine Füllung der Kranzgefäße. Nach subcutaner Injektion entwickelt sich an der Injektionsstelle ein sulziges und blutiges Ödem mit anschließender Nekrotisierung.

BUCHWALD (1939) und SCHRÖER (1940) glaubten, aus Sh. dysenteriae Typ 2 (Sh. schmitzii) ebenfalls ein Toxin gewinnen zu können, das Lähmungen erzeugt. Allerdings mußten Kaninchen sehr große Dosen gegeben werden.

b) Mäuse

Auch Mäuse reagieren auf Gaben des Neurotoxins mit Lähmungen der Extremitäten (HAAS 1937), jedoch sahen BOIVIN (1940) u. a. keine Darmscheinungen. Nach PRIGGE und KICKSCH (1942b) handelt es sich um Lähmungen der quergestreiften *und* der glatten Muskulatur. HOWARD (1955) und CAVANAGH u. Mitarb. (1956) beschreiben die Symptomatik von Mäusen, die das Toxin nach HEYNINGEN und GLADSTONE auslöst. Die DL_{50} für Mäuse beträgt 1,35 μg/kg Maus, d. h. 750 DL_{50}/mg Toxin. Zuerst ist die Atmung der Tiere beschleunigt, dann tritt eine deutliche Muskelschwäche mit Bewegungslosigkeit ein, gelegentlich kann es in den frühen Stadien zu tetanischen Muskelkrämpfen kommen. Unter dem Bild einer allgemeinen schlaffen Lähmung gehen die Tiere dann zugrunde. Intravenös ist das Gift am wirksamsten, die benötigte Dosis am kleinsten und die Überlebenszeit am kürzesten.

Am Zentralnervensystem sind nach CAVANAGH u. Mitarb. (1956) makroskopisch keine Veränderungen zu sehen, doch histologisch lassen sich an den Prädilektionsstellen am Hirnstamm und im Rückenmark, seltener im Bereich der Hirnrinde und nie im Kleinhirn Herde feststellen. Nach 48 Std bilden sich zunächst zarte Vacuolen und herdförmige Ödeme. Die Nervenzellen zeigen als Zeichen einer anoxämischen Schädigung eine Kernschwellung, Hämorrhagien sind nicht vorhanden. Bei niedrigeren Toxindosen und längerer Überlebenszeit von 108 Std ist eine Aktivierung der Microglia festzustellen. Die Abhängigkeit des

Befalls bestimmter Abschnitte des Zentralnervensystems von der Dosis und der Überlebenszeit zeigt die Tab. 33. Dabei wurde mit einem weniger gereinigten Präparat gearbeitet, das 100 DL_{50} für Mäuse pro ml enthielt.

Tabelle 33. *Lokalisation der Läsionen im Zentralnervensystem der Maus nach intravenöser Neurotoxingabe* (CAVANAGH u. Mitarb. 1956)

DL_{50} i.V.	Überlebenszeit in Std	Hirnstamm	Medulla	Rückenmark
5	48	++	+	++
5	48	—	—	++
5	48	++	+	++
5	48	—	++	++
1,0	96	+	—	+
1,0	96	+	+	+
0,75	96	+	—	+
0,75	108	—	—	+

c) *Meerschweinchen*

Schon frühere Untersuchungen hatten gezeigt, daß Meerschweinchen nur sehr wenig empfindlich gegen das Gift von Sh. dysenteriae sind. Nur DOERR und SEIDENBERG (1936) gelang es durch intracerebrale Injektion Lähmungen hervorzurufen, wobei aber verhältnismäßig hohe Dosen des von ihnen benutzten Präparates nötig waren. Auch BOIVIN (1940) fand, daß Meerschweinchen das 50—100-fache der tödlichen Dosis für Mäuse ertragen. Mit der 10fachen für Mäuse tödlichen Dosis konnten PRIGGE und KICKSCH Meerschweinchen nach 10—16 Tagen töten, jedoch ohne Lähmungserscheinungen. Nach CAVANAGH u. Mitarb. (1956) überleben Meerschweinchen das 200fache der DL_{50} für Mäuse.

d) *Ratten und Hamster*

Mit Ratten experimentierten BRIDGWATER u. Mitarb. (1955) sowie CAVANAGH u. Mitarb. (1956). Während BRIDGWATER u. Mitarb. eine deutliche Beteiligung des Zentralnervensystems feststellten, standen bei den Befunden von CAVANAGH u. a. die Darmerscheinungen im Vordergrund. Beide Forschergruppen arbeiteten mit dem Toxin nach HEYNINGEN und GLADSTONE. CAVANAGH u. a. sahen zwar auch Paralysen, hauptsächlich aber Durchfall und Erbrechen. Sie konnten im Sektionsbefund am ZNS keine Veränderungen finden. Dagegen waren Magen und Dünndarm deutlich erweitert und histologisch eine Desquamation der Mucosa mit Austritt der roten Blutkörperchen und der Leukocyten aus den Gefäßen vorhanden. Am Dickdarm waren keine pathologischen Befunde zu erheben.

Im Gegensatz hierzu fanden BRIDGWATER u. a. im Cervicalmark, seltener im Halsmark herdförmige Hämorrhagien in der grauen Substanz, die wahrscheinlich durch eine selektive Wirkung des Toxins auf die Gefäße des ZNS zustande gekommen waren.

Die gegensätzlichen Befunde können vielleicht auf eine unterschiedliche Empfindlichkeit des benutzten Tiermaterials zurückzuführen sein.

Wird jungen Ratten verschiedenen Alters das Neurotoxin verabreicht, so zeigt sich, daß ihre Empfindlichkeit bis zum 6. Lebenstag stetig zunimmt, jedoch von da an bis zum 18. Tag auf die Empfindlichkeit erwachsener Tiere absinkt (SPICAK und RASKOVA 1957).

Nach CAVANAGH u. Mitarb. (1956) sind Hamster sehr empfindlich. Allerdings weisen sie keinerlei Symptome von seiten des Zentralnervensystems auf. Bei der Sektion sind Lungenödem und Pleuraödem als einzige Befunde festzustellen.

e) Katzen

RASKOVA und VANECEK injizierten nicht anästhesierten Katzen 1—10 μg Toxin intracerebral in den linken Ventrikel. Nach 3—4 Std wurden die Tiere ungewöhnlich ruhig, die Koordination der Vorder- und Hinterbeine war gestört, die Atmung beschleunigt. Ein Tremor des Kopfes und eine gewisse Lichtscheu kam hinzu. Vor dem Tod, der durch 1 μg bewirkt werden kann, kommt es zu einem Stupor und zur Hypotonie. Es wird vermutet, daß die Symptome durch das Freiwerden von Serotonin im 3. und 4. Ventrikel (5-hydroxytryptamin) verursacht werden.

f) Affen

BRANHAM und HABEL (1947) verfütterten an Macacus mulattus Neurotoxin. Die Tiere werden vermehrt reizbar und zeigen eine deutliche Beinmuskelschwäche. Ein Affe bekam sogar tetanische Krämpfe. Werden hohe Verdünnungen des Toxins intraperitoneal gegeben, tritt nach einer Inkubationszeit von 47 Std eine Schwäche der Beine auf. Durch Reizen der Tiere können tetanische Krämpfe ausgelöst werden. Bei tödlichen Intoxikationen ist eine aufsteigende spastische Paralyse zu beobachten. Autoptisch finden sich Petechien der Haut, eine hämorrhagische Reaktion der Lymphknoten, des Peritoneums und der Dickdarmwand. Besonders auffallend waren die Hämorrhagien im Herzmuskel und in den Nebennieren. Das Zentralnervensystem war ohne Befund. Nach diesen Ergebnissen besteht allerdings die Möglichkeit, daß das verwendete Toxin noch Beimengungen von Endotoxin enthielt. Eine unmittelbare Wirkung des Toxins auf freigelegte Darmschlingen wurde von BRANHAM, DACK und RIGGS (1953) nicht nachgewiesen. Eine Resorption vom Darm her scheint in einem gewissen Umfang möglich zu sein. Die Tiere werden zwar nicht krank. Appetit, Gewicht, Temperatur und Blutbild bleiben normal, aber im Blut treten Präcipitine und Antitoxine auf. Antikörper können aber nur gebildet werden, wenn das Antigen, in diesem Fall das Neurotoxin resorbiert wird.

g) Zusammenfassende Übersicht

Von den üblichen Versuchstieren sind gegen das Neurotoxin von Sh. dysenteriae Typ 1 Kaninchen weitaus am empfindlichsten. Sie zeigen auch das charakteristische Vergiftungsbild mit Lähmungen und dem Befall des Blinddarms. Die Empfindlichkeit anderer Tiere liegt zum Teil weit darunter.

In Tab. 34, die eine Zusammenstellung von CAVANAGH u. Mitarb. (1956) enthält, wird die DL_{50} für Kaninchen gleich 1 gesetzt und die der anderen Tiere darauf bezogen. Dabei wurden die von HEYNINGEN und GLADSTONE (s. S. 235) angegebenen Toxinmengen der Berechnung zugrunde gelegt.

Tabelle 34. *Empfindlichkeit verschiedener Versuchstiere gegen das Neurotoxin von Sh. dysenteriae Typ 1* (Nach CAVANAGH u. Mitarb. 1956)

Tierart	DL_{50}
Kaninchen	1
Macacus mulattus	5 (Nach BRANHAM u. Mitarb. 1949)
Hamster	40
Maus	700
Ratte	5000
Meerschweinchen über	10000

Die wesentlichsten Unterschiede der Wirkung des Neurotoxins und des Endotoxins sind nach einer Zusammenstellung von PRIGGE und KICKSCH (1942b) aus Tab. 35 zu ersehen.

Tabelle 35. *Die wichtigsten Symptome der Endotoxin- und der Neurotoxinvergiftung bei verschiedenen Versuchstieren* (nach PRIGGE und KICKSCH 1942b)

Versuchstier	Neurotoxin			Endotoxin		
	Nervensystem	Gefäßsystem	Darm	Nervensystem	Gefäßsystem	Darm
Kaninchen	++	++	+	—	+	++
Meerschweinchen	—	++	—	—	(+)	++
weiße Maus	++	++	—	—	?	++

Die Angaben in Tab. 35 beziehen sich auf die Folgen einer tödlichen Dosis, die beim Neurotoxin für die einzelnen Versuchstierarten extrem variieren kann (s. Tab. 34).

Von ENGLEY (1952) wurde die Frage aufgeworfen, ob das Neurotoxin von Sh. dysenteriae Typ 1 möglicherweise nur ein im Laboratorium zu isolierender Stoff ist, der für die pathogene Wirkung dieser Shigellen unter natürlichen Bedingungen, also z. B. für die Erkrankung des Menschen ohne Bedeutung ist. Dagegen würde sprechen, daß gerade durch Sh. dysenteriae Typ 1 im Durchschnitt die schwersten Ruhrerkrankungen hervorgerufen werden. Daß beim Menschen keine oder nur ausnahmsweise geringe Erscheinungen des Zentralnervensystems vorkommen, will nicht viel besagen, da ja auch die Versuchstiere sich in dieser Hinsicht unterschiedlich verhalten. Wie die Affenversuche gezeigt haben, ist eine Resorption des Toxins aus dem Darm nicht ausgeschlossen. Vielleicht gibt auch die deutliche Herzbeteiligung, die bei Affen gefunden wurde, insofern einen Hinweis auf eine mögliche Wirkungsweise des Toxins beim Menschen, da gerade bei der durch Sh. dysenteriae Typ 1 hervorgerufenen Ruhr nicht selten Herzschädigungen vorkommen. Weitere Untersuchungen zur Klärung dieser noch offenen Fragen sind zweifellos notwendig.

Literatur

BALDWIN, R. L.: The neurotoxin of Shigella shigae 2. Examination of the toxin in the oil-turbine ultracentrifuge. Brit. J. exp. Path. **34**, 217 (1953).

BARNES JR., F. W., H. CUPFER, and S. S. HENRY: The biochemical target of Flexner dysenteric somatic antigen. Studies on the rat using antigen labelled with J^{131}. Yale J. Biol. Med. **24**, 384 (1952).

BELAJA, J. A.: Zur Frage über die Verwendung von Katzen bei der experimentellen Dysenterie (russ.) Zurn. mikr. **4**, 77 (1958); ref. Zbl. Bakt. I. Abt. Ref. **170**, 285 (1959).

— The preservation of the virulence of Dysenteriae bacteria by passage in the conjunctival sac of guinea pigs (russ.) Z. Mikrob. Ep. Immunobiol. 1962, 18; ref. Exc. Med. (Med. Microbiol.) **15**, 663 (1962).

BESREDKA, A.: Infection et immunisation par voie buccale contre la dysentérie et les états typhoides. Bull. Pasteur **18**, 121 (1920).

BERNHARDT, G., u. W. N. MARKOFF: Über Modifikationen bei Bakterien. Zbl. Bakt. I. Abt. Orig. **65**, 1 (1912).

BIBIKOWA, L.: Zur Frage der experimentellen Dysenterie. Z. exp. Med. **85**, 675 (1932).

— Zur Frage der experimentellen Ruhr (russ.). Arch. biolog. Nauk No 4, 1932; ref. Zbl. Bakt. I. Abt. Ref. **110**, 469 (1933).

BINGEL, K. F.: Phasen und Pathogenität der Kruse-Sonne Ruhr im Tierexperiment. Zbl. Bakt. I. Abt. Orig. **150**, 225 (1943).

— Eine tierexperimentelle Methode zum Studium der Infektion mit gramnegativen Darmbakterien, insbesondere der Ruhr. Z. Hyg. Infekt.-Kr. **125**, 110 (1944a).

— Prophylaxe der Ruhr im Tierexperiment. Z. Hyg. Infekt.-Kr. **125**, 574 (1944b).

— Tierexperimentelle Beiträge zur Pathogenese der Ruhr. Z. Hyg. Infekt.-Kr. **125**, 610 (1944c).

Binkley, F., W. F. Goebel, and E. Perlman: Studies on the Flexner group of dysentery bacilli. II. The chemical degradation of the specific antigen of type Z Shigella paradysenteriae (Flexner). J. exp. Med. **81**, 331 (1945).

Boivin, A.: Action comparée des deux toxines du bacille de Shiga sur diverses espèces animales. C. R. Soc. Biol. (Paris) **133**, 252 (1940).

—, et L. Mesrobeanu: Recherches sur les toxines des bacilles dysentériques. Sur la nature et sur les propriétés biologiques des principes toxiques susceptibles de se rencontrer dans les filtrates des cultures sur bouillon de bacille de Shiga. C. R. Soc. Biol. (Paris) **124**, 442 (1937a).

— — Recherches sur les toxines des bacilles dysentériques. Sur les principes toxiques du bacille de Flexner. C. R. Soc. Biol. (Paris) **124**, 1078 (1937b).

— — Recherches sur les toxines des bacilles dysentériques. Sur l'existence d'un princip toxique thermolabile et neurotrope dans le corps bactériens du bacille de Shiga. C. R. Soc. Biol. (Paris) **126**, 222 (1937c).

— — Recherches sur les toxines des bacilles dysentériques. Sur l'identité entre la toxine thermolabile et neurotrope des corps bactériens du bacille de Shiga et l'exotoxin présenté dans les filtrats des cultures sur bouillon de la meme bacterie. C. R. Soc. Biol. (Paris) **126**, 323 (1937d).

Branham, S. E., G. M. Dack, and D. B. Riggs: Studies with Shigella dysenteriae (Shiga). IV. Immunological reactions in monkeys to the toxins in isolated intestinal pouches. J. Immunol. **70**, 103 (1953).

—, and K. Habel: Preparation and evaluation of an irradiated toxoid from the toxin of Shigella dysenteriae. J. Immunol. **54**, 305 (1946).

— — Infection and intoxication of Macacus mulattus with Shigella dysenteriae. J. Bact. **54**, 57 (1947).

Bridgwater, F. A. J., R. S. Morgan, K. E. K. Bowson, and G. P. Wright: The neurotoxin of Shigella shigae. Morphological and functional lesions produced in the central nervous system of rabbits. Brit. J. exp. Path. **36**, 447 (1955).

Buchwald, H.: Versuche zur Darstellung eines Ektotoxins von Schmitz-Ruhr. Z. Immun.-Forsch. **96**, 445 (1939).

Cavanagh, J. B., J. G. Howard, and J. L. Withby: The neurotoxin of Shigella shigae. A comparative study of the effects produced in various laboratory animals. Brit. J. exp. Path. **37**, 272 (1956).

Conradi, H.: Über lösliche, durch aseptische Autolyse erhaltene Giftstoffe von Ruhr- und Typhusbazillen. Dtsch. med. Wschr. **29**, 26 (1903).

Cooper, G. N.: Experimental shigellosis in mice. I. Chronic infection with Shigella dysenteriae type 2. Austr. J. exp. Biol. med. Sci. **37**, 193 (1959).

Cooper, M. L., and H. M. Keller: Immunization of mice with dysentery antigen administered by gavage and by voluntary drinking. Proc. Soc. exp. Biol. (N. Y.) **64**, 422 (1947).

— — Studies in dysentery vaccination. V. Immunization of mice with vaccine of Shigella sonnei administered by gavage. J. Immunol. **60**, 177 (1948).

— —, and A. M. Hart: Studies in dysentery vaccination. VIII. Comparative response and persistence of immunity in mice vaccinated intraabdominally or by gavage with Shigella sonnei. J. Immunol. **63**, 465 (1949).

— —, and E. W. Walters: Microscopic characteristics of colonies of Shigella flexneri 2a and 2b and their relation to antigenic composition, mouse virulence and immunogenicity. J. Immunol. **78**, 160 (1957).

Dack, G. M., and E. Petran: Bacterial activity in different levels of the intestine and in isolated segments of small and large bowel in monkeys and dogs. J. infect. Dis. **54**, 204 (1934a).

— — Experimental dysentery produced by introducing bacterium dysentery (Flexner) into isolated segments of the colon of monkeys. J. infect. Dis. **55**, 1 (1934b).

Doerr, R., u. S. Seidenberg: Die Lokalisation im Lendenmark nach Vergiftung mit Dysenterietoxin und nach Infektion mit Poliomyelitis- und Herpesvirus. Z. Hyg. Infekt.-Kr. **119**, 72 (1937).

Dopter, C.: Effects expérimentaux de la toxine dysentérique sur la système nerveux. Ann. Inst. Pasteur **19**, 353 (1905a).

— Effects expérimentaux de la toxine dysentérique sur la système nerveux centrale. C. R. Soc. Biol. (Paris) **58**, 400 (1905b).

—, et G. Repaci: La dysenterie bacillaire expérimentale par ingestion. C. R. Soc. Biol. (Paris) **68**, 393 (1910).

Dubos, R. J., and J. W. Geiger: Preparation and properties of Shiga toxin and toxoid. J. exp. Med. **84**, 143 (1946).

ENENKEL, H. J., u. G. HEYMANN: Experimentelle Untersuchungen über die Gifte der Ruhrbakterien. VII. Mitteilung. Wirkungsspezifitäten von Flexner Endotoxin und Shigatoxin nach einmaliger Injektion und bei Dauerinfusion. Arb. Paul-Ehrlich Inst. **52**, 113 (1956).

ENGLEY JR., F. B.: The neurotoxin of Shigella dysenteriae (Shiga). Bact. Rev. **16**, 153 (1952).

FELSEN, J., and A. G. OSOFSKY: The prophylactic use of serums and vaccines in acute bacillary dysentery. J. infect. Dis. **63**, 298 (1938).

FIRTH, A.: An experimental inquiry concerning epidemic or bacillary dysentery. Trans. path. Soc. Lond. **55**, No. 3 (1904).

FLOYD, T. M., and H. HOOGSTRAAT: The susceptibility of some desert rodents to experimental infection with Shigella and Brucella organisms. J. Hyg. (Lond.) **52**, 516 (1954).

FÖLLMER, W.: Experimentelle Untersuchungen mit giftarmen Ruhrbakterienstämmen bei Hühnern. Z. Hyg. Infekt.-Kr. **117**, 621 (1936).

FORMAL, S. B., G. D. ABRAMS, H. SCHNEIDER, and H. SPRINZ: Experimental Shigella infections. VI. Role of the small intestine in an experimental infection in guinea pigs. J. Bact. **85**, 119 (1963).

— G. J. DAMMIN, E. H. LABREC, and H. SCHNEIDER: Experimental Shigella infections: Characteristics of a fatal infection produced in guinea pigs. J. Bact. **75**, 604 (1958).

— — H. SCHNEIDER, and E. H. LABREC: Experimental Shigella infections. II. Characteristics of a fatal enteric infection in guinea pigs following the subcutaneous inoculation of carbon tetrachloride. J. Bact. **78**, 800 (1959).

— — H. SPRINZ, D. KUNDEL, H. SCHNEIDER, R. E. HOROWITZ, and M. FORBES: Experimental Shigella infections. V. Studies in germ free guinea pigs. J. Bact. **82**, 284 (1961).

— H. E. NOYES, and H. SCHNEIDER: Experimental Shigella infections. III. Sensitivity of normal, starved and carbon tetrachloride treated guinea pigs to endotoxin. Proc. Soc. exp. Biol. (N. Y.) **103**, 415 (1960).

FRETER, R.: Experimental enteric Shigella and Vibrio infections in mice and guinea pigs. J. exp. Med. **104**, 411 (1956).

FRIEDMAN, D. R., and S. P. HALBERT: Mixed bacterial infections in relation to antibiotic activities. IV. Shigella-Escherichia coli infections. J. Immunol. **84**, 11 (1960).

GÄRTNER, H., F. THIESSEN, R. HUNGERLAND u. H. P. FÜRST: Untersuchungen über die Wirkung von Endotoxinen an isolierten Organen. Arch. Hyg. (Berl.) **148**, 493 (1964).

GOEBEL, W. F., F. BINKLEY, and E. PERLMAN: Studies on the Flexner group of dysentery bacilli. J. exp. Med. **81**, 315 (1945).

GONZÀLEZ, L. M., G. ARBONA, and J. FERNÒS: Studies in bacillary dysentery. II. Antibody formation in Macacus rhesus monkeys after the oral ingestion of living and formalin-killed cultures. J. infect. Dis. **87**, 197 (1950).

GUJ-CZEN, J.: Intensität der Ausscheidung und Geschwindigkeit der Entfernung der Dysenteriebakterien aus dem Organismus des Meerschweinchens bei intraperitonealer Verimpfung von Kulturen zusammen mit Askorbinsäure. (russ.) Zurn. mikr. **4**, 81 (1958); ref. Zbl. Bakt. I. Abt. Ref. **172**, 241 (1959).

HAAS, R.: Über Endo- und Exotoxine von Shigabazillen. Z. Immun.-Forsch. **91**, 254 (1937).

— Über Endo- und Exotoxine von Ruhrbazillen. III. Vorkommen und Eigenschaften eines Endotoxins von E-Ruhr-Bazillen (Kruse-Sonne). Z. Immun.-Forsch. **94**, 239 (1938a).

— Über Endo- und Exotoxine von Ruhrbazillen. IV. Beitrag zur Kenntnis der Endotoxine der Ruhrbazillen I-Schmitz. Z. Immun.-Forsch. **94**, 480 (1938b).

HEYNINGEN, W. E. VAN, and G. P. GLADSTONE: The neurotoxin of Shigella shigae. I. Production, purification and properties of the toxin. Brit. J. exp. Path. **34**, 202 (1953a).

— — The neurotoxin of Shigella shigae. III. The effect of iron on production of the toxin. Brit. J. exp. Path. **34**, 221 (1953b).

HOWARD, J. G.: Observations on the intoxication produced in mice and rabbits by the neurotoxin of Shigella shigae. Brit. J. exp. Path. **36**, 439 (1955).

ISTRATI, G.: Action neurotrope et entérotrope de la toxine protéique thermolabile du Bacille de Shiga. Action entérotrope de l'antigène glucido-lipidique du Bacille de Shiga "S". C. R. Soc. Biol. (Paris) **129**, 1010 (1938).

JANOTA, M., and G. M. DACK: Bacillary dysentery developing in monkeys on a "vitamin A" deficient diet. J. infect. Dis. **65**, 219 (1939).

KASAJEWA, A. A., u. A. S. AKSENOWA: Die Bedeutung der B_2-Hypovitaminose für die Manifestierung einer experimentellen Dysenterie bei Affen. (russ.) Z. mikrob. epidem. immunobiol. **7**, 63 (1953).

KAZARINOW, G. N.: Über die Rolle des Shigabazillus als Erreger der Dysenterie. Arch. Hyg. **50**, 66 (1904).

KRAUSS, R., u. R. DOERR: Über experimentelle Therapie der Dysenterie. Wien. klin. Wschr. **18**, 1077 (1905).

KRONENBERG, G., u. W. SANDRITTER: Kreislaufkollaps und morphologische Veränderungen bei der Vergiftung mit Flexner-Ruhr-Endotoxin. Z. ges. exp. Med. **120**, 329 (1953).

LABREC, E., and S. B. FORMAL: Experimental Shigella infections. IV. Fluorescent antibody studies of an infection in guinea pigs. J. Immunol. **87**, 562 (1961).

LETTERER, E.: Beiträge zur Pathogenese der Bacillenruhr. Virchows Arch. path. Anat. **312**, 673 (1944).

— Experimentelle und morphologische Untersuchungen über die Wirkungsweise reiner Ruhrgiftstoffe. Virchows Arch. path. Anat. **317**, 34 (1949).

—, u. G. SEYBOLD: Untersuchungen mit dem Bingelschen Harnblasenversuch über den Angriffspunkt der Ruhr- und Diphtheriegiftstoffe am Gewebe. Z. Hyg. Infekt.-Kr. **129**, 466 (1949).

MANOLOV, D. G.: The interference phenomen in different species of shigellae in animal experiments. J. Hyg. Epid. **4**, 482 (1963).

MCGUIRE, D., and TH. M. FLOYD: Studies in experimental shigellosis. I. Shigella infection in normal mice. J. exp. Med. **108**, 269 (1958a).

— — Studies in experimental Shigellosis. II. The effect of fasting and fatigue on Shigella flexneri 3 infections in mice. J. exp. Med. **108**, 277 (1958b).

MELNIK, M.: Contribution à l'étude des relations entre les glandes à sécrétion interne et l'immunitè. Les corps thyroides et le bacille de Shiga. C. R. Soc. Biol. (Paris) **92**, 944 (1925).

MESROBEANU, L., et A. BOIVIN: Recherches sur les toxines des bacilles dysentériques. Sur les principes toxiques thermostables des corps bactériens du bacille de Shiga. C. R. Soc. Biol. (Paris) **124**, 439 (1937).

NEISSER, CL., u. K. SHIGA: Über freie Receptoren von Typhus- und Dysenteriebacillen und über das Dysenterietoxin. Dtsch. med. Wschr. **1903**, Nr. 4.

NORTH, E. A., G. PAWLYSCYK, and H. M. DOERY: The action of phosphatidase A, sodium oleate and ganglioside on the exotoxins of Cl. welchii and the neurotoxin of Shigella shigae. Austr. J. exp. Biol. med. Sci. **39**, 259 (1961).

OLITZKI, L., and SH. AVINERY: The hypothermic factor of B. dysenteriae shiga. Brit. J. exp. Path. **18**, 316 (1937).

OLITZKI, P. K., and I. J. KLIGLER: Toxins and antitoxins of Bacillus dysenteriae shiga. J. exp. Med. **31**, 19 (1920).

PIÉCHAUD, M., S. SZTURM-RUBINSTEIN et D. PIÉCHAUD: Évolution histologique de la kératoconjonctivite à bacilles dysentérique du cobaye. Ann. Inst. Pasteur **94**, 298 (1958).

POWELL, H. M., and W. A. JAMIESON: Oral immunity tests of dysentery antigen in white mice. J. Bact. **54**, 371 (1947).

PRIGGE, R., u. E. HELMERT: Experimentelle Untersuchungen über das Gift des Flexnerschen Ruhrbacillus. Z. Hyg. Infekt.-Kr. **127**, 54 (1948).

—, u. L. KICKSCH: Experimentelle Untersuchungen über die giftigen Antigene des Ruhrbacillus Shiga-Kruse. Z. Hyg. Infekt.-Kr. **123**, 417 (1942a).

— — Experimentelle Untersuchungen über die giftigen Antigene des Ruhrbacillus Shiga-Kruse. II. Mitteilung. Die toxikologischen Unterschiede zwischen den Shiga-Kruse-Antigenen, ihre pathogenetische Bedeutung und ihre Dosierung bei der aktiven Schutzimpfung gegen Ruhr. Z. Immun.-Forsch. **101**, 369 (1942b).

RASKOVÁ, H., and J. VANECEK: Action of Shigella shigae toxin after intracerebral injection. Nature (Lond.) **181**, 1129 (1958).

RIST, N., et P. THIBAULT: Chimiothérapie de l'infection expérimentale à bacilles dysentériques du typ Flexner chez le souris. C. R. Soc. Biol. (Paris) **133**, 608 (1940).

SCHRÖER, M. H.: Über die Darstellung von Ekto- und Endotoxinen mit Versuchen zur Gewinnung dieser Gifte aus Schmitz-Ruhr-Bazillen. Arch. Hyg. **123**, 193 (1940).

SCHÜTZE, H.: Extracts of Bacterium shigae as immunizing agents in the mouse. J. Path. Bact. **55**, 457 (1943).

SERÉNY, B.: Experimental Keratoconjunctivitis shigellosa. Acta microbiol. Acad. Sci. hung. **4**, 367 (1957).

— A new method for the investigation of Shigella sonnei cultures. Acta microbiol. Acad. Sci. hung. **6**, 179 (1959).

SINDBJERG-HANSEN, V.: Anwendung von Mucininfektionen bei chemotherapeutischen Untersuchungen. Acta path. microbiol. scand. **19**, 165 (1942).

— Anwendung von Mucininfektionen zur Untersuchung von Serum gegen giftarme Dysenteriebakterien. Acta path. microbiol. scand. **20**, 442 (1943).

SIROKO, A.: Die Keratokonjunktivitis der Meerschweinchen als Biotest zur Identifizierung der Dysenteriebakterien. (russ.) Z. mikr. **4**, 71 (1958); ref. Zbl. Bakt. I. Abt. Ref. **170**, 286 (1959).

SMOLENS, J., S. P. HALBERT, S. MUDD, B. W. DOAK, and L. M. GONZALEZ: Studies with the somatic antigen of Shigella paradysenteriae (Flexner). J. Immunol. **52**, 41 (1946).

SPICAK, V., and H. RASKOVÁ: Changes in toxicity of Shigella shigae toxins in ontogenesis (tschech.). Čas. Lék. čes. **96**, 771 (1957); ref. Exc. Med. Med. Microbiol. **12**, 189 (1959).

Stenzel, W.: Harnblasenpathogentität einiger Enterobacteriaceae-Gruppen im Bingelschen Versuch. Z. Hyg. Infekt.-Kr. **147**, 123 (1960a).

— Über die pathogenetische Bedeutung des thermolabilen Eiweißtoxins der Shigella dysenteriae 1. Z. Hyg. Infekt.-Kr. **147**, 240 (1960b).

— Serologische und toxikologische Untersuchungen der Lipopolysaccharide schleimhautpathogener und apathogener Shigella Stammpaare. Z. Hyg. Infekt.-Kr. **147**, 391 (1960c).

— Über den Einfluß der Streptomycinresistenz auf die Virulenz von Shigellen und Coli-Shigellen-Hybriden. Z. Hyg. Infekt.-Kr. **148**, 152 (1961).

— Schleimhautpathogenität der bakteriellen Ruhrerreger im Tierversuch. Zbl. Bakt. I. Abt. Orig. **187**, 195 (1962).

Szturm-Rubinstein, S.: Pouvoir pathogène expérimentale et sensibilité au lysozyme des cultures de Shigella. Ann. Inst. Pasteur **94**, 508 (1958).

—, et D. Piéchaud: Observations sur la localisation de Shigella flexneri 3 dans les cellules épithéliales de la vessie du cobaye lors d'une cystite expérimentale. Ann. Inst. Pasteur **105**, 785 (1963).

— — et P. Thibault: Inoculation conjonctivale au cobaye des bacilles dysentériques. Ann. Inst. Pasteur **93**, 463 (1957).

Takeda, Y., Y. Mura, H. Suzuki, and N. Kasai: The elimination of metabolic disturbances produced by the injection of S. typhi, paratyphi B, Sh. flexneri and prevention of animals from death through the application of adenosinetriphosphate. (jap.) Jap. J. exp. Med. **25**, 133 (1955); ref. Exc. Med. Med. Microbiol. **10**, 394 (1955).

Takita, J.: Production of a strong toxin of the Shiga dysentery bacillus by bouillon cultures. Kitasato Arch. exp. Med. **16**, 174 (1939).

Tal, Ch.: Differences in toxicity of the S- and R-variants of Shigella dysenteriae. J. Immunol. **65**, 221 (1950).

—, and L. Olitzki: The toxic and antigenic properties of fractions prepared from the complete antigen of Shigella dysenteriae. J. Immunol. **58**, 337 (1948).

Thibault, P., et N. Rist: Sérothérapie de l'infection expérimentale a bacilles dysentériques du type Flexner chez la souris. C. R. Soc. Biol. (Paris) **133**, 605 (1940).

Troickij, V. L.: Die experimentelle Dysenterie bei Affen und die prophylaktische Impfung. (russ.) Z. mikrobiol. epid. immunob. **7**, 58 (1953); ref. Zbl. Bakt. I. Abt. Ref. **158**, 263 (1955).

Vaillard, L., et C. Dopter: La dysentérie épidemique. Ann. Inst. Pasteur **17**, 463 (1903).

Weil, A. J., and K. Farsetta: The type specifity of immune protection against Shigella paradysenteriae (Flexner). J. Immunol. **51**, 301 (1945).

Experimentelle Infektionen durch anaerobe Sporenbildner (Clostridien) der Gasbrandgruppe*

Von

GÖTZ LINZENMEIER

Mit 2 Abbildungen

I. Einleitung

Mit dem Nachweis des ersten pathogenen anaeroben Sporenbildners durch L. PASTEUR 1877 im Tierversuch steht das Tierexperiment im Mitelpunkt der Erforschung dieser Keimgruppe (PASTEUR 1881, CHAUVEAU und ARLOING). Die technischen Schwierigkeiten der kulturellen Anzüchtung und Vermehrung anaerober Keime waren lange genug der Grund, sich auf den Tierversuch als Nachweismethode zu beschränken, obwohl L. PASTEUR 1861 in seinen Experimenten zur Bildung von Buttersäure gezeigt hatte, daß es Keime *(Vibrion butyrique)* gibt, die nicht nur ohne freien Sauerstoff in vitro zu leben vermögen, sondern die durch den Sauerstoff getötet werden. Gleichwohl haben PASTEUR und JOUBERT den *Vibrion septique (= Cl. septicum)* zunächst im Tierversuch nachgewiesen. PASTEUR stellte die *Sauerstoffempfindlichkeit* dieses Keimes dadurch fest, daß die Beweglichkeit der Bacillen, die er in vivo beobachtet hatte, bei längerem Verweilen im Luftsauerstoff verschwindet.

Zur Anaerobiose tritt als zweites Charakteristicum dieser Keimgruppe der Besitz einer *Spore*. Diese macht die Keime widerstandsfähig gegen äußere Schäden wie Wärme und Kälte, Austrocknung und Nahrungsmangel. In diesem Zustand überdauern Sporenbildner Jahre und Jahrzehnte, um irgendwann auszukeimen, ohne daß die Faktoren für den Zeitpunkt des Auskeimens restlos definiert wären. So können Sporen von Gasbrand- und Wundstarrkrampferregern im Gewebe lange latent bleiben (RUSSEL, TEALE und BACH). Nachdem PASTEUR noch die Sporen als "corpuscules brillantes" bezeichnet hatte, zeigte CHAUVEAU, daß 120° C im Ölbad zur Abtötung der Septicämieerreger nötig sind, 100° C aber nicht dazu ausreichen. Auf die Beseitigung der Sporenbildner als grundlegende Vorbedingung der Sterilisation haben ROBERT KOCH, ZEISSLER und viele andere hingewiesen.

Ferner können zahlreiche Clostridien in ungewöhnlichem Maße *Gifte* und *Fermente* bilden. Darauf beruht ihre Pathogenität, der Grad ihrer Virulenz und die gewebszerstörende Potenz einiger Species, die in solcher Stärke bei anderen Erregern unbekannt ist.

Eine *Infektion* durch anaerobe Keime der Gasbrandgruppe führt zu einem histo-toxischen Geschehen, während nach Infektionen mit Tetanus- und Botulinusbacillen ausschließlich Intoxikationen beobachtet werden. Daher sollen Tetanus- und Botulinusfragen nur soweit behandelt werden, als sich Hinweise auf die

* Aus dem Max von Pettenkofer-Institut für Hygiene und Medizinische Mikrobiologie der Universität München (Vorstand Prof. Dr. Dr. H. EYER).

experimentelle Infektion mit den Keimen selbst oder ihren Sporen ergeben. Zum Verständnis der experimentellen Infektion werden einige Angaben über Gifte und Fermente der verschiedenen Clostridien und Plectridien notwendig sein (VAN HEYNINGEN, MCFARLANE, WRIGHT).

Das klinische wie das pathologisch-anatomische und histologische Bild des *Gasödems* oder *Gasbrandes* ist ausreichend bekannt. Viele grundsätzliche Probleme sind beim tierexperimentellen Gasbrand erforscht worden, vor allem therapeutische Fragen, um diese wohl fürchterlichste Infektion als Folge einer Verschmutzung mit Erde oder Kot nach Verletzungen durch Explosivgeschosse aller Art, auch atomare Sprengkörper (ALTEMEIER et al. 1952) bekämpfen zu können. Es ist daher nicht verwunderlich, daß sich in und nach den letzten großen Kriegen die Arbeiten über Probleme der Anaerobeninfektion häufen, da zu Friedenszeiten auch bei schweren Unfallverletzungen Wundinfektionen durch Gasbrand viel seltener beobachtet werden, nicht zuletzt aufgrund besserer und rascherer Versorgung der ohnehin nicht so verschmutzten Wunden.

Aus der Fülle der Arten von anaeroben Sporenbildnern mit zahlreichen Synonyma (vgl. Tab. 3) sollen die wichtigsten pathogenen Species besprochen werden. Experimente, die nur dem Nachweis von Pathogenität oder Virulenz dienen, ohne Fragen der experimentellen Infektion zu berühren, bleiben als mikrobiologisches Problem außerhalb der Betrachtung. Es darf auf einschlägige Spezialwerke verwiesen werden: v. HIBLER; MCLENNAN 1962; MCCOY und MCCLUNG; PRÉVOT 1955, 1957, 1961; SMITH 1949, 1955; WEINBERG, NATIVELLE und PRÉVOT; WILLIS; ZEISSLER, KRAUSPE und RASSFELD-STERNBERG.

Die *experimentelle Wundinfektion* mit Anaerobiern basierte zunächst auf der Empirie; später wurden den grundsätzlichen Ansprüchen, die anaerobe Keime in vivo wie in vitro an das Milieu stellen, Rechnung getragen. Die entscheidende Rolle kommt dem *Redoxpotential* in Geweben und Organen in ähnlicher Weise zu wie in den zur kulturellen Züchtung verwendeten Nährmedien (HEWITT).

Da *allen* anaeroben Sporenbildnern diese Ansprüche eigen sind, sollen die Vorbedingungen für eine anaerobe Infektion eingehend gewürdigt werden, darunter wesentlich das für anaerobe Keime geeignete Redoxpotential. Die Chemoprophylaxe und Chemotherapie sowie die Anwendung aktiver und passiver immunisierender Methoden beschließen das Kapitel des experimentellen Gasbrandes.

II. Allgemeine Voraussetzungen für Infektionen durch anaerobe Keime

Von den Voraussetzungen für das Angehen einer Infektion durch Anaerobier ist das *Redoxpotential* am besten erforscht, in vivo wie auch in vitro. Die Bedingungen, die die anaeroben Keime an das Redoxpotential stellen, um auszukeimen und sich zu vermehren, sind seit den Untersuchungen von DUBOS, HEWITT, FILDES (1927, 1929) gut bekannt. Anaerobe Bedingungen sind notwendig, weil diesen Keimen im wesentlichen die Enzymsysteme Cytochromoxydase und Katalase fehlen, ferner zum Teil eine Empfindlichkeit gegen Peroxide besteht (VENNESLAND und HANKE).

1. In vitro-Bedingungen

Nach Studien, die auf Messungen des *Redoxpotentials* mit Farbindicatoren sowie mit Elektroden beruhen, gibt es einen Grenzbereich, oberhalb dessen kein anaerober Keim anwachsen kann. Die Breite der Sauerstofftoleranz ist aber je nach Species verschieden (MEYER-PIETSCHMANN). Als „oberste Grenze" gilt das rH = 14 (PLOTZ und GELOSO) bei 37° C, das etwa einem Potential von − 6 mV bei pH = 7,1 entspricht. RENÉ DUBOS hat gezeigt, daß die Größe der Keimeinsaat durch mitgebrachte reduzierende Substanzen das "upper limit" heraufsetzt. Der Einfluß des pH sowie der Keimart wurde von HANKE et al. gründlich geprüft (Tab. 1, Abb. 1). Danach wachsen anaerobe Keime – darauf beruht letztlich ihre Definition! – bei einem E_h von > + 150 mV bei pH = 6,6 auf keinen Fall mehr an. Die ermittelten Werte und Grenzen gelten auch für nichtsporenbildende Anaerobier wie *Bacteroides vulgatus* (VENNESLAND und HANKE), der sich bei + 110 mV und einem pH 6,6 anzüchten ließ, nicht aber bei + 150 mV.

Tabelle 1. *Grenzwerte für das Wachstum von Cl. perfringens* (nach HANKE u. BAILEY)

pH	E_h in mV
6,0	+ 106
6,2	131
6,4	160
6,6	150
6,8	114
7,0	90
7,2	80
7,4	35—70
7,6	0—30

Umgekehrt gedeihen die meisten aeroben Keime auch anaerob; aerob gezüchtet geben sie Stoffwechselprodukte in das umgebende Milieu, die eine Nährbouillon reduzieren. In aeroben, aber unbelüfteten Nährmedien entsteht nach HEWITT ein Redoxpotential von – 160 mV durch Pneumokokken und Diphtheriebakterien, eines von – 200 mV durch Staphylokokken und eines von – 400 mV durch Colibakterien. Es fördern also in solchem Milieu die Aerobier das Wachstum anaerober Keime erheblich. Selbstverständlich reduzieren die Anaerobier ebenfalls das Milieu, so *Pl. tetani* bis – 270 mV (PLOTZ und GELOSO), *Cl. perfringens* bis – 400 mV (PRÉVOT).

Mit intravitalen Redoxindicatoren, insbesondere Tetrazolsalzen, lassen sich an verschiedenen Orten der Bakterienzelle, so bei *Cl. perfringens* (DAVIS und MUDD)

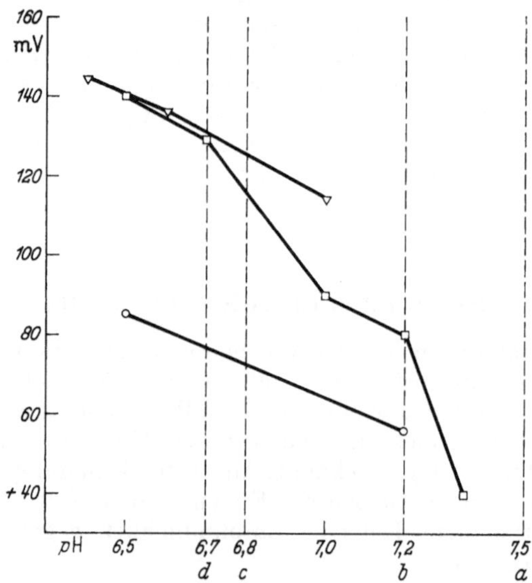

Abb. 1. Obere Wachstumsgrenze verschiedener Clostridien (nach HANKE u. BAILEY) bei verschiedenem pH, das einem normalen (a) und einem zunehmend ischämischen Muskel (b—d) entspricht (STONER u. GREEN). ▽ Cl. sporogenes, □ Cl. perfringens, ○ Pl. tetani

granuläre Strukturen erfassen, die offensichtlich reich an Reduktasen sind, wie sie ähnlich im Gewebe verschiedener Zellarten von Mensch und Tier nachgewiesen worden sind (NEUMANN und KOCH).

Zur Züchtung anaerober Keime sind Nährmedien mit reduzierenden Eigenschaften, die nach Entfernen des Sauerstoffs voll zum Tragen kommen, nötig, am besten solche, deren Redoxpotential in oder unter dem Bereich des reduzierten Methylenblau d. h. bei einem rH < 14 liegt. Dadurch können kleinste Einsaaten und Sporen auskeimen und anwachsen. Dieses Initialpotential (DUBOS) läßt sich durch Peptone mit reduzierenden Anteilen (Reduktone, SH-Gruppen), Zusätzen von Ascorbinsäure, Thioglykolat usw., aber auch durch Organstückchen erzielen.

2. In vivo-Bedingungen

a) Gesundes Gewebe. Das *Redoxpotential* der verschiedenen *Körpergewebe* unter normalen Bedingungen ist methodisch schwer festzulegen; die Ergebnisse schwanken erheblich (ZIEGLER).

Mit Tetrazoliumsalzen ließ sich zeigen (BLAICH et al.), daß die Dehydrogenaseaktivität am stärksten in der Niere ist, es folgen Leber, Nebenniere und Milz. Besser als mit der Thunberg-Methodik ist die Verteilung der Dehydrogenasen histochemisch zu erkennen. Der Gehalt an Succinodehydrogenase mit Tetrazolpurpur gemessen ist in der Muskulatur des Herzens und in den quergestreiften Muskeln am größten, fällt über Belegzellen, Darmdrüsen, Nephron ab und ist in der Peripherie der Leberläppchen eben noch erkennbar.

Das Redoxpotential des *Blutes*, dessen Messung aerob wie anaerob recht schwierig ist, liegt nach HANKE und TUTA zwischen + 126 und + 246 mV, 60% der Messungen liegen zwischen + 156 und + 186 mV. ZIEGLER nennt -5 mV $\pm$ 100 mV als Grenzbereich (?). Die in vitro-Werte liegen durch die Sauerstoffaufnahme während der Messung wesentlich höher ähnlich wie bei Untersuchungen lufthaltiger Nährlösungen, die erst nach Entfernung des gelösten Sauerstoffs ihr niedrigeres und für viele Nährlösungen typisches Redoxpotential erkennen lassen (LINZENMEIER 1959).

Das *subcutane Gewebe* ist nach FILDES (1927) relativ reich an Sauerstoff, so daß dort applizierte Sporen von *Pl. tetani* nicht auskeimen können. Nach Messungen mit Redoxindicatoren kommt das dortige Potential mit + 67 mV etwa den Werten des reduzierten Indophenol 1 gleich. Da *Pl. tetani* erst bei + 10 mV auskeimt (FILDES), muß das Gewebepotential für Experimente künstlich gesenkt werden. Dies ist durch vielerlei Schädigungen möglich, so z. B. durch Einbringung von Erde oder $CaCl_2$.

Der Sauerstoffbedarf des Gewebes ist nach FREI und FROEBEL an Leber- und Nierenschnitten infizierter Meerschweinchen in der Warburgapparatur erheblich erhöht. Dies gilt in gleicher Weise für Infektionen mit aeroben Keimen wie Salmonellen und für anaerobe Sporenbildner wie *Cl. chauvoei* und *Cl. novyi*.

b) Verändertes Gewebe. In frischen *Wunden* liegt das Redoxpotential bei einem rH von 7—8, in infizierten dagegen niedriger bei 5—6. Heilende Wunden zeigen Werte von 12—13, die durch Zugabe von Redoxsystemen oxydierender Natur auf 16—17 erhöht werden können (ERBRING et al. 1952—1954).

Die *Muskulatur* gilt als Organ, das bei Schädigungen, Quetschungen, Ischämie (WOOD POWER) und Blutextravasaten relativ rasch zur Säuerung und zum Negativwerden des Redoxpotentials neigt (Tab. 2 nach STONER und GREEN). Durch Ischämie allein fällt das pH von 7,5 auf 6,6 ab. Im Rattenmuskel häufen sich unter Ischämie Aminosäuren durch Proteolyse an. Im Rahmen großangelegter

Tabelle 2. *pH-Änderung im anämischen Muskel* (nach STONER u. GREEN)

Stunden	0	1	2	3	4
pH des Muskels . .	7,5	7,2	6,8	6,8	6,7

Untersuchungen zur Frage des Schocks haben ZAMECNIK et al. (1945, 1946, 1947) gezeigt, daß außer Änderungen im Elektrolythaushalt der Muskulatur saure Abbauprodukte von Eiweiß auftreten; in Muskelexsudaten fanden sich u. a. Aminopeptidasen.

Das Redoxpotential extravasalen *Blutes*, dessen Menge bei Verwundungen mit Arrosion der Gefäße recht groß sein kann, fällt von + 170 mV in kurzer Zeit auf + 50 mV herab (THIVOLLE und LEMAIRE). Damit bietet sich vielen anaeroben Keimen die Möglichkeit zum Anwachsen, ganz abgesehen von Mischinfektionen mit Aerobiern, die das Gewebepotential ohnehin erheblich reduzieren.

Über die fakultative Anaerobiose der *Carcinomzellen* hat WARBURG berichtet; ihr niedriges Redoxpotential erlaubt z. B. eine Anreicherung intravenös injizierter Sporen apathogener Clostridien, die dort zur Auflösung des Krebsgewebes führen. Diese kürzlich von MÖSE wiederentdeckte Onkolyse durch Clostridien (ZEISSLER, BALOGH) gelingt im Tierexperiment mit *Cl. butyricum* (Stamm M 55) besonders gut. Über die mögliche praktische Bedeutung dieser „experimentellen Infektion durch anaerobe Sporenbildner" läßt sich vorerst nichts sagen (Panel-Diskussion auf dem III. Int. Chemotherapie-Kongreß, Stuttgart 1963).

Nach allem, was über die reduzierende Fähigkeit von frischen wie auch gekochten Geweben bekannt ist und zur Anaerobenzüchtung praktisch Anwendung findet (Übersicht bei LINZENMEIER 1959), muß in dem niedrigen Redoxpotential geschädigter Gewebe, insbesondere Muskelgewebe eine der Hauptursachen für das Wachsen von Clostridien gesehen werden (MCLENNAN 1962).

III. Die anaeroben Sporenbildner

Die anaeroben Sporenbildner werden nach BERGEYs Manual (BREED, MURRAY und SMITH) als genus II *Clostridium* mit 93 Species der Familie XIII der *Bacillaceae* der Ordo IV *Eubacteriales* eingeordnet. ZEISSLER spricht von *Bacillus*, PRÉVOT dagegen unterscheidet streng nach morphologischen Gesichtspunkten *Clostridium* (= Spindel mit einer zentralen oder subterminalen Spore) von *Plectridium* (= Schlegel mit einer terminalen Spore). Er kennt noch weitergehende Bezeichnungen nach Kapselbildung und Beweglichkeit (*Welchia* anstelle von *Cl. perfringens*) sowie Gramverhalten; diese Bezeichnungen haben sich im internationalen Schrifttum bis auf den Gebrauch von *Plectridium* nicht durchgesetzt (TOPLEY-WILSON, HAUDUROY). Zur Erleichterung des Verständnisses der Synonyma dient Tab. 3. Einzelheiten finden sich in den Werken von ZEISSLER, der Systematik von PRÉVOT, den ausgezeichneten Übersichten von SMITH und MCLENNAN sowie im Sammelwerk von MCCOY und MCCLUNG.

Clostridien und *Plectridien* sind grampositive, 3—5 μ lange, 0,5—1 μ breite Stäbchen, die meist regelmäßig, gelegentlich aber auch keine Spore erkennen lassen. Außer *Cl. perfringens* sind fast alle Species begeißelt, somit beweglich, eine Kapsel besitzt nur *Cl. perfringens*. Alle sind obligate Anaerobier.

Neben diesen morphologischen Besonderheiten werden zur Identifizierung die biochemischen Leistungen herangezogen (LEBERT und TARDIEUX), die entweder vorwiegend proteolytischer oder saccharolytischer Natur sind (Tab. 4). Aus Kohlenhydraten werden von den Anaerobiern flüchtige Säuren gebildet im Gegensatz zum aeroben Abbau der Zucker zu Milchsäure, CO_2 und Wasserstoff. Auf die Bildung verschiedener Toxine und die Ausstattung an Fermenten wird bei einigen Species hinzuweisen sein. In der Antigenanalyse der Clostridien wurden in den letzten Jahren Fortschritte erzielt, welche die Systematik und Nomenklatur der anaeroben Sporenbildner vereinfachen werden.

Tabelle 3. *Synonyma anaerober Sporenbildner* (nach BERGEY, HAUDUROY, MCLENNAN, PRÉVOT, ZEISSLER)

Cl. bifermentans	— Bac. bifermentans sporogenes
	— Bac. centrosporogenes
Cl. chauvoei	— Bac. sarcemphysematos bovis
	— Bac. (Cl.) feseri
	— Rauschbrandbacillus
Cl. novyi	— Bac. oedematis maligni II
	— Bac. oedematiens (nach PRÉVOT fraglich)
Cl. septicum	— Vibrion septique (PASTEUR)
	— Bac. oedematis maligni oder Ödembacillus (KOCH)
	— Pararauschbrandbacillus
Cl. sporogenes	— Uhrzeigerbacillus
Cl. perfringens	— Bac. aerogenes capsulatus (WELCH u. NUTALL)
	— Bac. phlegmonis emphysematosae (FRAENKEL)
	— Cl. welchii
	— Welchia perfringens (PRÉVOT)
	— Gasbrandbacillus
Pl. putrificum	— Bac. cadaveris sporogens

Tabelle 4. *Übersicht der Differenzierung einiger wichtiger anaerober Sporenbildner (Clostridien und Plectridien)*

Bezeichnung	Proteolytische Fähigkeiten Verflüssigung von:		Saccharolytische Fähigkeiten gegenüber:			Gestalt, Form und Lage der Spore	Bildung von Exotoxin
	Gelatine	coagul. Eiweiß	Dextrose	Lactose	Saccharose		
Pl. (Cl.) tetani	(+)	—	—	—	—	rund, terminal	+++
Pl. (Cl.) putrificum	+	+	—	—	—	rund, terminal	—
Cl. botulinum, Typ A u. B	+	+	⊕	—/(+)	—	oval, meist subterminal	+++
Typ C u. D	+	—	⊕	—/(+)	—	oval, meist subterminal	+++
Cl. perfringens (welchii)	+	—	⊕	⊕	⊕	oval, subterminal, selten. Kapsel	++
Cl. septicum	+	—	⊕	⊕	—	oval, subterminal	++
Cl. novyi (oedematiens)	+	—	⊕	—	—	oval, subterminal	++
Cl. chauvoei (feseri)	+	—	⊕	⊕	⊕	oval, subterminal	++
Cl. fallax	—	—	⊕	⊕/—	⊕	oval, subterminal	(+)
Cl. histolyticum	+	+	—/(+)	—	—	oval, subterminal	+
Cl. sporogenes	+	+	⊕	—	—	oval, subterminal	—
Cl. bifermentans	+	+	⊕	—	—	oval, subterminal	—
Pl. (Cl.) tertium	—	—	⊕	⊕	⊕	oval, terminal	—
Cl. butyricum	—	—	⊕	⊕	⊕	oval, subterminal	—

Zeichenerklärung bei Saccharolyse: + Bildung von Säure; ⊕ Bildung von Säure und Gas.

Viele anaerobe Sporenbildner kommen als freilebende Species im Boden vor. Einige von ihnen bilden Aceton und Butylalkohol. Zu den apathogenen Clostridien rechnet auch der 1861 von PASTEUR beobachtete *Vibrion butyrique (= Cl. butyricum)*. Bei der Fäulnis von Leichen sowie im Kot sind zahlreiche Clostridien anzutreffen. Im Darm von Mensch und Tier finden sich auch pathogene anaerobe Sporenbildner wie z. B. *Pl. tetani* (ZEISSLER). Gedüngte Erde ist reich an diesen Keimen und ihren Sporen (vgl. Tab. 6 u. 7). Dasselbe gilt für den Darminhalt; die Schwierigkeiten der Keimbefreiung von Tierdarm als Ausgangsmaterial von Catgut versteht sich demnach von selbst (HUDEMANN, ZEISSLER).

Im folgenden werden die wichtigsten pathogenen Species des Genus *Clostridium* und *Plectridium* behandelt. Die bakteriologischen Beschreibungen beschränken sich auf einige wichtige Angaben, Vorkommen und Pathogenität. Die experimentellen Ergebnisse bei Infektion verschiedener Laboratoriumstiere beziehen sich auf die grundlegenden Versuche mit den einzelnen Keimarten. Um Wiederholungen zu vermeiden, sind die Angaben über den experimentellen Gasbrand unter dem betreffenden Kapitel zu finden.

A. Pathogene histotoxische Keime

1. Clostridium perfringens (Cl. welchii)

Der bei Gasbrand in allen Fällen regelmäßig gefundene Erreger ist der von WELCH und NUTTALL 1892 beschriebene *Bacillus aerogenes capsulatus*, den unabhängig davon FRAENKEL 1893 als *Bacillus phlegmonis emphysematosae* und VEILLON und ZUBER 1898 als *Bacillus perfringens* beschrieben haben (vgl. ZEISSLER, SMITH 1955).

a) Bakteriologie. Die grampositiven Stäbchen sind 4–6 μ lang und 0,8–1,0 μ breit, unbeweglich und bekapselt (daher von PRÉVOT als „*Welchia*" abgegrenzt). Sporen werden in Keimen aus üblichen Kulturen nie unter einem pH von 6,6 gesehen, das bei der raschen Vergärung von Kohlenhydraten durch *Cl. perfringens* wesentlich unterschritten zu werden pflegt.

Zur Gewinnung von Sporen muß der Keim in einem schwach alkalischen, nicht unbedingt eiweißhaltigem, aber Pepton und Aminosäuren enthaltendem Medium gezüchtet werden. Die Sporenbildung wird besonders in einem von ELLNER beschriebenen Medium gefördert:

Polypepton BBL	10,0 g
Hefeextrakt	3,0 g
Stärke	3,0 g
$MgSO_4$	0,1 g
KH_2PO_4	1,5 g
$Na_2HPO_4 \cdot 7\,H_2O$	50,0 g
aqu. dest.	1000,0 ml
pH auf 7,8 einstellen.	

Zur Herstellung von Sporensuspensionen (vgl. S. 267) dienen die Angaben von MIDURA et al.

Die Toxine von *Cl. perfringens* werden von α bis ν benannt. Nach dem Gehalt dieser Toxine in den Kulturfiltraten kann man sechs Haupttypen A–F von *Cl. perfringens* unterscheiden (BROOKS, STERNE und WARRACK, OAKLEY und WARRACK 1953), (Tab. 5):

α thermolabil, letal für Maus, Meerschweinchen, Kaninchen, Taube und Schaf. Hämolysierende Phospholipase C (Lecithinase), die von Ca- oder Mg-Ionen abhängig fungiert. Die Hämolyse ist gegen Erythrocyten vieler Species außer Pferd und Ziege nachweisbar. Durch ein α-Antitoxin kann das α-Toxin voll neutralisiert werden. PRIGGE bezeichnet das Antitoxin als ζ

β für die Maus letales Toxin, das beim Meerschweinchen und Kaninchen intradermal nekrotisiert

γ letal für Maus

δ letal, hämolysierend

ε letal für Maus, thermostabil

η letal und nekrotisierend

Tabelle 5. *Die Gasbrandtypen A—F und ihre Pathogenität. Schema der biologisch aktiven Antigene in den Kulturfiltraten von Cl. perfringens* (gekürzt nach BROOKS, STERNE und WARRACK)

Typ	Vorkommen und Pathogenität	hauptsächliche letale Antigene				schwächer letale und andere Antigene							
		α	β	ε	ι	γ	δ	η	ϑ	$\varkappa$	λ	μ	ν
$A_{\text{klass.}}$	Erdboden Gasbrand (Mensch) Darmerkr. (Tier) Fäulnisprozesse	**+++**	—	—	—	—	—	(+)	+	+	—	+	+
Ver- gift.	Kot von Tieren Nahrungsmittel Stuhl von Patienten	+++	—	—	—	—	—	—	(+)	+	—	+	++
$B_{\text{klass.}}$	Lämmerdysenterie „Bac. agni"	+++	**+++**	+	—	++	(+)	—	++	—	+++	+++	++
C	Gasgangrän bei Schafen (= „struck") „Bac. paludis"	+++	**+++**	—	—	++	**+++**	—	+++	+++	—	—	+
D	Enterotoxämie bei Ziegen, Schafen, Pferden u. Lämmern. Darm d. Menschen „Bac. ovitoxicus"	+++	—	**+++**	—	—	—	—	++	++	++	+	+
E	Enterotoxämie bei Kälbern	+++	—	—	**+++**	—	—	—	++	++	++	(+)	+
F	Enteritis necroticans (= Darmbrand) beim Menschen „Bac. enterotoxicus"	+++	+	—	—	**++**	—	—	—	—	—	—	+++

Vorkommen: +++ regelmäßig bei allen Stämmen; ++ bei den meisten Stämmen; + bei einigen Stämmen; (+) selten; ☐ für den betreffenden Typ stark ausgeprägt.

θ sauerstofflabiles Hämolysin (fraglich letal) entspricht dem α-Toxin nach PRIGGE (ZEISSLER), Antigenverwandtschaft mit Streptolysin O
ι thermolabil, letal und nekrotisierend
$\varkappa$ Kollagenase, nekrotisierend, letal
λ Proteinase, Gelatinase
μ Hyaluronidase
ν Desoxyribonuclease.

b) Natürliches Vorkommen und Pathogenität. Der Hauptfundort für *Cl. perfringens,* vor allem in Form seiner Sporen, ist die Erde, besonders der gedüngte Boden, natürlich auch Staub und Schmutz in bewohnten Räumen (vgl. Tab. 6 u. 7). *Cl. perfringens* ist der Hauptkeim des Gasbrandes beim Menschen (vgl. Tab. 8); ihm kommt ferner eine Bedeutung für Enterocolitiden, Appendicitis, Cholecystitis und das Puerperalfieber zu. Ferner wird er als Nahrungsmittelvergifter sowie auch als Eitererreger ohne klinische Zeichen eines Gasbrandes gefunden. Im Tierreich kann *Cl. perfringens* ebenfalls Gasbrand erzeugen, besonders bei Schafen. Die Typen B—E verursachen besondere Erkrankungen bei verschiedenen Tieren (vgl. Tab. 5), darunter Enterotoxämien (NOVOTNY).

c) Experimentelle Infektion. Je nach Virulenz des Stammes ist die Variationsbreite des klinischen Bildes außerordentlich groß. Gewaschene Bacillen und gewaschene Sporen müssen erst anwachsen bzw. auskeimen, bevor sie den Effekt einer Vollkultur haben, die in 24—48 Std ein Meerschweinchen nach intramuskulärer Injektion von 0,1—1,0 ml tötet.

Die *klinischen* und *pathologisch-anatomischen* Erscheinungen des experimentellen durch Monokultur mit *Cl. perfringens* erzeugten Gasbrandes beim Meerschweinchen werden nach ZEISSLER als Krankheitsbild I bezeichnet. Es entsteht bei intramuskulärer Injektion zunächst eine Schwellung mit Ödem und Crepitation, dann eine große mit Gas und fleischwasserartigem Exsudat gefüllte Blase zwischen Haut und Körperwand, besonders im Bereich der vorderen Bauchwand, die auffallend viel Fett enthält. Die Muskulatur wird fahl im Sinne einer colliquierenden Nekrose, später kann die Muskulatur als Brei abgeschabt werden. Die Muskelstränge sind von zundriger Beschaffenheit. Die Haut über der Muskulatur ist mißfarben bis gelblich-grün, löst sich später in Fetzen ab, die Bauchhaut erweicht und perforiert. Es entsteht ein Ulcus durch Demarkation der nekrotischen Haut. Der Allgemeinzustand der Tiere ist außerorderntlich schwer gestört: Atemnot, gesträubtes Fell, Verweigerung der Nahrung, Versagen der Muskulatur, Lähmungen bis zum Eintreten des Todes. Die Bacillen dringen vom lokalen Prozeß recht bald ins Blut ein und können in Herz und Milz nachgewiesen werden.

Die *histologischen* Veränderungen durch *Cl. perfringens* werden als *Myonekrose* (Abb. 2a—b) bezeichnet, die der Bezeichnung „clostridial myositis" vorzuziehen ist (ROBB-SMITH). Es fehlt eine vielfach entzündliche Abwehr wegen der außerordentlichen Schnelligkeit des Prozesses. Das Fehlen der entzündlichen Reaktion wird auf die Ischämie und auf die rasche cytolytische Aktion der Toxine zurückgeführt.

Die histologischen Veränderungen des Muskels werden nach ROBB-SMITH am besten so charakterisiert: Unter Erhaltung der Myofibrillen ist das Sarkolemm gerissen, die Muskelfasern sind fragmentiert (Abb. 2c—e). Durch Ödem des Bindegewebes werden die Fasern voneinander getrennt, die Reticulin-Membran der Muskelfaser wird vom Sarkolemm getrennt. Reticulin- und Kollagenfibrillen werden teilweise bis vollständig zerstört, die elastischen Fasern dagegen nicht. Karyolysis der Kerne und Erscheinen von extracellulären Fetttropfen. In den Fettzellen erscheinen Fettsäurekristalle als Abbauprodukte. Keine Gefäßhyperämie, wenig

Abb. 2a—e. Experimentelle Infektion mit Cl. perfringens in der Oberschenkelmuskulatur des Meerschweinchens Stamm 17179/65 von Cholecystitis gangraenosa (Hyg. Inst. München), intramuskuläre Infektion mit 0,1 ml einer 1 : 10 verdünnten 24 Std alten Tarozzi-Bouillonkultur, Tötung 16 Std post infectionem und sofortige Fixierung in Formalin[1]. Alle Präparate Hämalaun-Eosinfärbung.

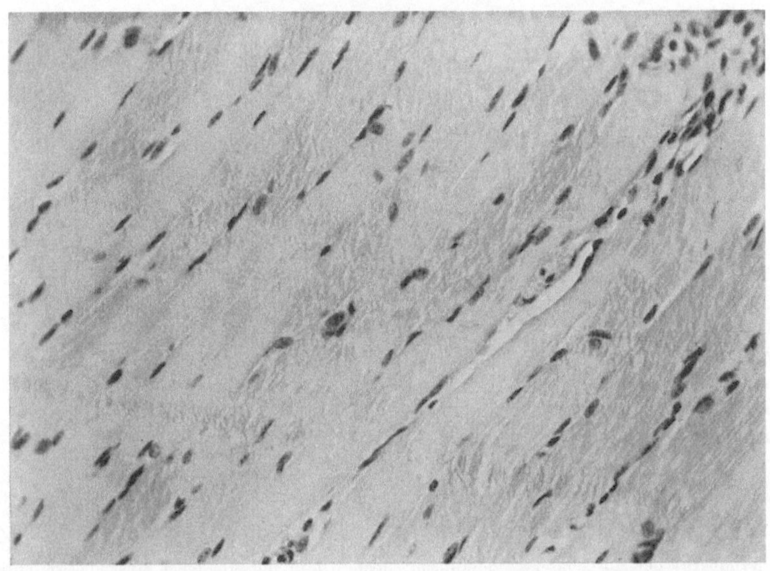

Abb. 2 a. Veränderungen in Randbezirken: flecken- und streifenförmige Homogenisierung des Cytoplasmas der Muskelfasern, keine celluläre Reaktion. Vergr. 100 ×

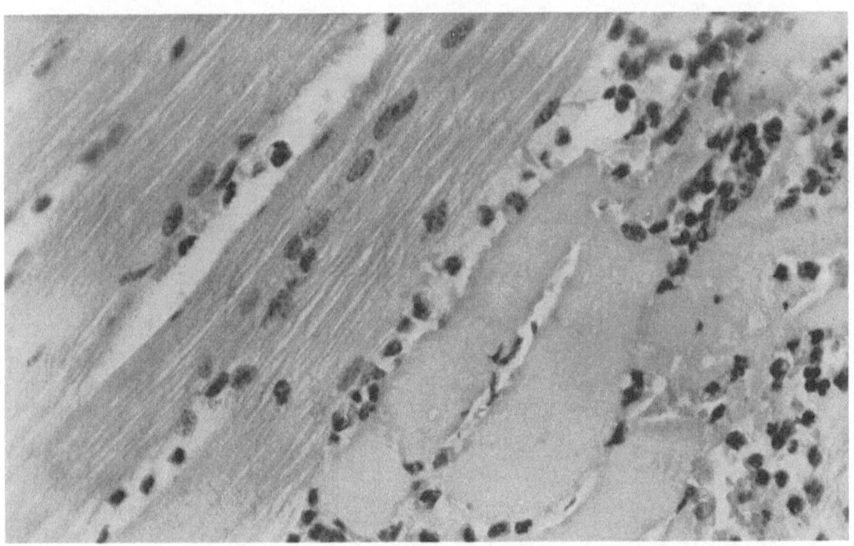

Abb. 2 b. Veränderungen näher zum Zentrum: starke Homogenisierung der von Entzündungszellen umgebenen Muskelfasern (Myonekrose). Vergr. 160 ×

[1] Für die histologische Verarbeitung und Befundung sei Herrn Prof. Dr. EDER vom Pathol. Institut der Univ. München (Direktor Prof. Dr. BÜNGELER) herzlich gedankt.

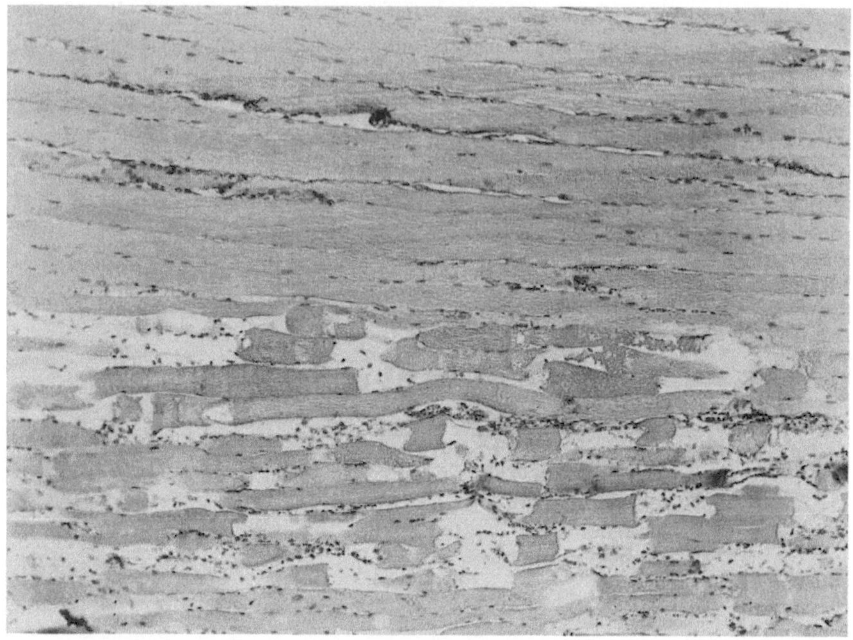

Abb. 2c. Randbezirk der Muskelfaserveränderungen: obere Hälfte mit erhaltenen Muskelfasern, untere Hälfte nekrotische Muskelfasern mit starker Fragmentation, außerdem interstitielles entzündliches Ödem mit Zellinfiltration. Vergr. 40 ×

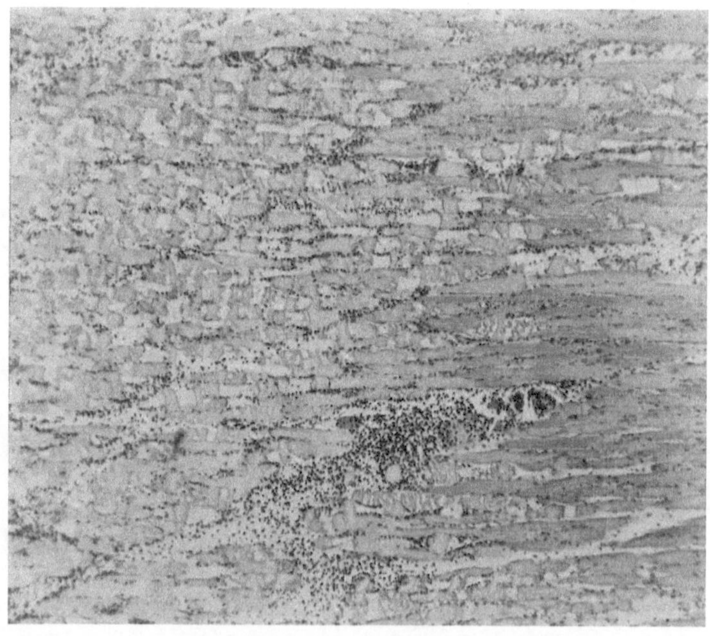

Abb. 2d. Übersichtsbild mit stärksten Veränderungen: Myofragmentatio und Myolyse, vor allem in rechter Bildhälfte. Reichliche Durchsetzung mit Entzündungszellen (vgl. Abb. 2c). Vergr. 24 ×

Fibrinbildung und keine neutrophile celluläre Reaktion. Leukocyten in der Nähe des Prozesses erleiden Karyolysis und Cytolyse.

Histologische Einzelheiten sind in der Fachliteratur eingehend beschrieben (vgl. AIKAT; ZEISSLER, KRAUSPE u. RASSFELD).

Außer Meerschweinchen sind auch andere Labortiere für *Cl. perfringens* empfänglich; am resistentesten ist das Kaninchen. Die Maus ist relativ empfindlich, besonders für die Gifte; kleinste Mengen können i.v. die Tiere innerhalb von 1—2 min töten. Auch Tauben sind für derartige Versuche geeignet.

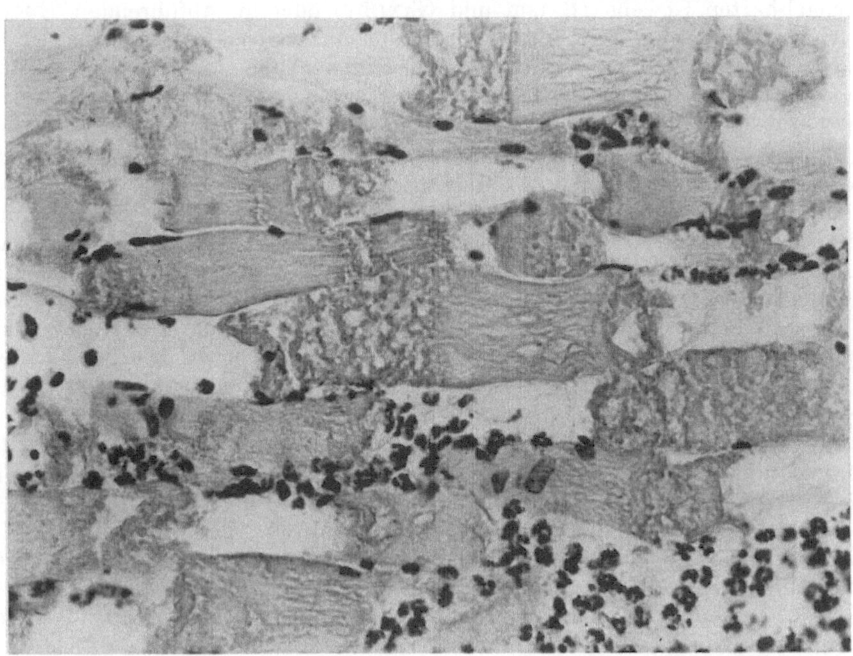

Abb. 2e. Stark vergrößerter Ausschnitt von Abb. 2d: In den fragmentierten Muskelfaserstücken Querstreifung teilweise noch erkennbar, Myoplasma z. T. in querlaufende Bruchstücke aufgelöst

Auf einige spezielle Verfahren zur Erzeugung einer Infektion mit *Cl. perfringens* wird bei der Beschreibung des experimentellen Gasbrandes (s. S. 266) einzugehen sein; dort finden sich Hinweise auf den Zustand der Keime, auf die Versporung und Besonderheiten von L-Formen.

AIKAT und DIBLE (1956) ziehen standardisierte Kulturfiltrate der Infektion mit Bacillen vor. Am Kaninchen von 2—2,5 kg gelingt es, mit 1,2 ml eines 18 Std Kulturfiltrats verschiedener *Cl. perfringens*-Stämme die Tiere innerhalb von 22 bis 24 Std zu töten. Die histologischen Veränderungen gleichen jenen, die mit Bacillenaufschwemmungen allein erzeugt werden, vollkommen.

Von POPE u. Mitarb. wird bezweifelt, ob die Versuche mit toxischen Filtraten durch Injektion in das Gewebe nicht zusätzlich dadurch belastet sind, daß trotz aseptischer Versuchsbedingungen bei Tieren Staphylokokken und andere Clostridien in die experimentell gesetzten Wundveränderungen gelangen.

Über einige tierexperimentelle Arbeiten mit *Toxinen* von *Cl. perfringens* soll berichtet werden, da sie die verschiedenen Faktoren bei der Infektion aufklären helfen. Einzelheiten finden sich in den Arbeiten von OAKLEY 1953, MCFARLANE 1955, VAN HEYNINGEN, BROOKS et al. 1957, sowie in der Zusammenstellung von HABERMANN.

In älteren Arbeiten mit nicht genauer definierten Kulturfiltraten (Reed, Orr und Spence 1927; Weinberg und Combiesco 1930) wird auf die hämolytische Fähigkeit des *Cl. perfringens*-Toxins hingewiesen, das für viele Versuchstiere letal wirkt.

Das α-Toxin (entspricht dem ζ-Toxin von Prigge) ist hauptsächlich für die Giftwirkung im Gewebe, weniger für die Hämolyse verantwortlich (Goertzen). Die vollen Gewebsveränderungen sind durch die Einzelgifte nicht erreichbar (McFarlane und McLennan). Bei Gasbrand sind bisher weder im Blut noch im benachbarten Gewebe (Balch und Ganley) oder im abführenden Ductus thoracicus (Kety et al.), wohin die Abbauprodukte der Gewebe beim Schock gelangen müssen, Toxine trotz theoretischer Notwendigkeit nachgewiesen worden. Eine ausführliche Diskussion dieser Probleme, auch der fehlenden Hämolyse in vivo gibt McFarlane.

Lindsay et al. haben bei Versuchen an Ziegen Toxin im erkrankten Gewebe gefunden. Andererseits hat die Zufuhr gereinigter Lipide eine gewisse Schutzwirkung gegen das Gesamttoxin von *Cl. perfringens A* bei Hunden und bei Mäusen, vielleicht auf Grund des Angebots von Substraten an die Lecithinase im toxischen Kulturfiltrat. Die Bedeutung der Hyaluronidase im Gasbrandgift wird verschieden interpretiert (Dalgaard-Mikkelsen et al.), einmal im Sinne der „Gewebsaufspreitung“ und damit besseren Verbreitung der Keime, zum anderen im Freiwerden von Zuckern, die das Redoxpotential senken helfen. Kollagenasefreie Gifte sind nach Aikat weniger wirksam und lassen histologisch eine scharfe Grenze vom gesunden Muskel zur Nekrose erkennen.

d) Andere Erkrankungen durch Cl. perfringens. Eine besondere Form der Infektion mit *Cl. perfringens* liegt als *Nahrungsmittelvergiftung* vor. Nach Hobbs et al. wird sie von einer thermoresistenten Variante des *Cl. perfringens* Typ A mit geringerer α-Toxinbildung verursacht (vgl. Tab. 5). Keimquelle ist der Kot der Schlachttiere. Beobachtungen über derartige Lebensmittelvergiftungen liegen aus verschiedenen Ländern vor (H. E. Hall et al., Linzenmeier 1956, McLennan 1956). Diese Nahrungsmittelvergifter lassen sich von den Typen B bis E von *Cl. perfringens* sowie dem *Bacillus enterotoxicus* Typ F (Zeissler und Rassfeld-Sternberg, Hain) abgrenzen, auch wenn Hall et al. glauben, daß nicht nur die von Hobbs seinerzeit beschriebene Variante zur Erzeugung solcher Nahrungsmittelvergiftungen imstande ist.

Im Tierversuch gelingt es nicht, die Erscheinungen beim Menschen, etwa an Meerschweinchen und Mäusen mit dem Keim oder Kulturfiltraten per os nachzuahmen (Hobbs et al.). Nur beim Affen wurden weichere Stühle beobachtet mit Reisolierung der verfütterten Clostridien. Vollkulturen ließen Freiwillige regelmäßig erkranken, Filtrate dagegen unregelmäßig. Die Virulenz der "food poisoning"-Stämme war sehr gering, auf Grund des niedrigen Gehaltes an α-Toxin. Es gelang nur einen kleinen Prozentsatz von Mäusen bei intramuskulärer und intraperitonealer Infektion zu töten. Nygren mißt der Produktion von Phosphorlipase C für nahrungsmittelvergiftende Bacillen große Bedeutung zu.

Zur Erforschung der Wirkung von *Cl. perfringens* Typ D wurden von Bullen und Batty Kulturfiltrate im Mäuseversuch geprüft. Hauptfaktor einer Permeabilitätssteigerung des Darmes ist das ε-Toxin und eine unbekannte Fraktion des Filtrates. Die anderen Toxine (vgl. Tab. 5) haben am Darm keinen Effekt.

Mit Gasbrandkeimen von offenbar geringer Virulenz haben Patterson und Kast intramuskulär mit 0,5 ml beim Kaninchen nach 5 Tagen eine *Anämie* erzeugt. Torrey und Kahn führten ähnliche Versuche an Affen durch; diesen wurde intratibial ins Knochenmark toxisches Kulturfiltrat injiziert. Nur etwa

50% der Tiere überlebten; sie zeigten eine erhebliche Abnahme der Erythrocytenzahl mit Sinken des Hämoglobingehaltes bei einem Färbindex $< 1{,}0$.

2. Clostridium septicum – Clostridium chauvoei

Clostridium septicum

Dieser Keim ist 1877 von PASTEUR und JOUBERT als *Vibrion septique* beschrieben worden. Der *Bacillus oedematis maligni* (ROBERT KOCH 1881) ist wahrscheinlich mit ihm identisch (SMITH 1955). *Cl. septicum* wird auch als Pararauschbrandbacillus bezeichnet.

a) Bakteriologie. Es handelt sich um ein 2–6 μ langes und 0,4–0,6 μ breites bewegliches Stäbchen mit reicher Sporenbildung. Die Sporen sind oval und liegen subterminal, oft frei außerhalb der Bacillenleiber. Nach den O- und H-Antigenen können sechs Serotypen unterschieden werden. Das Sporenantigen ist mit dem von *Cl. chauvoei*, dem eigentlichen Rauschbrandbacillus identisch (MOUSSA).

Folgende Antigene der toxischen Kulturfiltrate von *Cl. septicum* sind bisher bekannt:

α letales, hämolysierendes und nekrotisierendes Exotoxin

β eine Desoxyribonuclease

γ Hyaluronidase, Kollagenase und Fibrinolysin

δ nekrotisierendes thermolabiles Hämolysin, das sauerstoffempfindlich und mit dem Streptolysin O verwandt ist.

Ferner gibt es eine Reihe nicht genauer abgegrenzter Hämolysine und letaler Toxine.

b) Natürliches Vorkommen und Pathogenität. Der Keim wird ebenso wie andere Clostridien vorwiegend im Erdboden angetroffen (vgl. Tab. 6 u. 7), ferner beim Gasbrand des Menschen (vgl. Tab. 8). Auch als Erreger des Rauschbrandes muß er angesehen werden (Blackleg und Braxy des Schafes und der Ziege, seltener des Rindes). Mit Recht betont GAFFKY 1881, daß die Infektion durch *Cl. septicum* nicht den Namen einer Septicämie verdient, sondern nach ROBERT KOCH als malignes Ödem bezeichnet werden muß.

c) Experimentelle Infektion. Im Experiment ist *Cl. septicum* pathogen für Meerschweinchen, Maus, Kaninchen, Taube, Hund und Katze. Schon CHAUVEAU und ARLOING haben die Empfänglichkeit zahlreicher Tiere für diesen Keim festgestellt, so auch für Pferde, Esel, Schwein, Huhn und Ente. Passagen über die Maus erhöhen die Virulenz. Nach WEINBERG sind Meerschweinchen, Maus und Taube empfänglicher als das Kaninchen.

Die subcutane Injektion führt beim Meerschweinchen zu schwereren Erscheinungen als die intramuskuläre. Es kommt bei intravenöser Injektion der Bacillen nicht zum Gasödem, nur mit großen Keimzahlen werden Allgemeinsymptome erzielt. Eine cutane Infektion mit einer Lanzette führt nicht zur Erkrankung.

Das *pathologisch-anatomische* Geschehen wird nach ZEISSLER als Krankheitsbild IIb bezeichnet: blutig-seröses Ödem mit Gas, starker Blutfüllung durch Peristase, relativ wenige Zellen, aber viel Fibrin. Die Muskulatur ist tiefrot, feucht, verfällt später mit Gasblasen, wobei grobe Muskelzüge stehenbleiben können. Eine Bacillämie wird oft beobachtet, häufiger als bei Infektionen mit *Cl. perfringens*. Im Peritoneum findet sich ein Erguß, ebenso im Pericard. An der Injektionsstelle und auf der Leberoberfläche sind reichlich Bacillen, dort oft in Filamentform zu finden. Die Blutfülle der Nebennieren ist beachtlich.

Bei Mäuseschutzversuchen arbeitete CRADDOCK mit Sporensuspensionen von *Cl. septicum* und $CaCl_2$ als Aktivator, wie er diesen Zusatz seinerzeit bezeichnete, so daß 100% der Tiere nach 16–18 Std starben. HENDERSON verwendet Sporenaufschwemmungen in der Verdünnung 10^{-5} bis 10^{-6}, von denen er 0,05 ml der Maus intramuskulär injiziert. Über die Zahl der notwendigen Sporen berichtet TAYLOR (vgl. Tab. 9).

AIKAT und DIBLE benützten zum Studium der *pathologisch-histologischen* Veränderungen standardisierte toxische Filtrate. Mit 0,05 ml eines Filtrates des Stammes AV 1008/16 bekommt man einen Gehalt von 1 IE letalem α-Toxin. 20 IE dieses Toxins führen beim Kaninchen zu den typischen lokalen Veränderungen (vgl. S. 257) und toxischen Allgemeinsymptomen in 18–22 Std und dem folgenden Tod in 24 Std. Die histologischen Einzelheiten entsprechen jenen, die mit Vollkulturen erzielt werden.

Clostridium chauvoei

Dieser Keim wurde 1879 von ARLOING als Erreger des Rauschbrandes beim Rind entdeckt.

a) Bakteriologie. Die grampositiven beweglichen Stäbchen sind 3–8 μ lang und 0,6 μ breit; sie tragen ovale subterminale Sporen mit Aufschwellung des Bacillenleibes.

b) Natürliches Vorkommen und Pathogenität. *Cl. chauvoei* ist ein schwacher Toxinbildner, der im wesentlichen Rinder, aber auch Schafe an Rauschbrand erkranken läßt. Der Keim ist nicht menschenpathogen. Offenbar gelangen die Keime über das Futter in den Körper des Rindes und dann über den Blutweg in die Muskulatur, da Wunden als Eintrittspforten selten beobachtet werden. Anders liegt es aber bei Schafen, wo Wunden als Eintrittspforten zu finden sind (SMITH 1955).

c) Experimentelle Infektion. Das Meerschweinchen ist empfindlicher als die weiße Maus; Kaninchen und Taube sind widerstandsfähiger gegenüber experimentellen Infektionen. 0,25 ml einer 24 Std-Kultur töten ein Meerschweinchen in 24–48 Std. Das pathologisch-anatomische Bild gleicht dem hämorrhagischen gelatinösen Ödem, das bei *Cl. novyi* gefunden wird. Da sich *Cl. chauvoei* von *Cl. septicum* im Sporenantigen überhaupt nicht, in der Toxinbildung nur gering voneinander unterscheiden, sind weitere Ausführungen nicht nötig, zumal sich experimentell mit beiden Typen am Tier ähnliche Erscheinungen erzeugen lassen. Über die experimentelle Infektion mit *Cl. septicum und Cl. chauvoei* am Schaf berichten MATHOIS und STÖCKL.

3. Clostridium oedematiens — Clostridium novyi

Das von WEINBERG und SÉGUIN 1915 beschriebene *Cl. oedematiens* ist nach SMITH, nicht aber nach PRÉVOT mit dem Bacillus von NOVY (1894) identisch, ferner mit dem *Bacillus oedematis maligni II* sowie mit dem *Bacillus gigas* (ZEISSLER).

a) Bakteriologie. *Cl. oedematiens* ist ein grampositives 3–10 μ langes und 0,8–1 μ breites bewegliches Stäbchen mit reicher Sporenbildung. Die Sporen sind oval und liegen subterminal, viele Sporen liegen frei. Es werden vier Typen A–D unterschieden, wesentlich nach den Antigenen der toxischen Kulturfiltrate (OAKLEY und WARRACK 1959). Folgende Toxine sind bekannt:

α einziges freies Toxin, letal, nekrotisierend, nicht hämolysierend. Die Bedeutung der anderen Antigene als pathogene Toxine ist fraglich

β und γ sind hämolysierende Lecithinasen, γ ist von Calcium abhängig

δ sauerstofflabiles Hämolysin

ε Lipase gegen Lecithovitellin

ζ Hämolysin

η Tropomyosinase

ϑ eine Lipase, die Opalescenz in Eigelbmedien erzeugt.

b) Natürliches Vorkommen und Pathogenität. *Cl. oedematiens* bzw. *Cl. novyi* kommen im Erdboden regelmäßig vor (vgl. Tab. 6 u. 7); in dreißig bis vierzig Prozent der Fälle von Gasbrand ist dieser Keim zu finden (vgl. Tab. 8).

Bei Tieren wird der Keim beim Bradsot (Braxy) in Europa gefunden. Der Typ B erzeugt das sog. "black disease" bei Schafen; immerhin beherbergen 28% klinisch gesunder Tiere diesen Bacillus in Sporenform latent in der Leber. Ferner wird in den letzten Jahren der Typ B von *Cl. oedematiens* für den plötzlichen Tod von Rindern und Schweinen verantwortlich gemacht, nicht nur für die infektiöse, herdförmig nekrotisierende Hepatitis, die in Australien als "black disease" beschrieben worden ist und wo *Cl. oedematiens* gemeinsam mit Leberegeln gefunden wird (Batty, Buntain und Walker). Der Typ C kommt bei einer Osteomyelitis von Büffeln in Indonesien vor; für die Ikterohämoglobinämie von Rindern ist der Typ D, der auch als *Cl. haemolyticum* bezeichnet wird und kein α-Toxin besitzt, verantwortlich.

c) Experimentelle Infektion. Die Typen A, B und D sind für Meerschweinchen, Mäuse, Ratten und Kaninchen pathogen, der Typ C ist für kein Labortier pathogen.

aa) Gasbrand. 0,25—1,0 ml einer 24 Std-Kultur töten i.m. ein Meerschweinchen in 24—48 Std. Die MLD eines toxischen Kulturfiltrates beträgt 0,0002 ml bei der weißen Maus. Ältere Stämme verlieren ihre Virulenz nach 5—10 Jahren Lagerung. Nishida und Nakagawara haben auf die geringere Toxinbildung von länger gelagerten Stämmen und solchen, die durch fraktionierte thermische Selektion als reichlich sporenbildende Varianten gewonnen wurden, aufmerksam gemacht. Der für Labortiere apathogene Typ C wird als derartige Variante angesehen.

Das *pathologisch-anatomische* Krankheitsgeschehen beim Meerschweinchen wird nach Zeissler als Bild III bezeichnet; es besteht im wesentlichen aus einem gelatinösen Ödem der purpurroten, feuchten Muskulatur der Schenkel bei wenig Gasbildung. Im Blut können die Keime angetroffen werden. Es entstehen ferner Ergüsse im Pleura- und Peritonealraum mit graurötlichem oder farblosem Exsudat. Die für den *Bac. gigas* und den *Bac. haemolyticus* beschriebenen Krankheitsbilder sind gleich.

Weinberg sah bei intramuskulärer Injektion schwerere Bilder als bei subcutaner. Das Kaninchen ist weniger empfindlich als das Meerschweinchen und die weiße Ratte.

Die gleichmäßigsten *pathologisch-histologischen* Veränderungen erzielten Aikat und Dible 1960 durch standardisierte Kulturfiltrate; 0,75 ml des Standardfiltrates vom Stamm AE 4/9 enthält 4 IE von α-Toxin. 20 IE dieses Toxins töten Kaninchen in weniger als 16 Std. 16 IE führen bereits zu schweren lokalen Läsionen und zu allgemeinen Symptomen mit Tod in 24 Std. Das histologische Bild ist von Aikat ausführlich dargestellt.

Mit einem Toxin von *Cl. oedematiens*, das mit Ammonsulfatfraktion gewonnen worden ist, läßt sich bei intravenöser Injektion am Kaninchen ein malignes Ödem erzeugen (Aub). Subcutan sind 500—2500 MLD/mg pulverisierten Toxins nach Aub et al. nötig. Ein bis mehrere Stunden post injectionem steigt der periphere Gefäßwiderstand an, die Herzleistung fällt ab, der Blutdruck sinkt. Das Tier stirbt im Kollaps. Ödem und Hämolyse bei Blutfülle der Lunge und anderer innerer Organe sind die Folgen.

bb) Nekrotisierende Hepatitis. Experimentell kann beim Meerschweinchen das pathologisch-anatomische Bild des "black disease" des Schafes dadurch nachgeahmt werden, daß intraperitoneal Sporen injiziert werden. Jamieson gibt in drei Portionen zu 1,0, 1,5 und 2,5 Millionen Sporen am 1., 4. und 11. Tag intraperitoneal. Nach 21–30 Tagen entstehen beim Meerschweinchen Lebernekrosen mit einem Leukocytenwall, in dem auskeimende Bacillen zu sehen sind.

4. Clostridium histolyticum

Im Rahmen ihrer Gasbrandstudien haben 1916 WEINBERG und SÉGUIN diesen Keim zum erstenmal beschrieben.

a) Bakteriologie. *Cl. histolyticum* ist ein grampositives unbekapseltes Stäbchen von 2–5 μ Länge und 0,5—0,8 μ Breite mit einer zentralen, häufiger aber subterminalen Spore. Es ist ein O-Antigen bekannt (MCLENNAN 1962), ferner zwei thermolabile Antigene (sicher H-Antigene). In den toxischen Kulturfiltraten finden sich mindestens fünf Antigene:

α letales, nekrotisierendes Toxin

β letale, nekrotisierende Kollagenase mit großer Spezifität für das kollagene Gewebe von Mensch und Tier (TYTELL und HEWSON)

γ eine durch Cystein aktivierbare Protease

δ Protease, auch als Elastase bezeichnet, die durch Cystein gehemmt wird, aber durch Calciumionen aktivierbar ist

ε ein sauerstofflabiles Hämolysin, das mit dem Streptolysin O verwandt ist.

Die proteolytischen Fermente sind von WEBSTER et al. sowie BERMAN et al. zur Beseitigung der Nekrosen nach experimentellen Verbrennungen am Meerschweinchen verwendet worden.

b) Natürliches Vorkommen und Pathogenität. Der Keim kommt wie alle Clostridien im Erdboden, dort aber relativ selten vor (vgl. Tab. 6 u. 7). So findet man ihn beim Gasbrand glücklicherweise selten (vgl. Tab. 8).

c) Experimentelle Infektion. Die Einzelheiten der experimentellen Infektion sind im Labor von WEINBERG (1930) durch NASTA und später COMBIESCO beschrieben worden.

ZEISSLER bezeichnet das *pathologisch-anatomische* Geschehen als Krankheitsbild IV mit Ödem und Dermolyse, COMBIESCO nennt es Histolyse. Unmittelbar nach intramuskulärer Injektion von 1–2 ml bewachsener Bouillon in den Oberschenkel eines Meerschweinchens werden heftige Muskelzuckungen im Bereich von Kopf- und Halsmuskulatur beobachtet verbunden mit schmerzhaftem Schreien der Tiere. Nach einigen Stunden verdickt sich der Schenkel unter rotvioletter Verfärbung der Haut. Ödem der Bauchwand. Nach weiteren Stunden wird die Muskulatur so stark verdaut, daß sie verflüssigt wird; die Gefäßwände werden aufgelöst, es kommt zu Blutungen und zu Zerstörungen der Fascie. 12 bis 16 Std nach der Infektion bricht die Haut auf; es fließt ein hämorrhagisches Exsudat aus. Im weiteren Verlauf lösen sich die Weichteile vollkommen ab bis zur Skeletierung des Schenkelknochens und der Zerstörung der Gelenke mit Spontanexartikulation. Es entsteht kein Gas und keine Putrifikation bei Monoinfektionen. In seltenen Fällen von Überleben bei weniger virulenten Stämmen kommt es zur Nekrose des Beines und zu einer Ausdehnung der Erscheinungen auf die Bauchwand.

Zum Studium des *histologischen* Bildes der Veränderungen genügt die Injektion von $^1/_{10}$–$^1/_{100}$ ml einer 16 Std-Bouillon je nach Virulenz des Stammes. 2 Std nach Injektion wird ein inter- und intrafasciales Ödem bemerkt, nach 4 Std ein dissezierendes Ödem mit Ruptur der Gefäße. Die Muskelfibrillen zeigen Vacuolen und Ruptur, die Querstreifung geht verloren. *Keine* entzündliche Reaktion! Mit standardisierten Kulturfiltraten sah AIKAT ähnliche Veränderungen wie mit bacillenhaltigen Kulturen.

PASTERNACK und BENGSTON zeigten in Versuchen mit Rohtoxin, daß Mäuse und Ratten resistenter sind als Meerschweinchen und Kaninchen. Intravenös reagierten Ratten und Mäuse überhaupt nicht, bei Meerschweinchen und Kaninchen fanden sich nur geringe Hämorrhagien in Niere und Milz sowie hämorrhagische Nekrosen in den Nebennieren. Intramuskulär und subcutan dagegen entsprachen die lokalen Veränderungen beim Kaninchen und Meerschweinchen jenen, die mit den Bacillen selbst erzeugt werden, ohne daß in der Milz Veränderungen auftraten. Die weiße Maus stirbt einige Stunden nach der Infektion mit 0,5 ml Vollkultur, während die Ratte erst in 3–4 Tagen nach Injektion von 3–5 ml intramuskulär den Tod erleidet. Ähnliches wird bei intraperitonealer Injektion beobachtet.

B. Bedingt pathogene Keime

1. Clostridium bifermentans — Clostridium sordelli

1902 beschrieb TISSIER ein anaerobes grampositives Stäbchen, das seinen Namen wegen der Vereinigung proteolytischer und saccharolytischer Fähigkeiten erhielt.

a) Bakteriologie. *Cl. bifermentans* ist ein 3,5–6 μ langes und 1,2–1,5 μ breites bewegliches Stäbchen, das regelmäßig Sporen in zentraler oder subterminaler Lage bildet. Viele Stämme besitzen eine Lecithinase, die durch das α-Antitoxin von *Cl. perfringens* neutralisiert werden kann.

Als toxinogene Variante wird *Cl. sordelli* angesehen, das nach seinem Entdecker (1922 in Argentinien) benannt worden ist und beim Gasbrand des Menschen gelegentlich gefunden wurde. TAMAI und NISHIDA betrachten *Cl. bifermentans* als atoxische Variante von *Cl. sordelli*; morphologisch sind beide voneinander nicht zu unterscheiden. Im Sporenantigen lassen sie sich differenzieren, ferner durch den Nachweis einer Urease bei *Cl. sordelli*. Die Lecithinase von *Cl. sordelli* wird durch das α-Antitoxin von *Cl. perfringens* neutralisiert.

b) Natürliches Vorkommen und Pathogenität. *Cl. bifermentans* wird in Erdproben öfters gefunden (vgl. Tab. 6 u. 7), bei menschlichem Gasbrand ist *Cl. bifermentans* und *Cl. sordelli* gelegentlich anzutreffen (vgl. Tab. 8).

c) Experimentelle Infektion. WEINBERG und GINSBOURG (1924) konnten bei Injektionen von 5 (!) ml Bouillon von *Cl. bifermentans* intramuskulär beim Meerschweinchen lediglich eine passagere Schwellung mit Ödem der Bauchwand, selten einen Absceß erzielen. In Kombination mit pathogenen Clostridien verstärkte *Cl. bifermentans* den lokalen Effekt erheblich.

Cl. sordelli erzeugt (LILLIE) Schwellungen und leicht hämorrhagisches Ödem, ähnlich den Veränderungen bei *Cl. oedematiens*. Toxische Stämme töten Meerschweinchen intravenös und intramuskulär. Intracutan gespritzt entsteht eine purpurbraune Nekrose mit darunterliegendem massiven Ödem.

HALL und SCOTT haben derartige Veränderungen durch *Cl. sordelli* bei zahlreichen Versuchstieren gesehen wie Meerschweinchen, Kaninchen, Maus, Ratte, Katze, Hund, Huhn und Taube. Eine 24 Std-Bouillonkultur tötet subcutan nach Auftreten eines massiven Ödems ein Meerschweinchen von 630 g in 24 Std. An den Eingeweiden und an der Leberoberfläche fanden sich keine pathologischen Veränderungen. Das Herzblut war keimfrei.

Die *histologischen* Veränderungen durch das Toxin von *Cl. sordelli* bestehen in Kongestion und Hämorrhagien der Lunge, Leber, Milz, Nebennieren und des Knochenmarks (LILLIE). Degenerationserscheinungen in Niere und Herzmuskel sowie Vernichtung des lymphatischen Gewebes werden beobachtet, die Zahl der Lymphfollikel in inneren Organen nimmt ab. Nach TAYLOR und NOVAK sind von *Cl. sordelli* nur 10–20 Sporen zu einer tödlichen Infektion notwendig. Filtrate sind von 24 Std-Kulturen weniger toxisch als von 40 Std-Kulturen; 0,1 ml Kulturfiltrat führen zum Ödem in 3 Tagen, zum Tod in 4–5 Tagen nur von den 40 Std-Kulturen.

2. Clostridium sporogenes

a) Bakteriologie. Das 1908 von METSCHNIKOFF beschriebene Stäbchen ist 3–6 μ lang und 0,5 μ breit, grampositiv. Es enthält regelmäßig ovale subterminale Sporen, die den Bacillenleib uhrzeigerförmig auftreiben (Uhrzeigerbacillus); ferner sieht man reichlich freie Sporen.

b) Vorkommen und Pathogenität. Die natürliche Quelle ist der Boden (vgl. Tab. 6 u. 7), der Keim ist nicht pathogen, Exotoxine sind nicht nachgewiesen. Bei Gasbrand wird *Cl. sporogenes* häufig in der anaeroben Mischflora (vgl. Tab. 8) gefunden.

c) Experimentelle Infektion. PRÉVOT glaubt, daß sich ein Toxin bei einigen Stämmen nachweisen lassen müsse, weil gelegentlich geringe pathologische Veränderungen beobachtet worden sind. In der Kombination mit *Cl. histolyticum* führt *Cl. sporogenes* zu einer putriden Histolyse, in der Kombination mit *Cl. perfringens* zur sog. «gangrène gazeuse putride» (WEINBERG und GINSBOURG 1925). Diese experimentellen Untersuchungen bestätigen die Bedeutung von *Cl. sporogenes* ähnlich wie *Cl. bifermentans* bei schwereren pathologischen Erscheinungen allgemeinen Gasbrandes beim Menschen.

AIKAT fand mit Kulturfiltraten keine Veränderungen außer einer Zone reaktiver Hyperämie am Injektionsort beim Meerschweinchen (i. m.), dazu eine starke entzündliche Reaktion. Auch Passagen über Mäuse und Meerschweinchen führen nicht zur Gewinnung einer Virulenz.

3. Clostridium (Pl.) putrificum

Dieses von BIENSTOCK bereits 1884 beschriebene grampositive bewegliche Stäbchen enthält terminale Sporen *(Plectridium)*, baut Eiweiß, aber keine Kohlenhydrate ab. Es kommt in Fäkalien und faulenden Materialien vor. Da *Cl. putrificum* bei Gasbrandfällen oft gefunden wurde (vgl. Tab. 8), ist die Frage der Pathogenität mehrfach geprüft worden (REDDISH und RETTGER 1922, 1923, REDDISH 1924). Mit neun verschiedenen Stämmen konnte REDDISH (1924) weder am Meerschweinchen noch am Kaninchen oder der weißen Maus irgendwelche Anzeichen für Pathogenität feststellen, wie bei früheren Versuchen von WEINBERG. Auch hier handelt es sich um einen Keim, der ähnlich wie *Cl. bifermentans* und *Cl. sporogenes* in der Gesamtheit der Gasbranderreger eine fördernde Rolle spielen kann.

C. Nur durch Toxine pathogene Keime

1. Plectridium (Clostridium) tetani

Dieser Keim ist von NICOLAIER 1884 zuerst gesehen und von KITASATO 1889 isoliert worden.

a) Bakteriologie. *Pl. tetani* ist ein 2–5 μ langes, 0,5 μ breites, grampositives, in älteren Kulturen gramlabiles, bewegliches Stäbchen, dessen terminale Spore den Bacillen das typische Bild eines Trommelschlegels (*Plectridium*) gibt. Die Bildung eines außerordentlich wirksamen Exotoxins ist das typische Merkmal dieses Erregers. Nach SANADA und NISHIDA ist *Pl. tetanomorphum* eine thermoresistente sporenhaltige Variante. In ihren Versuchen konnten die japanischen Autoren zeigen, daß der fraktionierten thermischen Behandlung von 60° aufsteigend auf 80 und 90° zunehmend Sporen von schwächer toxischen Tetanusbacillen gewonnen werden können.

b) Natürliches Vorkommen und Pathogenität. *Pl. tetani* kommt im Erdboden besonders in gedüngtem Boden reichlich vor (vgl. Tab. 6 u. 7), ferner im Intestinaltrakt des Menschen und zahlreicher Tiere.

c) Experimentelle Infektion. Tetanus kann im Tierversuch entweder mit Bouillonkulturen, Bouillonfiltraten oder Toxin von verschiedener Reinheit erzeugt werden. Die Beobachtung KITASATOs aus dem Jahr 1893 mit einem bacillenfreien Kulturfiltrat hat zu einer Fülle von Versuchen mit dem Toxin selbst geführt, die hier nicht angeschnitten werden (vgl. WRIGHT). Schon er hatte die weiße Maus als das geeignetste Versuchstier angesehen; Ratten, Meerschweinchen benötigen eine etwas größere Dosis, mehr noch das Kaninchen und besonders Hunde und Katzen, die erst nach 3—4 Tagen sterben im Gegensatz zu den kleinen Labortieren, die je nach Dosis schon nach 12—24 Std unter typischen Zeichen erkranken und recht rasch den Tod erleiden. Von den großen Tieren ist das Pferd außerordentlich empfindlich, auch der Affe. Vögel und Kaltblüter sind hochresistent. Eine 6 Tage alte Leberbouillon eines virulenten Stammes enthält soviel Toxin, daß mit 0,00001 ml eine 20 g schwere Maus in 24 Std getötet werden kann.

Fragen des experimentellen Tetanus sind von FILDES 1927 und 1929 im Hinblick auf das notwendig niedere Redoxpotential untersucht worden, um eine Infektion mit Bacillen oder Sporen im subcutanen Gewebe des Meerschweinchens angehen zu lassen. Zum Auskeimen einer Sporensuspension ist ein E_h von + 10 mV das höchste noch eben zulässige. Das Auskeimen der Sporen wird durch die Anwesenheit von Erde sowie durch Nekrosen gefördert. Die Sporen werden nur unvollständig phagocytiert (RUSSELL). An Stelle von Erde begünstigt Calciumchlorid das Auskeimen der Sporen. Die ausgekeimten Bacillen versporen wieder am 6. Tag im Gewebe.

WAMOSCHER und VASARHELYI benötigten mindestens 100000 toxinfreie Sporen, um Mäuse zu töten; mit weniger Sporen von 8 Tage alten Oberflächenkulturen gelang ihnen dies nicht, wohl aber dann, wenn mit 1000 Sporen gleichzeitig *Staph. albus*, sterile Erde oder ein Stückchen Agar injiziert wurde. So konnten die Autoren schon mit 2—6 Sporen bei Implantation eines Agarstückchens einen Tetanus erzeugen. TAYLOR und NOVAK benötigten mit ihrem Stamm 36 Sporen zur Auslösung eines Tetanus bei subcutaner Injektion.

Die Bedeutung der Begleitflora für das Angehen der Tetanusinfektion hat KALICH experimentell geprüft. Mit einer Mischung von eingetrockneten Sporen und der doppelten Menge von Begleitkeimen genügten bei entsprechender Verdünnung 20—60 Sporen (in das untere Drittel des Schwanzes der weißen Maus injiziert) zur Infektion.

In Anlehnung an häufige Infektionen nach Abtreibungen haben HIRSCH und PAINE eine experimentelle *Uterus*infektion mit Tetanusbacillen bei der Maus ausgearbeitet. Bei 10—14 Tage tragenden Mäusen wird die Infektion durch Inoculation in das Uteruscavum gesetzt; dabei zeigte es sich, daß nach künstlichem Abort — besser mit Diaethylstilboestrol als mechanisch! — die intrauterine Infektion mit einer Sporensuspension wesentlich stärker und regelmäßiger angeht als ohne diese vorhergegangene Schädigung. Auch diesen Autoren gelang es nicht, durch Tetanussporen ohne besondere Schädigung im subcutanen oder intrauterinen Gewebe eine Infektion zu erzeugen. Andererseits blieben Sporen 2—6 Wochen in subcutanen wie in intrauterinen Gewebe latent und konnten durch Injektion von $CaCl_2$ oder einer Infektion mit Staph. aureus an der Seite der früheren Sporenimplantation aktiviert werden.

2. Clostridium botulinum

a) Bakteriologie. Das von VAN ERMENGHEM 1896 entdeckte grampositive bewegliche Stäbchen ist 4—6 μ lang und 0,9 μ breit, hat ovale subterminale Sporen mit Anschwellung des Bacillenleibes bei Bildung zahlreicher freier Sporen in den Kulturmedien. Nach den im Antigenaufbau verschiedenen, aber pharmakologisch fast gleich wirkenden Toxinen werden 6 Typen (A—F) unterschieden.

b) Natürliches Vorkommen. Die Keime kommen besonders in gedüngtem Boden vor (vgl. Tab. 6), auch im Intestinaltrakt mancher Haustiere (GEIGER et al. 1922). Die Typen A, B, E und F sind für den Botulismus des Menschen verantwortlich, die Typen C und D sind tierpathogen, besonders für Pferde, die mit Silofutter gefüttert werden und für Schafe.

c) Experimentelle Infektion. Eine Bouillonkultur der Typen A und D ist *subcutan* tödlich für zahlreiche Tiere wie Meerschweinchen, Maus, Kaninchen, Katze, Affe und das Huhn nach einer Einwirkungszeit von 1—4 Tagen. Es werden Lähmungen der Muskulatur, Pupillenerweiterung, Speichelfluß, allgemeine Prostration bis zum Eintreten des Todes beobachtet. Noch 0,00001 ml des aus der Bouillonkultur gewonnenen Toxins tötet nach WRIGHT eine Maus.

Die Besonderheit der *oralen* Aufnahme des Giftes ist durch die Resorption im Darmtrakt begründet (Einzelheiten vgl. WRIGHT). Fütterungsversuche bei Affen und Katzen führen zum Botulismus; der Nachweis des Toxins gelingt subcutan bei Meerschweinchen und Katze besser, die nach 2—3 Tagen typisch erkranken. Hunde sind weniger empfindlich, während Mäuse und Meerschweinchen bei Fütterungsversuchen als hochempfindlich anzusehen sind.

GEIGER und FELLOW haben die Frage der *Toxiinfektion* durch Aufnahme von Botulismustoxin in Wunden und auf Schleimhäuten geprüft. Auf die rasierte Bauchhaut von Meerschweinchen wurden botulismusvergiftete Nahrungsmittel eingerieben: dabei starben alle Tiere, die nicht mit Antitoxin behandelt waren, an Botulismus.

Es ist die Frage zu erörtern, ob parenteral eingebrachte Botulismussporen im Körper auskeimen und Toxin bilden können (ORR 1919, 1922). Sporenaufschwemmungen von 50—100 oder 200 Millionen Sporen töten subcutan, z. T. sogar per os Meerschweinchen in 90 bis etwa 120 Std. COLEMAN und K. F. MEYER haben das Problem der detoxifizierten Sporen bearbeitet: massive Dosen von Sporen, etwa von 50—250 Millionen, sind pathogen, da sie im Körper bei subcutaner Injektion zur Toxinbildung führen.

Intramuskuläre Injektionen mit Sporen hat COLEMAN 1929 bei Meerschweinchen durchgeführt, nachdem der Muskel durch eine 10%ige Formalinlösung (0,6—0,8 ml) vorher geschädigt worden war. Mit dieser Technik führten weniger als 25 Sporen zum Botulismus, in ähnlicher Weise 10 detoxifizierte Sporen zum Tetanus. Andernfalls waren ohne Vorschädigung Millionen von Sporen ohne Effekt. Bei Ratten gelangen derartige Versuche nicht, beim Kaninchen gelegentlich.

Die Herstellung von „detoxifizierten" Sporensuspensionen ist von STARIN und DACK 1925 ausführlich geschildert worden[1]. Die Zahl der Sporen wurde in der Zählkammer gemessen (vgl. S. 267/268; Herstellung von Sporensuspensionen).

Nach neueren Untersuchungen von KEPPIE ist Toxin auch in den Sporen selbst nachweisbar, so daß ältere Versuche mit Vorsicht interpretiert werden müssen. KEPPIE nimmt eine LD 50 bei 18—30mal 10^4 Sporen an. Mit $CaCl_2$-Zusatz entsteht bei der intramuskulären Infektion der weißen Maus im Hinterbein ein Bild, das dem des Gasbrandes sehr ähnelt. Eine *Wundinfektion* durch Botulinusbacillen ist von HAMPSON beim Menschen beschrieben worden. Im Gegensatz zu diesen Experimenten, sicher auch wegen der relativ geringen Häufigkeit von Cl. botulinum in der Erde (vgl. Tab. 6), sind entsprechende Wundinfektionen, auf die KLEY 1962 hingewiesen hat, äußerst selten. Es ist zu diskutieren, ob der

[1] Die Detoxifikation der Sporen gilt als abgeschlossen, wenn das überstehende Waschwasser im Mäuseversuch einwandfrei keinen Botulismus mehr erzeugt. Dies gelingt am besten mit 3—4 Wochen alten Kulturen, die reichlich versport nach einer 20minütigen Erhitzung auf 70—80° C im allgemeinen 5mal zentrifugiert und gewaschen werden müssen.

Botulismus im Rahmen des schweren Gasbrandgeschehens überdeckt oder übersehen wird oder bei der ungewöhnlichen Infektion über die Wunde erst später zum Tragen kommen würde.

IV. Der Gasbrand

Bis zu den grundlegenden Arbeiten von WEINBERG und SÉGUIN herrschte die Theorie einer monobacillären Ätiologie vor, sogar noch während des zweiten Weltkrieges (BIELING und NORDMANN, KLOSE und SCHROER). Als Erreger des Gasbrandes sah man seinerzeit *Cl. perfringens* an, als Erreger des malignen Ödems *Cl. septicum* oder nach den Beobachtungen ROBERT KOCHs den *Bacillus oedematis maligni*.

Gasbrand ist durch die gleiche reiche Mischflora wie in der Erde (vgl. Tab. 6 u. 7) bedingt. Die Isolierung und Trennung der Clostridien, auch von aeroben Keimen erfordert einen außergewöhnlichen Arbeitsaufwand. Dies ist von der französischen Schule unter WEINBERG, der englischen von FILDES und MCINTOSH und der deutschen von FRAENKEL und ZEISSLER ausgearbeitet worden.

Tabelle 6. *Befunde von anaeroben Sporenbildnern in 193 Erdproben von allen Kriegsschauplätzen in Europa 1914—1918* (ZEISSLER u. RASSFELD)

Keimart	%
Pl. tetani	27
Cl. botulinum	5
Cl. perfringens	100
Cl. septicum	8
Cl. oedematiens	64
Cl. histolyticum	2
Cl. sporogenes	80
Pl. tertium	70
Pl. tetanomorphum	20
Cl. cochlearium	13
Cl. sphenoides	4

Grundlegende Untersuchungen von Bodenproben aller Kriegsschauplätze des ersten Weltkrieges haben ZEISSLER und RASSFELD 1928 veröffentlicht (Tab. 6). Diese Ergebnisse mühsamer Isolierung und sorgfältiger Identifizierung wurden durch MCLENNAN (1943) voll bestätigt; er prüfte im zweiten Weltkrieg u. a. die Böden des nordafrikanischen Kriegsschauplatzes (Tab. 7): die Wüste war relativ arm an Clostridien, so daß die wenigen dort aufgetretenen Gasbrandfälle auf den Keimgehalt der mit Clostridien andernorts verschmutzter Uniformen zurückgeführt werden müssen.

Tabelle 7. *Zahl der Clostridien aus Erdproben des nordafrikanischen Kriegsschauplatzes* (nach MACLENNAN 1943)

Keimart	Wüste 41 Proben	Kultiviertes Land 26 Proben
Pl. tetani	1	6
Pl. putrificum	1	3
Cl. perfringens	1	22
Cl. septicum	0	4
Cl. novyi	1	8
Cl. histolyticum	0	0
Cl. sporogenes	2	16
Cl. bifermentans	/	/ nicht geprüft
Pl. tertium	0	9
Cl. butyricum	1	8
andere, z. T. nicht identifiziert	2	15

Nach den bakteriologischen Untersuchungen aus der Zeit des ersten Weltkrieges (Fildes 1917, McIntosh, Weinberg und Séguin, Zeissler 1928) lassen die klinischen Gasbranderscheinungen keinen Rückschluß auf die Art des oder der Erreger zu. Unter 91 Gasbrandfällen sah Weinberg 40 Kombinationen verschiedener Clostridien, darunter das seinerzeit neu entdeckte *Cl. histolyticum*, ferner eine Reihe einzeln apathogener Keime wie *Cl. bifermentans* und *Cl. putrificum*. Die Vielzahl der Erreger und der Erregerkombinationen wurde auch durch die Untersuchungen aus der Zeit des zweiten Weltkrieges (Cooke, McLennan 1943, Smith 1949) sowie des Koreakrieges (Lindberg et al.) bestätigt (Tab. 8).

Tabelle 8. *Clostridien bei Gasbrand-Analyse von 146 Fällen* (auszugsweise nach MacLennan 1943) Prozentualer Anteil der wichtigsten Clostridien

Keimart	%
Pl. tetani	13
Pl. putrificum	19
Cl. perfringens	56
Cl. septicum	19
Cl. novyi	37
Cl. fallax	1
Cl. histolyticum	6
Cl. sporogenes	37
Cl. bifermentans	4
Pl. tertium	30
Cl. butyricum	13
andere Species	zwischen 1 und 9

Ebensowenig eignet sich das Tierexperiment zur Diagnose der verschiedenen Clostridien etwa aus dem pathologisch-anatomischen oder histologischen Bild, das sich nach der Injektion gasbrandverdächtigen Materials zeigt, obwohl eine gewisse Charakteristik einigen Erregern (vgl. S. 250ff.) nicht abzusprechen ist (Bieling und Nordmann, Hall 1928, Zeissler).

Oakley betont in der ausgezeichneten Übersicht "Gas Gangrene" (1954), daß eine rasch sich ausbreitende ödematöse Myonekrose das Hauptkennzeichen des Gasbrandes ist. Fast alle Veränderungen können auch in vitro an einem Stück Muskel nachgeahmt werden, dem ein steriles Kulturfiltrat von *Cl. perfringens* oder anderen Clostridien injiziert wurde. Lediglich das Ödem und die Gasbildung fehlen.

1. Spezielle Voraussetzungen für den experimentellen Gasbrand

Ein niederes Redoxpotential ist die wesentliche und am besten bekannte Vorbedingung für das Angehen anaerober Infektionen insbesondere des Gasbrandes. Zu experimentellen Arbeiten sind zahlreiche weitere Voraussetzungen erforderlich, die auch bei der natürlichen Infektion beobachtet worden sind. Viele Faktoren wirken sich im Sinne einer Senkung des Redoxpotentiales aus, teilweise aber in anderer nicht näher bekannter Weise (Baker).

Folgende Faktoren sollen näher betrachtet werden:

a) Art, Menge und Zustand der Keime
b) Art, Haltung und Größe der Versuchstiere
c) Ort der experimentellen Infektion
d) Zugabe von fördernden Substanzen (Fremdkörpern, Salzen oder Medikamenten)
e) Schädigungen im Bereich der infizierten Wunde.

a) Art, Menge und Zustand der Keime. Die meisten Autoren bedienen sich der vier wichtigen pathogenen Species *(Cl. perfringens, Cl. septicum, Cl. novyi* und *Cl. histolyticum)*, beschränken die ersten orientierenden Versuche auf *Cl. septicum* und *Cl. perfringens*. Domagk (1942) zog *Cl. septicum* vor, weil die damit gewonnenen chemotherapeutischen Ergebnisse eine recht gute Orientierung geben.

Anaerobe Keime behalten in der günstigsten Aufbewahrungsform als *Sporen* oder als sporenhaltige Keime jahrzehntelang ihre Eigenschaften in gleicher Weise. Es scheint wesentlich zu sein, daß die Anzüchtung aus solchen Dauerkulturen auf Nährmedien erfolgt, die reich an Eiweißabbauprodukten sind. VESCHAMBRE empfiehlt ein 5%iges Proteolysat anstelle der in Frankreich üblichen Bouillon VF (viande-foie, PRÉVOT, LEBERT und TARDIEUX; BEERENS und TAHON-GASTEL).

Für die Erhaltung der *Virulenz* ist entscheidend, daß die Keime gelegentlich über Versuchstiere passagiert werden, die sog. „Auffrischung und Regeneration" nach ZEISSLER. Stämme, deren Virulenz gemindert ist, lassen sich durch eine solche Passage wieder virulent machen (SPÄT). Zu diesem Zweck wurden verschiedene Tiere angegeben, von der weißen Maus über das Meerschweinchen bis zur Taube (AIKAT, ALTEMEIER, BULLEN, SIEBENMANN und PLUMMER). Nach einer solchen Passage erhält die Aufbewahrung in Hirnbreilösung bei $-20°$ C diese Eigenschaften gleichmäßig über lange Zeit. Die Toxinbildung z. B. von *Cl. perfringens* aus einer solchen Suspension ist über Jahre hin ein objektiver Maßstab für eine konstante Virulenz (STEPHENSON und ROSS).

Nach NISHIDA und NAKAGAWARA besteht eine Beziehung zwischen der besonderen Fähigkeit der Sporenbildung und der Toxinbildungsfähigkeit vieler Clostridien. Die durch fraktionierte gesteigerte Wärmebehandlung isolierten Mutanten von *Cl. novyi*, *Cl. perfringens*, *Cl. sordelli* und sogar *Pl. tetani* waren zunehmend weniger toxisch, ebenso manche Stämme nach längerer Lagerung.

MORIN und FREDETTE haben den sog. „Bursting-Faktor" oder «facteur déchainant» beschrieben, der in der Lage ist, die Virulenz von *Cl. perfringens* und *Cl. septicum* zu fördern; seine chemische Natur ist nicht bekannt, er selbst ist atoxisch und verhält sich wie ein „Agressin".

Im allgemeinen wachsen anaerobe Keime in geeigneten flüssigen Nährböden (Tarozzi-Bouillon, Thioglykolat-Bouillon und andere) in 1–2 Tagen kräftig an, bilden ihre Gifte und Enzyme relativ rasch im Gegensatz zu den Exotoxinbildnern wie *Pl. tetani* (auch *Corynebacterium diphtheriae*), deren Exotoxin erst am 5. oder 6. Tag voll in die Kulturen ausgeschieden wird. MEYER u. MOSKOWITZ ziehen "brain heart infusion" dem "fluid thioglycollate medium" vor, da in letzterem offensichtlich gewisse für die Virulenz von *Cl. perfringens* entscheidende Gifte – nicht die Lecithinase! – nicht gebildet werden. Das gilt vor allem bei Infektionen mit gewaschenen Bacillen ohne besondere Schädigung des Gewebes, die mit 0,1 ml einer Aufschwemmung von 10^9 Keimen bei der weißen Maus gelingt.

Mit *gewaschenen Sporen* unterscheiden sich die Infektionsergebnisse wesentlich von denen mit Vollkulturen, da die Toxine und Fermente fehlen, die nach Auskeimung der Sporen im Körper erst gebildet werden müssen. Für die Auskeimung der Sporen im Gewebe liegen Untersuchungen von TEALE und BACH vor. In ausführlichen Experimenten haben TAYLOR und NOVAK die Zahl der Sporen, die zur Infektion mit den verschiedenen Clostridien notwendig sind, bestimmt. Allerdings gelten die Zahlenangaben der Tab. 9 nur für den jeweils verwendeten Stamm.

Sporensuspensionen werden im allgemeinen aus 10–12 Tage alten Oberflächenkulturen, z. B. auf dem Medium von ELLNER (S. 250) hergestellt, die abgeschwemmt, auf 80° C erhitzt, dann mehrfach gewaschen und zentrifugiert werden, so daß eine toxinfreie Aufschwemmung der Sporen entsteht, die bei 4° C aufbewahrt werden kann.

Da die Versporung von *Cl. perfringens*-Stämmen auf dem Medium von ELLNER nicht regelmäßig gelang, haben MIDURA et al. folgendes Verfahren zur Gewinnung von Sporen und Zubereitung von Sporensuspensionen angegeben: Die Ausgangskulturen werden auf einem Nährmedium mit gehacktem Herzfleisch gehalten (ROBERTSONS Chopped-heart Medium) bei 4° C. Bei Bedarf wird ein Röhrchen

Tabelle 9. *Infektionsdosen mit Sporensuspensionen* (nach TAYLOR u. NOVAK) *bei Albinomäusen von 14—23 g* (Stamm Harlan)

Keimart	Stamm	Zahl der Sporen	Letalität in %
Cl. perfringens	Iv. HALL 1929	10667	73
Cl. perfringens	?	43500	100
Cl. septicum	Dr. RHODES	5	100
Cl. novyi	107 Dr. MCCLUNG	2700000	100
Cl. novyi	?	744000	95
Cl. histolyticum	Univ. Chicago	42000	100
Cl. histolyticum	?	435000	100
Cl.bif./sordelli	143 Dr. MCCLUNG	10	100
Pl. tetani (entgiftete Sporen!)	?	36	100

für 15 min auf 80° C erhitzt und davon wieder das gleiche Medium beimpft und 24 Std bei 37° C bebrütet; davon werden mit 1—2 ml bewachsener Kultur 5 Röhrchen mit je 45 ml frisch zubereiteter Trypticase Soy Broth (4% Trypticase-Gehalt) beimpft und 48 Std bei 37° C bebrütet. Der Inhalt dieser 5 Röhrchen wird 30 min bei 0° C zentrifugiert und dreimal mit aqu. dest. gewaschen. Das Sediment wird mit genügend sterilem aqu. dest. aufgenommen, um die Sporensuspension mit der Pipette in Röhrchen abfüllen zu können. Nach Erhitzen auf 80° C wird der Sporengehalt durch Zählen der entstandenen Kolonien ermittelt. Die Sporensuspension wird bei 4° C aufbewahrt.

Zur Infektion wird eine 5%ige $CaCl_2$-Lösung hinzugefügt und 0,1 ml der jeweiligen Sporensuspension in entsprechender Verdünnung mit diesem Zusatz in das Hinterbein der weißen Maus oder anderer Versuchstiere intramuskulär injiziert.

HAWKING, sowie REED und ORR (1941) verdünnen diese Aufschwemmungen folgendermaßen: bis zu 1 : 100000 bei *Cl. perfringens*, je nach Stamm und Virulenz; nur 1 : 100 bei *Cl. oedematiens*. Diese Angaben korrespondieren mit jenen von TAYLOR (vgl. Tab. 9). Die Herstellung einer Sporensuspension von *Cl. perfringens* gelingt wegen der schwierigen Sporenbildung nur unter besonderen Versuchsbedingungen (ELLNER, MIDURA et al.). Daher ziehen die meisten Autoren bei Versuchen mit *Cl. perfringens* eine gewaschene Kultur, gewonnen von einer nur 2—3 Std alten Bouillon, vor (EVANS 1953).

Die *Infektionsdosis* wird im allgemeinen empirisch so bemessen, daß 100% der Tiere innerhalb weniger Tage sterben; einige Autoren zählen die Keime (HAWKING). Allgemein enthält eine gutbewachsene Bouillon von Clostridien nach 24 Std etwa 10^8 Keime pro ml. EVANS (1945) verwendet 25mal 10^7 Keime pro ml, SANDUSKY und MELENEY 10^7 Keime von *Cl. perfringens*, 10^6 von *Cl. septicum* und 10^8 von *Cl. novyi* aus einer 0,2%igen Dextrosebouillon. Im allgemeinen genügen für Injektionen 0,1—0,2 ml solcher 24—48 Std alten Kulturen. HENDERSON und GORER beziehen die Zahl der Keime auf die sicher infizierende Dosis (certain infection dosis, CID), die sie 100fach verwenden.

Die L-*Formen* der Clostridien, deren Bedeutung viele Diskussionen angeregt hat, sind nach KAWATOMARI bei *Cl. perfringens* apathogen; ihre Virulenz kann aber nach Rückführung in die Bacillenform wieder gewonnen werden. Im Gegensatz dazu berichten BITTNER et al., daß sie mit L-Formen verschiedener Gasbrandstämme gasbrandähnliche Bilder erzeugen konnten, ohne daß es gelungen wäre, Keime in Bacillenform aus den pathologischen Veränderungen des Versuchstiers zu isolieren.

Zur Erzeugung des *experimentellen Gasbrandes* werden Mischkulturen von Anaerobiern, auch mit apathogenen, aber eiweißabbauenden Clostridien wie *Cl.*

sporogenes, Cl. bifermentans und *Cl. putrificum* verwendet (WEINBERG und SÉGUIN, GLOTOWA und GRODKO, KATITCH et al.), ferner Mischkulturen mit aeroben Keimen wie Proteus, Staphylokokken und anderen (ISSUPOW, PONOMAREW, SOLOVEV, KATITCH et al.). Diese Kombinationen fördern in vitro wie in vivo das Wachstum der Anaerobier, verstärken die pathologisch-histologischen Erscheinungen und geben dem klinischen Bild das Aussehen der putriden Gangrän durch die Kombination toxischer und eiweißabbauender Clostridien.

b) Versuchstiere. CHARLES NICOLLE sagt in seinen klassischen Arbeiten zu Tierversuchen: «Je demande d'être humains». Wenn dieser beherzigenswerte Satz an die Experimentatoren beachtet werden soll, dann am schwierigsten bei der experimentellen Anaeroben-Infektion.

Wichtig ist die Zahl der verwendeten Tiere; HENDERSON und GORER verwenden 300 Mäuse in den Kontrollen, so daß kleine Laboratoriumstiere den teureren und schwerer zu haltenden größeren Tieren vielfach vorgezogen werden (MEYER u. MOSKOWITZ).

Die Widerstandskraft der Tiere kann durch entsprechende Ernährung (RICKER und HARZER) sowie Vitaminmangel herabgesetzt werden; allerdings gelang es ROSE et al. nicht, durch Vitamin B-Mangel, ähnlich wie bei Versuchen mit Tetanus- und Diphtherietoxin, die Widerstandskraft der Tiere gegenüber dem Toxin von *Cl. perfringens* zu senken.

Bei der Beurteilung der Tierversuche nach Clostridieninfektionen ist Vorsicht am Platze, weil der Darminhalt der Tiere regelmäßig anaerobe, auch pathogene Sporenbildner (CANADA u. STRONG) enthält, die z. T. schon intra vitam in der Leber, sicher aber post mortem auswandern und sich sogar im Herzblut nachweisen lassen (PALLASKE und KRAHNERT). Auf die getrennte Haltung infizierter Tiere weisen SANDUSKY und MELENEY ausdrücklich hin.

aa) Kleinere Tiere. Als Versuchstier der Wahl für den experimentellen Gasbrand gilt nach übereinstimmenden Beobachtungen für die Prüfung von Virulenz, Pathogenität und die histologischen Veränderungen das Meerschweinchen. Die Veränderungen sind bei der Maus nicht regelmäßig zu erzielen, noch weniger beim Kaninchen und kaum bei der Ratte (BIELING, PRÉVOT, LEBERT u. TARDIEUX und viele andere).

bb) Größere Tiere. In neuerer Zeit werden größere Versuchstiere wie Fuchs, Schaf und Ziege (SCHOOP und STOLZ, FAVATA et al., BALCH und GANLEY, OCHSNER, JACOB und MANSBERGER, LINDSEY et al., MATHOIS und STÖCKL) verwendet. Die großen Tiere bieten den Vorteil, daß bei ihnen ähnlich wie beim Menschen große Muskelmassen vorliegen, so daß sich Verletzungen schaffen lassen, die jenen bei Wundinfektionen des Menschen mit folgendem Gasbrand entsprechen. Viele Autoren lehnen daher den Vergleich mit den an kleinen Labortieren gewonnenen Experimenten ab, da kleine Muskeln mit der recht massiven Infektion von 0,5 oder 1,0 ml Bouillon unverhältnismäßig stark alteriert werden. LARINA berichtet über experimentellen Gasbrand bei Rhesusaffen im Alter von 2—14 Jahren (5—13 kg Gewicht), die aktiv immunisiert wurden.

cc) Brutei. Über Versuche am bebrüteten Hühnerei berichten BULLEN, WILSON und CORDINER 1961. Es handelt sich um die von LEVADITI 1906 beschriebene Technik der Infektion des befruchteten Hühnereis (embryonated egg) mit pathogenen Bakterien in Anlehnung an die Versuche mit Diphtherieheilserum am Hühnerei von GOODPASTURE (1937).

BULLEN glaubt, daß Versuche am Tier schwer zu beurteilen sind, weil der echte Effekt z. B. eines Antiserums nicht vom normalen Abwehrmechanismus humoraler und cellulärer Natur abgegrenzt werden kann. Dieser Abwehrmechanismus fehlt dem Embryo im Hühnerei noch vollkommen; die Allantoisflüssigkeit zeigt keine Abwehrleistungen eigener Art.

BULLEN hat seine Versuche mit *Cl. perfringens* Typ A durchgeführt; der Gehalt an α-, β-, $\varkappa$- und μ-Toxin der Stämme ist genau definiert; die Virulenz der Clostridien wurde durch Meerschweinchen-Passagen erhalten. Die Keime wurden in gefrorenem Hirnbrei bei — 20° C aufbewahrt.

Elf Tage alte bebrütete Eier werden mit verschieden großen Mengen einer 1—$2^1/_2$ Std alten Bouillonkultur in die Allantoishöhle infiziert und mit sterilem Paraffin abgedichtet; die Eier werden bei 37,5° C im Umdrehungsinkubator bebrütet. Bei der Injektion von mehreren Millionen Organismen tritt der Tod des Embryos in 18—24 Std ein; der Embryo selbst zeigt subcutane Hämorrhagien, die Chorioallantois-Blutgefäße sind thrombotisch und hämorrhagisch verändert. Später coaguliert das gesamte Ei und ist voller Gasblasen. Der Embryo selbst ist aufgeweicht oder ganz zerstört. Nach kleineren Infektionsdosen sind die Resultate unregelmäßig, obwohl gelegentlich schon einige hundert Keime den Embryo abtöten können.

Der Effekt der Bakteriostase durch Zusatz verschiedener Antiseren wird durch Keimzählung ermittelt. Auffallenderweise reduzierte bereits ein Zusatz von 0,001 bis 0,01 ml Eigelb die letale Fähigkeit einer Dosis.

c) Ort der experimentellen Infektion. 1. Bei *intradermaler* Technik mit Anaerobiern wird meistens das Toxin oder ein Kulturfiltrat verwendet (ELDER und MILES). Mit Kulturfiltraten von *Cl. perfringens* Typ A, *Cl. septicum* und *Cl. oedematiens* Typ B lassen sich mit schwachen Dosen Capillardurchlässigkeit, Hämorrhagien und Nekrosen erzeugen und zeitlich sehr genau verfolgen. Auch mit Sporensuspensionen wurde intradermal experimentiert (HENDERSON und GORER).

2. Das *Auge* ist ein der Beobachtung leicht zugänglicher Infektionsort (SCHUMACHER). SALLMANN hat in Anlehnung an frühere Arbeiten eine intralenticuläre Injektion mit *Cl. perfringens* übernommen; er injiziert nach Perforation der Cornea tief in die vordere Rinde der Linse die Keime ein. Die Entzündungen am Auge verlaufen relativ langsam und lassen sich gut beobachten.

Eine andere Technik befaßt sich mit der Wirkung der Toxine und Kulturfiltrate an der Cornea (GILDEMEISTER und WATANABE, GILDEMEISTER und SCHLOSSBERGER). So führt das Gift von *Cl. histolyticum* zum Ulcus perforans der Hornhaut des Kaninchens, das Gift von *Cl. oedematiens* zu einem einfachen Ulcus; die Gifte von *Cl. perfringens* schädigen die Hornhaut relativ wenig, während jene von *Cl. septicum* und *Cl. chauvoei* nur eine gewisse Epithelläsion hinterlassen. In allen Fällen war die Conjunctiva bei der Auftragung des Giftes auf die Hornhaut erheblich entzündlich verändert.

3. Die *intraperitoneale* Infektion mit anaeroben Bacillen, die sich auf das Vorkommen dieser Keime bei Darmverletzungen, bei Ileus und Entzündungen der Gallenblase (DIETRICH und LINZENMEIER) begründet, gelingt experimentell relativ schwierig (BULLEN und CUSHNIE 1963); dies rührt von der starken Abwehrkraft des Peritoneums und des Netzes gegen diese Keime her.

Bei intraperitonealer Infektion entsteht nach LOEHR kein Gasbrand, sondern eine hämorrhagische Peritonitis, die tödlich endet. Es werden wesentlich größere Infektionsdosen als zu subcutaner oder intramuskulärer Infektion benötigt.

4. Einer *intracerebralen* Infektion bedient sich SOBIEVA an Ratten nach Entfernung der operativ zugänglichen Hirnrinde. Mit *Cl. septicum* derart infizierte Tiere starben zu 100%.

d) Zugabe von fördernden Substanzen (Fremdkörper, Salze oder Medikamente). Nach intramuskulärer Injektion gewisser Arzneimittel ist nicht selten Gasbrand beobachtet worden, der auf ungenügender oder fehlender Sterilisation der Spritzen, Nadeln oder ihrer Aufbewahrung in Alkohol beruht (JUNGHANNS, COOPER, BERGGREN et al.). Daher wurden Medikamente wie Adrenalin, nach dessen Injektion häufiger Gasbrand beobachtet wurde, experimentell auf eine den Gasbrand fördernde Rolle geprüft.

RENAUD und MIGET zeigten 1930, daß nach Zusatz von *Adrenalin* wesentlich kleinere Keimmengen, sogar „avirulente" Stämme von *Cl. perfringens* einen Gasbrand zu erzeugen vermögen. Statt 40 Millionen Bacillen waren nur noch 4000 Bacillen von *Cl. perfringens* notwendig, wenn $^1/_{8000}$ g Adrenalin hinzugesetzt wurde (COOPER).

EVANS, MILES und NIVEN haben die Senkung des Redoxpotentials durch 2 mcg Adrenalin im Gewebe verfolgt; es wird nach der Injektion über 3–6 Std auf – 100 bis 150 mV gesenkt. Mit 20 mcg Adrenalin gelang dies weniger gut. EVANS nimmt einen Faktor von etwa 100000 als Infektionsverstärker für *Cl. perfringens* und *Cl. septicum* an, einen wesentlich geringeren für *Cl. oedematiens*, keinen für *Cl. histolyticum* und *Pl. tetani*.

BROCARD, der mit avirulenten Stämmen von *Cl. perfringens* durch Zusatz von 0,1 mg Adrenalin einen Gasbrand erzeugen konnte, war nicht in der Lage, nach Reisolierung des Gasbrandstammes aus dem infiziertem Gewebe einen virulenteren Stamm zu gewinnen.

BERGGREN ist der Meinung, daß das *lokale Trauma* bei jeder Injektion zu einer Schädigung der Muskulatur und damit der Durchblutung führt, die allein schon, unabhängig von der Art des Medikamentes, eingebrachten Clostridien oder ihren Sporen das Auskeimen erleichtert.

Die Zugabe verschiedener *Metallsalze* (Eisen, Mangan, Kupfer) scheint bei der Infektion mit Tetanus- und Botulinusbacillen keine besondere Bedeutung zu haben (HETTCHE und STRASSBURGER).

Chloride der Elemente *Natrium*, *Kalium* und *Magnesium* fördern die Entstehung des Gasbrandes mit toxinfreien Sporen ebenso wenig wie der Zusatz von *Ammonium*chlorid; *Strontium*chlorid hatte bei Infektionen mit *Cl. septicum* unregelmäßig einen gewissen Einfluß (BULLOCK und CRAMER).

Der Zusatz eines Komplexes von *Eisen* und *Vitamin C* fördert die Virulenz von *Cl. septicum*, sicher durch Senkung des Redoxpotentials (ARLOING et al. 1937a, b).

Calciumsalze vermindern die lokale Abwehrkraft gegenüber Sporen von *Cl. perfringens*, *Cl. septicum* und *Pl. tetani* außerordentlich, nicht dagegen gegenüber *Cl. sporogenes* (BULLOCK und CRAMER). Anorganische Calciumsalze werden seit diesen Untersuchungen von vielen Autoren in Form des $CaCl_2$ 2,5 mg subcutan bei einer Maus von 10–15 g verwendet; größere Mengen ab 10 mg etwa sind toxisch. Für Versuche am Meerschweinchen sind bei Infektionen mit *Cl. perfringens* und *Cl. septicum* 5 mg $CaCl_2$, für Infektionen mit *Cl. oedematiens* meist 10 mg $CaCl_2$ notwendig.

Nach BULLOCK beruht der Effekt *steriler Erde* auf dem Calciumgehalt; sterile Erdfiltrate haben den gleichen Effekt. 0,1 g fein verriebene Gartenerde enthält ungefähr 0,8 mg Calciumionen (REED und ORR 1941). Die Bindung der Calciumionen an Natriumcarbonat hebt den Erdeffekt auf und beweist damit die Bedeutung des Calciums in der Erde. Calcium wirkt nicht nur bei lokalem Zusatz in die Wunden; resorbierbare Calciumsalze fördern bei Injektion in die nicht infizierten Gliedmaßen den experimentellen Gasbrand der anderen Seite.

Calciumnitrat und Calciumacetat haben den gleichen Effekt wie Calciumchlorid. Calciumcarbonat als unlösliches Salz ist ohne Wirkung. Natriumcitrat hebt den Effekt der Calciumsalze auf; so verliert 1 ml 2%iges Calciumchlorid durch 1 ml 2%iges Natriumcitrat bei gleichzeitiger Injektion seinen fördernden Effekt bei einer Infektion mit *Cl. perfringens*. Magnesiumionen, den Calciumionen in dreifacher Menge hinzugegeben, heben ebenfalls den Effekt des Calciums auf. Der Mechanismus der Calciumwirkung ist nicht voll geklärt; allerdings ist die Wirksamkeit der in zahlreichen Clostridien vorkommenden Lecithinasen von Calcium abhängig.

e) Schädigungen im Bereich der infizierten Wunde. Im Rahmen der experimentellen Wundinfektion zur Sicherung und Klärung der chirurgischen Maßnahmen hat FRIEDRICH 1898 in seinen klassischen Versuchen Gartenerde oder Fußbodenstaub den Injektionen von Bakterienkulturen zur infektiösen Verschmutzung experimentell gesetzter Wunden vorgezogen. Er benützte für seine Versuche den Musculus triceps brachii des Meerschweinchens, in den er nach Spaltung unter sterilen Operationsbedingungen mit einer 3 mm-Platinöse Erde oder Staub einbrachte und alles sorgfältig mit Nähten verschloß. FRIEDRICH sah bei seinen Versuchen mit Erdproben, deren Bakteriengehalt er nicht genauer bestimmte, oft ein „malignes Ödem“ entstehen, das bei Wundexcision bis zu 6 Std post infectionem sicher, nach 8 Std nicht mehr verhütet werden konnte. ZENKER und KIFFNER haben 1941 sich genau an die Friedrichsche Technik gehalten und sie nochmals sorgfältig beschrieben.

Auch SEYFFERT hat bei Wiederholung der Friedrichschen Versuche 1955 zur Prüfung des Effekts der Hyaluronidase regelmäßig nach 36–58 Std einen Gasbrand erzeugen können, der nach Zugabe von 10 Schering E Kinetin (Hyaluronidase) überraschenderweise nicht eintrat. SEYFFERT erklärt dies durch die raschere Verteilung der Bacillen und die bessere Abfuhr der Gifte, wodurch dem Körper die Abwehr erleichtert wird (vgl. DALGAARD im Abschnitt über *Cl. perfringens*, S. 256).

Nicht alle Infektionen mit Gartenerde führen regelmäßig zum Gasbrand; 0,04 g Erde intramuskulär kann auch zu einfachen Wundinfektionen führen, da Gasbrandkeime in manchen Erdproben fehlen (SINGER 1940, 1942).

Auf das „Imponderabile“ Erde weisen BRAUN und GOLDSCHMIDT in ihrer Arbeit „Tierexperimentelle Wundinfektion“ hin. Dieser Meinung hat sich DOMAGK bewußt angeschlossen und erst später Versuche mit infizierter Erde von Kriegsschauplätzen zur Erzeugung des Gasbrandes ausgeführt.

Eine zusätzliche *Schädigung der Wunden* empfehlen GÄRTNER und v. SCANZONI in Form der Kauterisation der Wundränder vor Einbringung der Erde. Um die Gewebsschädigung bei Verletzungen durch Granatsplitter, Minen und Bombensplitter zu imitieren, werden die Muskeln gequetscht, damit Nekrosen entstehen (RICKER und HARZER, GÄRTNER und v. SCANZONI, LONGACRE und HONOLD, IVANOVICS et al.). Eine Ischämie fördert die Gasbrandentstehung (WOOD POWER), vor allem bei Abbindung der Arterien, so daß auch schwach virulente Erreger zu manifesten Gasbranderkrankungen führen. In ähnlicher Weise wirkt die Injektion größerer Arzneimittelmengen durch Druck ischämisch (BERGGREN).

Nach WEIL ist die Muskelquetschung ohne Bedeutung für Versuche mit *Cl. perfringens* und Bacillen des malignen Ödems; von den meisten Autoren wird aber gerade diese Schädigung als besonders wichtig angesehen. Das Faradisieren der Hinterbeinmuskulatur soll nach BALOGH die Empfänglichkeit der Ratten für eine Gasbrandinfektion steigern. Die so häufigen Schußfrakturen bei Kriegsverletzungen werden durch Brechen der Knochen oder das Einbringen von Bohrlöchern (CALDWELL) nachgeahmt; dies fördert die Entstehung eines Gasbrandes erheblich.

2. Experimenteller Gasbrand

a) Am kleinen Labortier. Entsprechend den Versuchen von FRIEDRICH bedienen sich BRUNNER, GONZENBACH und RITTER einer sehr sorgfältigen, genau beschriebenen Technik. Ihre Erdproben enthalten auf einen aeroben Keim zehn anaerobe bei insgesamt etwa 500000–600000 Keimen pro Gramm Erde. In Anlehnung an FRIEDRICH (oft ohne ihn zu nennen!) finden sich Beschreibungen der Operationstechnik bei LEGROUX 1940, SANDUSKY (1942 und 1949), HAWKING, REED und ORR, IVANOVICS sowie ZENKER und ALTEMEIER et al. (1952). Alle modifizieren die Technik FRIEDRICHs ein wenig und legen größten Wert auf eine exakte operative Technik mit gutem Wundverschluß und eine sorgfältige Narkose (Technik der Narkose vgl. GAY). SANDUSKY bemängelt, daß sich schon kleinste Modifikationen der operativen Technik ungünstig auf die Vergleichbarkeit der Ergebnisse vor allem bei therapeutischen Fragen auswirken.

Als *standardisierte „schwere Infektion“* empfiehlt ALTEMEIER eine Infektion des Meerschweinchens, die den früheren Verfahren ähnelt und die sterile Operationstechnik herausstellt. An einer der hinteren Extremitäten des Meerschweinchens wird nach einer 1 cm langen Incisionswunde der Haut über der mittleren Portion des postolateralen Teils des Oberschenkels die Muskulatur mit einer Kocherklemme 5mal aufgerauht. In die Muskelwunde kommt eine (etwa 0,5 ml) autoklavierte Mischung feinverteilter Erde und Asche. In die so vorbehandelte Muskulatur werden 0,5 ml einer Keimverdünnung mit der Tuberkulinspritze eingeführt. Die Wunde wird mit feinsten weißen Seidennähten geschlossen, um ein Aussickern zu verhindern.

Nach den Versuchen von ALTEMEIER wird bei gequetschter Muskulatur die Virulenz von *Cl. perfringens* so erhöht, daß Keimverdünnungen von 10^{-6} bis 10^{-9}, die an 25 Tieren austitriert wurden, ausreichen. Er verwendete als größte noch wirksame Verdünnung die Menge, die ein Meerschweinchen in etwa 4–5 Tagen tötet.

b) An großen Tieren. Die Versuche an Ziegen von BALCH und GANLEY, OCHSNER, JACOB u. MANSBERGER sowie von LINDSEY et al. verdienen besondere Beachtung, weil der Gasbrand hier in einer Form studiert wird, die den Kriegsverhältnissen am meisten entspricht. Es werden Explosivgeschosse zur Verletzung verwendet, die in der Nähe des Hinterteils der narkotisierten Ziege zur Explosion gebracht werden. Ohne weitere Maßnahmen entsteht dabei auf Grund der offensichtlichen Verschmutzung dieser Region nach etwa 20 Std mit einer Variation von $\pm$ 5 Std ein Bild, das dem ähnelt, wenn etwa 10^8 Keime von *Cl. perfringens* injiziert werden. Im ganzen wurden über 1000 Versuche an 5–8 Jahre alten männlichen kastrierten Texas-Angoraziegen von 36–55 kg durchgeführt. Die klinischen, pathologischen und anatomischen Erscheinungen gleichen jenen beim Gasbrand des Menschen weitgehend, ebenso die bakterielle Besiedlung der Wunden. Der Tod tritt meist innerhalb von 24 Std ein, die Muskulatur zeigt die typischen myonekrotischen Erscheinungen ohne entzündliche Reaktion; die chemotherapeutischen Effekte mit Penicillin waren noch innerhalb der ersten 10 Std post infectionem recht gut. Die zur Neutralisation nötigen Antitoxinmengen waren überraschend groß, da die Toxinbildung aus den sich rasch vermehrenden Clostridien in den großen Muskelpaketen der Ziege beachtlich ist. Es gelang auch, das Toxin von *Cl. perfringens* in den Wunden der Tiere nachzuweisen, was anderen Autoren bei kleinen Versuchstieren nie gelungen ist (LINDSEY et al. 1959).

3. Prophylaxe und Therapie des experimentellen Gasbrandes

Es ist außerordentlich schwer, Erfolge und Mißerfolge der Prophylaxe und Therapie experimentell gesetzter Infektionen durch Clostridien der Gasbrandgruppe zu beurteilen, weil Infektion und Intoxikation zugleich bekämpft werden müssen. Art und Ort der Infektion, Zahl, Virulenz und Zustand der Erreger sowie zusätzlich durchgeführte Schädigungen sind von großer Bedeutung für den Verlauf des infektiösen und toxikologischen Geschehens (FELDT). Die Versuchsbedingungen der einzelnen Autoren variieren in den genannten Punkten sehr stark, so daß Vergleiche schwer zu ziehen sind; polemische Bemerkungen sind die Folge solcher Widersprüche (ZEISSLER; KOLLE, RITZ u. SCHLOSSBERGER).

a) Chemotherapeutika. Im Gegensatz zu den sich verhältnismäßig langsam entwickelnden Infektionen durch bakterielle Erreger führt der rasche, oft stürmische Verlauf des Gasbrandes zu Nekrosen und Thrombosen der Gefäße, so daß die chemotherapeutischen Substanzen vielfach nicht an den Ort des infektiösen Geschehens gelangen (MALEK et al.). Daher ist die moderne Chemotherapie bei Clostridieninfektionen nicht annähernd so erfolgreich wie bei Infektionen mit aeroben Keimen.

Experimente aus der Frühzeit der Chemotherapie sollen nur kurz erwähnt werden, ausführlicher dagegen Chemotherapieversuche mit Sulfanilamiden, teils auch mit Sulfonamiden. Die Zahl der Arbeiten zur experimentellen Chemotherapie mit Antibiotica ist verhältnismäßig klein. Da das Interesse an der Bekämpfung der Gasbrandinfektion aus verständlichen Gründen in den letzten Jahren vorübergehend nachgelassen hat, ist wenig Neues publiziert worden; es scheint aber, daß die Forschung keineswegs stagniert, vielmehr konnten oder durften manche Ergebnisse nicht veröffentlicht werden.

aa) Antiseptica. In der Zeit des ersten Weltkrieges befaßte man sich vorwiegend mit der lokalen Anwendung von *Antiseptica* bei Wund- und Erdinfektionen; diese Versuche waren wenig erfolgreich: das gilt für die Anwendung von Wasserstoffsuperoxyd, Jodtinktur und Dakinscher Lösung (BRUNNER, V. GONZENBACH und RITTER), ebenso für die Chininderivate (BIELING) Optochin und Vucin (KLOSE) oder Trypan-Farbstoffe (RITZ und SCHLOSSBERGER, MCINTOSH und SELBIE 1943). Allerdings betont BRUNNER, daß rechtzeitig gegebene Antiseptica prophylaktisch mehr leisten als ursprünglich angenommen wurde. SCHILLING berichtet 1937 in den „Methoden der experimentellen Chemotherapie", daß BIELING und MORGENROTH einigen Chininderivaten eine gewisse Wirkung zutrauen, ohne daß daraus praktische Folgerungen gezogen wurden.

RUGE wandte ein Fertigpräparat, das Katadynsilber und Wasserstoffsuperoxyd enthält, als Spray bei 700 gasbrandinfizierten Meerschweinchen unter verschiedenen Bedingungen erfolgreich an, vor allem prophylaktisch, so daß sich die Anwendung in Not- und Katastrophenfällen empfiehlt, wo jede ärztliche Hilfe zu spät kommt oder gar ausbleibt.

Von SAVOLAINEN wurden 1300 organische Verbindungen geprüft, von denen einige das Wachstum von Clostridien hemmen, so daß ihr Einsatz im Tierexperiment sinnvoll erscheinen könnte. Allerdings ist ein Rückschluß von solchen in vitro-Versuchen auf die Verhältnisse in vivo nicht ohne weiteres statthaft.

bb) Varia. Versuche, anaerobe Infektionen durch Erhöhung des *Sauerstoffdrucks* (BRUMMELKAMP et al.) in einer Kammer zu bekämpfen, wurden jüngst von SEVCIK und VYMOLA wieder aufgenommen und klinisch vielerorts gepüft (BOEREMA); die Anwendung des Sauerstoffs verbessert die Wirkung antitoxischer Seren bei Infektionen durch *Pl. tetani* und *Cl. perfringens.* Nach GLOVER und MENDELSON hat diese Anwendungsform des Sauerstoffs bei der experimentellen Gasbrandinfektion des Kaninchens nur einen geringen prophylaktischen, aber keinen kurativen Wert. In vitro wird durch 3 at Sauerstoffdruck die Produktion des α-Toxin von *Cl. perfringens* gehemmt, durch 2 at dagegen nicht; die Bildung des ϑ-Toxin wird nicht beeinflußt (VAN UNNIK).

Durch *Röntgenstrahlen* ließ sich die experimentelle Gasbrandinfektion bei der Maus niemals sicher beeinflussen (SINGER 1942), ebensowenig bei Infektionen des Hundes mit *Cl. perfringens* (SEWELL et al.).

Von einer antibiotischen Wirkung des *Staph. albus* auf *Cl. septicum* berichten HALBERT et al. nach Experimenten in vitro sowie an der Maus. Die sog. Antivirustherapie des Gasbrandes scheint nach zahlreichen früheren Arbeiten zu keinem Erfolg geführt zu haben (MITARNOVSKI).

cc) Sulfonamide. Die moderne Chemotherapie der Gasbrandinfektion beruht auf den von DOMAGK 1936 veröffentlichten Tierexperimenten und den in vitro Empfindlichkeitsbestimmungen gegenüber Sulfonamiden von ZEISSLER. DOMAGK hat sich vorwiegend der „Nadelinfektion" mit einigen Clostridien bedient, um im Experiment an der weißen Maus die Wirksamkeit der verschiedenen Sulfonamide getrennt nach Species festzulegen, insbesondere die Wirkung des von ihm besonders geschätzten Präparates Marfanil und Marfanil B, die nach seiner Meinung bei der Lokaltherapie den größten Effekt haben (DOMAGK und HEGLER 1944, DOMAGK 1947). In vitro konnte ZEISSLER zeigen, daß das Sulfonamid Marfanil sieben andere Sulfonamide übertrifft.

Erst später bediente sich DOMAGK der Infektion mit Erdproben, teils mit Zusatz verschiedener anaerober Keime und Keimgemische. Seine Ergebnisse werden von einigen Autoren bestritten (FELDT, SCHROER, ZENKER und KIFFNER), die auf Grund ihrer Meerschweinchenversuche die guten Ergebnisse DOMAGKs nicht bestätigen konnten. Allerdings vertragen Meerschweinchen Sulfonamide wesentlich schlechter als Maus und Ratte.

STEPHENSON und ROSS konnten die gute Wirksamkeit der Sulfonamide bei schwächeren Infektionsdosen mit *Cl. perfringens*- und *Cl. septicum*-Stämmen verschiedenster Virulenz ohne weiteres belegen; bei stärkeren Infektionsdosen gelang dies meist nicht. Zu ähnlichen Ergebnissen kommen KENDRICK mit Neoprontosil, Sulfanilamid und Sulfapyridin, ferner MORALES und GONZALES, ARMSTRONG und RAE sowie LONGACRE, der zusätzlich die Muskulatur durch Quetschung schädigte. Im ganzen wurden Erfolge nur bei *Cl. perfringens*- und *Cl. septicum*-Infektionen, nie aber bei *Cl. novyi*-Infektionen gesehen (BLISS, LONG und SMITH; GORDON und MCLEOD; SCHOOP und STOLZ; STOLZ).

Beim Fuchs verlängern Sulfonamide das Leben nach Infektionen mit *Cl. septicum* und *Cl. novyi*. Die Ödementwicklung wird verzögert, ohne daß der tödliche Ausgang verhindert wird.

Bei der intramuskulären Infektion von Hunden mit *Cl. perfringens* konnten SEWELL, DOWDY und VINCENT einen gewissen Schutz durch Sulfadiazin erzielen, wenn das Präparat *vor* der Infektion prophylaktisch gegeben wurde, somit die Infektion im Zeitpunkt des höchsten Blutspiegels begann. Sulfanilamid war wesentlich schlechter als Sulfadiazin, ebenso jede Gabe erst während oder nach der Infektion. Bei der lokalen Chemotherapie berichten HAC und HUBERT 1944 von 50% Erfolgen mit Sulfadiazin und Sulfathiazol bei der weißen Maus.

In einer kritischen Betrachtung der gesamten damaligen Literatur hat SANDUSKY 1942 darauf hingewiesen, daß die Chemotherapie-Ergebnisse bei Infektionen durch Keimaufschwemmungen außerordentlich wechselnd sind, gleichgültig ob die Chemotherapeutica oral oder parenteral, lokal, vor, während oder nach der Infektion gegeben worden sind. Er schlägt daher vor, anstelle der „Nadelinfektion" eine experimentelle Wundinfektion zu setzen, die den natürlichen Verhältnissen eher entspricht, ohne daß aber die Beurteilung der chemotherapeutischen Erfolge sehr wesentlich erleichtert wird.

Die meisten Autoren äußern sich über die Erfolge der experimentellen Chemotherapie mit Sulfonamiden gegen Gasbrandkeime so pessimistisch, daß sie ganz von der Sulfonamidtherapie abzugehen gewillt sind (SANDUSKY, HAWKING, SCHREUS und PELTZER, SCHREUS et al., ZENKER und KIFFNER, REED und ORR).

Regelmäßig ist die lokale Anwendung wirksamer als die allgemeine Therapie, ebenso die prophylaktische, auch unter Kriegsbedingungen (FISHER et al.), besser als die kurative (McLEOD und GORDON). Nur eine kurze Verlängerung des Lebens sieht BONNIN bei Gartenerde-Infektion in frakturierten Knochen des Meerschweinchens mit *Cl. septicum*, keinen Erfolg dagegen mit *Cl. novyi*, einen recht guten dagegen bei *Cl. perfringens*. IVANOVICS ist der Meinung, daß die guten Ergebnisse, die meist bei Mäusen, Ratten und Kaninchen erzielt worden sind, wenig bedeuten, da das für den Gasbrand am besten geeignete Experimentaltier, das Meerschweinchen, der Infektion gegenüber wesentlich empfindlicher ist und das klinische Bild dem des Menschen besser entspricht. MENDELSON und LINDSEY haben jüngst die Versuche DOMAGKs, der lokalen Anwendung von Sulfamylon (= Mafenid = Supronal) mit der Methode der massiven Wundinfektion an Ziegen wieder aufgenommen; im Gegensatz zu der pessimistischen Meinung der meisten Autoren des 2. Weltkrieges sehen sie im rechtzeitigen Spray auf die frische Wunde mit diesem Sulfonamid ähnlich gute Erfolge wie DOMAGK, die jenen bei lokaler Penicillinbehandlung gleichen.

dd) Antibiotica. Die experimentelle Chemotherapie mit *Antibiotica* stellt nach wenig erfolgreichen Versuchen mit *Tyrothricin* (HAC 1944) das *Penicillin* – auch nach den Erfahrungen 1944 in Frankreich (FISHER et al.) – in den Mittelpunkt des Interesses. Schon 1943 haben HAC und HUBERT in umfangreichen Reihen mit Penicillin Erfolge bei Infektionen der Maus und des Meerschweinchens erzielt, sofern lokal sofort nach der Infektion 125 E besser aber 500 E gegeben wurden; es überlebten 80–98% der weißen Mäuse, später gegebene Dosen waren ohne Effekt. Ferner wurde ein Rückgang der Zahl der positiven Blutkulturen sowie Ausbleiben von Hämaturie und anderer hämorrhagischer Erscheinungen gesehen. Diese Beobachtungen werden von McINTOSH und SELBIE bestätigt, auch von SALLMANN bei der experimentellen intraocularen Infektion des Auges vom Kaninchen mit *Cl. perfringens*. In der Kombination von Penicillin mit Sulfanilamiden wird die Infektion am Auge erheblich begrenzt, abgesehen davon, daß Allgemeinerscheinungen ohnehin nicht beobachtet werden. Auch bei der massiven Infektion von Ziegen (LINDSEY et al.) mit Explosivträgern hatte rechtzeitig gegebenes Penicillin lokal in Form von Sprays eine gute Wirkung (MENDELSON).

Die Resultate mit *Bacitracin* lokal (SANDUSKY und KEEBLE) waren außerordentlich unregelmäßig. Die systematische Untersuchung der Empfindlichkeit von anaeroben Sporenbildnern auf *Chloramphenicol* zeigt, daß dieses Präparat nur auf *Cl. botulinum* und *Cl. oedematiens* wirkt, kaum oder überhaupt nicht gegen alle übrigen Gasbrandclostridien sowie *Pl. tetani* (MAZUREK). So sind die dürftigen Ergebnisse mit Chloramphenicol im Vergleich zu den besseren mit Aureomycin und anderen Tetracyclinen erklärlich (SANDUSKY et al. 1950, ALTEMEIER et al. 1950). Die Beurteilung der Wirkungen der *Tetracycline* wird durch ihre damals noch nicht im vollen Umfang erkannte Nebenwirkung auf die Darmflora erschwert (KISER et al., MEYER-ROHN – mündliche Mitteilung).

Die geringe Wirksamkeit der Antibiotica auf Sporen ist ein grundsätzliches Hindernis der Chemotherapie von Infektionen mit Clostridien (WYNNE und HARRELL).

Ausführliche, statistisch gut durchgearbeitete Versuche zur Chemotherapie mit Antibiotica finden sich bei TAYLOR und NOVAK; sie verwenden Dosen, die jenen entsprechen, die beim Mensch im Vergleich zum Gewicht der Tiere anwendbar sind. TAYLOR und NOVAK machen von Sporensuspensionen Gebrauch, die eine

100%ige Sterblichkeit der Tiere herbeiführen. Bewertet werden die Verlängerung der Überlebenszeit und Senkung der Mortalität.

Die Überlebenszeit bei *Cl. perfringens*-Infektionen wird durch Penicillin von 2 auf etwa 9 Tage erhöht, die Sterblichkeit auf 33% gesenkt. Dies gelingt bei Infektionen mit *Cl. septicum* nicht. Die Tetracycline Aureomycin und Terramycin bewirken bei Infektionen mit *Cl. septicum*, *Cl. bifermentans*, *Cl. histolyticum*, *Cl. novyi* und *Cl. perfringens* lokal gegeben eine Erhöhung der Überlebenszeit in allen Fällen und eine Senkung der Mortalitätsrate. Dies gelingt mit Polymyxin und Chloramphenicol wesentlich schlechter, zum Teil überhaupt nicht; die antitoxische Behandlung ist nach TAYLOR und NOVAK nur gegen *Cl. perfringens* wirksam, versagt aber bei fast allen anderen Clostridien.

KISER et al. zeigen in Experimenten an der weißen Maus (Rocklandstamm), daß Aureomycin und Terramycin bei Infektionen mit *Cl. septicum*, *Cl. novyi* und *Cl. bifermentans* das Penicillin übertreffen, gegenüber *Cl. perfringens* aber gleich gut wirken. Bei Infektionen mit *Cl. feseri (= Cl. chauvoei)* am Meerschweinchen ließ sich mit Aureomycin ein voller Schutz erzielen, auch wenn die Therapie eine Stunde post infectionem begann. Alle Antibiotica wurden intraperitoneal verabreicht. Von SOBOLEW und BRAUDE werden die Resultate mit Tetracyclinen bei experimentellen Infektionen mit *Cl. sordelli*, *Cl. septicum* und *Cl. perfringens* an der weißen Maus bestätigt. Über gute Erfolge mit Penicillin gegen experimentelle *Cl. chauvoei*-Infektionen beim Schaf berichten MATHOIS und STÖCKL.

Gleichwohl hört nach MALEK et al. das Eindringen der Tetracycline in die geschädigte Muskulatur schon in frühen Stadien einer Infektion mit Clostridien auf, wohl aber sind die Randgebiete nach fluorescenzoptischen Versuchen reich an Tetracyclinen, nicht aber die Ödemflüssigkeit der Myonekrosen.

b) Immunologische Methoden. Die Probleme der Serotherapie von Infektionen durch Clostridien sowie die der aktiven Immunisierung gegen diese Keime können durch die Neutralisierung von Toxinen sowie die Antikörperbildung gegen Keime und Toxine im Tierversuch studiert werden. Auch zur Wertbestimmung antitoxischer Seren oder ihrer Fraktionen werden Tierversuche herangezogen. Der echte Schutz- oder Heileffekt eines Gasbrandserums oder Gasbrandimpfstoffes kann nur gegenüber einer Infektion, nicht aber einer Intoxikation allein geprüft werden. Daher ist Art und Form der experimentellen Infektion auch für diesen Fragenkomplex entscheidend.

Über die *natürlichen Schutzkräfte* des Tierkörpers liegt eine ausführliche Arbeit von INSULANDER vor, der 1933 Experimente mit *Cl. histolyticum* durchführte: das *β-Lysin* im Normalserum hat eine gewisse Wirksamkeit auf diesen Keim, während Immunseren agglutinierende, präzipitierende und phagocytose-fördernde Eigenschaften aufweisen.

Auf den Schutz von Normalserum wird später einzugehen sein.

aa) Serotherapie. Die Schwierigkeiten, die sich einer *Serotherapie* prinzipiell entgegenstellen, charakterisieren MILES und MILES folgendermaßen: Eine Barriere von Thromben und intercellulärem Netzgewebe im lymphatischen System blockiert das Gewebe vor dem Zugriff der Antikörper, damit der Serotherapie. Schon innerhalb von 30 min nach der Infektion ist das Gewebe durch Toxine so geschädigt, daß das Antitoxin keinen Effekt mehr haben kann.

Versuche zur *experimentellen Serotherapie* des Gasödems wurden im Verlauf des ersten Weltkrieges begonnen. Gasbrandseren, Einzel- wie Mischseren, wurden an infizierten Meerschweinchen von KOLLE, SACHS und GEORGI unter relativ einfachen Versuchsbedingungen, durch die Infektion mit einer sicher tödlichen Dosis von *Cl. perfringens*, *Cl. chauvoei* und anderen Keimen geprüft.

CRADDOCK und PARISH behandelten mit Erfolg 1931 die Infektion durch *Cl. septicum* (Stamm Pasteur III) an der Maus. Sowohl gegenüber massiven Infektionsdosen mit lebenden Bacillen wie mit gewaschenen Sporen unter Zusatz von $CaCl_2$ wurden gute Erfolge beobachtet.

Eine Übersicht aller hier im einzelnen nicht aufzuführender serotherapeutischer Versuche bis zum Jahre 1940 finden sich bei H. SCHMIDT in den „Grundlagen der spezifischen Therapie und Prophylaxe bakterieller Infektionskrankheiten".

Auch im zweiten Weltkrieg wurden zahlreiche Experimente zur Serotherapie bei Infektionen mit Gasödem-Erregern im Tierversuch durchgeführt (KLOSE und SCHROER). ZEISSLER zieht das Resumé aller Experimente mit antitoxischen Seren im Sinne einer Abschwächung des pathologischen Prozesses, am stärksten bei *Cl. perfringens*, weniger bei *Cl. septicum* und gering bei *Cl. novyi* nach einer Frühprophylaxe, die bei schweren Verletzungen so rasch als möglich durchgeführt werden soll. So sind Versuche am Meerschweinchen, die antitoxisch vorbehandelt sind und denen dann Reinkulturen eingespritzt werden, insofern erfolgreich, als sich das pathologisch-anatomische Geschehen lokalisiert, besonders bei *Cl. perfringens*, nicht ganz so deutlich bei *Cl. septicum* und *Cl. novyi* (BIELING und NORDMANN).

Nach GORDON und MCLEOD sind Antisera Sulfonamiden vorzuziehen; es werden multiple Seruminjektionen in der Nähe der Wunde empfohlen, ein Vorgehen, das von ZEISSLER strikt wegen der zusätzlichen Gewebsschädigung abgelehnt wird. Allerdings erhielten GORDON und MCLEOD bei Mäuseversuchen mit *Cl.septicum* sowie Meerschweinchenversuchen mit *Cl. perfringens*, *Cl. septicum* und *Cl. novyi* 100%ige Überlebenseffekte bei der Prophylaxe mit stammspezifischen antitoxischen Seren.

TAYLOR und NOVAK, deren Infektionstechnik mit Sporensuspensionen oben beschrieben worden ist, bestätigen diese guten Resultate nur bei Infektionen mit *Cl. perfringens*.

Bei Versuchen an Hunden (AUB, ZAMECNIK und NATHANSON) war eine antitoxische Vorbehandlung nur 5 min nach der Injektion mit Toxin von *Cl. oedematiens (novyi)* noch von Wert.

Mechanismus der Wirkung von antitoxischen Seren. Die besondere Wirksamkeit der einzelnen antitoxischen Faktoren wird von EVANS (1945, 1947) durch Bestimmung des α-Antitoxingehalts des Gasbrandserums festgelegt. Er erachtet den α-Antitoxingehalt als wesentlich für den Schutz des infizierten Meerschweinchens. Serum ohne α-Antitoxin, aber mit anderen Faktoren wie ϑ-Antihämolysin, Antihyaluronidase oder Antikollagenase zeigt keinen Schutzeffekt; auch fördert der Zusatz dieser Faktoren zum α-Antitoxin den dort festzustellenden Effekt nicht.

Die Wirkung von *Normalserum* gegen die Infektion am bebrüteten Hühnerei (Methode von BULLEN, WILSON und CORDIMER), besser bei Serum vom Pferd als vom Kaninchen, deutlicher aber noch bei Diphtherieserum (!), wird durch ein antitoxisches Serum gegen *Cl. perfringens* kaum übertroffen. Es ist gleichgültig, ob das antitoxische Serum vom Kaninchen oder vom Pferd hergestellt ist. Den so geschützten Eiern fehlt eine celluläre Reaktion gegen die Infektion, ebenso die Phagocytose. Der Schutzeffekt der Seren zeigt sich in einer bemerkenswerten Bakteriostase in der Allantoishöhle mit erheblicher Störung der Morphologie der Keime. Gegen den alleinigen Wert des Serums spricht aber der Sauerstoffreichtum der Allantoisflüssigkeit, der sich dadurch manifestiert, daß der bakteriostatische Effekt bei Entfernung der Allantoisflüssigkeit aufgehoben wird, wenn sie anaerob bebrütet wird oder die noch gehemmten Organismen gewaschen und normalen Eiern wieder übertragen werden. Ebenso wird der bakteriostatische Effekt zunichte gemacht, wenn der Embryo getötet wird und die Eier wieder inkubiert werden. Es gelang ferner, die protektive Kraft von Normalseren, Diphtherie- und Gasbrandseren durch Absorption mit gewaschenen Suspensionen von *Cl. perfringens* zu entfernen, nicht aber durch Absorption etwa mit einer Suspension von *C. diphtheriae*.

Diese Beobachtungen wurden von BULLEN und CUSHNIE (1962) weiter verfolgt. Im Meerschweinchenversuch wurde ein gewisser Effekt des Antiserums dann beobachtet, wenn das Gewebe nicht durch $CaCl_2$ geschädigt war; ähnlich waren die Beobachtungen bei der weißen Maus. Offensichtlich hängt der Serumeffekt vom Redoxpotential ab: ein niedriges Redoxpotential um + 10 mV verhindert den Effekt des Serums, während bei einem höheren Redoxpotential von + 60 mV die Serumwirkung eintritt, auf der anderen Seite die Bacillen bei diesem relativen Reichtum an Sauerstoff kaum mehr wachsen können (vgl. Kapitel Redoxpotential).

Bei intraperitonealer Infektion von Meerschweinchen konnten BULLEN und CUSHNIE 1963 zeigen, daß passiv immunisierte Tiere durch eine Erdinfektion vorübergehend krank werden, während nach Zugabe von Gasbrandkeimen diese Erdinfektionen schließlich zum Tode führt. Die passive Immunisation infizierter Tiere verhindert zwar nicht die Erkrankung, aber die Entwicklung des Schocks. Das Exsudat passiv immunisierter Tiere, die im Schock gestorben waren, war nicht toxisch. Durch Hitze oder Antibiotica getötete Bacillen waren intraperitoneal ohne Wirksamkeit.

In einer weiteren Arbeit mit DOBSON und WILSON zeigte BULLEN 1963, daß der bakteriostatische Effekt eines Antiserums gegen *Cl. perfringens* nicht nur vom E_h, sondern auch vom pH beeinflußt wird: bei relativ hohen E_h- und pH-Werten führt ein spezifisches Antiserum zu einer starken Reduktion der Bakterien mit Zerstörung der Zellen, ein niedriges pH und ein niedriges E_h dagegen vermindern die Kraft des spezifischen Antiserums fast vollkommen. Da aber in vivo gasbrandinfiziertes Gewebe meist ein niedriges pH und ein niedriges E_h besitzt, ist von vornherein die antitoxische Therapie stark in Frage gestellt, unabhängig, ob die Wirkung des Antiserums von den genannten physikalischen Faktoren abhängig ist.

Versuche, toxische Substanzen auf anderer Basis abzufangen, etwa durch Injektion von Polivinylpyrrolidon oder Dextran, führten zu keinen Ergebnissen bei Ratten, die mit Kulturfiltraten von *Cl. perfringens* Typ A infiziert worden waren (SANFORD, GANLEY und PHILLIPS 1956). Wenn man aber die genannten Präparate, gleicherweise auch Kochsalzlösung, vor der Injektion mit dem Gift injizierte, sah man einen gewissen Rückgang der Sterblichkeit, der nur durch die Verdünnung des Toxins dank der vergrößerten Flüssigkeitsmenge in Gewebe und Gefäß erklärt werden kann.

Die *Wertbemessung antitoxischen Gasbrandserums* wird im wesentlichen an Tieren durchgeführt. Grundsätzliche Arbeiten auf diesem Gebiet liegen von SCHLOSSBERGER und MENK 1929, SORDELLI et al. 1929 und MENK 1930 sowie von OTTO und HETSCH 1935 vor. Einer Wertbemessungsmethode auf intracutaner Basis haben sich SSILANOWA sowie SSILANOWA und OSTROWSKAJA bedient. Die Mehrzahl aller Arbeiten über die Wertbemessung und Feststellung der Toxine stammen aus dem Institut Pasteur (vgl. PRÉVOT) sowie aus den Arbeitskreisen um OAKLEY und VAN HEYNINGEN. Es darf auf die Übersichten von HANS SCHMIDT sowie HOBBS, OAKLEY und HABERMANN verwiesen werden.

bb) Aktive Immunisierung. Seit den ersten Versuchen von WEINBERG im Jahre 1924 haben sich viele Autoren diesem schwierigen Problem ohne Erfolg gewidmet. Zu nennen sind einige interessante, vielleicht doch erfolgversprechende Versuche: HENDERSON hat sich 1935—1937 formolisierter Antigene oder Antigenfiltrate von *Cl. septicum* und *Cl. oedematis maligni* bedient, um einen Schutz gegen Infektionen am Kaninchen oder Meerschweinchen von Sporeninfektionen zu erzielen. Dies gelang nur mit formolisierten Vollantigenen, nicht mit den zuerst verwendeten Filtraten der Bakterienkulturen.

SELEVINSKAJA nahm formolisierte toxinfreie Gasbrandbacillen, die subcutan alle 6–7 Tage injiziert gut vertragen wurden; dabei konnte sie keine Immunität gegen eine Reinfektion erzielen, obwohl das Serum der Tiere drei Wochen nach der Infektion agglutinierende Antikörper mit Titern von 1 : 200–1 : 400 und komplementbindende Antikörper in der Verdünnung 1 : 5 aufwies. Mit Antitoxin vorbehandelte und dann immunisierte Tiere überlebten die experimentelle Infektion ein wenig länger, gaben in ihren Seren auffallend grobflockige Agglutinationen.

Versuche mit *Toxoiden* bei Mensch und Tier wurden von TYTTEL und LOGAN 1946, 1947 wieder aufgenommen, zum Teil in Zusammenarbeit mit dem Chirurgen ALTEMEIER 1947. Aluminiumtoxoide von *Cl. perfringens* und *Cl. oedematiens* gaben bei Tieren einen guten Schutz gegen Injektionen von Toxin wie bacilläre Infektionen. Nach ALTEMEIER (1952) waren intramuskulär gegebene Toxoide beim Meerschweinchen wirksamer als subcutane. Er beobachtete einen 80–100%igen Schutzeffekt gegenüber Dosen von 1–1000 MLD von *Cl. perfringens* und *Cl. novyi*, einen nur 70%igen gegen *Cl. histolyticum*, der durch Zugabe von Kollagenase etwas verbessert werden konnte.

Die Technik der Zubereitung von *aktiven Impfstoffen* gegen *Cl. perfringens* und *Cl. oedematiens* sind 1958 von TSCHERKAS beschrieben worden. Die Methodik der Immunisierung hat CHAUSTOWA analysiert, ohne daß die Ergebnisse befriedigen können. LARINA berichtet von der guten Wirkung eines Oktaanatoxins (40 E/ml gegen *Cl. perfringens*, 35 gegen *Cl. oedematiens*, 20 E gegen *Pl. tetani*, 150 gegen *Cl. botulinum* Typ A, 50 gegen Typ B, je 25 gegen die Typen C, D und E) gegen experimentellen Gasbrand bei Rhesusaffen; die Tiere wiesen nach einer Reimmunisierung gute antitoxische Titer gegen alle Gifte der genannten Keimarten auf.

SIEBENMANN und PLUMMER haben im Rahmen ihrer erfolgreichen kombinierten Chemo- und Serotherapie gesehen, daß geheilte Mäuse gegenüber einer Zweitinfektion mit 5–10 MLD von *Cl. perfringens* resistent, d. h. geschützt sind.

Ähnliches wird von TSCHIRKIN berichtet: die spezifische Immunität der durch Tetracyclin oder Ekmonovocillin geheilten Mäuse und Ratten hielt sich einige Zeit, danach verschwand sie, ebenso die Antikörper (TATARINOV und TSCHIRKIN).

c) Kombinierte Therapie. NITTI und BLOCH haben am Meerschweinchen bei Kombination von Sulfanilamid mit subcutaner Gabe von einem Antiserum (0,1 ml mit dem Titer 1 : 100) nach Infektion mit *Cl. perfringens* keinen Gasbrand beobachten können; es entstand lediglich ein geringes Ödem, das nach 24 Std verschwunden war, die Wundheilung war komplikationslos.

HENDERSON und GORER bedienten sich 1940 der intradermalen Infektion mit *Cl. septicum* und *Cl. perfringens*, aber auch einer intramuskulären Technik an weißen Mäusen, denen 100fach infizierende Dosen von *Cl. septicum* und 5fach infizierende Dosen von *Cl. perfringens* mit 100%iger Letalität injiziert wurden. Nach kombinierter Therapie – Sulfapyridin per os und antitoxisches Serum – überlebt der größere Teil der Tiere mit Ausheilung der Läsion, was bei einfacher Therapie nicht gelingt. Es bilden sich zentrale Nekrosen und Ulcerationen, die narbig ausheilen. Die Überlebensraten betragen bei Infektionen mit *Cl. septicum* sogar 88%, während sie bei *Cl. perfringens* nicht so hoch sind; es gelang mangels geeigneter Sporensuspensionen nicht, eine gleichmäßige Infektions- und Todesrate zu erzielen.

SINGER sieht bei der Kombination von Sulfanilamid mit Antiserum eine gute Wirkung gegen experimentelle Infektionen mit *Cl. perfringens* und *Cl. septicum*, wenig Erfolg dagegen bei *Cl. oedematiens* und *Cl. histolyticum*.

Favata et al. zeigen in ausgedehnten Untersuchungen an Hunden bei Mischinfektionen mit vier Clostridien zusammen mit *Staph. aureus*, daß die Kombination von Sulfadiazin, auch die von Penicillin mit einem Antitoxin sehr wirksam ist. Das pathologisch-anatomische Geschehen verläuft bland, die Erscheinungen heilen im Sinne einer chronischen Entzündung mit der Bildung von Bindegewebe aus. Dagegen sind Herz und Leber der Tiere relativ stark alteriert.

1945 greifen Siebenmann und Plummer kombinierte Versuche auf; weiße Mäuse werden mit 4 Std alten Kulturen von *Cl. perfringens* mit einer Dosis von 5 MLD infiziert. Dabei wird nach der alleinigen Gabe von Antitoxin eine 20%ige Überlebensrate, nach der alleinigen Gabe von Marfanil lokal eine 40%ige Überlebensrate nach 10 Tagen beobachtet, während die Kombination beider Therapeutica zu einer 80%igen Überlebensrate führt. Die Wirksamkeit des Marfanils übertrifft nach der Meinung dieser Autoren nicht die anderer Substanzen der Sulfonamidreihe.

Einen Synergismus konnten Siebenmann und Plummer bei der lokalen Anwendung des Penicillins kombiniert mit der allgemeinen Anwendung eines Antitoxins beobachten.

Nagler fand bei der Kombination von Penicillin mit einem Antitoxin gegen *Cl. perfringens* eine gute Wirkung; es überlebten bei dreitägiger Therapie mit 26000 E Penicillin und 700 E Antitoxin 93% der Meerschweinchen. Insgesamt überlebten bei zehntägiger Beobachtung 77% der Tiere. Bei der Kombination des Antitoxins mit 800 mg Sulfadiazin betrugen die Überlebensraten nach drei Tagen immerhin 66%, sanken aber bei zehntägiger Beobachtung auf 27% ab. Histologisch war der Erfolg der Kombination von Penicillin mit antitoxischem Serum in einer Einschränkung des Prozesses mit Ausheilungstendenz zu sehen; die Clostridien waren fadenförmig verändert als Folge der Chemotherapie. Aus dem abgeheilten Prozeß gezüchtete Clostridien waren weder gegen Penicillin resistent geworden noch hatten sie ihre Virulenz verloren.

Im Kaninchenversuch erweist sich die ,,spezifische Blockade" des Lymphsystems (nach Malek) mit spezifischen Seren, die lokal und intravenös gegeben werden, zusammen mit Chlortetracyclin als wirksamste Kombinationstherapie des experimentellen Gasbrandes (Houba).

Auf Grund der Experimente wie der klinischen Erfahrungen sehen zahlreiche Autoren in der Kombination von Chemotherapie und Serotherapie die einzige gesicherte Wirksamkeit auf Gasbrandinfektionen, die mit beiden therapeutischen Elementen allein nicht gelingt, kombiniert aber als Frühprophylaxe bei allen auf Gasbrand verdächtigen Wunden noch den besten Erfolg haben dürfte (Baker, Domagk, Zeissler und viele andere).

Literatur

Besonders ausführliche Angaben und Literaturhinweise finden sich in folgenden hier aufgeführten Arbeiten von: Domagk, Gay, Hewitt, McCoy u. McClung, McLennan 1962, Prévot 1955, Sandusky u. Meleney, H. Schmidt, Smith 1955, Zeissler, Krauspe u. Rassfeld

Aikat, B. K., and J. H. Dible: The pathology of Clostridium welchii infection. J. Path. Bact. **71**, 461—476 (1956).

— — The local and general effects of cultures and culture-filtrates of Clostridium oedematiens, Cl. septicum, Cl. sporogenes and Cl. histolyticum. J. Path. Bact. **79**, 227—241 (1960).

Altemeier, W. A., R. Coit, R. Sherman, M. A. Logan, and A. Tytell: Toxoid immunization of experimental gas gangrene. Further studies. Arch. Surg. **65**, 633—640 (1952).

— W. L. Furster, W. R. Culbertson, C. L. Wadsworth, A. A. Tytell, M. A. Logan, and A. G. Tytell: Toxoid immunization in experimental gas gangrene. Ann. Surg. **126**, 509—522 (1947).

ALTEMEIER, W. A., J. A. MCMURRIN, and L. P. ALL: Chloromycetin and aureomycin in experimental gas gangrene. Surgery **28**, 621—631 (1950).

ARLOING, F., A. MOREL, A. JOSSERAND et L. THÉVENOT: Action favorisante du pouvoir pathogène expérimental du vibrion septique excercée par un complexe sodique entre le fer et l'acide l-ascorbique. C. R. Soc. Biol. (Paris) **125**, 281—283 (1937).

— — — — et R. CAILLE: Action de la vitamine C et de ses complexes organométalliques sur le développement et le pouvoir fermentatif du vibrion septique. C. R. Soc. Biol. (Paris) **125**, 347—349 (1937).

ARMSTRONG, A. R., and M. V. RAE: Chemotherapy and experimental gas gangrene. Canad. med. Ass. J. **45**, 116—118 (1941).

AUB, J. C., P. C. ZAMECNIK, and I. T. NATHANSON: Physiologic action of Clostridium oedematiens (novyi) toxin in dogs. J. clin. Invest. **26**, 404—410 (1947).

BAKER, E. E.: Clostridial infections with special reference to Cl. perfringens. Amer. J. Surg. **107**, 689—692 (1964).

BALCH, H. H., and O. H. GANLEY: Observations of Clostridium welchii myonecrosis. Ann. Surg. **146**, 86—97 (1957).

BALOGH, E. v.: Beiträge zur experimentellen Pathologie des Gasbrandes. Zbl. allg. Path. path. Anat. **66**, 262 (1937).

BATTY, I., D. BUNTAIN, and P. D. WALKER: Clostridium oedematiens: A cause of sudden death in sheep, cattle and pigs. Vet. Rec. **76**, 1115—1117 (1964).

BEERENS, H., et M. TAHON-GASTEL: Infections humains à bactéries anaérobies non toxigènes. Paris: Maloine 1965.

BERGGREN, R. B., TH. D. BATTERTON, G. MCARDLE, and W. H. ERB: Clostridial myositis after parenteral injections. J. Amer. med. Ass. **188**, 1044—1048 (1964).

BERMAN, S., J. P. LOWENTHAL, M. E. WEBSTER, P. L. ALTERI, and R. B. GOCHENOUR: Factors affecting the elaboration by Clostridium histolyticum of proteinase capable debriding third degree burn eschars on Guinea pig. J. Bact. **82**, 582—588 (1961).

BIELING, R.: Über die experimentelle Chemotherapie des Gasbrandes. Z. Immun.-Forsch. **27**, 65—146 (1918).

— u. M. NORDMANN: Kriegserfahrungen zur Pathologie und Therapie des Gasbrandes. Jena: G. Fischer 1941.

BITTNER, J., V. VOINESCO et S. FILIPESCO: Variabilité du Clostridium perfringens. I. Variante de type „L" — Résistante à la pénicilline et toxinogène. Arch. roum. Path. exp. **21**, 771—781 (1962).

BLAICH, M. M., B. W. ZWEIFACH, and F. D. SPEER: Tetrazolium salts. Amer. J. clin. Path. **23**, 332—339 (1953).

BLISS, E. A., P. H. LONG, and D. G. SMITH: Chemotherapy in experimental gas gangrene and tetanus infection in mice. War Med. (Chic.) **1**, 799—810 (1941).

BOEREMA, I.: The use of hyperbaric oxygen. Amer. Heart J. **69**, 289—292 (1965).

BONNIN, N. J., and F. FENNER: Local implantation of sulphanilamide for prevention and treatment of gas gangrene in heavily contaminated wounds: suggested treatment for war wounds. Med. J. Aust. **1**, 134—140 (1941).

BRAUN, H., u. R. GOLDSCHMIDT: Die Methoden der tierexperimentellen Wundinfektion. In, E. ABDERHALDEN: Hdb. d. biol. Arb.methoden, Abt. VIII, Teil 2, H. 4, 543—606. Berlin-Wien: Urban & Schwarzenberg 1927.

BREED, R. S., E. G. D. MURRAY, and N. R. SMITH: BERGEYS Manual of determinative Bacteriology, 7. Aufl. London: Baillère, Tindall & Cox 1957.

BROCARD, H.: Production chez le cobaye de phlegmons gazeux mortels par l'infection simultanée d'adrenaline et de cultures de bacillus perfringens avirulent. C. R. Soc. Biol. (Paris) **134**, 567—569 (1940).

BROOKS, M. E., M. STERNE, and G. H. WARRACK: A re-assessment of the criteria used for type differentiation of Clostridium perfringens. J. Path. Bact. **74**, 185—195 (1957).

BRUMMELKAMP, W. H., I. BOEREMA, and L. HOOGENDYK: Treatment of clostridial infections with hyperbaric oxygen drenching. Lancet **I**, 235—238 (1963).

— L. HOOGENDYK, and I. BOEREMA: Treatment of anaerobic infections by drenching the tissues with oxygen under high atmospheric pressure. Surgery **49**, 299—302 (1960).

BRUNNER, C., W. v. GONZENBACH u. RITTER: Experimentelle Untersuchungen über Erdinfektion und Antiseptik. Ein Beitrag zur richtigen Einschätzung der chemischen Wund-Antiseptik. Bruns' Beitr. klin. Chir. **111**, 572—684 (1918).

BULLEN, J. J., and I. BATTY: The effect of Clostridium welchii type D culture filtrates on the permeability of the mouse intestine. J. Path. Bact. **71**, 311—323 (1956).

—, and G. H. CUSHNIE: Experimental gas gangrene: the effect of antiserum on the growth of Cl. welchii type A. J. Path. Bact. **84**, 177—192 (1962).

— — The failure of antitoxin to protect guinea-pigs against intraperitoneal infection with Clostridium welchii type A. J. Path. Bact. **86**, 345—360 (1963).

BULLEN, J. J., A. DOBSON, and A. B. WILSON: Bacteriostatic effects of specific antiserum on Clostridium welchii type A. The role of Eh and pH of the medium. J. gen. Microbiol. **35**, 175—182 (1964).
— A. B. WILSON, and K. CORDINER: The effect of normal and immune sera on the growth of Cl. welchii type A in the allantoic cavity of embryonated hen eggs. J. Path. Bact. **82**, 383—401 (1961).
BULLOCK, W. E., and W. CRAMER: On a new factor in the mechanism of bacterial infection. Proc. roy. Soc. B **90**, 513—529 (1919).
CALDWELL, G. A.: Treatment of gas gangrene experimentally produced. J. Bone Jt. Surg. **23**, 81—85 (1941); ref. Zentr.-Org. ges. Chir. **106**, 299 (1942).
CANADA, J. C., and D. H. STRONG: Incidence of Cl. perfringens in the livers of conventional and gnotobiotic mice. J. Bact. **89**, 1623—1624 (1965).
CHAUSTOWA, I. M.: Die Rolle des Intervalls zwischen primärer Immunisierung und Revakzination mit an Aluminiumhydroxyd adsorbiertem Anatoxin von Cl. perfringens. Zh. Mikrobiol. (Mosk.) **29/12**, 65—69 (1958).
CHAUVEAU, A., et S. ARLOING: Etude expérimentale sur la septicémie gangréneuse. Bull. Acad. Méd. (Paris) Sér. 2, **13**, 604—615 (1884).
COLEMAN, G. E.: Germination of spores of B. botulinus in collodion sacs in abdomen of guineapigs and rabbits. J. infect. Dis. **33**, 384—390 (1923).
— Intramuscular infection of guineapigs with spores of clostridium botulinum. Amer. J. Hyg. **9**, 47—56 (1929).
—, and K. F. MEYER: Some observations on the pathogenicity of Bac. botulinus. J. infect. Dis. **31**, 622—649 (1922).
COMBIESCO, D.: Lésions histologiques produites chez le cobaye par le B. histolytique. Ann. Inst. Pasteur **39**, 855—864 (1925).
COOKE, W. T., A. C. FRAZER, A. L. P. PEENEY, G. THOMAS, J. J. ELKES, A. D. T. GOVAN, S. G. BARLING, J. B. LEATHER, and R. P. SCOTT MASON: Clostridial infections in war wounds. Lancet **I**, 487—493 (1945).
COOPER, E. v.: Gas-gangrene following injection of adrenaline. Lancet **I**, 459—461 (1946).
CRADDOCK, S., and H. J. PARISH: The serum treatment of anaerobic (V. septique) infections in mice. Brit. J. exp. Path. **12**, 389—393 (1931).
DALGAARD-MIKKELSEN, SV., K. KARLSHØI, and L. SZABO: The significance of hyaluronidase for the infectiosity of Cl. welchii. Acta path. microbiol. scand. **27**, 186—193 (1950).
DAVIS, J. C., and ST. MUDD: Reducing sites in bacterial cells of the anaerobic genus Clostridium and their differentiation from other cell structures. J. Histochem. Cytochem. **5**, 254—263 (1957).
DIETRICH, K. F., u. G. LINZENMEIER: Über Gasbrand im Anschluß an Gallenwegsoperationen. Med. Klin. **58**, 665—667 (1963).
DOMAGK, G.: Neuere Untersuchungen zur Behandlung der Gasödeminfektionen mit Sulfonamidpräparaten. Klin. Wschr. **21**, 448—455 (1942).
— Weitere Untersuchungen über die Wirkung der Sulfonamide bei bakteriellen Infektionen, im besonderen bei den Wundinfektionen. Ergebn. Hyg. Bakt. **25**, 147—201 (1943).
— Pathologische Anatomie und Chemotherapie der Infektionskrankheiten. Stuttgart: G. Thieme 1947.
—, u. C. HEGLER: Chemotherapie bakterieller Infektionen, 3. Aufl. Leipzig: S. Hirzel 1944.
DUBOS, R.: The initiation of growth of certain facultative anaerobes as related to oxidation-reduction processes in the medium. J. exp. Med. **49**, 559—573 (1929).
ELDER, J. M., and A. A. MILES: The action of the lethal toxins of gas-gangrene clostridia on capillary permeability. J. Path. Bact. **74**, 133—145 (1957).
ELLNER, P. D.: A medium promoting rapid quantitative sporulation in Cl. perfringens. J. Bact. **71**, 495—496 (1956).
ERBRING, H., G. W. KORTING, F. F. NIEDNER u. W. WULF: Klinische und experimentelle Ergebnisse mit dem Redoxsystem Chlorophyllin-Glutathion. Dtsch. med. Wschr. **78**, 1156—1160 (1953).
— F. F. NIEDNER u. W. WULF: Die Bestimmung des Redoxverhaltens von Körperflüssigkeiten. Ärztl. Forsch. **8/I**, 426—432 (1954).
— — — Das Redoxsystem Chlorophyll-Glutathion in der chirurgischen Wundbehandlung. Dtsch. med. Wschr. **77**, 1076—1078 (1952).
EVANS, D. G.: The treatment with antitoxin of experimental gas gangrene produced in guinea-pigs by Cl. welchii, Cl. oedematiens and Cl. septicum. Brit. J. exp. Path. **26**, 104—111 (1945).
— Anticollagenase in immunity to Cl. welchii type A infection. Brit. J. exp. Path. **28**, 24—30 (1947).
— A. A. MILES, and J. S. F. NIVEN: The enhancement of bacterial infections by adrenaline. Brit. J. exp. Path. **29**, 20—39 (1948).

FAVATA, B. V., A. H. DOWDY, R. L. SEWELL, and J. G. VINCENT: The pathology of experimental clostridial infections in dogs. Surg. Gynec. Obstet. **79**, 660—668 (1944).

FELDT, A.: Kultur- und Tierversuche mit Sulfonamiden bei Gasödemerregern. Klin. Wschr. **22**, 742—744 (1943).

FILDES, P.: Methods for cultivating anaerobic bacteria. Medical Res. Committee Report No. **12**, 60—74 (1917).

— Tetanus VI. The conditions under which tetanus spores germinate in vivo. Brit. J. exp. Path. 8, 387—393 (1927).

— Tetanus VIII. The positive limit of oxidation-reduction potential required for the germination of spores of B. tetani in vitro. Brit. J. exp. Path. **10**, 151—175 (1929).

— Tetanus IX. The oxidation-reduction potential of the subcutaneous tissue fluid of the guinea-pig; its effect of infection. Brit. J. exp. Path. **10**, 197—204 (1929).

FISHER, G. H., M. E. FLOREY, T. A. GRIMSON, and P. M. DE C. WILLIAMS: Penicillin in clostridial infections. Lancet **I**, 395—399 (1945).

FREI, W., u. O. FROEBEL: Über den Einfluß der Infektion auf die Gewebsatmung. Biochem. Z. **278**, 1—10 (1935).

FRIEDRICH, P. L.: Die aseptische Versorgung frischer Wunden unter Mitteilung von Tierversuchen über die Auskeimungszeit von Infektionserregern in frischen Wunden. Arch. klin. Chir. **57**, 288 u. 309 (1898).

GAERTNER, W., u. C. v. SCANZONI: Chlorthymol und Jodchlorthymol bei Erdinfektion von Meerschweinchen. Dtsch. Z. Chir. **216**, 210—221 (1929).

GAFFKY, G.: Experimentell erzeugte Septicämie mit Rücksicht auf progressive Virulenz und accomodative Züchtung. Mitt. Kaiserl. Gesundh.-Amt **1**, 80—133 (1881).

GAY, W. I.: Methods of animal experimentation, 2 Bd. New York-London: Academic Press 1965/66.

GEIGER, J. C., and P. H. FELLOW: The possible danger of absorption of toxin of B. botulinus through fresh wounds and from mucous surfaces. Amer. J. publ. Hlth **14**, 309—310 (1924).

— E. C. DICKSON, and K. F. MEYER: The epidemiology of botulism. Publ. Hlth Bull. (Wash.) **127**, 1—119 (1922).

GILDEMEISTER, E., u. H. SCHLOSSBERGER: Über die Wirkung des Toxins der Erreger der Gasbrandgruppe auf die Kaninchenhornhaut. Zbl. Bakt. I. Abt. Orig. **126**, 527—529 (1932).

— u. H. WATANABE: Zur Bestimmung kleinster Mengen von Diphtherietoxin und Diphtherieantitoxin. Zbl. Bakt. I. Abt. Orig. **117**, 464—470 (1930).

GLOTOWA, E. W., u. N. S. GRODKO: Über den Gaserreger Bac. perfringens in Mischkulturen. Zbl. Bakt. I. Abt. Orig. **135**, 402—414 (1935).

GLOVER, J. L., and J. MENDELSON: Effects of hyperbaric oxygenation on rabbits with Cl. perfringens infection. J. Trauma **4**, 642—651 (1964).

GOERTZEN, J.: Histologische Veränderungen bei kleinen Versuchstieren nach intravenöser Einführung des Toxins des Fraenkelschen Gasbacillus. Zbl. Bakt. I. Abt. Orig. **138**, 366—374 (1937).

GORDON, J., and J. W. MCLEOD: Relative value of sulphonamides and antisera in experimental gas gangrene. Lancet **I**, 407—409 (1941).

HABERMANN, E.: Neuere Ergebnisse über Gasbrandtoxine. Dtsch. med. Wschr. **89**, 889—894 (1964).

HAC, L. R.: Experimental Clostridium welchii infection. IV. Penicillin therapy. J. infect. Dis. **74**, 164—172 (1944).

—, and A. C. HUBERT: Penicillin treatment of experimental Clostridium welchii infection. Proc. Soc. exp. Biol. (N. Y.) **53**, 61—62 (1943).

— — Experimental Clostridium welchii infection. II. Local sulfonamide therapy. J. infect. Dis. **74**, 150—160 (1944); III. Local therapy J. infect. Dis. **74**, 161—163 (1944).

HAIN, E.: Bacillus enterotoxicus (B. welchii Typ F) in einem Haushalt. Zbl. Bakt. I. Abt. Orig. **153**, 315—318 (1949).

— Zur Bakteriologie der Enteritis necroticans. V. Bac. enterotoxicus (B. welchii Typ F) in den Stühlen normaler Personen. Zbl. Bakter. I. Abt. Orig. **153**, 319—322 (1949).

HALBERT, S. P., C. S. KAZAR, and L. SWICK: Mixed bacterial infections in relation to antibiotic activities. II. The role of staphylococcal antibiotic in a Clostridium septicum-Staphylococcus albus infection. Antibiot. and Chemother. **7**, 235—242 (1957).

HALL, H. E., R. ANGELOTTI, K. H. LEWIS, and M. J. FOTER: Characteristics of Clostridium perfringens strains associated with food and food-borne diseases. J. Bact. **85**, 1094—1103 (1963).

HALL, I. C.: The principal postmortem findings in guinea pigs inoculated with pure cultures of pathogenic anaerobic bacilli. J. Bact. **15**, 17—18 (1928).

—, and I. P. SCOTT: Bacillus sordelli, a cause of malignant edema in man. J. infect. Dis. **41**, 329—333 (1927).

HAMPSON, C. R.: A case of probable botulism due to wound infection. J. Bact. **61**, 647 (1951).

HANKE, M. E., and J. H. BAILEY: Oxidation-reduction potential requirements of Cl. welchii and other clostridia. Proc. Soc. exp. Biol. (N. Y.) **59**, 163—166 (1945).

—, and J. TUTA: Studies on the oxidation-reduction potential of blood. J. biol. Chem. **78**, 36—38 (1928).

HAUDUROY, P.: Dictionnaire des bactéries pathogènes. Paris: Masson 1953.

HAWKING, F.: Prevention of gas-gangrene infections in experimental wounds by local application of sulphonamide compounds and by sera. Brit. med. J. **I**, 263—268 (1941).

HENDERSON, D. W.: The prophylaxis of experimental V. septique infection and the practical application of antibacterial methods. Brit. J. exp. Path. **16**, 393—404 (1935).

— The protective substances in specific antibacterial sera which control experimental infections with Cl. oedematis maligni. Second internat. Congres. f. Microbiol., London 1936, 523—524, London 1937.

— A serological analysis of the protective substances in specific antibacterial sera which control experimental infection with Cl. oedematis maligni. Brit. J. exp. Path. **18**, 224—238 (1937).

—, and P. A. GORER: The treatment of certain experimental anaerobic infections with sulphapyridine and with immune sera and the problem of synergic action. J. Hyg. (Lond.) **40**, 345—364 (1940).

HETTCHE, H. O., u. H. STRASSBURGER: Die Wirkung von Eisen-, Mangan- und Kupfersalzen bei letaler Tetanus- und Botulinusintoxikation der Maus. Z. Immun.-Forsch. **97**, 109—120 (1939).

HEWITT, L. F.: Oxidation-Reduction Potentials in Bacteriology and Biochemistry, 6. Aufl. Edinburgh: E. & S. Livingstone 1950.

HEYNINGEN, W. E. VAN: The role of toxins in pathology. In: Mechanisms of Microbial Pathogenicity ed. by J. W. HOWIE, and A. J. O'HEA, p. 17—39. Cambridge: University Press 1955.

HIBLER, E. v.: Untersuchungen über die pathogenen Anaerobier. Jena: G. Fischer 1908.

HIRSCH, H. A., and T. F. PAINE: Experimental uterine tetanus in mice. J. Path. Bact. **82**, 195—198 (1961).

HOBBS, B. C., M. E. SMITH, C. L. OAKLEY, G. H. WARRACK, and J. C. CRUICKSHANK: Clostridium welchii food poisoning. J. Hyg. (Lond.) **51**, 75—101 (1953).

HOUBA, V.: Zur ätiopathogenetischen Therapie der experimentellen Gasgangrän-Infektion. Zbl. Bakt. I. Abt. Orig. **175**, 605—617 (1959).

HUDEMANN, H.: Chirurgisches Nahtmaterial. Jena: VEB Fischer 1959.

INSULANDER, ST.: Experimentelle Untersuchungen über die Schutzkräfte des Tierkörpers gegen Bacillus histolyticus. Akademische Abhandlungen. Stockholm: Isaac Marcus Boktryckeri 1933.

ISSUPOW, F. G.: Zur Frage des Mechanismus der Aktivierung der Gasinfektion durch Proteus. Zh. Mikrobiol. (Mosk.) **30**, 86—90 (1959).

IVÁNOVICS, G., GY. N. GIESZER, Z. EÖLLÖS u. E. DICZFALUSSY: Zur Frage der Chemotherapie des Gasödems. Klin. Wschr. **21**, 1096—1100 (1942).

JAMIESON, S.: The identification of Clostridium oedematiens and an experimental investigation at its role in the pathogenesis of infectious necrotic hepatitifs (black disease) of sheep. J. Path. Bact. **61**, 389—402 (1949).

JUNGHANNS, H.: Gasbrand durch Einspritzung von Arzneimitteln. Dtsch. med. Wschr. **59**, 850—852 (1933).

KALICH, J.: Zur Pathogenese des Tetanus unter Berücksichtigung der Begleitkeime. Zbl. Vet. Med. **4**, 51—70 (1957).

— Tetanus als lokale und allgemeine Infektion. Zbl. Vet. Med. **4**, 415—430 (1957).

— Phagozytose von Tetanussporen. Zbl. Vet. Med. **4**, 431—446 (1957).

KATITCH, R., Z. VOUKITCHEVITCH, B. DJOUKITCH, V. MILJKOVITCH et B. TCHAVITCH: Recherches sur la pathogénie de la gangrène gazeuse lors d'infection provoquée par W. perfringens A, seul ou en association avec Cl. sporogenes et avec Cl. sporogenes et Staphylococcus aureus. Rev. Immunol. (Paris) **28**, 63—74 (1964).

KAWATOMARI, T.: Studies of the L forms of Clostridium perfringens. J. Bact. **76**, 227—232 (1958).

KENDRICK, D. B.: Treatment of gas gangrene infections in guinea pigs with neoprontosil, sulfanilamide and sulfapyridine. An experimental study. J. clin. Invest. **18**, 593—596 (1939).

KEPPIE, J.: The pathogenicity of spores of Cl. botulinum. J. Hyg. (Lond.) **49**, 36—45 (1951).

KETY, S. S., I. T. NATHANSON, A. L. NUTT, A. POPE, P. C. ZAMECNIK, J. C. AUB, and A. M. BRUES: The toxic factors in experimental traumatic shock. III. Shock accompanying muscle ischaemia and loss of vascular fluid. J. clin. Invest. **24**, 839—844 (1945).

KISER, J. S., G. C. DE MELLO, D. H. REICHARD, and J. H. WILLIAMS: Chemotherapy of experimental clostridial infections. J. infect. Dis. **90**, 76—80 (1952).
KITASATO, S.: Über den Tetanusbacillus. Z. Hyg. Infekt.-Kr. **7**, 225—234 (1889).
— Experimentelle Untersuchungen über das Tetanusgift. Z. Hyg. Infekt.-Kr. **10**, 267—305 (1891).
KLEY, M.: Infektionsversuche mit Clostridium botulinum Typ B. Inaug. Diss. München 1962.
KLOSE, F.: Experimentelle Versuche zur Therapie der Gasödemerkrankung mit Vuzin. Dtsch. med. Wschr. **45**, 901—903 (1919).
— u. W. SCHROER: Chemo- und Serumtherapie bei der Infektion mit Gasödemerregern im Tierversuch. Zbl. Bakt. I. Abt. Orig. **149**, 15—25 (1942).
— — Globucid- und Serumtherapie bei Infektionen mit Gasödemerregern, ein tierexperimenteller Vergleich. Zbl. Bakt. I. Abt. Orig. **149**, 304—316 (1942).
— — Tierexperimenteller Beitrag zur Chemo- und Serumtherapie des Gasödems. Dtsch. med. Wschr. **68**, 681—684 (1942).
KOLLE, W., H. RITZ u. H. SCHLOSSBERGER: Untersuchungen über die Biologie der Bakterien der Gasödemgruppe. Med. Klinik **14**, 281—284 u. 854—857 (1918).
— H. SACHS u. W. GEORGI: Serologische und serotherapeutische Studien bei Gasödem. Dtsch. med. Wschr. **44**, 257—261 (1918).
— — — Experimentelle Untersuchungen über die Wirkungen des Gasödemserums. Z. Hyg. Infekt.-Kr. **86**, 113—153 (1918).
LARINA, I. A.: Prevention of anaerobic infections in experiments on monkeys. Zh. Mikrobiol., Epidemiol. & Immunbiol. (Mosk.) **43/1** 118—123 (1966).
LEBERT, F., et P. TARDIEUX: Technique d'isolement et de détermination des bactéries anaérobies, 2. éd. Paris: Pacomhy 1952.
LEGROUX, R.: Chimiprévention de l'infection bactérienne des plaies de guerre. Mém. Acad. Chir. **66**, 415—424 (1940).
LILLIE, R. D.: Pathologic histology in mice produced by intravenous inoculation with the toxin of Clostridium sordelli (bifermentans). Publ. Hlth Rep. (Wash.) **58**, 113—121 (1938).
LINDBERG, R. B., TH. F. WETZLER, J. D. MARSHALL, A. NEWTON, J. G. STRAWITZ, and J. M. HOWARD: The bacterial flora of battle wounds at the time of primary debridement. Ann. Surg. **141**, 369—374 (1955).
LINDSEY, D.: Gas gangrene. Clinical interferences from experimental data. Amer. J. Surg. **97**, 582—592 (1959).
— H. M. WISE, A. T. KNECHT, and H. E. NOYES: The role of clostridia in mortality following an experimental wound in the goat. Surgery **45**, 602—622 (1959).
LINZENMEIER, G.: Lebensmittelvergiftung durch Gasbranderreger. Öff. Gesundh.-Dienst **17**, 708—712 (1956).
— Zur Methodik der Anaerobenzüchtung. Arch. Hyg. (Berl.) **143**, 537—586 (1959).
LOEHR, W.: Die Bedeutung der anaeroben Bazillen als Infektionserreger in den Bauchorganen insbesondere in der Bauchhöhle beim erwachsenen Menschen. Ergebn. Hyg. Bakt. **10**, 488—560 (1929).
LONGACRE, A. B., and E. W. A. HONOLD: Sulfanilamide, sulfapyridine, sulfathiazole and sulfamethylthiazol in experimental gas gangrene in guinea pigs. Proc. Soc. exp. Biol. (N. Y.) **46**, 9—14 (1941).
MACFARLANE, M. G.: On the biochemical mechanisms of action of gas-gangrene toxins. In: Mechanisms on Microbial Pathogenicity, ed. by J. W. HOWIE and A. J. O'HEA, p. 56—77. Cambridge: University Press 1955.
MACFARLANE, R. G., and J. D. MACLENNAN: The toxaemia of gas-gangrene. Lancet **1945 II**, 328—330.
MACLENNAN, J. D.: Anaerobic infections of war wounds in the Middle East. Lancet **245**, 63—66, 94—99, 123—125 (1943).
— The role of Clostridia in diarrheal diseases of man. Ann. N. Y. Acad. Sci. **66**, 162—167 (1956).
— The histotoxic clostridial infections of man. Bact. Rev. **26**, 177—276 (1962).
MALEK, P., J. DEMELOVA, V. ZASTAVA u. J. KOLC: Eindringen und Haften von Tetracyclinen in Geweben bei experimenteller Gasgangrän. Zbl. Bakt. I. Abt. Orig. **187**, 339—348 (1962).
MATHOIS, H., u. W. STÖCKL: Über die Behandlung von Cl. chauvoei- und Cl. septicum-Infektionen bei künstlich infizierten Schafen. Wien. tierärztl. Mschr. **51**, 391—399 (1964).
MAZUREK, C.: Etude de l'action in vitro de la chloromycétine sur les bactéries anaérobies. Ann. Inst. Pasteur **79**, 905—908 (1950).
MCCOY, ELIZABETH, and L. S. MCCLUNG: The anaerobic bacteria and their activities in nature and disease, 2 Bd. u. ein Suppl. Berkeley: University of California Press 1939—1941.
MCINTOSH, J.: The classification and study of the anaerobic bacteria of war wounds. Medical Res. Committee Report No. **12**, 5—58 (1917).

McIntosh, J., and F. R. Selbie: Zinc peroxide, proflavine and penicillin in experimental Cl. welchii infections. Lancet **243**, 750 (1943).
— — Further observations on the chemotherapy of experimental gas gangrene: flavazole, marfanil,V 187 and V 335. Brit. J. exp. Path. **27**, 46—54 (1946).
Mendelson, J. A.: Topical therapy as an expedient treatment of massive open wounds. Surgery **48**, 1035—1047 (1960).
—, and D. Lindsey: Sulfamylon (mafenide) and penicillin as expedient treatment of experimental massive open wounds with C. perfringens infection. J. Trauma **2**, 239—261 (1962).
Menk, W.: Die Wertbemessung der antitoxischen Gasödemsera. Zbl. Bakt. I. Abt. Orig. **115**, 401—413 (1930).
Meyer, E. A., and M. Moskowitz: The effect of calcium binding agents on the virulence of Cl. perfringens for the white mouse. J. Bact. **69**, 111—116 (1955).
Meyer, R., u. K. Pietschmann: Methoden der Anaerobenzüchtung. In: E. Abderhalden, Hdb. d. biol. Arb.methoden, Abt. XII, Teil 2, H. 9, S. 1513—1567. Berlin & Wien: Urban & Schwarzenberg 1939.
Midura, T. F., L. L. Kempe, J. T. Graikoski, and N. A. Milone: Resistance of Clostridium perfringens type A spores to γ-radiation. Appl. Microbiol. **13**, 244—247 (1965).
Miles, A. A., and E. H. Miles: The fixation of foreign material in inflamed tissue with especial reference to the action of Cl. welchii toxin and antitoxin. Brit. J. exp. Path. **24**, 95—107 (1943).
Mitarnovski, V.: Die Behandlung experimentellen Gasbrandes mit „Anaerobierantivirus". Zh. Mikrobiol. (russ.) **1**, 132—140 (1940); ref. in Z. Orig. Chirurg. **99**, 484 (1940).
Möse, J. R., u. G. Möse: Onkolyseversuche mit apathogenen, anaeroben Sporenbildnern am Ehrlich-Tumor der Maus. Z. Krebsforsch. **63**, 63—74 (1959).
Morales-Ostero, P., and L. M. González: Effect of azosulfamide (Neoprontosil) and sulfanilamide on experimental welchii infection in mice. Puerto Rico J. Publ. Hlth **17**, 26 (1941).
— — Effect of azosulfamide (Neoprontosil) on experimental welchii infection in mice. Proc. Soc. exp. Biol. **44**, 532—534 (1940).
Morin, M., et V. Fredette: Un facteur déchaînant dans la gangrène gazeuse à Clostridium septicum. Ann. Inst. Pasteur **106**, 315—319 (1963).
Moussa, R. S.: Antigenic formulae for Clostridium septicum and Clostridium chauvoei. J. Path. Bact. **77**, 341—350 (1959).
Nagler, F. P. O.: Treatment of experimental gas gangrene due to Clostridium welchii with Penicillin and antitoxin. Brit. J. exp. Path. **26**, 57—63 (1945).
Nasta, M.: Contribution à l'étude de l'action du B. histolyticus sur les tissus. C. R. Soc. Biol. (Paris) **87**, 279—281 (1922).
Neumann, K. H., u. G. Koch: Übersicht über die feinere Verteilung der Succino-Dehydrogenase in Organen und Geweben verschiedener Säugetiere, besonders des Hundes. Hoppe-Seylers Z. physiol. Chem. **295**, 35—61 (1953).
Nicolle, Charles: L'expérimentation dans l'étude des maladies infectieuses in Les classiques de la Médecine, t. I, 279—318. Paris: Masson 1961.
Nishida, Sh., and G. Nakagawara: Relationship between toxigenicity and sporulating potency of Clostridium novyi. J. Bact. **89**, 993—995 (1965).
Nitti, F., et F. Bloch: Chimiothérapie et sérothérapie dans les infections expérimentales provoquées par le Bacillus perfringens. C. R. Soc. Biol. (Paris) **134**, 199—200 (1940).
Novotny, P.: Bemerkungen zur Cl. welchii Typ D — Enterotoxämie der Ziegen. Zbl. Bakt. I. Abt. Orig. **170**, 512—520 (1957).
Nygren, B.: Phospholipase C-producing bacteria and food poisoning. Acta path. microbiol. scand. Suppl. **160** (1962).
Oakley, C. L.: Gas Gangrene. Brit. med. Bull. **10**, 52—58 (1954).
—, and H. G. Warrack: Routine typing of Clostridium welchii. J. Hyg. **51**, 102—107 (1953).
— — The soluble antigens of Clostridium oedematiens Type D (Cl. haemolyticum). J. Path. Bact. **78**, 543—551 (1959).
Ochsner, E. W. A., St. W. Jacob, and A. R. Mansberger: A new preparation for the study of experimental shock from massive wounds. Surgery **43**, 703—707 (1958).
Orr, P. F.: Some observations on the biological characteristics of Bac. botulinus and its toxins. Proc. Soc. exp. Biol. (N.Y.) **17**, **47** (1919).
— The pathogenicity of Bac. botulinus. J. infect. Dis. **30**, 118—127 (1922).
Otto, R., u. H. Hetsch: Die Prüfung und Wertbestimmung der Sera und Impfstoffe. Arb. Staatsinst. exp. Ther. Frankfurt **31**, 99—112 (1935).
Pallaske, G., u. R. Krahnert: Anaerobeninfektion in Cohrs, Jaffe u. Messen, Pathologie der Laboratoriumstiere, Bd. 2, S. 41. Berlin-Göttingen-Heidelberg: Springer 1958.
Panel-Discussion: Onkolyse durch Clostridien. III. Int. Congr. Chemoth. Stuttgart 1963. Bd. II, 1774—1795. Stuttgart: G. Thieme 1964.

PASTERNACK, J. G., and I. BENGSTON: The experimental pathological changes produced by the toxin of Cl. histolyticum in animals. Publ. Hlth Rep. (Wash.) **55**, 775—784 (1940).

PASTEUR, L.: Animalcules infusoires vivant sans gaz oxygène libre et déterminant des fermentations. C. R. Acad. Sci. (Paris) **52**, 344—347 (1861).

— Rapport de Villemin sur des expériences d'inoculation de salive rabique, présentées par M. Pasteur (Vibrion septique et septicémie). Bull. Acad. Méd. (Paris) 2. sér. **10**, 176—179 (1881).

—, et JOUBERT: Charbon et septicémie. Bull. Acad. Méd. (Paris) 2. sér. **6**, 781—798 (1877).

PATTERSON, M. B., and L. KAST: Bac. welchii as agent in experimental anaemia. Proc. Soc. exp. Biol. (N. Y.) **23**, 171—173 (1925); ref. in Z. Org. Chir. **35**, 419 (1926).

PLOTZ, H., et K. GELOSO: Relation entre la croissance des microorganismes anaérobies et le potentiel de milieu de culture. Ann. Inst. Pasteur **45**, 613—640 (1930).

PONOMAREW, K. A.: Von den Gesetzmäßigkeiten der Vermehrung des Cl. perfringens in gemischten Kulturen. Zh. Mikrobiol. (Mosk.) **1954/3**, 46—50.

POPE, A., P. C. ZAMECNIK, J. C. AUB, A. M. BRUES, R. J. DUBOS, I. T. NATHANSON, and A. L. NUTT: The toxic factors in experimental traumatic shock. VI. The toxic influence of the bacterial flora, particularly Clostridium welchii, in exudates of ischemic muscle. J. clin. Invest. **25**, 856—863 (1945).

PRÉVOT, A. R.: Manuel de classification et de détermination des bactéries anaérobies, 3. éd. Paris: Masson 1957.

— Biologie des maladies dues aux anaérobies. Paris: Flammarion 1955.

— Traité de systématique bactérienne, 2 Bd., S. 341—434. Paris: Dunod 1961.

REDDISH, G. F.: Clostridium putrificum. III. A comparison of strain obtained from collections in this country and abroad. J. Bact. **9**, 321—326 (1924).

—, and L. F. RETTGER: Clostridium putrificum (Bac. putrificus Bienstock) a distinct species. J. Bact. **7**, 505—510 (1922).

— — II. Morphological, cultural and biochemical study. J. Bact. 8, 375—386 (1923).

REED, G. B., and J. H. ORR: Chemotherapy in experimental gas gangrene. Lancet **1941 I**, 376—379.

— — Local Chemotherapy of experimental gas gangrene. War Med. (Chic.) **2**, 59—78 (1942).

— — Treatment of experimental gas gangrene with zinc peroxide. War Med. (Chic.) **2**, 79—82 (1942).

— —, and C. M. SPENCE: Action of B. welchii toxin and other hemotoxins on erythrocytes in vivo. J. infect. Dis. **41**, 283—288 (1927).

RENAUD, M., et A. MIGET: Rôle favorisante des perturbations locales causées par l'adrénaline sur le développement des infections microbiennes. C. R. Soc. Biol. (Paris) **103**, 1052—1054 (1930).

RICKER, G., u. A. HARZER: Beitrag zur Kenntnis der ödem- und gangränerzeugenden Wirkung anaerober Bazillen bei den Versuchstieren und beim Menschen. Bruns' Beitr. klin. Chir. **112**, 289—334 (1918).

RITZ, H., u. H. SCHLOSSBERGER: Über die Wirkung chemischer Mittel auf Gasbrandbakterien in vitro und in vivo. Arb. Inst. exp. Ther. Frankfurt **7**, 11—23 (1919).

ROBB-SMITH, A. H. T.: Tissue changes induced by Cl. welchii Type A filtrates. Lancet **1945 II** 362—368

ROSE, S. B., W. ROSE, and J. A. HOLMER: Vitamin B-deficiency and resistance to the toxin of B. welchii in rats. J. infect. Dis. **59**, 50—53 (1936).

RUGE, H.: Experimenteller Beitrag zur Verhütung des Gasbrandes. Med. Welt **30**, 1350—1352 (1961).

RUSSELL, DOROTHY S.: Tetanus. V. The local fate of tetanus spores inoculated into guinea-pigs. Brit. J. exp. Path. 8, 377—386 (1927).

SALLMANN, L. v.: Penicillin and sulfadiazine in treatment of experimental intraocular infections with Staph. aureus and Clostridium welchii. Arch. Ophthal. **31**, 54—63 (1944).

SANADA, I., and SH. NISHIDA: Isolation of Cl. tetani from soil. J. Bact. **89**, 626—629 (1965).

SANDUSKY, W. R., and C. F. KEEBLE: Use of bacitracin in experimental Cl. welchii infection in guinea pigs. Ann. Surg. **130**, 674—687 (1949).

— — W. P. WHARTON, and R. N. TAYLOR: Evaluation of aureomycin and chloromycetin in experimental Cl. welchii infections. Surg. **28**, 632—641 (1950).

—, and F. L. MELENEY: Experimental gas gangrene. Arch. Surg. **45**, 890—912 (1942).

SANFORD, J. P., O. H. GANLEY, and E. B. PHILIPS: The effects of Polyvinylpyrrolidone (PVP) and dextran on experimental Cl. perfringens myonecrosis. Antibiot. and Chemother. **6**, 267—271 (1956).

SAVOLAINEN, T.: Studies on the growth-inhibition of certain anaerobical bacterial strains by organic compounds. Suppl. Ann. Med. Exp. Biol. Fenniae, Helsinki 1948.

SCHILLING, CL.: Die Methoden der experimentellen Chemotherapie. Jena: G. Fischer 1938.

SCHLOSSBERGER, H., u. W. MENK: Die Wertbemessung der antitoxischen Gasödemseren. Zbl. Bakt. I. Abt. Orig. **114**, 334—344 (1929).

SCHMIDT, H.: Gasödeminfektionen in Grundlagen der spezifischen Therapie und Prophylaxe bakterieller Infektionskrankheiten, S. 791—845. Berlin: B. Schultz 1940.

SCHOOP, G., u. A. STOLZ: Chemotherapeutische Untersuchungen an Gasödemen. I. Pararauschbrand. Dtsch. tierärztl. Wschr. **49**, 153—158 (1941).

— — II. Novyödem. Dtsch. tierärztl. Wschr. **49**, 181—183 (1941).

SCHREUS, H. TH., A. BRAUNS u. H. SCHUEMMER: Chemoprophylaxe des Gasbrandes. IV. Mitt.: Vergleich der Wirkung verschiedener Sulfonamidverbindungen auf die Gasbrandinfektion durch Kulturerreger (Welch-Fraenkel, Novy, Pararauschbrand) und die dabei zu beachtenden Gesichtspunkte. Klin. Wschr. **20**, 1233—1237 (1941).

—, u. E. PELTZER: Chemoprophylaxe des Gasbrandes. I. Über die experimentelle Erdinfektion im Friedrichschen Versuch. Klin. Wschr. **20**, 504—506 (1941); II. Mitt. Klin. Wschr. **20**, 529—535 (1941).

—, u. H. SCHUEMMER: III. Mitt. Klin. Wschr. **20**, 705—708 (1941).

SCHROER, W.: Chemo- und Serumtherapie in ihrer Einwirkung auf die histologischen und bakterioskopischen Befund bei der Infektion von Gasödemerregern im Tierversuch. Zbl. Bakt. I. Abt. Orig. **149**, 1—14 (1942).

SCHUMACHER, G.: Anaerobe Bazillen bei Augenverletzungen. Klin. Mbl. Augenheilk. **46** (II), 34—46 (1908).

SELEVINSKAJA, S. A.: Über die Immunität der Meerschweinchen gegen Gasbrand (B. perfringens). Zbl. Bakt. I. Abt. Orig. **134**, 250—254 (1935).

ŠEVČIK, V., and F. VYMOLA: The effect of oxygen at a positive pressure of two atmospheres on the course of model anaerobic infection. J. Hyg. Epidem. (Praha) **8**, 313—317 (1964).

SEWELL, R. L., A. H. DOWDY, and J. G. VINCENT: Chemotherapy and roentgen radiation in clostridium welchii infections. Surg. Gynec. Obstet. **74**, 361—367 (1942).

SEYFFERT, S.: Einfluß der Hyaluronidase auf den Friedrichschen Versuch. Inaug. Diss. Berlin (F. U.) 1955.

SIEBENMANN, CH. O., and H. PLUMMER: Chemotherapy and antitoxin therapy of experimental Cl. welchii infection in mice. J. Pharmacol. exp. Ther. **83**, 71—84 (1945).

SINGER, E.: Experimental studies on the combined sulphanilamide and serum treatment of gas gangrene infections. Med. J. Aust. **27/2**, 275—279 (1940).

— Studies on the value of X-ray therapy in experimental gas gangrene infections. Med. J. Aust. **29/2**, 1—3 (1942).

SMITH, L. DE SP.: Clostridia in gas gangrene. Bact. Rev. **13**, 233—254 (1949).

SMITH, LOUIS DS.: Introduction to the pathogenic anaerobes. Chicago: University Press 1955.

SOBIEVA, Z. I.: Die Entwicklung des toxisch-infektiösen Prozesses beim Gasbrand. Bull. exp. Biol. Med. **47**, 37—40 (1959).

SOBOLEV, V. R., u. A. I. BRAUDE: Die Anwendung von Tetracyclinen bei einer experimentellen Gasgangrän. Antibiotiki **4/5**, 52—58 (1959).

SOLOV'EV, S. V., u. K. I. MATVEEV: Serotherapie einer experimentellen Gasbrand-Infektion durch Cl. oedematiens oder septicum in Verbindung mit Aerobiern. Zh. Mikrobiol. (Mosk.) **30/5**, 126 (1959).

SORDELLI, A., J. FERRARI et E. MAYER: Détermination de la valeur des sérums antigangréneux. Sérum anti-oedematiens. C. R. Soc. Biol. (Paris) **100**, 147—148 (1929); Sérum anti-oedematiens sporogenes. C. R. Soc. Biol. (Paris) **100**, 148—149 (1929); Sérum antivibrio septique. C. R. Soc. Biol. (Paris) **100**, 150—151 (1929).

SPÄT, W.: Gasbrandstudien. Z. Immun.-Forsch. **60**, 113—120 (1929).

SSILANOWA, I. W.: Zur intrakutanen Wertbestimmung der Gasödemtoxine und Gasödemsera (Anti-perfringens, Anti-histolyticus, und Antivibrion septique) am Kaninchen. II. Mitt. Zbl. Bakt. I. Abt. Orig. **133**, 149—152 (1935).

—, u. O. A. OSTROWSKAJA: Zur intrakutanen Titration des Ödematienserums am Kaninchen. I. Mitt. Zbl. Bakt. I. Abt. Orig. **131**, 485—487 (1934).

STARIN, W. A., and G. M. DACK: Pathogenicity of Cl. botulinum. J. infect. Dis. **36**, 383—412 (1925).

STEPHENSON, DORA, and HELEN E. ROSS: The chemotherapy of Cl. welchii type A and Cl. septicum infections in mice. Brit. med. J. **1940 I**, 471—475.

STOLZ, A.: Therapeutische Beeinflussung experimenteller Gasödeme mit einem Sulfonamid (Mesudin-Marfanil). Dtsch. tierärztl. Rdsch. **1943**, 205—207.

STONER, H. B., and H. N. GREEN: Bodily reactions to trauma. The effect of ischaemia on muscle protein. Brit. J. exp. Path. **29**, 121—132 (1948).

TAMAI, K., and S. NISHIDA: Taxonomy of Cl. bifermentans and Cl. sordelli. II. Toxigenic and sporulating potenties in substrain of a Cl. sordelli strain. J. Bact. **88**, 1647—1651 (1964).

TATARINOV, J. S., u. J. D. SCHIRKIN: Der Fraktionsgehalt von Serumalbuminen bei Meerschweinchen, die mit Cl. perfringens infiziert mit Ekmonovocillin und Tetracyclin behandelt wurden. Antibiotiki (Mosk.) **7**/4, 335—339 (1962).

TAYLOR, W. I., and M. V. NOVAK: Prophylaxis of experimental gas gangrene in mice. J. Bact. **61**, 571—579 (1951).

— — Antibiotic prophylaxis of experimental clostridial infections. I. Antibiotic prophylaxis of tetanus. II. Penicillin prophylaxis of Cl. perfringens and Cl. septicum infections. III. Antibiotic prophylaxis of gas gangrene. Antibiot. and Chemother. **2**, 517—520, 576—580, 639—644 (1952).

TEALE, F. H., and E. BACH: Studies in bacterial infection. III. The fate of washed spores on inoculation into animals with special reference to the nature of bacterial toxaemia. J. Path. Bact. **23**, 315—332 (1919/20).

THIVOLLE, L., et R. LEMAIRE: Rapports entre le potentiel d'oxydo-réduction de sang humain évolue et la glycolyse. Arch. Phys. Biol. **17**, Suppl. 81—82 (1944).

TOPLEY. and WILSONS *Principles of Bacteriology and Immunity*. Ed. by G. S. WILSON und A. A MILES. Clostridium, p. 1046, 2095 und 2124. 5. Aufl. London: G. Arnold 1964.

TORREY, J. C., and M. C. KAHN: The progressive andemia following a single intramarrow injection of B. welchii toxins. Amer. J. Path. **5**, 117—140 (1929).

TSCHERKAS, G. P.: Anfertigungsmethode für ein Präparat zur aktiven Immunisierung gegen Cl. perfringens und oedematiens. Zh. Mikrobiol. (Mosk.) **29**/7, 60—65 (1958).

TSCHIRKIN, J. u. D.: Die spezifische Immunität bei Tieren bei Bac. perfringens-Infektionen und Behandlung mit Ekmonovocillin oder Tetracyclin. Antibiotiki **5**/4, 78—82 (1960).

TYTELL, A. A., and KATHL. HEWSON: Production, purification and some properties of Cl. histolyticum collagenase. Proc. Soc. exp. Biol. (N. Y.) **74**, 555—558 (1950).

— M. A. LOGAN, A. G. TYTELL, and J. TEPPER: Immunization of humans and animals with gas gangrene toxoids. J. Bact. **51**, 621—622 (1946); J. Immunol. **55**, 233—244 (1947).

UNNIK, A. J. M. VAN: Inhibition of toxin production in Cl. perfringens in vitro by hyperbaric oxygen. Antonie van Leeuwenhoek **31**, 181—186 (1965).

VENNESLAND, B., and M. E. HANKE: The oxidation-reduction potential requirements of a non-sporulating anaerobe. J. Bact. **39**, 139—169 (1940).

VESCHAMBRE, R.: Contribution à l'étude des bactéries anaérobies. Thèse Strasbourg 1952.

WAMOSCHER, L., u. J. v. VASARHELYI: Untersuchungen über experimentellen Tetanus. Z. Hyg. Infekt.-Kr. **115**, 535—540 (1933).

WARBURG, O.: Über die fakultative Anaerobiose der Krebszellen und ihre Anwendung auf die Chemotherapie. In: New methods of Cell Physiology, p. 627—630. New York: Interscience Publ. 1962.

WEBSTER, M. E., W. R. CLARK, D. A. CONKLIN, P. L. ALTIERI, S. BERMAN, J. P. LOWENTHAL, and R. B. GOCHENOUR: Biological assay of proteolytic enzymes capable of debriding third degree burn eschars. Proc. Soc. exp. Biol. (N. Y.) **107**, 79—83 (1961).

WEIL, S.: Experimentelle Untersuchungen über die Bedeutung der Gewebsquetschung über die Pathologie und Therapie des Gasbrandes. Münch. med. Wschr. **66**, 1046—1047 (1919).

WEINBERG, M., et N. COMBIESCO: Lésions hémorrhagiques causées par le B. perfringens. Ann. Inst. Pasteur **45**, 547—580 (1930).

—, et B. GINSBOURG: Infections expérimentales à Bac. bifermentans. C. R. Soc. Biol. (Paris) **90**, 326—328 (1924).

— — Recherches sur la putréfaction in vivo. Réproduction expérimentale des traumatoses putrides. Ann. Inst. Pasteur **39**, 652—684 (1925).

— R. NATIVELLE et A. PRÉVOT: Les microbes anaérobies. Paris: Masson 1937.

—, et P. SEGUIN: La Gangrène gazeuse. Bactériologie, reproduction expérimentale, sérothérapie. Paris: Masson 1918.

WILLIS, T. A.: Anaerobic Bacteriology in clinical Medicine. 2. ed. London: Butterworths 1964.

WOOD POWER, R.: Gas gangrene with special reference to vascularization of muscles. Brit. med. J. **1945 I**, 656—658.

WRIGHT, G. P.: Botulinum and tetanus toxins. In: Mechanisms on Microbial Pathogenicity, ed. by J. W. HOWIE, and A. J. O'HEA, p. 78—102. Cambridge: University Press 1955.

WYNNE, E. ST., and K. HARRELL: Germination of spores of certain Clostridium species in the presence of penicillin. Antibiot. and Chemother. **1**, 198—202 (1951).

ZAMECNIK, P. C., J. C. AUB, A. M. BRUES, S. S. KETY, I. T. NATHANSON, A. L. NUTT, and A. POPE: The toxic factors in experimental traumatic shock. V. Chemical and enzymatic properties of muscle exudate. J. clin. Invest. **24**, 850—855 (1945).

— J. FOLCH, and L. BREWSTER: Protection of animals against Cl. welchii (type A) toxin by injection of certain purified lipids. Proc. Soc. exp. Biol. (N. Y.) **60**, 33—39 (1946).

— I. T. NATHANSON, and J. A. AUB: Physiologic action of Cl. welchii (Type A) toxins in dogs. J. clin. Invest. **26**, 394—403 (1947).

ZEISSLER, J.: Vergleichende Prüfung von 8 Sulfonamidpräparaten gegenüber den wichtigsten Wundinfektionserregern im Kulturplattenverfahren. Klin. Wschr. **22**, 441—442 (1943).
— Die Gasödeminfektionen des Menschen. In: Hdb. d. pathogenen Mikroorganismen, 3. Aufl., Bd. 4/II, 1097—1212. Jena-Berlin-Wien: G. Fischer und Urban & Schwarzenberg 1928.
— Anaerobenzüchtung. In: Hdb. d. pathogenen Mikroorganismen, hrsg. KOLLE, KRAUS u. UHLENHUT, 3. Aufl., Bd. 10, 35—144. Jena-Berlin-Wien: G. Fischer und Urban & Schwarzenberg 1929.
— C. KRAUSPE u. L. RASSFELD-STERNBERG: Die Gasödeme des Menschen. 3 Bde. Darmstadt: D. Steinkopff 1958—1960.
—, u. L. RASSFELD: Die anaerobe Sporenflora der europäischen Kriegsschauplätze 1917. Jena: G. Fischer 1928.
—, and L. RASSFELD-STERNBERG: Enteritis necroticans due to Clostridium welchii type F. Brit. med. J. **1949 I**, 267.
— — Zur Bakteriologie der Enteritis necroticans. Zbl. Bakt. I. Abt. Orig. **153**, 305—314 (1949).
ZENKER, R., u. R. KIFFNER: Experimentelle Untersuchungen zur Chemotherapie der Wundinfektion. Chirurg **13**, 457—461 (1941).
ZIEGLER, E.: Messung und Bedeutung des Redoxpotentials im Blut in vivo und in vitro. Aulendorf: Ed. Cantor 1960.

Anhang

BITTNER, J.: Recherches expérimentales sur le traitement complexe de la gangrène gazeuse. Arch. roum. Path. exp. **22**, 405—416 (1963).
—, et J. ARDELEANU: Le traitement complexe de la gangrène gazeuse. Arch. roum. Path. exp. **24**, 167—178 (1965).
— — Le traitement complexe de la gangrène gazeuse. Arch. roum. Path. exp. **24**, 879—890 (1965).
—, et V. VOINESCO: Quelques données expérimentales sur le mécanisme de l'immunité antigangréneuse. Arch. roum. Path. exp. **19**, 601—615 (1960).
— — L'effet de la pénicilline «in vitro» sur les spores de Cl. perfringens type A. Arch. roum. Path. exp. **24**, 93—98 (1965).
— — et D. WINTER: L'action de l'acide éthylène-diamino-tétraacétique (E.D.T.A.) sur l'intoxication et l'infection expérimentale avec le Clostridium perfringens type A. Arch. roum. Path. exp. **20**, 717—724 (1961).
— — — Action de l'acide éthylène-diaminotétraacétique (E.D.T.A.) et de ses complexes métalliques sur l'intoxication et l'infection expérimentale avec le Clostridium perfringens, type A. Arch. roum. Path. exp. **22**, 153—158 (1963).
— D. WINTER et A. OLARU: L'action de l'acide ethylène diamino tetraacétique (E.D.T.A.) et de ses complexes métalliques sur l'intoxication et l'infection expérimentale avec le Cl. perfringens type A. Arch. roum. Path. exp. 18, 467—474 (1959).
DEMELOVA, M., J. MALEK, J. JOHANOVSKY, J. HAZA, B. BLASKO, D. FRANCOVA u. M. MAZACEK: Experimentelle Untersuchungen zur Wirksamkeit von Ein- und Dreifachimpfstoffen gegen Gasgangrän. Zh. Mikrobiol. (Mosk.) **5**, 490—498 (1961).
LETTL, A., B. BLASKO, and J. HAZA: Preparation of antigens and vaccines against gas gangrene. J. Hyg. Epidem. (Praha) **6**, 343—357 (1962).
— — — M. MAZACEK, J. MALEK, and A. SPOUSTA: Study of some new principles of preparat of gangrenous antigens and vaccines. Proceedings Internat. Symposium of Immunology, Opatija 1959, 197—208.
MOSKOWITZ, M.: Mode of action of chelates in protecting against Clostridium perfringens toxin. Nature (Lond.) **181**, 550—551 (1958).
— M. W. DEVERELL, and R. MCKINNEY: Protection against Clostridium perfringens type A toxin by metalchelating compound. Science **123**, 1077—1078 (1956).

Beitrag wurde im März 1966 abgeschlossen

Experimentelle Infektionen mit grampositiven Haufenkokken (Micrococcaceae)

Von

ULRICH BERGER

Mit 9 Abbildungen

Einführung

Die grampositiven Haufenkokken sind in der Familie *Micrococcaceae* zusammengefaßt, von deren sechs Gattungen in diesem Rahmen nur *Staphylococcus* und *Gaffkya* interessieren. Beide Gattungen werden von je zwei Arten gebildet, von denen wiederum nur jeweils eine *(Staphylococcus aureus, Gaffkya tetragena)* hier zu besprechen ist.

I. Staphylococcus aureus

(Micrococcus pyogenes var. *aureus)*

A. Allgemeines

Dieser Keim ist der *Erreger* der meisten eitrigen Infektionen des Menschen und wird auch bei Tieren häufig gefunden.

Sitz der *Staphylokokkeninfektionen* sind vorzugsweise Haut und Unterhautzellgewebe (Furunkel, Karbunkel, Absceß, Panaritium, Paronychie, Sycosis simplex, Impetigo contagiosa, Pemphigus neonatorum, Mastitis puerperalis u. a.) sowie die Schleimhäute des Respirationstraktes (Nasen-, Lippenfurunkel, Angina, Pharyngitis u. a.). Sekundär siedelt sich *Staph. aureus* häufig, auch in Gemeinschaft mit anderen pathogenen Keimen, auf Dekubitalgeschwüren, Brandwunden und chirurgischen Wunden an und ist einer der wichtigsten Erreger der (iatrogenen) Spritzenabscesse. Er zeigt eine ausgeprägte Tendenz zu septischer Ausbreitung, die zumeist von einer Thrombophlebitis der Venen in der Umgebung des Primärherdes ihren Ausgang nimmt. Die Staphylokokkensepsis kann in zwei Formen auftreten: einer toxischen, foudroyant tödlich verlaufenden Form und einer mehr chronischen, die unter Ausbildung multipler Abscesse in den inneren Organen (Nieren, Lungen, Myokard) und den Knochen einhergeht; nicht selten findet sich dabei eine komplizierende Endokarditis. Auf hämatogenem Wege entsteht auch die Staphylokokkenosteomyelitis, die bevorzugt die langen Röhrenknochen befällt, ebenfalls hämatogen oder auch traumatisch die Meningitis. Von den Schleimhäuten der Luftwege nehmen die Staphylokokkenpneumonien ihren Ausgang, die zur Ausbildung von Lungenabscessen und Empyemen führen können. Sie stellen nicht selten eine Komplikation von Virusinfektionen, insbesondere der Influenza, dar. Gefürchtet sind die Furunkel im Bereich von Nase und Oberlippe, da es dabei aus anatomischen Gründen leicht zu einer Thrombophlebitis des Sinus cavernosus und in deren Gefolge zu Meningitis, Hirnabsceß und Schädelosteomyelitis kommen kann. Schließlich sei noch die dramatisch verlaufende Enterocolitis erwähnt, die gelegentlich während einer Tetracyclinbehandlung durch antibioticumresistente

Staphylokokken hervorgerufen wird. Enterotoxinbildende Stämme dieses Keimes sind die häufigsten Erreger bakterieller Nahrungsmittelvergiftungen.

Normalerweise finden sich die pyogenen Staphylokokken auf der Haut und den Schleimhäuten der offenen Körperhöhlen, vorzugsweise der Nase, aber auch des Rachens, des Darmes und der Vagina. Besonders zahlreiche Keimträger (50–60%) trifft man unter dem Krankenhauspersonal; in der Durchschnittsbevölkerung ist ihr Anteil unter den Kindern größer als unter den Erwachsenen. Wegen der relativ hohen Resistenz der Staphylokokken gegen schädigende Einflüsse der Außenwelt lassen sie sich häufig auch im Staub bewohnter Räume, insbesondere wiederum

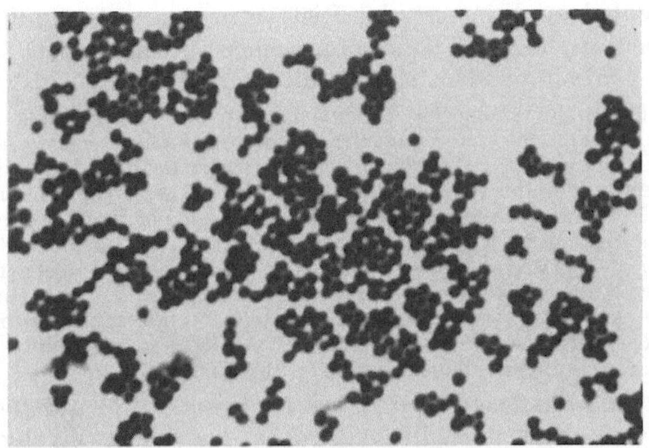

Abb. 1. *Staphylococcus aureus*, Reinkultur, 2000 ×

in Krankenhäusern, nachweisen. Daß *Staph. aureus*, außer bei Mensch und Tier, nicht selten auch in stehenden und fließenden Oberflächengewässern anzutreffen ist, hat PULVERER (1965) kürzlich gezeigt.

Morphologie und Biochemie. *Staphylococcus aureus* ist ein grampositiver, kugelförmiger Keim von 0,8–1,0 μ Durchmesser, der sowohl im Eiter als auch in der Kultur in haufenartigen Verbänden verschiedenen Umfanges auftritt (Abb. 1). Die Kokken sind dabei von ziemlich regelmäßigem Korn und unterscheiden sich so von den größeren und oft ungleichmäßigen Individuen der apathogenen Arten. Sie verwerten alle drei Calorienträger: Kohlenhydrate, Proteine und Fette, sind biochemisch sehr aktiv und stellen daher nur geringe Ansprüche an den Nährboden. Charakteristisch für *Staph. aureus* sind die Produktion eines gelben Carotinoidpigments, anaerobe Vergärung von Mannit und eine hohe Resistenz gegen Kochsalz (15%).

Kultur. Die Züchtung gelingt ohne Schwierigkeiten auf gewöhnlichen Nährböden. Auf *festen Substraten* bildet der Keim runde, flache, glänzende Kolonien von 1–2 mm Durchmesser (nach 18–24 Std) und meist schmutzig-gelber Farbe; auf Blutagar sind sie von einer Hämolysezone umgeben. – In *flüssigen Nährböden* wachsen die Staphylokokken unter diffuser Trübung. Zwar soll nach SMITH und DUBOS (1956a) eine direkte Abhängigkeit der Wachstumsgeschwindigkeit von der Virulenz des Stammes bestehen, doch kann man allgemein damit rechnen, daß sich in einem brauchbaren flüssigen Nährboden nach 12–16stündiger Bebrütung etwa 0,25–1 × 10^9 Keime je ml befinden. Ob man die Keime am Beginn oder am Ende der logarithmischen Wachstumsphase, d. h. also nach etwa 4 Std oder 18 Std, verwendet, scheint für den Virulenzgrad nicht von ausschlaggebender Bedeutung zu sein (FREEDMAN 1959/60).

Pathogenitätsfaktoren. *Staph. aureus* verfügt über eine Anzahl von Toxinen und aggressiven Fermenten, deren wichtigste die folgenden sind: eine gebundene und eine freie *Plasmacoagulase*, *Fibrinolysin* (Staphylokinase), *Hyaluronidase*, *Desoxyribonuclease;* drei *Hämotoxine* (α, β, δ); drei *Leukocidine*, von denen eines wahrscheinlich mit dem α-Hämotoxin, ein anderes mit dem δ-Hämotoxin identisch ist; ein *Dermotoxin* und ein *Letaltoxin*, die beide wahrscheinlich wiederum mit dem α-Toxin identisch sind, sowie ein *Enterotoxin*, das aber nur von einem Teil der Stämme gebildet wird.

Resistenz. Die pathogenen Staphylokokken sind gegen Sulfonamide, Nitrofurane sowie gegen Penicilline, Breitbandantibiotica, Makrolide und einige weitere Antibiotica (Novobiocin, Vancomycin, Ristocetin u. a.) empfindlich. Sie neigen jedoch unter allen pathogenen Mikroorganismen am stärksten zum Resistentwerden. Änderungen der Virulenz sind damit aber offenbar nicht verbunden.

Typen. Lediglich epidemiologische Bedeutung hat die Unterteilung der pathogenen Staphylokokken in serologische und Phagtypen. Die *serologische Typisierung* beruht darauf, daß die Staphylokokken an ihrer Oberfläche antigen wirkende Proteine und Polysaccharide besitzen, die mit agglutinierenden Antiseren auf dem Objektträger nachgewiesen werden können. Man kennt heute 15 derartigen Antigene (a—p), von denen in der Regel mehrere zugleich vorhanden sind. Die häufigsten Serotypen (oder -gruppen) tragen die Formeln abce, abc, abe, ab und bce. — Die *Phagentypisierung* (Lysotypie) dagegen basiert auf der Erfahrung, daß ein Staphylokokkenstamm in der Regel von mehreren, aber immer nur von einigen der 22 diagnostisch verwendeten Phagen, die arabische Ziffern tragen und in fünf Gruppen (I — IV, M) eingeteilt sind, gelöst wird. Der Phagtyp eines Staphylococcus wird dann als Formel ausgedrückt, welche die lysierenden Phagen angibt (z. B. 47/53/75/77).

Die **Laboratoriumsdiagnose** des *Staph. aureus* gründet sich auf das Aussehen der Kolonien, auf Morphologie und Gramverhalten. Der Nachweis der Pathogenität wird durch Coagulasereaktion oder Plasmaagglutination, eventuell zusätzlich durch den Hyaluronidasenachweis geführt.

Coagulasereaktion. Zu 0,5 ml 1 : 3 verdünntem Citrat- (Oxalat-, Fluorid-)Plasma von Mensch oder Kaninchen gibt man einen Tropfen flüssiger Staphylokokkenkultur oder etwas Koloniematerial von einem festen Nährboden. Nach dreistündiger Bebrütung bei 37° C ist im positiven Fall Gerinnung eingetreten.

Plasmaagglutination. Auf dem Objektträger wird mit der Öse etwas Koloniemasse in einem Tropfen Plasma (w.o.) verrieben. Bei positivem Ausfall bilden sich mit bloßem Auge erkennbare Staphylokokkenaggregate.

Hyaluronidasenachweis (decapsulation test). Man beimpft eine dick gegossene Blutagarplatte flächenhaft mit einem schleimig wachsenden A- oder C-Streptococcus und trägt dann den Staphylococcus im Strich auf. Nach der Bebrütung (über Nacht) findet man um den Staphylokokkenstrich eine mehr oder weniger breite Zone schleimlosen Streptokokkenwachstums, wenn der Testkeim Hyaluronidase gebildet hat.

B. Experimentelle Pathogenität

Das klassische Versuchstier für die experimentelle Staphylokokkeninfektion ist das *Kaninchen*, doch wird in neuerer Zeit aus verständlichen Gründen die *Maus* als Testobjekt bevorzugt. Zunehmender Beliebtheit erfreut sich offenbar auch die *Ratte*, während das *Meerschweinchen* heute kaum mehr Verwendung findet. Die empirisch ermittelte Empfänglichkeit der genannten Tiere nimmt etwa in der Reihenfolge ab, in der sie hier aufgezählt wurden. Neuerdings wurde jedoch von MacLeod et al. (1963) auf Grund der bactericiden Wirkung des Blutserums eine abweichende Empfänglichkeitsskala aufgestellt, auf der Maus und Meerschweinchen (und auch der Mensch) weit *vor* dem Kaninchen rangieren (Abb. 2). Daß die Serumbactericidie tatsächlich als Maß für die Resistenz der betreffenden Tierart angesehen werden kann, haben die genannten Autoren mit Hilfe der subcutanen Infektion durch staphylokokkenbeladene Seidenfäden nachgewiesen: die Maus reagierte auf die geringste Keimzahl mit einer Infektion, das Kaninchen dagegen überhaupt nicht. Offenbar gilt diese Relation zwischen Serumbactericidie und Empfänglichkeit aber nur bei Anwendung der beschriebenen Technik; *injiziert* man die Erreger ins subcutane Gewebe oder bringt man sie in die Blutbahn, dann werden für Kaninchen und Maus die gleichen Keimmengen benötigt (etwa 10^8 Keime), um eine Infektion hervorzurufen. Daraus aber geht hervor, daß bei *diesen* Applikationsweisen das Kaninchen das empfänglichere Tier ist, da bei ihm für eine erfolgreiche Infektion eine im Verhältnis zum Körpergewicht hundertfach geringere Keimdosis ausreicht. Auch auf die *intracutane* Injektion der

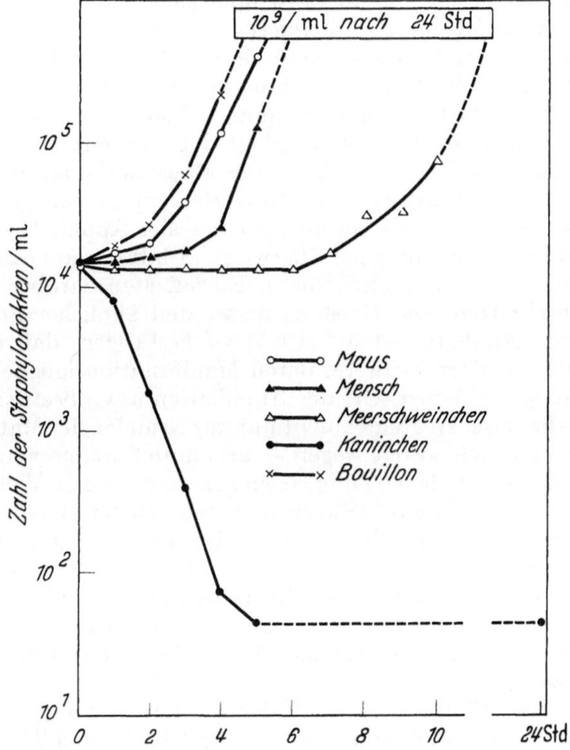

Abb. 2. Bactericide Wirkung des Blutserums von Maus, Meerschweinchen, Kaninchen und Mensch gegenüber *Staphylococcus aureus* (nach MacLeod, Hall u. Frohman 1963)

Staphylokokken reagiert das Kaninchen heftiger als das Meerschweinchen (Dold 1927b). So erweist sich, daß eine allgemeine Empfänglichkeitsskala nicht aufgestellt werden kann, da die Reaktion auf die eingebrachten Erreger nicht allein von der verwendeten Tierart, sondern auch vom Ort der Infektion, ja sogar von der Applikationsweise abhängig ist.

Die wichtigsten Toxine bzw. toxinartigen Fermente der Staphylokokken, die in ihrem Zusammenwirken (auch mit vielleicht noch unbekannten Faktoren) die Virulenz der Keime bedingen, wurden bereits genannt. Wenngleich man unter ihnen der Plasmacoagulase und dem α-Toxin häufig eine Vorrangstellung eingeräumt hat, ist es doch bisher nicht gelungen, *einen* bestimmten Faktor verantwortlich zu machen, durch dessen qualitativen wie quantitativen Nachweis die Virulenz und ihre Schwankungen *in vitro* bestimmt werden könnten. Die einzige Beziehung, die man zwischen den Eigenschaften eines Staphylococcus und seiner

Virulenz bis heute erkannt hat, besteht darin, daß virulente (Patienten-)Stämme eine insgesamt größere biochemische Aktivität – gemessen an Respiration und Enzymaktivitäten – aufweisen als avirulente (Keimträger-)Stämme (KRYNSKI et al. 1964; PULVERER 1965). Diese Relation soll übrigens nicht nur für den Menschen, sondern nach CLOUTIER et al. (1964) auch für die Maus gelten. Dennoch findet man nach den Erfahrungen der meisten Untersucher keine Beziehung zwischen der Virulenz für Mensch und Maus (BASS u. HIGGINBOTHAM 1960; KAMIŃSKA 1964; KRYNSKI et al. 1964). Analog der Empfänglichkeit, die ja nur im Zusammenhang mit der Virulenz der Erreger zu fassen ist, kann auch die Virulenz eines Keimes immer nur in Beziehung zum jeweiligen *Wirt* und (beim gleichen Wirt) zum *Infektionsweg* definiert werden. So besitzen z. B. die als Hospitalismuserreger beim Menschen gefürchteten Stämme des Lysotyps 80/81 eine ziemlich geringe Virulenz im Mäuseversuch und auch der α-toxinreiche, für die Ratte hochvirulente Stamm „Wood 46" erwies sich für die Maus als ziemlich harmlos. Die Abhängigkeit der Virulenz vom Infektionsweg zeigt sich wiederum besonders deutlich bei der Maus; während die Mehrzahl der Staphylokokkenstämme bei intravenöser Einverleibung in weit geringerer Keimzahl eine Infektion hervorruft als bei intraperitonealer Applikation, gibt es doch daneben auch Stämme, die eine ganz überwiegend intraperitoneale Virulenz besitzen (z. B. Stämme „Smith", „Fritchie"). Einzelheiten darüber finden sich in den folgenden Abschnitten. Die Existenz dieser und ähnlicher Stämme scheint die Vermutung von FRAPPIER et al. (1955) zu bestätigen, daß es nicht *einen* Virulenzfaktor gibt, sondern mehrere, deren Manifestationsmöglichkeit von den jeweiligen Bedingungen (Tierart, Ort der Applikation usw.) bestimmt wird.

Es erscheint daher zweckmäßig – nicht nur aus Gründen der Materialersparnis, sondern auch der Vergleichbarkeit wegen – bekannte Stämme von feststehender Virulenz zu verwenden, von denen einige eben genannt wurden. Weiter wären hier anzuführen der Stamm „Giorgio" (SMITH u. DUBOS 1956a; FREEDMAN 1959/60) und der „Oxford-Stamm" (ehemaliger Standardstamm für die Penicillintestung) (NAVASQUEZ 1950; GELOSA 1961b; FORNI u. MARTINETTO 1959), die für die intravenöse Infektion von Kaninchen, Meerschweinchen und Maus verwendet wurden. Der Stamm SG 511 (heutiger Vergleichsstandard für Penicillinresistenzbestimmungen) besitzt dagegen, zumindest für die Ratte, keine ausreichende Virulenz (KIENITZ et al. 1960).

Wenn die *Virulenz* infolge längerer Haltung eines Stammes auf künstlichen Nährböden *abgesunken* ist, läßt sie sich durch eine Reihe von Tierpassagen (auf subcutanem, intrapleuralem oder intramuskulärem Wege) regenerieren und verstärken. VON LINGELSHEIM (1899) beispielsweise erzielte durch nur 8 Kaninchenpassagen eine Virulenzsteigerung um das 500fache: die Erfolgsdosis konnte dadurch von 5 ml auf 0,01 ml Kultur gesenkt werden. Allerdings betraf diese Virulenzzunahme fast ausschließlich das Kaninchen, kaum die Maus und gar nicht das Meerschweinchen. Es scheint jedoch, daß nicht bei allen Stämmen auf diese Weise Virulenzsteigerungen zu erreichen sind. LUBINSKI (1894) fand übrigens, daß die intraperitoneale Kaninchenvirulenz von *Staph. aureus* nach Züchtung unter Sauerstoffabschluß größer ist als in aerober Kultur.

Ebenso wie bei den septischen Infektionen des Menschen zeigen die Staphylokokken im Tierversuch, wenn es zu einer subakuten oder chronischen Erkrankung kommt, eine auffällige *Affinität zu den Nieren.* Zur Erklärung dieses Phänomens hat man sowohl die anatomischen Gegebenheiten, als auch das Fehlen von phagocytierenden Zellen des reticulo-endothelialen Systems in diesem Organ sowie die hypertonischen Verhältnisse besonders in der Markregion herangezogen. Seltener, aber doch charakteristischerweise, werden Myokard, Knochen, Leber, Milz und

Lungen befallen. Auch eine Endokarditis kann – wie bei der Staphylokokkensepsis des Menschen – im Gefolge einer experimentellen Infektion auftreten.

Von wesentlicher Bedeutung für das Angehen der Infektion und die Lokalisation des Infektionsherdes sind auch – gegebenenfalls künstlich zu schaffende – *loci minoris resistentiae*. Derartiger Kunstgriffe hat man sich vor allem bedient, um bei weniger empfänglichen Tieren eine Absiedlung der Staphylokokken zu erreichen oder bei einem an sich empfänglichen Tier Herde auch in einem resistenteren Organ hervorzubringen.

C. Die Infektionen des Kaninchens mit Staphylococcus aureus

Der *Infektionsweg* der Wahl ist beim Kaninchen die intravenöse Injektion, doch wurden – meist unter besonderen Fragestellungen – auch andere Wege gewählt.

Für die Infektionsversuche werden im allgemeinen ausgewachsene Tiere von 2–3 kg *Gewicht* verwendet. Das Gewicht bzw. Alter ist insofern von Bedeutung, als davon nicht nur die Empfänglichkeit der Tiere, sondern auch die Lokalisation der Herde abhängt. So entwickelt sich z. B. bei jungen, intravenös infizierten Tieren häufig eine Osteomyelitis, die bei erwachsenen Tieren nur in Ausnahmefällen oder nach groben Eingriffen beobachtet wird (v. LINGELSHEIM 1899; KOCH 1908b).

1. Intravenöse Infektion

Infektionsdosis. Die Keimzahl wird bei der intravenösen Infektion in der Regel so bemessen, daß eine *längerdauernde eitrige Nephritis* entsteht. Sie wird verständlicherweise entsprechend der unterschiedlichen Virulenz der Stämme und der nicht ganz gleichmäßigen Empfänglichkeit der Tiere in gewissen Grenzen zu variieren sein. DE NAVASQUEZ (1950) benötigte bei Verwendung des Oxford-Stammes von *Staphylococcus aureus* 50×10^6 Keime pro kg Körpergewicht; die Mindestkeimzahl, mit der sich eben noch eine Nephritis erzeugen ließ, betrug 10×10^6 Keime/kg KG. Mit der gleichen Keimzahl (pro Tier) konnte FREEDMAN (1959/60), der mit dem Stamm „Giorgio" arbeitete, bereits bei 100% der Tiere eine chronische Infektion hervorrufen.

Will man dagegen eine in wenigen Tagen tödlich verlaufende Infektion herbeiführen, so sind wesentlich größere Keimmengen – abhängig natürlich wieder von der Virulenz des jeweiligen Stammes – erforderlich. KOCH (1908a) und NEISSER (1928) benötigten dafür $^1/_3$ Öse (etwa 3×10^8 Keime), HARRISON (1964) in neuester Zeit von einem coagulasereichen, α-toxinarmen Stamm 2×10^8 Keime, von einem coagulasearmen, α-toxinreichen Stamm 6×10^8 Keime.

Als **Infektionsmaterial**, das in die Ohrvene eingespritzt wird, verwendet man entweder eine über Nacht bebrütete Bouillonkultur in entsprechender Verdünnung, eine Kochsalzabschwemmung von einer Kultur auf starrem Nährboden (Schrägagar), oder eine gewaschene Suspension des Zentrifugats einer flüssigen Kultur.

Verlauf. Das klinische Bild der Allgemeininfektion ist von den bereits genannten Faktoren (Virulenz des Stammes, Infektionsdosis, Empfänglichkeit des Tieres) abhängig.

Bei Verwendung einer *zu großen Keimzahl* oder eines extrem virulenten Stammes kann bereits nach wenigen Stunden bis etwa 2 Tagen unter den Erscheinungen einer Toxämie der Tod eintreten. Eine Nephritis vermag sich bei dieser kurzen Krankheitsdauer meist nicht zu entwickeln.

Wird eine *optimale Keimzahl* injiziert, so tritt eine *eitrige Nephritis* auf, die entweder im Verlauf einer Woche unter Fieber und Gewichtsabnahme zum Tod des Tieres führt oder aber bei längerer Krankheitsdauer (bis zu einigen Monaten) in Heilung übergehen kann. Etwa 4—8 Std *post infectionem* lassen sich die Staphylokokken im Urin nachweisen, der außerdem Eiweiß, Leukocyten, Nierenepithelien sowie hyaline und granulierte Cylinder enthält. Die Pyurie sistiert jedoch nach spätestens drei Tagen, was darauf hinweist, daß sich die Herde zu diesem Zeitpunkt abgekapselt haben. Die Urinmenge bleibt normal, der Blutharnstoffspiegel hält sich zwischen 20 und 50 mg%; eine Urämie tritt also nicht auf. Bei längerer Krankheitsdauer kann es gelegentlich auch zum Befall des Zentralnervensystems (Myelitis, Paraplegien) kommen.

Bei *jungen Tieren* von 800—1200 g Gewicht entwickelt sich nach intravenöser Injektion der Erreger in 50—80% der Fälle eine *Osteomyelitis*, die zuweilen die einzige Manifestierung der Infektion bleibt; zwar findet man nicht selten gleichzeitig bestehende Nierenherde, doch sind Muskulatur und andere Organe auffällig frei von Veränderungen (v. Lingelsheim 1899; Thompson u. Dubos 1938). Die Osteomyelitis ist vorwiegend an den Rippen-Knorpel-Grenzen oder in der Nähe der Epiphysenfugen lokalisiert, so daß es zur Epiphysenlösung und Ausbildung eines Gelenkempyems kommen kann. Bevorzugt sind die Metaphysen der langen Röhrenknochen befallen; eine Häufigkeitsskala der verschiedenen Lokalisationen gaben Thompson und Dubos (1938): Tibia (proximale Metaphyse, 30%), Femur (distal), Femur (proximal), Humerus (proximal), Fibula, Rippen, Tibia (distal), Scapula, Ulna, Humerus (distal), Tibiaschaft (2%). Die Veränderungen reichen von der bloßen Hyperämie über subperiostale Blutungen und Absceßbildung bis zu ausgedehnten Knochennekrosen. Nicht immer geht also die Osteomyelitis mit deutlicher Eiterbildung und Zerstörung des Knochens einher, doch findet man in Ausstrichen vom Knochenmark immer reichlich Staphylokokken.

Bei *erwachsenen Tieren* ist die spontane Osteomyelitis dagegen recht selten, läßt sich aber durch artefizielle Frakturierung der Rippen künstlich herbeiführen (Koch 1908b), da im Bereich des geschädigten Gewebes die Absiedlung der Staphylokokken begünstigt wird.

Staphylokokkenstämme, die eine besondere Affinität zum Knochenmark besitzen, scheint es jedoch nicht zu geben (Thompson u. Dubos 1938).

Pathologische Anatomie. Tritt der Tod des Tieres innerhalb weniger Stunden nach der Impfung ein, so findet man kaum Zeichen einer Infektion, sondern als Ausdruck der ganz im Vordergrund stehenden *Intoxikation* eine trübe Schwellung der Organe, in extremen Fällen mit Nekrose der Malpighi-Körperchen der Milz und des gesamten Nierenparenchyms, sowie eine toxische Myokarditis (Koch 1908b; Poursines u. Brahic 1950). Die Erreger lassen sich in Herzblut und Urin nachweisen.

Hat die Infektion beim Tod des Tieres jedoch schon für einige Tage bestanden, so ist es zur Absiedlung der Staphylokokken in verschiedenen Organen und zur *Ausbildung metastatischer Abscesse* gekommen, die am regelmäßigsten und zahlreichsten in den Nieren lokalisiert sind und ein charakteristisches Verhalten zeigen. Die *eitrig-metastatische Nephritis* gilt deshalb als die wichtigste pathologisch-anatomische Veränderung bei der Staphylokokkeninfektion des Kaninchens.

Die Nieren selbst sind dabei zu Anfang, d. h. etwa für die ersten 10 Tage *post infectionem*, bis zum Eineinhalbfachen der Norm vergrößert und lassen auf ihrer Oberfläche eine Anzahl runder, stecknadelkopfgroßer, gelblicher Erhebungen, oft in kleinen Gruppen angeordnet, erkennen (Abb. 3). Im Schnitt erweisen sich diese Gebilde als Basis von *Rindenabscessen*, die streifig und zur Papillenspitze bzw. zum Nierenbecken hin konvergierend, also dem Verlauf der geraden Harnkanälchen folgend, Rinde und Mark durchziehen (Abb. 4). Ein Teil dieser Abscesse entspringt jedoch erst an der Rinden-Mark-Grenze und ist somit von außen nicht zu erkennen. Beschränkung der Herde auf die Markregion soll übrigens nach Koch (1908b) Ausdruck einer geringeren Virulenz des für die Infektion verwendeten Stammes sein, während höher virulente Stämme sich in Mark *und* Rinde absiedeln. Tatsächlich läßt sich auf direktem Wege das Mark mit viel geringeren Keimmengen infizieren als die Rinde, ist also deutlich empfänglicher als diese (Freedman 1959/60). Gelegentlich kann es auch zur Ausbildung eines *paranephritischen Abscesses* kommen, der in der Regel wohl *per continuitatem* von einem subkapsulären Rindenabsceß aus entsteht. Das *Nierenbecken* zeigt die Zeichen einer eitrigen Entzündung. Bei längerem Bestehen der Erkrankung werden die Abscesse schließlich bindegewebig organisiert und in *Narben* umgewandelt, die in ihrer Form und Lage den Abscessen entsprechen und deren Basen an der Nierenoberfläche als blasse, eingezogene Bezirke zu erkennen sind.

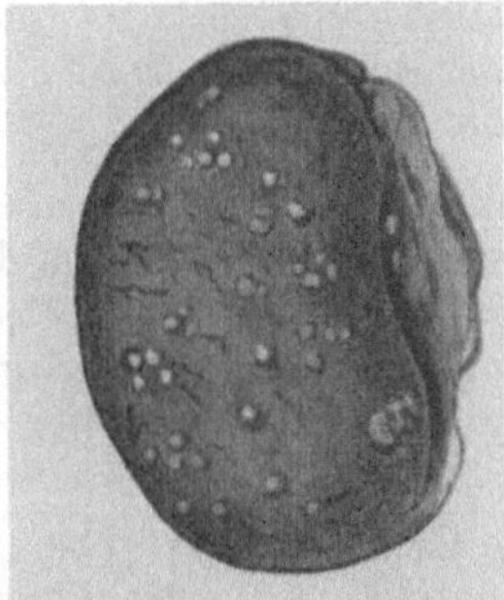

Abb. 3. Niere (Oberfläche) eines mit *Staphylococcus aureus* intravenös infizierten Kaninchens 4 Tage *post infectionem* (Koch 1908b)

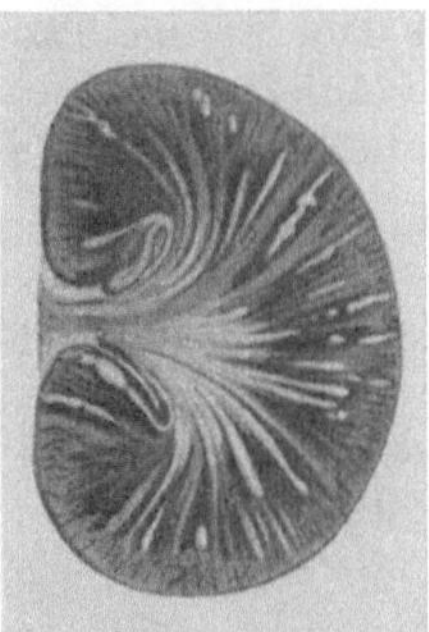

Abb. 4. Niere (Schnitt) eines mit *Staphylococcus aureus* intravenös infizierten Kaninchens 4 Tage *post infectionem* (Koch 1908b)

Außerhalb der Nieren kann man bei der Sektion, je nach Dauer der vorangegangenen Erkrankung, staphylokokkenhaltige eitrige oder vernarbte Herde auch in anderen Organen oder Körperregionen antreffen. An erster Stelle steht hier das *Myokard*, das am häufigsten befallen ist; es folgen die *Skeletmuskeln* (insbesondere der Musculus psoas), *Lungen*, *Leber*, *Knochenmark* und die *großen Gelenke*. Die Veränderungen des Herzens bestehen übrigens nicht nur im Auftreten von Myokardabscessen; es kann sich, selten allerdings und vielleicht nur bei Verwendung besonders toxischer Stämme, eine *Endocarditis ulcerosa* im Bereich der Mitralis und der Tricuspidalis hinzugesellen. Ihre Entstehung läßt sich offenbar begünstigen, indem man die Herzklappen gleichzeitig mit der Infektion mechanisch z. B. durch Katheterisieren oder Injektion von Stärkekörnern schädigt (vgl. S. 496). – Auf die bei jungen Tieren recht häufige, bei älteren zwar seltene, aber künstlich herbeizuführende *Osteomyelitis* wurde schon hingewiesen.

Im *histologischen Präparat* der Nieren zeigen die Herde einen charakteristischen konzentrischen Aufbau. Das Zentrum wird von einer Staphylokokkenkolonie eingenommen, deren kompaktes Aussehen und scharfe Begrenzung darauf hindeuten, daß sie noch innerhalb der Capillarwand liegt. Nach außen folgt sodann eine Zone von Tubuli und Glomeruli, die sich im Zustand der Coagulationsnekrose befinden; die Zellgrenzen sind noch klar zu erkennen, ihr Inhalt zeigt jedoch keine Struktur mehr und verhält sich gleichmäßig eosinophil. Die äußere Schicht der Herde schließlich wird durch die leukocytäre Reaktion gestellt. Im Verlauf der weiteren Entwicklung dringen die Staphylokokken nach außen, die Leukocyten nach innen vor und bringen so, indem sie die Zone der Nekrose durchsetzen, einen typischen

Absceß hervor. In der unmittelbaren Umgebung der entzündlichen Reaktion erscheinen die Tubuli contorti komprimiert; die Kanälchen der Henleschen Schleifen dagegen sind erweitert und enthalten granulierte und leukocytäre Cylinder, die in den Sammelkanälchen der beteiligten Nephrone an Zahl zunehmen. Das Nierenbecken läßt eine Entzündung der Schleimhaut und Desquamation des Übergangsepithels erkennen (DE NAVASQUEZ 1950).

Auch die Ausscheidung der Staphylokokken mit der *Galle* hinterläßt histologisch nachweisbare Spuren. Da dieses Sekret einen guten Nährboden darstellt, können sich die Keime stark vermehren und führen so eine Cholecystitis mit Verdickung der Gallenblasenwand und Nekrose des Epithels, aber ohne eitrige Einschmelzung, herbei. Das Epithel der *Gallengänge* bleibt dabei auffallend gut erhalten, der Abfluß ist nicht gestört und klinische Symptome, soweit sie beim Kaninchen feststellbar sind, fehlen (KOCH 1908a).

Geht das Tier wenige Tage nach der Infektion zugrunde, so kann man nach GASTINEL (1949) intravasale Hämolyse beobachten. Bei langer Dauer der Erkrankung kommt es gelegentlich zu einer Amyloidose.

Pathogenese. Die intravenös injizierten Staphylokokken gelangen zunächst mit dem Blutstrom in alle Organe und Körperregionen, verschwinden aber bald wieder und lassen sich nach mehr als 24 Std nur noch dort nachweisen, wo es zur Ausbildung von Herden kommt. Ihre Ausscheidung durch die Nieren beginnt etwa 4—8 Std *post infectionem* und erfolgt etwas später auch durch die Leber mit der Galle (KOCH 1908a).

In der Niere werden die Erreger offenbar in den Capillaren festgehalten, was von DE NAVASQUEZ (1950) damit erklärt wurde, daß die außergewöhnliche Länge der feinsten Gefäße in diesem Organ die Stagnation der Erreger begünstige, die dann ihrerseits durch Ausscheidung von Plasmacoagulase zu einer Verstopfung der Capillaren beitragen. Da phagocytierende endotheliale Zellen hier fehlen, vermögen sich die Keime in diesem selbstgeschaffenen Capillarthrombus ziemlich ungehindert zu vermehren. Dabei werden weitere Mengen Coagulase ausgeschieden, diffundieren in die Umgebung der Kolonien und sollen so die beschriebene Coagulationsnekrose der benachbarten Tubuli und Glomeruli herbeiführen. In diesem Stadium der Parenchymzerstörung können die Staphylokokken in die Harnkanälchen und damit in den Urin gelangen (Phase der Ausscheidung). Sobald sich jedoch Abscesse gebildet und abgekapselt haben, ist die Kontinuität des Nephron unterbrochen und dieses selbst seiner Funktion beraubt; damit sistiert auch die Ausscheidung der Erreger.

Von KOCH (1908b) wurde dagegen die Auffassung vertreten, daß die Absceßchen nicht auf embolischem Wege, sondern durch Ausscheidung der Staphylokokken durch die Glomeruli hervorgerufen werden. Erst hier zerstören die Keime durch ihre Toxine das sezernierende Parenchym, so daß sich in den geraden Harnkanälchen aus toten Epithelien, Eiweiß und Erythrocyten Cylinder bilden, welche die Abführung der Staphylokokken mit dem Urin blockieren und ihnen gleichzeitig einen ausgezeichneten Nährboden bieten. Dadurch entstehen regelrechte Bakteriencylinder, deren Toxine wiederum eine deletäre Wirkung auf die nächste Umgebung ausüben, wodurch es schließlich zur Einschmelzung kleinerer oder größerer Bezirke der Marksubstanz kommt. Zentrum und Ausgangspunkt der Abscesse wären demnach nicht die Capillaren, sondern die Tubuli. Während es sich also bei den Veränderungen im Bereich der Marksubstanz um eine wirkliche *Ausscheidungsnephritis* handele, wird die Entstehung der oberflächennahen Rindenabscesse auch von KOCH (1908b) auf embolische Vorgänge zurückgeführt.

Die besondere Empfänglichkeit des Knochenmarks *junger* Kaninchen für die Staphylokokkeninfektion wurde von THOMPSON und DUBOS (1938) zu der gleichen Erscheinung beim Menschen in Parallele gesetzt und auf die stärkere Vascularisation der Metaphysen bei jugendlichen Organismen zurückgeführt.

2. Infektion der oberen Hautschichten

a) Intracutane Infektion

Durch intracutane Injektion von Staphylokokken läßt sich offenbar nur mit hochvirulenten Stämmen eine eitrige Entzündung hervorrufen.

Infektionstechnik. Der für die Infektion vorgesehene Hautbezirk wird zunächst enthaart. Im allgemeinen wird die schonendere Rasur der Verwendung hautreizender Enthaarungspasten vorgezogen. Anschließend setzt man mit 0,1—0,2 ml des Infektionsmaterials eine Quaddel.

Verlauf. Entsprechend der unterschiedlichen Virulenz der Stämme waren auch die Ergebnisse der intracutanen Infektion nicht einheitlich. DOLD (1927) erhielt 24 Std nach der Injektion von 5×10^8 Keimen nur ein entzündliches Infiltrat, das sehr schnell in Nekrose überging; soweit es überhaupt zu einer Suppuration kam, waren die gebildeten Eitermengen minimal. In den Versuchen von KASAHARA (1914), der die Tiere mit 0,05—0,2 ml Bouillonkultur (etwa $0{,}5-2 \times 10^8$ Keime) infizierte, bildete sich nach 24 Std inmitten eines entzündlichen Hofes eine eitrige Pustel, die nach 48 Std mit einem Durchmesser von 3—7 mm den Höhepunkt ihrer Entwicklung erreichte und innerhalb weniger Tage unter Krustenbildung abheilte. JOHNSON, CLUFF und GOSHI (1961) erzielten dagegen schon mit 10^7 Keimen innerhalb von 48 Std einen Absceß von 1—2 cm Durchmesser, der gelegentlich nach außen durchbrach. Bei Verwendung geringerer Keimmengen (10^6) entstand lediglich ein schwaches Erythem, bei höheren Infektionsdosen (10^8) kam es dagegen regelmäßig zu Perforation der Abscesse und Geschwürsbildung. Im Verlauf von 5—10 Tagen heilte die Infektion ab.

Durch häufigere *intracutane* Injektionen des gleichen Keimes läßt sich das Kaninchen so stark sensibilisieren, daß schließlich $^1/_{10}$—$^1/_{100}$ der ursprünglichen Infektionsdosis ausreicht, um eine eitrige Infektion hervorzurufen (JOHNSON et al. 1961). Umgekehrt entwickelt sich bei wiederholter *intravenöser* Infektion schnell eine so kräftige Immunität (mit spezifischen Agglutinintitern bis 1 : 50000), daß am Ende die tausendfache Infektionsdosis reaktionslos vertragen wird (DE NAVASQUEZ 1950).

b) Infektion nach Verbrennung und anderen lokalen Schädigungen

Daß thermisch geschädigtes Gewebe für die Staphylokokkeninfektion besonders empfänglich ist, weiß man aus der menschlichen Pathologie. GOSHI, CLUFF, JOHNSON und CONTI (1961) zeigten beim Kaninchen, daß sich dieser Mechanismus auch experimentell reproduzieren läßt.

Infektionsmaterial. Der Infektionsstamm wurde in Trypticase Soy Broth (BBL) 18 Std vorgezüchtet, dann abzentrifugiert, der Bodensatz zweimal gewaschen und in NaCl-Lösung aufgenommen, so daß abgestufte Keimdichten resultierten.

Infektionstechnik. Rücken- und Flankenhaut von 2,5—3,0 kg schweren Kaninchen wurden rasiert; dann wurden in diesem Bezirk durch 30 bzw. 3 sec langes Auflegen eines Metallrohres, das heißes Wasser von 75—80° C bzw. 100° C enthielt, Verbrennungen erzeugt, die zu einem Erythem, nicht aber bis zur Nekrotisierung der betroffenen Partien, führten. Anschließend wurden 10^5, 10^6 und 10^7 Keime im verbrannten Hautbezirk intracutan injiziert.

Verlauf. Um in der verbrannten Haut Infektionen gleicher Schwere wie in normaler Haut zu erzeugen, genügt eine zehnfach geringere Staphylokokkenmenge. Die Injektion von 10^6—10^7 Keimen hatte die Ausbildung großer Abscesse zur Folge, die ihren Höhepunkt 2—3 Tage nach der Infektion erreichten.

Eine Resistenzminderung der Haut gegenüber der Infektion mit Staphylokokken konnten die zitierten Autoren auch durch unspezifische Entzündungen, hervorgerufen durch chemischen (Crotonöl), bakteriellen (intracutane Streptokokkeninfektion) und allergischen Reiz (Sensibilisierung mit menschlichem Serumalbumin oder Tuberkulin), erzielen. Die Infektion muß allerdings innerhalb 3 Tagen nach der Schädigung gesetzt werden, da nach diesem Zeitpunkt eine *Steigerung* der lokalen Resistenz einsetzt. Es kommt jedoch auch unter diesen, für die Erreger günstigen Bedingungen nicht zu einer Bakteriämie oder zum Auftreten metastatischer Eiterungen.

Eine noch stärkere Resistenzminderung erzielten Conti, Cluff und Scheder (1961), indem sie die Tiere durch intracutane oder intravenöse Gabe von 10 γ Endotoxin von *Escherichia coli* oder 250 γ Endotoxin von *Shigella flexneri* präparierten. Wenn die Infektion innerhalb von 4 Std, d. h. noch während der Phase der durch das Endotoxin hervorgerufenen Leukopenie, gesetzt wurde, reichten bereits 10^5—10^6 Staphylokokken aus, um eine hämorrhagisch-nekrotisierende Entzündung am Ort der Infektion auszulösen.

3. Subcutane Infektion

a) Infektion durch Injektion

Auch durch Injektion der Staphylokokken ins subcutane Gewebe lassen sich beim Kaninchen Abscesse erzeugen, doch sind die Erfahrungen der verschiedenen Autoren wiederum recht unterschiedlich. MacLeod, Hall und Frohman (1963) verfügten über einen Stamm, von dem 10^7 Keime ausreichten, um auf diesem Weg einen Absceß hervorzubringen. Miller (1927) benötigte dafür 0,5 ml Bouillonkultur, also mehr als 10^8 Keime, und Neisser (1928) gibt sogar 1,0 ml Kultur (etwa 10^9 Keime) als erforderliche Dosis an. Spier (1964) vermochte aber nicht einmal mit dieser Keimmenge einen Absceß zu erzeugen, obwohl sein Staphylococcus von einer menschlichen Infektion stammte und Plasmacoagulase besaß.

b) Infektion nach Traumatisierung

Es ist ohne weiteres verständlich, daß Haut und Unterhautzellgewebe nach künstlicher Traumatisierung einer Infektion leichter zugänglich sind als in unversehrtem Zustand.

Weise (1923) brachte seinen Kaninchen an den rasierten Oberschenkeln etwa 1,5 cm lange, bis auf die Fascie reichende *Schnittverletzungen* bei, in die er eine halbe Öse Kolonienmasse, also etwa 5×10^8 Keime, aufgeschwemmt in 0,5 ml Flüssigkeit, einbrachte. Es entstand daraufhin innerhalb von 2 Tagen eine heftige Entzündung mit Schwellung der Wundränder, Infiltration der Umgebung und Ausbildung eines dick-eitrigen Sekrets, das massenhaft Staphylokokken, aber nur selten in phagocytiertem Zustand, enthielt. Diese Infektion heilt jedoch spontan ab, und nach etwa 2 Wochen erkennt man im Bereich der Verletzung nur noch eine kleine verschorfte Stelle sowie eine gewisse Induration.

Einer anderen Technik, die im Prinzip bereits von v. Daranyi (1926) angegeben worden war, bediente sich Spier (1964). Ein Hautbezirk wird rasiert und desinfiziert; dann wird ein Einschnitt von 0,5 cm Länge gesetzt und von diesem aus durch stumpfe Präparation eine etwa 3 cm tiefe subcutane Tasche gebildet. In diese Tasche wird ein Polyäthylenkatheter Nr. 18 eingeführt und durch eine Tabaksbeutelnaht am Wundrand befestigt. Durch den Katheter werden 0,35 ml einer 18—24stündigen Staphylokokkenkultur (etwa 10^8 Keime) in die Hauttasche instilliert. Danach wird der Katheter entfernt, die Naht wird fest geknüpft. Die auf diese Weise geschlossene Hautwunde wird mit „Rezifilm" (Methylacrylatharz und Tetramethylthiuramdisulfid in Äthylacetat) versiegelt. Bei diesem Vorgehen kommt es innerhalb von 6—7 Tagen (v. DARANYI: in 2—3 Tagen) regelmäßig zur Ausbildung großer Abscesse.

Für chemotherapeutische Versuche werden *zwei* in der beschriebenen Weise infizierte Taschen in ausreichendem Abstand voneinander gebildet, von denen die eine das Heilmittel aufnimmt, die andere als Kontrolle dient.

Wenngleich dieser Versuch vor allem für die Testung therapeutischer und prophylaktischer Chemotherapeutica- bzw. Antibioticagaben, die anschließend an das Inoculat durch den Katheter verabreicht werden können, entwickelt wurde, betonte doch SPIER (1964) mit Recht, daß die experimentelle Situation in zwei wesentlichen Punkten von den Verhältnissen beim Menschen abweicht: es fehlt das infektionsfördernde Hämatom und es fehlt das schlecht vascularisierte Fettgewebe, das in der menschlichen Subcutis praktisch immer vorhanden ist. Entsprechende Versuche mit Kanamycin fielen denn auch unerwartet günstig aus.

Durch Implantation mit Staphylokokken imprägnierter Seidenfäden konnten MACLEOD, HALL und FROHMAN (1963) dagegen wider Erwarten keine Eiterung herbeiführen, obwohl sich dieses Verfahren bei Mensch, Maus und Meerschweinchen als sehr erfolgreich erwiesen hatte (Abb. 8, S. 319, 328, 332).

4. Intraartikuläre Infektion

Wegen der hohen Empfänglichkeit der Synovialmembran galt die *intraartikuläre* Impfung früher als zuverlässiger Virulenztest. Nach der Vorschrift von DREYER (1913) wird dabei die Haut des Kniegelenks durch Auszupfen epiliert und desinfiziert. Dann injiziert man 1—2 „Normalösen" einer eintägigen Bouillonkultur (etwa 5×10^6 Keime) ins Gelenk hinein, indem man von außen neben der Quadricepssehne einsticht, bis die Nadel den Knochen berührt. Man läßt dann das Gelenk etwas erschlaffen und führt die Nadel am Knochen entlang ein wenig medianwärts. Sie sitzt richtig, wenn man beim Injizieren keinen Widerstand spürt und erkennen kann, wie sich der obere Recessus des Kniegelenks füllt. Man sollte deshalb die Infektionsdosis in mindestens 1 ml Flüssigkeit suspendieren.

Schon am Tage nach der Injektion erkennt man eine Schwellung des Gelenks, das vom Tier deutlich geschont wird. Der intraartikuläre Druck ist erhöht und es entwickelt sich unter Fieber eine *Pyarthrose*. Öffnet man das Gelenk nach 4—10 Tagen, so entleert sich, besonders aus dem oberen Recessus, reichlich Eiter. Auch die umgebende Muskulatur ist gelegentlich von Abscessen durchsetzt.

In neuerer Zeit wurden als minimale Infektionsdosis bei dieser Art der Applikation 10^4 Keime ermittelt (JOHNSON et al. 1961), was auf die außerordentliche Empfindlichkeit dieses Testes hinweist.

5. Infektionen des Auges

Noch empfänglicher als die Synovia ist nur das Auge des Kaninchens. Hier genügt die Injektion von 10^3 Keimen in die Vorderkammer, um ein *Hypopyon* zu erzeugen. Man suspendiert die erforderliche Keimmenge in 0,1 ml Flüssigkeit und injiziert diese, nachdem man vorher die gleiche Menge Kammerwasser abgezogen hat (JOHNSON et al. 1961).

Durch Injektion der Staphylokokken an entsprechender Stelle haben Autoren des vorigen Jahrhunderts Infektionen aller Teile des Auges und aller Schweregrade, von der leichten Hornhauttrübung bis zur Panophthalmie, herbeiführen können (NEISSER 1928).

6. Andere Infektionswege

Gegen die *intrapleurale* und mehr noch gegen die *intraperitoneale* Infektion mit *Staphylococcus aureus* ist das Kaninchen verhältnismäßig resistent; man benötigt große Keimmengen, um eine tödlich verlaufende Pleuritis bzw. Peritonitis hervorzurufen.

Nach der intrapleuralen Infektion sollen die Staphylokokken leicht im Herzblut nachweisbar sein, während sie vom Peritoneum aus nicht oder nur in spärlicher Zahl in den Kreislauf übertreten. Es kommt dabei so gut wie nie zu einer Sepsis und metastatische Eiterungen fehlen, doch kann man parenchymatöse Veränderungen der Organe, insbesondere trübe Schwellung der Nieren, im Gefolge einer derartigen Infektion beobachten. Nur wenn man gleichzeitig mit der intrapleuralen Impfung einen Pneumothorax anlegt, kommt es regelmäßig zur Ausbildung eines Pleuraempyems.

Bei Verwendung sehr virulenter Stämme kann das Tier jedoch auch nach intrapleuraler und intraperitonealer Infektion innerhalb von 24 Std akut zugrunde gehen; Brust- und Bauchhöhle enthalten dann ein blutig-seröses Exsudat (NEISSER 1928).

Durch *intramuskuläre* Impfung in Oberschenkel- oder Rückenmuskulatur lassen sich Abscesse erzeugen, doch werden hierfür ziemlich beträchtliche Keimmengen (um 10^9) benötigt.

D. Die Infektionen der Maus mit Staphylococcus aureus

Wenngleich die weiße Maus im allgemeinen eine höhere Resistenz gegen die Infektion mit *Staphylococcus aureus* besitzt als das Kaninchen, wird sie doch heute wegen ihrer Handlichkeit und wegen der Möglichkeit, auch bei größeren Serien mit genetisch gleichförmigem Material zu arbeiten, bevorzugt. Der günstigste Infektionsweg ist hier die *intravenöse* Injektion, nach der es bei ausreichender Dosierung in einem hohen Prozentsatz der Fälle zu einer *tödlichen Allgemeininfektion* kommt. Geringer ist die Empfänglichkeit der Maus dagegen bei Einbringen der Keime *in die Bauchhöhle;* hiernach tritt entweder – bei Verwendung sehr großer Keimmengen – der Tod sehr schnell ein, oder das Tier überlebt. Man kann jedoch bei der Wahl dieses Infektionsweges durch gleichzeitige Applikation bestimmter Substanzen oder anderweitige geeignete Maßnahmen die Resistenz der Tiere durchbrechen und so ebenfalls eine tödliche Erkrankung herbeiführen. – Legt man dagegen Wert auf *lokalisierte Prozesse* von weniger akutem Verlauf, so erweist sich die *intramuskuläre* und *subcutane* Injektion relativ geringer Erregermengen als zweckmäßiger.

Man verwendet für die experimentelle Infektion im allgemeinen *erwachsene Tiere* von 17–25 g Gewicht. Bei intramuskulärer Injektion der Erreger wurden aus technischen Gründen etwas größere Mäuse bevorzugt, jüngere dagegen vor allem von den Autoren, die mit resistenzgeschwächten Tieren arbeiteten. Da es eine sexuelle Disposition offenbar nicht gibt, spielt das Geschlecht der Tiere keine Rolle. Bei einem Vergleich drei verschiedenfarbiger Mäusestämme fand GORRILL (1951) eine etwa gleichmäßige Empfänglichkeit weißer (Swiss white No. 1) und brauner Mäuse (ABC) gegenüber *Staphylococcus aureus,* während ein schwarzer Mäusestamm (C 57) eine deutliche höhere Resistenz aufwies.

Der Ausgang des Versuches ist weitgehend auch von der *Wahl des Staphylokokkenstammes* abhängig. Definitionsgemäß wird man nur solche Stämme verwenden, die eine Plasmacoagulase besitzen, doch muß man auch bei diesen mit erheblichen Virulenzunterschieden rechnen. Es scheint, daß Staphylokokken tierischer Herkunft für die Maus stärker virulent sind als solche vom Menschen; bei einem Vergleich zahlreicher Stämme von Schaf, Rind und Mensch nahm die Mäusevirulenz in der genannten Reihenfolge ab (D. D. SMITH 1963). Unter den Stämmen humanen Ursprungs fanden BASS und HIGGINBOTHAM (1960) lediglich bei solchen, die bei Allgemeininfektionen aus dem Blut gezüchtet worden waren, eine deutlich höhere Virulenz; Stämme aus Wunden, Furunkeln, Abscessen und von Keimträgern zeigten dagegen keine Unterschiede (vgl. auch KAMIŃSKA 1964; KRYNSKI et al. 1964). Nur nach HOWARDs Erfahrungen (1954) sollen Keimträgerstämme geringer virulent für die Maus sein als Eiterstämme. Jedenfalls steht außer Zweifel, daß hochvirulente Stämme von allen Typen menschlicher Staphylokokkeninfektionen wie auch von Keimträgern gezüchtet werden können.

Wesentlich für die Manifestierung der Virulenz ist auch der *Infektionsweg*. Wenngleich die Staphylokokken ihre größte Virulenz in aller Regel bei *intravenöser* Injektion entfalten, gibt es doch vereinzelt auch Stämme, deren Virulenz fast nur bei *intraperitonealer* Applikation in Erscheinung tritt (z. B. die Stämme „Smith" und „Fritchie"). Noch geringer als bei intravenöser Verabreichung scheint die DL_{50} übrigens bei *intracerebraler* Injektion zu sein (GORRILL u. MCNEIL 1963). Lediglich DUTTON (1955) fand die höchste Virulenz bei *subcutaner*, die niedrigste bei intravenöser Zufuhr der Erreger und erklärte diesen Befund mit der schnelleren Clearance im Blutstrom. *Lokalisierte* Eiterungen lassen sich bei subcutaner Infektion allerdings auch nach anderen Autoren schon mit relativ geringen Keimmengen (Größenordnung 10^6) erzielen (GORRILL u. MCNEIL 1963; MACLEOD et al. 1963).

Verständlicherweise hat man große Mühe daran gewendet, den oder die Faktoren zu finden, die mit der Mäusevirulenz in irgendeinem, möglichst ursächlichen Zusammenhang stehen. Am nächsten lag dabei der Gedanke an die *Plasmacoagulase*, die ja als zuverlässigstes Pathogenitätsmerkmal bei humanen Stämmen gilt. Während einige Autoren in der Coagulase – vor allem in der Fähigkeit *Mäuseplasma* zu coagulieren – einen entscheidenden Virulenzfaktor sahen (GORRILL 1951; SMITH u. DUBOS 1956; D. D. SMITH 1963; LAM et al. 1963), negierten andere eine derartige Beziehung (W. SMITH et al. 1947; BASS u. HIGGINBOTHAM 1960). Die höhere Mäusevirulenz *tierischer* Staphylokokkenstämme soll nach D. D. SMITH (1963) darauf zurückzuführen sein, daß Mäuseplasma von diesen stärker coaguliert wird als von Stämmen humanen Ursprungs. – SELBIE und SIMON (1952) hielten dagegen das *α-Hämotoxin* für den wichtigsten virulenzbestimmenden Faktor, während andere Untersucher gerade den α-toxinreichen Stamm „Wood 46" besonders schwach virulent fanden (BASS u. HIGGINBOTHAM 1960; D. D. SMITH 1962). BASS und HIGGINBOTHAM (1960) brachten in diesem Zusammenhang auch das für tierische Stämme charakteristische *β-Toxin* in die Diskussion, und HUNT und MOSES (1958) schließlich vermuteten einen Zusammenhang zwischen intraperitonealer Virulenz und *δ-Toxin*. Im allgemeinen wird aber angenommen, daß eine Beziehung zwischen der Virulenz einerseits und den drei Hämotoxinen, der Hyaluronidaseaktivität sowie der Fähigkeit zu Pigmentbildung, Mannitvergärung und Gelatineverflüssigung andererseits nicht besteht oder zumindest nicht zu beweisen ist (W. SMITH et al. 1947; BASS u. HIGGINBOTHAM 1960; D. D. SMITH 1962). Das gleiche gilt für die verschiedenen *Phagtypen* und die *Antibioticaresistenz* (W. SMITH et al. 1947; SELBIE u. SIMON 1952; HOWARD 1954; GROGAN u. ARTZ 1961; D. D. SMITH 1962); jedenfalls ist der beim Menschen wegen seiner hohen Infektiosität gefürchtete Phagtyp 80/81 – wie bereits bemerkt – für die Maus eher unterdurchschnittlich virulent (BASS u. HIGGINBOTHAM 1960; GROGAN u. ARTZ 1961). Abweichende Meinungen vertraten D. D. SMITH (1963), der den Stämmen der Phaggruppe I, sowie KRYNSKI, KEDZIA und KAMIŃSKA (1963), die denen der Gruppe II die höchste Mäusevirulenz zusprachen. Ähnlich umstritten ist die Bedeutung der Zahl der *Präcipitationslinien im Agardiffusionstest* als Ausdruck des Toxinreichtums eines Stammes. Während HOWARD (1954) hierin einen guten Anhalt für die experimentelle Pathogenität sah, vermochte D. D. SMITH (1962) keine Beziehung zwischen diesen beiden Erscheinungen herzustellen. *Ein* Faktor, der mit einiger Sicherheit für die allgemeine Mäusevirulenz der Staphylokokken verantwortlich gemacht werden könnte, ist also zur Zeit nicht bekannt.

1. Intravenöse Infektion

Infektionsdosis. Die beträchtlichen Virulenzunterschiede der verschiedenen Staphylokokkenstämme machen es unmöglich, eine einigermaßen feststehende

Infektionsdosis anzugeben, und erklären zugleich die enormen Unterschiede der Keimmengen, die von den verschiedenen Bearbeitern gebraucht wurden, um eine Infektion hervorzurufen. Auch die gewünschte Verlaufsform der Erkrankung ist bei der Wahl der Infektionsdosis zu berücksichtigen. Für die in der Regel beabsichtigte, im Verlauf einiger Tage zum Tode führende Allgemeininfektion sind verständlicherweise niedrigere Keimzahlen erforderlich als für die foudroyant innerhalb 24 Std tödlich verlaufende Erkrankung. Um die zuletzt genannte Verlaufsform zu erzielen, wird man auch von einem hochvirulenten Stamm $1-2 \times 10^8$ Keime zu injizieren haben (W. SMITH et al. 1947; GORRILL u. MCNEIL 1963). Eine obere Grenze gibt es hier kaum.

Für eine Allgemeininfektion mit abszedierender Nephritis muß dagegen die zu injizierende Keimmenge genauer eingestellt und aus dem oben genannten Grunde für jeden Stamm eigens ermittelt werden; denn eine gröbere Überschreitung der stammspezifischen Infektionsdosis würde einen unerwünscht schnellen Tod der Tiere ohne Organmanifestation zur Folge haben. Um einen Eindruck von Größenordnung und Unterschiedlichkeit der erforderlichen Keimzahlen zu vermitteln, seien einige repräsentative Werte aus der Literatur angeführt.

Bei einer Beobachtungsdauer von 10–14 Tagen benötigten GORRILL (1950) sowie GORRILL und MCNEIL (1963) etwa 4×10^6 Keime als DL_{50}; auch die zehnfache Dosis führte noch zu einer typischen Allgemeininfektion, allerdings von höherer Sterblichkeit (85%) und schnellerem Verlauf (Tod um 3. bis 5. Tag). Bei Injektion von 1×10^6 Keimen betrug die Letalität nur noch 20% und bei $0,4 \times 10^6$ Keimen war sie gleich Null. In der gleichen Größenordnung lagen die von DUTTON (1955), GRAY et al. (1957) sowie GROGAN und ARTZ (1961) ermittelten Infektionsdosen. D.D. SMITH (1962), der 12 coagulasepositive Staphylokokkenstämme verschiedener Virulenz verglich, fand DL_{50}, die sich zwischen $0,3 \times 10^6$ und $> 1200 \times 10^6$ bewegten; am *unteren* Ende der Virulenzskala befand sich bemerkenswerterweise der α-toxinreiche Stamm „Wood 46". Mit nur $0,35 \times 10^6$ Keimen konnten auch CHABBERT et al. (1957) 50% ihrer Mäuse töten, während die DL_{50} bei SMITH und DUBOS (1956a), DUBOS und SCHAEDLER (1956) sowie bei einem Teil der Stämme von BASS und HIGGINBOTHAM (1960) über 10^8 lagen. Diese weite Skala der um das 3000fache differierenden DL_{50} erklärt zur Genüge, warum man eine auch nur einigermaßen einheitliche Infektionsdosis nicht angeben kann, sondern sich an die optimale Keimzahl eines gewählten Stammes jeweils herantasten muß. Bei Versuchsreihen, die miteinander vergleichbar sein sollen, bevorzugt man deshalb bekannte Laborstämme mit festliegenden Eigenschaften gegenüber frisch isolierten, im übrigen unbekannten Stämmen.

Als **Infektionsmaterial**, das in die Schwanzvene eingespritzt wird, lassen sich verdünnte Bouillonkulturen ebenso gut wie Suspensionen gewaschener Bakterien aus flüssigen oder von festen Nährböden verwenden, da für den Ausgang der Infektion offenbar die Keime selbst und nicht ihre im Nährboden befindlichen Stoffwechselprodukte verantwortlich sind. Die Kulturen werden vor der Inoculation bzw. Präparation 18 Std bei 37° C bebrütet; nur BASS und HIGGINBOTHAM (1960) benutzten ganz junge, 3–4 Std alte Kulturen für ihre Versuche. Als Suspensionsmittel diente physiologische Kochsalzlösung, Ringerlösung, m/15 Phosphatpuffer von pH 7,4, Peptonwasser und Bouillon. Die injizierte Staphylokokkensuspension besaß in der Regel ein *Volumen* von 0,2–0,25 ml (0,05–0,5 ml).

Verlauf. Was das Grundsätzliche des klinischen Verlaufs der Staphylokokkeninfektion anbetrifft, so gilt bei der Maus das gleiche wie beim Kaninchen: während man mit extremen Keimdosen in wenigen Stunden den Tod des Tieres herbeiführen kann, tritt bei Verwendung mittlerer Keimmengen eine Allgemeininfektion auf, an der die Maus unter den Erscheinungen einer eitrig-metastatischen Nephritis innerhalb von 3–12 Tagen zugrundegeht. Auf die Abhängigkeit der Infektionsdosis von der Virulenz des verwendeten Stammes wurde gerade hingewiesen.

Der Verlauf der *akuten*, von den meisten Autoren als toxisch angesehenen Erkrankung ist nach Krankheitserscheinungen, Sterblichkeitsrate und Zeitpunkt des Todes sehr ähnlich dem, der nach *intraperitonealer* Injektion gleicher Keimmengen beobachtet wird (Abb. 5) (s. u.). Dennoch besteht der wesentliche Unterschied, daß die Tiere, die nach intraperitonealer Impfung die ersten 24 Std über-

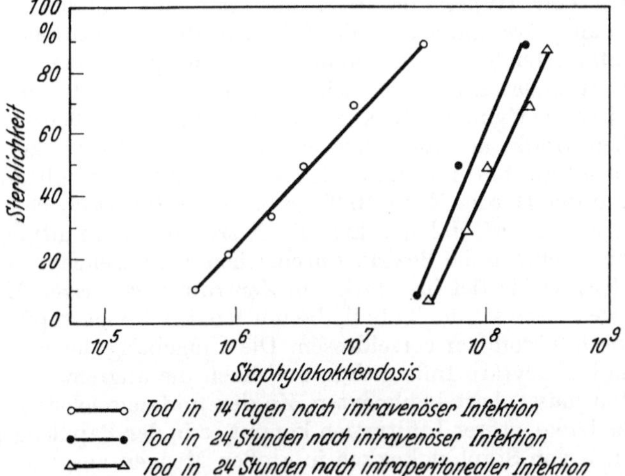

Abb. 5. Abhängigkeit der Todesrate und Überlebensdauer von injizierter Staphylokokkenzahl und Infektionsweg bei der Maus (nach GORRILL u. MCNEIL 1963)

leben, endgültig am Leben bleiben, während die entsprechenden *intravenös* infizierten Tiere später doch noch an einer Nephritis zugrundegehen (I. M. SMITH et al. 1960; GORRILL u. MCNEIL 1963).

Die Symptome der beginnenden *Allgemeininfektion* bestehen in Apathie, Fieber und Exsiccose; die Tiere nehmen eine charakteristische Hockstellung ein. Man findet Freßunlust, Diarrhöen und eine Gewichtsabnahme, die zwar später durch eine geringe Zunahme kompensiert wird, doch bleibt das Gewicht im ganzen gesehen stationär, während die Kontrolltiere in der 14tägigen Beobachtungszeit etwa 5 g zunehmen. Im Blut besteht vom 2. Tage *post infectionem* an eine Neutrophilie mit Linksverschiebung, die ihren Höhepunkt mit mehr als 20000 Zellen/mm^3 gegen den 10. Tag erreicht und von einem völligen Schwund der Basophilen begleitet ist. Beim überlebenden Tier kehren die Leukocytenwerte nach Ablauf von zwei Wochen allmählich wieder zur Norm zurück. Im roten Blutbild zeigen sich keine Veränderungen (GRAY et al. 1957).

Pathologische Anatomie. Makroskopisch erkennbare Veränderungen trifft man nur bei Tieren, die nicht eher als zwei Tage nach der Infektion zugrunde gegangen sind. Die axillären und inguinalen, oft auch die thorakalen und abdominalen *Lymphknoten* sind vergrößert und hyperämisch, gelegentlich eitrig eingeschmolzen. Ein *Milztumor* ist nicht regelmäßig nachzuweisen; bei Tieren, die vor Ablauf von fünf Tagen verenden, ist das Organ sogar meist verkleinert (durchschnittliches Gewicht 70 mg gegenüber etwa 200 mg beim normalen Tier). Die *Nieren* sind groß, blaß und von fester Konsistenz; im Schnitt zeigen sie infolge trüber Schwellung ein „halb-gekochtes" Aussehen. Sie sind von multiplen Mark- und Rindenabscessen verschiedener Größe (bis zu 3 mm Durchmesser) durchsetzt, die man zum Teil von der Oberfläche her als vorgewölbte weißliche Punkte erkennt. Nierenbecken und Blase können nekrotisches Material enthalten. Zwischen Bauchorganen und anliegenden Darmschlingen bestehen oft Verwachsungen. Die *Pleuren* zeigen zahlreiche hämorrhagische Herde, während die Pleurahöhle oft beträchtliche Mengen einer bernsteingelben, klaren Flüssigkeit enthält. *Abscesse* findet man außer in den Nieren mit abnehmender Häufigkeit auch in Lungen, Leber, Herz und Milz (GORRILL 1951; GRAY et al. 1957; KAMIŃSKA 1964).

Das *histologische Präparat* der Nieren zeigt einen Tag nach der Infektion als erstes Symptom eine Hyperämie. In Rinde und Mark bilden sich vereinzelt interstitielle leukocytäre Infiltrate; die Tubuli in diesen Bezirken nekrotisieren. Zwischen den affizierten Tubuli und in den größeren Blutgefäßen erkennt man die Haufenkokken. In anderen Bezirken zeigen die Tubuli contorti trübe Schwellung und enthalten hyaline Cylinder. Es kommt dann zu einer Größenzunahme sowohl der nekrotischen Herde als auch der leukocytären Infiltrate, zu eitriger Einschmelzung der alterierten, mit Bakterien vollgestopften Tubuli und schließlich zum Konfluieren der Herde. Etwa 10 Tage nach der Infektion befinden sich die Erscheinungen auf ihrem Höhepunkt. Die Niere ist von multiplen Abscessen durchsetzt, einige nekrotische Bezirke durchziehen das Parenchym von der leicht vorgewölbten Kapsel bis tief ins Mark. Im Zentrum der eitrigen Herde erkennt man hyalinisierte Überreste der Tubuli, die mit Kokken vollgestopft sind. Größere Gefäße sind durch Thromben verschlossen. Die Umgebung der nekrotischen Bezirke zeigt eine leukocytäre Infiltration, und auch die angrenzenden, dilatierten Tubuli enthalten massenhaft Leukocyten. Zu den umfangreichsten Nekrosen mit relativ geringer leukocytärer Infiltration kommt es in der Papillengegend, wo die Sammelkanälchen von Staphylokokken in großen Mengen ausgefüllt sind. Auch das Nierenbecken enthält nun massenhaft Leukocyten, sein Epithel ist verdickt und mit lokalisierten Nekrosen durchsetzt. – Wenn das Tier überlebt, kapseln sich die Abscesse etwa nach Ablauf von 2 Wochen ab, es kommt zur Einwanderung von Fibroblasten. Die Leukocyten werden spärlicher und machen einer lymphomonocytären Reaktion Platz. Die Tubuli sind jetzt erweitert, atrophisch und mit Zelldetritus ausgefüllt (GRAY et al. 1957).

Andere Autoren fanden, daß abhängig vom verwendeten Staphylokokkenstamm zwei verschiedene Arten von Veränderungen auftreten können: neben der eben beschriebenen abscedierenden Nephritis beobachteten sie eine nicht-eitrige Niereninfektion, die durch — manchmal ausgedehnte — Nekrosen mit nur geringer leukocytärer Infiltration charakterisiert war. Diese Verlaufsform soll sich auf glatt-wachsende, jene auf rauhe Erregerstämme zurückführen lassen (HOBBY et al. 1957; D. D. SMITH 1962).

An *extrarenalen Veränderungen* findet man schon einen Tag nach der Infektion leukocytäre Herde – ähnlich denen in den Nieren – in Herz, Leber, Lungen, Darmschleimhaut, Pankreas und Hirn und meist auch eine geringe leukocytäre Infiltration der weichen Hirnhäute. Nach einigen Tagen nimmt die Zahl der Herde ab; zugleich kann es zur Ausbildung von Myokardabscessen oder einer interstitiellen Pneumonie kommen. Vier Tage nach der Infektion findet man eine beginnende Hyperplasie der Reticulumzellen der Milz und der renalen Lymphdrüsen, die nach 10 Tagen deutlich ausgeprägt ist; die erweiterten Sinus sind mit Leukocyten ausgefüllt, in seltenen Fällen kommt es auch hier zur Abscedierung. In der Leber erkennt man zu diesem Zeitpunkt zahlreiche mikroskopische Nekrose- und Infiltrationsherde sowie perivasculäre Leukocyteninfiltrate, in den Lungen im Bereich der Alveolarwand ebenfalls zu Anhäufungen von Leukocyten. Überlebt das Tier, so kann man nach etwa zwei Wochen als Zeichen der abgelaufenen Infektion Narbenbildungen im Herzmuskel nachweisen (GRAY et al. 1957).

Pathogenese. Keimzählungen, die in den verschiedenen Organen und zu verschiedenen Zeiten nach der Infektion vorgenommen wurden, haben im Prinzip übereinstimmend ergeben, daß die Staphylokokkenzahl im Blut und in den Organen unmittelbar nach der Injektion der Keime steil abfällt, während es allein in den Nieren zu einer stetigen Vermehrung kommt, die erst bei einem Keimgehalt von etwa 10^9 ein Ende findet (Abb. 6) (W. SMITH et al. 1947; SMITH u. DUBOS 1956a; GRAY et al. 1957). Dieses unterschiedliche Verhalten der Keimzahlkurven in den Nieren einerseits und in allen übrigen Organen andererseits wird darauf zurückgeführt, daß Leber, Milz und Lungen durch den Besitz fixer Makrophagen über einen gut funktionierenden Clearing-Mechanismus verfügen, während den Nieren derartige Zellen fehlen. Die Staphylokokken können sich daher in diesen Organen ansiedeln und nach einer kurzen Latenz auch vermehren. Nach Auffassung von GORRILL (1951) befinden sich die ersten entzündlichen Herde in den Glomeruli, von denen aus der Prozeß in Richtung der Tubuli fortschreitet (Ausscheidungsnephritis), während die Staphylokokken nach GRAY et al. (1957) aus den Capillaren des Interstitiums von Mark und Rinde austreten, die ersten Herde somit *zwischen* den Tubuli entstehen. Von dort aus komme es zu einer Nekrose der Tubulusepithelien und zum Eindringen der Erreger in das Lumen der Harnkanälchen (hämatogene Nephritis).

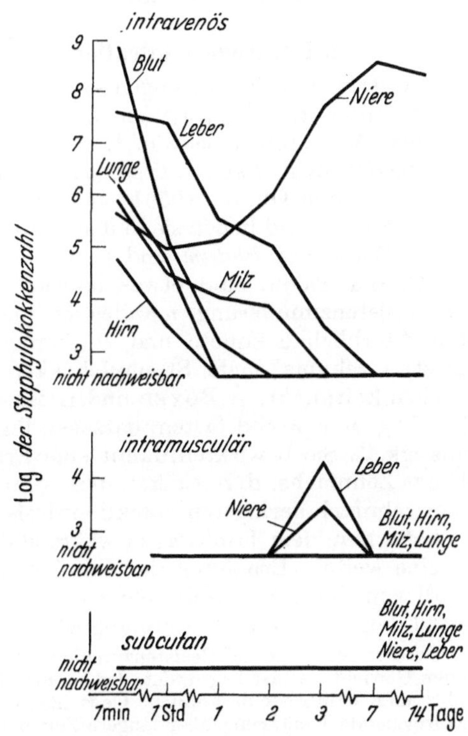

Abb. 6. Verlauf der Keimzahlkurven in den verschiedenen Organen bei intravenöser, intramuskulärer und subcutaner Infektion der Maus mit *Staphylococcus aureus* (nach I. M. SMITH et al. 1960)

Wenn die leukocytäre Reaktion jedoch einmal in Gang gekommen ist, können auch die Nieren eine massive Staphylokokkeninfektion überwinden. Gelingt dies nicht, so kommt es nach Ablauf von 3–12 Tagen zum Tod des Tieres. Als unmittelbare Todesursache wird von manchen Autoren die fortschreitende Zerstörung des Nierenparenchyms angesehen (SMITH u. DUBOS 1956a); nach anderen tritt der Tod als Folge einer Vermehrung der Staphylokokken im Organismus über einen kritischen Wert hinaus ein, der in der Größenordnung von 10^9–10^{10} liegt, ohne daß man allerdings bisher eine Erklärung für dieses Phänomen hätte, das übrigens für alle Infektionswege, mit Ausnahme vielleicht des intracerebralen, gilt. Die Überlebensdauer wird offenbar geradezu von der Zeitspanne bestimmt, welche die Erreger benötigen, um diesen Schwellenwert zu erreichen (I. M. SMITH et al. 1960; GORRILL u. MCNEIL 1963).

So läßt sich auch der akute Verlauf nach Injektion großer Keimmengen (10^8–10^{10} Staphylokokken) erklären. Während bei der Infektion mit mittleren Dosen (4×10^6 Keime) eine Vermehrung der Erreger in den Nieren, in denen sich nur etwa 1% der eingebrachten Keime absiedelt, um das 10^4fache eintreten muß, bis die tödliche Keimzahl im Organismus erreicht ist (GORRILL u. MCNEIL

1963), ist bei Wahl einer entsprechend größeren Dosis nur eine geringfügige – im Grenzfalle gar keine – Vermehrung erforderlich. Auf diese Weise kann man durch Steigerung der Infektionsdosis auf etwa 10^{10} Keime die Überlebenszeit bis auf ein Minimum von 60 min herabdrücken, das sich dann auch bei Verwendung eines noch größeren Inoculums nicht weiter verkürzen läßt (I. M. SMITH et al. 1960). Bei einer derartigen Kürze der Krankheitsdauer kann man von einer Infektion nicht mehr sprechen, sondern nur von einer Toxinüberschwemmung des Organismus; eine Ausbildung von Herden in den Organen ist daher auch nicht zu erwarten.

2. Intravenöse Infektion bei resistenzgeschwächten Tieren

Mit geringeren Keimmengen kann man auf intravenösem Wege eine tödliche Allgemeininfektion hervorrufen, wenn man zuvor die Resistenz der Maus durch geeignete Maßnahmen schwächt.

Eine der Möglichkeiten besteht im *Nahrungsentzug* unmittelbar vor der Infektion. SMITH und DUBOS (1956b) verwandten dafür junge Mäuse (eine Woche nach dem Abstillen) und ließen sie in den letzten 36 Std vor der Infektion fasten, gaben jedoch Wasser *ad libitum* und nach der Infektion auch wieder volle Nahrung. Bei älteren Tieren sind etwas längere Fastenzeiten (36–48 Std) erforderlich. Die Resistenzminderung manifestiert sich in kürzeren Überlebenszeiten, höherer Sterblichkeitsquote und stärkerem Organbefall, insbesondere der Leber, die etwa zehnmal mehr Staphylokokken enthält als die der Kontrolltiere zum gleichen Zeitpunkt. – BOYER und LAMENSANS (1961) ließen etwas größere Tiere (18–22 g) nur 30 Std fasten, entzogen ihnen aber während dieser Zeit auch jede Flüssigkeit. Sie bewirkten damit eine Erhöhung der Empfänglichkeit um mehr als das Zehnfache, d. h. sie konnten – im Vergleich zu den Kontrolltieren – mit einer zehnfach geringeren Infektionsdosis eine höhere Sterbequote erzielen.

Setzt man dem Trinkwasser während des Nahrungsentzuges 5% *Glucose* zu, so ist eine weitere Erhöhung der Empfänglichkeit, gemessen am Staphylokokkenbefall von Leber und Milz (nicht an der Überlebenszeit), die Folge. Zusatz von *Lactat* dagegen setzt die Empfänglichkeit herab (SMITH u. DUBOS 1956b).

Die Ursachen für die Resistenzminderung durch Fasten liegen wahrscheinlich nicht im reinen Gewichtsverlust begründet, der bei dem beschriebenen Vorgehen 10–20% ausmacht. Führt man nämlich eine ähnliche Gewichtsabnahme durch eine qualitativ und quantitativ unzureichende Ernährung über längere Zeit herbei, so läßt sich keine meßbare Auswirkung auf die Empfänglichkeit der Tiere feststellen. Nach SMITH und DUBOS (1956b) liegt es daher nahe, dem *plötzlichen* Gewichtsverlust im Verein mit der Hungeracidose für die Resistenzminderung verantwortlich zu machen.

Eine weitere Möglichkeit, die Empfänglichkeit zu erhöhen, besteht in der Vorbereitung der Maus mit *Cortison.* BOYER und LAMENSANS (1961) konnten zeigen, daß sich durch subcutane Injektion von 1 mg Cortisonacetat 24 Std vor der Infektion die Sterbequote beträchtlich heraufsetzen läßt. Eine Keimdosis (0,25 ml einer 10^{-3} verdünnten Kultur), die ohne entsprechende Vorbereitung innerhalb von 7 Tagen 40% der Tiere tötete, bewirkte – unterstützt durch Cortison – bereits in 5 Tagen eine Letalität von 100%.

Auch die kombinierte Wirkung von *Cortison + Fasten* wurde von BOYER und LAMENSANS (1961) untersucht. Dabei zeigte sich, daß die Empfänglichkeit der Maus auf diese Weise um mindestens das Hundertfache gegenüber den Kontrolltieren erhöht werden kann.

Auf oralem Wege kann man die Resistenz der Maus gegenüber der Staphylokokkeninfektion durch Zugabe von 0,01% *Dinitrophenol* oder 0,03% *Thyreoidea-Extrakt* zum Trinkwasser (1% NaCl-Lösung) herabsetzen. Das gleiche läßt sich erreichen, wenn man Thyreoidea-Extrakt (300 mg/kg Futter) oder Thyroxin (0,1–1,0 mg/kg Futter) mit fester Nahrung gibt. Infiziert man die auf diese Weise

1–2 Wochen lang vorbereiteten Tiere intravenös, so beobachtet man bei hochvirulenten Stämmen eine Verkürzung der Überlebenszeit und Erhöhung der Sterbequote; mit einem coagulaseschwachen Stamm („MAM"), dessen Virulenz zu gering war, um eine tödliche Allgemeininfektion hervorzurufen, ließ sich nunmehr eine Sterbequote von 50% erzielen (SMITH u. DUBOS 1956c).

Thyreoidea-Extrakt und Thyroxin lassen sich in ihrer resistenzmindernden Wirkung jedoch nicht durch Jod oder Dijodtyrosin ersetzen.

Anhang

CHABBERT et al. (1957) haben eine *Technik für die In-vivo-Testung von Antibiotica* ausgearbeitet, bei der es im Verlauf von 24 Std zur Ausbildung multipler, subcorticaler Nierenabscesse kommt, die bis auf Linsengröße anwachsen, und bei der der Tod der Tiere vom 6. Tage ab eintritt: 14–18 g schwere weiße Mäuse werden durch intravenöse Injektion von 0,5 ml einer 1 : 100 verdünnten 18stündigen Staphylokokkenkultur ($3{,}4 \times 10^5$ Keime) infiziert. 24 Std nach der Infektion erhalten Serien von jeweils 10 Mäusen für 3 Tage die gewünschte Therapie. Am 5. Tage werden die Tiere getötet, die Nieren entnommen und homogenisiert. Die Feststellung der Keimzahl erfolgt durch Ausstreichen einer bestimmten Menge des Homogenisats auf festen Nährböden, Zählung der entstehenden Kolonien und Errechnung des Logarithmus der Keimzahl je Gramm Niere. Unbehandelte Tierserien laufen als Kontrollen nebenher. Es bedarf nach dem weiter oben gesagten keiner besonderen Erwähnung, daß zumindest die Infektionsdosis nur für den von CHABBERT et al. (1957) verwendeten Stamm Gültigkeit hat. – Später haben BOYER und LAMENSANS (1961) diese verhältnismäßig umständliche Methode allerdings aufgegeben und empfohlen, stattdessen durch Fasten und Cortisonbehandlung in ihrer Resistenz geschwächte Tiere zu verwenden (s. oben). Als Kriterium der Therapiewirkung gilt Senkung der Sterbequote.

3. Intraperitoneale Infektion

Infektionsdosis. Es wurde bereits darauf hingewiesen, daß die Empfänglichkeit der Maus bei intraperitonealer Einverleibung der Staphylokokken erheblich geringer ist als bei intravenöser Impfung. GORRILL und MCNEIL (1963) geben eine durchschnittliche DL_{50} von 10^9 Keimen an, verfügten aber auch über einen Stamm, dessen DL_{50} bei rund 10^8 Keimen lag. In den Untersuchungen von BASS und HIGGINBOTHAM (1960) reichte diese Keimmenge (10^8) nur bei 6 von 38 Stämmen aus, um 10–30% der Mäuse zu töten. Wie jedoch ebenfalls bereits bemerkt, gibt es vereinzelt auch Stämme, die eine ausgesprochen „intraperitoneale Virulenz" besitzen, wie z. B. der vielverwendete Stamm „Smith" oder der Stamm „Fritchie", deren DL_{50} in der Größenordnung von 10^7 Keimen liegen (Bass u. HIGGINBOTHAM 1960; HIGGINBOTHAM u. BASS 1961; I. M. SMITH et al. 1960; COHN 1962). Beim Stamm „Fritchie" beispielsweise genügen bei *intraperitonealer* Applikation $1{,}4 \times 10^7$ Keime als DL_{50}, während die *intravenöse* Injektion selbst von 2×10^8 Keimen nur gelegentlich tödlich wirkt (HIGGINBOTHAM u. BASS 1961).

Der Stamm „Smith" wurde im Jahre 1930 von R. J. DUBOS aus dem Eiter einer Osteomyelitis gezüchtet. Die Beschreibungen dieses Stammes, die im vergangenen Jahrzehnt von verschiedenen Autoren gegeben wurden, weichen allerdings in einigen Punkten voneinander ab. Es handelt sich dabei um einen hämolysierenden *Staphylococcus aureus*, der nach HUNT und MOSES (1958) reichlich δ-Hämotoxin bildet, niemals dagegen α-Toxin und nur ausnahmsweise etwas β-Toxin; andererseits fanden BASS und HIGGINBOTHAM (1960) sehr wenig α- und δ-Toxin, aber deutlich β-Toxin. Eine fibrinolytisch wirkende Protease fehlt ihm offenbar (HUNT u. MOSES 1958). Die Coagulasereaktion ist nach SMITH und DUBOS (1956a) stark, nach BASS und HIGGINBOTHAM (1960) schwach positiv; nach FISHER (1961) sowie ECKSTEDT (1963a) kommt es nur im Röhrchentest, nicht aber auf dem Objektträger zur Gerinnung. Auch die

Pigmentbildung wird unterschiedlich — von SMITH und DUBOS (1956a) sowie FISHER (1961) positiv, von BASS und HIGGINBOTHAM (1960) negativ — beurteilt. Bei seiner Isolierung gehörte er zum Phagtyp 44 A/42 E, wurde aber später nur noch von Phag 44 A lysiert (BASS u. HIGGINBOTHAM 1960; FINKELSTEIN u. SULKIN 1957) oder erwies sich gar als nicht typisierbar (I. M. SMITH et al. 1960; FISHER 1961). Der Stamm war im Jahre 1960 gegen Penicillin, Tetracycline, Erythromycin, Oleandomycin und Bacitracin empfindlich (BASS u. HIGGINBOTHAM 1960). Eine über Nacht bei 37° C in Brain-Heart-Infusion-Broth (Difco) bebrütete Kultur enthält annähernd 10^9 Keime je Milliliter (I. M. SMITH et al. 1960). HUNT und MOSES fanden später (1958), daß der Smith-Stamm in weichem Plasmaagar neben den üblichen kompakten auch diffuse Kolonien ausbildet und daß die hohe intraperitoneale Mäusevirulenz allein vom diffusen Typ ausgeht. Seine DL_{50} beträgt etwa 4×10^6 Keime, während der kompakte Typ in seiner Virulenz von beliebigen anderen Staphylokokkenstämmen offenbar nicht merklich abweicht. Beide Typen unterscheiden sich außerdem serologisch und durch ihre Phagensensibilität. Aus dem natürlichen Gemisch beider Typen, wie es in der Kultur vorliegt, wird in der Bauchhöhle der experimentell infizierten Maus der diffus-wachsende selektiert, so daß sich aus dem Peritonealexsudat des toten Tieres ausschließlich Kolonien dieses Typs züchten lassen. Da beide Kolonietypen gleich gut in Menschen- und Mäuseplasma wachsen und prompt phagocytiert werden, wurde der auffällige Virulenzunterschied von HUNT und MOSES (1958) darauf zurückgeführt, daß die phagocytierten Individuen des diffus-wachsenden (virulenten) Typs sich in den Leukocyten vermehren, während dem kompakt-wachsenden Typ diese Fähigkeit fehlt. Nur beim virulenten Typ kommt es daher — etwa 11 Std nach der Infektion — zur Auflösung der Phagocyten, gefolgt von einem massenhaften Auftreten extracellulärer Staphylokokken; 20—40 min später tritt der Tod des Tieres ein. (Weiteres über diesen Stamm siehe bei SHIMIZU und GREENBERG[1] 1963.)

Als **Infektionsmaterial** für die intraperitoneale Impfung dienten die auf oben beschriebene Weise (S. 306) hergestellten Staphylokokkensuspensionen in Volumina von (0,1—) 0,5 (—1,0) ml.

Versuchstiere. Von einigen Autoren wurden definierte Albinostämme (CF-1, Porton, NCS Rockefeller), von anderen nicht näher bezeichnete Zuchten verwendet. Auf Einheitlichkeit des Geschlechts wurde zumeist kein besonderer Wert gelegt. Das Gewicht der Tiere variierte zwischen 18 g und 25 g.

Verlauf. Die durch intraperitoneale Injektion der Erreger hervorgerufene Krankheit verläuft entweder innerhalb von 24 Std tödlich oder geht in Spontanheilung über. Längere Krankheitsverläufe gibt es bei dieser Art der Infektion charakteristischerweise nicht bzw. nur in Ausnahmefällen.

Als erstes Zeichen der Infektion sträubt sich das Nackenfell der Tiere; sie sitzen zusammengedrängt in einer Ecke des Käfigs und erscheinen apathisch. Wenn sie sich bewegen, ist ihr Gang unsicher; sie scheinen auf den Zehenspitzen zu laufen. Die Hinterbacken sind eingefallen. Es tritt eine Dyspnoe auf. Die Tiere versuchen, ihre Vorderbeine in irgendeiner Weise, z. B. auf dem Rücken ihrer Käfiggenossen, hochzulegen; manche krümmen den Rücken zu einem Buckel. Die Atemfrequenz liegt bei 120—160 (normal 240/min). Dann stellt sich oft eine gesteigerte Aktivität ein; die Tiere springen krampfhaft bis zu 15 cm hoch und jagen mit peitschendem Schwanz durch den Käfig. Dieser Zustand endet im allgemeinen mit klonischen Krämpfen, die im Bereich der hinteren Extremitäten besonders ausgeprägt sind. Schließlich kommt es *sub fine* zu einem Streckkrampf und zur spontanen Entleerung der Harnblase. In den letzten Stadien findet man eine Cyanose, besonders des Schwanzes. Unmittelbar vor dem Tod wird die Atmung angestrengt und unregelmäßig. Die *Überlebensdauer* ist abhängig von der injizierten Keimzahl, sie beträgt in der Regel 6—10 Std. Niemals tritt der Tod jedoch früher als 3 Std *post infectionem* ein (I. M. SMITH et al. 1960).

Pathologische Anatomie. Bei der Kürze des Krankheitsverlaufs kann es nicht zu einer Organmanifestation der Infektion kommen. Lediglich in der Bauchhöhle findet man ein eitriges, manchmal auch hämorrhagisches Exsudat, das neben

---

[1] Die amerikanischen Autoren erhielten den Smith-Stamm von den Merck, Sharp & Dohme Laboratories.

Polymorphkernigen, Lympho- und Monocyten zahlreiche extracellulär liegende Staphylokokken enthält. – Auch bei überlebenden Tieren lassen sich bei der Sektion 14 Tage *post infectionem* keine Veränderungen – außer einem gelegentlichen kleinen Nierenabsceß – nachweisen.

Pathogenese. Injiziert man eine *subletale* Staphylokokkenmenge intraperitoneal, so kommt es – in Abhängigkeit von der Zahl der inoculierten Erreger mehr oder weniger schnell – zu ihrer Eliminierung. Bei Verwendung von 10^5 Keimen des Stammes „Smith" war die *Bauchhöhle* schon nach 3 Std wieder keimfrei, bei 10^6 Keimen ließ sich nach 6 Std eine noch geringe, bei 10^7 Keimen eine beträchtliche Zahl von Staphylokokken nachweisen. Nach 24 Std sind jedoch auch größte (subletale) Keimmengen vernichtet. 1–2 Std nach der Infektion kommt es zu

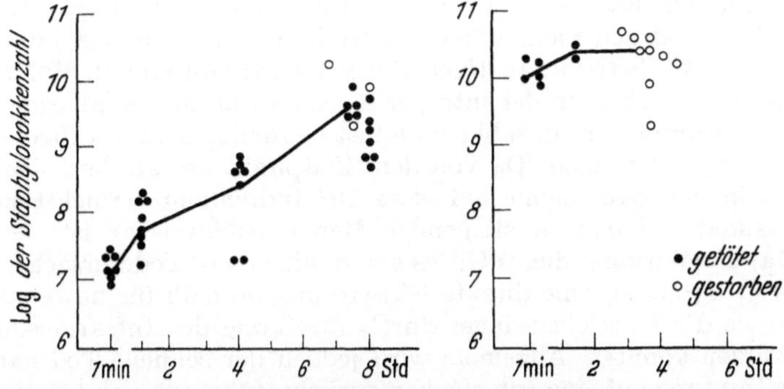

Abb. 7. Keimzahlen in der Maus und Überlebensdauer nach intraperitonealer Injektion von 10^7 (links) und 10^{10} (rechts) Staphylokokken (nach I. M. Smith et al. 1960)

einer massiven Einwanderung polymorphkerniger Leukocyten, die nach 3–4 Std ihren Höhepunkt erreicht, während die Zahl der mononucleären Elemente ziemlich konstant bleibt. Das Ausmaß der leukocytären Reaktion ist abhängig von der injizierten Keimzahl; bei niedriger Infektionsdosis (10^5) übersteigt der Anteil der Polymorphkernigen an der Gesamt-Leukocytenzahl 50% nicht, bei höheren Dosen (10^7) beträgt er etwa 70%. Die Eliminierung der Keime wird im wesentlichen durch Phagocytose bewirkt, anfangs vor allem durch die bereits vorhandenen Mononucleären, nach Eintritt der leukocytären Reaktion auch durch Polymorphkernige (Cohn 1962a). Nach W. Smith et al. (1947) wird die Clearance auf mechanische Weise durch das Omentum eingeleitet, dann erst komme es zur Einwanderung von Polymorphkernigen, die wiederum von mononucleären Zellen abgelöst würden. Die Phagocytosestärke ist ebenfalls von der Infektionsdosis abhängig; während von 10^5 und 10^6 Staphylokokken nach 2 Std schon etwa die Hälfte phagocytiert ist, findet bei 10^7 Keimen eine Phagocytose nennenswerten Ausmaßes nicht mehr statt; hier liegen bei der Untersuchung des Peritonealexsudates fast alle Staphylokokken extracellulär (Cohn 1962a). – Unmittelbar nach der Infektion treten die Staphylokokken auch in den *Kreislauf* über und gelangen so in die *Organe*. Auf dem Höhepunkt der Bakteriämie, etwa 1 Std nach der Infektion, enthält das Blut rund 1 Promille der in die Bauchhöhle injizierten Keime; die Keimzahl in den Organen ist geringer, sie überschreitet niemals 70% des Blutwertes. Nach einigen Stunden – je nach Infektionsdosis – sind die Staphylokokken aus Blut und Organen vollständig wieder eliminiert (Cohn 1962a).

Injiziert man dagegen eine sicher *tödliche Dosis*, also z. B. 10^8 oder mehr Keime des Stammes „Smith", so steigt die Staphylokokkenzahl in der *Bauchhöhle* zunächst langsamer, dann immer schneller an; die Vermehrungsgeschwindigkeit wächst mit der Infektionsdosis. Es kommt zwar ebenfalls zu einer kräftigen leukocytären Reaktion, doch offenbar nicht mehr zu einer wirksamen Phagocytose; praktisch alle Keime befinden und vermehren sich extracellulär. Die Bakteriämie, die sich gleichzeitig entwickelt, zeigt zwischen der 1. und 3. Stunde *post infectionem* einen vorübergehenden Rückgang, nimmt aber dann bis zum Tode des Tieres ständig zu. Gleiches Verhalten zeigen die Keime in den Organen. Der Anteil der extraperitoneal befindlichen Staphylokokken beträgt jedoch zu keinem Zeitpunkt mehr als etwa 10% der in der Bauchhöhle vorhandenen Keime. Der Tod des Tieres tritt — wie bei der intravenösen Infektion — dann ein, wenn die Keimzahl im gesamten Organismus auf 10^9–10^{10} angewachsen ist. Je größer also die Infektionsdosis, desto weniger Zeit wird bis zum Erreichen der kritischen Keimzahl benötigt und desto kürzer ist daher die Überlebensdauer (Abb. 7). Sie läßt sich aber, wiederum wie bei der intravenösen Infektion, auch durch Applikation extremer Infektionsdosen nicht unter ein Minimum, das hier bei 180 min liegt, herabdrücken (I. M. SMITH et al. 1960; COHN 1962a; GORRILL u. MCNEIL 1963). Der Tod tritt also auch nach der intraperitonealen Zufuhr der Erreger beim Erreichen einer bestimmten Keimzahl ein und ist unabhängig vom Auftreten irgendwelcher Organveränderungen. Da von dem Zeitpunkt an, an dem sich die Staphylokokken in der Bauchhöhle auf etwa 10^9 Individuen vermehrt haben, im Peritonealexsudat α-Toxin in steigender Menge nachweisbar ist, betrachtete COHN (1962a) die Wirkung dieses Giftes als unmittelbare Todesursache, während I. M. SMITH et al. (1960) eine direkte Giftwirkung deshalb für unwahrscheinlich hielten, weil sie die Überlebensdauer durch Erhöhung der Infektionsdosis nicht beliebig abkürzen konnten. Allgemein wird jedoch der schnelle Tod nach intraperitonealer Impfung auf eine *Intoxikation* zurückgeführt, da sich bei diesem Vorgehen keine Zeichen einer Allgemeininfektion entwickeln.

4. Intraperitoneale Infektion bei resistenzgeschwächten Tieren

Da die Maus gegen die meisten Staphylokokkenstämme bei intraperitonealer Applikation außerordentlich resistent ist, hat man versucht, die Empfänglichkeit des Wirtes oder die Virulenz der Erreger zu erhöhen, um dennoch eine tödliche Infektion zu erzielen. W. SMITH et al. (1947) erreichten dies, indem sie den Infektionsstamm vor der Injektion mit einer kleinen Menge einer *coagulierbaren Plasmaart* 30 min lang incubierten. KRASNER und YOUNG (1959) gaben 0,25 ml Menschenplasma zusammen mit 9×10^8 Keimen eines sehr schwach pathogenen Stammes ohne vorherige Incubation. Man ging dabei von der Vorstellung aus, daß das Plasma der Maus von *Staphylococcus aureus* nicht coaguliert wird (was manche Autoren bestätigten [SMITH u. DUBOS 1956a], andere dagegen bestritten [GORRILL 1951; SELBIE u. SIMON 1952][1]) und daß durch die den Bakterien anhaftenden Fibrinfäden die Phagocytose gehemmt wird. Die Phagocytose aber ist nach allgemeiner Auffassung der wichtigste limitierende Faktor bei der intraperitonealen Vermehrung der Erreger. Tatsächlich ließ sich auf diese Weise in manchen Fällen, nicht aber mit den Stämmen „Smith" und „Fritchie" (FISHER 1961), eine um 40–60% höhere Sterblichkeitsquote erzielen (KRASNER u. YOUNG 1959).

Ein bewährtes Verfahren zur Verstärkung der intraperitonealen Virulenz (oder besser wohl zur Resistenzschwächung des Wirtes) ist auch die gleichzeitige Injektion von *Mucin*. Man verwendet eine sterile 5%ige Suspension von handelsüblichem Mucin, eingestellt auf pH = 7,4, die zu gleichen Teilen mit der Staphylo-

---

[1] Nach D. D. SMITH (1963) wird Mäuseplasma von menschlichen Staphylokokkenstämmen nur sehr schwach, von tierischen dagegen kräftig coaguliert.

kokkensuspension gemischt und in einer Dosis von 0,25–0,5 ml injiziert wird (genaue Technik s. S. 352). Bei diesem Vorgehen betrug die DL_{50} der diffuswachsenden Mutante des Stammes „Smith" nur mehr etwa 580 Keime (ohne Mucin 4×10^6), was einer Virulenzsteigerung um fast das 7000fache entspricht (HUNT u. MOSES 1958; FISHER 1961). Für eine Letalität von etwa 90% benötigte ECKSTEDT (1963b) vom gleichen Stamm 10^5 Keime in Mucin gegenüber 10^8 Keimen in Kochsalslösung. Die Virulenz des Stammes „Fritchie" ließ sich durch gleichzeitige Injektion von 12,5 mg Mucin um das 1000fache verstärken (HIGGINBOTHAM u. BASS 1961). – Doch auch Staphylokokkenstämme von typischem Verhalten – d. h. von deutlicher intravenöser, aber minimaler intraperitonealer Virulenz – lassen sich durch Zusatz von Mucin zum Inoculat zu hochvirulenten Erregern in der Bauchhöhle machen, die die Maus in gleicher, ja manchmal in geringerer Keimzahl töten als bei intravenöser Applikation. Mit einer Infektionsdosis von 10^8 Keimen, die bei intraperitonealer Verabreichung nur in Ausnahmefällen tödlich wirkt, konnten BASS und HIGGINBOTHAM (1960) so Sterbequoten erzielen, die in der Regel zwischen 50% und 80%, nicht selten aber auch bei 100% lagen. Die Steigerung der intraperitonealen Virulenz erreichte bei intravenös mäßig virulenten Stämmen einen höheren Grad als bei solchen, die bereits bei intravenöser Injektion eine hohe Letalität bewirkten. BOYER und LAMENSANS (1961) konnten die intraperitoneale Virulenz eines ihrer Stämme (Staph. 133) durch gleichzeitige Gabe von Mucin so weit verstärken, daß die DL_{100} von $2,5 \times 10^{-1}$ ml Kultur auf 10^{-5} ml absank.

Eine Serie von *Tierpassagen* (auf intravenösem Wege) scheint dagegen nicht auszureichen, um die intraperitoneale Virulenz der Staphylokokken für die Maus zu erhöhen (GORRILL 1951).

In ähnlicher Weise wie bei der intravenösen hat man auch bei der intraperitonealen Infektion versucht, die Resistenz der Versuchstiere durch vorbereitende Gaben von *Cortison* herabzusetzen.

HIGGINBOTHAM und BASS (1961) gaben 18 Std und 2 Std vor der Injektion der Staphylokokken 2,5 mg Hydrocortisonacetat in 0,1 ml Kochsalzlösung subcutan, konnten damit aber keinen eindeutigen Effekt erzielen. Bei der Infektion mit dem Stamm „Fritchie" war die Sterbequote nach dieser Vorbereitung zwar ein wenig höher als bei den Kontrolltieren; gaben sie die Staphylokokken aber zusammen mit Mucin, so sank die Sterbequote beim Stamm „Fritchie", bei anderen Stämmen stieg sie. Abhängig von den Eigenschaften des zur Infektion verwendeten Stammes und vom Infektionsmodus stand also einmal der antitoxische Effekt des Hydrocortison, ein andermal seine resistenzmindernde Wirkung im Vordergrund.

Zu eindeutigeren Ergebnissen gelangte dagegen COHN (1962b). Er bereitete die Tiere entweder durch *subcutane* Gabe von je 2,5 mg Hydrocortisonacetat in Kochsalzlösung an vier aufeinander folgenden Tagen vor (Infektion am 5. Tage) oder durch *intraperitoneale* Injektion von 3 mg Hydrocortison in einem Volumen von 0,2 ml am 4. und 2. Tag vor der Infektion, die mit dem Stamm „Smith" erfolgte. COHN (1962b) konnte so bei einer Versuchsdauer von 48 Std mit 4×10^6 Keimen eine Sterbequote von 90–100% erzielen; die Kontrolltiere überlebten sämtlich. Die Infektion mit 10^5 Keimen wurde dagegen auch von den vorbehandelten Tieren ohne Schaden vertragen.

In der Bauchhöhle des präparierten Tieres kommt es im Anschluß an die Infektion – nach einer etwa 1 Std währenden Abnahme der Keimzahl infolge Abtötung und Phagocytose – zu einer schnellen Vermehrung der extracellulären Staphylokokken, die schließlich nach 10–14 Std den Tod des Tieres zur Folge hat. Die terminale Keimzahl unterscheidet sich dabei nicht von der, die bei Infektion eines normalen Tieres mit 10^8 Staphylokokken gefunden wird. COHN (1962b) konnte zeigen, daß infolge der Cortisonbehandlung die Zahl der mononucleären

Zellen in der Bauchhöhle vermindert ist und keine nennenswerte Diapedese von polymorphkernigen Leukocyten stattfindet. Obwohl sich die Phagocytosefähigkeit der einzelnen Zellen offenbar nicht ändert, muß also die Ursache für die ungehemmte Vermehrung der Staphylokokken in der Bauchhöhle nach Vorbehandlung mit Cortison in einer Paralyse der cellulären Abwehr gesehen werden.

Eine weitere Möglichkeit der Resistenzminderung besteht in der Verabreichung von bakteriellem *Lipopolysaccharid* (Endotoxin) zugleich mit der Infektionsdosis (DUBOS u. SCHAEDLER 1956; COHN 1962b). COHN verwandte dazu hochgereinigtes Lipopolysaccharid von *Escherichia coli* (erhalten von Prof. Dr. O. WESTPHAL, Freiburg i. Br.), das in einer Menge von 1 mg/ml in pyrogenfreier oder phosphatgepufferter Kochsalzlösung (pH = 7,5) suspendiert war. Die Staphylokokken (Stamm „Smith") wurden entweder in entsprechenden Verdünnungen dieser Suspension aufgeschwemmt, so daß die Tiere zusammen mit der Infektionsdosis 20 γ Lipopolysaccharid intraperitoneal erhielten, oder beide Suspensionen wurden zwar gleichzeitig, aber getrennt gegeben: das Lipopolysaccharid subcutan, die Staphylokokken intraperitoneal. Bei Infektion mit 10^7 Keimen starben in beiden Fällen alle Tiere innerhalb von 48 Std, während sämtliche Kontrollen überlebten. Da die intraperitoneal tödliche Dosis dieses Stammes für normale Tiere bei 10^8 liegt, läßt sich also durch gleichzeitige Gabe von Lipopolysaccharid die DL um das Zehnfache herabsetzen[1].

Gibt man dagegen 20 γ Lipopolysaccharid 48 Std *vor* der Infektion, so zeigen die Tiere eine deutliche *erhöhte* Resistenz. Die Keimdosis von 10^8, die normale Tiere regelmäßig tötet, läßt nunmehr 95% der Tiere überleben.

Diese unterschiedlichen Wirkungen des Lipopolysaccharids in Abhängigkeit vom Zeitpunkt seiner Verabreichung erklärte COHN (1962b) mit seinem Einfluß auf das Verhalten der Phagocyten. Unmittelbar nach der Endotoxin-Injektion kommt es zu einer Abnahme der mononucleären Zellen in der Bauchhöhle, und auch die leukocytäre Reaktion auf die gleichzeitige Infektion erfolgt mit starker Verzögerung (nach etwa 6 Std), so daß sich die Staphylokokken — bis endlich eine ausreichende Zahl von phagocytosefähigen Zellen zur Verfügung steht — in einem nicht mehr einzudämmenden Ausmaß vermehrt haben. Gibt man dem Lipopolysaccharid dagegen einen Vorsprung von 48 Std, so treffen die Erreger — da der primäre Abfall der Leukocytenzahl von einer kräftigen Zunahme gefolgt ist — auf eine erheblich (um das 2,5fache) verstärkte phygocytäre Abwehr.

Eine Resistenzminderung der Maus läßt sich schließlich auch durch *Röntgen-Bestrahlung* erzielen. 20 g schwere Mäuse erhalten mit einem 250 kV-Röntgenapparat eine Gesamtdosis von 650 r. Obwohl dies für manche Mäusestämme bereits die DL_{50} darstellt, ging bei den Untersuchungen von COHN (1962b) keines der Tiere (NCS-Stamm des Rockefeller-Instituts) während der 20tägigen Beobachtungszeit zugrunde. Am 7. Tag nach der Bestrahlung wurden die Mäuse auf intraperitonealem Wege mit den Staphylokokken (Stamm „Smith") infiziert. Dabei ergab sich, daß sich auf diese Weise — ähnlich wie bei den beiden oben beschriebenen Verfahren — die tödliche Keimdosis um eine Zehnerpotenz, d. h. von 10^8 beim normalen Tier auf 10^7 beim bestrahlten, reduzieren läßt.

Der Effekt der Bestrahlung besteht in einer Verminderung der Leukocyten im peripheren Blut auf etwa 5% des Normalwertes. So kommt es auch zu einer verminderten Diapedese von polymorphkernigen Elementen aus dem Blutstrom in den Peritonealraum, und obgleich die mononucleären Zellen in der Bauchhöhle

[1] Versuche mit „Pyrexal" (WESTPHAL), einem Lipopolysaccharidpräparat aus *Salmonella abortus-equi* erbrachten ähnliche Resultate.

weder im Hinblick auf ihre Zahl noch auf ihre Funktion Veränderungen erleiden, reicht die phagocytäre Abwehr für eine Bewältigung der genannten Keimzahl dann nicht mehr aus.

5. Intramuskuläre Infektion

Da intravenöse wie intraperitoneale Staphylokokkeninfektion der Maus wenig Ähnlichkeit mit der spontanen Infektion des Menschen aufweisen, hat man, um auf diese Weise dem natürlichen Infektionsmodus näherzukommen, auch den intramuskulären (und subcutanen) Weg gewählt.

Infektionsdosis. Will man eine mehrere Tage lang persistierende Infektion herbeiführen, so genügen dafür – je nach Virulenz des Stammes – unter Umständen schon 5×10^6 Keime (GORRILL u. MCNEIL 1963) (Stamm 8354 NCTC[1]) andere Autoren benötigten (von anderen Stämmen) etwa 10^8 Keime (SELBIE u. SIMON 1952), doch spielt die injizierte Keimzahl innerhalb weiter Grenzen keine ausschlaggebende Rolle, da es erst bei Verwendung sehr hoher Dosen (10^9–10^{10}) zu tödlichen Allgemeininfektionen von kürzerem Verlauf kommt.

Als **Infektionsmaterial** wurden meist 18stündige Staphylokokkenkulturen in Bouillon benutzt, von denen 0,1–0,2 ml in den Oberschenkel injiziert wurden. Der andere Oberschenkel erhielt zur Kontrolle die gleiche Menge unbeimpfter Bouillon. Aus technischen Gründen bevorzugt man bei diesen Versuchen größere Tiere (20–30 g) (SELBIE u. SIMON 1952; FRAPPIER et al. 1955).

Verlauf. Angehen und Fortschreiten der Infektion erkennt man am Anschwellen des infizierten Gliedes. Man mißt mit einem Tastzirkel nach verschiedenen Intervallen (1–7 Tage) den Durchmesser beider Oberschenkel und hat in der Differenz der beiden so gewonnenen Werte ein objektives Maß für die Schwere des Prozesses. Der höchste Grad der Schwellung ist bei den virulentesten Stämmen am 6. bis 7. Tag, bei den weniger virulenten schon 1–3 Tage nach der Infektion erreicht. Nach dem 7. Tag kann es, wenn die Erscheinungen nicht vorher zurückgegangen sind, zur Perforation nach außen und Geschwürsbildung kommen. Die maximale Dickenzunahme betrug bei den virulenteren Stämmen von SELBIE und SIMON (1952) sowie von CLOUTIER et al. (1964) 10–13 mm, bei den schwach virulenten blieb sie meist unter 5 mm. Demgegenüber erzielten FRAPPIER et al. (1955) Zunahmen, die bei den virulentesten Stämmen nicht mehr als 3,5–7,0 mm ausmachten.

Pathogenese. Im Muskelgewebe tritt schon innerhalb der ersten Stunden nach der Infektion eine kräftige Vermehrung der Erreger ein; GORRILL und MCNEIL (1963) konnten bereits 4 Std nach der Injektion von $1,6 \times 10^7$ Staphylokokken einen Anstieg der Keimzahl um das Fünffache beobachten. Einige Keime gelangen auch in den Kreislauf und in die Organe, vor allem wohl in Leber und Nieren (I. M. SMITH et al. 1960), doch kommt es dort niemals zum Auftreten pathologischer Veränderungen. Nachdem gegen den 5. bis 6. Tag die Staphylokokkenzahl im gesamten Organismus mit mehr als 10^9 Keimen, die sich fast alle im infizierten Muskel befinden, ihren Gipfel erreicht hat, sinkt sie in der Folgezeit allmählich wieder ab und unterschreitet nach etwa 5 Wochen die Grenze der Nachweisbarkeit (I. M. SMITH et al. 1960; GORRILL u. MCNEIL 1963). SELBIE und SIMON (1952) glaubten, deutliche Beziehungen zwischen intramuskulärer Virulenz einerseits sowie α-Toxintiter, Coagulase für Mäuseplasma und Fibrinolysin andererseits gefunden zu haben. Der Umfang der pathologischen Veränderungen ist nach diesen Autoren im wesentlichen auf das α-Toxin zurückzuführen; es werde dabei im Beginn der Infektion von der Coagulase unterstützt, durch deren Wirken es zu einer Behinderung der Phagocytose und einer Ausbreitung der Staphylokokken

[1] National Collection of Type Cultures, Colindale Avenue, London.

im Gewebe kommt. Diese Funktion werde der zweiten Phase der Infektion vom Fibrinolysin übernommen, welches die reaktive Fibrinschranke durchbricht und dadurch der Invasion weiteren Vorschub leistet.

6. Subcutane Infektion

Um die Verhältnisse bei der spontanen Staphylokokkeninfektion des Menschen möglichst genau nachzuahmen, hat man neben der intramuskulären auch die subcutane Infektion angewendet. Bei beiden Infektionsmodi ist die Resistenz der Maus erheblich, wenn man von den Ergebnissen DUTTONs absieht, der bei subcutaner Injektion der Erreger eine höhere Sterblichkeitsquote erzielte als bei intravenöser.

Zwei verschiedene Verfahren der subcutanen Infektion sind bekannt und sollen getrennt besprochen werden: die subcutane Injektion von Bakteriensuspensionen und die Einbringung staphylokokkenbeladener Keimträger ins subcutane Bindegewebe.

a) Infektion durch Suspensionen

Die **Keimdosis**, die auf diesem Wege eine *tödliche Allgemeininfektion* der Maus hervorbringt, ist – wie bei intramuskulärer Applikation – außerordentlich hoch. I. M. SMITH et al. (1960) erzielten eine Sterblichkeitsquote von 100% erst bei Injektion von $10^{10}-10^{11}$ Keimen; 80% der Tiere starben nach Injektion von $10^{9}-10^{10}$ Keimen, während $10^{7}-10^{8}$ Staphylokokken eine Letalität von maximal 10% bewirkten. GORRILL und MCNEIL (1963) konnten selbst mit rund 2×10^{9} Keimen nur ausnahmsweise ein Tier tödlich infizieren. DUTTON (1955) will allerdings schon mit 10^{7} Staphylokokken eine Letalität von 40% erzielt haben.

Für eine *lokalisierte Infektion* benötigten FISHER und ROBSON (1963) $10^{5}-10^{6}$, GORRILL und MCNEIL (1963) mehr als $1{,}5 \times 10^{6}$, LAM et al. (1963) $6{,}5 \times 10^{7}$ Keime.

Als **Infektionsmaterial** dienten sowohl 18stündige Bouillonkulturen als auch gewaschene, in Kochsalzlösung resuspendierte Staphylokokkenaufschwemmungen, die in einem Volumen von 0,1–0,25 ml unter die Haut der Bauchdecke oder der Lumbalregion injiziert wurden. FISHER und ROBSON (1963) gaben die Bakterien in einer Albumin-Kochsalzlösung (0,025% menschliches Serumalbumin) und brachten nicht mehr als 0,05 ml davon mit einer Tuberkulinspritze unter die rasierte Bauchhaut, die sich über dem Inoculat flach vorwölbt.

Verlauf. Innerhalb von 14 Std bildet sich an der Injektionsstelle ein Absceß, der seinen Höhepunkt 4–5 Tage nach der Infektion erreicht, um sich bis zum 10. Tag wieder zurückzubilden. Häufig kommt es auch zur Nekrose der bedeckenden Haut oder zum Durchbruch in die Bauchhöhle (GORRILL u. MCNEIL 1963; LAM et al. 1963). FISHER und ROBSON (1963) fanden den Typ der Reaktion von der Keimzahl abhängig: Eiterbildung trat nach Injektion von $10^{5}-10^{6}$ Staphylokokken auf, während es bei höheren Keimzahlen ($10^{7}-10^{8}$) zur Nekrose kam. Nur bei Verwendung größter Keimmengen gehen die Tiere zugrunde (s. o.); die minimale Überlebensdauer betrug bei subcutaner Injektion von 6×10^{10} Staphylokokken 280 min (I. M. SMITH et al. 1960).

Pathogenese. Injiziert man eine zu geringe Staphylokokkendosis ($< 10^{5}$ Keime), so kommt es schnell zu einer Abnahme der Keimzahl im Gewebe, pathologische Veränderungen bleiben aus; dennoch können die Erreger bis zu 4 Wochen symptomlos am Ort der Infektion persistieren. Bei höheren Infektionsdosen vermehren sich die Staphylokokken nach vorübergehender Abnahme jedoch innerhalb von 24 Std auf das Vier- bis Fünffache der injizierten Menge. Auch die Stärke der leukocytären Reaktion zeigt eine direkte Abhängigkeit von der verabreichten

Keimdosis. Während 30 min nach der Infektion noch keine nennenswerte Reaktion zu erkennen ist, findet man nach 4 Std eine mäßige zellige Infiltration. Nach 24 Std ist die injizierte Bakterienmasse von einer breiten Leukocytenschicht umgeben, von denen nur wenige phagocytiert haben. Wenngleich in den Abscessen die Neutrophilen weit überwiegen, wird im entzündlich infiltrierten Gewebe ein beträchtlicher Teil der Zellen von Lymphocyten, Monocyten und Eosinophilen gestellt (FISHER u. ROBSON 1963).

Zugleich mit der Ausbildung der lokalen Veränderungen kommt es zu einer geringgradigen Bakteriämie ohne Organmanifestation. I. M. SMITH et al. (1960) konnten bei der subcutanen Infektion überhaupt keine Staphylokokken in den Organen nachweisen, während GORRILL und MCNEIL (1963) in Leber und Milz immerhin an 10000, in den Nieren an 1000 Keime fanden.

Den für die Absceßbildung entscheidenden Faktor sahen LAM et al. (1963) in der freien wie in der gebundenen *Plasmacoagulase;* die Hämotoxine spielten dabei nach ihrer Meinung nur eine sekundäre Rolle.

Die genannten Autoren erzeugten von einem coagulase- und hämotoxinbildenden Staphylokokkenstamm durch Ultraviolettbestrahlung stabile Mutanten, die folgende Toxinausstattung besaßen (Tabelle):

Tabelle. *Subcutane Virulenz eines Stammes von Staphylococcus aureus und seiner Mutanten* (nach LAM et al. 1963)

	Coagulase		Hämotoxine	Absceßbildung
	frei	gebunden		
Ausgangsstamm	+	+	+	+
Mutante 1	+	+	—	+
Mutante 2	—	+	+	+
Mutante 3	—	—	+	—

Mit den beiden ersten Mutanten sowie mit dem Ausgangsstamm gelang ihnen in gleicher Weise und mit den gleichen Keimmengen die Erzeugung von Abscessen, während die dritte Mutante ihre subcutane Virulenz verloren hatte. Daraus ließ sich schließen, daß die Coagulase zumindest in ihrer gebundenen Form für das Entstehen pathologischer Veränderungen verantwortlich ist, während das Hämotoxin allein dafür nicht ausreicht und in Gegenwart von Coagulase auch nicht unbedingt erforderlich ist.

b) Infektion durch Keimträger

In Anlehnung an die Menschenversuche von ELEK und CONEN (1957) (s. S. 332) wurde von JAMES und MCLEOD (1961) ein Infektionsmodell entwickelt, bei dem nur eine geringe Keimzahl benötigt wird und das den Verhältnissen bei der menschlichen Staphylokokkeninfektion vielleicht am nächsten kommt.

Infektionsmaterial. Chirurgisches Nahtmaterial verschiedener Art wurde 2 bis 3 min gekocht, in 5 cm lange Stücke geschnitten und diese für 30 min bei 37° C in eine geeignete Verdünnung einer 18stündigen Bouillonkultur des Teststammes gebracht. Anschließend wurden die Fäden auf sterilem Filterpapier in steriler Petrischale bei +4° C über Nacht getrocknet.

An Nahtmaterialien wurden verwendet: schwarze geflochtene Seide; weiße Baumwollfäden; schwarzes geflochtenes Nylon; schwarze geflochtene Siliconseide; Menschenhaar; grüne geflochtene Dacron-Polyesterfaser.

Die Zahl der von den Fäden aufgenommenen Staphylokokken betrug bei Seide etwa $^1/_{1000}$, bei Nylon etwa $^1/_{10\,000}$ der im Milliliter Kulturverdünnung enthaltenen Keime.

Catgut und Stahldraht erwiesen sich als unbrauchbar, da an Catgut allzu variable Keimmengen haften und da Stahldraht von den Tieren zu leicht verloren wird.

Infektionstechnik. Den Tieren wird ein 1,5 cm^2 großer Hautbezirk zwischen den Schulterblättern in Nembutal-Narkose epiliert (JAMES u. McLEOD [1961] verwendeten das Handelspräparat „Nair"). Am folgenden Tage werden an dieser Stelle – wieder in Nembutal-Narkose – 1,0–1,5 cm lange Nähte subcutan gelegt; die freien Enden werden nicht geknüpft, sondern abgeschnitten und mit Collodium bepinselt.

Die Zahl der Staphylokokken, die auf diese Weise unter die Haut gelangen, läßt sich errechnen, indem man zwei ungebrauchte Fäden (einzeln) sowie die beiden abgeschnittenen Enden eines gebrauchten Fadens (zusammen) für 45 min in Bouillon schüttelt; dann werden abgemessene Mengen (0,05 oder 0,1 ml) der so hergestellten Suspensionen auf Platten ausgestrichen und bebrütet, so daß am folgenden Tag die Kolonien gezählt werden können. Die Differenz der Werte (Mittelwert der beiden ungebrauchten Fäden minus Wert der Fadenenden) ergibt die in der Naht verbliebene Keimzahl.

Verlauf. Als Wirkungsstandard wurde von JAMES und McLEOD (1961) die PFD *(pus forming dose)*, im allgemeinen als PFD_{50}, angegeben. Sie beträgt bei Verwendung eines geeigneten Trägermaterials nicht mehr als 10–100 Keime (s. u.). Mit 1000 Staphylokokken kann man bereits bei 80 bis $> 90\%$ der Tiere Absceßbildung erzielen (JAMES u. McLEOD 1961; TAUBLER et al. 1963). Wesentliche Virulenzunterschiede zwischen den verschiedenen coagulasepositiven Staphylokokkenstämmen sollen bei diesem Infektionsmodus übrigens nicht bestehen (JAMES u. McLEOD 1961).

Bei Implantation von *Seiden-* und *Baumwollfäden* erkennt man bereits nach 24–48 Std eine Schwellung; am 3. bis 4. Tag ist der Absceß reif. Kommt es zu einer Entleerung nach außen, so bilden sich die Erscheinungen schon 5–6 Tage nach der Infektion zurück; bei geschlossenen Abscessen nimmt die Rückbildung dagegen 2–3 Wochen in Anspruch. Nach 5 Wochen ist *restitutio ad integrum* erfolgt.

Die PFD_{50} eines Stammes, dessen DL_{50} bei intraperitonealer Injektion 5×10^8 Keime betrug, lag hier bei 10–100 Keimen (JAMES u. McLEOD 1961). (Brachten sie den gleichen Stamm jedoch *per injectionem* unter die Haut, so waren für die Erzeugung eines Abscesses etwa 10^7 Keime erforderlich.) Auch TAUBLER et al. (1963) fanden bei intraperitonealer und subcutaner (per Keimträger) Verabreichung des gleichen Stammes einen Virulenzunterschied um das 10^6fache zugunsten des subcutanen Infektionsweges.

Siliconisierte Seide und *Dacron* verhalten sich im Infektionsversuch ähnlich wie Seide und Baumwolle.

Nylonfäden nehmen dagegen weniger Keime auf und geben sie auch leichter wieder ab. Die Erzeugung einer Infektion bereitet daher etwas größere technische Schwierigkeiten, die PFD_{50} liegt um etwa das 1000fache höher als bei Verwendung von Seidenfäden.

Auch an *menschlichem Haar* haften die Staphylokokken schlecht; es sind hier, um eine Infektion hervorzubringen, noch größere Keimzahlen erforderlich. Selbst bei Implantation von 10^5 Keimen entsteht nur bei 10% der Tiere ein Absceß.

Pathogenese. Nach der Implantation des Seidenfadens kommt es innerhalb der ersten Stunde zu einer Abnahme der Keimzahl auf $^1/_{10}$–$^1/_{100}$, die jedoch von einem raschen Anstieg abgelöst wird. Nach 24 Std ließen sich von den Fäden bei Maus und Meerschweinchen 10^7 Staphylokokken züchten, die Generationszeit war damit kaum länger als in einem künstlichen Nährboden (Abb. 8). Die Abbildung 8 zeigt gleichzeitig das gänzlich abweichende Verhalten der Staphylokokken beim Kaninchen (McLEOD et al. 1963) (vgl. S. 303).

In der Umgebung des Fadens findet man nach 24 Std eine leukocytäre Infiltration, Exsudation von Fibrin und ödematöse Durchtränkung des Gewebes. Während diese Erscheinungen aber beim sterilen Kontrollfaden innerhalb der nächsten

24 Std wieder zurückgehen, nehmen sie beim Keimträger in der Folgezeit weiter zu; in ihrem Zentrum wird das Gewebe nekrotisch, die leukocytäre Infiltration dringt bis tief in die Muskulatur vor. Das Ausmaß der Eiterbildung, deren Maximum gegen den 5. bis 6. Tag erreicht ist, ist unterschiedlich; gelegentlich findet man nur sehr wenig Pus.

Bei anderen Fadenmaterialien ist die Reaktion (auf die sterile Kontrolle) teils geringer, aber länger anhaltend (Nylon, z. T. Dacron), teils heftiger (Siliconseide, Menschenhaar, z. T. Dacron). Baumwolle verhält sich auch hier wie Seide (JAMES u. McLEOD 1961).

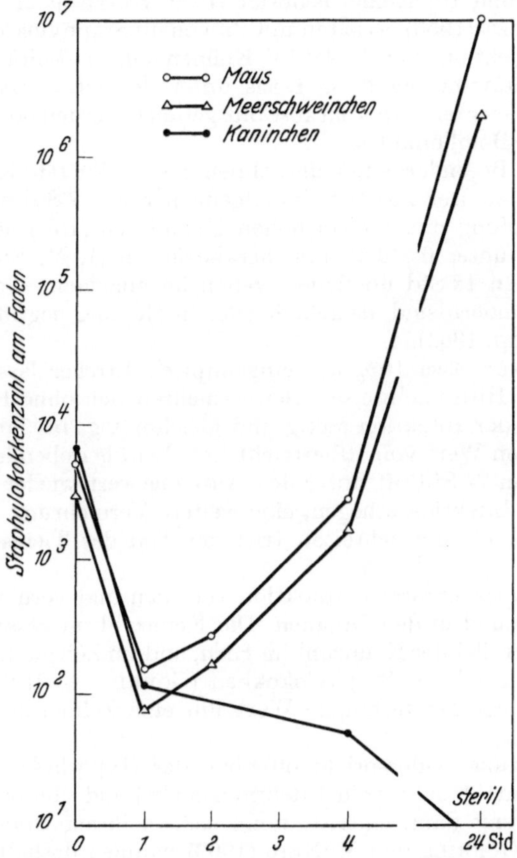

Abb. 8. Überleben und Vermehrung von *Staphylococcus aureus* an Seidenfäden in der Subcutis von Maus, Meerschweinchen und Kaninchen (nach MACLEOD, HALL u. FROHMAN 1963)

Als wichtiger Virulenzfaktor bei der subcutanen Staphylokokkeninfektion mit Hilfe von Keimträgern wurde von TAUBLER et al. (1963) das α-Toxin angesehen, da in ihren Versuchen α-toxinfreie Mutanten ursprünglich α-toxinbildender Stämme eine deutlich geringere Fähigkeit besaßen, Abscesse hervorzubringen, als der jeweilige Ausgangsstamm. Auch konnten sie durch aktive und passive Immunisierung mit α-Toxin bzw. Anti-α-Toxin einen gewissen Schutz gegen die Infektion erzeugen.

Im Herzblut und in den Organen findet man bei dieser Art der Infektion nur selten Staphylokokken, wenn man die Tiere zwischen dem 5. und 8. Tag tötet (JAMES u. McLEOD 1961).

7. Intracerebrale Infektion

Infektionsdosis und Infektionsmaterial. Will man eine tödliche Staphylokokkeninfektion bei der Maus hervorrufen, so kommt man bei intracerebraler Injektion der Erreger mit den geringsten Keimmengen aus. Die tödliche Dosis liegt hier um noch eine Zehnerpotenz niedriger als bei intravenöser Applikation, für welche die Maus als besonders empfänglich gilt. Die intracerebrale DL_{50} betrug bei dem Stamm von GORRILL und MCNEIL (1963) $4{,}6 \times 10^5$ Keime; vom Stamm „Smith", der sich durch eine überwiegend intraperitoneale Virulenz auszeichnet, wurden dagegen rund 10^7 Keime benötigt (I. M. SMITH et al. 1960). FRAPPIER, SONEA und PANISSET (1955) erzielten mit 22 von 40 Staphylokokkenstämmen bei intracerebraler Injektion von $2-9 \times 10^7$ Keimen eine Letalität von 100%; nur bei vier der 40 Stämme lag diese Dosis unter der DL_{50}. Man verwendet zur Injektion, die in leichter Äthernarkose ausgeführt werden kann, 0,02–0,05 ml einer 18stündigen Bouillonkultur.

Verlauf. Über Besonderheiten des ohnehin sehr kurzen Krankheitsverlaufs wird nichts berichtet. Der Tod tritt im allgemeinen 9–18 Std nach der Infektion ein. Auch bei Impfung mit extrem hohen Keimdosen (10^{10}) ließ sich die Überlebensdauer nicht unter 6 Std 20 min herabdrücken (I. M. SMITH et al. 1960). Tiere, die die ersten 18 Std überleben, gehen im allgemeinen auch später nicht mehr zugrunde, sondern sind als geheilt oder in Heilung begriffen zu betrachten (GORRILL u. MCNEIL 1963).

Pathogenese. Nur etwa 10% der eingeimpften Erreger lassen sich nach der Injektion noch im Hirn nachweisen. Sie vermehren sich ohne Rücksicht auf den späteren Ausgang der Infektion stetig und gleichmäßig, bis ihre Zahl (im Hirn) nach etwa 7 Std den Wert von 10^7 erreicht hat. Bei überlebenden Tieren geht sie dann innerhalb von 24 Std oft unter den Ausgangswert wieder zurück, während bei denen, die der Infektion erliegen, eine weitere Vermehrung erfolgt. Wenn die Keimzahl im Hirn 10^7 überschreitet, tritt der Tod des Tieres ein (GORRILL u. MCNEIL 1963).

Auch bei der intracerebralen Infektion verteilen und vermehren sich die Erreger im Kreislauf und in den Organen. Die Keimzahl im gesamten Organismus der Maus steigt parallel der Keimzahl im Hirn, und im Zeitpunkt seines Todes beherbergt das Tier rund 10^8 Staphylokokken (GORRILL u. MCNEIL 1963); beim Stamm „Smith" liegt der terminale Wert um eine Zehnerpotenz höher (I. M. SMITH et al. 1960).

Diese Beobachtung widerspricht offenbar der Hypothese (S. 309), daß der Tod der Maus – unabhängig vom Infektionsmodus und von eventuellen Organveränderungen – erst dann eintritt, wenn sich in ihrem Organismus 10^9-10^{10} Erreger befinden. GORRILL und MCNEIL (1963) nahmen deshalb an, die Abwehr der Tiere werde infolge des Staphylokokkenwachstums und der Toxinbildung *im Zentralnervensystem* so weit geschwächt, daß nunmehr schon Erregermengen tödlich wirken, die um eine Zehnerpotenz niedriger liegen als beim Bestehen einer Allgemeininfektion.

8. Andere Infektionswege

wurden insbesondere von I. M. SMITH et al. (1960) benutzt. Sie verwendeten dafür den Stamm „Smith", von dem sie 0,1 ml Kultur in Brain Heart Infusion Broth (Difco) mit etwa 8×10^7 Keimen injizierten.

a) Intrakardiale Infektion

Die Injektion des Inoculats erfolgt unter leichter Narkose. Unmittelbar danach ist die Keimzahl in Kreislauf, Leber und Lungen sehr hoch, fällt aber im Verlauf der ersten Stunden wieder etwas ab. Über den weiteren Verlauf der Keimzahlkurve sind zwar keine Einzelheiten bekannt, doch wurden beim Tod der Tiere, der regelmäßig innerhalb 24 Std bis weniger Tage eintritt, im gesamten Organismus durch Schätzung 4×10^8 Keime ermittelt.

b) *Infektion von Leber und Milz*

Das Infektionsmaterial wird in die Leber ohne Anästhesie durch die Bauchdecken hindurch injiziert, während man die Milz vorher in Äthernarkose freilegt. In beiden Fällen beträgt die Krankheitsdauer nur wenige Tage, die Letalität 100%.

c) *Intranasale Infektion*

Aus technischen Gründen muß das Inoculat hierbei auf die Hälfte des oben genannten Volumens (0,05 ml) reduziert werden. Einzelheiten der Technik werden nicht angegeben. Einige der Erreger lassen sich bald nach der Infektion in Hirn, Leber und Nieren nachweisen; eine größere Zahl Staphylokokken findet man jedoch nur in den Lungen und nur bis zum zweiten Tag. Fast alle Tiere überleben diese Art der Infektion.

d) *Orale Infektion*

Auf oralem Wege, durch Verabreichung von Staphylokokken-Bouillonkultur statt Trinkwasser, läßt sich eine manifeste Infektion nicht erzielen.

E. Die Infektionen der Ratte mit Staphylococcus aureus

Die weiße Ratte wurde noch von Neisser (1928) als außerordentlich resistent gegen die Infektion mit pyogenen Staphylokokken angesehen. Wie neuere Untersuchungen jedoch ergeben haben, ist dieses Tier in ähnlicher Weise wie Kaninchen und Maus für die *Staphylokokkennephritis* empfänglich, ohne daß dafür wesentlich höhere Infektionsdosen erforderlich wären. Auch eine tödlich verlaufende *Sepsis* läßt sich – sogar mit recht niedrigen Keimzahlen – hervorrufen, wenn man das Nierenparenchym vor der Zufuhr der Erreger durch wiederholte Injektionen von Fremdeiweiß schädigt.

Der *Infektionsmodus* ist bei der Ratte in jedem Falle die *intravenöse* Injektion.

1. Pyelonephritis

Von Freedman et al. (1961/62) sowie Schimmel (1963a) wurde kürzlich gezeigt, daß man mit *Staphylococcus aureus* bei der Ratte ebenso regelmäßig wie beim Kaninchen eine eitrige Pyelonephritis hervorbringen kann. Die erforderliche Keimzahl liegt, bezogen auf das Körpergewicht, zwar um 2–3 Zehnerpotenzen höher, doch hat die Infektion den Vorzug, stark protrahiert und nur ausnahmsweise letal zu verlaufen. Damit aber steht für alle gewünschten Untersuchungen ausreichend Zeit zur Verfügung.

Infektionstechnik. Für den Versuch werden weiße Ratten im Gewicht von 200–250 g benutzt. Die Infektion, für die von Freedman et al. (1961/62) der hoch mäusevirulente Staphylokokkenstamm „Giorgio“ (Smith u. Dubos 1956a) verwendet wurde, erfolgt durch Injektion von 10^8 Keimen (0,5 ml) in die Schwanzvene. Schimmel (1963) benutzte einen anderen Stamm (NCTC 6135)[1] und injizierte 3×10^9 Keime in 1,0 ml Volumen. Als Infektionsmaterial dienten Freedman et al. (1961/62) eintägige Kulturen in Rinderherzbouillon; Schimmel (1963a) verwendete gewaschene Kochsalzabschwemmungen von Agarplatten.

Verlauf. Bei Injektion der angegebenen Keimzahl kommt es bei 75–100% der Tiere im Verlauf weniger Tage zu einer eitrigen Pyelonephritis, die in der Regel innerhalb einiger Wochen bis Monate von selbst ausheilt. Die Tiere zeigen in den ersten 6 Tagen eine gewisse Apathie und verlieren gering an Gewicht; sie erholen sich jedoch bald wieder und das Gewicht normalisiert sich, so daß äußere Zeichen der Krankheit nicht mehr zu erkennen sind. Nur etwa 10–20% der Tiere gehen an einer schweren doppelseitigen Niereninfektion zugrunde. Der Urin enthält

[1] National Collection of Type Cultures, Colindale Avenue, London.

anfangs nur wenige Staphylokokken, doch werden die Kulturen stark positiv, sobald es (nach etwa 2 Tagen) zur Absiedlung der Keime in den Nieren gekommen ist; die massive Ausscheidung der Staphylokokken hält so lange an, wie in den Nieren staphylokokkenhaltige Herde bestehen, d. h. in der Regel 15–22 Wochen. Für die Dauer der Krankheit ist die Konzentrationsfähigkeit der Nieren deutlich eingeschränkt, während die Elektrolytausscheidung keine Veränderungen erleidet und auch die Reststickstoffwerte im Bereich der Norm bleiben. Mit Eintritt der Heilung stellt sich schließlich auch die normale Nierenfunktion wieder her. – *Im Blut* läßt sich ein leichter Anstieg der Staphylokokken-Agglutinine verfolgen, aber nur eine minimale Erhöhung des Antistaphylolysintiters (BECK et al. 1961; SCHIMMEL 1963a).

Pathologische Anatomie. Die pathologisch-anatomischen Veränderungen, die bei der Pyelonephritis der Ratte auftreten, unterscheiden sich nicht wesentlich von denen, die bei der Infektion des Kaninchens und der Maus beschrieben wurden. Nach anfänglicher hyalintropfiger Entartung der Tubulusepithelien im Bereich der Nierenrinde kommt es etwa 2 Tage *post infectionem* zu Eiterbildung in den Harnkanälchen, Zerstörung des Epithels und Ausheilung der charakteristischen, Rinde und Mark durchziehenden, keilförmigen Abscesse, die mit einer Nekrose der betroffenen Papille einhergehen können. Gelegentlich trifft man auch isolierte, auf die Rinde beschränkte Abscesse. Eine Pyelitis tritt regelmäßig, aber selten früher als nach sechswöchigem Bestehen der Nephritis, hinzu.

Das entzündliche Exsudat wird schließlich zellärmer, gleichzeitig kommt es im Bereich der Eiterung zu fortschreitender Atrophie der Tubuli, gefolgt von einer (scheinbaren?) Zunahme der Glomeruli. Die Verdichtung des Bindegewebes in der Umgebung der unveränderten Glomeruli führt zu einem Bild, das einer periglomerulären Fibrose entspricht.

Diese mikroskopischen Veränderungen gehen mit Einziehungen des Gewebes im Bereich der vernarbten Abscesse einher, die auf der Oberfläche der Nieren deutlich zu erkennen sind. Frische Abscesse findet man zu diesem Zeitpunkt nicht mehr (FREEDMAN et al. 1961/62).

Pathogenese. Nach der intravenösen Infektion werden die Staphylokokken aus dem strömenden Blut schnell wieder eliminiert; schon nach etwa 1 Std ist ihre Zahl stark vermindert und bleibt während der ganzen Dauer der Bakteriämie niedrig. Die Ergebnisse der Blutkulturen schwanken jedoch als Ausdruck der von den Organherden ausgehenden intermittierenden Streuungen beträchtlich. Bereits innerhalb der ersten 24 Std findet man zahlreiche Staphylokokken in den Organen (Leber, Milz, Lungen, Nieren). Im gleichen Maße jedoch, wie es mit der Absceßbildung zu einer Vermehrung der Keime in den Nieren kommt, werden sie in den anderen Organen spärlicher (SCHIMMEL 1963a).

2. Sepsis

Durchbricht man die Resistenz der Ratte gegen *Staphylococcus aureus* durch Verbrennungen (SCHIMMEL 1963b) oder indem man durch wiederholte Injektion von Fremdeiweiß das empfänglichste Organ, die Niere, schädigt (KIRALY 1959; KIENITZ et al. 1960), so kann man auch bei diesem Tier eine tödliche Sepsis erzeugen.

a) Nach Injektion von Fremdeiweiß

Infektionstechnik. Junge weiße Ratten von 160–180 g Gewicht erhalten am 1. und 11. Versuchstag eine intravenöse Injektion von je 0,2 ml aseptisch gewonnenem Hühnereiklar und am 15. und 18. Tag ebenfalls intravenös je 0,5 ml einer Staphylokokkensuspension. Von KIENITZ et al. (1960) wurden, neben institutseigenen Stämmen, die Standardstämme „Wood 46“ und „SG 511“ verwendet, von denen dieser ein schwacher, jener ein starker α-Toxinbildner ist. Als Infektionsmaterial dient Bouillonkultur, die so weit verdünnt wird, bis sie etwa 6×10^5 Keime in 0,5 ml enthält. Die Tiere werden, soweit sie nicht vorher zugrunde gegangen sind, 7–8 Tage nach der letzten Injektion getötet und seziert.

Verlauf. Die zweimalige Injektion von 0,2 ml *Eiklar allein* ruft eine Nephrose mit starker Albuminurie hervor; lebensbedrohliche Reaktionen treten jedoch nicht auf. Bei Injektion der *Staphylokokken allein* in der angegebenen Menge kommt es weder zu Krankheitserscheinungen, noch findet man bei der Sektion 8 Wochen *post infectionem* Veränderungen an den Organen, die auf eine abgelaufene Infektion schließen lassen.

Bei den *mit Eiweiß vorbehandelten Tieren* läßt sich nach der ersten Staphylokokkeninjektion außer einem vermehrten Wasserverbrauch und verringerter Neugier nichts besonderes feststellen. Aber schon an dem auf die 2. Injektion folgenden Tag erscheinen die Tiere apathisch, sie sitzen dicht gedrängt in typischer Hockstellung beieinander. Eine Conjunctivitis tritt auf, das Fell wird struppig und die Nahrung wird verweigert, während das Trinkbedürfnis zunimmt. In einem Teil der Fälle entwickelten sich nach dem 4. Tag doppelseitige Paresen der hinteren Extremitäten, die bis zum 7. Tag (Tötung der Tiere) keine Tendenz zur Rückbildung zeigten. Ein anderer Teil der Tiere verendet schon innerhalb der ersten 4 Tage.

Bei allen Tieren tritt ein deutlicher Gewichtsverlust ein, man findet Eiweiß im Urin und eine Leukocytose des Blutes, die nach der 1. Injektion auf 11000–15000 Zellen/mm^3 ansteigt, um nach der zweiten wieder auf 9000–10000 Zellen abzusinken (Normalwerte 4000–8000). Blutkulturen sind positiv.

Diese Veränderungen findet man jedoch nur bei Verwendung stärker virulenter Staphylokokken wie z. B. des Stammes „Wood 46“; mit dem toxinarmen Stamm SG 511 gelang es nur ausnahmsweise, deutliche Krankheitserscheinungen hervorzubringen.

Pathologische Anatomie. Bei den nach Ablauf einer Woche getöteten Tieren lassen sich die Erreger aus allen befallenen Organen züchten. Die auffälligsten Veränderungen betreffen jedoch wiederum die Nieren, die eine Größenzunahme um etwa ein Drittel zeigen und mit dem umgebenden Gewebe vielfach verbacken sind. Im Schnitt erkennt man, vor allem im Bereich der Rindensubstanz, die charakteristischen Abscesse. Das *histologische Präparat* bietet die Zeichen einer Nephrose, die auf die Eiweißinjektionen zurückzuführen ist. Darüber hinaus erkennt man zahlreiche metastatische Abscesse, in deren Zentrum sich Leukocyten, Lymphocyten und Bakterien befinden. In der Umgebung der Abscesse enthalten die Tubuli nicht selten große Leukocytencylinder. Das interstitielle Gewebe weist eine kleinzellige Infiltration auf, die Glomerulusschlingen zeigen hyaline Entartung.

Größere, selten auch kleinere, scharf abgegrenzte Abscesse findet man auch in der Leber; gleichzeitig läßt das Leberparenchym eine trübe Schwellung erkennen. Häufig trifft man eine gelbliche Streifung des Myokards, seltener Lungenabscesse, Milzinfarkte, kleinknotige Veränderungen der Pleura und Osteomyelitiden (Kienitz et al. 1960).

b) Nach Verbrennung

Infektionsstamm und Infektionsdosis. Schimmel (1963b) verwendete den gleichen Stamm (NCTC 6135), den er zuvor schon (1963a) für seine Pyelonephritisversuche benutzt hatte (S. 323), und gab auch die gleiche Infektionsdosis, d. h. 3×10^9 Keime[1] in 1,0 ml NaCl-Lösung, intravenös.

[1] In der Originalarbeit wird die Infektionsdosis mit 310^9 Keimen angegeben; offensichtlich handelt es sich dabei aber um einen Druckfehler.

Als **Versuchstiere** dienten weiße, männliche Wistar-Ratten von gleichmäßigem Gewicht: 130—200 g bei leichten und mittleren, 250—255 g (im Mittel) bei umfangreichen Verbrennungen.

Infektionstechnik. Auf die rasierte und befeuchtete Haut des Rückens und der Flanken wird für 1 min eine metallene Fläche von etwa 20 cm^2 gedrückt, die die Basis eines zylindrischen, mit Wasser von 80° C gefüllten Gefäßes bildet. Ein Teil der Tiere erhielt mehrfache (bis zu vier) derartige Applikationen. Umfaßten die Verbrennungen mehr als 20% der Körperoberfläche, so mußte den Tieren, um eine ausreichende Überlebensrate zu erzielen, unmittelbar und 4 Std nach der Verbrennung physiologische Kochsalzlösung in einer Menge, die 4% des Körpergewichts entsprach, intraperitoneal injiziert werden.

Die Infektionen wurden entweder sofort nach der Verbrennung oder nach unterschiedlichen Intervallen (bis zu 23 Tagen) gesetzt.

Verlauf. Bei *nicht-infizierten Ratten* kommt es 8—10 Tage nach der Verbrennung zur Nekrose des exponierten Hautbezirks und — soweit die Tiere überleben — nach etwa 30 Tagen zur Schorfbildung; nach 2 Monaten ist die Wunde vernarbt. Die Letalität beträgt bei ausgedehnten Verbrennungen etwa 35%; der Tod tritt regelmäßig vor dem 15. Tag nach der Exposition ein. Bei geringfügigen bis mittleren Verbrennungen liegt die Sterblichkeit dagegen nicht über 10%.

Die *infizierten Kontrollratten*, die *keine Verbrennung* erhielten, werden für einige Tage krank; nach vorübergehender geringfügiger Gewichtsabnahme entwickeln sie sich wie nicht-infizierte Tiere. Für etwa 3 Monate läßt sich eine intermittierende Bakteriämie nachweisen (etwa 25% der Blutkulturen positiv). Während der gesamten Beobachtungsdauer persistieren die Staphylokokken in den Organen, insbesondere den Nieren, und werden mit dem Urin ausgeschieden. Etwa 7% der Tiere gingen zwischen dem 15. und 120. Tag nach der Infektion zugrunde.

Eine häufig, d. h. in mehr als 50% der Fälle *tödlich verlaufende Sepsis* läßt sich bei der Ratte nach umfangreichen Verbrennungen (etwa 25% der Körperoberfläche durch 4 Applikationen) und unmittelbar darauffolgender Infektion (innerhalb 15 min) erzielen. Es kommt dabei zu einer stetigen Gewichtsabnahme, die größer ist als bei den nur-verbrannten Kontrollen, zu einer Bakteriämie von stärkerer Ausprägung als bei nur-infizierten Tieren (>60% der Blutkulturen positiv) und zu einem ausgedehnten Organbefall: die Nieren enthalten regelmäßig große Staphylokokkenmengen und auch Lungen, Leber und Milz erweisen sich nur ausnahmsweise als erregerfrei. Die Überlebensdauer beträgt selten mehr als 10 Tage.

Infiziert man die Tiere erst 15 Tage nach der Verbrennung, so sind Organbefall und Letalität geringer, während im Hinblick auf das Ausmaß der Bakteriämie und den Verlauf der Gewichtskurve keine Unterschiede zum sofort infizierten Tier zu erkennen sind.

Bei den Tieren mit *geringfügigen Verbrennungen* (7—9% der Körperoberfläche durch eine Applikation) wird durch eine innerhalb der nächsten 2 Tage gesetzte Infektion der Verlauf gegenüber den Kontrollen nicht erkennbar modifiziert. Lediglich bei stark verzögerter Infektion (nach 15 Tagen) kommt es hier zu einer stärkeren Bakteriämie mit erhöhter Rate positiver Blutkulturen (40%), doch wiederum ohne besondere klinische Begleiterscheinungen oder eine erhöhte Letalität.

Verbrennungen mittlerer Ausdehnung (16—18% der Körperoberfläche durch zwei Applikationen) haben dagegen eine höhere Sterblichkeit (um 50%) zur Folge. Gewichtskurven und Ausmaß der Bakteriämie weichen bei den bis zum 3. Tag infizierten Tieren dennoch nicht von den Befunden bei den Kontrollen ab; nur die 23 Tage nach der Verbrennung infizierten Tiere verlieren stärker an Gewicht und geben häufiger positive Blutkulturen (55%).

Bei beiden Gruppen findet man die Staphylokokken fast regelmäßig und in größerer Zahl in den Nieren, seltener dagegen in den übrigen Organen.

Pathogenese. Die künstliche Verbrennung eines Hautbezirks von einer gewissen minimalen Größe an hat einen deutlichen Einfluß auf die Resistenz gegenüber der experimentellen Infektion mit *Staphylococcus aureus*. Dieser Einfluß scheint allerdings keiner starren Regel zu folgen, sondern geht – abhängig vom Umfang der Verbrennung und vom Zeitpunkt der Infektion – in verschiedener Richtung und auf verschiedene Ursachen zurück.

Unmittelbar nach einer *ausgedehnten* Verbrennung kommt es zu einem Darniederliegen der Abwehr und somit nach Einverleibung von Staphylokokken zu einer tödlichen Sepsis. Dagegen haben Verbrennungen geringeren Umfangs zunächst offenbar gar keinen Einfluß auf die Resistenz und damit auf den Verlauf der unmittelbar danach gesetzten Infektion.

Etwa *2–3 Wochen nach der Verbrennung* befindet sich der Organismus jedoch auch bei weniger ausgedehnten Läsionen in einem Zustand erhöhter Empfänglichkeit, der sich bei geringfügigen Verbrennungen in einer verstärkten Bakteriämie, bei mittleren in einer erhöhten Letalität und bei großflächigen Veränderungen in einer deutlichen Gewichtsabnahme auch der überlebenden Tiere zu erkennen gibt.

Das Absinken der Resistenz zu den genannten Zeitpunkten wurde von SCHIMMEL (1963b) auf zwei verschiedene Mechanismen zurückgeführt. Die hohe Empfänglichkeit unmittelbar nach einer ausgedehnten Verbrennung sei demnach mit dem Verbrennungsschock zu erklären, die Abwehrschwäche nach einer gewissen Latenz dagegen mit einer verminderten Fähigkeit des Organismus, die zirkulierenden Erreger zu eliminieren, und mit den Wirkungen der infolgedessen in den Geweben und im Blutstrom persistierenden Keime.

F. Die Infektionen des Meerschweinchens mit Staphylococcus aureus

Das Meerschweinchen besaß wegen seiner hohen Resistenz gegen *Staphylococcus aureus* für die experimentelle Infektion mit diesem Keim bisher nur geringe Bedeutung, wenngleich es bei Verabreichung einer ausreichenden Infektionsdosis auch bei diesem Tier gelingt, lokalisierte Eiterungen oder eine metastatisch-abszedierende Nephritis hervorzubringen. Erst neuerdings konnten MACLEOD, HALL und FROHMAN (1963) zeigen, daß man auch mit geringsten Keimmengen, wenn sie in geeigneter Weise appliziert werden, lokale eitrige Prozesse auslösen kann. Stämme, die Meerschweinchenplasma coagulieren, scheinen eine höhere Virulenz für dieses Tier zu besitzen als solche, denen diese Fähigkeit fehlt (W. SMITH et al. 1947). Junge Tiere verfügen nach MILLER (1927) über eine höhere Resistenz als ältere.

Frühere Autoren verwandten das Meerschweinchen hauptsächlich für die experimentelle *Wundinfektion*, indem sie tiefe, am Ende des Rückens angebrachte Hautschnitte mit Material von festen oder flüssigen Nährböden infizierten (z. B. SCHIEMANN 1922).

1. Intracutane Infektion

Des intracutanen Weges bediente sich DOLD (1927a), um die Virulenz von Staphylokokkenstämmen zu prüfen. Er verwandte dazu möglichst pimentarme (weiß-gelbe) Meerschweinchen von 250–300 g Gewicht, denen nach Enthaarung eines Hautbezirks 0,5 ml einer $2{,}5 \times 10^9$ Keime enthaltenden Staphylokokkensuspension intracutan injiziert wurde. Das *Infektionsmaterial* bestand aus Kochsalzabschwemmungen eintägiger Agarkulturen, die turbidimetrisch auf eine Dichte von 5×10^9 Keimen/ml eingestellt waren. – Bereits innerhalb von 24 Std trat bei virulenten Stämmen eine entzündliche Reaktion, bestehend aus Rötung, Schwellung und zentraler Nekrose auf, die nach 4 Tagen ihren Höhepunkt erreichte.

W. SMITH et al. (1947) verwandten nur 8×10^7 Keime, die sie in 0,2 ml Kochsalzlösung suspendiert in die Haut der Flanken injizierten. Wenn die Stämme eine Coagulase für Meerschweinchenplasma besaßen oder reichlich α-Toxin bildeten, kam es im Verlauf von 3–5 Tagen zu Eiterbildung, Nekrose und Geschwürsbildung am Orte der Infektion, also im wesentlichen zu den gleichen Erscheinungen, die auch DOLD (1927a) bei virulenten Stämmen beobachtet hatte.

2. Subcutane Infektion

a) Durch Suspensionen

Gegen die subcutane Infektion mit *Staphylococcus aureus* ist das Meerschweinchen noch resistenter als gegen die intracutane. Ohne gleichzeitige Injektion eines Adjuvans konnten W. SMITH et al. (1947) nur mit extremen Keimmengen (4–5 ml Bouillonkultur) einen kleinen, oberflächlichen Absceß mit zentraler Nekrose hervorbringen. Injizierten sie dagegen unmittelbar vor der Infektion an der gleichen Stelle 4–5 ml Menschenplasma subcutan, so kam es auch schon bei Verwendung geringerer Keimmengen (0,1–1,0 ml Bouillonkultur) zu einer starken entzündlichen Schwellung, die von ausgiebiger Absceßbildung und Nekrotisierung gefolgt war. Bei größeren Infektionsdosen breiten sich die Abscesse so stark in derBauchwand aus, daß die Tiere vorzeitig getötet werden müssen. Kontrolltiere, die statt Plasma Nährbouillon oder Plasma ohne Staphylokokken erhielten, zeigten derartige Veränderungen nicht (W. SMITH et al. 1947).

Über virulentere Stämme verfügte offenbar MILLER (1927), der bereits mit 1,0 ml einer 24stündigen Bouillonkultur (ohne Adjuvans) Abscesse erzeugen konnte, die sich innerhalb von 48 Std über die ganze Brust- und Bauchwand ausbreiteten und nach Nekrotisierung eines etwa pfennigstückgroßen Bezirks ihren Eiter nach außen entleerten. Im Verlauf von 2–3 Wochen kam es zur Spontanheilung. Die Infektion mit größeren Keimdosen (mehr als 1 ml) führte dagegen meist zum Tod der Tiere, ohne daß eine Sepsis auftrat.

b) Durch Keimträger

Infektionstechnik. In gleicher Weise wie bei der Maus (S. 320) brachten MACLEOD et al. (1963) 4–6 staphylokokkenbeladene Seidenfäden in die Subcutis. Für die Präparation der Fäden wurden der Stamm „Smith" sowie zwei weitere coagulasepositive Stämme des Phagtyps 80/81 (Nr. 5848, 8089) verwendet.

Verlauf. Schon mit 10–100 Keimen aller Stämme ließen sich bei den meisten Tieren Abscesse hervorbringen. Die Reaktion begann nach 8 Std an den Durchtrittsstellen der Fäden mit einer Rötung, die nach weiteren 8 Std dem ganzen Verlauf des Faden folgte. Nach 24 Std ist in diesem Bereich eine deutliche Schwellung hinzugetreten, die am folgenden Tag weiter zunimmt, während das Erythem zurückgeht. Zu diesem Zeitpunkt befinden sich an den Durchtrittsstellen typische Furunkel, aus den Stichkanälen läßt sich Eiter ausdrücken. 4–5 Tage nach der Infektion entleert sich der Eiter nach außen.

Wie bei der Maus so vermindert sich auch beim Meerschweinchen die Keimzahl am implantierten Faden innerhalb der ersten Stunde um etwa zwei Zehnerpotenzen, um danach bis zum Ende des ersten Tages steil auf etwa 10^7 anzusteigen (Abb. 8, S. 321). Aus dieser raschen Keimvermehrung läßt sich schließen, daß bei der subcutanen Infektion durch Keimträger das Gewebe des Meerschweinchens den Erregern keinen nennenswerten Widerstand entgegenzusetzen vermag.

3. Intratesticuläre Infektion

W. SMITH et al. (1947) injizierten 8×10^7 Staphylokokken in 0,2 ml Bouillon oder Kochsalzlösung intratesticulär. Die Tiere wurden 3–6 Tage nach der Infektion getötet, die Hoden makroskopisch untersucht. Es fanden sich in den meisten

Fällen Veränderungen von einer Schwellung des Organs über Absceßbildung bis zur fast völligen Nekrotisierung. Die Schwere der Veränderungen hing deutlich von der Fähigkeit der Stämme ab, Meerschweinchenplasma zu coagulieren; alle diese Stämme bewirkten Nekrose oder umfangreiche Absceßbildung, während andere, auch wenn sie reichlich α-Toxin bildeten, viel geringfügigere Läsionen verursachten.

4. Intravenöse Infektion

Gelosa (1961) vermochte durch intravenöse Injektion von nur 5×10^6 Staphylokokken bei 300–400 g schweren männlichen Tieren eine mehrtägige Septikämie zu erzeugen. Versuchskeim war der Oxford-Stamm von *Staphylococcus aureus*. Als Infektionsmaterial dienten Abschwemmungen 24stündiger Agarkulturen in physiologischer Kochsalzlösung mit einem Keimgehalt von 10^7/ml. Von diesen Suspensionen wurden den Tieren 0,5 ml in die *Vena jugularis* injiziert.

Die Untersuchung des durch Herzpunktion entnommenen Blutes ergab 12 Std nach der Infektion die höchsten Keimzahlen mit durchschnittlich 144 Staphylokokken je Milliliter, die niedrigsten nach 72 Std, (bei Versuchsende) mit durchschnittlich 22 Keimen.

Über den Ausgang der Infektion ist aus der betreffenden Arbeit nichts zu ersehen, doch überlebten die Tiere offenbar.

Größere Keimmengen injizierten W. Smith et al. (1947) in die *Vena saphena magna*. Sie gaben von einem Stamm, der homologes Plasma coagulierte (Stamm 2), $2-8 \times 10^8$ Keime, von einem anderen, dem diese Fähigkeit fehlte (Stamm 35), $6-18 \times 10^8$ Keime in 0,5 ml Kochsalzlösung. Die Tiere wurden nach 5 Tagen getötet und auf Organmanifestationen der Infektion untersucht. Nur bei einem von 8 Tieren, die mit Stamm 35 infiziert waren, wurde ein sehr kleiner septischer Infarkt in der Niere gefunden, während sich bei sieben von elf mit Stamm 2 infizierten Tieren große Abscesse (bis zu 1 cm Durchmesser) in Nieren oder Leber oder in beiden Organen entwickelt hatten.

5. Intrakardiale Infektion

Die Tiere erhielten von W. Smith et al. (1947) 0,2–2,0 ml einer 18stündigen Bouillonkultur in verschiedenen Verdünnungen intrakardial eingespritzt. Sobald von jeder Serie zu drei Tieren zwei gestorben waren, wurde auch das dritte getötet und auf Organveränderungen untersucht. Auch hier wieder war die *Dosis letalis minima* sowie das Invasionsvermögen der Erreger in erster Linie von ihrer Fähigkeit, homologes Plasma zu coagulieren, abhängig. Bei Stämmen, die eine Coagulase für Meerschweinchenplasma besaßen, lag die geringste tödliche Keimmenge zwischen 217 und 366×10^6; nur diese waren zudem in der Lage, multiple Abscesse in Nieren, Leber, Milz und Herzmuskel hervorzubringen. Bei den Stämmen, die homologes Plasma nicht coagulierten, betrug die *Dosis letalis minima* 1500 bis 1750×10^6 Keime, und die Organveränderungen, die sie verursachten, erwiesen sich als minimal.

Foster (1962) bestätigte zwar die unterschiedliche Virulenz der verschiedenen Staphylokokkenstämme bei intrakardialer Injektion, bestritt aber die Abhängigkeit dieser Eigenschaft von der Fähigkeit, homologes Plasma zu coagulieren.

Ebenso wie bei der intravenösen Infektion konnte Gelosa (1961b) offenbar auch bei intrakardialer Applikation von nur 5×10^6 Individuen des Oxford-Stammes von *Staphylococcus aureus* eine Bakteriämie erzeugen, über deren Verlauf jedoch nichts mitgeteilt wird.

6. Intraperitoneale Infektion

Auf intraperitonealem Wege benötigte Besredka (1925) 1,5—2,0 ml Bouillonkultur (etwa 2 Milliarden Keime), um eine *Septikämie* zu erzeugen, v. Lingelsheim (1899) 5 ml (etwa 5 Milliarden Keime), um eine *tödliche Infektion* hervorzurufen.

G. Die Infektion des Goldhamsters mit Staphylococcus aureus

Beim Goldhamster *(Mesocricetus auratus)* läßt sich durch Injektion von Staphylokokken in die Backentaschen eine lokalisierte eitrige Infektion mit guter Heilungstendenz hervorrufen, die infolge der Transparenz der herausgezogenen Taschen im durchfallenden Licht der Beobachtung gut zugänglich ist (Young 1954).

Infektionsstamm und Infektionsmaterial. Young (1954) verwendete einen coagulasepositiven Stamm von *Staphylococcus aureus*, der aus einem Rachenabstrich isoliert war. Die Vorzüchtung erfolgte auf Schrägagar, der nach 24stündiger Bebrütung mit Kochsalzlösung abgeschwemmt wurde; nach einmaligem Waschen wurde die Bakterienmasse in 10 ml NaCl-Lösung resuspendiert. (Angaben über den Keimgehalt der Suspension fehlen im Original.)

Als **Versuchstiere** dienten junge männliche Goldhamster von etwa 100 g Gewicht.

Infektionstechnik. Die Tiere erhielten eine Nembutal-Narkose (Pentobarbital-Natrium), indem ihnen 0,15 ml/100 g KG der 6,5% Lösung intraperitoneal injiziert wurden; war eine längere Narkosedauer erwünscht, so wurde das Mittel in Mengen von 0,05 ml nachinjiziert. Dann wurden die Backentaschen herausgezogen und mit körperwarmer Ringerlösung bedeckt. Die Infektion erfolgte durch Injektion von 0,05 ml der beschriebenen Staphylokokkenaufschwemmung, wobei sich ein Bläschen von 5 mm Durchmesser bildet.

Um die Erreger aus den pathologischen Veränderungen wieder herauszuzüchten, wurde die Tasche in der gleichen Weise hervorgezogen und ausgebreitet, mit steriler Kochsalzlösung gespült und vorsichtig mit Zephiran 1 : 1000 abgewischt. Eine Minute später wurde das Desinfektionsmittel durch zweimaliges Spülen mit NaCl-Lösung entfernt. Der erregerhaltige Eiter läßt sich dann durch Punktion mit einer Tuberkulinspritze gewinnen.

Verlauf und Pathogenese. Bei Beobachtung unter dem Präpariermikroskop erkennt man unmittelbar nach der Injektion eine vorübergehende, nur etwa 15 sec anhaltende Konstriktion der Arteriolen. Nach 3—5 min sammeln sich Leukocyten an den Wänden der feinen Venen und emigrieren nach 10—15 min ins Gewebe. Nach 24 Std findet man an den Teilungsstellen der Gefäße petechiale Hämorrhagien, die in den folgenden Stunden größer werden und schließlich konfluieren. Nach etwa 3 Std trübt sich das infizierte Gewebe so stark, daß eine weitere mikroskopische Beobachtung unmöglich wird.

Bei Inspektion mit bloßem Auge nach 2 Std erkennt man, daß das Bläschen, das bei der Injektion des Infektionsmaterials entstand, inzwischen resorbiert wurde. Bei Lupenvergrößerung findet man in der Folgezeit (5—12 Std) eine Gefäßerweiterung, ein Ödem und Petechien, die nicht mehr nur am Ort der Injektion lokalisiert, sondern über die ganze Tasche verstreut sind. Nach 24 Std ist die Tasche in ihrer ganzen Ausdehnung gerötet und geschwollen; umfangreiche Adhäsionen machen es unmöglich, sie in der üblichen Weise auszubreiten. Bei stärkerer Vergrößerung erkennt man, daß die Rötung durch Hyperämie und Hämorrhagien verursacht ist; die feinen Venen enthalten Leukocyten in großer Zahl. Im Verlauf des zweiten Tages kommt es schließlich mit der Absceßbildung zur Lokalisation des Prozesses; Ödem, Adhäsionen und Petechien schwinden, nur die Hyperämie bleibt bestehen. Die Abscesse, in denen sich durch Punktion Eiter nachweisen läßt, besitzen zu diesem Zeitpunkt einen Durchmesser von etwa 5 mm. Sie wachsen weiter an, bis sie ihren maximalen Durchmesser von etwa 7 mm erreichen, nehmen aber gegen den 7. Tag wieder an Umfang ab. Gegen den 10. Tag erkennt man an der Stelle des Abscesses nur noch einen hyperämischen, das Niveau nicht mehr überragenden Bezirk und in den folgenden 10 Tagen erfolgt die *Restitutio ad integrum*.

Die *Staphylokokken* breiten sich vom Ort der Injektion schnell aus, so daß sie nach 5 Std von allen Partien der Backentasche gezüchtet werden können. Nach 24 Std hat die Zahl der Erreger bereits beträchtlich abgenommen, nur am Ort der Infektion finden sie sich noch in großen Mengen. Wenn es zur Ausbildung eines Abscesses gekommen ist, lassen sich die Staphylokokken meist nur noch im Eiter nachweisen; Kulturen von anderen Partien der Tasche bleiben steril. 12—15 Tage nach der Infektion sind die Erreger vollständig eliminiert.

Gleichzeitig mit der Ausbildung der pathologischen Veränderungen steigt die *Leukocytenzahl* im peripheren Blut. Während sich nach 5 Std noch keine deutliche Vermehrung der weißen Blutkörperchen erkennen läßt, sind die Maximalwerte mit (im Mittel) 13000 Zellen/mm^3 Blut nach 12—24 Std erreicht. Im Verlauf des 2. bis 4. Tages kehren die Leukocytenwerte wieder zur Norm zurück. Zur Zeit der stärksten Leukocytose verkehrt sich auch das Verhältnis von Neutrophilen zu Lymphocyten, das beim Hamster normalerweise etwa 35 : 65 beträgt, in eine Relation von 73 : 15 (Young 1954).

H. Die experimentellen Infektionen des Menschen mit Staphylococcus aureus

Der Vollständigkeit halber seien noch die Möglichkeiten beschrieben, eine experimentelle Staphylokokkeninfektion auch beim Menschen hervorzurufen. Das erste Unternehmen dieser Art wurde bereits im Jahre 1885 durchgeführt und war ein *Selbstversuch:* Garré rieb sich eine ganze Schrägagarkultur eines von einer Osteomyelitis isolierten *Staphylococcus aureus* in die Haut des Unterarmes ein. Es kam daraufhin innerhalb weniger Stunden zum Auftreten zahlreicher kleiner Pusteln im Bereich der Haarfollikel und schließlich zur Ausbildung „eines mächtigen Karbunkels, dessen Peripherie ein Kranz isolierter Furunkel schmückte“ (Garré 1885), und der erst nach einigen Wochen und unter Hinterlassung einer Anzahl von Narben abheilte. Ähnliche Selbstversuche wurden in der heroischen Zeit der Bakteriologie von nicht wenigen Forschern wiederholt (Lit. bei Neisser 1928), im allgemeinen mit dem gleichen Ergebnis. Da jedoch der Zweck dieser Versuche nur war, die Rolle der Staphylokokken als Eitererreger klarzustellen, wurde das *quantitative* Problem damals nicht angeschnitten. Diese Fragestellung wurde erst in jüngster Zeit von britischen Autoren mit Hilfe freiwilliger Versuchspersonen bearbeitet.

Als *Infektionsmodus* wurden die intra- und subcutane Injektion, das Aufbringen der Erreger auf die intakte und skarifizierte Haut sowie ihr Einbringen in die Subcutis auf dem Wege 1 cm tiefer Schnittwunden oder mit Nahtmaterial als Vektor gewählt. Nur drei dieser Modi (s. u.) erwiesen sich als erfolgreich, woraus hervorgeht, daß Haut und Unterhautzellgewebe des Menschen eine höhere Resistenz gegen *Staphylococcus aureus* aufweisen, als man seiner epidemiologischen Bedeutung nach anzunehmen geneigt ist.

1. Intracutane Infektion

Infektionsstämme. Elek und Conen (1957) verwendeten für ihre Versuche je 13 Stämme aus eitrigen Prozessen und von Keimträgern, die jedoch keinerlei Virulenzunterschiede erkennen ließen.

Infektionstechnik. Mit einer Tuberkulinspritze wird 0,1 ml einer Keimsuspension, die durch Verdünnen 18stündiger Herzbouillonkulturen mit Kochsalzlösung hergestellt und auf die gewünschte Keimzahl gebracht wurde, intracutan injiziert. Die *Keimmenge*, die erforderlich ist, um regelmäßig eine Reaktion (s. u.) auszulösen, beträgt $2-8 \times 10^6$; mit Infektionsmaterial, das weniger als 10^6 Staphylokokken enthält, läßt sich nur in Ausnahmefällen eine kleine Pustel erzeugen.

Verlauf. Bei Verwendung einer ausreichenden Infektionsdosis kommt es zur Vermehrung der Erreger am Orte der Injektion und zu Eiterbildung in Gestalt einer Pustel, die von einem Erythem umgeben ist. Erytheme ohne Pustelbildung lassen sich auch durch hitzeabgetötete Staphylokokken hervorbringen (Elek u. Conen 1957).

2. Cutane Infektion

Während es Elek und Conen (1957) selbst mit einigen Millionen Staphylokokken nicht gelang, auf der *scarifizierten Haut* eine eitrige Entzündung hervorzurufen, konnten Foster und Hutt (1960) bei Anwendung dieses Infektionsmodus eine Vermehrung der Erreger und Eiterbildung schon mit sehr geringen Keimmengen erzielen.

Infektionstechnik. Mit der Klinge eines feinen Skalpells wurde 25mal über einen kleinen Bezirk der Unterarminnenseite geschabt, so daß eine nicht-blutende Läsion entstand. Die scarifizierte Stelle wurde dann mit etwa 10^6 Staphylokokken (= 1 Standardöse = 0,005 ml einer 18stündigen Bouillonkultur) beimpft, mit einem Uhrglas oder runden Deckglas bedeckt und mit Klebestreifen luftdicht abgeschlossen. In gewissen Zeitabständen wurden Keimzählungen durchgeführt und das Exsudat mikroskopisch untersucht.

Verlauf. Die Läsionen bedeckten sich bereits nach einigen Stunden mit eitrigem Exsudat und waren von einem Erythem von etwa 15 mm Durchmesser umgeben. Eine Vermehrung der Erreger ließ sich bereits nach 2 Std nachweisen; nach 24 Std wurden $20-50 \times 10^6$ Staphylokokken gezählt. Das Exsudat enthielt massenhaft degenerierte polymorphkernige Leukocyten; die Bakterien lagen vorwiegend extracellulär, jedoch waren auch Phagocytosen zu erkennen.

Ähnliche Reaktionen, wenn auch von geringerer Ausdehnung und Intensität, ließen sich mit viel niedrigeren Keimzahlen erzielen. Die geringste von Foster und Hutt (1960) ermittelte Infektionsdosis bestand aus 15 (fünfzehn) Staphylokokken. Auch diese Autoren fanden zwischen Patienten- und Keimträgerstämmen keine Unterschiede der Virulenz.

Wird der infizierte Bezirk nicht abgedeckt, sondern offen gelassen, so vermehren sich die Erreger nur sehr langsam und heftigere entzündliche Erscheinungen bleiben aus. Die Feuchthaltung des Infektionsherdes wurde daher als eine der wichtigsten Versuchsbedingungen angesehen.

3. Subcutane Infektion

Es wurde bereits bemerkt, daß die Subcutis des Menschen gegen die experimentelle Infektion mit *Staphylococcus aureus* erstaunlich widerstandsfähig ist. Appliziert man die Erreger *per injectionem* oder bringt man sie in Schnittwunden ein, so benötigt man wie bei der intracutanen und cutanen Infektion nicht weniger als einige Millionen Keime, um eine typische Eiterung hervorzurufen (Elek u. Conen 1957). Die Resistenzverhältnisse ändern sich jedoch grundlegend, sobald die Infektion durch den Reiz eines Fremdkörpers unterstützt wird. Dem Chirurgen ist die Vereiterung der Nähte ein vertrautes Ereignis.

Infektionstechnik. Elek und Conen (1957) imprägnierten 10 cm lange Fäden schwarzer Seide mit einer Erregersuspension und ließen sie auf sterilem Filterpapier über Nacht bei 5° C trocknen. Mit diesen Fäden wurden durch die ganze Dicke der Oberschenkelhaut Nähte gelegt und teils locker, teils fest geknüpft; zum Teil aber wurden die Fäden nur durch die Haut hindurchgezogen und wieder entfernt.

Verlauf. In der Umgebung der Stichkanäle, die keine Fäden enthielten, trat praktisch keine Reaktion auf. Sowohl die locker als auch die fest geknüpften

Fäden machten jedoch schon nach 24 Std so starke Allgemeinerscheinungen, daß sie gezogen werden mußten; nach 48 Std waren an diesen Stellen ausgedehnte Abscesse entstanden, die bis zur Größe einer Orange heranwuchsen.

Derartige Reaktionen ließen sich schon mit etwa 100 Keimen hervorrufen, was auf eine Virulenzverstärkung bei diesem Infektionsmodus um das Zehntausendfache schließen läßt; denn bei subcutaner *Injektion* von Staphylokokkensuspensionen sind, wie bereits bemerkt, mindestens 10^6 Keime erforderlich, um einen Absceß hervorzubringen.

Die Zahl der am Faden haftenden Keime bestimmten ELEK und CONEN (1957), indem sie ihn 20 min lang in steriler Kochsalzlösung schüttelten und von der resultierenden Aufschwemmung Zählplatten anlegten. Die Infektionsdosis wurde dann aus der hierbei erhaltenen Keimzahl und dem im Gewebe liegenden Anteil des Fadens errechnet.

Abschließend soll noch auf die *Komplikationen* hingewiesen werden, die bei Infektionsversuchen am Menschen beobachtet wurden. Der Ausgang der Selbstversuche von GARRÉ und seinen Nachfolgern wurde bereits beschrieben. In neuerer Zeit glaubte man, mit den Antibiotica Mittel in der Hand zu haben, die es erlaubten, die experimentelle Staphylokokkeninfektion, ähnlich etwa der Impfmalaria, jederzeit mühelos zu beherrschen. Tatsächlich gelang ELEK und CONEN (1957) dies bei ihren Versuchen mit infiziertem Nahtmaterial nur recht unvollkommen, denn trotz Penicillinbehandlung wuchsen die Abscesse unter Fieber und anderen Allgemeinerscheinungen, wie schon bemerkt, auf die Größe einer Orange an. Wenn auch von einer Testung der Erreger auf ihre Penicillinempfindlichkeit in der betreffenden Arbeit nichts erwähnt wird, so ist doch anzunehmen, daß diese elementare Untersuchung vor Versuchsbeginn durchgeführt wurde. — Im Anschluß an die Infektionsversuche von FOSTER und HUTT (1960) an der scarifizierten Haut bildeten sich in zwei von drei Fällen Furunkel am Unterarm, in einem Fall begleitet von einer Folliculitis, im anderen gefolgt von einem Furunkel am Oberschenkel und einem Glutäalabsceß; darüber hinaus wurde diese Versuchsperson zum Keimträger. Die aus den Läsionen sowie von der Nasenschleimhaut isolierten Staphylokokken gehörten zum gleichen Phagtyp wie die Experimentierstämme.

Bei Menschenversuchen mit *Staphylococcus aureus* muß also außer der unmittelbaren Gefährdung der Versuchperson durch die Infektion auch noch die mittelbare Gefährdung der Umgebung in Rechnung gestellt werden, die sich aus der Ausbreitungstendenz dieser Keime ergibt.

II. Gaffkya tetragena

(Micrococcus tetragenus; Sarcina tetragena)

A. Allgemeines

Vorkommen. Dieser im allgemeinen harmlose und eher spärliche Kommensale des menschlichen Respirationstraktes wird gehäuft und stark vermehrt in tuberkulösem Sputum gefunden. Auf dem Boden einer Resistenzminderung durch infektiöse oder anderweitige Noxen kann er aber gelegentlich auch zum selbständigen *Erreger lokaler eitriger Infektionen*, wie z. B. Pharyngitis, Otitis media, Pneumonie und Empyem, werden. Ähnlich den Staphylokokken besitzt *Gaffkya tetragena* eine gewisse Neigung, in den Kreislauf überzutreten und sich im Rahmen einer *Septikämie* in den Organen und auf den serösen Häuten abzusiedeln. Arthritis, Meningitis, Endokarditis, Perikarditis, Peritonitis, Glomerulonephritis und paranephritische Abscesse, hervorgerufen durch *Gaffkya tetragena*, sind – wenngleich nicht eben häufig – beschrieben. Die *Gaffkya*-Sepsis hatte vor der chemotherapeutisch-antibiotischen Ära eine Letalität von 50%. Zwei derartige *Epidemien*, allerdings von gutartigem Verlauf, wurden bei Soldaten des 1. Weltkrieges beobachtet (REIMANN 1935).

Normaler Fundort dieses Keimes sind die Schleimhäute der Mundhöhle und des Respirationstraktes, doch hat man ihn auch von der äußeren Haut und aus dem Zimmerstaub isolieren können.

Morphologie und Kultur. *Gaffkya tetragena* ist ein sphärischer bis ovaler Keim von grampositivem Verhalten, unterscheidet sich von *Staphylococcus* aber durch seine charakteristische Lagerung in *Tetraden*, die von einer Schleimkapsel umgeben sind (Abb. 9). Der Durchmesser der Individuen beträgt etwa 0,8 μ. *Auf Blutagar* wachsen die Keime bei der Herauszüchtung aus menschlichem Material vorwiegend in ziemlich großen, erhabenen, schleimigen, etwas transparenten Kolonien, die jedoch im Verlauf weiterer Nährbodenpassagen meist einem kleineren, flacheren, weißlich-undurchsichtigen Kolonietyp weichen. Mit dieser Veränderung der Kolonieform geht ein Verlust der Kapseln einher. Gelb und rosa pigmentierte Varianten kommen vor; auch Hämolyse wird bei manchen Stämmen beobachtet.

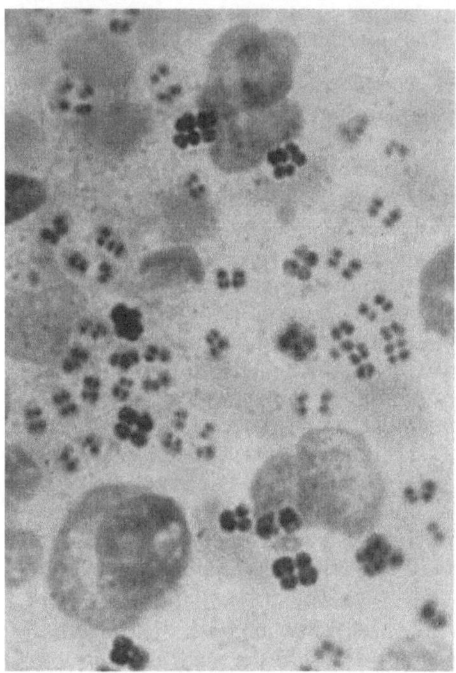

Abb. 9. *Gaffkya tetragena* im Peritonealexudat der Maus, 2000 × (aus MÜLLER u. MELCHINGER „Methoden der Mikrobiologie". Kosmos-Verlag, Stuttgart 1964; mit freundlicher Genehmigung)

Biochemie. Die biochemische Aktivität von *Gaffkya tetragena* ist gering. Zwar werden einige einfache Zucker (Glucose, Maltose, Lactose, Saccharose) unter Säurebildung verwertet, doch fehlen ihr proteolytische und lipolytische Fähigkeiten offenbar völlig. Im Gegensatz zu *Staphylococcus aureus* ist sie nicht in der Lage, Mannit zu vergären, Gelatine zu verflüssigen oder Tributyrin zu spalten. Ihre Kochsalzresistenz ist minimal; schon in Gegenwart von 5% NaCl bleibt das Wachstum aus.

Pathogenitätsfaktoren. Toxine sind bei *Gaffkya tetragena* nicht bekannt, wenn man von dem *hämolytisch wirksamen Prinzip* absieht, das sich aber durch Filtration von den Bakterien nicht abtrennen läßt. Seine Wirkung manifestiert sich kräftig gegenüber Kaninchen- und Meerschweinchenblut, schwach gegenüber Rattenblut und inkonstant gegenüber Rinderblut (LODE 1903). Als entscheidender Virulenzfaktor, besonders auch im Hinblick auf den Tierversuch, müssen die *Kapseln* angesehen werden (s. u.).

Die **Laboratoriumsdiagnose** gründet sich im wesentlichen auf die charakteristische Lagerung der grampositiven Kokken in Viererformation und den Besitz von Kapseln. Verhält sich der Keim in dieser Hinsicht typisch, so bestehen kaum Verwechslungsmöglichkeiten mit anderen Mikroorganismen.

Vorzüchtung. Die Züchtung bereitet keinerlei Schwierigkeiten. *Gaffkya tetragena* wächst auf bzw. in allen üblichen Nährböden (Nähragar, Blutagar, Nährbouillon) bei 37° C in 1–2 Tagen. Für tierexperimentelle Zwecke sind schleimige Kolonien von *festen* Nährböden das am besten geeignete Ausgangsmaterial.

B. Experimentelle Pathogenität

Nach den meisten frühen Autoren und auch nach BERGEYs Manual (1957) gilt *Gaffkya tetragena* als hochpathogen für kleine Laboratoriumstiere, insbesondere für die weiße Maus, weniger für die weiße Ratte, das Meerschweinchen und das Kaninchen. Andererseits hat man aber wiederholt auch Stämme gefunden, die jegliche Virulenz im Tierversuch vermissen ließen, so daß die Mäusepathogenität dieses Keimes heute nicht mehr unbestritten gilt. REIMANN (1957): "The myth of pathogenicity for mice is perpetuated."

Offensichtlich kommen also bei *Gaffkya tetragena* virulente und avirulente Stämme vor und ebenso offensichtlich läßt sich die Virulenzfrage nur im Zusammenhang mit der Kapselbildung beantworten. Es ist heute allgemein anerkannt, daß das Kapselbildungsvermögen der Mikroorganismen in enger Beziehung zu ihrer Virulenz steht. Von EISENBERG (1914) und WRESCHNER (1921) wurde dieser Zusammenhang für den speziellen Fall von *Gaffkya tetragena* durch quantitative Untersuchungen konkretisiert; im Mäuseversuch fand der zuletzt genannte Autor zugleich mit dem Verlust des Kapselbildungsvermögens eine Virulenzminderung um mehr als fünf Zehnerpotenzen. Der Besitz von Kapseln befähigt die Gaffkyen, nicht nur der Phagocytose zu widerstehen(antiphagocytäre Wirkung), sondern auch schon den Zustrom der Leukocyten zum Infektionsherd zu behindern (antichemotaktische Wirkung) (WRESCHNER 1921; STÜBINGER 1934). Nachdem auf diese Weise eine der wirksamsten Abwehrvorrichtungen des Organismus paralysiert ist, steht der Entwicklung der tödlichen Allgemeininfektion nicht mehr viel im Wege. Die kapsellosen Stämme dagegen sind, weil sie den Phagocyten keinen Widerstand entgegenzusetzen vermögen, avirulent.

Bei der Auswahl der Stämme für die experimentelle Infektion ist es also unerläßlich, auf das Vorhandensein von Kapseln zu achten. Alte Sammlungsstämme dürften sich aus diesem Grunde fast immer als unbrauchbar erweisen. Da aber auch bei frisch isolierten Stämmen im Verlauf der erforderlichen Nährbodenpassagen die Zahl der kapsellosen Mutanten auf Kosten der kapselbildenden stetig zunimmt, und da der Verlust des Kapselbildungsvermögens nicht reversibel ist, sollten *nur schleimige Kolonien überimpft* werden, wenn man die Virulenz des Stammes erhalten will. Besteht ein Stamm nach einer Reihe von Nährbodenpassagen nur noch aus flachen Kolonien, so gelingt es manchmal noch – durch Züchtung in Serumbouillon oder durch Tierpassagen – die Kapselbildung zu regenerieren. Tatsächlich handelt es sich dabei aber wohl nicht um eine Rückmutation, sondern um eine Selektion vereinzelter in der Population noch vorhandener kapseltragender Individuen (WRESCHNER 1921). Daraus erklärt sich auch, daß das Kapselbildungsvermögen bei Stämmen, die diese Fähigkeit schon seit längerer Zeit verloren haben, nicht mehr regenerierbar ist. – Hält man die Stämme in *flüssigen* Nährböden, so scheint die Fähigkeit, Kapseln zu bilden, in Peptonwasser länger erhalten zu bleiben als in Bouillon (EISENBERG 1914).

Ausgangsmaterial waren bei allen im folgenden zitierten Untersuchungen Kulturen auf festen Nährböden. Die mit der Öse vom Nährboden abgenommenen Kolonien wurden durch Suspendieren in Bouillon oder Kochsalzlösung für die Injektion vorbereitet. Die Infektionsdosis ist in allen verfügbaren Arbeiten in „Ösen" angegeben, niemals als Keimzahl[1].

[1] Eine Öse Koloniemasse entspricht etwa 10^9 Keimen.

C. Die Infektionen der Maus mit Gaffkya tetragena

1. Intraperitoneale Infektion

Die intraperitoneale Infektion der weißen Maus gilt als der feinste Indicator für die Virulenz von *Gaffkya tetragena*. Mit einem vollvirulenten Stamm kann der Tod des Tieres innerhalb 24 Std bereits durch Applikation von $^1/_{500}$ Öse Kulturmaterial herbeigeführt werden (WRESCHNER 1921); andere Untersucher benötigten dafür $^1/_{50}$ Öse (EISENBERG 1914) bzw. $^1/_{10}$ Öse (ENGELS 1903; STÜBINGER 1934). Bei geringer virulenten Stämmen oder niedrigerer Infektionsdosis tritt der Tod jedoch unter Umständen erst nach 1—2 Wochen ein. Die geringste Keimzahl, die mit Erfolg intraperitoneal injiziert wurde, benutzte wohl WRESCHNER (1921), der noch mit 10^{-5} Ösen eine innerhalb von 6 Tagen tödlich verlaufende Allgemeininfektion hervorrufen konnte. Eine Steigerung der Virulenz durch gleichzeitige Injektion von Mucin vermochte REIMANN (1936) nicht zu erzielen.

Bei der Sektion sind die Erreger im Peritonealexsudat, im Blut und in allen Organen nachzuweisen, insbesondere aber offenbar in den Glomeruli der Nieren. Die Peritonitis ist nicht sehr stark ausgeprägt, die leukocytäre Infiltration gering. Phagocytosen fehlen so gut wie völlig.

Völlig kapsellose Stämme führen erst in so hohen Dosen (Abschwemmung einer ganzen Schrägagarkultur) den Tod herbei, daß man bei ihnen eine *Intoxikation*, nicht aber eine Infektion als Wirkungsmodus annehmen muß (WRESCHNER 1921).

2. Subcutane Infektion

Bei subcutaner Injektion der Erreger kommt es zunächst zur Ausbildung eines lokalen Abscesses, von dem aus sich schließlich ebenfalls eine Allgemeininfektion entwickeln kann. Der Tod des Tieres ist bei Verwendung eines hochvirulenten Stammes in 2—4 Tagen zu erwarten. Stämme mittlerer Virulenz, die bei intraperitonealer Injektion noch tödlich wirken, lösen bei subcutaner Applikation unter Umständen nur eine vorübergehende Erkrankung aus. Die Dosierung wird man im allgemeinen etwas höher zu wählen haben als bei der Injektion in die Bauchhöhle (BOUTRON 1894; STÜBINGER 1934).

D. Die Infektionen der Ratte mit Gaffkya tetragena

Die *weiße* Ratte erwies sich BOUTRON (1894) als etwas resistenter. Bei *intraperitonealer Impfung* mit einem Stamm, der die Maus innerhalb von 12—20 Std tötete, ging die Ratte erst nach 12—48 Std zugrunde.

Bei *subcutaner Applikation* der Erreger trat der Tod des Tieres nach 9 Tagen ein; bei der Sektion wurden metastatische Leberabscesse gefunden.

Die *graue* Ratte ist dagegen, ebenso wie offenbar die graue Maus, gegen *Gaffkya tetragena* völlig resistent.

E. Die Infektionen des Meerschweinchens mit Gaffkya tetragena

Bei *intraperitonealer* Injektion einer Infektionsdosis von $^1/_5$ Öse geht dieses Tier innerhalb von 4—5 Tagen ein, bei Applikation einer ganzen Öse in weniger als 30 Std (EISENBERG 1914). Zu analogen Ergebnissen war auch schon BOUTRON (1894) gekommen.

Entsprechend länger ist die Krankheitsdauer bei Wahl des *subcutanen* Weges. Wie bei der Maus entwickelt sich die Allgemeininfektion hierbei erst im Anschluß an einen lokalen Absceß. Der Tod des Tieres ist nach 4—9 Tagen zu erwarten (BOUTRON 1894).

Der *bakteriologische Befund* gleicht dem bei der Maus: die Erreger sind *post mortem* in Blut, Peritonealexsudat und Organen, in besonderem Maße wiederum in den Glomeruli der Nieren, nachzuweisen.

F. Die Infektionen des Kaninchens mit Gaffkya tetragena

Das Kaninchen ist gegen die experimentelle Infektion mit *Gaffkya tetragena* so resistent, daß es als Versuchsobjekt kaum geeignet erscheint. Jedenfalls müssen sehr große Keimmengen gegeben werden, wenn es zum Auftreten von Krankheitserscheinungen kommen soll.

Bei *intraperitonealer* Einverleibung der Keime kann sich zwar eine tödliche Peritonitis entwickeln, doch ist der Tod offenbar nicht, wie bei den kleineren Tieren, auf eine Allgemeininfektion zurückzuführen (Boutron 1894).

Bei *subcutaner* Applikation kann es zur Ausbildung von Abscessen kommen, aus denen sich zuweilen eine Allgemeininfektion entwickelt, die aber in Spotanheilung übergeht (Boutron 1894; Ciamarelli 1906).

Durch *intravenöse* Injektion der Keime läßt sich ebenfalls eine Allgemeininfektion herbeiführen, die aber wiederum schnell überwunden wird. Bereits nach wenigen Tagen sind die Erreger aus dem Kreislauf eliminiert (Ciamarelli 1906). Reimann (1937) dagegen, der *Gaffkya tetragena* jede experimentelle Pathogenität abspricht, konnte Kaninchen mit großen Mengen lebender Keime auf intravenösem Wege immunisieren, ohne jemals eine schädliche Wirkung zu sehen.

Literatur

Bass, J. A., and R. D. Higginbotham: Virulence of staphylococci in mice: A comparison o three methods of challenge. Tex. Rep. Biol. Med. **18**, 364—378 (1960).

Beck, D., L. R. Freedman, H. Levitin, T. F. Ferris, and F. H. Epstein: Effect of experimental pyelonephritis on the renal concentrating ability of the rat. Yale J. Biol. Med. **34**, 52—59 (1961/62).

Besredka, A. (1924): Zit. nach M. Neisser (1928).

Boutron, A. F. A.: Recherches sur le Micrococcus tetragenus septicus et quelques espèces voisines. Zbl. Bakt. **16**, 971—974 (1894).

Boyer, F., et A. Lamensans: Action du jeûne et de la cortisone sur la sensibilité de la souris à l'infection staphylococcique. Utilisation en chimiothérapie. Ann. Inst. Pasteur **100**, 814—818 (1961).

Chabbert, Y., F. Boyer, M. Saviard, H. Boulingre et J. Hervé: Détermination de l'action bactéricide in vivo des antibiotiques dans la staphylococcie rénale de la souris. Ann. Inst. Pasteur **92**, 760—777 (1957).

Ciamarelli, E.: Sull'infezione sperimentale del micrococco tetrageno settico. Riforma med. 1905; ref. Zbl. Bakt. I. Abt. Ref. **37**, 728 (1906).

Cloutier, S., M. Panisset et P. Marois: Comparaison à l'aide de quatre méthodes d'infection expérimentale de la pathogénicité de 72 souches de staphylocoque isolées de la mamelle bovine. Rev. canad. Biol. **23**, 209—216 (1964).

Cohn, Z. A.: Determinants of infection in the peritoneal cavity. I. Response to and fate of Staphylococcus aureus and Staphylococcus albus in the mouse. Yale J. Biol. Med. **35**, 12—28 (1962 a).

— Determinants of infection in the peritoneal cavity. II. Factors influencing the fate of Staphylococcus aureus in the mouse. Yale J. Biol. Med. **35**, 29—47 (1962 b).

Conti, C. R., L. E. Cluff, and E. P. Scheder: Studies on the pathogenesis of staphylococcal infection. IV. The effect of bacterial endotoxin. J. exp. Med. **113**, 845 (1961).

Darányi, J. v.: Pathogenität und Einteilung der Staphylokokken. Zbl. Bakt. I. Abt. Orig. **99**, 74—79 (1926).

Dold, H.: Das gewebsbiologische Verhalten der Bakterien. I. Das Verhalten der wichtigsten aeroben menschenpathogenen Bakterien in der Haut des Meerschweinchens (Nachweis toxischer Staphylokokken-, Streptokokken-, Coli- und Proteustypen durch den Intrakutanversuch). Zbl. Bakt. I. Abt. Orig. **102**, 1 (1927 a).

— Das gewebsbiologische Verhalten der Bakterien. II. Das Verhalten der wichtigsten aeroben menschenpathogenen Bakterien in der Haut des Kaninchens. Zbl. Bakt. I. Abt. Orig. **102**, 257 (1927 b).

DREYER, L.: Über Virulenzprüfung mittels intraartikularer Impfung. Zbl. Bakt. I. Abt. Orig. **67**, 106 (1913).

DUBOS, R. J.: Zit. nach HUNT, G. A., and A. J. MOSES (1958).

—, and R. W. SCHAEDLER: Reversible changes in the susceptibility of mice to bacterial infections. I. Changes brought about by injections of pertussis vaccine or of bacterial endotoxins. J. exp. Med. **104**, 53—65 (1956).

DUTTON, A. A. C.: The influence of the route of injection on lethal infections in mice. Brit. J. exp. Path. **36**, 128 (1955).

ECKSTEDT, R. D.: Studies on immunity to staphylococcal infection in mice. I. Effect of dosage, viability, and interval between immunization and challenge on resistance to infection following injection of whole cell vaccines. J. infect. Dis. **112**, 143—151 (1963a).

— Studies on immunity to staphylococcal infection in mice. II. Effect of immunization with fractions of Staphylococcus aureus prepared by physical and chemical methods. J. infect. Dis. **112**, 152—157 (1963b).

EISENBERG, P.: Untersuchungen über die Variabilität der Bakterien. V. Über Mutationen in der Gruppe des Bact. fluorescens, Bact. pneumoniae, bei Sarcina tetragena und bei Bact. typhi. Zbl. Bakt. I. Abt. Orig. **73**, 466—488 (1914).

ELEK, S. D., and P. E. CONEN: The virulence of Staphylococcus pyogenes for man. A study of the problems of wound infection. Brit. J. exp. Path. **38**, 573—586 (1957).

ENGELS: Einige Händedesinfektionsversuche nach vorheriger künstlicher Infektion der Hände mit Micrococcus tetragenus und Staphylococcus pyogenes aureus. Zbl. Bakt. I. Abt. Orig. **34**, 84—96 (1903).

FINKELSTEIN, R. A., and S. E. SULKIN (1957): Zit. nach G. A. HUNT, and A. J. MOSES (1958).

FISHER, S.: Observations on an antistaphylococcal mouse protective antibody in human sera. Aust. J. exp. Biol. med. Sci. **39**, 413—421 (1961).

—, and J. E. ROBSON: Experimental staphylococcal infection of the subcutaneous tissue of the mouse. I. Bacterial population changes in relation to tissue response. J. infect. Dis. **113**, 204—212 (1963).

FORNI, P. V., e P. MARTINETTO: Antibioticoresistenza e setticemia stafilococcica sperimentale. G. Batt. Immun. **52**, 432—447 (1959).

FOSTER, W. D.: The comparative pathogenicity of strains of Staphylococcus aureus with particular reference to coagulase production. J. Path. Bact. **84**, 253—258 (1962).

—, and M. S. R. HUTT: Experimental staphylococcal infections in man. Lancet **1960 II**, 1373—1376.

FRAPPIER, A., S. SONEA et M. PANISSET: Le pouvoir pathogène des staphylocoques. I. Etude comparative de 40 souches à l'aide de quatre méthodes d'infection expérimentale. Rev. canad. Biol. **14**, 152—172 (1955).

FREEDMAN, L. R.: Experimental pyelonephritis. VI. Observations on susceptibility of the rabbit kidney to infection by a virulent strain of Staphylococcus aureus. Yale J. Biol. Med. **32**, 272—279 (1959/60).

— A. S. WERNER, D. BECK, and S. PAPLANUS: Experimental pyelonephritis. IX. The bacteriological course and morphological consequences of staphylococcal pyelonephritis in the rat, with consideration of the specifity of the pathological changes observed. Yale J. Biol. Med. **34**, 40—51 (1961/62).

GARRÉ: Zur Aetiologie acut eitriger Entzündungen. Fortschr. Med. **3**, 165—173 (1885).

GASTINEL, P.: Précis de bactériologie médicale. Paris: Masson & Cie. 1949.

GELOSA, L.: Infezione stafilococcica sperimentale e poteri immunitari naturali (properdina, complemento, battericidia). G. Mal. infett. **13**, 75—78 (1961a).

— Tetraciclina e poteri immunitari naturali (properdina, complemento, battericidia) nell'infezione stafilococcica sperimentale. G. Mal. infett. **13**, 78—80 (1961b).

GORRILL, R. H.: Experimental staphylococcal infections in mice. Brit. J. exp. Path. **32**, 151—155 (1951).

—, and E. M. MCNEIL: Staphylococcal infection in the mouse. I. The effect of route of injection. Brit. J. exp. Path. **44**, 404—415 (1963).

GOSHI, K., L. E. CLUFF, J. E. JOHNSON, and C. R. CONTI: Studies on the pathogenesis of staphylococcal infection. II. The effect of non-specific inflammation. J. exp. Med. **113**, 249—257 (1961).

GRAY, J. E., J. R. WILKINS, M. C. PRESTRUD, and C. T. NIKITAS: Further characterization of an experimental staphylococcal infection in mice. J. infect. Dis. **101**, 137—147 (1957).

GROGAN, J. B., and C. P. ARTZ: The correlation between mouse virulence and the phage type, antibiotic sensitivity, or source of Staphylococcus aureus. J. Lab. clin. Med. **58**, 268—272 (1961).

HARRISON, K. J.: The protection of rabbits against infection with staphylococci by immunisation with staphylocoagulase toxin or toxoid. J. Path. Bact. **87**, 145—150 (1964).

HIGGINBOTHAM, R. D., and J. A. BASS: Effect of mucin and cortisol on resistance of mice to two different strains of S. aureus and the possible importance of endotoxin in the infectious process. Tex. Rep. Biol. Med. **19**, 283—299 (1961).

HOBBY, G. L., O. AUERBACH, and D. PIKULA (1955): Zit. nach J. E. GRAY, J. R. WILKINS, M. C. PRESTRUD and C. T. NIKITAS (1957).

HOWARD, J. G.: Diffusible antigens in relation to the virulence to mice of Staphylococcus aureus. J. Path. Bact. **68**, 177—186 (1954).

HUNT, G. A., and A. J. MOSES: Acute infection of mice with Smith strain of Staphylococcus aureus. Science **128**, 1574—1575 (1958).

JAMES, R. C., and C. M. MACLEOD: Induction of staphylococcal infections in mice with small inocula introduced on sutures. Brit. J. exp. Path. **42**, 266—277 (1961).

JOHNSON, J. E., L. E. CLUFF, and K. GOSHI: Studies on the pathogenesis of staphylococcal infection. J. exp. Med. **113**, 235—248 (1961).

KAMIŃSKA, M.: Investigations on virulence for mice of staphylococci isolated from sick children and healthy carriers. Ann. paediat. (Basel) **202**, 263—277 (1964).

KASAHARA, M.: Über eine neue Methode zur Virulenzprüfung der Eitererreger mittels intrakutaner Impfung. Zbl. Bakt. I. Abt. Orig. **72**, 540—543 (1914).

KIENITZ, M., W. RITZERFELD u. R. SEBERS: Tierexperimentelle Studien zum Problem der natürlichen Resistenz gegenüber bakteriellen Infektionen. I. Die Erzeugung einer Staphylokokkensepsis bei der weißen Ratte nach Verabreichung von Fremdeiweiß. Z. Hyg. Infekt.-Kr. **147**, 15 (1960).

KIRALY, M. (1959): Zit. nach KIENITZ, M., W. RITZERFELD u. R. SEBERS (1960).

KOCH, J.: Über Beziehungen der Staphylokokken und Streptokokken zu den Gallenwegen. Z. Hyg. Infekt.-Kr. **60**, 335—373 (1908a).

— Über die hämatogene Entstehung der eitrigen Nephritis durch den Staphylococcus. Z. Hyg. Infekt.-Kr. **61**, 301—336 (1908b).

KRASNER, R. I., and G. YOUNG: The streptokinase-plasminogen system. I. Its effect on the pathogenicity of streptococci and other organisms for mice. J. exp. Med. **110**, 245 (1959).

KRYNSKI, S., W. KEDZIA, and M. KAMIŃSKA: Some differences between staphylococci isolated from pus and from healthy carriers. J. infect. Dis. **114**, 193—202 (1964).

LAM, G. T., F. J. SWEENEY, C. M. WITMER, and R. I. WISE: Abscess-forming factor(s) produced by Staphylococcus aureus. II. Abscess formation and immunity by a Staphylococcus and its mutants. J. Bact. **86**, 87—91 (1963).

LINGELSHEIM, W. v.: Aetiologie und Therapie der Staphylokokkeninfektionen. Beitr. exp. Ther., Heft 1, 49—92, Berlin-Wien 1899.

LODE, A.: Experimentelle Untersuchungen über Bakterienantagonismus. I. Zbl. Bakt. I. Abt. Orig. **33**, 196 (1903).

LUBINSKI, W.: Über die Anaerobiose bei der Eiterung. Zbl. Bakt. **16**, 769 (1894).

MACLEOD, G. M., C. A. HALL, and L. A. FROHMAN: Relationship of abscess formation in mice, guinea-pigs and rabbits to antistaphylococcal activity of their tissues and blood serum. Brit. J. exp. Path. **44**, 612—620 (1963).

MILLER, C. P.: Untersuchungen über die sogenannte lokale Immunität bei experimenteller Staphylokokken- und Streptokokken-Infektion der Haut. Z. Hyg. Infekt.-Kr. **107**, 253 (1927).

NAVASQUEZ, S. DE: Experimental pyelonephritis in the rabbit produced by staphylococcal infection. J. Path. Bact. **62**, 429—436 (1950).

NEISSER, M.: Die Staphylokokken, in KOLLE, KRAUS u. UHLENHUTH, Handb. d. pathog. Mikroorganismen, 3. Aufl., IV/1, 463. Jena: G. Fischer und Berlin-Wien: Urban & Schwarzenberg 1928.

POURSINES, Y., et J. BRAHIC: Données anatomo-cliniques générales sur la staphylococcie expérimentale du jeune lapin. C. R. Soc. Biol. (Paris) **144**, 1681—1682 (1950).

PULVERER, G.: Pathogene Staphylokokken bei Mensch, Tier und im Freiland. Fortschr. Med. **83**, 459—462 (1965).

REIMANN, H. A.: Micrococcus tetragenus infection. I. Review of the literature, report of a non-fatal case with septicemia, meningitis and arthritis, and bacteriologic studies. J. clin Invest. **14**, 311—319 (1935).

— Micrococcus tetragenus infection. II. Description of variant forms. J. Bact. **31**, 385—405 (1936).

— Transformation and culture phase dissociation of Staphylococcus (Micrococcus pyogenes). Proc. Soc. exp. Biol. Med. **96**, 411—415 (1957).

SCHIEMANN, O.: Weitere Beiträge zur experimentellen Wunddesinfektion. Z. Hyg. Infekt.-Kr. **95**, 69 (1922).

SCHIMMEL, H.: Bactériémie expérimentale à staphylocoques chez le rat. Utilisation d'une technique d'empreintes sur milieux solides. Ann. Inst. Pasteur **104**, 797—810 (1963a).

— Staphylococcie expérimentale chez des rats brulés. Ann. Inst. Pasteur **105**, 544—565 (1963b).

SELBIE, F. R., and R. D. SIMON: Virulence to mice of Staphylococcus pyogenes: its measurement and its relation to certain in vitro properties. Brit. J. exp. Path. **33**, 315—326 (1952).
SHIMIZU, T., and L. GREENBERG: Comparative studies on the colonial variants of the Smith strain of Staphylococcus aureus. Canad. J. Microbiol. **9**, 613—617 (1963).
SMITH, D. D.: Experimental staphylococcal infection in mice. J. Path. Bact. **84**, 359—365 (1962).
— Mouse virulence and coagulase production in Staphylococcus aureus. J. Path. Bact. **86**, 231—236 (1963).
SMITH, I. M., A. P. WILSON, E. C. HAZARD, W. K. HUMMER, and M. E. DEWEY: Death from staphylococci in mice. J. infect. Dis. **107**, 369—378 (1960).
SMITH, J. M., and R. J. DUBOS: The behaviour of virulent and avirulent staphylococci in the tissues of normal mice. J. exp. Med. **103**, 87—108 (1956a).
— — The effect of nutritional disturbances on the susceptibility of mice to staphylococcal infections. J. exp. Med. **103**, 109—118 (1956b).
— — The effect of dinitrophenol and thyroxin on the susceptibility of mice to staphylococcal infections. J. exp. Med. **103**, 119—126 (1956c).
SMITH, W., J. H. HALE, and M. M. SMITH: The role of coagulase in staphylococcal infections. Brit. J. exp. Path. **28**, 57—67 (1947).
SPIER, R.: Prevention of experimental staphylococcal wound infections in rabbits with topical Kanamycin. Surgery **55**, 421—426 (1964).
STÜBINGER, K.: Die Ursache der verschiedenen Virulenz von Tetragenusstämmen. Arch. Hyg. **112**, 70—83 (1934).
TAUBLER, J. H., F. A. KAPRAL, and S. MUDD: Role of alpha-toxin in lesion formation by Staphylococcus aureus on sutures subcutaneously implanted in mice. J. Bact. **86**, 51 (1963).
THOMPSON, R. H. S., and R. J. DUBOS: Production of experimental osteomyelitis in rabbits by intravenous injection of Staphylococcus aureus. J. exp. Med. **68**, 191—206 (1938).
WEISE, K.: Vergleichende Untersuchungen über die Wirkung verschiedener Wunddesinfektionsmittel aus der Acridinreihe. Z. Hyg. Infekt.-Kr. **97**, 56 (1923).
WRESCHNER, H.: Untersuchungen über die biologische Bedeutung der Kapsel beim Micrococcus tetragenus. Z. Hyg. Infekt.-Kr. **93**, 74—86 (1921).
YOUNG, G.: Experimental staphylococcus infection in the hamster cheek pouch: The process of localization. J. exp. Med. **99**, 299—306 (1954).

Experimentelle Infektionen mit gramnegativen Diplokokken (Neisseriaceae)

Von

Ulrich Berger

Mit 4 Abbildungen

Einleitung

Die gramnegativen Kokken bilden innerhalb der Ordnung *Eubacteriales* eine eigene Familie, die *Neisseriaceae*. Diese wiederum ist in zwei Gattungen unterteilt, die sich durch ihr Verhalten gegenüber dem Sauerstoff unterscheiden: *Neisseria*, in der die aeroben, und *Veillonella*, in der die anaeroben Arten zusammengefaßt sind. Obligate Erreger von selbständiger Pathogenität für den Menschen enthält nur die Gattung *Neisseria*.

Die Gemeinsamkeiten aller *Neisseria*-Arten bestehen einmal in ihrer Gestalt und zum anderen in ihrem Verhalten bei der Oxydasereaktion. Alle bilden Gruppen von jeweils zwei Individuen (Diplokokken), deren einander zugekehrte Flächen abgeplattet sind, so daß kaffeebohnen- oder semmelförmige Gebilde resultieren, und alle reagieren mit dem Oxydasereagens (p-Phenylendiamin). Eine Unterscheidung der Arten ist daher unter dem Mikroskop nicht möglich; sie gründet sich im wesentlichen auf die Wachstumsansprüche der Keime und ihre Fähigkeit, verschiedene einfache Zucker unter (meist schwacher) Säurebildung abzubauen.

Wirklich wichtige Arten dieser Gattung sind nur *N. gonorrhoeae* und *N. meningitidis*, die Erreger von Gonorrhoe und epidemischer Genickstarre. Daneben gibt es aber noch eine Reihe harmloserer Arten, die vorwiegend auf den Schleimhäuten von Mundhöhle und Nasopharynx vegetieren: *N. catarrhalis*, *N. cinerea*, *N. perflava*, *N. subflava* und *N. sicca*. Sie sind normale, regelmäßig und (mehr oder weniger) zahlreich vorkommende Epiphyten des Menschen, können aber alle – aus Gründen, die im einzelnen unbekannt sind – ausnahmsweise auch einmal eine Meningitis hervorrufen. Häufiger findet man nur *N. catarrhalis* in Beziehung zu krankhaften Zuständen: dieser Keim läßt sich in vielen Fällen vorwiegend chronischer Infektionen der tiefen Atemwege (chronische Bronchitis, Bronchiektasen usw.) auffällig vermehrt im Sputum nachweisen. Alle diese Epiphyten unterscheiden sich von den beiden zuerst genannten Erregern durch eine größere Anspruchslosigkeit gegenüber Mikroklima und Nährboden. Während die Erreger eine Temperatur von 30 bzw. 35–37° C, eine kohlendioxydreiche Atmosphäre und einen sehr feuchten, eiweißreichen Nährboden benötigen, wachsen die meisten Epiphyten bei Raumtemperatur, in normaler Atmosphäre und auf gewöhnlichem Nähragar. Das Verhalten der Arten gegenüber den drei diagnostisch üblichen Zuckern ergibt sich aus der Tabelle. In den Fällen, in denen Milieu-Ansprüche und Zuckervergärungen für eine Unterscheidung nicht ausreichen, läßt sich die Artdiagnose in der Regel auf serologischem Wege, insbesondere durch die technisch recht einfache Objektträgeragglutination, sichern.

Veillonella ist eine Gattung sehr kleiner Kokken; die Individuen liegen mit einem Durchmesser von teilweise nur 0,2–0,4 μ an der Grenze der lichtmikroskopischen Sichtbarkeit und sind damit kaum größer als die Elementarkörperchen des Vaccinevirus. Auch sind paarige Lagerung und Kaffeebohnenform viel weniger deutlich als bei den Neisserien. Obgleich sie nur unter Abschluß von Sauerstoff wachsen, besitzen die meisten Stämme doch Katalase. Auf den üblichen Nährböden (z. B. Blutagar) bilden sie sehr feine Kolonien.

Tabelle. *Zuckervergärung durch Neisseria*

Species	Säure aus		
	Glucose	Maltose	Saccharose
N. gonorrhoeae . . .	+	—	—
N. meningitidis . . .	+	+	—
N. subflava	+	+	—
N. perflava	+	+	+
N. sicca	+	+	+
N. catarrhalis . . .	—	—	—
N. cinerea	—	—	—

Die Veillonellen sind Kommensalen der Schleimhäute von Respirations-, Intestinal- und weiblichem Genitaltrakt; man findet sie daher auch nicht selten bei anaeroben Mischinfektionen, die von den genannten Schleimhäuten ihren Ausgang nehmen. Monoinfektionen durch Veillonellen gehören zu den extremen Seltenheiten.

In Bergey's Manual wird ein halbes Dutzend Arten unterschieden, von denen aber nicht mehr als zwei als gesichert gelten können: *V. alcalescens* und *V. parvula* (Unterscheidung S. 369).

I. Neisseria meningitidis

(*Neisseria intracellularis;* Meningococcus)

A. Allgemeines

Der Meningococcus ist ein eng an den Menschen adaptierter Parasit, der normalerweise auf den Schleimhäuten des Nasopharynx vegetiert. Bisher nahm man an, daß er sich in der Durchschnittsbevölkerung bei etwa 3–5% der Gesunden nachweisen läßt, doch haben neuere, zum Teil mit Elektivnährböden in den USA und Schweden durchgeführte Untersuchungen Keimträgerquoten von rund 10% (Gauld 1964; Roepstorff 1965), in den Niederlanden (bei mehrmaliger Untersuchung) sogar von 40% (Slaterus et al. 1963) ergeben. Noch höhere Quoten wurden bei Rekruten nach mehrwöchigem Zusammenleben gefunden: 30% durch Roepstorff (1965) in Schweden, 50–70% durch Gauld (1964) in den USA und 80% durch Slaterus, Ruys und Sieberg (1963) in Holland. Ähnlich hohe Keimträgerquoten trifft man sonst nur in der Umgebung Erkrankter.

Unter noch ungeklärten Umständen kann die Meningokokkenbesiedlung zu einer entzündlichen Reaktion der Pharynxschleimhaut führen, auf deren Boden es in einem kleinen Teil der Fälle zum Übertritt der Erreger in den Kreislauf kommt. Dieses Ereignis hält sich entweder im Rahmen einer symptomlosen Bakteriämie oder es leitet zu einer *Meningokokkensepsis* mit Absiedlung der Erreger in den Organen und Ausbildung eitriger und hämorrhagischer Herde über. Beim Auftreten massiver Hämorrhagien in den Nebennierenrinden kann es zu deren Nekrose und damit zu einem foudroyanten Verlauf der Sepsis kommen. Der Tod tritt dann innerhalb von 24 Std unter den typischen Symptomen einer akuten Nebennierenrindeninsuffizienz ein (Waterhouse-Friderichsen-Syndrom). Lokalisation der Herde im Bereich der Hirnhäute führt zu einer eitrigen *Meningitis*, die wiederum tödlich verlaufen oder aber in Heilung übergehen kann.

Morphologie und Züchtung. *Neisseria meningitidis* ist ein gramnegativer Diplococcus von 0,6–0,8 μ Durchmesser. Das typische, kaffeebohnenartige Aussehen der Kokkenpaare findet man jedoch nur im Originalpräparat, vor allem also im Liquor cerebrospinalis, während die Keime in der Kultur mehr sphärische Gestalt annehmen, zum Teil erhebliche Größenunterschiede aufweisen und sowohl einzeln liegen als auch in Paaren und Tetraden angeordnet sein können (Abb. 1). Charakteristisch ist in den pathologischen Veränderungen ihre intracelluläre Lage: das

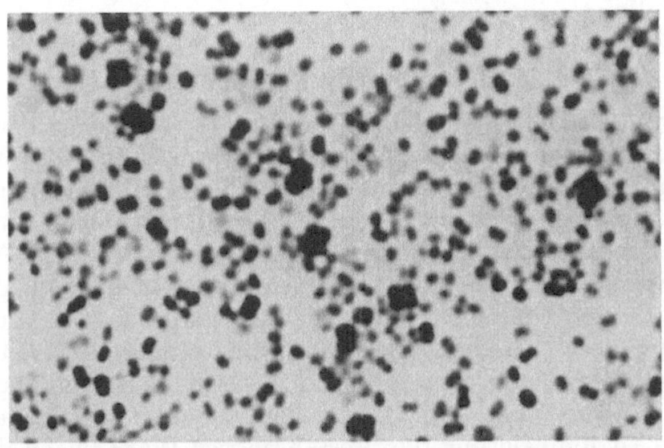

Abb. 1. *Neisseria meningitidis* (zahlreiche Tetraden), Reinkultur, 2000 ×

Cytoplasma eines Leukocyten enthält oft mehrere Kokkenpaare. In der *Kultur* sind die Meningokokken nicht so anspruchsvoll wie die Gonokokken (vgl. S. 357); ihre Anzüchtung aus Liquor und Blut gelingt auf dem üblichen Blutagar und oft ohne besondere CO_2-Anreicherung der Brutatmosphäre. Die Kolonien werden bei mehrtägiger Bebrütung ziemlich groß; sie erscheinen flach-konvex, meist glattrandig, glänzend und semi-opak. Auch Schleimbildung kommt nicht selten vor. Ältere Laboratoriumsstämme wachsen jedoch oft in kleineren, unregelmäßiger geformten (R-)Kolonien. Auf festen Nährböden gelingt die Züchtung besser als in flüssigen Medien.

Serologie. Auf Grund ihrer antigenen Struktur unterscheidet man bei den Meningokokken seit längerem vier *serologische Gruppen* oder Typen, die heute mit lateinischen Majuskeln (A–D) bezeichnet werden; drei weitere Typen (X, Y, Z) wurden neuerdings von SLATERUS (1961) aufgestellt. Die weitaus meisten Epidemiestämme gehören zur Gruppe A, während die in epidemiefreien Zeiten auftretenden Meningokokkeninfektionen ganz überwiegend durch Typ B, in zweiter Linie durch Typ C, hervorgerufen werden. Bei *Keimträgern* wird ebenfalls Typ B am häufigsten gefunden, in den zweiten Platz teilen sich offenbar die Typen C und Y. Typ Z ließ sich bisher überhaupt nur bei Keimträgern nachweisen (SLATERUS et al. 1963).

Die **Pathogenität** der Meningokokken wird auf ein lipopolysaccharidartiges Endotoxin zurückgeführt, das locker an Nucleoproteid gebunden ist und zusammen mit diesem bei der Autolyse der Zelle frei wird. Es enthält etwa 20% Lipid sowie als Bausteine des Polysaccharidanteils Glucose, Galaktose, Glucosamin und Sialinsäure (BOOR u. MILLER 1944; MERGENHAGEN, MARTIN u. SCHIFFMANN 1963). Ein wichtiger Angriffspunkt des Endotoxins ist das Gefäßsystem, woraus sich das regelmäßige Auftreten von Thrombosen der kleinen Gefäße und von Hämorrhagien der Haut und der Organe bei der Allgemeininfektion erklärt.

Die **Laboratoriumsdiagnose** der Meningokokken gründet sich auf Morphologie, Gramverhalten, Kolonieaspekt, positive Oxydasereaktion[1], Vergärung von Glucose und Maltose (nicht aber Fructose und Saccharose) auf Lingelsheim-Nährböden[2] sowie (bei nicht-kochsalzagglutinablen Stämmen) auf die Agglutination in einem Antimeningokokken-Mischserum.

Vorzüchtung für den Versuch. Die für die Infektion benötigten Meningokokkensuspensionen gewinnt man am besten durch Abschwemmen von 18stündigen Kulturen auf Blut- oder Serumagar (Platten oder Schrägröhrchen) mit steriler physiologischer Kochsalz- oder Ringerlösung. Da die Meningokokken sehr schnell der Autolyse erliegen können, ist es wichtig, die Suspensionen spätestens 30 min nach ihrer Herstellung zu verimpfen.

B. Experimentelle Pathogenität

Wie alle eng an den Menschen angepaßten Erreger besitzen auch die Meningokokken eine sehr geringe Virulenz für Laboratoriumstiere. Die relativ höchste Virulenz ist noch zu erwarten, wenn man die Keime so bald wie möglich nach der Isolierung vom Menschen verwendet, da sie ihre krankmachenden Fähigkeiten schon im Verlauf weniger Nährbodenpassagen verlieren *können*. Aber auch bei frisch isolierten Stämmen ist die Virulenz sehr unterschiedlich. Virulente Stämme wachsen immer in der Glattform und besitzen Kapseln; sie widerstehen der lytischen Wirkung des normalen Menschenserums länger als avirulente (Heist et al. 1922). Um allzu häufige Überimpfungen zu vermeiden, hielt Branham (1935) die bewachsenen Kulturen bei – 15° C. Für die Haltung der Stämme über längere Zeiträume ist die Lyophilisierung das Verfahren der Wahl. Nach dem Auftauen gewinnen die Keime ihre volle Virulenz durch einige schnelle Passagen (täglich zwei Überimpfungen) über Blutagar (Pittman 1940). Um die Virulenz ihrer Stämme während längerdauernder Untersuchungen konstant und hoch zu halten, überimpfte Branham (1940b) sie alle 2 Tage auf Blut- oder Serumglucoseagar und ließ sie zusätzlich einmal in der Woche oder alle 14 Tage in einer Mucinsuspension (s. u.) durch die Maus passieren. Mäusepassagen ohne Mucin reichen dagegen für die Erhaltung der Virulenz nicht aus (Miller 1933; Branham 1935). Ausschließliche Haltung auf oder in künstlichen Nährböden führt nach neuerer Auffassung in kürzerer oder längerer Zeit zum Verlust der Virulenz Cohen (1936).

Die Virulenz von Stämmen, die diese Eigenschaft von vornherein in unzureichendem Maße besaßen oder sie im Lauf der Zeit verloren hatten, zu regenerieren oder gar zu verstärken, gelang den verschiedenen Autoren – soweit überhaupt – auf verschiedenen Wegen. Ruppel (1906) fand einen Nährboden „von bestimmter Zusammensetzung" (die nicht angegeben wird), in dem er durch mehrere Monate fortgesetzte Überimpfungen die Virulenz schwach pathogener Meningokokken soweit steigern konnte, daß bei intraperitonealer Injektion von etwa 10^3 Keimen die Maus, von weniger als 10^2 Keimen das Kaninchen an einer Allgemeininfektion zugrunde ging. War die Virulenz noch nicht zu stark abgesunken, so vermochten Zdrodowski und Voronine (1932) sie durch einige subarachnoidale Passagen bei Kaninchen und anschließende Haltung auf Dorset-Nährböden zu erhöhen und zu stabilisieren. Eine allgemein anerkannte Methode zur Virulenzsteigerung der Meningokokken ist ihre Verabreichung in einer 4 bis

---

[1] Braun- bis Schwarzfärbung der Kolonien bei Betropfen mit 1% wäßriger Lösung von p-Phenylendiamin bzw. Lilafärbung mit Tetramethyl-p-phenylendiamin.

[2] Dieser Nährboden besteht aus 55 ml 3% Nähragar, 25 ml Ascitesflüssigkeit, 10 ml blauer Lackmustinktur und 10 ml einer 10% Lösung des zu testenden Zuckers (Glucose, Maltose, Saccharose, evtl. Fructose). Der Nährboden wird zu Platten gegossen oder als Schrägröhrchen verwendet.

6%igen Mucinpräparation (s. S. 352). Selbst nach jahrelanger Haltung der Stämme auf künstlichen Nährböden fanden MILLER und CASTLES (1936) sowie COHEN (1936) bei Anwendung dieses Verfahrens noch eine bemerkenswerte Mäusevirulenz. Unter diesen Bedingungen scheint also — entgegen dem oben Gesagten — das Alter des Stammes nicht von ausschlaggebender Bedeutung zu sein[1].

Die Manifestation der experimentellen Virulenz ist — wie bei allen Erregern — abhängig von Infektionsweg und Tierart. Auf *subcutanem* Wege sind die Meningokokken für alle Tiere harmlos; lediglich bei *intravenöser* Applikation und *auf den serösen Häuten* können sie, in sehr großen Mengen verabfolgt, tödliche Infektionen hervorrufen. Da man aber die gleichen Wirkungen mit kaum größeren Zahlen *abgetöteter* Meningokokken sowie mit keimfreien Filtraten von Meningokokkensuspensionen und auch mit dem zellfreien Zentrifugenüberstand von Bouillonkulturen erzielen konnte, hielt man die Erkrankung der Tiere weniger für eine Infektion als für eine Intoxikation, hervorgerufen durch das thermostabile, bei der Autolyse freiwerdende Endotoxin. So meinte JÖTTEN noch im Jahre 1928, es müsse jetzt als feststehend betrachtet werden, ,,daß es nicht möglich ist, durch irgendeinen Infektionsmodus bei den gewöhnlichen Laboratoriumstieren mit dem Meningococcus die pathologisch-anatomischen und klinischen Bilder der Meningokokkeninfektion zu erzeugen". Eine gewisse Ausnahme davon bilde nur der Affe. Tatsächlich war es v. LINGELSHEIM und LEUCHS (1906) sowie einigen späteren Autoren (FLEXNER 1907; MCDONALD 1908) gelungen, durch *intralumbale* Applikation von Meningokokken bei verschiedenen Affenarten (*Macacus rhesus*, *Callithrix*, *Cercopithecus*, Hundspavian) mit einiger Regelmäßigkeit eine tödliche Meningitis, die der spontanen Infektion des Menschen glich, zu erzeugen.

Da man mit den üblichen kleinen Nagern zunächst keine ermutigenden Resultate erhielt, zog man auch größere Tiere für die Infektionsversuche heran. Beim trepanierten *Hund* konnte WEICHSELBAUM (1887) durch subdurale Applikation der Meningokokken eine im Verlauf von höchstens 12 Tagen tödliche Pachy- und Leptomeningitis sowie eine Encephalitis mit hämorrhagisch durchsetzten Erweichungsherden erzeugen, während v. LINGELSHEIM und LEUCHS (1906) auf intralumbalem Wege nur eine vorübergehende Erkrankung hervorrufen konnten. Als nicht besser empfänglich erwies sich die junge *Ziege* (BETTENCOURT u. FRANÇA 1904; v. LINGELSHEIM u. LEUCHS 1906), die v. LINGELSHEIM (1905) zunächst als aussichtsreiches Versuchstier erschienen war.

Nachdem es jedoch in den dreißiger Jahren gelang, auch bei den üblichen Laboratoriumstieren eine reproduzierbare, echte Meningokokkeninfektion experimentell hervorzubringen — sei es durch Einbringen der Erreger in die Cisterne, sei es auf intraperitonealem Wege bei gleichzeitiger Gabe von Mucin — haben die Versuche mit großen und kostspieligen Tieren nur noch historisches Interesse.

Eine Beziehung zwischen der Virulenz der Meningokokken und ihrer Antigenstruktur scheint insofern zu bestehen, als Stämme des Typ A im allgemeinen eine größere experimentelle Virulenz besitzen als solche des Typ B oder anderer Typen (JÖTTEN 1928; RAKE 1935; MILLER u. CASTLES 1936; COHEN 1936). Wenngleich diese Beziehung auch für den Menschen gilt, besteht zwischen der Virulenz der Meningokokken für Mensch und Tier offenbar kein Zusammenhang. Jedenfalls erwiesen sich v. LINGELSHEIM und LEUCHS (1906) Keimträgerstämme häufiger virulent als Patientenstämme und COHEN (1936) isolierte von *einer* Familie drei Stämme, die die gleiche (niedrige) Mäusevirulenz besaßen, obwohl der eine von einem Rekonvalescenten, die beiden anderen von Opfern einer foudroyanten Meningokokkensepsis stammten.

---

[1] Es sei hier auch auf die Untersuchungen von WALSH et al. (1963) hingewiesen, denen es gelang, die Virulenz von Gonokokken durch eine Anzahl von Allantoispassagen zu regenerieren (S. 359).

C. Die Infektionen des Kaninchens mit Neisseria meningitidis

1. Verschiedene Infektionswege

Auf *intravenösem* Wege ist es, von Ausnahmen abgesehen, nicht möglich, beim Kaninchen eine tödliche Meningokokkeninfektion herbeizuführen; das gleiche gilt für die *intraperitoneale* Einverleibung der Keime (WEICHSELBAUM 1887; LINGELSHEIM u. LEUCHS 1906; JÖTTEN 1928; ZDRODOWSKI u. VORONINE 1932)[1]. Die *intracutane* Injektion der Keime führt nur zu einer schwachen, vorübergehenden Lokalreaktion, die als Endotoxinwirkung, nicht als Infektion, aufzufassen ist (DOLD 1927b). Selbst die Injektion von Meningokokken *in die vordere Augenkammer* hat in der Regel keine pathologischen Veränderungen zur Folge (LINGELSHEIM u. LEUCHS 1906); lediglich VANSTEENBERGHE und GRYSEZ (1906) konnten auf diese Weise mit einem exceptionell virulenten Stamm ein Hypopyon hervorrufen.

Auf *subduralem* Wege, durch Einbringen einer halben Schrägagarkultur in eine Trepanationswunde, gelang es jedoch WEICHSELBAUM (1887), bei einem Teil der Tiere eine Meningoencephalitis auszulösen. Die Erreger ließen sich aus dem Hirnabsceß und von den Meningen, nicht aber aus dem Blut, isolieren. VANSTEENBERGHE und GRYSEZ (1906) erzielten mit ihrem hochvirulenten Meningokokkenstamm bei subduraler und intracerebraler Applikation offenbar regelmäßig eine Meningitis, die unter den gleichen Erscheinungen verlief wie die hierunter beschriebene subarachnoidale Infektion.

2. Subarachnoidale Infektion

Später gelang es ZDRODOWSKI u. VORONINE (1932) sowie BRANHAM u. LILLIE (1932a, b), durch Einführen der Meningokokken in die Cisterna cerebello-medullaris mittels Occipitalpunktion eine reproduzierbare Meningoencephalitis mit Meningokokkenämie zu erzeugen.

Infektionsdosis. Nach ZDRODOWSKI und VORONINE (1932) reichen bei virulenteren Stämmen 1.25×10^8 bis 2×10^9 Keime für die Erzeugung einer Meningitis aus. Zwei eingehender untersuchte Stämme besaßen eine «dose sûrement mortelle» von 1×10^9 bzw. 2×10^9 Keimen (2 bzw. 4 mg Feuchtgewicht bei Abkratzen der Kulturmasse vom Nährboden). Fiel die Virulenz eines Stammes ab, so ließ sie sich durch einige subarachnoidale Passagen bei Kaninchen regenerieren. In der gleichen Größenordnung, zwischen 1 und 3.3×10^8 Keimen, lag auch bei BRANHAM und LILLIE (1932b) die für eine Meningitis erforderliche Dosis. Da die Stämme bei ihrer Isolierung eine sehr unterschiedliche Virulenz zeigen, wurden sie vorher an der Maus getestet; Stämme, deren *Dosis letalis minima* für dieses Tier bei intraperitonealer Injektion über 2×10^8 lag, wurden nicht verwendet, da ihre Virulenz erfahrungsgemäß für das Kaninchen nicht ausreichte. Die intraperitoneale Mäusevirulenz erwies sich zwar als kein sehr genauer Indicator, aber doch als ein brauchbarer Anhalt für die subarachnoidale Kaninchenvirulenz frisch isolierter Stämme.

Als **Infektionsmaterial** dienten Abschwemmungen von 18stündigen Kulturen auf Dorset-Nährböden (ZDRODOWSKI u. VORONINE 1932) oder Blutagar (BRANHAM u. LILLIE 1932a, b) in steriler Kochsalz- oder schwach alkalischer Ringerlösung (pH 7,0—7,4). In leichter Äthernarkose wird das Tier suboccipital punktiert und erhält nach Ablassen einer entsprechenden Menge Liquor die Meningokokkensuspension in einem Volumen von 0,2—0,5 ml in die Cisterna magna (cerebellomedullaris) injiziert. Je jünger die Kaninchen in den Versuch kommen, desto bessere und gleichförmigere Ergebnisse lassen sich erzielen. BRANHAM und LILLIE (1932a) benutzten 1500—2000 g schwere Tiere, doch forderten ZDRODOWSKI und VORONINE (1932) nachdrücklich die Verwendung noch jüngerer Albinos von nur

---

[1] Nur RUPPEL (1906) verfügte über abweichende Erfahrungen. Stämme, die durch Züchtung in seinem Geheimnährboden (s. o.) eine maximale Virulenz erworben hatten, töteten das Kaninchen auf intraperitonealem Wege in Kulturverdünnungen von 1 : 20—200000000, das sind etwa 5—50 Keime.

1300—1500 g Gewicht. Vielleicht läßt sich die höhere Erfolgsquote der russischen Autoren (s. u.) mit den Alters- bzw. Gewichtsunterschieden ihres Tiermaterials erklären.

Verlauf. Einige Stunden nach der Injektion der Meningokokken kommt es bei allen Tieren gleicherweise zu einer Steigerung der Atemfrequenz und einer Erhöhung der Körpertemperatur auf 40—41° C. Nach den Symptomen, die im weiteren Verlauf der Erkrankung auftreten, lassen sich vier klinische Bilder unterscheiden (ZDRODOWSKI u. VORONINE 1932; BRANHAM u. LILLIE 1932a).

1. Peracute paralytische Form. Man findet eine stark ausgeprägte Dyspnoe, die von einem rapiden Kräfteverfall und einer rasch zunehmenden Lähmung der Extremitäten gefolgt ist. Meningeale Symptome werden durch die Hinfälligkeit der Tiere verdeckt. Der Tod tritt innerhalb von 12—48 Std ein.

2. Subakute paralytische Form. Hier beginnt die Paralyse, ausgehend meist von den hinteren Extremitäten, oft erst nach 2—3 Tagen und schreitet langsamer fort, soweit sie sich nicht überhaupt zurückbildet. Auch Nackensteife wird beobachtet. Unter zunehmendem Kräfteverfall und Hypothermie tritt bei einem Teil der Tiere nach 5—7 (3—16) Tagen der Tod ein, andere sind nach Ablauf einer Woche wieder gesund.

3. Spastische Form. Typisch für diese Verlaufsform sind Nackensteife und Opisthotonus. Die allgemeine Sensibilität ist stark erhöht: jede Berührung führt zu Schmerzreaktionen und kann Spasmen oder tetanische Krämpfe auslösen. Gelegentlich sieht man einen Nystagmus und eine ausgeprägte Hyperämie der Conjunctiven. Die Lähmung beginnt ebenfalls meist an den hinteren Extremitäten. Unter Dyspnoe, Hypothermie und Kräfteverfall gehen die Tiere im Verlauf von 2—4 Tagen zugrunde.

4. Abortive Form. Erst am 2. Tag nach der Infektion tritt Fieber von 40 bis 41,5° C auf; manche Tiere erscheinen etwas steif, ihr Gang ist unsicher, doch kommt es nicht zur Ausbildung von Lähmungen. Die Tiere überleben.

Verlaufsform und Dauer der Krankheit sind von Empfänglichkeit des Tieres, Virulenz des Stammes und Zahl der injizierten Keime abhängig. Die «dose sûrement mortelle» von 1×10^9 bzw. 2×10^9 (zwei verschiedene Stämme) tötete bei ZDRODOWSKI und VORONINE (1932) 90% der Tiere innerhalb 48 Std, sämtliche Tiere in 3 Tagen. BRANHAM und LILLIE (1932b) erzielten dagegen mit ihrer geringeren Infektionsdosis von 2×10^8 Keimen nur eine Sterbequote von rund 40%.

Pathologische Anatomie. Ist der Tod des Tieres 1—2 Tage nach der Infektion eingetreten, so findet man eine eitrige oder eitrig-fibrinöse Meningitis, die wie ein zarter Schleier die ganze Konvexität des Gehirns überzieht, besonders deutlich aber im Bereich von Hirnbasis, Kleinhirnbrückenwinkel und Mittelhirn ausgeprägt ist. Die Oberfläche des Hirns erscheint hyperämisch und läßt — ebenso wie übrigens die Meningen — feine Hämorrhagien erkennen. Bei stärkerem Befall der Meningen dringen die Leukocyten entlang der Gefäßscheiden in die Hirnsubstanz ein; es kommt zu einer eitrigen Infiltration der Randpartien und zur Ausbildung miliarer Hirnabscesse. Weniger regelmäßig findet man ein Ödem und eine lymphocytäre Infiltration des Plexus chorioideus. Der Liquor cerebrospinalis kann alle Grade der Trübung aufweisen und enthält zuweilen Eiterflöckchen; seine Menge ist oft vermehrt. Der Ventrikelliquor ist bei Beteiligung des Hirns oft eitrig oder hämorrhagisch verändert und mit Rundzellen durchsetzt. Im übrigen trifft man häufig pneumonische Herde und eine stark atonische Harnblase mit großen Harnmengen.

Kommt es zu einem *früheren* Zeitpunkt zum Tode des Tieres (bis etwa 18 Std nach der Infektion), so findet man geringfügigere pathologische Veränderungen; tritt er *später* ein (nach mehr als 6 Tagen), so hat sich das eitrige

Exsudat unter Ausbildung kleinerer meningealer Abscesse abgekapselt; die leukocytäre Infiltration ist einer Rundzellenreaktion gewichen und man erkennt einwandernde Fibroblasten (Zdrodowski u. Voronine 1932; Branham u. Lillie 1932a, b).

Pathogenese. Am Ort der Infektion kommt es zu einer heftigen leukocytären Reaktion, die sich entlang den Gefäßen bis in die Hirnsubstanz fortsetzen und dort zur Ausbildung von Abscessen führen kann. Bei perakutem Verlauf enthält der Liquor relativ wenige Leukocyten, aber massenhaft Meningokokken, während das Verhältnis von weißen Blutzellen und Erregern bei subakutem Verlauf offenbar umgekehrt ist. Die Keime lassen sich in teils intra-, teils extracellulärer Lage nachweisen und aus dem Liquor wie von der Hirnoberfläche in der Kultur wiedergewinnen.

Dennoch wurde die Frage, ob die experimentelle Meningitis als eine echte (Allgemein-)Infektion zu betrachten ist, verschieden beurteilt. Zdrodowski und Voronine (1932) konnten die Erreger noch einige Tage nach der Injektion aus Blut und Organen (Milz, Leber) herauszüchten und beantworteten diese Frage daher in positivem Sinne. Branham und Lillie (1932a, b) gelang dies nicht, und da sie die gleichen klinischen Erscheinungen und pathologischen Veränderungen wie mit lebenden Erregern auch mit thermisch abgetöteten Meningokokken und keimfreien Filtraten von Meningokokkensuspensionen hervorrufen konnten, vertraten sie die Auffassung, daß die experimentelle Meningitis des Kaninchens keine reine Infektion sei, sondern die Intoxikation bei ihrer Pathogenese stark im Vordergrund stehe.

Die russischen Autoren hatten selbst bei Injektion von 4×10^9 hitzeabgetöteten Meningokokken, was der doppelten sicher tödlichen Dosis ihres Stammes entsprach, nur die initialen Symptome der Hyperpnoe und Hyperthermie gesehen; anschließend kam es zur Heilung.

D. Die Infektionen des Meerschweinchens mit Neisseria meningitidis

Nach den Erfahrungen der meisten Untersucher ist das Meerschweinchen empfänglicher für die Infektion mit dem Meningococcus als alle anderen kleinen Laboratoriumstiere (Bettencourt u. França 1904; v. Lingelsheim u. Leuchs 1906; Branham u. Lillie 1933). Man kommt hier mit niedrigeren Infektionsdosen aus als bei der viel kleineren Maus und Stämme, deren Virulenz für die Maus unter der Grenze der Nachweisbarkeit liegt, können beim Meerschweinchen noch deutliche Krankheitserscheinungen hervorrufen. Auch im Vergleich zum Kaninchen zeigt das Meerschweinchen eine höhere Anfälligkeit, insbesondere bei subarachnoidaler Infektion (Branham u. Pabst 1937).

Auf *subcutanem* und *intravenösem* Wege läßt sich bei diesem Tier allerdings weder eine lokalisierte noch eine Allgemeininfektion hervorbringen (v. Lingelsheim u. Leuchs 1906; Jötten 1928). Auch die geringfügigen entzündlichen Reaktionen, die Dold (1927a) bei *intracutaner* Injektion der Keime erzielte, müssen als Wirkung des Endotoxins, nicht aber als Ausdruck einer Infektion aufgefaßt werden.

1. Intrapleurale Infektion

Bei Injektion der Bakterienmasse einer ganzen Schrägagarkultur in die Pleurahöhle gehen die Tiere in einem Teil der Fälle innerhalb von 1—3 Tagen zugrunde. *Bei der Sektion* findet man im Pleuraraum reichlich eitriges, zuweilen auch hämorrhagisches Exsudat mit ziemlich wenigen, vorwiegend intracellulär liegenden Meningokokken. Parietale und viscerale Pleura können von einer gelb-grünlichen Pseudomembran überzogen sein (Vansteenberghe u. Grysez 1906). Die Milz ist nicht vergrößert; die Erreger lassen sich weder im Blut noch in der Milz nachweisen (WEICHSELBAUM 1887). Die gleichen Veränderungen scheinen BETTENCOURT und FRANÇA (1904) auch mit etwas geringeren Keimmengen ($^1/_4$—$^1/_2$ Kultur) hervorgebracht zu haben.

2. Intraperitoneale Infektion

Bei intraperitonealer Injektion ausreichend virulenter Erreger beträgt die *tödliche Dosis* bei jungen Tieren von 150—200 g Gewicht meist 1—3 Ösen[1] frischer Kultur; bei etwas älteren Tieren von 250—300 g sind in der Regel 3 Ösen erforderlich. Der Tod tritt nach 1—2 Tagen ein.

Bei der Sektion findet man einen starken Meteorismus und spärliches Exsudat von seröser bis viscöser Konsistenz und eitrigem oder hämorrhagischem Charakter. Die Leukocyten sind mit Meningokokken vollgestopft, doch trifft man — abhängig von der Virulenz des Stammes — auch mehr oder weniger zahlreich extracellulär liegende Erreger. Die Serosa erscheint livid verfärbt, die Gefäße sind erweitert. Sowohl im Mesenterium als auch im Peritoneum erkennt man Hämorrhagien. Die Leber ist mit einem eitrig-fibrinösen Belag überzogen. Die Nebennieren erscheinen hyperämisch, zuweilen auch hämorrhagisch. Nicht in allen Fällen kommt es bei diesem Infektionsmodus, gemessen am Nachweis der Erreger im Blut, zu einer Allgemeininfektion; die Hauptverantwortung für die Ausbildung der Krankheitserscheinungen liegt offenbar auch hier beim Endotoxin (v. LINGELSHEIM u. LEUCHS 1906; VANSTEENBERGHE u. GRYSEZ 1906; JÖTTEN 1928).

3. Subdurale Infektion

Bei Einbringen der Meningokokken unter die Dura mater — sei es nach Trepanation oder durch Injektion — entwickelt sich eine Meningitis, die in 1—2 Tagen zum Tode führt. Klinische Erscheinungen und pathologische Veränderungen sind im wesentlichen die gleichen, die auch bei der subarachnoidalen Infektion (s. u.) beobachtet werden. Während ALBRECHT und GHON (1901) nicht einmal im Liquor eine Vermehrung der Erreger feststellen konnten, fanden BETTENCOURT und FRANÇA (1904) sowie VANSTEENBERGHE und GRYSEZ (1906) die Meningokokken nach subduraler Infektion regelmäßig im Blut, oft auch in Bindehaut- und Nasensekret, zuweilen sogar im Urin.

4. Subarachnoidale Infektion

Als **Infektionsdosis** sind je nach Virulenz des verwendeten Stammes 10 bis 100 × 10^6 Keime erforderlich.

Als **Infektionsmaterial** dienen Abschwemmungen von 18stündigen Blutagarkulturen (Schrägröhrchen) in neutraler bzw. leicht alkalischer Ringerlösung. Die Infektionsdosis wird auf ein Volumen von 0,2—0,3 ml gebracht und einem 200 bis 250 g schweren Tier in leichter Äthernarkose in die Cisterna magna injiziert, nachdem man vorher eine entsprechende Menge Liquor abgelassen hat.

Verlauf. Nach einer Inkubation von 3—5 Std tritt eine Dyspnoe auf, der Kopf wird in typischer Weise schief gehalten (ohne daß Nackensteife besteht), das Fell ist gesträubt. Die Tiere kauern in einer Ecke des Käfigs und geben ein Unbehaglichkeitsgefühl am Orte der Injektion zu erkennen, indem sie sich am Hinterkopf kratzen. Soweit sie nicht am folgenden Tage wieder gesund sind, kann heftiges Zittern und eine ausgesprochene Empfindlichkeit gegen Berührung hinzutreten. Bei anderen Tieren findet man stattdessen krampfartige, rhythmische Zuckungen. Unter Kräfteverfall kommt es dann zu Lähmungen der hinteren Extremitäten. Krämpfe, Nasenbluten, Husten und Hypothermie sind die terminalen Symptome. Der Tod tritt in der Regel nach 8—24 (4—96) Std ein. Bei wieder anderen Tieren

[1] 1 Öse ~ 10^9 Keime.

läßt die Erkrankung einen mehr *chronischen* Verlauf erkennen: bei diesen findet man eine deutliche Rigidität der Muskulatur bis zum Opisthotonus; es besteht eine so starke Hypersensibilität, daß man durch bloße Berührung tetanische Krämpfe auslösen kann.

Im ganzen kann man also ähnlich wie beim Kaninchen verschiedene Krankheitsverläufe beobachten: eine konvulsive Form, eine paralytische Form und eine chronische (spastische) Form, doch ist das klinische Bild beim Meerschweinchen weniger gleichförmig. Die Prognose hängt im allgemeinen vom Auftreten von Lähmungen ab, doch können auch schwer gelähmte Tiere wieder gesund werden und solche, die nur geringfügige Symptome zeigen, zugrunde gehen (BRANHAM, LILLIE u. PABST 1937).

Pathologische Anatomie. Makroskopisch findet man – außer einer Hyperämie, meningealen Adhäsionen und zuweilen etwas Eiter insbesondere zwischen Cerebellum und Großhirnhemisphären – keine gröberen Veränderungen. Im histologischen Präparat erkennt man bereits 3–5 Std nach der Infektion ein eitriges, zuweilen hämorrhagisches Exsudat der Meningen, dessen Zelldichte an der Hirnbasis und zwischen Hirnstamm und occipitaler Rindenregion am größten ist. Die Scheiden der in die Hirnsubstanz eindringenden Gefäße sind ebenfalls mit eitrigem Exsudat angefüllt, die marginalen Anteile der Hirnsubstanz selbst weisen eine viel stärkere leukocytäre Infiltration auf als beim Kaninchen. Auch die Ventrikelflüssigkeit ist eitrig umgewandelt. Es besteht eine lymphocytäre Infiltration des Plexus chorioideus. Der Liquor enthält zahlreiche Leuko- und einige Lymphocyten; bei zwei Drittel der Tiere erkennt man im Inneren der Zellen phagocytierte Meningokokken. Weniger regelmäßig als beim Kaninchen findet man perivasale Hämorrhagien, marginale und zentrale miliare Hirnabscesse sowie eitrige Erosionen des Ventrikelependyms. Überleben die Tiere die ersten 12 Std der Infektion, so kommt es zu einem pericellulären Ödem, zu Tigrolyse und Vacuolisierung im Bereich der Hirnstammkerne.

Beim Schwinden der klinischen Symptome, etwa gegen den 3. Tag, tritt eine lymphocytäre Reaktion im Bereich der Meningen auf, das eitrige Exsudat in Gefäßscheiden und Ventrikeln schwindet und die zellige Infiltration des Plexus chorioideus nimmt bis zur *restitutio ad integrum* ab (BRANHAM, LILLIE u. PABST 1937).

Pathogenese. Durch subarachnoidale Injektion von ausreichend virulenten Meningokokken in die Cisterna magna kommt es beim Meerschweinchen ebenso wie beim Kaninchen zur Ausbildung einer Meningitis. Die Erreger lassen sich aus der Cisternenflüssigkeit und von der Hirnoberfläche in Reinkultur züchten. Zwar bleibt die Infektion im allgemeinen lokalisiert, doch können sehr virulente Stämme auch in den Kreislauf übertreten und eine Allgemeininfektion hervorrufen. BRANHAM, LILLIE und PABST (1937) konnten die Erreger bei 25% der Tiere aus dem Cisterneninhalt, aber nur bei 5% aus dem Blut wiedergewinnen.

Da sich die klinischen und pathologisch-anatomischen Erscheinungen der Meningitis auch beim Meerschweinchen mit zellfreien Filtraten sowie mit avirulenten und thermisch abgetöteten Meningokokken auslösen lassen, kamen BRANHAM, LILLIE und PABST (1937) zu dem Schluß, daß der Meningococcus bei diesem Tier sowohl eine *Intoxikation* als auch eine *Infektion* hervorrufe, die sich in ihrer Symptomatik glichen. Zu einer echten Infektion komme es nur in einer kleinen Zahl der Fälle und bei Verwendung hochvirulenter Erregerstämme.

E. Die Infektionen der Maus mit Neisseria meningitidis

Obgleich die Maus sicher nicht das empfänglichste Tier für die Infektion mit *Neisseria meningitidis* ist, wird sie in neuerer Zeit für diesen Zweck fast ausschließlich verwendet. Sie verdankt ihre Beliebtheit einmal den gleichen Eigenschaften, die schon bei der Staphylokokkeninfektion hervorgehoben wurden (S. 304), und zum anderen dem Umstand, daß man in Gestalt der Mucin- und Eigelb-„Aktivierung“ Verfahren fand, die eine so starke Resistenzminderung der Tiere bewirken, daß nunmehr auch mit geringsten Keimmengen eine tödliche Allgemeininfektion herbeigeführt werden kann.

Durch *subcutane* Injektion der Meningokokken läßt sich bei der Maus keine Erkrankung hervorrufen (WEICHSELBAUM 1887; BETTENCOURT u. FRANÇA 1904; v. LINGELSHEIM 1905); gibt man jedoch extrem große Keimmengen in Mucin suspendiert (Technik siehe unten), so kann es dennoch zu einer tödlichen Infektion kommen (MILLER u. CASTLES 1936).

Bei *intravenöser* Impfung ist die Maus offenbar etwas empfänglicher, vor allem wiederum, wenn die Erreger in Mucin verabreicht werden, doch liegt die tödliche Dosis auch dann noch einige Zehnerpotenzen über derjenigen, die sich bei intraperitonealer Infektion als ausreichend erwiesen hat (MILLER u. CASTLES 1936).

1. Intrapleurale Infektion

Nach älteren Angaben soll die Maus für die intrapleurale Infektion sogar empfänglicher sein als das Meerschweinchen. WEICHSELBAUM (1887) gab $^1/_{10}$—$^1/_5$, BETTENCOURT und FRANÇA (1904) $^1/_4$—$^1/_2$ einer Ascitesagarkultur (Schrägröhrchen) und führten auf diese Weise den Tod der Tiere im Verlauf von 16—48 Std herbei.

Verlauf. 3—4 Std nach der Infektion werden die Tiere apathisch, sie sitzen gekrümmt und mit geschlossenen Augen in einer Ecke des Käfigs, die Atemfrequenz ist erhöht. Vor dem Tod kommt es zuweilen zu einer schlaffen Parese der hinteren Extremitäten.

Pathologische Anatomie. Bei der Sektion findet man in der Pleurahöhle ein eitriges, zuweilen hämorrhagisches Exsudat, das reichlich Meningokokken — vorwiegend in extracellulärer Lage — enthält. Die viscerale Pleura ist gelegentlich von einer pseudomembranösen Auflagerung überzogen. Die Milz ist blutreich und vergrößert; aus ihr und aus dem Blut lassen sich die Erreger züchten. Es kommt hier also zu einer echten Allgemeininfektion (WEICHSELBAUM 1887; BETTENCOURT u. FRANÇA 1904).

2. Intraperitoneale Infektion

Die intraperitoneale Injektion der Meningokokken gilt bei der Maus als Infektionsweg der Wahl, wenngleich man, um eine tödliche Infektion hervorzurufen, fünf- bis zehnmal größere Keimmengen benötigt, als für das rund zwölfmal schwerere Meerschweinchen bei subarachnoidaler Infektion erforderlich sind (BRANHAM 1935).

Die **Infektionsdosis** wird von den verschiedenen Bearbeitern sehr unterschiedlich angegeben. WEICHSELBAUM (1887) konnte seine Tiere mit $^1/_5$—$^1/_{10}$ einer Schrägagarkultur stets töten, BETTENCOURT und FRANÇA (1904) gelang dies mit der zweieinhalbfachen Dosis nur unregelmäßig. LINGELSHEIM und LEUCHS (1906) benötigten für eine 20 g schwere Maus zumindest zwei, in der Regel aber 3 Ösen, während JÖTTEN (1928) bei etwas leichteren Tieren (13—15 g) auch schon mit 1 Öse gelegentlich zum Ziel kam (1 Öse faßt ungefähr 10^9 Keime). Mehr als 10^8 Keime benötigten auch bei den virulentesten Stämmen MILLER und CASTLES (1936), wogegen BRANHAM und ROSENTHAL (1937) meist schon mit 10^5—10^7 Keimen 80—100% der Tiere töten konnten. BRANHAM (1935) bezeichnete daher 10^5 Meningokokken in 0,5 ml suspendiert, einer Maus von 20 g intraperitoneal verabfolgt, als *Standarddosis*, doch hat sich der Begriff in diesem Zusammenhang nicht durchzusetzen vermocht.

Alle diese Infektionsdosen gelten aber nur für *virulente* Stämme, die offenbar in der Minderzahl sind. LINGELSHEIM und LEUCHS (1906) erwiesen sich beispielsweise von 58 Stämmen nur 12 als mäusevirulent (gemessen an der Fähigkeit, die

Maus innerhalb von 24 Std zu töten). Bei der „Austitrierung" der Mäusevirulenz eines unbekannten Meningokokkenstammes wird man jedenfalls von 10^9-10^{10} Keimen als Infektionsdosis auszugehen haben.

Als **Infektionsmaterial** dienen Abschwemmungen von Blut- oder Ascitesschrägagarkulturen, die turbidimetrisch auf die gewünschte Keimzahl eingestellt werden. Branham (1935), die ja mit geringeren Infektionsdosen auskam als die meisten anderen Autoren (s. o.), verwendete dafür Silica-Suspensionen in Konzentrationen von 100—500 p.p.m. (entsprechend 100000—500000 Keimen) als Standard. 5 Std alte Kulturen sind nach den Erfahrungen von Miller und Castles (1936) sowie Branham und Rosenthal (1937) virulenter als die früher meist verwendeten 18stündigen Kulturen und enthalten weniger autolytische Produkte. Als Suspensionsmittel ist Ringerlösung von pH = 7,0 zu empfehlen; das injizierte Volumen lag bei den verschiedenen Bearbeitern zwischen 0,1 und 1,0 ml, ist aber zweckmäßigerweise nicht größer als 0,5 ml zu wählen. Schließlich darf noch einmal an den schnellen Eintritt der Autolyse in Meningokokkensuspensionen erinnert werden, der es erforderlich macht, das Material innerhalb von 30 min zu verimpfen.

Verlauf. Der Krankheitsverlauf unterscheidet sich — da es sich ja ebenfalls um eine, wenn auch an anderer Stelle ausgelöste Allgemeininfektion handelt — praktisch nicht von dem, der nach intrapleuraler Infektion beobachtet wird (S. 351). Nur im Hinblick auf eine meningeale bzw. zentralnervöse Beteiligung sind die Erfahrungen unterschiedlich; im Gegensatz zu Branham (1935) haben Miller und Castles (1936) niemals Krämpfe oder Lähmungen gesehen. Die ersten Symptome der Infektion sind schon 1—2 Std nach der Impfung zu erkennen. Zu einer Bakteriämie kommt es erst 6—24 Std danach. Der Tod tritt meist nach 12—24 Std (4—48) Std ein (Branham u. Rosenthal 1937).

Pathologische Anatomie. In der Bauchhöhle findet man nur geringe Mengen Exsudat mit intra- sowie extracellulär liegenden Meningokokken. Die Därme erscheinen aufgetrieben, die Milz ist blaurot und gering vergrößert. Die Erreger lassen sich aus Milz und Herzblut züchten (Weichselbaum 1887; v. Lingelsheim u. Leuchs 1906). Von einer Beteiligung des Hirns und der Meningen ist außer einer Hyperämie nichts zu erkennen (Branham 1935).

3. Intraperitoneale Infektion mit Mucin

Um trotz der geringen Mäusevirulenz der Meningokokken eine Allgemeininfektion zustande zu bringen, suchte man nach Verfahren, die es ermöglichen, die Resistenz der Tiere herabzusetzen oder die Virulenz der Erreger zu steigern. Dies gelang im Jahre 1933 Miller, indem er die kurz vorher von Nungester, Wolf und Jourdonais (1932) gefundene Methode, Bakterien zusammen mit Mucin zu injizieren, bei den Meningokokken anwandte.

Präparation des Mucin. Man verwendet für diesen Zweck ein Schweinemagenmucin, das von den Wilson Laboratories, Chicago (Illinois), unter der folgenden Bezeichnung in den Handel gebracht wird: "*Granular mucin, type 1701-W, for the enhancement of the virulence of bacteria.*" Andere Mucinpräparate haben sich zumeist als ungeeignet erwiesen.

Man stellt 100 ml Aquadest bereit. Dann gibt man 5 g Mucin in einen Mörser, bedeckt es mit einem kleinen Teil des Wassers und läßt das Gemisch 30 min lang bei Raumtemperatur stehen. Dabei entsteht eine zähe Masse, die man so lange mit dem Pistill bearbeitet, bis sie keine Klümpchen mehr enthält. Unterdessen setzt man den Rest des Wassers in kleinen Portionen zu, so daß eine gleichförmige Suspension entsteht. Sterilisation im Autoklav bei 120° C für 10 min. Nach Abkühlen Einstellen der Reaktion mit steriler Natronlauge unter aseptischen Kautelen auf pH = 7,3 (für 50 ml Mucinsuspension werden etwa 0,6 ml n/1 NaOH benötigt). Man läßt die Suspension in einem sterilen, abgedeckten Standzylinder für einige Stunden stehen, damit sich die gröberen Partikel absetzen können, und dekantiert dann vorsichtig den Überstand, der das gebrauchsfertige Präparat darstellt. Sterilitätskontrolle durch eintägige Bebrütung bei 37° C ist zu empfehlen.

Infektionsdosis. Die Keimmenge, mit der sich in Gegenwart von Mucin eine tödliche Infektion hervorrufen läßt, ist auch hier wieder abhängig von der Virulenz, jedenfalls aber um etwa das Millionenfache geringer als die *Dosis letalis* bei der konventionellen Technik. Von den virulentesten Stämmen sind weniger als 10 Keime ausreichend, bei mäßig virulenten werden einige hundert bis tausend, bei schwach virulenten mehr als 1 Million Keime benötigt (RAKE 1934/35; 1935; MILLER u. CASTLES 1936; COHEN 1936). Die größte Virulenz besitzen bei der „Mucin-Maus" wiederum die Stämme der Gruppe A, eine geringere die der Gruppe B, die geringste die atypischen Stämme. Patientenstämme (MILLER u. CASTLES 1936) scheinen hier virulenter zu sein als Keimträgerstämme (RAKE 1935). Andererseits büßen die Meningokokken bei diesem Infektionsmodus ihre Virulenz offenbar auch bei längerer Züchtung auf künstlichen Nährböden nicht ein; jedenfalls konnten MILLER und CASTLES (1936) mit weniger als 10 Keimen eines 3 Jahre alten Laborstammes die Maus tödlich infizieren und sogar ein 15jähriger Laborstamm erwies sich bei der Mucin-Maus noch als virulent. Avirulent gewordenen Stämmen vermochte MILLER (1933) im Verlauf von 2—3 Passagen durch die Mucin-Maus ihre ursprüngliche Virulenz wiederzugeben; nach RAKE (1934/35) soll sie sich auf diese Weise sogar um das Zehn- bis Hundertfache steigern lassen.

Nach den Beobachtungen von COHEN (1936) besteht auch eine Abhängigkeit der Virulenz von der *Mucinmenge* in dem Sinne, daß die als *Dosis letalis* erforderliche Keimzahl in 2 ml Mucin um das tausendfache geringer ist als in 1 ml.

Infektionsmaterial. 5stündige Meningokokkenkulturen auf Blut- oder Ascitesagar (Schrägröhrchen) werden mit einigen Millilitern steriler Kochsalz- oder Ringerlösung abgeschwemmt; die so erhaltene Suspension stellt man turbidimetrisch auf $2-10 \times 10^9$ Keime ein. Ist die Virulenz eines unbekannten Stammes zu ermitteln, so wird davon eine Verdünnungsreihe (Faktor 10) in der gut homogenisierten Mucinsuspension hergestellt, und jeweils 2 Tiere erhalten 1 ml jeder Verdünnungsstufe intraperitoneal. Beim Infektionsversuch mit einem Stamm von bekannter Virulenz wird die erforderliche Keimzahl ebenfalls in 1 ml Mucinsuspension aufgenommen und in die Bauchhöhle injiziert. Wiederum ist darauf zu achten, daß die Zeitspanne zwischen dem Abschwemmen der Keime und ihrer Verimpfung nicht mehr als 30 min beträgt (MILLER 1933; RAKE 1935). Es ist zweckmäßig, einen Teststamm, den man der Sammlung entnimmt, 2—3mal an aufeinander folgenden Tagen auf frische Nährböden zu überimpfen, bevor man die Kultur für den Infektionsversuch ansetzt (MILLER 1933). Mucin und Erreger lassen sich auch *getrennt* (nacheinander) applizieren, doch ist dann darauf zu achten, daß zwischen beiden Injektionen nicht mehr als 3 Std Intervall liegen, da die Mucinwirkung nicht länger anhält.

Versuchstiere. Als wesentlich für die Erzielung gleichmäßiger Ergebnisse wurde von BRANHAM (1940a) die Verwendung reiner Linien von CFW-(Swiss)Mäusen im Gewicht von 16—20 g angesehen. Geschlechtsdifferenzen können dagegen unberücksichtigt bleiben.

Verlauf. Die Symptome der Meningokokkeninfektion bei der Mucin-Maus unterscheiden sich nicht von denen jeder schweren Allgemeininfektion: Die Tiere sitzen mit gesträubtem Fell und indifferent gegen Reize und Futter in einer Käfigecke. Die Lider, die geschlossen gehalten werden, sind in einem späteren Stadium durch Exsudat verklebt. Zeichen einer meningealen Beteiligung sahen MILLER und CASTLES (1936) jedoch niemals. Der Tod tritt – abhängig von Zahl und Virulenz der Erreger – meist nach 16–24 (–48) Std ein.

Vorbedingungen für die Reproduzierbarkeit dieser Infektion und für die Erzielung gleichförmiger Resultate ist allerdings die Verwendung eines brauchbaren Mucinpräparates (s. o.), ausreichende Virulenz des Meningokokkenstammes (die eventuell vor dem Versuch verstärkt werden kann, s. o.) und Benutzung reiner Zuchten empfänglicher Mäuse (z. B. Swiss white, White face) (MILLER 1933; RAKE 1934/35, 1935).

Pathogenese. Injiziert man große Keimmengen ($> 10^6$), so treten die Erreger schon nach 15 min in das Blut über und lassen sich bis zum Tod des Tieres darin nachweisen. Bei mittleren Keimzahlen ($\sim 10^5$) kommt es erst nach 1–2 Std [evtl. auch schon nach 45 min (MILLER u. CASTLES 1936)] zur Bakteriämie und bei noch geringerer Infektionsdosis findet man im Blut innerhalb der ersten 12 Std nur gelegentlich einige Keime. Bei moribunden Tieren enthält das Blut aber immer massenhaft Meningokokken. Der Zeitpunkt des Beginns der persistierenden Bakteriämie ist also von der Infektionsdosis abhängig (MILLER 1934/35).

In der *Bauchhöhle* beginnen sich die Meningokokken dagegen erst nach 4 bis 5 Std, bei sehr massiven Dosen allerdings auch schon früher, zu vermehren; ihre Zahl steigt dann sehr schnell und bis zum Tode stetig an. – Etwas früher, nach etwa 3 Std, kommt es in der Bauchhöhle zu einer *leukocytären Reaktion.* Die Zellzahl nimmt jedoch bis etwa zur 9. Stunde nur langsam, erst von da ab schneller zu. Der Anteil der Polymorphkernigen beträgt etwa zwei Drittel, der der Mononucleären ein Drittel an ihrer Gesamtzahl. Mit dem Fortschreiten der Infektion zeigen sich an den Zellen Degenerationserscheinungen. Die Zahl der *Phagocytosen* ist – abhängig von der Virulenz der Erreger, aber unabhängig von der Infektionsdosis – unterschiedlich. Je virulenter der Infektionsstamm, desto weniger Keime findet man in intracellulärer Lage (MILLER 1933; MILLER u. CASTLES 1936).

Zu einer sehr ähnlichen leukocytären Reaktion kommt es übrigens auch nach intraperitonealer Injektion von *steriler* Mucinsuspension.

Über *Ursachen und Angriffspunkt der Mucinwirkung* besteht noch keine völlige Klarheit. Um eine Verstärkung der Erregervirulenz handelt es sich dabei sicher nicht; eher nimmt man an, daß das Mucin auf dem Wege über eine Beeinflussung der Phagocytose, insbesondere der intracellulären Verdauung, die Resistenz des Wirtes mindert (NUNGESTER 1951). Ein Zusammenhang zwischen der resistenzmindernden Wirkung des Mucins und seiner Viscosität, wie er anfangs angenommen wurde, besteht offenbar ebenfalls nicht, da es gelungen ist, ein Präparat mit zwanzigfach verstärkter Wirkung herzustellen, das keine wahrnehmbare Viscosität besitzt (GOULD u. KING 1947).

4. Intraperitoneale Infektion mit Eigelb

Das nicht allzu seltene Auftreten interkurrenter Infektionen bei der Mucin-Maus und die zeitweiligen Schwierigkeiten bei der Beschaffung geeigneter Mucinpräparate waren der Anlaß, sich einem anderen Verfahren zuzuwenden, bei dem die Herabsetzung der *Dosis letalis* durch *Eigelb* bewirkt wird. Dieses Verfahren wurde im Jahre 1937 von KAPUSTO und KUZIN gefunden. SACHAROW (1941) arbeitete die Methodik aus, die bei späteren Untersuchungen auch von anderen Autoren (z. B. GOETERS 1948) mit Erfolg angewendet wurde.

Präparation des Eigelb. Ein steril entnommenes Eidotter wird im Mörser unter aseptischen Kautelen zerrieben und nach Entfernen membranöser Partikel (mit der Öse) unter ständigem Umrühren mit 5 ml Serum- oder Ascitesbouillon versetzt. Anschließend wird noch 1 ml 10% Glucoselösung, die durch einmaliges Aufkochen keimfrei gemacht wurde, eingerührt, was im ganzen etwa 24 ml Eigelbemulsion ergibt (SACHAROW 1941). Besser als mit Mörser und Pistill arbeitet man nach unseren Erfahrungen z. B. mit Becherglas und Glasstab, weil dabei die Gefahr einer bakteriellen Kontamination der nicht sterilisierbaren Masse geringer ist. Nach Sterilitätskontrolle wird die Emulsion auf 37° C erwärmt und je 0,9 ml davon zusammen mit 0,1 ml Meningokokkenaufschwemmung (oder 0,8 ml + 0,2 ml) weißen Mäusen intraperitoneal injiziert. Die Erregersuspension darf erst kurz vor der Impfung hergestellt werden (SACHAROW 1941).

Die **Infektionsdosis** ist wiederum in Abhängigkeit von der Virulenz der Erreger unterschiedlich. Bei den virulentesten Stämmen reichen weniger als 10 Keime aus, die Maus tödlich zu infizieren, von schwach virulenten Meningokokken benötigt man dagegen unter Umständen mehr als 60000 Keime. Als „Standarddosis" wurden deshalb von SACHAROW (1941) 60–100 Keime je Milliliter Eigelbemulsion angenommen. Stämme der Gruppe B sollen sich bei diesem Verfahren besser „aktivieren" lassen als solche der Gruppe A, doch gibt es auch Stämme, bei denen eine „Aktivierung" auf diesem Wege überhaupt nicht möglich ist.

Verlauf. Die Tiere sterben innerhalb von 24–48 (–96) Std unter den Zeichen einer schweren Allgemeininfektion (SACHAROW 1941; GOETERS 1948).

Pathologische Anatomie. Der Sektionsbefund unterscheidet sich nicht von dem der Mucin-Maus. Während man jedoch bei dieser nach 24 Std oft noch Mucinreste in der Bauchhöhle findet, ist das Eigelb zu diesem Zeitpunkt in der Regel völlig resorbiert, woraus SACHAROW (1941) auf eine bessere Verträglichkeit des Eigelb schloß.

Pathogenese. Wie bei der Mucin-Maus kommt es auch hier zunächst zu einem Übertritt der Keime in den Kreislauf und erst später zu ihrer Vermehrung in der Bauchhöhle. Der Eintritt der *Bakteriämie* ist abhängig von der Infektionsdosis und kann schon 30 min *post infectionem*, aber auch erst nach 12 Std erfolgen. Das Ausmaß der Bakteriämie ist nach SACHAROW (1941) und GOETERS (1948) größer als bei der Mucinmethode; in gefärbten Präparaten vom Herzblut zugrunde gegangener Tiere sahen sie oft Hunderte von Meningokokken im Gesichtsfeld. Zu einer nachweisbaren Zunahme der Meningokokken *in der Bauchhöhle* kommt es bei großen Infektionsdosen schon nach 1 Std, aber erst nach 12–16 Std finden sich die Erreger im Peritonealexsudat wirklich massenhaft. Die Leukocytenzahl bleibt dagegen beschränkt, die Zahl der Phagocytosen – zumindest bei virulenteren Stämmen – ist gering.

Der *Mechanismus der Eigelbwirkung* wurde als eine „Aktivierung" der Erreger aufgefaßt, hervorgerufen durch die selektive Nährbodenqualität dieses Substrats (GOETERS 1948). Diese Erklärung ist aber sicher nicht zu halten, wenngleich im Augenblick keine bessere zur Verfügung steht.

5. Intracerebrale Infektion

Gegen die intracerebrale Einverleibung der Meningokokken ist die Maus ziemlich resistent. Injiziert man ihr auf diesem Wege 30×10^6 Keime, so kommt es zwar zu gewissen, histologisch feststellbaren, pathologischen Veränderungen, doch zeigen die Tiere keine äußerlich sichtbaren Krankheitssymptome. Auch das Endotoxin der Meningokokken wirkt bei der Maus intracerebral erst in Dosen tödlich, die etwa der Hälfte der Kulturmasse einer dicht bewachsenen Blutagarplatte entsprechen (0,5 mg Trockensubstanz).

Ausgehend von der Vorstellung der „Protoplasmaaktivierung" durch Eiweißkörper gelang es SACHAROW (1938) jedoch, durch intracerebrale Impfung der Maus mit Aufschwemmungen von Meningokokken *in Milch* eine typische Meningitis hervorzurufen, die der Erkrankung beim Menschen entspricht.

Infektionsdosis. Die für eine tödlich verlaufende Meningitis erforderliche Keimzahl variiert je nach der Virulenz des verwendeten Stammes. Es gibt Stämme, von denen 300 Zellen mehr als 50% der Versuchstiere töten, während von anderen 3000 oder 300000 Keime dazu benötigt werden. Meningokokkenstämmen, von denen für eine tödliche Infektion noch größere Keimmengen erforderlich sind, wurde von SACHAROW (1938) eine ausreichende Virulenz abgesprochen. Er bezeichnete diese Keimzahl (300000) daher als „Standarddosis" (besser „kritische Dosis"). Sie ist in 0,05 ml einer 1 : 10 verdünnten Suspension von 1 Öse Kulturmasse in 1 ml Kochsalzlösung enthalten. Die größte Virulenz besaßen im Untersuchungsmaterial von SACHAROW (1938) die Stämme der Gruppe A.

Infektionsmaterial. Milch wird an zwei aufeinander folgenden Tagen im Dampftopf kurz sterilisiert. Dann werden darin, ausgehend von dichten Meningokokkensuspensionen, Verdünnungsreihen hergestellt, so daß die gewünschten Keimmengen jeweils in 0,05 ml enthalten sind. Dieses Volumen wird der Maus intracerebral injiziert. Dabei ist zu beachten, daß das Inoculat in die Hirnsubstanz eingespritzt wird, da die Tiere bei Einspritzung des Impfmaterials in die Hirnoberfläche entweder sofort oder nach kurzer Zeit unter Hirndrucksymptomen zugrunde gehen. Die Erregerstämme wurden von SACHAROW (1938) auf Pferde- oder Schafblutagar bei 32° C gehalten und nach 24stündiger Vorzüchtung bei 37° C für den Versuch abgeschwemmt.

Verlauf. Unmittelbar nach der Impfung kommt es zu einem Temperatursturz um 2—3° C, von dem sich die Tiere aber in den folgenden 2—5 Std wieder erholen. Dann erst entwickelt sich ein schweres Krankheitsbild, das in seiner Symptomatik mit Nackensteifigkeit, Hypersensibilität und meningealen Reizerscheinungen der Genickstarre des Menschen entspricht. Die Körpertemperatur, die schon während der Krankheit erniedrigt ist (um 36° C), kann *sub finem* auf weniger als 30° C abfallen. Der Tod tritt nach 24—72 Std ein.

Pathologische Anatomie. Bei der histologischen Untersuchung erkennt man bereits 3 Std nach der Infektion große, lokale Leukocyteninfiltrate der Meningen, vorwiegend über dem Kleinhirn, aber auch über den Hemisphären. Nach 24 Std kommt es zu einer flächenhaften Ausbreitung der Entzündung, die Hirnhäute sind fast völlig zerstört. Man erkennt herdförmige Hämorrhagien, die von stark erweiterten Gefäßen umgeben sind. Die Leukocyten bilden eine Eiterschicht, die der Hirnrinde aufgelagert ist; es beginnt die Zerstörung der Hirnsubstanz. Ein ähnliches Bild zeigen auch die Ventrikel. Der Eiter besteht überwiegend aus polymorphkernigen Leukocyten und nur wenigen Lymphocyten. Eine Vermehrung der Erreger in den Krankheitsherden läßt sich nicht feststellen; man erkennt darin nur wenige, stark deformierte Meningokokken (SACHAROW 1938).

Eine ähnliche, aber graduell schwächere Reaktion findet man übrigens auch bei Tieren, denen die Erreger ohne Milchzusatz injiziert wurden und die klinisch gesund bleiben (SACHAROW 1938).

Pathogenese. In Hirn und Rückenmark lassen sich während der ganzen Krankheitsdauer Meningokokken nachweisen, ohne daß es aber zu einer Vermehrung der Keime kommt. Es scheint, daß die gleichzeitig injizierte Milch den Erregern lediglich ein längeres Überdauern im Gewebe ermöglicht. Ins Blut treten die Meningokokken ziemlich schnell über; sie sind darin schon nach 4 Std nachzuweisen, nach 24 Std aber in der Regel schon wieder verschwunden. Nur bei sehr schweren Krankheitsbildern kommt es gelegentlich zu einer protrahierten Bakterieämie mit positiven Blutkulturen über diesen Zeitpunkt hinaus. Es handelt sich bei dieser Form der Meningitis demnach eher um eine Reaktion auf das Endotoxin der Meningokokken als um eine echte Infektion (SACHAROW 1938).

Die *Wirkung der Milch* manifestiert sich zunächst in einer Senkung der Körpertemperatur, von der sich die Tiere zwar schnell wieder erholen, doch bleibt im Anschluß daran eine erhöhte Anfälligkeit, z. B. auch gegen die spontane Infektion mit *Salmonella typhimurium*, bestehen. Die Verstärkung der entzündlichen Reaktion beruht offenbar auf einer Erhöhung der Reaktivität der Körperzellen durch den Reiz des Fremdproteins. Auf die Verlängerung der Überlebensdauer der Erreger im Gewebe als Folge der gleichzeitigen Milchinjektion wurde schon hingewiesen.

Nach den Erfahrungen von SACHAROW (1938) läßt sich bei der Maus *auch durch intracerebrale Injektion von Mucin* mit den Meningokokken eine tödliche Meningitis hervorrufen. Als Infektionsdosis reichen hier offenbar rund 50000—100000 Keime aus. Es ist jedoch darauf zu achten, daß die Injektion nicht mit der für diesen Zweck üblichen feinen, sondern mit einer dickeren Kanüle (Nr. 10—12) vorgenommen wird; anderenfalls schließt sich die Injektionswunde zu schnell und die Maus kommt innerhalb von 24 Std unter Hirndrucksymptomen zu Tode.

Bei Beachtung dieser Technik entwickeln sich die typischen Krankheitssymptome einer Meningitis. Im Gegensatz zu den Verhältnissen bei der „Milchinfektion" *vermehren* sich aber die Erreger hier am Orte der Injektion; es kommt also zu einer *echten Infektion* der Meningen.

Dennoch ist diese Methode nicht recht brauchbar, da die Mäuse intracerebral injiziertes Mucin schlecht vertragen und es deswegen auch unter den Kontrolltieren zu zahlreichen Ausfällen kommt.

II. Neisseria gonorrhoeae

(Gonococcus)

A. Allgemeines

Der Gonococcus ist ein noch stärker an den Menschen adaptierter Parasit als der Meningococcus. Man findet ihn nur als Erreger der Gonorrhoe bzw. gonorrhoischer Komplikationen, niemals dagegen bei gesunden Individuen etwa im Rahmen eines Keimträgertums. Nachweis von Gonokokken beim Menschen bedeutet also immer Krankheit. Die Affinität der Gonokokken zu den Genitalschleimhäuten bedarf keiner Erwähnung; eine ähnliche Affinität besitzt der Keim aber auch zu anderen serösen Häuten wie Conjunctiven, Endokard, Meningen und Synovia der Gelenke. Beim Übertritt der Kokken in den Blutkreislauf kann es daher zu einer Endokarditis, Meningitis oder Arthritis kommen; die *sub partu* übertragene Keratoconjunctivitis gonorrhoica war vor der Einführung der Credéschen Prophylaxe die häufigste Ursache der erworbenen Blindheit.

Morphologisch unterscheidet sich der Gonococcus vom Meningococcus nicht. Bei frischen Gonorrhoefällen findet man allerdings im Cytoplasma der Leukocyten des Harnröhrensekrets oft weit mehr Gonokokken (Abb. 2) als Meningokokken in den Eiterzellen des Liquors bei Meningitis.

In der **Kultur** ist der Gonococcus anspruchsvoller als der Meningococcus. Man züchtet ihn im allgemeinen auf Nähragar mit einem Gehalt von 20% Ascitesflüssigkeit bzw. 10% nativem, evtl. defibriniertem Blut; optimal sind Kochblutnährböden: hier wird der Agar nach Zugeben des Blutes noch einmal für kurze Zeit in den Dampftopf gebracht. Sofortiger Plattenguß führt zum braun-opaken „*Schokoladeagar*", durch Wattefiltration erhält man den hell-transparenten Levinthal-*Agar*. Vor der Beimpfung werden die Platten im Brutschrank auf 37° C angewärmt. Die Bebrütung erfolgt in einer kohlendioxydreichen Atmosphäre. Ein bewährtes und technisch sehr einfaches Verfahren besteht in der Verwendung eines luftdicht schließenden Glases (z. B. Einmachglas), in welches man außer den Nährböden auch eine kurze Kerze bringt, die vor dem Aufsetzen des Deckels angezündet wird *("candle jar")*. Wenn die Kerze verlöscht, ist das Brutgefäß luftdicht verschlossen und enthält die ausreichende CO_2-Konzentration. Verwendet man dagegen eins der üblichen Anaerobiergefäße (nach Brown; Zeissler; McIntosh u. Fildes), so ersetzt man nach dem Verschließen 5% der Atmosphäre durch gasförmiges CO_2 aus der Stahlflasche oder aus dem Kippschen Apparat. – Sichtbare *Kolonien* bilden sich bei der Isolierung vom Patienten in 2–3 Tagen, auf optimalen Nährböden oft aber auch schon nach 24stündiger Bebrütung. Sie sind kleiner und durchscheinender als die Meningokokkenkolonien, flach-kugelig, spiegelnd und glattrandig („Tautröpfchen").

Die **Pathogenität** der Gonokokken beruht offenbar auf dem Besitz eines thermostabilen *Endotoxins*, gelegentlich auch als Gonotoxin bezeichnet, das offenbar wie

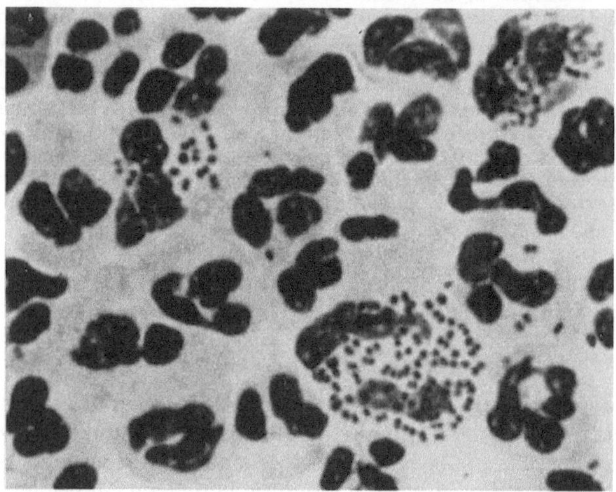

Abb. 2. *Neisseria gonorrhoeae* im Trippereiter, 2000 ×

das Endotoxin der Meningokokken ein locker an Nucleoproteid gebundenes Lipopolysaccharid darstellt. Die Produktion eines *Ektotoxins* wurde zwar auch gelegentlich angenommen, aber niemals bewiesen.

Serologisch stellen die Gonokokken keine einheitliche Gruppe dar, doch haben die zahlreichen, auf der Antigenstruktur basierenden Einteilungsversuche zu so unterschiedlichen Ergebnissen geführt, daß eine allgemein anerkannte Typenliste bisher nicht existiert.

Die **Laboratoriumsdiagnose** der Gonokokken gründet sich auf Morphologie, Gramverhalten, Nährbodenansprüche, Koloniеaspekt, positive Oxydasereaktion und die Vergärung von Glucose, nicht aber von Maltose, Fructose oder Saccharose auf Lingelsheim-Platten (vgl. S. 342).

Vorzüchtung. Da die Züchtung des Gonococcus – wie die des Meningococcus – auf festen Nährböden besser gelingt als in flüssigen Substraten, werden Vorkulturen für Tierversuche zweckmäßigerweise auf „Schokolade-" oder Levinthal-Agar in Petrischalen oder als Schrägröhrchen in CO_2-reicher Atmosphäre (s. o.) angesetzt und 24–48 Std bei 37° C bebrütet.

B. Experimentelle Pathogenität

Da der Gonococcus noch enger an den Menschen adaptiert ist als der Meningococcus, lassen sich auch experimentelle Gonokokkeninfektionen beim Tier noch schwerer erzeugen als die eben besprochenen Meningokokkeninfektionen. Zwar kann man die üblichen Laboratoriumstiere durch Injektion sehr großer Gonokokkenmengen (mehrere Milliarden Keime) töten, doch handelt es sich in (fast) allen diesen Fällen um Vergiftungen mit dem Endotoxin, die ebenso auch mit abgetöteten Kulturen und Gonokokkenextrakten herbeigeführt werden können. Das gleiche gilt für die lokalen Eiterungen (Abscesse, Empyeme, Hypopyon usw.), die bei Versuchstieren hervorgerufen wurden. Berichte über experimentell erzeugte Allgemeininfektionen durch Gonokokken sind daher mit kritischer Zurückhaltung aufzunehmen; das gelegentliche Übertreten von Gonokokken in den Kreislauf bei massiver Infektion kann nur als transitorische Bakteriämie, nicht aber als Zeichen einer Sepsis gedeutet werden.

Die *Dosis letalis minima* des Endotoxins für die Maus wurde mit 10 mg/kg Körpergewicht, für das Kaninchen mit $<0{,}1$ mg/kg ermittelt (Boor u. Miller 1944). Am Orte seiner Applikation führt es zu einer heftigen eitrigen, gelegentlich wohl auch hämorrhagischen Entzündung, während die Allgemeinsymptome der Intoxikation in Gewichtsverlust und Fieber (im Gegensatz zum Meningokokkenendotoxin, das einen Temperatursturz auslöst) bestehen (Nicolaysen 1897).

Über die vielen vergeblichen oder falsch interpretierten Tierversuche, die seit der Auffindung des Gonococcus durch Neisser im Jahre 1879 und seiner ersten Züchtung durch Leistikow und Löffler (1882) angestellt wurden, haben Koch und Cohn (1928) sowie in jüngster Zeit Leinbrock (1964) referiert. Diese Versuche erstreckten sich auf die üblichen kleinen Nager wie Kaninchen, Meerschweinchen, Ratten und Mäuse sowie auf Haustiere wie Hund, Schaf, Ziege, Rind und Pferd. Als Infektionswege wurden sowohl die intraperitoneale, intrapleurale, intraperikardiale, intralumbale, subcutane und intraarticuläre Injektion als auch die Instillation ins Auge, in die Nase und die Urethra benutzt. Dennoch ist es selbst bei Menschenaffen nicht gelungen, durch Einbringen von Gonorrhoeeiter oder Gonokokkenreinkultur in die Urethra eine Gonorrhoe zu erzeugen. Wenn überhaupt, so gibt es offenbar zwei (bzw. drei) Möglichkeiten, eine einigermaßen reproduzierbare, echte Gonokokkeninfektion mit Vermehrung der Erreger am Orte der Injektion zu erzielen: das sind die Infektion der vorderen Augenkammer beim Kaninchen sowie die intraperitoneale Infektion der Maus bei gleichzeitiger Verabreichung von Mucin oder Eigelb.

Durch Tierpassagen läßt sich die Virulenz der Gonokokken offenbar nicht verstärken und resistenzmindernde Eingriffe beim Wirtstier, wie die Applikation von Galle (Conjunctiva), Diphtherie- und Gonotoxin, UV- und Röntgenstrahlen, Milzexstirpation usw., haben ebenfalls nur eine etwas verlangsamte Clearance zur Folge (Nicolaysen 1897; Schäfer u. Walther 1939). Über abweichende Erfahrungen von Miller et al. (1945) siehe Seite 360. In jüngster Zeit konnten jedoch Walsh, Brown, Brown und Pirkle (1963) zeigen, daß sich die Virulenz der Gonokokken durch Züchtung in der Allantoishöhle des Bruteis erhalten und, wenn sie durch längere Haltung der Stämme auf Schokoladeagar verloren gegangen ist, durch eine Reihe von Allantoispassagen auch wieder regenerieren läßt.

C. Die Infektion des Kaninchens mit Neisseria gonorrhoeae

Alle pathologischen Veränderungen und tödlichen Affektionen, die beim Kaninchen auf den verschiedensten Wegen herbeigeführt werden können, lassen sich als Wirkungen des Endotoxins der Gonokokken deuten. Lediglich bei *einem* Infektionsmodus, der Einbringung der Keime in die vordere Augenkammer, scheint es zu einer lokalisierten Vermehrung der Erreger zu kommen, wenngleich auch hier die Ergebnisse unterschiedlich waren.

Bereits im Jahre 1899 hatte MASLOVSKI diese Art der Infektion angewandt, die Erreger aber nur 48 Std lang und in abnehmender Zahl aus dem Kammerwasser wieder herauszüchten können. Zum gleichen Ergebnis kam später auch BRUCK (1909). DEBRÉ und PARAF (1913) wollen dagegen mit $200-300 \times 10^6$ Gonokokken eine echte Panophthalmie mit Perforation der Cornea, eitriger Conjunctivitis und Atrophie des Bulbus erhalten haben, die sie auf die Vermehrung der Erreger am Ort der Infektion zurückführten. Die gleichen Erscheinungen vermochten aber MEZINCESCU und HOLBAN (1919) bei einer Nachprüfung der Versuche von DEBRÉ und PARAF (1913) auch mit toten Gonokokken hervorzubringen. Lebend injizierte Keime waren wenige Stunden nach der Injektion im Kammerwasser nicht mehr nachzuweisen; auch ließ sich die Affektion nicht auf weitere Kaninchen übertragen. Nachdem aber MILLER et al. (1945) sowie DRELL et al. (1945) eine experimentelle, von der vorderen Augenkammer ausgehende Infektion des Kaninchenauges in sehr detaillierter und auch recht überzeugender Weise beschrieben haben, seien die betreffenden Arbeiten – wenigstens als Hinweis auf eine Infektions*möglichkeit* – mit einer gewissen Reserve referiert.

Infektion der vorderen Augenkammer

Infektionsdosis. Von einer 18stündigen Kultur auf einem Spezialnährboden auf der Grundlage tryptisch verdauten Caseins wird eine Öse Bakterienmasse abgenommen und in einigen Millilitern Kochsalzlösung aufgeschwemmt, so daß eine Suspension entsteht, die je Milliliter rund 10^9 Gonokokken enthält. um in 95% der Fälle eine Infektion des Auges zu erzielen, werden 2×10^7 Keime, für einen 45%igen Erfolg 2×10^2 Keime benötigt. Von der Ausgangssuspension werden Verdünnungen angesetzt, die in 0,1 ml die erforderliche Keimmenge enthalten. MILLER et al. (1945) verwendeten für ihre Untersuchungen einen frisch von der Urethralschleimhaut isolierten, sulfonamidresistenten Stamm und einen weiteren, der 2 Jahre zuvor von einer Endokarditis gezüchtet worden war und auf Grund von mehr als 100 Mäusepassagen eine ungewöhnliche Virulenz besaß.

Infektionstechnik. Als Versuchsobjekt werden *eben erwachsene* Albinos bevorzugt, da sie leichter zu handhaben sind als ganz junge Tiere und empfänglicher als ältere. Die Tiere werden durch intravenöse Injektion von 1 ml 3%iger Morphinsulfatlösung und durch Einträufeln eines Tropfens 5%iger Cocainlösung in den Bindehautsack vorbereitet. Um die Gefahr einer Kontamination zu verringern, werden die Wimpern und die Haare in der Umgebung der Lidränder gekürzt. Dann spreizt man die Lider mit einem Mellinger-Speculum und injiziert die Infektionsdosis in die Vorderkammer, indem man mit feiner Kanüle dicht am Limbus einsticht. Vorher zieht man in einer Tuberkulinspritze 0,2 ml der Gonokokkensuspension (= doppelte Infektionsdosis) auf und vermischt diese nach dem Einstich durch mehrfaches Aspirieren und Injizieren mit dem Kammerwasser. Am Schluß dieser Prozedur werden etwa 0,2 ml Flüssigkeit in der Spritze zurückbehalten. So läßt sich mit *einem* Einstich und ohne eine bleibende Druckerhöhung zu erzeugen, die gewünschte Keimmenge ziemlich genau in die Vorderkammer einbringen.

Verlauf. Bei Injektion von 2×10^7 Keimen tritt nach 1–2 Tagen eine schwere conjunctivale Reaktion mit Hyperämie, verstärkter Sekretion und Chemosis auf, die jedoch bis zum Ende der ersten Woche wieder abklingt. Im Conjunctivalsekret sind Gonokokken nicht nachzuweisen. In schwereren Fällen kommt es zu einer Trübung der Cornea und – gegen Ende der ersten Woche – zum Einwandern von Gefäßen. Die Vorderkammer enthält ein grau-weißes, milchiges Exsudat, das sich später als weißliche Membran absetzt oder gänzlich verschwindet. In den schwersten Fällen kommt es zur Ausbildung eines Hypopyon. Vordere und hintere Synechien führen zu Deformierung der Pupillen. Der intraoculare Druck ist nur selten erhöht.

Die *Krankheitsdauer* beträgt – gemessen am kulturellen Nachweis der Gonokokken in der Vorderkammer – in zwei Drittel der Fälle nicht mehr als 7 Tage; bei dem restlichen Drittel der Tiere kann die Infektion jedoch 14 Wochen und länger persistieren. MILLER et al. (1945) unterschieden danach einen akuten und einen chronischen Krankheitsverlauf. Im Blut der Tiere lassen sich bei der chronischen Infektion von der 4. Woche ab komplementbindende Antikörper häufig, Agglutinine dagegen nur ausnahmsweise und mit niedrigem Titer nachweisen (DRELL et al. 1945).

Pathologische Histologie. Die Cornea ist – manchmal um das Zwei- bis Dreifache – verdickt und mit zahlreichen polymorphkernigen Leukocyten wie auch mit Makrophagen durchsetzt. In intra- und extracellulärer Lage findet man typische und deformierte Gonokokken. Die Vascularisation der Cornea ist deutlich zu erkennen. Die Vorderkammer enthält fibrinöses Exsudat, das sich zusammen mit Leukocyten und Gonokokken auf der Iris und im Kammerwinkel angesammelt hat. Fibrin und Leukocyten schlagen sich auch auf der Rückseite der Cornea nieder. Das Netzwerk des Kammerwinkels ist mit Leukocyten und Gonokokken ausgefüllt. Wenn die Linsenkapsel bei der Infektion verletzt wurde, trägt die Läsion einen dicken Überzug von Fibrin und Fibroblasten, der auch Gonokokken und Klümpchen von degeneriertem Linsenmaterial enthält. Iris und Ciliarkörper zeigen eine mäßig bis stark entzündliche Reaktion; in der Iris erkennt man nur vereinzelt Gonokokken. Die Processus ciliares sind in schwereren Fällen stark ödematös geschwollen und mit einem eiweißartigen Exsudat bedeckt, das offenbar zur Verklebung mit der Linse führt. Abgesehen von einer mäßigen Verdickung der Chorioidea und einer geringen cellulären Infiltration des Glaskörpers ist der hintere Anteil des Auges frei von pathologischen Veränderungen.

Pathogenese. Wenngleich zumindest die ersten Reaktionen auf die Infektion auch durch tote Gonokokken hervorgerufen werden können, haben MILLER et al. (1945) doch gezeigt, daß es schon innerhalb der ersten 24 Std zu einer deutlichen Vermehrung der eingebrachten Keime kommt. Nicht immer finden sich allerdings die meisten Erreger auch am Orte der Injektion; häufiger und in größerer Zahl als im Kammerwasser lassen sie sich in der Linse und im Ciliarkörper nachweisen. Durch gonokokkenhaltiges Kammerwasser kann die Infektion auch auf weitere Kaninchen übertragen werden.

Als wesentlich für das Angehen der Infektion hat sich eine Verletzung der Linsenkapsel erwiesen, die bei der Injektion der Erreger oft unabsichtlich herbeigeführt wird. Jedenfalls konnten DRELL et al. (1945) bei einer kleinen Serie besonders vorsichtig infizierter Tiere, bei denen eine Verletzung der Linse vermieden wurde, auch keine Zeichen einer Infektion entdecken. Die Bedeutung des freigelegten Linseninhalts für die Infektion sahen die Autoren in dem besonders hohen Eiweißgehalt dieses Gewebes, das dadurch den Gonokokken optimale Nährbodenverhältnisse biete. Im histologischen Bild entsteht der Eindruck, daß der verletzte Bezirk der Linsenkapsel vom Organismus durch eine besonders kräftige fibrinöse Membran abgedeckt wird.

MILLER et al. (1945) sowie DRELL et all. (1945) erzielten also durch Einimpfung von Gonokokken in die Vorderkammer des Kaninchenauges eine fortschreitende Infektion, die jedoch auf die vorderen Partien des Auges beschränkt blieb und keinerlei Tendenz zu septischer Ausbreitung zeigte.

D. Die Infektionen der Maus mit Neisseria gonorrhoeae

Ähnlich wie für den Meningococcus ist offenbar auch für *Neisseria gonorrhoeae* die weiße Maus bei *intraperitonealer* Infektion das brauchbarste Versuchsobjekt. Injiziert man die Gonokokken in einem indifferenten Suspensionsmittel, so kann man das Tier zwar mit 3—4 Milliarden Keimen innerhalb von 24—48 Std töten, doch läßt sich derselbe Effekt auch mit thermisch abgetöteten Gonokokken erzielen.

Bei der Sektion findet man in der Bauchhöhle nur minimale Mengen eines klaren Exsudats, die Serosa zeigt eine geringfügige Hyperämie, die Milz ist vergrößert. Die Erreger finden sich teils im Cytoplasma der Leukocyten des Exsudats, teils in extracellulärer Lage und lassen sich ausnahmsweise einmal aus dem Blut, niemals aber aus der Milz züchten (NICOLAYSEN 1897; MASLOVSKI 1900). Wenn die Tiere überleben, nimmt die Gesamtzahl der Gonokokken in der Bauchhöhle ab, wobei die Zahl der durch polymorphkernige Leukocyten phagocytierten Erreger auf Kosten der freiliegenden ansteigt. Die Histiocyten phagocytieren dagegen nicht, erscheinen aber — wohl als Ausdruck der Endotoxinwirkung — vergrößert, gebläht und vacuolisiert. Nach 72 Std sind keine Zeichen der Affektion mehr zu erkennen (LENTZ u. SCHÄFER 1937).

Demgegenüber gelang es einzelnen Autoren, bei intraperitonealer Applikation der Keime durch gleichzeitige Verabreichung von ,,aktivierenden“ Zusätzen eine lokalisierte Infektion des Peritoneums herbeizuführen.

1. Intraperitoneale Infektion mit Mucin

Ermutigt durch die Erfolge, die MILLER (1933) und spätere Bearbeiter bei der experimentellen Meningokokkeninfektion durch Injektion der Erreger in einer Mucinsuspension erzielt hatten, versuchten LEVADITI und VAISMAN (1937), COHN und PEIZER (1938) sowie SCHÄFER und WALTHER (1939), auf die gleiche Weise eine echte Gonokokkeninfektion bei der Maus zu etablieren. Nur die ersten beiden Forschergruppen [später übrigens auch ZEUNER (1945)] kamen dabei jedoch zu dem gewünschten Ergebnis. Da COHN und PEIZER (1938) die genaueste Beschreibung ihrer Technik lieferten, halten wir uns bei den folgenden Angaben an diese Autoren.

Mucinpräparation. Die Herstellung der Mucinsuspension erfolgte im wesentlichen in der auf S. 352 beschriebenen Weise. Die Autoren hielten jedoch folgende Modifikationen für wesentlich: die im Autoklav sterilisierte 5%ige Mucinsuspension läßt man über Nacht bei Raumtemperatur stehen, dekantiert am nächsten Morgen den Überstand, stellt ihn mit (offenbar unsteriler) n/1 NaOH auf pH = 7,5 ein und bringt ihn dann nochmals für 15 min den Dampftopf. Nach dem Abkühlen setzt man so viel sterile 20%ige Glucoselösung zu, daß deren Endkonzentration 1% beträgt. Die Reaktion liegt dann in der Regel bei pH = 7,3. Die fertige Suspension wird bei Raumtemperatur aufbewahrt und nicht länger als 3 Tage verwendet.

Den Zusatz von Glucose zum Mucin hielten COHN und PEIZER (1938) deswegen für nützlich, weil sie im Peritonealexsudat bei Verwendung dieser Mischung 2 Std nach der Infektion dreimal so viel Gonokokken, nach 4 Std fünfmal so viele nachweisen konnten wie bei Injektion der Erreger in glucosefreier Mucinsuspension zum jeweils gleichen Zeitpunkt.

Infektionstechnik. 5 Ösen einer 24stündigen Kultur auf filtriertem Kochblutagar werden in 4 ml Kochsalzlösung homogen verteilt; diese Suspension wird 1 : 10 und 1 : 100 mit Glucose-Mucin verdünnt und durch 5—10 min langes Schütteln gut durchmischt. Um bei 18—20 g schweren Mäusen eine in der Regel tödlich endende Infektion hervorzurufen, benötigt man im allgemeinen 1 ml der zweiten Verdünnungsstufe, die etwa 5×10^6 Gonokokken enthält.

Allerdings erweist sich nicht jeder Gonokokkenstamm als brauchbar und Stämme, die zunächst erfolgreich verimpft wurden, können ihre Mäusevirulenz zu irgendeinem Zeitpunkt verlieren.

Verlauf. Kurz nach der Injektion der Erregersuspension wird die Maus apathisch, sie frißt nicht und reagiert nicht mehr auf Reize; die Augen sind geschlossen, das Fell ist struppig. Unter zunehmender Schwäche tritt der Tod meist nach 18–48 Std ein. LEVADITI und VAISMAN (1937) geben als Todesursache neben dem allgemeinen Kräfteverfall auch fortschreitende Lähmungen an.

Die *Todesrate* betrug bei diesen Autoren, die ihre Infektionsdosis nicht genau angeben, 95%. ZEUNER (1945) erzielte in mehreren Versuchsreihen und mit größeren Erregermengen als COHN und PEIZER (1938) (1–2 Ösen Blutagarkultur in 0,5 ml 4% Mucinlösung) eine Letalität von rund 50% innerhalb der ersten 24 Std, von rund 75% bis zum Ablauf von 48 Std und von 85–90% bis zum Ende des 5. Tages nach der Infektion. Im gleichen Zeitraum gingen allerdings auch bis zu 25% der Kontrolltiere (Mucin ohne Gonokokken) zugrunde.

Pathologische Anatomie. Bei der Sektion lassen sich keine makroskopisch sichtbaren pathologischen Veränderungen feststellen. In Abstrichpräparaten vom Peritoneum findet man zahlreiche Leuko- und Lymphocyten sowie intra- und extracellulär liegende gramnegative Diplokokken. Kulturen des Herzblutes und vom Peritoneum sind positiv für *Neisseria gonorrhoeae*.

Pathogenese. In der Bauchhöhle kommt es zunächst zu einer Abnahme der Keimzahl, so daß man 2 Std *post infectionem* weniger Keime vorfindet als unmittelbar nach der Injektion; danach aber tritt eine starke Vermehrung der Erreger ein. In gleicher Weise nimmt die Zahl der Leuko- und Lymphocyten zu, die zumeist ein geschädigtes Aussehen zeigen. Viele der Polymorphkernigen haben Gonokokken aufgenommen. 6 Std nach der Infektion findet sich die Mehrzahl der Erreger intracellulär; das Peritonealexsudat zeigt jetzt etwa das Bild eines Harnröhrensekrets bei akuter Gonorrhoe. Schnell treten die Keime auch ins Blut über; ihre Zahl nimmt bei Untersuchung nach 2, 4 und 6 Std im Verhältnis 1 : 3 : 5 zu. Dieser Anstieg der Keimzahl im Kreislauf wurde von COHN und PEIZER (1938) jedoch nicht auf eine Vermehrung im Blutstrom, sondern auf einen vermehrten Durchtritt aus dem Peritoneum zurückgeführt. Die Vermehrung der Keime in der Bauchhöhle gehe der Bakteriämie voraus.

Von LEVADITI und VAISMAN (1937) wurde die auf diese Weise herbeigeführte Affektion als „Toxi-infektion" gedeutet, von COHN und PEIZER (1937) dagegen als Allgemeininfektion. Richtiger scheint uns – auch nach den Angaben der zuletzt genannten Autoren – die Auffassung der französischen Forscher, da es weder zu einer Vermehrung der Gonokokken im strömenden Blut noch zu einer Absiedlung in den Organen kommt. Als echte, wenn auch lokalisierte Infektion wird man die Krankheit aber wohl zu betrachten haben, da sich die Erreger in der Bauchhöhle vermehren und die infizierten Tiere durch Sulfonamide und Penicillin gerettet werden können (LEVADITI u. VAISMAN 1937; ZEUNER 1945).

2. Intraperitoneale Infektion mit Eigelb

Die günstigen Ergebnisse von KAPUSTO und KUZIN (1937), SACHAROW (1941) sowie GOETERS (1948) bei der experimentellen Meningokokkeninfektion der Maus (S. 354) veranlaßten KIMMIG und WEISE (1952), die Brauchbarkeit der Eigelbmethode auch in Verbindung mit der Gonokokkeninfektion zu untersuchen.

Präparation der Eigelbemulsion wurde auf Seite 354/55 beschrieben.

Infektionstechnik. Die Gonokokkenstämme wurden auf „Schokoladeagar" sowohl gehalten wie vorgezüchtet. Eine Öse Bakterienmasse (rd. 1 Milliarde Keime) einer 24stündigen Kultur, in 0,2 ml Kochsalzlösung suspendiert und mit 0,8 ml Eigelbemulsion zusammengegeben, diente als Infektionsdosis. Praktisch gingen KIMMIG und WEISE (1952) dabei so vor, daß sie in einer Tuberkulinspritze zuerst das Eigelb und hinterher die Gonokokken aufzogen und dieses Gemisch unmittelbar danach 20 g schweren Mäusen intraperitoneal injizierten.

Optimal virulentes Impfmaterial ist nur von 24stündigen Kulturen zu erhalten; bei längerer Vorzüchtung läßt die Virulenz deutlich nach. Das Alter des Stammes ist dagegen für den Ausgang des Versuches nicht von ausschlaggebender Bedeutung, wenngleich sich die Stämme in den ersten 10 Passagen meist virulenter erwiesen als ältere. Stämme von verschiedener Antigenstruktur [A, C nach JÖTTEN (1921)] zeigten keine Virulenzunterschiede bei dieser Art der Infektion. Durch Tierpassagen ließ sich die intraperitoneale Mäusevirulenz der Gonokken weder erhalten noch verstärken.

Verlauf. Bei Verwendung der angegebenen Infektionsdosis gehen 70—85% der Tiere innerhalb von 3 Tagen unter schweren Krankheitserscheinungen zugrunde; stammt das Infektionsmaterial aus Kulturen, die nicht älter als 24 Std sind, dann erliegt die Mehrzahl der Tiere schon vor dem Ende des ersten Tages der Infektion. Bei schwerkranken Tieren konnten die Erreger 12 Std *post infectionem* gelegentlich aus der Bauchhöhle, niemals jedoch aus dem Schwanzblut herausgezüchtet werden.

Pathologische Anatomie. Die Bauchhöhle enthält bei der Sektion nur geringe Mengen eines serösen Exsudats; das Peritoneum hat stellenweise seinen spiegelnden Glanz verloren. In mikroskopischen Präparaten des Exsudats erkennt man massenhaft Gonokokken, die häufig Degenerationserscheinungen zeigen (Blähformen, Monokokken, ungleichmäßige Färbbarkeit) und sich in ihrer Mehrzahl in phagocytiertem Zustand befinden; sie ließen sich jedoch *post mortem* weder aus der Bauchhöhle noch aus dem Herzblut in der Kultur wiedergewinnen. Leber und Milz sind vergrößert, aber mikroskopisch und kulturell frei von Gonokokken.

Pathogenese. Nach den Erfahrungen von KIMMIG und WEISE (1952) kommt es bei intraperitonealer Injektion von Gonokokken in Eigelbemulsion zu einer geringfügigen entzündlichen Reaktion des Peritoneums und zu einer Vergrößerung von Leber und Milz. Da aber die gleichen Erscheinungen auch durch das Endotoxin allein hervorzurufen sind und da die Erreger niemals aus dem Blut oder den Organen, ja *post mortem* nicht einmal aus der Bauchhöhle gezüchtet werden konnten, erscheint es fraglich, ob diese Affektion als echte Infektion gedeutet werden darf. Dennoch wurde sie von KIMMIG und WEISE (1952) wie auch von LEINBROCK (1964) (der aber im Hinblick auf die Streuung der Erreger im Organismus unrichtig referiert) als solche angesehen. Weil die Erkrankung durch Penicillin, 6 Std *post infectionem* gegeben, geheilt werden kann, während sie bei späterer Therapie (20—24 Std danach) eher schwerer verläuft, folgerten die beiden erstgenannten Autoren, daß die frühzeitige Gabe des Antibioticums die Erreger in der *Vermehrungsphase* treffe, während später nur der Zerfall der Keime beschleunigt und damit die Endotoxinwirkung verstärkt werde. Die veröffentlichten Versuchsprotokolle lassen jedoch keinen Schluß auf eine Vermehrung der Erreger in der Maus zu.

E. Die Infektion der Ratte mit Neisseria gonorrhoeae

Ob sich mit dem Gonococcus bei der weißen Ratte eine Infektion hervorbringen läßt, ist umstritten, wenngleich unwahrscheinlich. Zwar will LUSZTIG (1933) bei intraperitonealer Injektion enormer Keimmengen regelmäßig eine tödliche Allgemeininfektion erzielt haben, doch konnten LENTZ und SCHÄFER (1937) Krankheit und Tod der Tiere auch mit abgetöteten Gonokokken herbeiführen. Da LUSZTIG mit großer Überzeugung die Auffassung vertritt, die Ratte sei das einzige mit *Neisseria gonorrhoeae* infizierbare Tier überhaupt, mögen seine Versuchsergebnisse hier in Kürze wiedergegeben werden.

Intraperitoneale Infektion

Infektionsdosis. Um bei 20% der Tiere eine tödliche Erkrankung hervorzurufen, mußte die Bakterienmasse einer ganzen 36stündigen Schrägagarkultur in 2 ml Kochsalzlösung gegeben werden; die DL_{100} entsprach 2–3 derartigen Kulturen. Keimzahlbestimmungen wurden offenbar nicht durchgeführt, doch kann man annehmen, daß die Infektionsdosis in der Größenordnung von 10^{10} Keimen (oder darüber) lag. Lusztig (1933) verwandte für seine Versuche ausschließlich junge Ratten (bis 200 g), die sich empfänglicher als erwachsene Tiere erwiesen hatten.

Verlauf und pathologische Anatomie. Nach der intraperitonealen Injektion einer ganzen Gonokokkenkultur zeigten die Tiere die Zeichen einer schweren Affektion: Unruhe, gesträubtes Fell, Ängstlichkeit, Appetitlosigkeit, Apathie, zunehmende Dyspnoe. 20% der Tiere gingen innerhalb von 24–48 Std zugrunde. Bei diesem *perakuten Verlauf* ließen sich die Erreger *post mortem* aus Bauchhöhle, Herzblut, Milz und Leber züchten. – Bei einem Teil der Tiere entwickelt sich nach Überstehen der ersten Erscheinungen eine mehr *subakute Infektion*, die mit einem starken Gewichtsverlust einhergeht; die Tiere werden apathisch, sie halten das Rückgrat krampfhaft gekrümmt wie bei starken Schmerzen der Bauchorgane. Die Augen sind verklebt, die Nase ist rot und feucht. Auffallend ist eine Pollakisurie mit nicht selten blutigem Harn, in dem man bei der mikroskopischen Untersuchung Leukocyten und gramnegative Diplokokken erkennt. Manchmal kommt es nach 2–3 Tagen zu einer hochgradigen Arthritis vorzugsweise der karpalen und tarsalen Gelenke. Am 8. bis 10. Tag erreicht die Krankheit ihren Höhepunkt, im Verlauf weiterer 6–8 Tage kommt es in der Regel zur Genesung. Die pathologisch-anatomischen Veränderungen bei der subletalen Infektion bestehen in Peritonitis, entzündlichem Milztumor, Entzündung und parenchymatöser Degeneration der Leber, seltener einer Bronchopneumonie. Das Peritonealexsudat enthält nach 24 Std reichlich Leukocyten, Lymphocyten und Gonokokken, doch schwinden diese Elemente mit der Rückbildung der Peritonitis gegen den 6. Tag. Über einen Nachweis der Gonokokken in Kreislauf oder Organen bei diesem Krankheitsverlauf wird nichts berichtet.

Es liegt demnach in der Tat kein zwingender Grund vor, hier eine echte Infektion oder gar eine Allgemeininfektion anzunehmen. Daß bei perakutem Verlauf Keime aus der Bauchhöhle in den Kreislauf geraten und damit in die Organe verschleppt werden, läßt sich zwanglos als agonale Bakteriämie erklären. Beim subakuten Verlauf aber nimmt die Zahl der Gonokokken in der Bauchhöhle offenbar nicht zu, sondern stetig ab, bis sie nach 6 Tagen nicht mehr nachweisbar sind.

III. Neisseria catarrhalis

(Micrococcus catarrhalis)

A. Allgemeines

N. catarrhalis ist ein Epiphyt der Schleimhäute von Mund, Nase und Rachen. Man trifft sie unter normalen Verhältnissen ziemlich selten, häufiger jedoch und in größerer Zahl (und immer in Gemeinschaft mit anderen Mikroorganismen) im Sputum beim Bestehen chronischer Infekte der tiefen Atemwege. Man nimmt deshalb an, daß sie zwar keine selbständige Pathogenität besitzt, im Rahmen einer Mischflora aber pathogene Fähigkeiten entwickeln kann.

Morphologisch ist *N. catarrhalis* vom Meningococcus und Gonococcus nicht zu unterscheiden, doch findet man sie in der Regel nicht in intracellulärer Lage. In der Kultur zeigen die Individuen gleichmäßigere Form und Größe als die Meningokokken (Abb. 3). Die *Züchtung* gelingt auf Nähragar ohne besondere Schwierigkeiten, oft sogar schon bei Raumtemperatur. Die Kolonien sind mit einem Durchmesser von 1—2 mm relativ groß, weißlich-undurchsichtig und umgeben sich nach mehrtägiger Bebrütung meist mit einem flachen, unregelmäßigen Randsaum. Ihre *biochemischen Leistungen* sind gering: *N. catarrhalis* bildet auf Lingelsheim-Platten aus keinem der drei Zucker Säure (vgl. Tabelle S. 342). Von *N. cinerea*, die sich in den Zuckervergärungen ebenso verhält, unterscheidet sie sich jedoch durch die Größe ihrer Kolonien, durch die Verwertung von Butyrat und Tributyrin sowie durch die fehlende Gasbildung aus Nitrit.

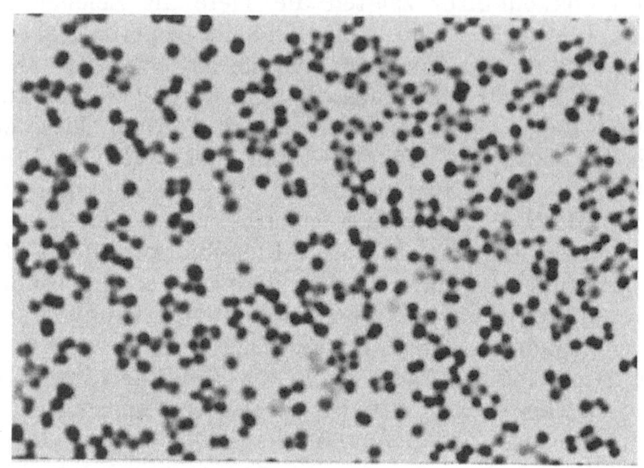

Abb. 3. *Neisseria catarrhalis*, Reinkultur, 2000 ×

B. Experimentelle Pathogenität

Im Tierversuch verhält sich *N. catarrhalis* recht ähnlich den menschenpathogenen Neisserien. Man hat mit wechselndem Erfolg versucht, Kaninchen, Meerschweinchen und Mäuse mit diesem Keim tödlich zu infizieren. Die geringste Empfänglichkeit zeigt offenbar das Kaninchen, die größte die Maus.

Bei *subcutaner* Applikation ist *N. catarrhalis* völlig avirulent (Ghon u. Pfeiffer 1902; Dunn u. Gordon 1905). — Kaninchen kann man durch *intravenöse* Injektion auch formolisierter, sehr dichter Keimsuspensionen gelegentlich töten (Berger 1963). — Gibt man sehr große Keimmengen *intraperitoneal* ($^1/_2$—1 Kultur), so gehen Mäuse und Meerschweinchen oft in wenigen Tagen zugrunde. Bei der Sektion findet man (nicht regelmäßig) Zeichen einer peritonealen Reizung und einen Milztumor. Aus dem Blut lassen sich die Keime nur ausnahmsweise züchten. Patientenstämme besitzen keine höhere Virulenz als Keimträgerstämme; auch läßt sich die Virulenz durch Tierpassagen nicht erhöhen. Mit toten *Catarrhalis*-Suspensionen lassen sich — zumindest bei der Maus — die gleichen Erscheinungen hervorrufen wie mit lebenden (Ghon u. Pfeiffer 1902; Dunn u. Gordon 1905; Gordon 1921). Die tödliche Affektion, die sich durch intraperitoneale Einverleibung von *N. catarrhalis* herbeiführen läßt, wird demnach allgemein nicht als echte Infektion, sondern als *Intoxikation* aufgefaßt.

Immerhin gelang es Rake (1935) mit einem von 5 geprüften Stämmen von *N. catarrhalis*, die Maus durch *intraperitoneale* Injektion der Erreger in einer 6%igen *Mucin*suspension mit der relativ niedrigen Dosis von 2×10^9 Keimen tödlich zu infizieren.

Ebenso wie *N. catarrhalis* verhalten sich im Tierversuch auch die anderen saprophytischen *Neisseria*-Arten (*N. subflava, N. perflava, N. sicca, N. mucosa, N. cinerea*). Nur bei *intraperitonealer* Zufuhr größter Keimmengen (0,5—1 ml 24stündige Kultur) kommt es innerhalb von 1—3 Tagen oft zum Tod der Tiere (v. LINGELSHEIM 1906; WILSON u. SMITH 1928). Die Keime lassen sich *post mortem* aus dem Herzblut und manchmal auch aus den Organen züchten (BERGER 1953; VÉRON et al. 1959). Mit unterschwellig virulenten Stämmen von *N. capsulata* (= *N. cinerea*?) konnten COURTOIS, THYS und VERSELDER (1954) bei gleichzeitiger Verabreichung von Mucin eine tödliche Affektion hervorrufen.

Eine echte, reproduzierbare Infektion läßt sich also mit allen diesen *Neisseria*-Arten nur in Ausnahmefällen erzeugen, doch besteht daran wohl auch kein besonderes Interesse, da es sich hier um in der Regel harmlose Epiphyten handelt.

IV. Veillonella alcalescens

(V. gazogenes; Micrococcus lactilyticus)

A. Allgemeines

Wie bereits auf Seite 342 bemerkt, ist *V. alcalescens* ein normaler und häufiger Epiphyt der Schleimhäute von Respirations-, Intestinal- und weiblichem Genitaltrakt. Wenngleich dieser Keim, solange er sich auf der Schleimhautoberfläche befindet, als durchaus harmlos gelten kann und vielleicht sogar eine Funktion bei der Regulierung des biologischen Gleichgewichts der lokalen Biozönosen versieht, trifft man ihn doch manchmal in der Flora aerob-anaerober Mischinfektionen, die von den genannten Schleimhäuten ihren Ausgang nehmen (Lungengangrän, Tonsillitis, Appendicitis, sog. Alveolarpyorrhoe u. a.), ohne daß allerdings auch dieser Befund einen sicheren Schluß auf seine Pathogenität zuließe. Sehr selten hat man ihn als Erreger einer subakuten Endokarditis nachgewiesen.

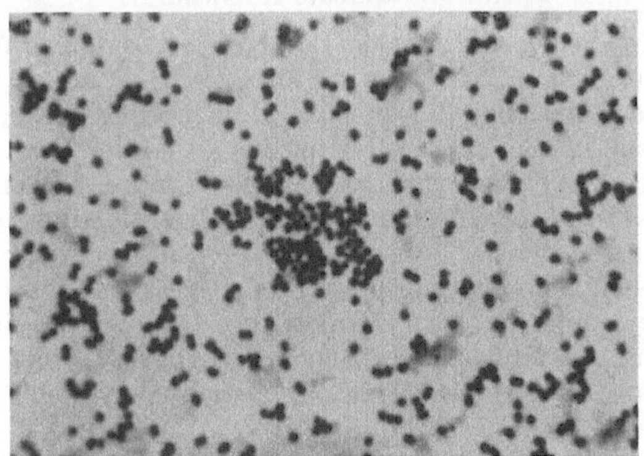

Abb. 4. *Veillonella alcalescens*, Reinkultur, 2000 ×

Morphologisch ist *V. alcalescens* ein sehr kleiner gramnegativer Coccus von 0,4—0,5 μ Durchmesser, der teils in Paaren, teils in unregelmäßigen Haufen liegend angetroffen wird (Abb. 4).

Die *Kultur* gelingt nur unter Sauerstoffabschluß. Gutes Wachstum unter Gasbildung in Thioglykolatbouillon. Auf Blutagar sehr feine Kolonien ohne Hämolyse. Üppiges Wachstum in großen Kolonien (bis zu 3 mm Durchmesser) erhält man jedoch auf dem alkalischen Lactatagar nach SIMS und SNYDER[1] (1958).

[1] Zusammensetzung des Sims-Snyder-Nährbodens: 10 g Hefeextrakt, 500 ml Aquadest, 20 ml 50% Milchsäure und 10 ml Brillantgrünlösung 1 : 5000 werden zusammengegeben, die Reaktion mit 20% NaOH auf pH 8,8 eingestellt nach; Zusatz von 20 g Agarpulver und Aquadest ad 1000 ml. 1 Std im Dampftopf quellen lassen. Sterilisation im Autoklav bei 120° C für 15 min.

Biochemisch ist *V. alcalescens* recht aktiv. Sie vermag zwar keine Kohlenhydrate zu verwerten, greift aber Lactat, Pyruvat und eine Reihe weiterer Tricarbonsäuren unter Alkalisierung des Nährbodens an. Aus Protein und Pepton werden NH_3 und H_2S gebildet. Nitrat wird zu Nitrit reduziert. Die meisten Stämme dieses Anaerobiers zersetzen Wasserstoffperoxyd.

B. Experimentelle Pathogenität

Die experimentelle Pathogenität von *V. alcalescens* ist gering. Klinische Erscheinungen und pathologische Veränderungen lassen sich nur mit ungewöhnlich großen Keimmengen hervorrufen. Versuchstier der Wahl ist offenbar das *Kaninchen.* Bei Überschwemmung des Organismus mit einer extremen Keimdosis geht das Tier unter den Zeichen einer schweren Affektion und unter besonderer Beteiligung der Lungen innerhalb von 24 Std zugrunde. Überleben die Tiere, so werden die Keime zwar im Verlauf einiger Tage aus Kreislauf und Organen eliminiert, es kommt jedoch zu einer Affektion der großen Gelenke (s. u.).

1. Subcutane Infektion

Durch subcutane Injektion der Keime konnten FISCHER und SCHICK (1933) mit einem Stamm, der aus dem Blut einer Patientin mit Febris rheumatica isoliert war, bei *Mäusen* und *Meerschweinchen* entzündliche Reaktionen hervorrufen, die zum Teil zu eitriger Einschmelzung und Durchbruch nach außen führten. Auch beim *Kaninchen* ließen sich auf diese Weise Abscesse erzeugen (HOWITT 1930). Die Erreger waren jedoch nicht regelmäßig aus den Herden wiederzugewinnen.

2. Intraperitoneale Infektion

Auf die intraperitoneale Applikation der Keime reagieren Maus und Meerschweinchen offenbar nicht (FISCHER u. SCHICK 1933), während HOWITT (1930) beim *Kaninchen* ebenfalls Absceßbildung in Netz und Mesenterium, unter der Leber- und Milzkapsel, im Bereich des Diaphragma und der Darmwand (teilweise mit Nekrotisierung eines Darmabschnittes) erzielen konnte. Daneben kam es auch zur Entwicklung von subcutanen Abscessen und Gelenkempyemen. Die Erreger ließen sich in den Eiterherden im Bereich des Bauchraumes, nicht jedoch in Herzblut, Organen und Gelenken nachweisen. Um derartige Veränderungen zu erzielen, mußte HOWITT (1930) jedoch die Bakterienmasse von 100—200 ml einer 48stündigen Kultur, resuspendiert in 10 ml des Nährbodens, injizieren. Das Wachstum von 25 ml Bouillon reichte für eine lokale Infektion nicht in allen Fällen aus.

3. Intravenöse Infektion

Bei intravenöser Infektion des *Kaninchens* hatten FISCHER und SCHICK (1933) keinen Erfolg, während HOWITT (1930) durch Injektion von 2—10 ml 48stündiger Bouillonkulturen einen Teil der Tiere unter Gewichtsverlust, Kräfteverfall und Dyspnoe meist innerhalb von 18 Std akut zu Tode bringen konnte. Die charakteristischsten und umfangreichsten pathologischen Veränderungen betrafen die *Lungen:* Die Lappen waren vollständig oder teilweise befallen, sie zeigten ein leichtes Ödem und schwere Hämorrhagien. Die ganzen Lungen waren hyperämisch. Die Erreger ließen sich aus diesem Organ regelmäßig, aus Herzblut, Leber, Milz und Gelenken nur in einem Teil der Fälle züchten. — Soweit die Tiere an dieser Affektion nicht zugrunde gingen, wurden sie nach einer Woche getötet. Auffälligster Befund war hier eine *Arthritis purulenta,* vorwiegend im Bereich der hinteren Extremitäten und der Schultergelenke, seltener der Vorderbeine, die

1–4 Tage nach der Infektion auch klinisch in Erscheinung trat. Das in der Regel eitrige, gelegentlich auch hämorrhagische Exsudat enthielt zahlreiche polymorphkernige Leukocyten sowie Makrophagen; die Erreger waren mikroskopisch nicht zu erkennen und ließen sich auch nur in einem Teil der Fälle herauszüchten. Bei Tieren, die 5 ml Kultur erhalten hatten und nach verschiedenen Intervallen getötet wurden, ließen sich die Erreger 12–72 Std nach der Infektion in Herzblut, Organen und Gelenken nachweisen; nach 96 Std war die Bakteriämie jedoch vorüber, nur die Gelenke enthielten noch die injizierten Mikroorganismen.

Eine *Allgemeininfektion* läßt sich demnach beim Kaninchen mit *V. alcalescens* nicht hervorrufen. Alle Erscheinungen – mit Ausnahme vielleicht der lokalen Abscesse nach subcutaner und intraperitonealer Infektion – lassen sich am einfachsten als Wirkung des *Endotoxins* dieses Keimes erklären, das kürzlich von MERGENHAGEN et al. (1961, 1962) rein dargestellt und biologisch getestet wurde. Es zeigt chemisch und pharmakologisch deutliche Beziehungen zu den glucolipidartigen Endotoxinen der gramnegativen Darmbakterien und erwies sich beim Kaninchen intravenös gegeben als pyrogen, bei intracutaner Injektion als entzündungserregend; für die Maus ist es bei intraperitonealer Applikation tödlich.

Die *intraarticuläre* Infektion von Kaninchen mit einer Abschwemmung einer halben Kulturplatte in 1 ml Kochsalzlösung führte zu einer destruierenden Arthritis; doch waren die Erreger in den Gelenken nicht wiederzufinden (FISCHER u. SCHICK 1933).

V. Veillonella parvula

(Micrococcus parvulus)

A. Allgemeines

Dieser Keim ist wie *V. alcalescens* ein – allerdings seltenerer – Epiphyt der Schleimhäute der offenen Körperhöhlen und findet sich gelegentlich bei Mischinfektionen in allen Körperregionen. Da er bei eitrigen Entzündungen – wenngleich sehr selten – auch in Reinkultur gezüchtet wurde, kann man ihm eine gewisse selbständige Pathogenität wohl nicht absprechen.

Morphologisch unterscheidet sich *V. parvula* von *V. alcalescens* durch ihre etwas geringere Größe, auf Blutagar durch ihr Hämolysevermögen, *biochemisch* durch ihre Unfähigkeit zur Zersetzung von Wasserstoffperoxyd und *serologisch* (agglutinatorisch) durch ihre antigene Spezifität. Glucosevergärung und Indolbildung dagegen, die von WEINBERG, NATIVELLE und PRÉVOT (1938) angegebenen und von Bergey's Manual übernommenen Unterscheidungsmerkmale, ließen sich in neuerer Zeit bei keiner der beiden Arten nachweisen (ROGOSA 1964).

B. Experimentelle Pathogenität

Soweit *Veillonella parvula* pyogene Fähigkeiten besitzt, verlieren sich diese auf künstlichen Nährböden sehr schnell. Mit einigen Stämmen hat man jedoch beim *Meerschweinchen* durch *intramuskuläre* Injektion von Keimsuspensionen Abscesse hervorrufen können (WEINBERG et al. 1938).

Literatur

ALBRECHT, H., u. A. GHON: Über die Ätiologie und pathologische Anatomie der Meningitis cerebrospinalis epidemica. Wien. klin. Wschr. **14**, 984 (1901).

BERGER, U.: Über hämolysierende Stämme saprophytischer Neisserien. Arch. Hyg. (Berl.) **137**, 499 (1953).

— Die anspruchslosen Neisserien. Ergebn. Mikrobiol. **36**, 97 (1963).

BETTENCOURT, A., u. C. FRANÇA: Über die Meningitis cerebrospinalis epidemica und ihren spezifischen Erreger. Z. Hyg. Infekt.-Kr. **46**, 463—516 (1904).

BOOR, A. K., and C. P. MILLER: A carbohydrate-lipid fraction of gonococcus and meningococcus. J. infect. Dis. **75**, 47—57 (1944).

BRANHAM, S. E.: Protection of mice against menigococcus infection by polyvalent antimeningococcic serum. Publ. Hlth Rep. (Wash.) **50**, 768—778 (1935).
— The effect of sulfapyridine and sulfanilamide with and without serum in experimental meningococcus infection. Publ. Hlth Rep. (Wash.) **55**, 12 (1940a).
— The meningococcus (Neisseria intracellularis). Bact. Rev. **4**, 59 (1940b).
—, and R. D. LILLIE: Notes on experimental meningitis in rabbits. Publ. Hlth Rep. (Wash.) **47**, 1683—1686 (1932a).
— — Observations on experimental meningitis in rabbits. Publ. Hlth Rep. (Wash.) **47**, 2137—2150 (1932b).
— — Experimental meningitis in guinea pigs. J. Bact. **25**, 90 (1933).
— —, and A. M. PABST: Experimental meningitis in guinea pigs. Publ. Hlth Rep. (Wash.) **52**, 1135—1142 (1937).
—, and A. M. PABST: Serum studies in experimental meningitis. Publ. Hlth Rep. (Wash.) **52**, 1143—1150 (1937).
—, and S. M. ROSENTHAL: Studies in chemotherapy. V. Sulphanilamide, serum, and combined drug and serum therapy in experimental meningococcus and pneumococcus infections in mice. Publ. Hlth Rep. (Wash.) **52**, 685—695 (1937).
BRUCK, C.: Über spezifische Immunkörper gegen Gonococcen. Dtsch. med. Wschr. **32 II**, 1366—1368 (1906).
COHEN, S. M.: A study of the virulence of meningococcus strains and of the protective activity of antimeningococcus sera. J. Immunol. **30**, 203 (1936).
COHN, A., and L. R. PEIZER: Further studies of the experimental gonococcal infection in mice and their protection by sulfanilamide. J. infect. Dis. **63**, 77—80 (1938).
COURTOIS, G., A. THYS et R. VERSELDER: Une nouvelle Neisseria, agent causal de méningite. Ann. Soc. belge Méd. trop. **34**, 13—20 (1954).
DEBRÉ, R., et J. PARAF: Bases expérimentales de la sérothérapie antigonococcique. I. Ophtalmie expérimentale du lapin. Son traitement par un sérum spécifique. C. R. Soc. Biol. (Paris) **75**, 512—514 (1913).
DOLD, H.: Das gewebsbiologische Verhalten der Bakterien. I. Das Verhalten der wichtigsten aeroben menschenpathogenen Bakterien in der Haut des Meerschweinchens (Nachweis toxischer Staphylokokken-, Streptokokken-, Coli- und Proteus-Typen durch den Intrakutanversuch). Zbl. Bakt. I. Abt. Orig. **102**, 1 (1927a).
— Das gewebsbiologische Verhalten der Bakterien. II. Das Verhalten der wichtigsten aeroben menschenpathogenen Bakterien in der Haut des Kaninchens. Zbl. Bakt. I. Abt. Orig. **102**, 257 (1927b).
DRELL, M. J., C. P. MILLER, M. BOHNHOFF, and V. MOELLER: Experimental gonococcal infection of the rabbit's eye. II. Course of disease and its pathology. J. infect. Dis. **77**, 201—215 (1945).
DUNN, R. A., and M. H. GORDON: Remarks on the clinical and bacteriological aspects of an epidemic simulating influenza which has recently occurred in the east Herts district. Brit. med. J. **1905 II**, 421—427.
FISCHER, M., u. F. SCHICK: Zur Bakteriologie der Polyarthritis rheumatica. Klin. Wschr. **12 II**, 1214—1217 (1933).
FLEXNER, S.: Contributions to the biology of Diplococcus intracellularis. J. exp. Med. **9**, 105—141 (1907).
GAULD, R. L.: Proc. Round Table on Biology of the Meningococcus and Meningococcal Meningitis, 6. 5. 1964, Washington.
GHON, A., u. H. PFEIFFER: Der Mikrococcus catarrhalis (R. PFEIFFER) als Krankheitserreger. Z. klin. Med. **44**, 262—281 (1902).
GOETERS, W.: Die experimentelle Meningokokkeninfektion der weißen Maus. Z. Hyg. Infekt.-Kr. **128**, 12—21 (1948).
GORDON, J. E.: The gram-negative cocci in "colds" and influenza. Influenza studies VII. J. infect. Dis. **29**, 462—494 (1921).
GOULD, J. C., and H. K. KING: The "virulence-enhancement" factor of gastric mucin. Biochem. J. **41**, XXI (1947).
HEIST, G. D., S. SOLIS-COHEN, and M. SOLIS-COHEN: A study of the virulence of meningococci for man and of human susceptibility to meningococcic infection. J. Immunol. **7**, 1 (1922).
HOWITT, B. F.: Lesions produced in rabbits by cultures of Micrococcus gazogenes (LEWKOWICZ). J. infect. Dis. **46**, 491—499 (1930).
JÖTTEN, K. W.: Beziehungen verschiedener Gonokokkenarten zur Schwere der Infektion. Z. Hyg. Infekt.-Kr. **92**, 9 (1921.
— Meningokokkeninfektionen. 5. Tierpathogenität, in KOLLE, KRAUS u. UHLENHUTH, Handb. d. pathog. Mikroorg., 3. Aufl., IV/2, 603ff. Jena: G. Fischer und Berlin-Wien: Urban & Schwarzenberg 1928.

KAPUSTO, M., u. V. KUZIN: Experimentelle Meningokokkeninfektion. I. Experimentelle Sepsis der Mäuse. Zh. Mikrobiol. (Mosk.) **19**, 418—428 (1937) (Russisch); ref. Zbl. Hyg. **44**, 139 (1939).

KIMMIG, J., u. H. J. WEISE: Beitrag zur experimentellen Gonokokkeninfektion der weißen Maus. Hautarzt **3**, 111—114 (1952).

KOCH, J., u. A. COHN: Gonokokkeninfektionen, in KOLLE, KRAUS und UUHLENHUTH, Handb. d. pathog. Mikroorg., 3. Aufl., IV/2, 667. Jena: G. Fischer und Berlin-Wien: Urban & Schwarzenberg 1928.

LEINBROCK, A.: Gonorrhoe. Allgemeine Diagnostik, Immunität, Serologie, Hautreaktionen; in H. SCHUERMANN und A. LEINBROCK: Handb. d. Haut- u. Geschlechtskrankheiten. Berlin-Göttingen-Heidelberg: Springer 1964.

LENTZ, O., u. W. SCHÄFER: Beiträge zur Gonokokkenfrage. Dtsch. med. Wschr. **63**, 388—392 (1937).

LEVADITI, C., et A. VAISMAN: La toxi-infection gonococcique expérimentale et son traitement chimiothérapique. Presse méd. **1937 II**, 1371—1373.

LINGELSHEIM, W. v.: Berichte über die in der Hygienischen Station zu Beuthen O. S. vorgenommenen Untersuchungen bei epidemischer Genickstarre. Dtsch. med. Wschr. **31**, 1017—1020 (1905).

— Die bakteriologischen Arbeiten der Kgl. Hygienischen Station zu Beuthen O.Schl. während der Genickstarreepidemie in Oberschlesien im Winter 1904/05. Klin. Jb. **15**, 373—488 (1906).

—, u. LEUCHS: Tierversuche mit dem Diplococcus intracellularis (Meningococcus) Klin. Jb. **15**, 489—506 (1906).

LUSZTIG, A.: Die Herstellung eines Gonokokkenimmunserums. Zugleich Beitrag zur Biologie der Gonokokken. Zbl. Bakt. I. Abt. Orig. **128**, 88—110 (1933).

MASLOVSKI, V. J.: Le rôle de la toxine du gonocoque dans les infections gonorrhéiques des organes génitaux internes de la femme. (Recherches expérimentales de bactériologie.) Ann. Gynécol. Obstét. **52**, 483, 574 (1899); ref. Zbl. Bakt. I. Abt. **27**, 541—543 (1900).

MERGENHAGEN, S. E., E. G. HAMPP, and H. W. SCHERP: Preparation and biological activities of endotoxins from oral bacteria. J. infect. Dis. **108**, 304 (1961).

—, G. R. MARTIN, and E. SCHIFFMANN: Studies on an endotoxin of a group C Neisseria meningitidis. J. Immunol. **90**, 312—317 (1963).

— I. ZIPKIN, and E. VARAH: Immunological and chemical studies on an oral Veillonella toxin. J. Immunol. **88**, 482—487 (1962).

MEZINCESCU, D., et D. HOLBAN: Sur l'ophtalmie expérimentale à gonocoque chez le lapin. C. R. Soc. Biol. (Paris) **82**, 536—537 (1919).

MILLER, C. P.: Experimental meningococcal infection in mice. Science **78**, 340—341 (1933).

— A study of experimental meningococcal infection. I. Method. Proc. Soc. exp. Biol. Med. **32**, 1136—1138 (1934/35a).

— A study of experimental meningococcal infection. II. Course of infection. Proc. Soc. exp. Biol. Med. **32**, 1138—1140 (1934/35b).

—, and R. CASTLES: Experimental meningococcal infection in the mouse. J. infect. Dis. **58**, 263—279 (1936).

— M. J. DRELL, V. MOELLER, and M. BOHNHOFF: Experimental gonococcal infection of the rabbit's eye. I. Method of production. J. infect. Dis. **77**, 193—200 (1945).

NICOLAYSEN, L.: Zur Pathogenität und Giftigkeit des Gonococcus. Zbl. Bakt. I. Abt. **12**, 305—309 (1897).

NUNGESTER, W. J.: Mechanisms of man's resistance to infectious disease. Bact. Rev. **15**, 105 (1951).

— A. A. WOLF, and L. F. JOURDONAIS: Effect of gastric mucin on virulence of bacteria in intraperitoneal injections in the mouse. Proc. Soc. exp. Biol. Med. **30**, 120 (1932).

PITTMAN, M. (1940): Zit. nach S. E. BRANHAM (1940b).

RAKE, G.: A method for titrating the protective action of antimeningococcal serum. Proc. Soc. exp. Biol. Med. **32**, 1175—1178 (1934/35).

— Studies on Meningococcus infections. VII. The study of an isolated epidemic. J. exp. Med. **61**, 545—558 (1935).

ROEPSTORFF, S. O.: Experience with a selective culture media for gonococcus and meningococcus. Acta path. microbiol. scand. **64**, 147 (1965).

ROGOSA, M.: The genus Veillonella. I. General, cultural, ecological, and biochemical considerations. J. Bact. **87**, 162—170 (1964).

RUPPEL, W. G.: Über den Diplococcus intracellularis meningitidis und seine Beziehungen zu den Gonococcen. Dtsch. med. Wschr. **32 II**, 1366 (1906).

SACHAROW, B.: Über die intrazerebrale Infektion von Mäusen mit Meningokokken. Beitrag zur Frage der experimentellen Meningitis bei der Maus. Zbl. Bakt. I. Abt. Orig. **142**, 450 bis 472 (1938).

SACHAROW, B.: Die Eigelbaktivierungsmethode für Meningokokken, ihre Verwendung im Tierversuch und zum Nachweis der Meningokokken im Liquor. Zbl. Bakt. I. Abt. Orig. **147**, 175—184 (1941).

SCHÄFER, W., u. E. WALTHER: Untersuchungen über Gonokokken. II. Weitere Infektionsversuche an Kaninchen, Ratten und Mäusen. Z. Hyg. Infekt.-Kr. **121**, 517—528 (1939).

SIMS, W., and M. L. SNYDER: The oral Veillonella in relation to dental caries. Brit. dent. J. **104**, 123 (1958).

SLATERUS, K. W.: Serological typing of meningococci by means of micro-precipitation. Antonie v. Leeuwenhoek **27**, 305—315 (1961).

— A. C. RUYS, and I. G. SIEBERG: Types of meningococci isolated from carriers and patients in a non-epidemic period in the Netherlands. Antonie v. Leeuwenhoek **29**, 265—271 (1963).

VANSTEENBERGHE, P., et GRYSEZ: Contribution à l'étude du méningocoque. Ann. Inst. Pasteur **20**, 69—80 (1906).

VÉRON, M., P. THIBAULT et L. SECOND: Neisseria mucosa (Diplococcus mucosus LINGELSHEIM). I. Description bactériologique et étude du pouvoir pathogène. Ann. Inst. Pasteur **97**, 497—510 (1959).

WALSH, M. J., B. C. BROWN, L. BROWN, and C. I. PIRKLE: Use of the chick embryo in maintaining and restoring virulence of Neisseria genorrhoeae. J. Bact. **86**, 478—481 (1963).

WEICHSELBAUM, A.: Über die Ätiologie der akuten Meningitis cerebro-spinalis. Fortschr. Med. **5**, 573—583; 620—626 (1887).

WEINBERG, M., R. NATIVELLE et A. R. PRÉVOT: Les microbes anaérobies. Paris: Masson & Cie. 1937.

WILSON, G. S., and M. M. SMITH: Observations on the gram-negative cocci of the nasopharynx, with a description of Neisseria pharyngis. J. Path. Bact. **31**, 597—608 (1928).

ZDRODOWSKI, P., et E. VORONINE: Recherches expérimentales sur la méningite cérébrospinale. Ann. Inst. Pasteur **48**, 617—635 (1932).

ZEUNER, H.: Chemotherapeutische Untersuchungen bei experimentellen Gonokokkeninfektionen der weißen Maus. Z. Immunforsch. **105**, 97—104 (1945).

Experimentelle Infektionen mit grampositiven Kettenkokken (Streptococceae)

Von

ULRICH BERGER

Mit 42 Abbildungen

Einführung

Trotz ihrer (mehr oder weniger idealen) Kugelform haben die in Kettenformation auftretenden Kokken ihren Platz im System nicht bei den übrigen kugelförmigen Mikroorganismen, die in den vorangehenden Kapiteln besprochen wurden, sondern bilden einen Stamm *(Streptococceae)* in der Familie *Lactobacillaceae*, deren charakteristische Vertreter die *stäbchenförmigen* Milchsäurebakterien *(Lactobacilleae)* darstellen. Aus atmungs- und stoffwechselphysiologischen Gründen ist also bei diesen Keimen ausnahmsweise das Prinzip durchbrochen, nach dem in einer Familie nur Mikroorganismen gleicher (oder sehr ähnlicher) Morphologie zusammengefaßt werden. Streptokokken wie Lactobacillen sind frei von Katalase und Cytochromen; dennoch lassen sie sich – teils besser, teils schlechter – unter *aeroben* Verhältnissen züchten, bilden dann aber meßbare Mengen Wasserstoffperoxyd, das sich unter geeigneten Bedingungen im Nährboden akkumulieren und die Kultur zum Absterben bringen kann. Streptokokken wie Lactobacillen sind starke Zuckervergärer, aber schwache Eiweißzersetzer. Da beim anaeroben Abbau der Kohlenhydrate wenig Energie entsteht, benötigen sie große Substratmengen und bilden daraus auch reichlich saure Endprodukte (End-pH in Zuckerbouillon meist unter 4,5) vorwiegend als Milchsäure.

Der Stamm *Streptococceae* wird in mehrere Genera unterteilt, von denen im gegebenen Zusammenhang nur *Streptococcus* und *Diplococcus* interessieren. Ihre Unterscheidungsmerkmale zeigt Tab. 1. Während die Gattung *Streptococcus* von zahlreichen Arten gebildet wird, enthält *Diplococcus* nur eine einzige: den Pneumococcus oder *Diplococcus pneumoniae*.

Tabelle 1. *Unterscheidung von Streptococcus und Diplococcus*

Gattung	Formation	Kapseln	Gallelöslichkeit	Optochinempfindlichkeit
Streptococcus	Ketten	ausnahmsweise	—	—
Diplococcus	Paare	regelmäßig	+	+

Anmerkung: Gallelöslichkeit bedeutet Auflösung der Keime in Rindergalle bzw. 10% Natriumtaurocholatlösung. — *Optochinempfindlichkeit:* kein Wachstum auf Blutagar mit 2 mg-% Optochin.

Die Differenzierung der Streptokokken (Gattung *Streptococcus*) bereitet insofern gewisse Schwierigkeiten, als man bei der großen Zahl der unterscheidbaren Typen mit *einem* Einteilungsprinzip nicht auskommt, die Anwendung verschiedener Prinzipien aber zur Aufstellung von Gruppen führt, die teilweise nicht identisch sind, teilweise sich überdecken. Die heute üblichen Klassifizierungsmerkmale sind folgende:

1. Veränderungen, die auf bzw. in Blutagar hervorgerufen werden,
2. die Antigenstruktur,
3. das Verhalten gegenüber bestimmten Schädlichkeiten,
4. die biochemischen Leistungen sowie
5. die ökologischen und pathogenetischen Eigentümlichkeiten.

Zu 1. Für die *Veränderungen*, die in der Umgebung von Streptokokkenkolonien auf bzw. in der Tiefe *von Blutagar* auftreten, hat BROWN die griechischen Buchstaben α—γ eingeführt. Als *α-Hämolyse* wird eine Verfärbung des Blutes bezeichnet, die bei Betrachtung mit bloßem Auge im durchfallenden Licht als grüner Hof erscheint („vergrünende Streptokokken"). Unter *β-Hämolyse* versteht man dagegen völlige Entfärbung des Blutagars in der Umgebung der Kolonie („hämolysierende Streptokokken"). Die Streptokokken vom *γ-Typ* lassen den Blutfarbstoff unverändert („anhämolytische Streptokokken"). Ob die Fähigkeit eines Stammes, das Blut im Nährboden in charakteristischer Weise zu verändern, eine konstante Eigenschaft darstellt, wurde immer wieder einmal bezweifelt, doch kann man sagen, daß dies unter gleichbleibenden Bedingungen mit einer für praktische Verhältnisse ausreichenden Sicherheit der Fall ist.

Zu 2. Die Möglichkeit einer *serologischen Differenzierung* der Streptokokken beruht auf dem Besitz gruppenspezifischer Polysaccharide, der sog. C-Substanz, in der Zellwand, die bei parenteraler Einverleibung (z. B. beim Kaninchen) die Bildung spezifischer Antikörper veranlassen. Derartige Antisera reagieren mit homologen Streptokokkenextrakten in Form einer Präcipitation, die technisch sowohl im Röhrchen als auch im Agargel durchgeführt werden kann. Stämme, die die gleiche C-Substanz besitzen, werden in serologischen Gruppen zusammengefaßt (Lancefield-Gruppen), von denen zur Zeit siebzehn (A—S) bekannt sind. Da nicht alle Arten ein solches Gruppenantigen besitzen, unterscheidet man die „Streptokokken *mit* Gruppenantigen" von den „Streptokokken *ohne* Gruppenantigen". Die zuletzt genannten sind beim Menschen wesentlich zahlreicher als die serologisch klassifizierbaren Stämme, wenngleich diesen eine größere pathogenetische Bedeutung zukommt.

Die Extrakte für die Präcipitationsreaktion lassen sich in verschiedener Weise gewinnen, so durch Extraktion mit Salzsäure, durch Formamidextraktion in der Wärme, durch enzymatische Behandlung und durch Aufschließen der Zellen im Autoklav. Einzelheiten der Extraktherstellung müssen in der Spezialliteratur nachgelesen werden (z. B. SEELEMANN 1954). Den handelsüblichen diagnostischen Antiseren sind in der Regel die genauen Vorschriften beigegeben.

Zu 3. In der *Beeinflussung des Streptokokkenwachstums durch verschiedene Schädlichkeiten* besitzt man eine weitere Einteilungsmöglichkeit. Sie beruht darauf, daß sich die Arten unter extremen Bedingungen unterschiedlich verhalten. Geprüft wird die Vermehrungsfähigkeit bei 10° und 45° C, bei einem pH-Wert von 9,6, in Gegenwart von 10% und 40% Galle, von 6,5% NaCl sowie von Methylenblau 1 : 1000 (sog. Sherman-Kriterien).

Zu 4. Die *biochemische Differenzierung* hat bei den Streptokokken nicht die gleiche Bedeutung erlangt wie bei vielen anderen Bakterien, da — insbesondere hinsichtlich des Säurebildungsvermögens aus Kohlenhydraten und Alkoholen — die Reaktionen quantitativ recht unterschiedlich ausfallen und auch qualitativ abweichendes Verhalten nicht selten ist. Diagnostisch wichtige Verbindungen dieser Stoffgruppe sind Saccharose, Lactose, Trehalose, Raffinose, Arabinose, Sorbit, Mannit, Glycerin, Inulin und andere. Aus Maltose, Saccharose und Raffinose werden von manchen Arten bzw. Stämmen Polysaccharide aufgebaut (Stärke, Dextran, Lävan). Charakteristische biochemische Leistungen gewisser Streptokokken sind außerdem Ammoniakbildung aus Arginin und Spaltung von Natriumhippurat in Benzoesäure und Glykokoll.

Zu 5. Nach *ökologischen und pathogenetischen Gesichtspunkten* schließlich werden die Streptokokken in Bergey's Manual in vier Gruppen eingeteilt: in die pyogene Gruppe, die Viridansgruppe, die Enterokokkengruppe und die Gruppe der Milchstreptokokken. Diese Klassifizierung hat jedoch für die praktische Diagnostik wenig Nutzen, da sie die genaue Artbestimmung *voraussetzt*.

Bei der *praktischen Diagnose* geht man im allgemeinen so vor:

1. Bestimmung der Hämolyseform auf Blutagar.

2. Bei β-hämolytischen Stämmen serologische Bestimmung, die in der Mehrzahl der Fälle Zugehörigkeit zur Lancefieldgruppe A, seltener zu den Gruppen C, D, F, G, H oder O ergibt. — Bei α- und γ-Stämmen ebenfalls serologische Bestim-

mung, die aber nur in einem Teil der Fälle eine Einordnung zuläßt (meist Gruppen B, D, H, K).

3. Bei den Stämmen ohne Gruppenantigen – aber auch bei Stämmen aus serologischen Gruppen, die mehrere Arten umfassen (C, D) – weitere Differenzierung auf Grund der biochemischen Leistungen und mit Hilfe der Sherman-Kriterien.

Die Streptokokken, mit denen wir uns im folgenden zu beschäftigen haben, gehören überwiegend zur pyogenen Gruppe (*Str. pyogenes* A[1], *Str. agalactiae* B, *Str. equisimilis* C), zum geringeren Teil zur Enterokokkengruppe (D). Nur im Kapitel über die Endokarditis werden auch einige Arten der Viridansgruppe Erwähnung finden.

I. Streptococcus pyogenes

A. Allgemeines

Natürlicher Standort von *Str. pyogenes* sind die Schleimhäute des Oropharynx und der oberen Atemwege. Man findet ihn hier bei 5–10% der erwachsenen Durchschnittsbevölkerung mit einem saisonalen Befallsgipfel in der kalten Jahreszeit, häufiger jedoch bei Kindern und in Lebensgemeinschaften (Schulen, Heime usw.), seltener in den warmen Ländern als in unseren Breiten. Auf den Schleimhäuten von Darmtrakt und Vagina kommt er dagegen unter normalen Verhältnissen nur ausnahmsweise vor. Gelegentlich trifft man ihn auch auf der äußeren Haut.

Die *Streptokokkeninfektionen* nehmen daher vorwiegend von den zuerst genannten Schleimhäuten ihren Ausgang, doch stellt auch die Haut eine wichtige Eintrittspforte dar. Im Bereich der Haut (und des Unterhautzellgewebes) ist *Str. pyogenes* der Erreger von Impetigo contagiosa, Erysipel, Phlegmone und Wundinfektionen; von den Schleimhäuten des Rachenraumes ausgehend entstehen Angina – mit dem Sonderfall der Scharlachangina –, Pharyngitis, Sinusitis und Otitis media, vom Respirationstrakt aus Pneumonie und Pleuritis. Dringen die Erreger in die Blutbahn ein, so kann es zum Auftreten einer Meningitis, Osteomyelitis, Endokarditis oder Puerperalsepsis kommen. Auch die Ätiologie des Scharlachs scheint heute im Sinne einer Monoinfektion durch hämolysierende Streptokokken geklärt. *Folgekrankheiten*, die insbesondere nach Streptokokkenanginen beobachtet werden, sind die akute diffuse Glomerulonephritis und der akut-fieberhafte Rheumatismus (Febris rheumatica).

Morphologie, Kultur und Biochemie. *Streptococcus pyogenes* ist ein grampositiver sphärischer Keim von 0,6–1,0 μ Durchmesser, der in flüssigen Nährböden Ketten mittlerer Länge bildet (Abb. 1); im Eiter erscheinen die Ketten meist kürzer. Einzelne Stämme besitzen Schleimkapseln, die aus Hyaluronsäure bestehen. *Str. pyogenes* ist recht anspruchsvoll; es empfiehlt sich daher, den Nährböden Blut oder Serum und ein fermentierbares Kohlenhydrat zuzusetzen. Auf der Blutagarplatte wächst er in feinen Kolonien mit mehr oder weniger breiter Aufhellungszone (β-Hämolyse), in Bouillon mit körnigem Bodensatz ohne deutliche Trübung. Aus einer Reihe einfacher Zucker bildet er – meist nicht sehr kräftig – Säure; viele Stämme bauen aus Maltose ein jodpositives Polysaccharid auf. Nur selten und schwach werden dagegen Proteine wie Casein und Albumin angegriffen. Seine Empfindlichkeit gegen schädigende Einflüsse ist groß; bei den Toleranztesten (Sherman-Kriterien) vermag er sich lediglich in Gegenwart von 10% Galle zu vermehren.

[1] Die lateinischen Großbuchstaben geben die serologische Gruppe an, in welche die jeweilige Art gehört.

Kolonietypen. Auf Blutagar kann man bei *Streptococcus pyogenes* drei verschiedene Kolonieformen unterscheiden. Der als *mucoid* bezeichnete Typ wächst in großen, schleimig-glänzenden, konfluierenden Kolonien, da die Stämme dieses Typs breite Hyaluronsäurekapseln besitzen. Die Kolonien des *matt*-Typs sind ebenfalls relativ groß und flach und zeigen eine stumpfe Oberfläche, während der *glossy*-Typ feinere, erhabene Kolonien mit spiegelnder Oberfläche zeigt. In der Regel besitzen nur *mucoid*- und *matt*-Typ das virulenzbestimmende M-Antigen (s. u.); Stämme, die auf festen Nährböden *glossy* Kolonien bilden, sind daher meist avirulent.

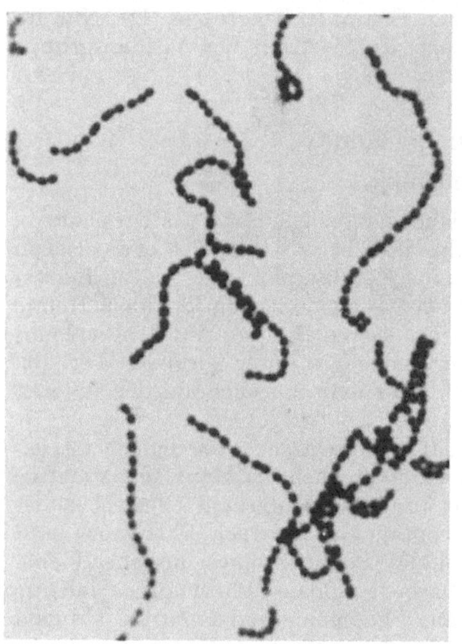

Abb. 1. *Streptococcus pyogenes*, Reinkultur, 2000 ×

Serologie. *Streptococcus pyogenes* besitzt die C-Substanz der Lancefield-Gruppe A. Typspezifische Proteine in der Zellwand (sog. M-Substanz) lassen darüber hinaus eine agglutinatorische Aufteilung in rund 50 Serotypen zu, von denen Typ 12, seltener auch die Typen 4, 25 und 49, vorzugsweise im Zusammenhang mit der Glomerulonephritis gefunden werden. Beziehungen anderer Serotypen zu irgendwelchen bestimmten Krankheitsbildern sind bisher nicht bekannt.

Pathogenitätsmerkmale. Analog den pyogenen Staphylokokken besitzt *Str. pyogenes* eine Reihe von *Toxinen und aggressiven Fermenten*, aus deren Zusammenwirken man sich seine Pathogenität erklärt. Das Hämolysevermögen ist auf zwei Hämotoxine zurückzuführen, das durch Oxydation reversibel inaktivierbare, antigen wirksame *Streptolysin O* und das *Streptolysin S*, das keine Antikörperbildung auszulösen vermag und dessen Produktion durch Serum stimuliert wird. Weiter besitzt *Str. pyogenes* die Plasminogen aktivierende *Streptokinase*, eine *Hyaluronidase*, drei antigen verschiedene Desoxyribonucleasen *(Streptodornasen)* und eine Diphosphopyridinnucleotidase *(DPNase)* mit leukotoxischen Eigenschaften. *Leukocidin*wirkung entfaltet übrigens auch das Streptolysin O. Viele Stämme von *Str. pyogenes* bilden darüber hinaus ein *erythrogenes Toxin*, dessen Wirken die Ausbildung des Scharlachexanthems zugeschrieben wird. Von besonderer Bedeutung für die Virulenz der A-Streptokokken ist das *M-Protein*, ein Bestandteil der Zellwand, der auch für die Typspezifität der Stämme verantwortlich ist (s. o.). Der Besitz dieser Substanz macht die Streptokokken resistent gegen Phagocytose und gegen die bactericide Wirkung des Blutes. Die ausschlaggebende Rolle des M-Proteins für die Virulenz läßt sich daran erkennen, daß die Antikörper gegen dieses Antigen (unter den zahlreichen bei Streptokokkeninfekten entstehenden Immunstoffen) die einzigen protektiv wirksamen sind. Demgegenüber tritt die Bedeutung der *Schleimkapsel* als Virulenzfaktor bei *diesem* Keim offenbar in den Hintergrund.

Resistenz. Analog der geringen Widerstandsfähigkeit des *Str. pyogenes* in den Toleranztesten nach SHERMAN (s. o.) ist auch seine *Resistenz gegen Chemothera-*

peutica und Antibiotica unbedeutend. Durch Sulfonamide und Nitrofurazon wird er ebenso leicht gehemmt wie durch Penicillin und die übrigen klassischen Antibiotica. Die hohe Empfindlichkeit von *Str. pyogenes* gegen Bacitracin gilt geradezu als Kriterium seiner Artzugehörigkeit. Lediglich das Streptomycin besitzt keine ausreichende Wirkung. Eine Resistenzsteigerung gegenüber den wirksamen Antibiotica, die zu therapeutischen Konsequenzen führte, wird bei *Str. pyogenes* kaum beobachtet. Sehr ähnlich verhalten sich – abgesehen von einer geringeren Bacitracinempfindlichkeit – die Streptokokken der Gruppen C und G.

Die **Laboratoriumsdiagnose** der pyogenen Streptokokken stützt sich auf Morphologie, Gramverhalten, Kolonieform und Hämolyse auf Blutagar, Nachweis der Streptokinase nach TILLET und GARNER sowie die Bestimmung der Gruppenzugehörigkeit im Präcipitationstest, am einfachsten mit dem autoklavierten Antigen nach RANTZ und RANDALL.

Die **Haltung der Stämme** wird heute im allgemeinen in lyophilisiertem Zustand oder in der Tiefkühltruhe erfolgen. HEIM (1905) erhielt kapseltragende Streptokokken im Herzblut infizierter Mäuse, an Seidenfäden angetrocknet, mehr als 4 Monate lang im Exsiccator am Leben. Für kürzere Zeiträume (einige Wochen) hat sich auch die Haltung in Blutbouillon bewährt.

Vorzüchtung. Gutes *Wachstum* erfolgt auf Blut- und Serumagar, in Serum- und Glucosebouillon. Manche Stämme wachsen in sauerstoffarmer, CO_2-reicher Atmosphäre (z. B. auf der Fortner-Platte) oder bei niedrigem Redoxpotential (z. B. in Thioglykolatbouillon) besser als an der Luft. Es ist jedoch zu beachten, daß die Lebensfähigkeit der Streptokokken in zuckerhaltigen Nährböden begrenzt ist; „Autocidie" auf Grund der Säurebildung kann darin schon innerhalb 48 Std bei 37° C eintreten. Eine über Nacht bebrütete Kultur in einem geeigneten flüssigen Nährboden enthält etwa $4-5 \times 10^8$ Keime, maximal 10^9 je Milliliter.

Beta-hämolytische Streptokokken findet man außer in der Gruppe A *auch in den Gruppen C, F und G.* Während die F-Streptokokken weder Streptokinase noch Streptolysin O besitzen und auch an pathogenetischer Bedeutung dem *Str. pyogenes* nicht gleichzusetzen sind, verhalten sich C-Streptokokken (*Str. equisimilis* = sog. *Str. pyogenes humanus C* oder *„human C"* der angelsächsischen Literatur) wie auch G-Streptokokken (ohne Artbezeichnung) diesem sehr ähnlich. Wie dieser bilden sie Streptolysin O, Streptokinase, Hyaluronidase, Streptodornase sowie teilweise DPNase und erythrogenes Toxin. Ob sie das virulenzbestimmende M-Protein besitzen, ist bei den C-Streptokokken noch unklar, bei den G-Streptokokken unwahrscheinlich. Hyaluronsäurehaltige Kapseln kommen auch bei *Str. equisimilis* (C) vor; sie sind oft viel kräftiger ausgebildet als bei *Str. pyogenes* und scheinen – anders als bei diesem – den Virulenzgrad maßgeblich zu bestimmen. Wenngleich C- und G-Streptokokken beim Menschen seltener sind und – wie an Krankheitsverlauf und Ausbleiben von Folgekrankheiten zu erkennen – in der Regel einen geringeren Virulenzgrad besitzen, können sie doch im Prinzip die gleichen Infektionen, einschließlich des Scharlachs, hervorrufen wie *Str. pyogenes* und sollen deshalb zusammen mit diesem Keim besprochen werden. In welcher Weise die Artnamen früherer Autoren (*Str. longus seu erysipelatos, Str. haemolyticus, Str. mucosus* usw.) im Einzelfalle in heute gültige Art- bzw. Gruppenbezeichnungen zu übersetzen sind, ist ohnehin nicht mehr zu entscheiden.

B. Experimentelle Pathogenität

Streptococcus pyogenes ist für die meisten kleinen Laboratoriumstiere – wenn auch in verschiedenem Grade – pathogen. Die größte Empfänglichkeit besitzen die weiße Maus und das Kaninchen, aber auch Meerschweinchen, Ratten und junge Hunde lassen sich infizieren. Bemerkenswert sind die außergewöhnlichen Virulenzunterschiede der Stämme; während in manchen Fällen kaum mit unverdünnter Bouillonkultur eine tödliche Allgemeininfektion zu erzielen ist, reicht in anderen die Verdünnung 10^{-9} aus, um die Tiere regelmäßig zu töten. Stämme von Keimträgern besitzen nach PIKE (1948) keine geringere Mäusevirulenz als Patientenstämme; es besteht also bei *Str. pyogenes* keine positive Korrelation zwischen der Virulenz für die Maus und den Menschen. Prädilektionsorte seiner Ansiedlung im Tierkörper sind bei Infektionen, die nicht akut zum Tode führen, Gelenke, Nieren, Endokard und wohl auch das Peritoneum.

Zwischen der Generationszeit eines Stammes und dem Besitz der oben genannten Pathogenitätsfaktoren wie Hyaluronidase, Leukotoxin, Streptokinase und Streptolysin O einerseits und der Virulenz andererseits vermochten SHERWOOD et al. (1952) keine Beziehung zu entdecken. Nach neueren Arbeiten von KRASNER et al. (1959, 1963) besitzt jedoch zumindest die Streptokinase — vor allem in Verbindung mit von außen zugeführtem Plasminogen — einen deutlichen Einfluß auf Letalität und Schwere der Veränderungen bei Maus und Kaninchen (s. S. 386).

Charakteristisch für die Mehrzahl der mäusevirulenten Stämme ist jedenfalls der Besitz einer *Kapsel*. Wird diese Kapsel fermentativ (durch Hyaluronidase) abgebaut, so geht die Virulenz der Streptokokken fast vollständig verloren (PIKE 1948). Nach HIRST (1941) gilt diese Beziehung allerdings nur für die Streptokokken der Gruppe C, während sich der Virulenzverlust der A-Streptokokken bei einer Entkapselung in engen Grenzen hält; bei diesen Stämmen spielt offenbar die *M-Substanz* als Virulenzfaktor die beherrschende Rolle. Immerhin fanden COHEN und STOLLERMAN (1963) beim Vergleich zweier M-proteinfreier A-Streptokokken von unterschiedlichem Kapselbildungsvermögen, daß der Kapselträger eine rund 100fach höhere Mäusevirulenz besaß als der kapsellose Stamm. Eine optimale Virulenz zeigten die Stämme, bei denen sich reichlich M-Protein *und* eine breite Kapsel nachweisen ließ.

Die Virulenz kann bei längerer Haltung der Stämme auf künstlichen Nährböden leicht abnehmen, läßt sich aber in einem Teil der Fälle durch geeignete Maßnahmen, wie z. B. durch Mäusepassagen (DUTTON 1955; JAWETZ u. SPECK 1950), restituieren und verstärken. PIKE (1948) erzielte im Verlauf von 6—23 Passagen Virulenzsteigerungen um das 10000fache, indem er den Mäusen jeweils Herzblut der vorangehenden Passage *zusammen mit Mucin* intraperitoneal injizierte. Anderen Autoren erwies sich schon die mehrmalige Überimpfung in Proteose-Pepton-Bouillon während der logarithmischen Wachstumsphase, d. h. nach kurzer, etwa 6—10stündiger Bebrütung, als brauchbares und einfaches Mittel zur Erhöhung der Mäusevirulenz (SHERWOOD et al. 1952). ILLÉNYI (1943) vermochte die Virulenz seiner Streptokokkenstämme durch *Züchtung in Nährböden mit einem Gehalt von 0,02% p-Aminobenzoesäure* beträchtlich zu steigern; während bei intraperitonealer Injektion von 0,3 ml PAB-freier Kultur nur 2 von 7 Tieren zugrunde gingen, starben bei gleicher Dosierung mit PAB-Kultur mindestens 6 von 7 Tieren; die entsprechenden Letalitätsquoten bei einer Infektionsdosis von 0,2 ml betrugen $^1/_7$ (PAB-frei) bzw. $^5/_7$ (PAB-haltig). Das gleiche gelang WILDFÜHR (1946) mit dem Dochez-Stamm des Scharlachstreptococcus (weiteres dazu siehe auch S. 409).

Zur *Erhaltung der Virulenz* erwies sich KOCH (1911) die Züchtung in 25% Pferdeserumbouillon als brauchbar. Die meisten Untersucher machten jedoch die Erfahrung, daß sich die Virulenz bei längerdauernder Züchtung in bzw. auf künstlichen Nährböden sprunghaft ändern kann, praktisch immer im Sinne einer Minderung. EAGLE (1952) ließ deshalb seine Stämme zwei- bis dreimal wöchentlich über Mäuse passieren und legte zwischen Mauspassage und experimenteller Infektion jeweils nur *eine* Kulturpassage ein. Nach den Angaben früherer Autoren

(UNGERMANN 1919; v. LINGELSHEIM 1928) eignet sich für diesen Zweck aber auch die Fortzüchtung in inaktiviertem Kaninchenserum oder defibriniertem Blut.

C. Die Infektionen der Maus mit Streptococcus pyogenes

Das wegen seiner hohen Empfänglichkeit und seiner geringen Größe beliebteste und am meisten verwendete Versuchstier für die Infektion mit *Str. pyogenes* ist die weiße Maus. Die keimfrei aufgezogene Maus zeigt gegenüber der konventionellen nur für solche Streptokokkenstämme eine größere Empfänglichkeit, die reich an M-Protein sind und zugleich Kapseln besitzen. Stämme, die nur über einen (oder keinen) der beiden Faktoren verfügen, sind für beide Arten von Mäusen und in gleichem Grade gering virulent (COHEN u. STOLLERMAN 1963).

1. Infektionen im Bereich der oberen Hautschichten

Versucht man, der weißen Maus die Streptokokken *percutan* (durch Einreiben) zu applizieren, so gelingt es selbst mit Stämmen höchster intraperitonealer Virulenz und bei Verwendung von 50×10^6 Keimen als Inoculat nicht, eine Allgemeininfektion hervorzurufen (UCHIDA 1926).

Auch bei *intracutaner* Injektion von 0,05 ml Bouillonkultur (rund 25×10^6 Keime) vermochte KASAHARA (1914) lediglich eine miliare Pustel zu erzeugen.

2. Subcutane Infektion

a) Sepsis

Über die Reaktion der Maus auf die subcutane Infektion divergieren die mitgeteilten Erfahrungen beträchtlich, da der Impferfolg weitgehend von der sehr unterschiedlichen Virulenz der Streptokokkenstämme abhängt. Nach KASAHARA werden 25×10^6 Keime reaktionslos vertragen. Andere Untersucher erzielten dagegen auf diesem Wege tödliche Allgemeininfektionen. Mit nur 30 Streptokokken konnte DUTTON (1955) 15% der Tiere töten, bei Infektion mit 1000 Keimen betrug die Todesrate 40% und bei 10000 Keimen 100%. LANGE und GUTDEUTSCH (1929) hatten sich von einem virulenteren Stamm weniger als 10, von einem weniger virulenten rund 1000 Keime als ausreichend erwiesen, um die Mehrzahl der Tiere zu töten. Auch nach NEUMANN (1904) führt die subcutane Injektion „allerkleinster Quantitäten" von *Str. pyogenes* zu einer innerhalb von 2—4 Tagen tödlich verlaufenden Sepsis, die mit einer hochgradigen Peritonitis einhergeht. Dabei enthält die Bauchhöhle ein trübes, viscöses Exsudat mit sehr zahlreichen Streptokokken; die Bauchorgane sind mit einem Fibrinbelag überzogen.

b) Lokale Infektion

Auf Grund von Erfahrungen mit einer größeren Anzahl von Stämmen und unter Berufung auf die Arbeiten von MORGENROTH und ABRAHAM (1920, 1921) zeigte SCHNITZER (1923), daß sich mit hämolysierenden Streptokokken aus menschlichen Krankheitsprozessen durch subcutane Beimpfung von Mäusen mit bemerkenswerter Regelmäßigkeit *progrediente Bauchdeckenphlegmonen* hervorrufen lassen, die mit einer Allgemeininfektion einhergehen. Diese Fähigkeit der Streptokokken sei unabhängig von ihrer intraperitonealen Virulenz und viel gleichmäßiger als diese zu reproduzieren.

Infektionsstämme und Infektionsdosis. SCHNITZER (1923) verwandte 150 humane Stämme, die aus den verschiedensten Krankheitsprozessen isoliert waren und von denen sich bei subcutaner Applikation nur eine einziger als völlig avirulent erwies. Eine Beziehung zwischen Art und Verlauf der Infektion, für die sie beim Menschen verantwortlich waren, und der Virulenz für das subcutane Gewebe der

Maus war nicht zu erkennen. Die *minimale Infektionsdosis* betrug in Abhängigkeit von der Virulenz des jeweiligen Stammes 0,2 ml einer Kulturverdünnung 10^{-1} bis 10^{-4} und wurde ermittelt, indem die Mäuse abgestufte Verdünnungen subcutan injiziert erhielten, 24 Std danach getötet und auf das Vorhandensein einer Phlegmone untersucht wurden. Allzu virulente Stämme, die man ausnahmsweise antrifft, eignen sich für diese Art der Infektion weniger, da sie die Tiere zu schnell, d. h. innerhalb von 2–4 Tagen, durch eine allgemeine Sepsis töten.

Die *Erhaltung* der ursprünglich recht gleichmäßigen *Virulenz* seiner Stämme bereitete SCHNITZER gewisse Schwierigkeiten. Anfangs beimpfte er alternierend (alle 1—2 Tage) einen flüssigen und einen festen Nährboden (10% Pferdeserumbouillon bzw. 8% Pferdeblut- oder Ziegenblutagar), wobei die Virulenz für 4—6 Wochen konstant blieb, dann aber meist rasch abfiel. Später konnte er die Stämme mit dem von UNGERMANN (1919) angegebenen Verfahren — d. h. durch Überimpfung in achtwöchigen Intervallen in steriles, inaktiviertes Kaninchenserum, das anschließend mit Paraffin überschichtet und bei 37° C gehalten wurde — länger als ein Jahr auf ihrem ursprünglichen Virulenzniveau halten. Heute würde man die Stämme zu diesem Zweck möglichst bald nach ihrer Isolierung lyophilisieren, doch hat die Ungermannsche Methode für die Bereithaltung der Stämme während längerdauernder Versuchsreihen sicher ihren Wert.

Infektionsmaterial. Als Infektionsmaterial diente 20stündige Serumbouillonkultur, die mit Nährbouillon auf die jeweils optimale Verdünnungsstufe eingestellt war. SCHNITZER (1923) verwandte im allgemeinen die 10–50fache minimale Infektionsdosis, wie sie im 24 Std-Versuch (s. o.) ermittelt worden war, um eine *längerdauernde* Infektion zu erzielen. Bei Applikation der einfachen minimalen Dosis entwickelt sich die Phlegmone unter Umständen nicht voll und klingt innerhalb weniger Tage wieder ab. Von der Testverdünnung wurden den Versuchstieren 0,2 ml unter die Bauchhaut (in der Medianlinie) injiziert.

Verlauf. Bereits 4—6 Std nach der Infektion kommt es zu Ödem und Rötung in der Umgebung der Injektionsstelle. Nach 18–24 Std ist der ganze Bauch bis zur Brust und den Flanken entzündlich gerötet, die regionären Lymphknoten sind hyperämisch und geschwollen, an der Injektionsstelle befindet sich Eiter. Dieser Lokalbefund verstärkt sich in den folgenden Tagen, die Eiterbildung nimmt zu; vielfach kommt es zum Durchbruch durch die äußere Haut. An dieser Stelle bildet sich ein Schorf, unter dem nach 12–24 Tagen völlige Heilung eintreten kann. Findet ein Durchbruch nach außen nicht statt, so kommt der phlegmonöse Prozeß zum Stillstand und um den 7. bis 8. Tag kann sich ein Absceß abgrenzen, der bindegewebig abgekapselt wird und schließlich spontan abheilt.

In der Regel findet man die Streptokokken schon 18–24 Std *post infectionem* im Herzblut und in den Organen, doch erreicht die Allgemeininfektion ihren Höhepunkt erst nach einigen Tagen und klingt, wenn das Tier überlebt, eher ab als die lokalen Erscheinungen.

Pathologische Anatomie. Bei der Sektion nach 24 Std findet man im Bereich der Injektionsstelle Hyperämie und ödematöse Durchtränkung, vor allem aber eine weißgraue Verfärbung der Bauchdecken, die durch die Einwanderung von Leukocyten hervorgerufen ist. Aus den Veränderungen lassen sich die Streptokokken in großen Mengen züchten, doch vermindert sich ihre Zahl mit der Abheilung der Phlegmone ständig. Über ihr Auftreten in Herzblut und Organen wurde schon berichtet. Im Schwanzblut ließen sich die Keime dagegen viel weniger regelmäßig nachweisen (SCHNITZER 1923).

c) *Nephritis*

Mit Streptokokkenstämmen mittlerer Virulenz läßt sich bei der Maus auf subcutanem Wege eine Nephritis hervorrufen, die zwar gewisse Parallelen zur akuten diffusen Glomerulonephritis des Menschen aufweist, sich aber von der später zu besprechenden Nephritis des Kaninchens (S. 394) in mancher Hinsicht unterscheidet. Die pathologisch-anatomischen Veränderungen, die im Gefolge dieser Infektion auftreten, wurden besonders eingehend von KUCZYNSKI (1920) geschildert, die bakteriologischen Grundlagen und klinischen Daten in jüngster Zeit von SHARP (1960, 1964) beschrieben.

Infektionsstämme. Bei der Maus läßt sich die Nephritis offenbar — abweichend von den Verhältnissen beim Kaninchen (s. d.) – mit Stämmen beliebiger Serotypen hervorrufen. KUCZYNSKI (1920) verwendete nicht näher bezeichnete Streptokokken aus Leichenmaterial (ohne Krankheitsdiagnose), während SHARP (1960, 1964) mit definierten Stämmen verschiedener Typzugehörigkeit (3, 8, 12, 14, 19) die von nierengesunden Menschen isoliert waren, gleicherweise erfolgreich arbeitete. Die Stämme wurden teils auf bzw. in künstlichen Nährböden, teils in lyophilisiertem Zustand gehalten.

Soweit die *intraperitoneale Virulenz* dieser Stämme bestimmt wurde, erwies sie sich meist als gering: 0,5—1,0 ml einer 20stündigen Bouillonkultur tötete nur einen Teil der Tiere; nur einer von vier Stämmen bewirkte in einer Kulturverdünnung von 10^{-1} regelmäßig eine innerhalb 24 Std tödlich endende Sepsis.

Versuchstiere waren bei SHARP (1960, 1964) 17—23 g schwere, mindestens 12 Wochen alte weiße Webster-Mäuse (Harvard-Stamm) männlichen Geschlechts. Die Tiere erhielten während des Versuchs eine flüssige Diät, enthaltend 8% Saccharose, 2% Caseinhydrolysat und 0,4% Salzmischung No. 2, U.S.P. XIII.

Infektionstechnik. Vorkulturen der Stämme wurden in Ascites- oder Todd-Hewitt-Bouillon angelegt und nach 18–22stündiger Bebrütung für die Infektion verwendet. Die Keimdichte des Impfmaterials wurde bei den neueren Arbeiten (SHARP 1960, 1964) photometrisch eingestellt. Bevorzugter Ort der Infektion war das subcutane Gewebe des Oberschenkels. Während KUCZYNSKI (1920) den Tieren eine Reihe von Injektionen (je 0,05–0,1 ml) in mehrtägigen Abständen gab, erwies sich SHARP (1960, 1964) *eine* Injektion einer definierten Keimzahl in 0,5 ml Suspensionsmedium als ausreichend.

Verlauf. Die für die Auslösung einer Nephritis optimale Infektionsdosis ist von Stamm zu Stamm verschieden. SHARP (1964) benötigte von seinen Stämmen 10^7 bis 10^8 Ketten, um bei $\geqq 80\%$ der Tiere eine Albuminurie hervorzurufen. Nach 1–2 Tagen bildet sich am Ort der Infektion eine lokale Schwellung, die während der ganzen Versuchsdauer persistiert. Meist kommt es zwischen dem 2. und 4. Tag zu einem Gewichtsverlust, danach aber zu einer schnellen Zunahme, die mit einer Schwellung des Bauches (Ascites) und der Ausbildung allgemeiner Ödeme einhergeht (5–10 Tage *post infectionem*); diese Zunahme kann bis zu einem Drittel des Körpergewichts betragen. Meist am dritten Tag, nur selten früher, tritt eine Albuminurie auf mit einer Hypalbuminämie im Gefolge; die durchschnittliche Albuminkonzentration im Serum dieser Tiere betrug 12,1% gegenüber 40,0% bei den Kontrollen (SHARP 1960). Überleben die Tiere bis zur völligen funktionellen Ausschaltung der Glomeruli, so kommt es zu einer Vermehrung des Reststickstoffs im Blut (KUCZYNSKI 1920).

Der Eiweißkörper im Urin verhielt sich papierelektrophoretisch und in der Ultrazentrifuge wie Serumalbumin, während das Protein, das gelegentlich auch im Urin der Kontrollen nachgewiesen werden kann, andere Eigenschaften aufweist (SHARP 1960, 1964).

Pathologische Anatomie. Bei der Sektion der Tiere „einige Zeit" nach der Infektion (KUCZYNSKI 1920) erscheinen die *Nieren* zum Teil um das Doppelte vergrößert; sie sind weich, blutleer und von trübgelber Tönung. Auch die *Leber* ist groß, anfangs hyperämisch, später aber blaß. Eine Schwellung der *Milz* findet man nur in den ersten Tagen, später wird das Organ atrophisch. Dauert die

Krankheit mehrere Monate, so kommt es zu einer amyloiden Degeneration der Bauchorgane.

Die im folgenden beschriebenen *histologischen Veränderungen* trifft man auch in Nieren, die keine auffällige Vergrößerung zeigen. Im Vordergrund steht zunächst eine *Alteration der Glomeruli*, die sich in einem verringerten Blutgehalt, einer scheinbaren Vermehrung der Zellkerne, einer Quellung und Vacuolisierung des Endothelzellenplasmas und einer Einwanderung von Leukocyten zu erkennen gibt. Die Schlingen erscheinen gebläht, die Kapsel ist von einem albuminösen Erguß ausgefüllt. Später kommt es zu einer Verdickung des Kapselepithels und schließlich zur hyalinen Umwandlung vieler Glomeruli, die stets alle – wenn auch in verschiedenem Ausmaß – betroffen sind. Eine *Schädigung der Tubuli* findet man erst nach etwa vierwöchiger Dauer der Nephritis; sie manifestiert sich in einer Dilatation der Kanälchen und im Auftreten hyaliner, später auch granulierter Cylinder. Im *Interstitium* bilden sich lymphocytäre Infiltrate in den intertubulären Räumen und in der Umgebung der größeren Gefäße, von wo aus sie auch die Glomeruli umgreifen können. Bei längerem Krankheitsverlauf kommt es zur Ausbildung kleiner subcapsulärer Infiltrate, die schließlich zu feinen Einziehungen und damit zu einer Granulierung der Nierenoberfläche führen (KUCZYNSKI 1920).

SHARP (1960) betont dagegen, daß die frühesten (1–2 Wochen *post infectionem*) und schwersten Veränderungen die *Tubuli contorti I* betreffen, deren Epithel durch Nekrose völlig schwinden kann. Erst nach etwa 2 Wochen und nur mit dem Elektronenmikroskop erkenne man feine Alterationen im Bereich der *Glomeruli*, die bei längerer Krankheitsdauer schließlich auch im Lichtmikroskop in Erscheinung träten. Dennoch führt auch SHARP (1960) die klinischen Erscheinungen im wesentlichen auf die Prozesse zurück, die an den Glomeruli ablaufen.

Nach den Erfahrungen von KUCZYNSKI (1920) trifft man aber — abhängig von der Virulenz des jeweiligen Infektionsstammes — alle Übergänge von der eitrig-metastasierenden Nephritis zu der eben beschriebenen Krankheitsform.

In den Organen (Niere, Leber, Milz) konnten die Streptokokken durch KUCZYNSKI (1920) regelmäßig, durch SHARP (1964) bei der Hälfte der Tiere nachgewiesen werden, in allen Fällen aber nur in geringer Zahl. Noch spärlicher traten sie in Blut und Blasenurin in Erscheinung.

Pathogenese. Über die eigentlichen pathogenetischen Faktoren der diffusen Glomerulonephritis der Maus besteht noch weitgehende Unklarheit. Wesentlich für ihre Entstehung scheinen jedenfalls periodische Ausschwemmungen von Streptokokken in den Organismus hinein zu sein, die von KUCZYNSKI (1920) durch wiederholte Injektion der Keime, von SHARP (1964) auf dem Umweg über die Erzeugung eines Abscesses erzielt wurden. Tatsächlich kam es bei SHARPs Tieren nur dann zu einer Albuminurie, wenn sich ein nicht zu kleiner Absceß gebildet hatte. Dennoch besteht der Eindruck, daß die Nierenveränderungen nicht unmittelbar bakterieller Genese sind, da die spärlichen Streptokokkenbefunde im Erfolgsorgan in keinem Verhältnis zum Ausmaß der pathologischen Läsionen und den klinischen Erscheinungen stehen.

Andererseits scheint aber eine Vermehrung der Keime im Organismus eine Grundbedingung für das Zustandekommen der Nephritis zu sein, da es SHARP (1960) nicht gelang, die gleichen Veränderungen und Symptome mit hitzetoten Streptokokken, mit Kulturfiltrat oder bei Injektion von Penicillin im Anschluß an die Infektion hervorzurufen. Auch die Möglichkeit, die Tiere durch mehrmalige Impfung mit lebenden Streptokokken gegen die Nephritis zu immunisieren, spricht eher *für* einen bakteriellen Prozeß. Merkwürdigerweise erwies sich diese Immunität als nicht-typspezifisch; SHARP (1964) konnte seine Tiere z. B. mit Typ 3 gegen die Infektion mit Typ 12 schützen.

Kuczynski (1920) nahm dagegen an, daß eine *Abwehrreaktion* das auslösende Moment darstelle: die Phagocytose der Streptokokken durch die Endothelien der Glomeruli bringe diese Zellen zu so stürmischer Schwellung, daß dadurch Schlingenteile und ganze Glomeruli, je nach Heftigkeit der Reaktion, von der Zirkulation abgesperrt würden. Infolge Ischämie – mitbedingt durch die geringe Elastizität der Bowmanschen Kapsel – komme es schließlich zu Zelltod und Hyalinisierung.

Gegenüber der *Streptokokkennephritis des Kaninchens* (S. 394), die ebenfalls als Modell der akuten diffusen Glomerulonephritis des Menschen reklamiert wurde (Reed u. Matheson 1954a, b), bestehen folgende, nicht unerhebliche Unterschiede: *anders als beim Kaninchen*

entsteht die Nephritis der Maus nur bei Anwesenheit lebender Streptokokken im Organismus;

lassen sich bei der Maus mit gleichem Erfolg Streptokokken verschiedener Serotypen, nicht nur des nephritogenen Typ 12, verwenden;

läßt sich an der Maus keine nephritogene Substanz der Streptokokken, die ins Filtrat überginge, nachweisen;

ist die Zeitspanne zwischen Infektion und Auftreten der ersten nephritischen Symptome (Albuminurie) sehr kurz;

kommt es bei der Maus nicht zu den auch für die menschliche Glomerulonephritis charakteristischen Diapedesisblutungen;

führt eine mehrmalige Applikation der Streptokokken nicht zu einem schwereren Krankheitsbild, sondern im Gegenteil zu einer Immunität.

Es soll jedoch in diesem Zusammenhang die Arbeit von Kelly und Winn (1958) nicht unerwähnt bleiben, die Nierenveränderungen bei Mäusen auch durch vorübergehende intraperitoneale Implantation von Diffusionskammern mit Streptokokkenkulturen zu erzielen vermochten. Diese Veränderungen traten nur bei Verwendung eines nephritogenen Typ-12-Stammes auf, nicht dagegen mit einem nicht-nephritogenen Stamm des Typ 12, mit Stämmen anderer Typen oder solchen der serologischen Gruppe C. Offenbar scheuten sich die Autoren aber selbst, das Resultat ihrer Versuche ausdrücklich als Glomerulonephritis zu deklarieren.

3. Intravenöse Infektion

Bei Anwendung dieses Infektionsmodus ist die Empfänglichkeit der Maus für *Str. pyogenes* geringer als bei subcutaner und vor allem intraperitonealer Applikation der Keime, was sich in einer niedrigeren Letalitätsquote und längeren Überlebensdauer ausdrückt und wohl mit der besseren Clearance im Blutstrom zu erklären ist.

Infektionsdosis. Lange und Gutdeutsch (1929) benötigten von ihrem virulenteren Stamm rund 100 Keime, von dem weniger virulenten rund 10000 Keime, um etwa die Hälfte der Tiere im Verlauf von 2–5 Tagen zu töten. Der *Streptococcus* von Dutton (1955) stand in seiner Virulenz offenbar zwischen diesen beiden Stämmen; er erwies sich bei intravenöser Injektion von 100 Keimen für 10%, bei 1000 Keimen für 60% und bei 10000 Keimen für 100% der Tiere als tödlich.

Infektionsmaterial. Als Infektionsmaterial verwandte Dutton (1955) in 2% Peptonwasser hergestellte Verdünnungen von Blutagarabschwemmungen, die in einem Volumen von 0,25 ml die gewünschte Keimzahl enthielten und in die Schwanzvene injiziert wurden.

Verlauf. Die Tiere gehen im Verlauf von 2—5 Tagen an einer allgemeinen Sepsis zugrunde. Die Erreger lassen sich aus dem Herzblut züchten und im Grampräparat von der Schnittfläche des Herzens mikroskopisch darstellen (Lange u. Gutdeutsch 1929; Dutton 1955). Auch eine eitrige Arthritis wie bei Kaninchen und Ratte (s. d.) soll sich durch intravenöse Injektion der Erreger hervorrufen lassen (Watson 1940).

4. Intraperitoneale Infektion

Wie schon LANGE und GUTDEUTSCH (1929) durch vergleichende Untersuchungen unter Einbeziehung verschiedener Infektionswege nachweisen konnten, besitzt die Peritonealhöhle der Maus die geringste Resistenz gegen die Infektion mit *Str. pyogenes.* Aus dieser Situation, die später von DUTTON (1955) bestätigt wurde, resultiert nicht nur eine geringere *Dosis letalis*, sondern auch eine kürzere Überlebensdauer der Tiere bei intraperitonealer Infektion im Vergleich zu Infektionen mit anderer Eintrittspforte.

a) Ohne Hilfsmittel

Infektionsstämme und Infektionsdosis. Von kapselbildenden Stämmen, die in der Regel eine hohe Virulenz besitzen, benötigte HEIM (1905) immerhin rund 10^8 Keime, um die Maus regelmäßig zu töten. HIRST (1941) erhielt jedoch bei Verwendung eines bekapselten C-Streptococcus schon mit einer Kulturverdünnung von 10^{-6} eine Letalität von 100%; die gleiche Infektionsdosis von zwei bekapselten A-Stämmen vermochte zwar nur $^9/_{10}$ bzw. $^1/_7$ der Tiere zu töten, doch erlagen einige Tiere auch noch der Verdünnung 10^{-8}, während schon die Verdünnung 10^{-7} des C-Stammes von allen Tieren überlebt wurde. COHEN und STOLLERMAN (1963) verfügten über einen M-proteinreichen, kapselbildenden A-Stamm, dessen DL_{50} durch 1–2 Keime (bzw. Ketten) repräsentiert wurde.

Die *Herkunft* der Stämme ist offenbar nicht bestimmend für ihre experimentelle Virulenz. Bei einem *Puerperalfieber*stamm von SCHIEMANN und FELDT (1926) war die tödliche Keimzahl in 10^{-5} ml Kultur enthalten, DOMAGK (1935) verfügte über einen Stamm von einer tödlichen *Sepsis*, dessen *Dosis letalis* 0,3 ml einer Kulturverdünnung von 10^{-4} betrug. Auch *Erysipel*streptokokken besitzen keine einheitliche intraperitoneale Virulenz; ROSENTHAL, BAUER und BRANHAM (1937) verfügten über einen hochvirulenten Stamm, der die Mehrzahl der Tiere in einer Verdünnung von 10^{-9} (theoretisch 1 Keim) tötete, während SCHIEMANN und FELDT (1926) von ihrem Stamm 0,2 ml Originalkultur (rund 10^8 Keime) dafür benötigten. Der bekannte *Scharlach*stamm von DOCHEZ besitzt offenbar eine mittlere Virulenz: seine *Dosis letalis* für die Maus beträgt 10^{-3} ml Kultur (EVANS 1937). Daß Keimträgerstämme sich in ihrer Virulenz von Patientenstämmen nicht unterscheiden (PIKE 1948), wurde bereits erwähnt.

Auffällige Virulenzunterschiede zwischen den verschiedenen serologischen *Typen* der Gruppe A haben sich bisher bei den relativ spärlichen diesbezüglichen Untersuchungen nicht ergeben (HIRST 1941; JAWETZ u. SPECK 1950). Das gleiche gilt analog für die Zugehörigkeit zu den serologischen *Gruppen* A und C (HIRST 1941; SHERWOOD et al. 1952; DUTTON 1955).

Damit ergibt sich, daß ein Schluß auf die erforderliche Infektionsdosis weder aus der Herkunft des Stammes, noch aus seinem Kapselbildungsvermögen allein oder aus seiner Gruppen- bzw. Typzugehörigkeit gezogen werden kann; sie muß für jeden Stamm speziell bestimmt werden. Dabei ist zu beachten, daß die einmal festgestellte Virulenz nicht unbedingt konstant bleibt; sie kann auf künstlichen Nährböden absinken, im Verlauf von Tierpassagen — also unter Umständen während des Versuchs — ansteigen (KILLIAN 1925).

Infektionsmaterial. DUTTON (1955) beimpfte mit dem Herzblut infizierter moribunder Mäuse Röhrchen mit Pferdeblutbouillon, bebrütete 18 Std bei 37° C, wusch den Bodensatz, resuspendierte ihn in 2% Peptonwasser und stellte daraus eine Verdünnungsreihe (Faktor 10) in physiologischer Kochsalzlösung her, die als Impfmaterial diente.

Offenbar läßt sich dieses aber auch auf einfachere Weise gewinnen. Die meisten Autoren verwandten Verdünnungen 18–24stündiger Serumbouillonkulturen.

Spezialnährböden wurden von DOMAGK (1935) (Eibouillon), HIRST (1941) (Todd-Hewitt-Bouillon[1]) sowie SHERWOOD u. Mitarb. (1952) (Proteose-Pepton-Bouillon) herangezogen, doch ergibt sich aus der Vielzahl der verwendeten Nährböden, daß ein eindeutig überlegenes Substrat nicht existiert.

Mit einer kürzeren Bebrütungszeit der Vorkultur begnügte sich PIKE (1948); er beimpfte Kaninchenblutbouillon massiv (im Verhältnis 1 : 10) mit einer 18stündigen Stammkultur und verwendete sie bereits nach 4stündigem Aufenthalt im Brutschrank bei 37° C, also während der logarithmischen Wachstumsphase. Sie enthielt dann rund 5×10^8 Keime je Milliliter.

Versuchstiere. Als Versuchstiere dienten reine Stämme erwachsener weißer Mäuse, wie z. B. der HaM/ICR-Stamm (COHEN u. STOLLERMAN 1963). LEVADITI und VAISMAN (1935), PIKE (1948) sowie SHERWOOD u. Mitarb. (1952) verwandten Tiere von 18—22 g, DUTTON (1955) nahm etwas schwerere von 25—35 g Gewicht. Innerhalb einer Versuchsserie betrug die Gewichtsdifferenz jedoch niemals mehr als 5 g. Unterschiede des Geschlechts wurden im allgemeinen vernachlässigt.

Verlauf. Der Krankheitsverlauf ist uncharakteristisch. Die Tiere verhalten sich ruhig; 12—20 Std vor ihrem Tod verweigern sie die Nahrungsaufnahme; gelegentlich sind die Augenlider verklebt (NEUMANN 1904).

Die *Krankheitsdauer* ist abhängig von Virulenz und Infektionsdosis. Bei ausreichender Keimzahl und Virulenz gehen die Tiere in aller Regel zwischen dem 1. und 3. Tag *post infectionem* zugrunde, doch lassen sie sich durch Steigerung der Infektionsdosis auf die vielfache *DL minima* auch schon innerhalb von 24 Std. töten (DOMAGK 1935; ROSENTHAL, BAUER u. BRANHAM 1937). Andererseits kann die Überlebensdauer bei geringen Keimdosen bis zu 8 Tagen betragen (LEVADITI u. VAISMAN 1935).

Pathologische Anatomie. Bei der Sektion findet man eine hochgradige Peritonitis. Die Bauchhöhle enthält ein trübes, bei Infektionen mit kapselbildenden Stämmen auch fadenziehendes Exsudat mit zahlreichen geschädigten polymorphkernigen Leukocyten und Monocyten sowie extracellulär liegenden Streptokokken. Die Bauchorgane sind mit einem Fibrinbelag überzogen (NEUMANN 1904; DOMAGK 1935), Leber, Milz und Nieren erscheinen vergrößert (HEIM 1922). Die Erreger lassen sich aus dem Herzblut und den meisten Organen züchten.

Bei der *histologischen Untersuchung* erkennt man leukocytäre Infiltrate in verschiedenen Organen sowie zerfallene Leukocyten in der Milzpulpa. In den vergrößerten Endothelien von Leber und Milz, in den Glomeruli und im Herzmuskel finden sich Ansiedlungen von Bakterien (DOMAGK 1935). Während die Nieren nach LEVADITI und VAISMAN (1935) am geringsten betroffen sind, fanden COHEN und STOLLERMAN (1963) diese Organe von Mikroabscessen durchsetzt.

Pathogenese. Nach intraperitonealer Injektion größerer Keimmengen eines vollvirulenten Stammes kommt es schnell zu einer starken Vermehrung der Erreger, ohne daß eine nennenswerte Phagocytose zu erkennen ist. War die Infektionsdosis geringer, so werden die Erreger anfangs durch polymorphkernige Leukocyten und Monocyten phagocytiert, doch zerfallen die Phagocyten in dem Augenblick, da die Abwehr des Wirtsorganismus überwunden ist, und die Keime vermehren sich nunmehr mit der gleichen Vehemenz wie bei der massiveren Infektion. Schnell treten sie auch in den Kreislauf über, so daß man sie bereits 1—2 Std *post infectionem* aus fast allen Organen züchten kann (DOMAGK 1935, 1936).

[1] Dieser für die Streptokokkenzüchtung viel verwendete Nährboden enthält in einer Fleischabkochung 2% Caseinhydrolysat, 0,2% Glucose, 0,2% $NaHCO_3$, 0,2% NaCl und 0,04% Na_2HPO_4 bei einem pH-Wert von 7,8. Er ist als Fertignährboden bei der Fa. Oxoid, London SE 1, und bei Difco, Detroit, erhältlich.

Durch gleichzeitige Gabe von *Mucin* läßt sich der Infektionsverlauf in analoger Weise wie bei *Staphylococcus aureus* (S. 314) und *Neisseria meningitidis* (S. 352) noch weiter beschleunigen (HIRST 1941).

b) Mit Plasminogen und Streptokinase

Wie KRASNER und YOUNG (1959) zeigen konnten, läßt sich die Letalität bei Infektionen mit Stämmen mittlerer Virulenz erhöhen, wenn die Erreger zusammen mit Plasminogen (und Streptokinase) verabfolgt werden.

Infektionsstämme. Die zitierten Autoren verwendeten einen Stamm der Gruppe G und 5 Stämme der Gruppe A, von denen je einer zu Typ 4, 25 und 28 gehörte; die beiden restlichen Stämme ließen sich nicht typisieren. Alle Stämme verursachten β-Hämolyse und Fibrinolyse und wuchsen in matten Kolonien.

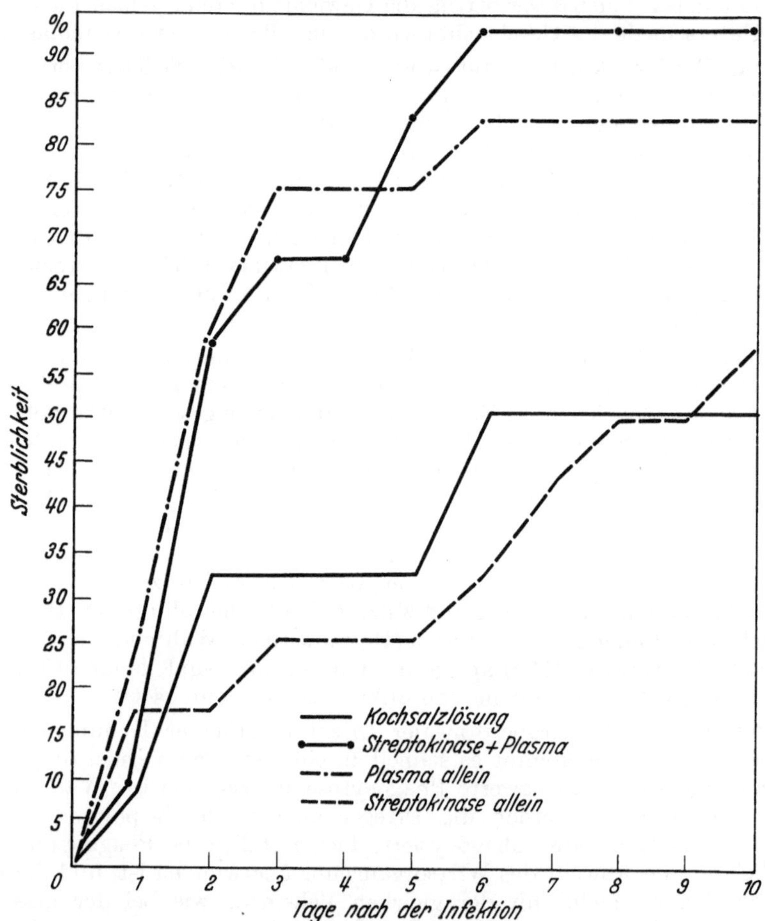

Abb. 2. Einfluß von menschlichem Plasma und Streptokinase auf die intraperitoneale Mäusevirulenz von *Streptococcus pyogenes* (R. I. KRASNER u. G. YOUNG 1959)

Versuchstiere waren weiße SMK-Mäuse im Gewicht von 15—18 g.

Streptokinase wurde in Form von „Varidase" (Lederle) verwendet, die in Kochsalzlösung gelöst und auf 10000 Einheiten/ml eingestellt wurde. Dieses

Tabelle 2. *Einfluß von menschlichem Plasma und Streptokinase auf die Virulenz von Streptococcus pyogenes* (R. I. KRASNER u. G. YOUNG 1959, gekürzt)

Streptococcus		Keime suspendiert in			
		NaCl	SK + Plasma	Plasma	SK
Typ 4	Letalität (%)	63	100	100	95
	mittl. Überlebensdauer[1]	3,2	1,0	1,1	1,6
Typ 4 (10^{-1})	Letalität (%)	40	100	100	40
	mittl. Überlebensdauer[1]	5,3	1,2	1,5	6,3
Typ 25	Letalität (%)	80	100	90	40
	mittl. Überlebensdauer[1]	4,3	2,2	2,1	7,0
untypisierbar	Letalität (%)	50	92	83	58
	mittl. Überlebensdauer[1]	3,2	2,9	2,3	5,1

[1] In Tagen. — SK = Streptokinase.

Präparat löst menschliches Fibrin partiell bis zu einer Verdünnung von 1 : 512 bis 1 : 2048, Kaninchen- und Mäuseplasma von 1 : 128 bis 1 : 512 (partiell).

Blutfraktionen. Plasma und Serum wurden von menschlichen Spendern gewonnen, Plasminogen nach der Vorschrift von NORMAN (1957) mit der Euglobulinfraktion durch Essigsäure präcipitiert und in so viel Boratpuffer aufgenommen, daß das Ausgangsvolumen (Serum) wiederhergestellt war.

Infektionsmaterial und Infektionstechnik. 20—24stündige Kulturen in Bacto Heart Infusion Broth wurden durch Verdünnen mit NaCl-Lösung spektrophotometrisch auf 9×10^8 Zellen/ml eingestellt und anschließend durch Zentrifugieren auf 1 : 5 eingeengt. Die Zellmasse von 0,25 ml dieser Suspension, also rund 10^9 Keime, diente als Infektionsdosis.

Das intraperitoneal injizierte Volumen betrug 0,45 ml und bestand aus Streptokokken in

1. Kochsalzlösung (0,45 ml)
2. Plasma, Serum oder Plasminogen (0,2 ml) + NaCl-Lösung (0,25 ml)
3. Plasma, Serum oder Plasminogen (0,2 ml) + Streptokinase (0,25 ml)
4. Streptokinase (0,25 ml) + NaCl-Lösung (0,2 ml).

Die *Beobachtungszeit* betrug 14 Tage.

Verlauf. Wie Abb. 2 und Tab. 2 zeigen, erwiesen sich die Streptokokken zusammen mit Plasma, Plasminogen oder Serum um soviel virulenter, daß die Letalität unter diesen Bedingungen bis zu 60% höher lag und die Überlebensdauer in eindeutiger Weise kürzer war als bei der konventionellen Streptokokkeninfektion. Plasma und Plasminogen vom Kaninchen waren übrigens in ähnlichem Maße wirksam wie die entsprechenden Fraktionen vom Menschen. Die gleichzeitige Gabe von Streptokinase veränderte die Virulenz des plasminogenhaltigen Inoculats dagegen ebenso wenig, wie dieses Enzym allein die Wirkung der Streptokokken zu erhöhen vermochte. (Das widersprechende Ergebnis in der ersten Zeile der Tab. 2 stellt eine Ausnahme dar.)

Aus ihren Versuchen schlossen KRASNER und YOUNG (1959), daß die Streptokinase in Wechselwirkung mit Plasminogen zur Virulenz der Streptokokken entscheidend beiträgt. Plasminogen mußte dem Infektionsmaterial zugesetzt werden, weil das Plasma der Maus arm an diesem Faktor ist. Streptokinase wurde dagegen von den hier verwendeten Streptokokken ausreichend gebildet, so daß die Zugabe dieses Ferments lediglich zu einem Überschuß führte und somit ohne Wirkung blieb.

5. Intramuskuläre Infektion

Für therapeutische Versuche kann auch die intramuskuläre Infektion der Maus von Interesse sein (DOMAGK 1940). Sie wurde von EAGLE (1952) besonders eingehend bearbeitet.

Infektionsstamm und Infektionsmaterial. EAGLE (1952) verwandte für seine Untersuchungen einen *Streptococcus* der Gruppe A, Typ 3, dessen Virulenz durch häufige Mäusepassagen auf der Höhe gehalten wurde. Vor dem Versuch wurde eine 2% Pferdeblutbouillon mit Material eines infizierten Tieres beimpft und nicht länger als 4 Std bebrütet. Von dieser Ausgangskultur wurden Verdünnungen hergestellt, die die gewünschte Keimzahl enthielten und in einem Volumen von 0,1 bis 0,2 ml Mäusen von 17,5—22,5 g Gewicht in die Oberschenkelmuskulatur injiziert wurden.

Verlauf und Pathogenese. Nach der Injektion der Erreger kommt es zur Ausbildung einer rasch fortschreitenden Phlegmone, in deren Bereich nur sehr wenige Phagocyten zu erkennen sind und die in der Regel zum Tod der Tiere führt. Die Keime vermehren sich am Ort der Infektion schnell bis auf einen Plateauwert, der dann für einige Zeit gehalten wird. Bei Injektion von 1000 Streptokokken konnte EAGLE (1952) bereits nach 3 Std das Zehnfache, nach 9 Std das 5000fache der Infektionsdosis allein in der Oberschenkelmuskulatur nachweisen. (Die Keimzahl im gesamten Organismus ist natürlich viel größer.) Die weitere Zunahme der Keimzahl ist nur noch geringfügig und geht viel langsamer vonstatten. Über 24 Std *post infectionem* hinaus wurden jedoch keine Bestimmungen vorgenommen.

Die Keimzahl am Orte der Infektion wurde bestimmt, indem beim getöteten Tier Oberschenkelmuskel und -knochen aseptisch herauspräpariert, das Präparat mit 50 ml Bouillon im "Waring Blendor" 90 sec lang homogenisiert und die resultierende Suspension in abgestuften Mengen bzw. Verdünnungen zum Plattenguß verwendet wurde. Auszählung der Kolonien erfolgte nach 24stündiger Bebrütung.

Die *Generationszeit*, die sich aus der Keimvermehrung während der ersten 9 Std errechnet, beträgt etwa 40 min und ist damit nur wenig länger als in einem optimalen künstlichen Nährboden.

Die *Letalität*, die nach 21tägiger Beobachtungszeit ermittelt wurde, betrug bei einer Infektionsdosis von 1000 Keimen rund 85% (26 von 30 Tieren), bei 20000 Keimen 100%; sie gilt allerdings nur für den hier verwendeten Stamm. Zur Länge der Überlebenszeit finden sich bei EAGLE (1952) keine Angaben.

6. Intranasale Infektion

Diesen Infektionsweg unter anderen wählten SHERWOOD u. Mitarb. (1952) bei ihren Untersuchungen über die Korrelation zwischen Virulenzfaktoren und tödlicher Keimdosis.

Die Autoren verwandten 24stündige Kulturen in Proteose-Pepton-Bouillon in steigenden Verdünnungen (bis 10^{-6}). In leichter Äthernarkose erhielten 18—20 g schwere weiße Mäuse 0,05 ml der verschiedenen Verdünnungsstufen mit einer Tuberkulinspritze intranasal appliziert.

Von 10 untersuchten A-Stämmen vermochten nur vier tödliche Infektionen herbeizuführen bei Letalitätsquoten von 50% bzw. 40% bzw. 10% (2 Stämme). Von 6 C-Stämmen wirkten drei tödlich mit Sterblichkeitsraten von 70% bzw. 40% bzw. 20%.

Auch bei Tieren, die nicht an der Infektion zugrunde gingen, ließen sich die Erreger gelegentlich aus dem Blut züchten.

7. Infektion durch Inhalation

Mit der gleichen Inhalationstechnik, die sie bei der Erzeugung von Pneumokokkeninfektionen angewandt hatten, versuchten STILLMAN (1923, 1924) sowie

Branch und Stillman (1925a, 1925b) auch *Streptococcus pyogenes* im Respirationstrakt zum Haften zu bringen.

Infektionstechnik und Infektionsmaterial. Stillman (1923) sowie Branch und Stillman (1925a) brachten Mäuse in die auf S. 451 beschriebene Kammer und exponierten sie dort für eine Stunde einem Spray von 50 ml einer 18stündigen Bouillonkultur von *Str. pyogenes*. Danach wurden die Tiere in Glasgefäße umgesetzt und 30 Tage beobachtet. Jeweils 3 Tiere wurden außerdem in eintägigen Intervallen vom Tage nach der Infektion an getötet und auf das Vorhandensein von hämolysierenden Streptokokken in Lungen und Herzblut untersucht.

Verlauf. Die Erreger können bis zum 17. Tag nach der Infektion in Herzblut und Lungen persistieren, doch gelingt ihr Nachweis nur ganz unregelmäßig und nicht eben häufig (16—18% der Fälle). Von 216 Tieren, die 30 Tage lang beobachtet wurden, starben 127; der Tod trat meist zwischen dem fünften und 10. Tag nach der Infektion ein. Bei 108 der 216 infizierten Tiere (50%) fanden sich Streptokokken im Herzblut, aber nur in dreißig Fällen (14%) war es zur Konsolidierung eines oder mehrerer Lungenlappen gekommen (Stillman 1923; Branch u. Stillman 1925a).

Anders als bei der Inhalationsinfektion durch Pneumokokken ließ sich durch Alkoholisierung der streptokokkeninfizierten Tiere eine längere Persistenz der Erreger in den Lungen und eine höhere Pneumonierate nicht erzielen (vgl. S. 452) (Stillman 1924).

Pathologische Anatomie. Soweit es zur Ausbildung einer Pneumonie kommt, finden sich die charakteristischen Veränderungen in einem oder mehreren Lappen; gelegentlich ist auch ein ganzer Lappen bis zu seinen anatomischen Grenzen befallen. Die früheste Läsion besteht in einem kleinen, konsolidierten, graurosa Bezirk, der von einer schmalen, dunkelrot hämorrhagischen Zone umgeben ist und in Hilusnähe, aber auch mehr peripher liegen kann. Der Prozeß der Hepatisation schreitet von diesem Herd aus in unregelmäßiger Weise fort, bis der größere Teil eines Lappens verfestigt ist. Gleichzeitig kommt es zu einer beträchtlichen Größenzunahme des Organs. Die hepatisierten Bezirke zeigen später grauweiße Farbe. Eine *Pleuritis* ist nicht häufig, kann aber gelegentlich auch ohne Pneumonie auftreten.

Im *histologischen Bild* zeigen die Veränderungen keinen einheitlichen Charakter. Im Beginn erkennt man eine Exsudation in das interstitielle Gewebe der Alveolarsepten hinein, doch füllt das Exsudat sehr schnell auch Alveolen und Bronchiolen aus, so daß schließlich das Bild einer *konfluierenden Bronchopneumonie* resultiert. Das Exsudat ist vorwiegend serös; es enthält nur wenige Zellen, aber sehr reichlich Streptokokken. Erythrocyten machen — außer in den Randpartien — nur einen geringen Teil der Zellen aus. Die perivasculären und peribronchialen Lymphknoten sind schon früh mit polymorphkernigen Leukocyten vollgestopft. Bei seiner Ausbreitung nimmt der Prozeß den Weg über das alveoläre, perivasculäre und peribronchiale Gewebe. Gelegentlich kommt es zu einer Nekrose der Alveolarwände, niemals aber der Bronchialwandung. Das Lungengewebe zwischen den befallenen Bezirken erscheint emphysematös, im übrigen aber normal. Wenngleich auf der Höhe des Prozesses der Eindruck einer Lobärpneumonie besteht, muß die durch *Str. pyogenes* hervorgerufene Lungenaffektion im Hinblick auf ihre Pathogenese doch zu den lobulären Pneumonien gerechnet werden.

Soweit eine *Pleuritis* besteht, bleibt sie über dem befallenen Lappen lokalisiert. Das seröse Exsudat enthält polymorphkernige Leukocyten und Streptokokken in großer Zahl; Fibrin ließ sich nicht darin nachweisen (Branch u. Stillman 1925b).

Von der Pneumokokkenpneumonie der Maus (S. 453) unterscheidet sich die Streptokokkenpneumonie also durch ihren lobulären Charakter, durch das zellarme Exsudat und durch die viel stärkere Vergrößerung der Lungen. Sie entsteht, bedingt wohl durch die höhere Invasivität der Streptokokken, auch ohne Hilfe disponierender Maßnahmen (Alkoholisierung, Immunisierung), die bei der Pneumokokkenpneumonie unentbehrlich sind (BRANCH u. STILLMAN 1925b).

D. Die Infektionen des Kaninchens mit Streptococcus pyogenes

Das Kaninchen ist für die Infektion mit *Str. pyogenes* etwa in gleichem Grade empfänglich wie die weiße Maus und ähnlich wie bei dieser zeigen Streptokokkenstämme aus menschlichen Krankheitsprozessen sehr beträchtliche Virulenzunterschiede. Dennoch verlaufen die Infektionen beim Kaninchen aus wirtsbedingten Gründen sowohl im Hinblick auf ihre Lokalisation als auch auf die pathologischen Veränderungen teilweise anders als bei der Maus. Als Beispiel für diese Differenzen sei nur auf die Arthritis und die Nephritis des Kaninchens hingewiesen, die kein oder kein echtes Pendant bei der Maus besitzen.

1. Intracutane Infektion

a) Ohne Hilfsmittel

Durch intracutane Injektion von 0,1—1,0 ml einer 24stündigen Bouillonkultur vermochte KASAHARA (1914) innerhalb von 1—2 Tagen eine *Pustel* von maximal 5 mm Durchmesser, umgeben von einem entzündlichen Hof, hervorzurufen; sie bricht nach einigen Tagen nach außen durch und heilt innerhalb einiger Wochen völlig ab. Injiziert man stärker virulente Stämme in die Ohrmuschel oder bringt sie auf die scarifizierte Haut im Bereich der Ohrwurzel, so kann sich ein fieberhaftes *Erysipel* entwickeln, das durch fortschreitende Rötung, starke entzündliche Schwellung und Absonderung eines gelblichen Sekrets charakterisiert ist. Soweit es nicht in etwa 10 Tagen unter Abstoßung des äußeren Ohrrandes abheilt, gehen die Tiere an einer Streptokokkensepsis zugrunde (TURRÓ et al. 1903; v. LINGELSHEIM 1912, 1928). Auf Grund von Erfahrungen mit einer größeren Zahl von Stämmen bestätigte DOLD (1927b, 1927c), daß sich das Kaninchen wegen seiner größeren Empfänglichkeit auch für die *intracutane* Infektion mit hämolysierenden Streptokokken besser eignet als das Meerschweinchen, und konnte darüber hinaus zeigen, daß die Streptokokken nach ihrer Virulenz für die Haut des Kaninchens — d. h. nach der Heftigkeit der Reaktion, die sie dort hervorrufen — in drei recht gut gegeneinander abgrenzbare Typen eingeteilt werden können.

Infektionsstämme. DOLD verwandte insgesamt 160 Streptokokkenstämme, davon 40 von Scharlachfällen, den Rest von den verschiedensten andersartigen Infektionen. Die Vorzüchtung der Stämme erfolgte auf Ascitesagar, der nach 24stündiger Bebrütung mit Kochsalzlösung abgeschwemmt wurde; die resultierende Streptokokkensuspension wurde auf einen Keimgehalt von 5×10^9 eingestellt.

Infektionstechnik und Infektionsdosis. Bei weißen, eben erwachsenen Kaninchen wurde zunächst ein Hautbezirk durch Rasieren enthaart, da eine strontiumsulfidhaltige Enthaarungspaste, die sich bei Meerschweinchenversuchen als brauchbar erwiesen hatte (S. 402), hier zu starke Irritationen hervorrief. Anschließend wurde den Tieren 0,1 ml der oben beschriebenen Streptokokkensuspension, also ein Fünftel der für das Meerschweinchen erforderlichen Dosis (S. 402), intracutan injiziert; die Infektionsdosis betrug somit 5×10^8 Keime.

Verlauf. Nach dem Verlauf der Infektion unterschied DOLD bei seinen Streptokokkenstämmen drei verschiedene Virulenztypen, die sich bei Überprüfung nach mehreren Monaten bemerkenswert wenig verändert hatten.

Typ I ruft nur ein mehr oder weniger ausgedehntes Erythem, keine oder nur eine sehr geringe Infiltration und eventuell eine oberflächliche Eiterung hervor.

Die Erscheinungen befinden sich bereits einen Tag nach der Infektion auf ihrem Höhepunkt und sind in der Regel nach 4 Tagen wieder abgeklungen.

Typ II. Hierher gehören die Stämme, die stark infiltrierende Zellgewebsentzündungen mit tiefgreifender Eiterung und Nekrose bewirken. Die Phlegmone ist meist schon am Tage nach der Infektion nachweisbar, überschreitet aber erst gegen den 4. Tag ihren Höhepunkt. Die Infektion bleibt lokalisiert und ist im allgemeinen nach 3 Wochen abgeheilt.

Typ III umfaßt die Streptokokken von hoher allgemeiner Virulenz, die lokal eine flache, rasch auftretende und rasch fortschreitende Nekrose hervorrufen und in wenigen Tagen den Tod des Kaninchens herbeiführen.

Die *Scharlachstreptokokken* DOLDs, die sowohl frisch isolierte als auch einige bekannte Laborstämme umfaßten (z. B. Dick I, Dick II, Dochez), gehörten ausschließlich und zu etwa gleichen Teilen zu den Typen I und II, wobei von DOLD die Virulenz für die Kaninchenhaut zu der Schwere der menschlichen Scharlachangina in Beziehung gesetzt wurde. Die zitierten Laborstämme gehörten offenbar dem Typ II an.

Bei den *anderen Streptokokkenstämmen* ließ sich keine Beziehung zwischen Kaninchenvirulenz und Herkunft erkennen. Sie gehörten zum überwiegenden Teil zu Typ I, sehr selten waren solche des Typ III; die Typ-II-Stämme nahmen im Hinblick auf ihre Häufigkeit eine Mittelstellung ein.

b) Mit Plasminogen und Streptokinase

Wie KRASNER und JANNACH (1963) zeigen konnten, läßt sich die intracutane Virulenz von *Str. pyogenes* durch gleichzeitige Verabreichung von Streptokinase und bestimmten Blutfraktionen erheblich verstärken.

Infektionsstämme. Die zitierten Autoren verwendeten je einen Stamm der Typen 4, 25 und 28 (serologische Gruppe A). Alle drei Stämme bildeten Kolonien des *matt*-Typs, verursachten β-Hämolyse und besaßen eine Streptokinase, waren jedoch von geringer Virulenz.

Versuchstiere waren Albinokaninchen von rund 2500 g Gewicht.

Streptokinase und Blutprodukte. Streptokinase verwendeten die Autoren in Form von „Varidase" (Lederle)[1]. Die Versuchslösung wurde auf 10000 Streptokinase-Einheiten je Milliliter eingestellt. — Menschliches Plasma und Serum erhielten KRASNER und JANNACH (1963) von Blutspendern. Plasminogen wurde durch Präcipitation mit Essigsäure gewonnen (NORMAN 1957).

Infektionsmaterial und Infektionstechnik. 18—20stündige Kulturen der Stämme in Bacto Heart Infusion Broth (Difco) wurden durch Verdünnen mit NaCl-Lösung spektrophotometrisch auf 9×10^8 Zellen/ml eingestellt und anschließend durch Zentrifugieren auf $^1/_5$ des Volumens eingeengt, so daß Suspensionen mit einem Keimgehalt von 45×10^8 Zellen/ml resultierten.

Die Tiere erhielten in die enthaarte Haut der Flanken jeweils vier intracutane Injektionen (auf jeder Seite) von 0,45 ml des Infektionsmaterials, das neben dem Zentrifugat von 0,25 ml Streptokokkensuspension (rund 10^9 Keime) folgende Komponenten enthielt:

1. 0,45 ml NaCl-Lösung
2. 0,25 ml Streptokinase + 0,2 ml Plasma
3. 0,25 ml NaCl-Lösung + 0,2 ml Plasma
4. 0,25 ml Streptokinase + 0,2 ml NaCl-Lösung.

Die *Beobachtungsdauer* betrug 20 Tage.

[1] Die in „Varidase" gleichzeitig enthaltene Streptodornase bleibt nach Untersuchungen von KRASNER und JANNACH (1963) ohne Einfluß auf den Infektionsverlauf.

Verlauf. Unmittelbar nach der Infektion entstand eine Induration von weniger als 10 mm Durchmesser, die im Verlauf der nächsten Stunden wieder verschwand. Nach 12 Std waren die Injektionsstellen von einem Erythem umgeben, das sich nach weiteren 12 Std scharf abgegrenzt hatte. Ödem, Nekrose und Hämorrhagien traten auf und nahmen 48 Std nach der Infektion den ganzen erythematösen Bezirk ein. Anschließend kam es zur Ausbildung eines Abscesses und zu geschwürigem

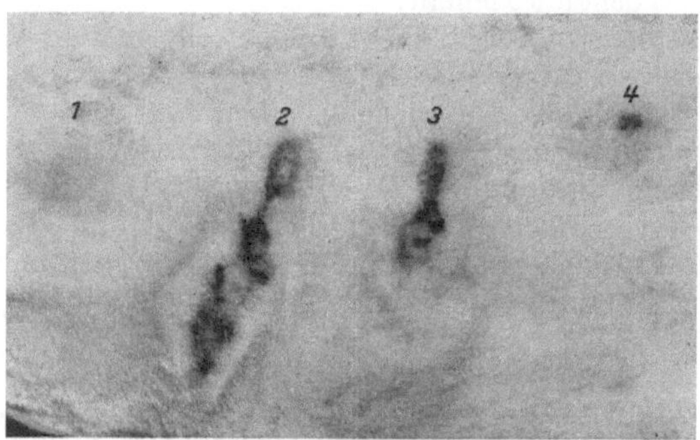

Abb. 3. Intracutane Infektion des Kaninchens mit *Streptococcus pyogenes*, 3 Tage *post infectionem*. Infektionsmaterial: Streptokokken in NaCl-Lösung (*1*), mit Streptokinase + Plasma (*2*), mit Plasma + NaCl-Lösung (*3*) und mit Streptokinase + NaCl-Lösung (*4*)

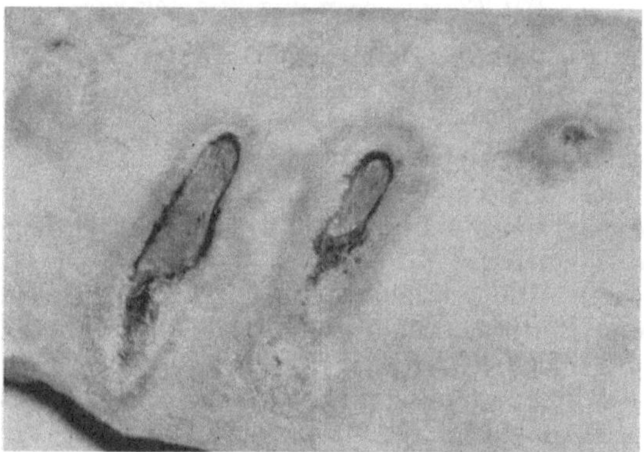

Abb. 4. Gleiches Tier wie Abb. 3, sechs Tage nach der Infektion. Erscheinungen auf dem Höhepunkt

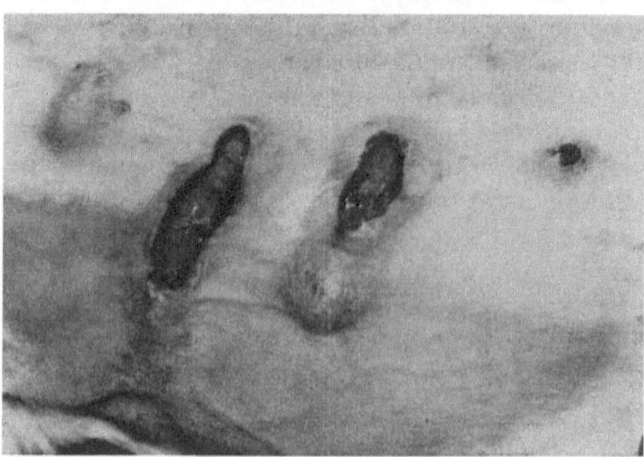

Abb. 5. Gleiches Tier wie Abb. 3, neun Tage nach der Infektion. Beginnende Heilung. (Abb. 3—5 aus R. I. KRASNER u. J. R. JANNACH, J. inf. Dis. *112* [1963]; freundlichst überlassen von Prof. Dr. JANNACH, Miami, Fla.)

Zerfall der bedeckenden Hautschichten, bis am 5.—6. Tag die Erscheinungen ihren Höhepunkt erreichten und der Prozeß in Heilung überging.

Während in einem repräsentativen Versuch (Typ 4) die Dimensionen der Veränderungen zur Zeit ihrer größten Ausdehnung bei der Infektion mit Streptokokken allein 33 ×18 mm betrugen, maßen die Läsionen bei Verwendung von Streptokokken + Plasma 60 ×20 mm, bei Streptokokken + Plasma + Streptokinase sogar 110 ×25 mm. Durch Streptokinasezusatz zum Erreger allein ließ sich der Umfang der Läsionen nicht vergrößern. Die Unterschiede lagen also weniger in der Art der Reaktion als im Grad ihrer Ausprägung; sie blieben während der ganzen 20tägigen Beobachtungszeit erhalten.

Somit ergibt sich, daß die Virulenz von *Str. pyogenes* – gemessen am Umfang der Veränderungen in der Kaninchenhaut – durch gleichzeitige Gabe von Plasma, mehr noch von Plasma + Streptokinase, beträchtlich verstärkt werden kann. Diese Wirkung des Plasmas läßt sich noch in einer Verdünnung von 1 : 4 bis 1: 8 nachweisen. Den gleichen Effekt wie Plasma besitzt auch Serum, einen etwas geringeren und nur bis zu einer Verdünnung von 1: 2 nachweisbaren das Plasminogen. Keine virulenzverstärkende Wirkung entfaltet dagegen Streptokinase allein.

Bei der Fortführung dieser Versuche mit zwei anderen Streptokokkentypen (19, 23), die *mit Serum von Mensch, Kaninchen und Meerschweinchen kombiniert* intracutan gegeben wurden, fanden JANNACH und FUERST (1965), daß sich eine Verstärkung der Streptokokkenvirulenz nur mit menschlichem und (in geringerem Maße) Kaninchenserum erzielen läßt, während dem Infektionsmaterial

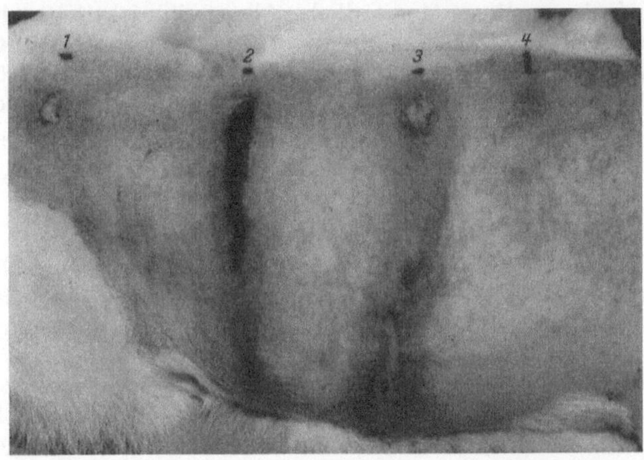

Abb. 6. Flankenhaut eines Kaninchens 2 Tage nach der Injektion von Streptokokken (Typ 19) in NaCl-Lösung (*1*), mit Menschenserum (*2*), mit Kaninchenserum (*3*) und mit Meerschweinchenserum (*4*) (J. R. JANNACH u. D. E. FUERST, J. Path. Bact. *89* [1965]; freundlichst überlassen von Prof. Dr. JANNACH, Miami, Fla.)

zugesetztes Meerschweinchenserum auf die Reaktion des Gewebes keinen Einfluß hat (Abb. 6). Die Erklärung dafür sahen die Autoren in der bekannten Tatsache, daß das Plasminogen im Serum dieser Tierart durch Streptokinase nicht aktiviert wird.

Die durchschnittliche Größe der Läsionen, die durch die Kombination der Streptokokken mit den verschiedene Sera hervorgerufen wurden, zeigt Tabelle 3.

Nach der Infektion mit dem virulenteren Typ 19 trat in einzelnen Fällen neben der Lokalreaktion auch eine *Arthritis* auf, die mit starker Abmagerung einherging.

Tabelle 3. *Durchschnittliche Größe (in cm²) der Läsionen der Kaninchenhaut, 5 Tage nach intracutaner Injektion von Streptokokken mit verschiedenen Sera* (nach JANNACH u. FUERST 1965).

Str. pyogenes	Injektion zusammen mit			
	NaCl	Serum von		
		Mensch	Kaninchen	Meerschweinchen
Typ 19	1,8	15,2	13,0	1,0
Typ 23	1,0	7,5	6,9	1,1

2. Subcutane Infektion

a) Lokale bzw. septische Infektion

KASAHARA (1914) benötigte mindestens 1,0 ml einer 24stündigen Streptokokkenkultur in Bouillon, um bei subcutaner Applikation eine innerhalb weniger Tage wieder verschwindende entzündliche Papel von etwa 2 mm Durchmesser zu erzeugen. NEUMANN (1904) dagegen hatte die Erfahrung gemacht, daß das Kaninchen auf diesem Wege schon mit geringsten Keimmengen tödlich zu infizieren ist. Im Hinblick darauf, daß der Infektionsverlauf auch bei subcutaner Impfung von der sehr unterschiedlichen Virulenz der verwendeten Stämme abhängig ist, dürften die Angaben von v. LINGELSHEIM (1928) den wirklichen Verhältnissen am ehesten entsprechen: fast alle Stämme besitzen bei subcutaner Applikation eine gewisse Virulenz; ist sie gering, so kommt es zur Ausbildung mehr oder weniger ausgedehnter, mehr oder weniger rasch abheilender Infiltrate, ist sie größer, so entstehen phlegmonöse Prozesse. Hochvirulente Stämme, häufig Kapselbildner, können auch auf diesem Wege eine tödliche Allgemeininfektion herbeiführen. In solchen Fällen läßt sich makroskopisch, außer einem gelegentlichen Ödem, kaum ein Lokalbefund erheben; bei der Sektion findet man jedoch blutig-seröse Exsudate in Brust- und Bauchhöhle, einen mäßigen Milztumor, Hyperämie und trübe Schwellung der Nieren. Das Herzblut erscheint lackfarben, weist kaum Zeichen der Gerinnung auf und enthält in reichlicher Zahl die Erreger.

b) Nephritis

Die akute diffuse Glomerulonephritis des Menschen wird heute als eine Folgekrankheit gewisser lokalisierter Streptokokkeninfektionen, zumeist des Oropharynx, betrachtet, ohne daß jedoch ihre pathogenetischen Faktoren im einzelnen bekannt sind. Aus Erfahrung weiß man nur, daß der Nephritis meist Infekte mit *bestimmten Serotypen* des *Str. pyogenes* voraufgehen, vorwiegend des Typ 12, seltener der Typen 4, 25 und 49. Bei ihren Untersuchungen zur Pathogenese der Glomerulonephritis konnten REED und MATHESON (1954a, b) zeigen, daß sich auch beim Kaninchen im Anschluß an eine experimentelle lokale Infektion mit dem „nephritogenen" Typ 12 eine Nephritis entwickelt, die der menschlichen Erkrankung klinisch gleicht, in ihrem pathologisch-anatomischen Substrat allerdings gewisse Abweichungen erkennen läßt. Auch von der Streptokokkennephritis der Maus unterscheidet sie sich in mancherlei Hinsicht, wie bereits gezeigt wurde (S. 383).

Infektionsstämme. REED und MATHESON (1954a) verwendeten 6 Typ-12-Stämme, die sämtlich 1–2 Jahre vor dem Versuch von Nephritis-Rekonvaleszenten isoliert worden waren. Als Kontrollen dienten einige Stämme anderer Typen (1, 3, 10, 17, 25).

Versuchstiere waren weiße New-Zealand-Kaninchen von 4—5 lb Gewicht, die "Purina rabbit chow" und Wasser nach Bedarf erhielten.

Infektionsdosis und Infektionstechnik. Die Stämme wurden 24 Std bei 37° C in Todd-Hewitt-Bouillon vorgezüchtet; je 0,1 ml dieser Kulturen wurden den Tieren unter die rasierte Rückenhaut der Lendengegend injiziert. Um die *Infektion zu coupieren*, erhielten die Tiere am 10., 12. und 14. Tag *post infectionem* intramuskuläre Injektionen von je 80000 E Penicillin. 35 Tage nach der Infektion wurden die Tiere getötet, ihre Nieren zur histologischen Untersuchung verarbeitet.

In einer *2. Versuchsserie* (REED u. MATHESON 1954b) wurden die Tiere in der gleichen Weise infiziert, erhielten aber 51 Tage nach der Infektion noch einmal eine *subcutane* Injektion von *Streptokokken* (gleiche Menge) oder von insgesamt 29 ml *Kulturfiltrat*, verteilt auf 6 Dosen von je 3 bzw. 5 ml und 21 Tage, *intravenös*. Auch bei diesen Tieren war die erste Infektion zu dem angegebenen Zeitpunkt mit Penicillin coupiert worden. Die Kaninchen wurden 90 bzw. 125 Tage nach der ersten Infektion getötet, ihre Nieren histologisch untersucht.

Die *Filtrate* erhielten REED und MATHESON (1954b) durch Passage der 24stündigen Bouillonkulturen durch Seitz-EK-Filterschichten.

Verlauf. 15—23 Tage nach der Infektion *steigt der Blutdruck* steil bis zu Werten von 35—50 mm Hg an (normal 25—30 mm Hg), kehrt aber zwischen dem 35. und 40. Tag wieder zur Norm zurück. Etwa 10 Tage später kommt es häufig zu einem nochmaligen Anstieg, der mehrere Wochen anhält (bis zum Ende des Versuchs am 90. bzw. 125. Tag *post infectionem*) (REED u. MATHESON 1954b). Zugleich mit dem Auftreten und für die Dauer der ersten Hochdruckphase läßt sich *im Urin Eiweiß* nachweisen, bei manchen Tieren regelmäßig, bei anderen intermittierend, durchweg aber nur in geringer Menge. Bei der Mehrzahl der Tiere kommt es darüber hinaus zu einer *Hämaturie*, die nicht immer eine Beziehung zu Albuminurie und erhöhtem Blutdruck erkennen läßt; immerhin fanden REED und MATHESON (1954a) die größte Erythrocytenzahl im Urin bei dem Tier, das auch die

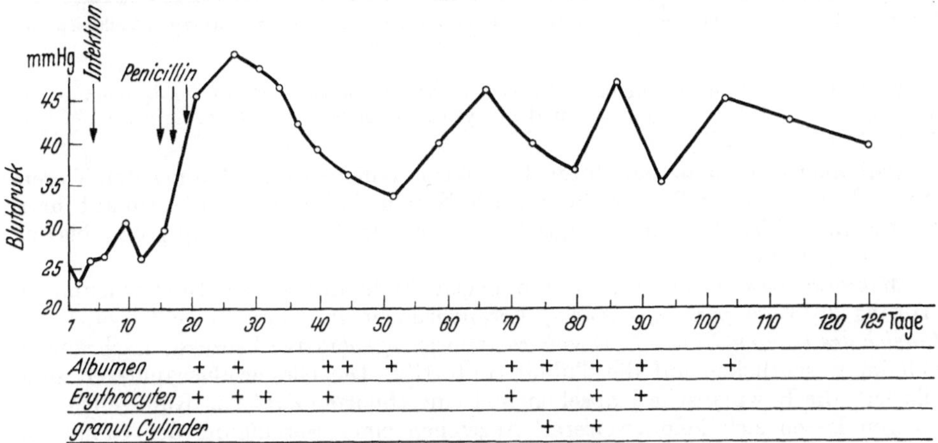

Abb. 7. Nephritis des Kaninchens durch *Streptococcus pyogenes*. Verlauf nach einmaliger Infektion (R. W. REED u. B. H. MATHESON 1954b)

stärkste Blutdrucksteigerung und die hochgradigste Albuminurie aufwies. Ebenfalls etwa gleichzeitig mit dem Ansteigen des Blutdruckes beobachtet man einen Anstieg des *Antistreptolysin-O-Titers* im Serum, der mit 500—800 ASE (Antistreptolysin-Einheiten) gegen den 16. Tag sein Maximum erreicht, danach aber schnell wieder auf normale Werte abfällt. 20—25 Tage nach der Infektion liegt er wieder bei $\leqq$ 50 ASE/ml.

Im Verlauf der *zweiten Hochdruckphase* lassen sich im Urin wiederum Albumen und Erythrocyten – wenn auch in geringerer Menge bzw. Zahl und weniger regelmäßig als in der ersten – nachweisen. Nunmehr trifft man im Sediment auch gelegentlich einige granulierte Cylinder (Abb. 7).

Noch reicher an pathologischen Elementen wird das Urinsediment, wenn man den Tieren vor dem Beginn der zweiten Hochdruckphase *nochmals Streptokokken* oder Kulturfiltrat (2. Versuchsserie, s. o.) injiziert. Es kommt dann zu einer verstärkten Ausscheidung von Eiweiß, Erythrocyten und granulierten Cylindern sowie zum Auftreten hyaliner Cylinder und gelegentlich sogar von Leukocyten (Abb. 8).

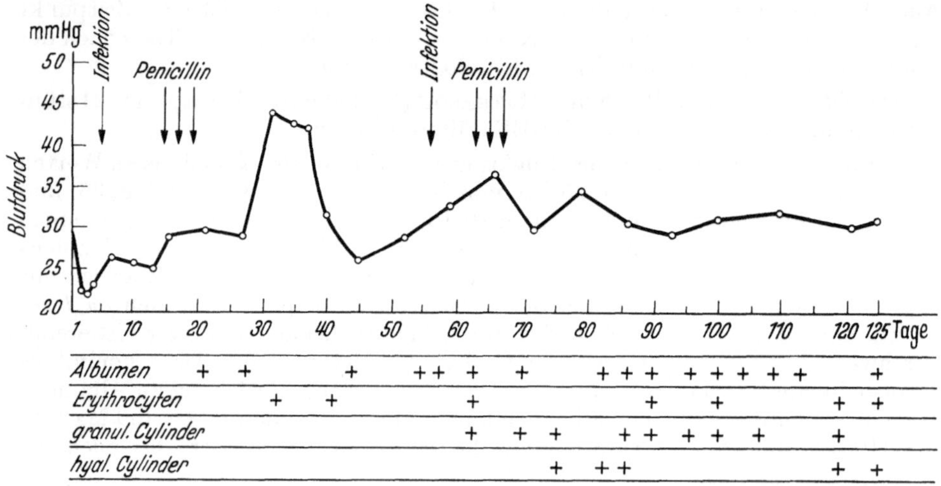

Abb. 8. Nephritis des Kaninchens durch *Streptococcus pyogenes*. Verlauf nach zweimaliger Infektion (R. W. REED u. B. H. MATHESON 1954b)

Nach der Infektion mit anderen Serotypen von *Str. pyogenes* (s. o.) wurde niemals ein Anstieg des Blutdruckes beobachtet und nur gelegentlich fanden sich im Urin Spuren von Eiweiß und Erythrocyten.

Pathologische Anatomie. Unter der Sektion trifft man bei den meisten Tieren etwas Exsudat in der Bauchhöhle an. Die Nieren sind weich und lassen auf ihrer Oberfläche zahlreiche hämorrhagische Herde von Stecknadelkopfgröße bis zu 5 mm Durchmesser erkennen.

Mikroskopisch zeigen die Nieren gegen Ende der ersten Hochdruckphase (Tötung 35 Tage *post infectionem*) Veränderungen im Sinne einer *Nephrose im Bereich des unteren Nephron*. Degenerative wie regenerative Prozesse beschränken sich im wesentlichen auf die Tubuli contorti I. Die Glomeruluscapillaren sind dilatiert, die Bowmansche Kapsel enthält eine abnorme Zahl von Rundzellen; im übrigen lassen sich keine weiteren Anzeichen einer Beteiligung der Glomeruli erkennen.

Bei Untersuchung der Tiere am Ende der *zweiten* Hochdruckphase erscheinen die Glomeruli wieder völlig normal; nur das Epithel der Tubuli contorti zeigt noch eine unregelmäßige Anordnung der Zellkerne als Ausdruck der im Stadium der Ausheilung befindlichen degenerativen Prozesse.

War vor dem Beginn der 2. Hochdruckphase eine *zweite Infektion* gesetzt worden, so fanden sich bei der Tötung der Tiere (am 90. bzw. 125. Tag) an den Sammelkanälchen ebenfalls nur Anzeichen abgelaufener degenerativer Veränderungen. Die Tubuli der Grenzzone zwischen Mark und Rinde waren deutlich erweitert. Als dilatiert erwiesen sich auch die distalen Anteile der Nephrone, insbesondere im Bereich der Tubuli contorti II und der Henleschen Schleifen. Nur in einigen Fällen bestand zugleich eine sehr leichte Glomerulitis, die jedoch in keinem Verhältnis zum Ausmaß der Hämaturie stand.

Bei der *bakteriologischen Untersuchung* erwiesen sich die Nieren regelmäßig als steril.

Die gleichen feingeweblichen Veränderungen traten auf, wenn statt lebender Streptokokken *Kulturfiltrat* injiziert wurde. Die *nephritogene Substanz* der Streptokokken ist also nicht an die Bakterienzelle gebunden, sondern wird in das Milieu hinein abgegeben. Sie ist dialysierbar, überdauert ohne Wirkungsverlust einstündiges Erhitzen auf 60° C und wird bei 65—70% Sättigung mit Ammoniumsulfat ausgefällt. MATHESON und REED (1959) identifizierten die biologisch wirksame Substanz als Polypeptid mit einem Molekulargewicht von < 10000, aus dem sich durch Hydrolyse 13 Aminosäuren freisetzen ließen (Cystin, Cystein, Histidin, Serin, Asparaginsäure, Glycin, Glutaminsäure, Threonin, Tyrosin, Prolin, Valin, Phenylalanin, Leucin). Im *Kaninchenversuch* konnten sie mit 18 mg des partiell gereinigten Präparates die gleichen Veränderungen hervorrufen wie durch Injektion von Streptokokken oder Kulturfiltrat: Nierenläsionen, Albuminurie, Hämaturie und Hypertonie. Die *histologische Untersuchung* ergab bei diesen Tieren jedoch eine stärkere Beteiligung der Glomeruli: man erkennt eine Erweiterung und Blutüberfüllung der Glomerulusschlingen, eine Verdickung des Kapselepithels und in einigen Fällen kommt es sogar zur Ausbildung von epithelialen Halbmonden.

Wenngleich sich also beim Kaninchen als Folge einer Streptokokkeninfektion (oder einer Injektion von Kulturfiltrat) die *klinischen Symptome* einer akuten diffusen Glomerulonephritis entwickeln, sind doch die *pathologisch-anatomischen Veränderungen* – im Hinblick auf die Befunde beim Menschen – insofern atypisch, als beim Kaninchen die Schädigung der *Tubuli* weit im Vordergrund steht. Die Ursachen für diese Divergenz vermuteten REED und MATHESON (1960) in einer *artspezifischen* Reaktion des Nierengewebes. Versuche zur Klärung dieser Frage, die an *Macacus rhesus* mit dem biologisch aktiven Polypeptid durchgeführt wurden, bestätigten die Richtigkeit dieser Vermutung. Es kam beim *Affen* vorwiegend zu Veränderungen an den *Glomeruli:* zu einer Erweiterung und vermehrter Blutfülle der Glomeruluscapillaren, später zu einer Verdickung der Basalmembranen; gleichzeitig tritt eine Proliferation des Kapselepithels ein, die zur Ausbildung von Halbmonden und gelegentlich bis zu bindegewebiger Umwandlung führt (REED u. MATHESON 1960).

Pathogenese. Über die Wirkungsweise der nephritogenen Substanz gibt es bisher noch keinerlei klare Vorstellungen. Eine Deutung des Wirkungsmechanismus wird vor allem dadurch erschwert, daß die biologisch aktive Substanz von einem in gleicher Weise gewonnenen, biologisch inaktiven Polypeptid anderer Serotypen des *Str. pyogenes* mit physikalischen und chemischen Methoden nicht zu unterscheiden ist, sondern eben nur im Tierversuch (MATHESON u. REED 1959).

3. Intramuskuläre Infektion

Wenngleich KASAHARA (1914) durch Injektion von 0,15 ml Streptokokkenkultur in die Oberschenkelmuskulatur des Kaninchens keine Reaktion auszulösen vermochte, läßt sich doch nach anderen Untersuchern auf diesem Wege ein lokaler Eiterungsprozeß, gefolgt von einer tödlichen Allgemeininfektion, herbeiführen. DOMAGK (1936) injizierte jungen Kaninchen von etwa 1300 g Gewicht 0,5 ml einer 24stündigen Streptokokkenkultur in den linken Oberschenkel; es kam daraufhin zur Ausbildung einer *Phlegmone,* die in eine *Sepsis* überging und nach 4–6 Tagen den Tod der Tiere zur Folge hatte. Auch bei der intramuskulären Infektion dürfte aber die Verlaufsform von der Virulenz des jeweils verwendeten Stammes wie von der Resistenz der Versuchstiere abhängen; junge Kaninchen sind empfänglicher als ältere, weiße empfänglicher als bunte (v. LINGELSHEIM 1912).

Der *pathologisch-anatomische Befund* bei Tieren, die an der Infektion zugrunde gegangen sind, unterscheidet sich nicht von dem, der bei tödlich verlaufener subcutaner Infektion erhoben wird (S. 394).

4. Intraperitoneale Infektion

Intraperitoneale Einverleibung der Streptokokken führt bei schwächer virulenten Stämmen zu einer hochgradigen *Peritonitis* mit blutig-serösem oder – bei langsamerem Verlauf – auch eitrigem Exsudat in der Bauchhöhle. Bei Verwendung von Stämmen höherer Virulenz ist der Lokalbefund geringer; es kommt dann zu einer *metastasierenden Allgemeininfektion* mit bevorzugter Absiedlung der Erreger in Lungen, Leber und Nieren sowie in den Gelenken und auf dem Endokard (NEUMANN 1904; v. LINGELSHEIM 1912).

Analog verläuft die Infektion bei *intrapleuraler* Injektion der Erreger.

5. Intraartikuläre Infektion

Die Empfänglichkeit der Synovialmembranen für die Infektion mit *Str. pyogenes* nutzte DREYER (1913) für die Virulenzprüfung aus. Die Technik dieses Versuchs wurde schon im Zusammenhang mit den Staphylokokkeninfektionen beschrieben (S. 303).

Bereits am Tage nach der Impfung tritt eine Schwellung des infizierten Gelenks auf, das Gelenk wird vom Tier geschont. Nach 4–10 Tagen findet man ein *Gelenkempyem*, von dem insbesondere der obere Recessus (des Kniegelenks) betroffen ist. Gelegentlich kommt es auch zum Auftreten von Abscessen in der umgebenden Muskulatur. Die Erscheinungen bilden sich in der Regel innerhalb einiger Wochen völlig zurück.

Bei Verwendung *hochvirulenter* Stämme kann das Tier jedoch schon im Verlauf von 24 Std an einer *Allgemeininfektion* zugrunde gehen. Im Gelenk ist dann noch kein Eiter nachzuweisen, doch lassen sich die Erreger vom Orte der Injektion und aus dem Herzblut züchten.

6. Intravenöse Infektion

a) Allgemeininfektion

Auf die intravenöse Injektion hämolysierender Streptokokken reagiert das Kaninchen in Abhängigkeit von der Virulenz des jeweiligen Infektionsstammes unterschiedlich.

Verwendet man für die Infektion einen *hochvirulenten* Streptococcus, so kommt es zu einer *perakut* innerhalb weniger Tage tödlich verlaufenden *Sepsis* mit starker Vermehrung der Erreger im Blut. Bei der Sektion findet man – außer einem gelegentlichen Milztumor (WEIL 1911) – keine nennenswerten, makroskopisch erkennbaren pathologischen Veränderungen (KOCH 1911), doch lassen sich die Streptokokken *post mortem* aus allen Organen sowie aus dem Blut züchten.

Stämme *mittlerer Virulenz* führen dagegen zu einer *subakuten* Infektion mit Absiedlung der Erreger in Lungen. Leber, Nieren, auf dem Endokard und besonders auch in den Gelenken (s. u.). Die Tiere gehen unter Abmagerung und Diarrhöen meist vor Ablauf von 14 Tagen zugrunde. Die Keimzahl im peripheren Blut fällt unmittelbar nach der Infektion stark ab, steigt dann im Verlauf der folgenden 24–48 Std kontinuierlich an, um schließlich wiederum – oft bis zum völligen Verschwinden – abzunehmen. Beim Tod der Tiere angelegte Blutkulturen bleiben daher nicht selten steril, während aus den Organen noch Streptokokken gezüchtet werden können (WEIL 1911; KOCH 1911; DOMAGK 1935).

Bei Verwendung *gering virulenter Stämme* kann sich die Krankheit dagegen über Monate hinziehen. Sie führt bei dieser *chronischen* Verlaufsform zu einer ausgesprochenen Kachexie der Tiere sowie zu Affektionen der Gelenke, insbesondere der hinteren Extremitäten; die Tiere können sich nur mühsam fortbewegen. Häufig entwickeln sich periartikuläre Eiterungen, die später zuweilen ins Gelenk durchbrechen. Eine nicht selten auftretende Muskelatrophie — wiederum vorwiegend im Bereich der hinteren Extremitäten — wurde von ROGER (1912) auf eine Myelitis mit weitgehender Alteration der Vorderhornzellen zurückgeführt.

Durch wiederholte *intravenöse* Zufuhr von Streptokokken hatten auch schon LE COUNT und JACKSON (1914) sowie OPHÜLS (1917) zusammen mit E. W. SMITH akute und subakute *Glomerulonephritiden* beim Kaninchen hervorrufen können. Da der Veröffentlichung von OPHÜLS (1917) aber so gut wie nichts über die angewandte Technik und auch keine exakte Artdiagnose des experimentellen Erregers zu entnehmen ist und da diese Arbeiten durch die Experimente von REED und MATHESON (1954a, 1954b) als überholt gelten können, sei hier lediglich darauf verwiesen.

b) Arthritis

Die Streptokokken-Arthritis, die ein charakteristisches Krankheitsbild darstellt, läßt sich besonders zuverlässig bei *jungen Kaninchen*, bei denen noch lebhaftes Knochenwachstum stattfindet, reproduzieren und kann in ihren patholo-

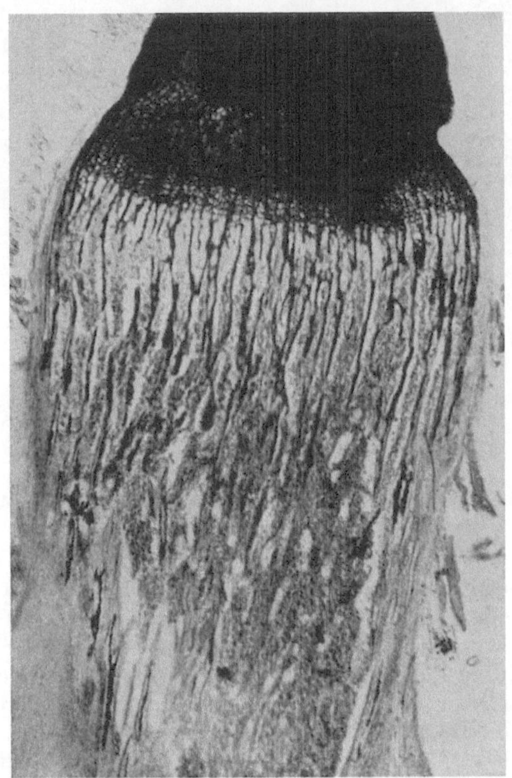

Abb. 9. Normale Rippenepiphyse eines jungen Kaninchens. Die Spongiosabälkchen erstrecken sich von der Ossifikationslinie tief in den Markraum hinein. 30 × (J. KOCH 1911)

gisch-histologischen Manifestationen am besten bei der subakuten Verlaufsform der Streptokokkeninfektion studiert werden (KOCH 1911).

Infektionsstämme und Infektionsdosis. KOCH (1911) verwandte frisch aus menschlichem Material isolierte Streptokokkenstämme verschiedener Herkunft

(Erysipel, Gelenkempyem usw.), die in 25% Pferdeserumbouillon vorgezüchtet wurden. Die Infektionsdosis betrug 1,0–1,5 ml dieser (offenbar 24stündigen) Kulturen, doch soll die gleiche Wirkung auch mit viel kleineren Dosen zu erzielen sein.

Infektionstechnik. Die genannte Infektionsdosis wurde jungen Kaninchen im Gewicht von 1200—1500 g intravenös injiziert.

Pathologische Anatomie. Bei Tieren, die an der experimentellen Infektion zugrunde gegangen sind, lassen sich pathologische Veränderungen in erster Linie

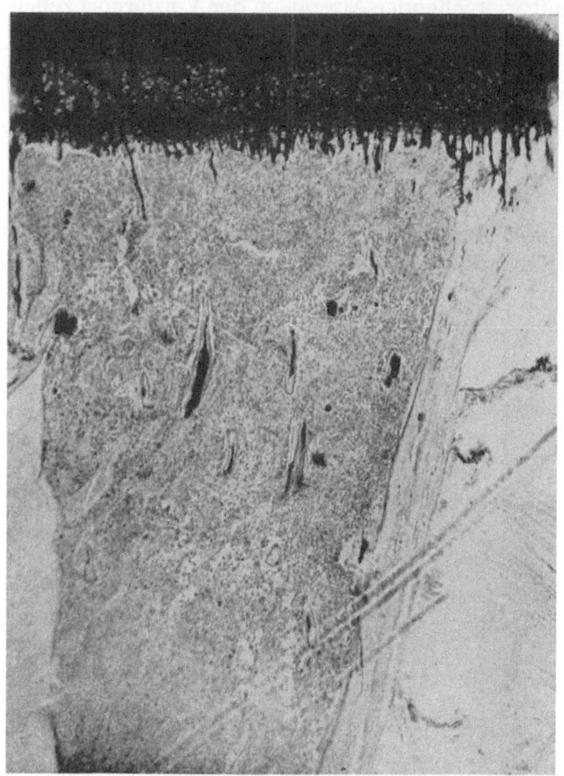

Abb. 10. Rippenepiphyse eines jungen, intravenös mit Pneumokokken[1] infizierten Kaninchens (*post mortem* am 5. Tag nach der Infektion). Spongiosa fast vollständig durch Markgewebe ersetzt. Epiphysenlinie und Periost sind verbreitert. 30 × (J. Koch 1911).

dort erkennen, wo das Knochenwachstum vor sich geht und wo sich auch die Bakterien vorzugsweise ansiedeln. Im Bezirk der *endostalen* Capillaren kommt es infolge der Hyperämie und auf dem Boden neu ausgebildeter Gefäßschlingen zu einer pathologisch verstärkten Markraumbildung. Die Knochenbälkchen der Spongiosa können durch Resorption so weit schwinden, daß schließlich die gesamte Epiphysenspongiosa bis auf spärliche Reste durch Markgewebe ersetzt ist (Abb. 9, 10). Auch im Bereich des *periostalen* Gefäßbezirks findet – neben einer stärkeren Hyperämie und einer Wucherung der Zellen des ossifizierenden Periostes – eine gesteigerte Knochenresorption statt, die hier die Substantia compacta betrifft. So kommt es zu einer Vergrößerung der Markhöhle und zu einer schon makroskopisch erkennbaren Verbreiterung der Epiphysenlinie (der Rippen), die auf eine lebhafte Vermehrung der Zellen von Knorpel und Periost zurückzuführen ist.

[1] Die Infektion mit *Str. pyogenes* führt zu den gleichen Veränderungen.

Neben diesen Erscheinungen, die als eine *indirekte* Bakterienwirkung – via Hyperämie und Vascularisation – anzusehen sind, findet man auch *direkte* Schädigungen durch die Erreger in Gestalt einer Nekrose der Knochenbälkchen (Auffaserung, Verlust der Kernfärbbarkeit).

Pathogenese. Nach intravenöser Einverleibung der Streptokokken verschwinden die Keime schnell aus dem Blut, da sie in den Organen, insbesondere in Leber, Milz und Knochenmark, abgefangen werden. Im Knochenmark findet man sie im Bereich der Epiphyse in spärlichen, disseminierten Herden, bei denen eine leukocytäre Reaktion des umgebenden Gewebes vollkommen fehlt (Abb. 11). Die Capillaren der primären Markräume sowie die großen Venen des Knochenmarks sind gewöhnlich frei von Kokken, doch findet man darin Fibrinablagerungen und Thromben, die auf eine frühere Anwesenheit der Erreger schließen lassen. Zur Ausbildung umfangreicher Herde mit massenhaft Streptokokken kommt es auch in Periost und Perichondrium der Rippen und der langen Röhrenknochen in Nachbarschaft der Gelenke. Die Keime beschränken sich hier nicht auf die Gefäße und ihre engere Umgebung, sondern verbreiten sich auf dem Wege der Lymphspalten des periostalen und periartikulären Gewebes. Während bei *akutem* Verlauf eine Infektion des Gelenkraumes selbst bei Anwesenheit größter Bakterienmassen im endostalen und periostalen Gefäßbereich selten ist, kommt es bei der *chronischen* Infektion mit schwach virulenten Stämmen häufiger zur Ausbildung eines Gelenkempyems.

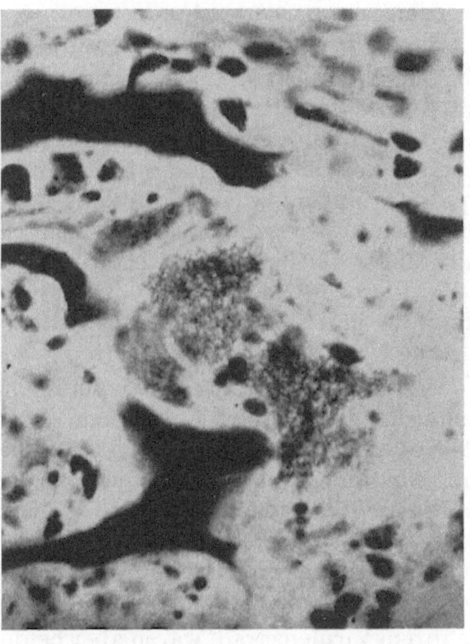

Abb. 11. Rippenepiphyse eines jungen, intravenös mit hämolysierenden Streptokokken infizierten Kaninchens. Großer Streptokokkenherd nahe der Ossifikationsgrenze. Eine Reaktion des Markgewebes ist kaum zu erkennen 500 × (J. Koch 1911)

Die bevorzugte Absiedlung der Streptokokken in der Epiphysenregion führte Koch (1911) einerseits auf die hier beim wachsenden Organismus bestehende Hyperämie, andererseits auf die lokalen Gefäßverhältnisse zurück; ähnlich wie in den Glomeruli der Nieren bilden die Capillaren hier ein Netz von Schlingen, in denen es zu einer Verlangsamung des Blutstromes kommt, wodurch das Haften der Keime begünstigt wird.

E. Die Infektionen des Meerschweinchens mit Streptococcus pyogenes

Das Meerschweinchen ist für die Infektion mit pyogenen Streptokokken weniger empfänglich als Maus und Kaninchen. Reproduzierbare tödliche Infektionen lassen sich bei diesem Tier offenbar nur mit kapselbildenden Stämmen hervorrufen oder mit solchen, deren Virulenz durch Tierpassagen künstlich gesteigert wurde; dabei scheint es gleichgültig zu sein, ob die Virulenzsteigerung beim Meerschweinchen selbst oder bei einem anderen der üblichen Laboratoriumstiere erzielt wurde (v. Lingelsheim 1912).

1. Intracutane Infektion

Dieses Infektionsweges bedienten sich sowohl DOLD (1927a), offenbar mit kapsellosen Stämmen, wie auch SEASTONE (1939) mit Kapselbildnern.

Infektionsstämme und Infektionstechnik. DOLD (1927a) verwandte mehrere Stämme von „*Streptococcus haemolyticus*" sowie von Scharlachstreptokokken, die teils der Sammlung entnommen, teils frisch isoliert waren. Die Keime wurden auf Ascitesagar 24 Std lang vorgezüchtet und mit physiologischer Kochsalzlösung abgeschwemmt; die resultierende Suspension wurde turbidimetrisch auf einen Keimgehalt von 5×10^9 Zellen/ml eingestellt und 0,5 ml davon (also $2{,}5 \times 10^9$ Keime) möglichst pigmentarmen, 250—500 g schweren Meerschweinchen, deren seitliche Bauchpartien zuvor mit einer strontiumsulfidhaltigen Paste enthaart worden waren, intracutan injiziert.

SEASTONE (1939) dagegen benutzte zwei kapselbildende Streptokokkenstämme der serologischen Gruppe C, die er bei einer Meerschweinchen-Epizootie isoliert hatte. Die *natürliche* Infektion verlief in Form einer abscedierenden Polylymphadenitis, die in der Regel unter Perforation nach außen abheilte, gelegentlich aber auch — bei Einbruch in die Blutbahn — tödlich endete. Einer der beiden Stämme spaltete mucoid wachsende, kapselbildende Varianten ab, die sich als virulent erwiesen, während der andere sehr langkettige Stamm *konstant* Kapseln von auffälliger Größe bildete. Die Stämme wurden in Nährbouillon mit Zusatz von 10% Pferdeserum und 1% Glucose nur kurze Zeit ($2-3^1/_2$ Std) vorgezüchtet und dann in einer Verdünnung von 10^{-2} intracutan injiziert. Die Infektionsdosis betrug etwa 80000 Kokkenketten.

Verlauf. Die Stämme von DOLD (1927a) vermochten in der Haut des Meerschweinchens zumeist nur eine *entzündliche Papel* hervorzurufen, die nach 24 Std einen Durchmesser von 2 mm besaß und 4 Tage nach der Infektion bereits im Abklingen war. Einige stärker toxische Stämme verursachten aber auch heftigere Reaktionen, die ihren Höhepunkt erst am 4. Tag erreichten und durch eine *zentrale Nekrose* charakterisiert waren; ihr größter Durchmesser betrug etwa 5 mm. Zu einer Allgemeininfektion kam es offenbar niemals.

Die kapselbildenden Stämme von SEASTONE (1939) unterschieden sich zwar in ihrem Virulenzgrad, waren aber beide in der Lage, eine *tödliche Sepsis* auszulösen. Bei intracutaner Injektion von 80000 Ketten des geringer virulenten Stammes (mucoide Variante) bildete sich innerhalb von 4—8 Tagen ein lokaler Absceß, der von einer regionären Lymphadenitis gefolgt war; diese Infektion wurde chronisch und verlief ähnlich der natürlichen (s. o.). Der stärker virulente Stamm dagegen, der auch die größeren Kapseln besaß, bewirkte bei gleicher Dosierung sehr schnell eine Allgemeininfektion, der die Tiere innerhalb von 5—10 Tagen erlagen. Bei Verwendung einer größeren Keimdosis ließ sich jedoch auch mit dem weniger virulenten Stamm eine Sepsis erzielen, die im Verlauf von 2—3 Wochen zum Tode führte.

Des Vergleichs halber sei noch erwähnt, daß die tödliche Infektionsdosis dieser beiden Stämme für die *Maus* bei intraperitonealer Injektion 1—2 bzw. 1000—10000 Ketten betrug.

2. Subcutane Infektion

Mit kapselbildenden Streptokokken vom Menschen vermochte NEUMANN (1904) das Meerschweinchen auch auf diesem Wege tödlich zu infizieren. Das Krankheitsbild entspricht dem, das bereits auf S. 379 bei der subcutanen Infektion der Maus beschrieben wurde. Die Überlebensdauer beträgt nur wenige Tage und ist von der Infektionsdosis abhängig.

3. Intraperitoneale Infektion

Das gleiche Ergebnis erzielte Neumann (1904) auch bei intraperitonealer Injektion seiner Kapselstreptokokken. Etwas genauere Angaben zu dieser Art der Infektion verdanken wir jedoch erst Hirst (1941). Dieser Autor injizierte Verdünnungen flüssiger Kulturen eines ebenfalls kapselbildenden Stammes (serologische Gruppe C) intraperitoneal und konnte so noch mit 1 ml 10^{-6} verdünnter Bouillonkultur (rund 1000 Keime) eine Peritonitis und Sepsis hervorrufen, die innerhalb von 6 Tagen tödlich endete. Dabei zeigte die Überlebensdauer keine klare Abhängigkeit von der Infektionsdosis (1 ml Kultur 10^{-1} bis 10^{-6}).

F. Die Infektion des Hundes mit Streptococcus pyogenes

In ähnlicher Weise wie beim jungen Kaninchen läßt sich auch beim jungen Hund mit *Str. pyogenes* eine Arthritis hervorrufen. Der Hund ist für die experimentelle Erzeugung dieser Erkrankung sogar noch besser geeignet, da er über eine höhere Resistenz gegenüber den Streptokokken verfügt; infolgedessen sind die Keime meist nicht in der Lage, eine Allgemeininfektion herbeizuführen, sondern vermögen sich lediglich am *Locus minoris resistentiae* – das sind die Epiphysen – anzusiedeln und dort lokale Schäden zu verursachen (Koch 1912).

Arthritis

Infektionsstämme und Infektionsdosis. Koch (1912) verwandte frisch auf Ascitesagar isolierte Streptokokkenstämme von menschlichen Erysipelen, Abscessen, Thrombophlebitis- und Arthritisfällen. Die Haltung und Vorzüchtung der Stämme erfolgte in 25% Pferdeserumbouillon. 1,5–3,0 ml von 24stündigen Kulturen in diesem Nährboden dienten als Infektionsmaterial.

Infektionstechnik. Das Impfmaterial wurde den Tieren in folgender Weise in die Vena jugularis superficialis eingebracht: Der Hund wird auf ein Operationsbrett gespannt, der Kopf durch die Hand einer Hilfskraft seitlich gelagert, wobei die Haut des Halses zugleich gespannt wird. Unter aseptischen Kautelen wird die rechte Vene etwa in Höhe der Mitte des Halses durch einen Scherenschlag, der ein kleines Oval der Haut über dem Gefäß entfernt, freigelegt. Es ist zur Erleichterung der Injektion zweckmäßig, die Vene vom umgebenden Fett- und Bindegewebe sorgfältig zu befreien. Dann wird das Impfmaterial mit einer gebogenen Kanüle injiziert, die Blutung durch kurzdauernde Kompression gestillt, die Hautwunde durch zwei Nähte verschlossen und mit einem Kollodiumverband gedeckt. Sie heilt innerhalb weniger Tage komplikationslos. (Soweit aus der sehr ausführlichen Arbeit Kochs zu erkennen, wurde diese Operation ohne Anaesthesie ausgeführt.)

Versuchstiere. Wegen der allzu geringen Empfänglichkeit ausgewachsener Tiere eignen sich für die experimentelle Streptokokkeninfektion junge, etwa 8 bis 12 Wochen alte Hunde am besten. Koch (1912) verwandte vorzugsweise glatthaarige, schwere Rassen.

Verlauf. Bereits am Tage nach der Infektion machen die Tiere einen kranken Eindruck. Zwischen dem 2. und 4. Tag treten *Schwellungen der Gelenke* auf, die Tiere vermögen sich gar nicht oder nur unter Schmerzen zu bewegen. Die einzelnen Gelenke erkranken weder zur gleichen Zeit noch gleich schwer; die Schwellungen sind teils flüchtig, teils von längerer Dauer. Bevorzugt werden Knie- und Fußgelenke, doch können auch alle anderen Gelenke befallen sein. Bei der Punktion erhält man ein seröses Exsudat.

Zweites auffallendes Symptom ist eine *Enteritis*, die fast regelmäßig auftritt. Die Entleerungen sind besonders im Beginn der Erkrankung dünnflüssig, manchmal spritzend, gelegentlich enthalten sie blutige Beimengungen.

Die Störung des Allgemeinbefindens ist bei den verschiedenen Tieren – auch bei Verwendung des gleichen Streptokokkenstammes – ganz unterschiedlich. Man findet Freßunlust, Frösteln, Fieber zwischen 38° und 39° C, selten darüber. Die Tiere magern während der Erkrankung stark ab.

Ein Teil der Tiere ist schon nach wenigen Tagen wieder mobil, die Gelenke sind abgeschwollen; bei anderen persistieren die Veränderungen 10 Tage und länger. Sind die akuten Erscheinungen überstanden, so sind die Tiere ganz allgemein wieder so munter wie vorher. In wenigen Fällen nimmt allerdings die Arthritis einen progredienten Charakter an, es kommt zu einer eitrigen Umwandlung des ursprünglich serösen Exsudats und einer sekundären, tödlich verlaufenden Sepsis.

Pathologische Anatomie. Außer einer geringfügigen Vergrößerung der Milz findet man an den Organen meist keine makroskopisch erkennbaren Veränderungen. Nur die Darmschleimhaut läßt Zeichen einer katarrhalischen Entzündung erkennen.

Die umgebenden Gewebe der befallenen *Gelenke* (Muskeln, Sehnen, Subcutis usw.) sind von einem entzündlichen Ödem durchtränkt. Die Synovialflüssigkeit ist stark vermehrt, klar oder getrübt und enthält zuweilen Fibrinflocken; mikroskopisch lassen sich darin zahlreiche polymorphkernige Leukocyten, aber keine Bakterien nachweisen. Auch kulturell ist das Exsudat in aller Regel steril.

Die Veränderungen der *Epiphysen* im akuten Stadium unterscheiden sich nicht von denen, die bei der Streptokokken-Arthritis des Kaninchens beschrieben wurden (S. 399). Untersucht man die Tiere einige Monate nach der Infektion, d. h. nach Abklingen der akuten Erscheinungen, so findet man charakteristische Knochendeformitäten, die an die Rachitis des Menschen erinnern: eine O-Beinstellung der vorderen Extremitäten, Valgusstellung der Vorderfüße, Auftreibung der Epiphysen der langen Röhrenknochen und bis kirschgroße, knotenförmige Verdickungen an den Knorpel-Knochen-Grenzen der Rippen analog dem rachitischen „Rosenkranz".

Pathogenese. Nach der intravenösen Impfung verschwinden die Erreger meist innerhalb von 24 Std wieder aus dem strömenden Blut; jedenfalls sind sie auf dem Höhepunkt der Arthritis dort nicht mehr nachzuweisen. Diese Erscheinung sowie die Beobachtung, daß es nur in Ausnahmefällen zu einer Sepsis kommt, erklärte Koch (1912) mit der starken baktericiden Wirkung des Hundeserums. Die Virulenz der Streptokokken reiche infolgedessen nicht aus, eine Allgemeininfektion herbeizuführen, wohl aber für eine Ansiedlung der Keime an den Epiphysen. Die Infektion erfolgt sowohl von den endostalen wie von den periostalen Gefäßen aus und führt zu den weiter oben (S. 400) bereits beschriebenen Veränderungen im Bereich der Epiphysen, zu einer Entzündung des periartikulären Gewebes und in der Folge zu einem symptomatischen, daher sterilen, Erguß. In den Gelenken selbst siedeln sich die Streptokokken *primär* nicht an; in den seltenen Fällen, in denen es zu einer eitrigen Umwandlung des Exsudates kommt, erfolgt die Infektion sekundär von den umgebenden Weichteilen aus.

Die rachitisähnlichen Knochenveränderungen, die im Anschluß an die akute Erkrankung auftreten, wurden von Koch (1912) auf das Zusammenwirken von Degeneration (auf dem Boden der entzündlichen Hyperämie) und Regeneration (infolge der Wachstumsprozesse beim jungen Tier) zurückgeführt.

G. Die Infektion der Ratte mit Streptococcus pyogenes

Die Ratte gilt als wenig empfänglich für die Infektion mit *Str. pyogenes*, wenngleich Neumann (1904) dieses Tier mit kapselbildenden Stämmen tödlich zu infizieren vermochte und es auch v. Lingelsheim (1912) gelungen war, rattenvirulente Stämme — zumindest nach einigen Tierpassagen — zu erhalten. Dennoch wurde die Ratte kaum jemals für die experimentelle Infektion mit *Str. pyogenes* verwendet, bis ROTHBARD (1940) in Übereinstimmung mit unveröffentlichten Versuchen von WATSON (1940) zeigen konnte, daß sich auch bei diesem Tier mit großer Regelmäßigkeit eine Arthritis hervorrufen läßt.

Arthritis

Infektionsstamm und Infektionstechnik. Für die Infektion der Ratte verwandte ROTHBARD (1940) einen Stamm von *Str. pyogenes*, der aus dem Blut eines septikämischen Patienten isoliert war. Der Keim wurde 18 Std in Nährbouillon vorgezüchtet und in Dosen von 0,1—0,5 ml dieser Vorkultur *Albinoratten* im Gewicht von 70—100 g intravenös injiziert.

Verlauf. Bei intravenöser Injektion von 0,1 ml Streptokokkenkultur kommt es bei 70% der Tiere zu einer Arthritis, während bei Applikation von 0,5 ml Kultur sämtliche Tiere erkranken. Die Krankheit beginnt etwa 48 Std *post infectionem* und führt im Verlauf von 8 Tagen zu einer Anschwellung der Gelenke, die jedoch nicht alle gleichzeitig und gleichlange befallen sind. Das Erscheinungsbild hat infolgedessen einen fluktuierenden Charakter. Bis zu acht Gelenken können befallen sein, in erster Linie die Sprunggelenke, dann — mit abnehmender Häufigkeit — Vorderfußgelenke, tarsale, karpale und interphalangeale Gelenke. Die betroffenen Gelenke erscheinen verdickt, dunkelrot, fühlen sich warm an und schmerzen offenbar bei Berührung. Die infizierten Tiere machen einen kranken Eindruck; sie bewegen sich nur mühsam, die Hinterbeine werden nachgezogen. In der Regel gehen sie jedoch an der Infektion nicht zugrunde. In vielen Fällen bilden sich die arthritischen Veränderungen völlig wieder zurück, in anderen verläuft die Gelenkerkrankung progredient und besteht noch 8 Wochen nach der Infektion.

Pathologische Anatomie. Auf der Höhe der akuten Erscheinungen gegen Ende der ersten Woche *post infectionem* sind die Gelenke infolge ödematöser Durchtränkung der periartikulären Gewebe aufgetrieben; die Ödemflüssigkeit besitzt eine mucinöse Konsistenz. Die Synovialmembran zeigt ein grau-gelbes Aussehen und ist mit einem gelatinösen Exsudat bedeckt. Die Synovialflüssigkeit erscheint etwas vermehrt, trüb und viscös, aber nicht eitrig. An Knorpel und Knochen findet man zu diesem Zeitpunkt keine Veränderungen.

Bei etwa 10% der Tiere bestand gleichzeitig eine einseitige eitrige Endophthalmitis.

Histologisch erkennt man im ödematösen periartikulären Gewebe ein Auseinanderweichen von Muskelfasern und Fascie. Die interstitiellen Räume sind mit Fibrin und einer rosa-gefärbten Flüssigkeit ausgefüllt. Das Gewebe zeigt eine diffuse leukocytäre Infiltration mit vereinzelten herdförmigen Leukocytenansammlungen; Monocyten sind darin spärlich, Lymphocyten noch spärlicher nachzuweisen. Die gleichen Veränderungen wie im periartikulären Gewebe findet man auch im subsynovialen Fett. Am stärksten ist die entzündliche Reaktion im Bereich der Synovialzotten; die Synovialmembran fehlt an manchen Stellen völlig, an anderen kommt es zu einer Proliferation der Synoviazellen. Das Exsudat enthält Detritus, Fibrin, Zellen und Erreger. Die Zellen sind zu zwei Dritteln polymorphkernige Leukocyten, zu einem Drittel Rundzellen. Die Streptokokken lassen sich leicht aus dem Exsudat herauszüchten und erweisen sich bei Überimpfung auf weitere Ratten als vollvirulent.

Pathogenese. Nach der intravenösen Infektion kommt es zu einer Überschwemmung des Organismus mit den Erregern, die innerhalb von 48 Std zu einer Absiedlung in den Gelenken und zum Auftreten der ersten klinischen Erscheinungen führt. Während die Streptokokken im periartikulären Gewebe und in der

Synovialflüssigkeit persistieren, sind sie aus dem Herzblut bereits am 5. Tage *post infectionem* verschwunden.

Über eine Beteiligung anderer Organe erwähnt ROTHBARD (1940) — abgesehen von dem Hinweis auf die Infektion des Auges — nichts.

II. Streptococcus Aronson

A. Allgemeines

Der *Streptococcus Aronson* stammt wahrscheinlich, soweit es sich heute noch feststellen läßt, von der Rachenschleimhaut eines Scharlachpatienten. Wegen seines kräftigen Hämolysevermögens wurde er anfangs mit dem β-hämolytischen *Streptococcus pyogenes* identifiziert. Nachdem man jedoch mit der Entdeckung der gruppenspezifischen Polysaccharide die Möglichkeit einer zuverlässigen Klassifizierung auf serologischem Wege in die Hand bekommen hatte, konnte LANCEFIELD (1933) zeigen, daß der „echte" Aronson-Stamm[1] nicht wie *Str. pyogenes* zur

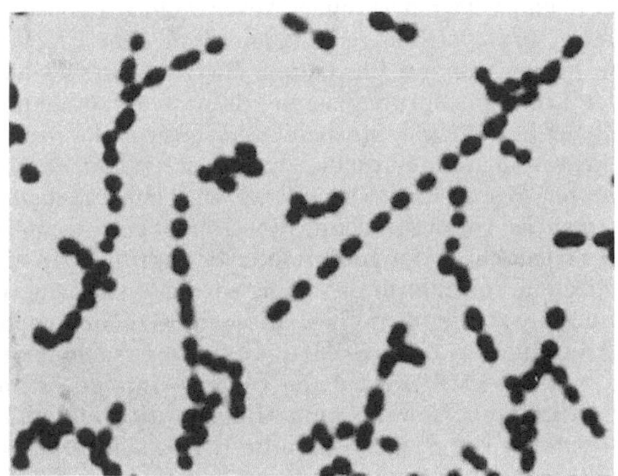

Abb. 12. *Streptococcus* Aronson, Reinkultur. 2500 ×

Gruppe A, sondern in die beim Menschen seltenere Gruppe B gehört, deren Hauptvertreter *Str. agalactiae* ist. Der Streptococcus Aronson wird daher heute als atypischer Stamm dieser Art angesehen (SEELEMANN 1954).

Streptococcus agalactiae ist der Erreger einer *Mastitis des Rindes*, des „Gelben Galt". Er findet sich daher bei erkrankten Kühen im Euter und in der Milch sowie in der Umgebung solcher Tiere (an Stallgeräten, Melkgeschirr, Melkerhänden usw.). Beim *gesunden* Rind läßt er sich gelegentlich auf den Tonsillen nachweisen (OBIGER 1962) und auch von anderen Haustieren (Pferd, Schwein, Kaninchen) sowie von Meerschweinchen wurden einige Stämme dieser Art isoliert (SEELEMANN 1954).

Beim Menschen sind Streptokokken der serologischen Gruppe B zwar bei weitem nicht so häufig wie A-Streptokokken, aber auch nicht allzu selten. Fundorte stellen *beim Gesunden* die Schleimhäute von Rachen und Vagina und wohl auch der Darm dar. *Unter pathologischen Verhältnissen* wurden B-Strepto-

[1] Unter der Bezeichnung „Streptococcus Aronson" liefen zeitweise verschiedene Stämme hämolytischer Streptokokken, die z. T. in die Lancefield-Gruppe A gehörten. Als „echt" gelten heute nur die Stämme, die mit den Namen NEUFELD, FELDT oder WAMOSCHER verbunden sind und die mit Anti-B-Serum reagieren.

kokken in der Mundhöhle bei Anginen, Scharlach und odontogenen sowie parodontalen Prozessen gefunden. Sie können aber von den genannten Schleimhäuten aus auch in den Blutstrom und die Gewebe eindringen und dann zum Erreger einer Cystopyelitis, Peritonitis, Puerperalsepsis, Endocarditis lenta, Meningitis, Arthritis oder lokaler Eiterungen in jeder beliebigen Körperregion (Sinusitis, Weichteilabscesse usw.) werden. Wenn also für diese Stämme zumindest eine fakultative Pathogenität angenommen werden muß, ist der Streptococcus Aronson für den Menschen offenbar völlig avirulent (GRIFFITH 1935).

Morphologie und Kultur. Die *typischen* (tierischen) Stämme von *Str. agalactiae* werden von grampositiven länglichen Kokken gebildet, die in langen, verschlungenen Ketten angeordnet sind. Auf Blutagar wachsen sie in kleinen, flachen Kolonien mit körniger Oberfläche und oft unregelmäßigem Rand; meist wird das Blut des Nährbodens nicht verändert (γ-Typ). In flüssigen Nährböden erfolgt Wachstum in Form eines flockigen Bodensatzes, der Überstand bleibt klar. Für die üblichen Versuchstiere ist *Str. agalactiae* praktisch apathogen.

Die meisten *beim Menschen* vorkommenden B-Stämme verhalten sich jedoch in verschiedener Hinsicht *atypisch:* sie bilden *kurze* Ketten (Abb. 12) und wachsen daher in flüssigen Nährböden unter *diffuser Trübung*. Die Kolonien auf Blutagar sind kompakter, besitzen einen fein gezackten Rand und enthalten manchmal ein gelbliches Pigment; sie sind von einer Aufhellungszone umgeben, die bei Betrachtung mit bloßem Auge meist für β-Hämolyse gehalten wird, tatsächlich aber als *α'-Hämolyse* (eine besonders stark ausgeprägte Form der α-Hämolyse) anzusehen ist. Auch in ihrer *Antigenstruktur* unterscheiden sich typische und atypische Stämme (OBIGER 1964): während die tierischen (typischen) B-Streptokokken fast ausschließlich die Typantigene II/R und X besitzen, lassen sich bei den menschlichen (atypischen) Stämmen vorwiegend die Typantigene Ia und III nachweisen. Die atypischen Stämme besitzen — ungeachtet ihrer geringen und nur fakultativen Pathogenität für den Menschen — eine deutliche *experimentelle Pathogenität* für die weiße Maus.

Der *Streptococcus Aronson* zeigt in flüssigen Nährböden gleiches Wachstum wie die eben beschriebenen atypischen B-Stämme. Seine *Kolonien* auf Blutagar sind klein, flach, glattrandig und besitzen eine manchmal spiegelnde, manchmal etwas matte Oberfläche. Sie sind in der Regel von einem *hämolytischen Hof* umgeben wie die meisten Stämme dieser Gruppe, doch ist das Hämolysevermögen der Aronson-Stämme verschiedener Provenienz — wohl bedingt durch unterschiedliche Methoden der Züchtung und Haltung — unterschiedlich und kann offenbar gänzlich fehlen. Infolge *Schleimbildung* konfluieren benachbarte Kolonien miteinander, die glänzenden deutlicher, die matten weniger deutlich. Die Schleimsubstanz ist jedoch nicht wie bei den A-Streptokokken mit Hyaluronsäure identisch; ihre Synthese wird daher durch Hyaluronidase nicht gehemmt (McCLEAN 1941). Im Tierkörper bildet dieser Streptococcus deutliche *Kapseln* (TODD 1930; GRIFFITH 1935). Seine biochemischen Leistungen und Resistenzverhältnisse zeigt Tab. 4.

Resistenz. Die Empfindlichkeit des Streptococcus Aronson gegenüber *Penicillin* liegt nach IRRGANG (1952/53) bei 0,024 E/ml (minimale Hemmungskonzentration) und damit in der gleichen Größenordnung wie bei allen hämolysierenden Streptokokken der Gruppe B (GEZON 1948b) und wie bei *Str. pyogenes* der Gruppe A (GEZON 1948a). Völlig verschieden verhalten sich jedoch hämolysierende A- und B-Streptokokken, einschließlich des Streptococcus Aronson, gegenüber *Bacitracin* und *Nitrofurazon* (Furacin): *Str. pyogenes* (A) ist gegen beide Mittel hochempfindlich, Streptococcus Aronson dagegen wie alle B-Streptokokken resistent (MAXTED 1953; BERGER 1959). So versagt auch die Furacintherapie bei der „Aronson-Maus“

(MEYER-ROHN 1955), obwohl dieses Mittel bei Infektionen mit *Str. pyogenes* recht gut wirksam ist (DOWNING et al. 1947; VOLLMER 1954).

Die **Laboratoriumsdiagnose** des Streptococcus Aronson gründet sich auf Morphologie und Gramverhalten im mikroskopischen Präparat, Aspekt und Hämolyseform der Kolonien auf Blutagar, die Zugehörigkeit zur serologischen Gruppe B (geprüft im Präcipitationstest) und die hohe Mäusepathogenität, die übrigens das einzige Unterscheidungsmerkmal gegenüber den ziemlich häufigen hämolysierenden (Aronson-ähnlichen) B-Streptokokken von geringer experimenteller Pathogenität darstellt.

Tab. 4. *Streptococcus Aronson: biochemische Leistungen und Resistenz*

Säure aus		NH_3 aus Arginin	+
Glucose	+	Spaltung von Natriumhippurat	+
Lactose	+	Wachstum bei 10°C	—
Saccharose	+	,, ,, 45°C	—
Trehalose	+	,, ,, pH 9,6	—
Raffinose	—	Wachstum in Gegenwart von	
Arabinose	—	Methylenblau 1:20000	—
Sorbit	—	4% NaCl	+
Mannit	—	6,5% NaCl	—
Glycerin	—	40% Galle	+
Inulin	—		

B. Experimentelle Pathogenität

Die Empfänglichkeit der üblichen Laboratoriumstiere für die Infektion mit Streptococcus Aronson ist unterschiedlich: während die Ratte als ziemlich resistent und das Meerschweinchen auch nur als mäßig empfänglich gilt, rangieren Kaninchen und Maus am oberen Ende der Empfänglichkeitsskala. Beim *Kaninchen* kann man eine tödliche Sepsis auf *intramuskulärem* Wege schon mit zwei Keimen (EAGLE[1] 1949), bei *subcutaner* Infektion mit 10^{-8} ml Serumbouillonkultur hervorrufen (GRIFFITH 1935); die Überlebensdauer, die hierbei 7 Tage beträgt, läßt sich durch Steigerung der Infektionsdosis auf 10^{-4} ml Kultur auf 2—4 Tage verkürzen. Durch Injektion von 0,01 ml Kultur *in die vordere Augenkammer* konnte MILLER (1927) eine meist schwere Infektion (Keratitis, Iritis, Hypopyon) erzeugen, die gelegentlich zu eitriger Einschmelzung des ganzen Bulbus und zu tödlicher Sepsis führte. — Ähnlich ist die Empfänglichkeit der *weißen Maus:* bei *subcutaner* Applikation reichen 100—1000 Keime aus, um eine tödliche Infektion herbeizuführen (SCHIEMANN u. WRESCHNER 1922; SCHIEMANN u. FELDT 1926; LANGE u. GUTDEUTSCH 1929), bei *intraperitonealer* Impfung kommt man mit 10^{-9} ml flüssiger Kultur bzw. mit 0,1 ml einer Kulturverdünnung von 10^{-8}, d. h. mit *einem* Keim, zum gleichen Ziel (WEISE 1923; LANGE 1924; LANGE u. GUTDEUTSCH 1929; KILLIAN 1924; GRIFFITH 1935; SCHÖNFELD u. KIMMIG 1948). Nach AUFFAHRT (1946) tötet 1 Normalöse Streptokokken von Blutagar sogar noch in einer Verdünnung von 10^{-10} 100% der Mäuse innerhalb 48 Std. — Beim *Meerschweinchen* konnte MILLER (1927) durch *subcutane* Injektion von 0,5-1,0 ml Bouillonkultur eine lokale Entzündung, häufig begleitet von erysipelartigen Hauterscheinungen, hervorrufen und durch Injektion von 0,01 ml Kultur *in die vordere Augenkammer* — wie beim Kaninchen — eine Keratitis, Iritis und ein Hypopyon, zuweilen eine Panophthalmie.

[1] EAGLE gibt zwar nicht ausdrücklich an, mit Strept. Aronson gearbeitet zu haben, sondern deklariert seinen Stamm lediglich als hämolysierenden Streptococcus der Gruppe B. Bei der extremen Virulenz dieses Stammes muß man aber annehmen, daß es sich dabei tatsächlich um den Strept. Aronson gehandelt hat.

Bei den Aronson-ähnlichen, hämolysierenden B-Streptokokken des Menschen, die eine geringere, aber immer noch deutliche Virulenz für die Maus aufweisen, beträgt die tödliche Infektionsdosis bei intraperitonealer Applikation 10^{-3} bis 10^{-6} ml Serumbouillonkultur (GRIFFITH 1935). Noch geringer ist die intraperitoneale Mäusevirulenz boviner B-Streptokokken: bei diesen liegt die LD_{50} in der Größenordnung von 10^{10} bis 10^{11} Keimen (PATTISON 1949).

Die *Ursachen* für die außergewöhnliche experimentelle Virulenz des Streptococcus Aronson sind im einzelnen noch unklar. Nach AUFFAHRT (1946) soll er eine menschliches *Plasmin aktivierende Kinase* besitzen, was sich in eigenen Nachuntersuchungen jedoch nicht bestätigen ließ (BERGER 1964)[1]. Auch andere hämolysierende mäusepathogene B-Streptokokken vom Menschen zeigen keine Streptokinaseaktivität (BROWN 1939; SHERWOOD et al. 1952). — Ein lösliches *Hämotoxin* wurde von GRIFFITH (1935), nicht dagegen von SCHLÜTER u. SCHMIDT (1936) in der Kultur des Streptococcus Aronson gefunden. Auch nach BROWN (1939) und NIVEN (Bergey's Manual) wird von den α'-hämolytischen Stämmen der Gruppe B ein lösliches, oxydationsstabiles Hämotoxin gebildet, das aber mit dem Streptolysin S des *Streptococcus pyogenes* nicht identisch ist. — Eine *Hyaluronidase* ließ sich gegenüber hyaluronsäurebildenden C-Streptokokken als Substrat sowohl bei Streptococcus Aronson (BERGER 1964) als auch bei anderen humanen hämolysierenden B-Streptokokken nachweisen (BERGER 1954). — Die größte Bedeutung für die Virulenz des Streptococcus Aronson besitzen aber offenbar die *Kapseln*, die im Tierkörper gebildet werden (TODD 1930; GRIFFITH 1935) und die — zumindest in der freien Bauchhöhle — eine Phagocytose der Keime nahezu vollständig verhindern (BERGER 1964). Wie bereits erwähnt, ist die Kapselsubstanz im Gegensatz zu den Verhältnissen bei A- und C-Streptokokken refraktär gegen Hyaluronidase.

Die Beliebtheit des Streptococcus Aronson als Experimentierkeim gründet sich aber nicht nur auf seine ungewöhnlich hohe, sondern auch auf seine *konstante Virulenz*. Zumindest ist sie, sollte sie durch längere Haltung auf künstlichen Nährböden abgesunken sein, ohne Schwierigkeiten zu restituieren. Nach IRRGANG (1952/53) sowie HINZ (1958) gelingt dies durch einige Mäusepassagen, indem man die Tiere mit Herzblut der vorangehenden Passage auf intraperitonealem Wege infiziert. Die so erzielte Virulenz läßt sich durch Weiterzüchtung in Blutnährböden auf gleicher Höhe halten. SEELEMANN (1954) empfiehlt dafür Blutbouillon, IRRGANG und DÖRNBRACK (1949) bevorzugten ein Gemisch von defibriniertem Schafblut und physiologischer Kochsalzlösung zu gleichen Teilen. Bei Aufbewahrung der Kulturen (nach eintägiger Bebrütung) im Kühlschrank bei $+4°$ C bleiben die Keime monatelang am Leben und vollvirulent. Auch auf 10% Blutagar soll bei nicht allzu häufiger Überimpfung (etwa alle 14 Tage) die Virulenz des Streptococcus Aronson stabil bleiben, ohne daß es erforderlich ist, Tierpassagen einzuschalten (IRRGANG 1952/53). Eine weitere Möglichkeit, eine virulente Kultur über längere Zeit zur Verfügung zu halten, besteht in der Aufbewahrung getrockneter Herzen von „Aronson-Mäusen": man bringt das Herz einer an der Infektion zugrunde gegangenen Maus für etwa 1 Woche in den Exsiccator, schmilzt es nach ausreichender Trocknung in eine Ampulle ein und lagert diese bei $+4°$ C (ECKHARDT 1960).

So beträchtlich die Virulenz des Streptococcus Aronson auch ist, so wurde sie doch augenscheinlich von mancher Seite weit überschätzt. So berichtet AUFFAHRT (1948), sie habe mit einer Normalöse (1,5 mm innerer Durchmesser) Streptokokken von einer eintägigen Blutagarkultur noch in Verdünnungen von 10^{-15} bzw. 10^{-20} innerhalb von 8 Tagen 80% bzw. 40% der infizierten Mäuse getötet. Bei Unterstützung der Erreger durch intraperitoneale Verabreichung von p-Aminobenzoesäure oder p-Aminobenzoylglutaminsäure (insgesamt 6 mg)

[1] Die entsprechende Angabe bei AUFFAHRT (1946) stützt sich offenbar nicht auf eigene Untersuchungen der Autorin, sondern scheint auf der zu weit ausgelegten Bemerkung von SCHMIDT (1936) zu basieren, daß alle mäusepathogenen Streptokokkenstämme von menschlichen Infektionen starke fibrinolytische Eigenschaften besitzen.

starben *sämtliche* Tiere bis zum 3. Tag nach einer Infektion mit der Verdünnung 10^{-20}. Auch LÜTZENKIRCHEN (1953) will mit Kulturverdünnungen von 10^{-14} bis 10^{-16} noch 20—40% der Mäuse tödlich infiziert haben. Da eine Normalöse etwa 2 mg Bakterienmasse (FRIEDBERGER u. SCHIFF 1930) entsprechend rund 10^9 Keimen — also etwa die gleiche Menge, die auch in 1 ml Kultur enthalten ist — aufnimmt, kann aber bereits in einer Verdünnung von 10^{-10} zumindest rechnerisch kein Keim mehr enthalten sein. Sollte sich in jedem Milliliter der Verdünnung 10^{-20} nur *ein* Keim befinden, so müßten an der Öse 10^{20} Keime haften; diese Kokkenmenge aber nähme — bei dichter Packung, etwa wie Perlen in einem Gefäß — einen Raum von mehr als 10 Kubikmetern ein! Es ist also nicht recht zu verstehen, wie AUFFAHRT (1948) und LÜTZENKIRCHEN (1953) zu ihren Ergebnissen kamen und daß diese Resultate von anderer Seite kommentarlos zitiert wurden.

Eine *grundsätzliche Bemerkung* zur Brauchbarkeit der sog. Aronson-Maus als Therapiemodell erscheint uns noch angebracht. Ursprüngliche Voraussetzung für die Verwendung des Streptococcus Aronson war die Annahme, daß es sich bei diesem Stamm um einen hämolysierenden Streptococcus des gleichen Typs handle, wie er auch bei menschlichen Infektionen als Erreger gefunden wird. Es bestand hier also scheinbar der Glücksfall, daß sich ein stark menschenpathogener Keim auch gegenüber einem leicht zu handhabenden Versuchstier hochpathogen verhielt. In der Folgezeit erwies sich diese Annahme jedoch als irrig. Der Streptococcus Aronson weicht, wie sich schließlich zeigte, in seiner Antigenstruktur, seinen biochemischen Leistungen, durch das Fehlen einer Streptokinase, in seiner Chemotherapeutica- und Antibiotica-Resistenz sowie in seiner pathogenetischen Bedeutung für den Menschen von *Streptococcus pyogenes* so weit ab (Tab. 5), daß die *Reaktion der Aronson-Maus auf irgendeine therapeutische Substanz im Hinblick auf die Streptokokkeninfektionen des Menschen nur mit großer Vorsicht einen Schluß zuläßt.*

Tabelle 5. *Unterscheidung von Streptococcus Aronson und Streptococcus pyogenes*

Keimart	serol. Gruppe	Mäuse-pathogenität	Hämolyse	Streptokinase	Kapselmaterial	Empfindlichkeit gegen			Vorkommen beim Menschen
						Penicillin	Nitrofurazon	Bacitracin	
Str. pyogenes	A	unterschiedlich	β	+	Hyaluronsäure	+	+	+	häufig
Streptococcus Aronson	B	extrem hoch	α'	—	keine Hyaluronsäure	+	—	—	selten[1]
Str. agalactiae (typische Stämme)	B	minimal	γ	—	keine Hyaluronsäure	+	—	—	selten

[1] Gilt für die Aronson-ähnlichen, atypischen Stämme.

C. Die Infektionen der Maus mit Streptococcus Aronson

Für die Aronson-Infektion ist die Maus das einzig übliche Versuchstier, da sie die größte Empfänglichkeit aufweist und zugleich am leichtesten zu handhaben ist. Zwar besitzt nach GRIFFITH (1935) und EAGLE (1949) das Kaninchen eine ähnlich geringe Resistenz, doch scheint sie hier stärker zu variieren. Anderenfalls wären die Erfahrungen von MILLER (1927) nicht zu erklären, der bei diesen Tieren durch subcutane Injektion von 0,5—1,0 ml unverdünnter Kultur nicht mehr als eine abscedierende, manchmal exulcerierende, jedenfalls aber lokalisierte Entzündung (mit regionaler Lymphadenitis) hervorrufen konnte.

1. Verschiedene Infektionswege

Die *orale Infektion* wurde zum erstenmal von LANGE (1924) beschrieben, der den Tieren einen Tropfen 1 : 2 verdünnten Herzblutes an Aronson-Sepsis gestorbener Mäuse oder unverdünnter Kultur auf das Maul setzte, von wo die Erreger durch Ablecken in den Verdauungstrakt gelangten. Bei einmaliger Fütterung kam es nur unregelmäßig zu einer Infektion von *chronischem* Verlauf mit einer Überlebensdauer von 57—220 Tagen. Erhielten die Tiere jedoch jeden zweiten Tag eine derartige Fütterung, so gingen drei Fünftel von ihnen an einer *akut-subakuten* Infektion zugrunde; der Tod trat hier zwischen dem dritten und 26. Tag ein. Bei den gestorbenen Tieren fanden sich die Erreger in allen Organen. Eine geringere Letalität (25%) erhielt KILLIAN (1924b) bei der oralen Infektion; im übrigen entsprachen Verlauf und Überlebensdauer den Erfahrungen von LANGE (1924).

Die *percutane Infektion* wird durch Einreiben von 1—2 Tropfen einer Erregersuspension mit einer Reagenzglaskuppe in die rasierte oder enthaarte Bauchhaut bewerkstelligt. Auf diesem Wege vermochte LANGE (1924) die Tiere bei Verwendung unverdünnter Serumbouillonkultur innerhalb von 2 Tagen zu töten, während 1 : 10 verdünnte Kultur für eine tödliche Infektion nicht ausreichte.

Die *intracutane Infektion* führte zu sehr ähnlichen Ergebnissen (LANGE 1924). Hier wird das Infektionsmaterial in einige ganz oberflächliche, nicht-blutende Hautschnitte eingerieben. Bei einer Infektionsdosis von 1—2 Tropfen unverdünnten Kulturmaterials starben die Tiere zumeist innerhalb von 3 Tagen; ausnahmsweise aber konnte sich auch eine chronische, über mehrere Monate sich erstreckende Infektion (ebenfalls mit tödlichem Ausgang) entwickeln. Bei Tieren, die 2 Std nach der Infektion getötet wurden, fanden sich die Erreger lediglich in der Subcutis der Bauchdecken und in den regionären Lymphdrüsen, während sich nach dem spontanen Tod alle Organe als infiziert erwiesen. Dieser Befund gilt für die intracutane wie für die percutane Infektion.

Bei *subcutaner Infektion* ist die Letalität etwa die gleiche wie bei intraperitonealer Applikation der Keime (s. u.), doch überleben die Tiere länger. In Anlehnung an die Untersuchungen von WÁMOSCHER (1926) an Pneumokokken (S. 432) führte MARX (1927) mit Hilfe eines Mikromanipulators genaue quantitativeBestimmungen der subcutanen Mäusevirulenz des Streptococcus Aronson durch. Die *Letalität* bei verschiedenen Infektionsdosen zeigt Tab. 6. Die *Überlebensdauer* betrug in den meisten Fällen nicht mehr als 2–4 Tage, doch konnte der Tod auch noch am 10. Tag eintreten. Zu analogen Ergebnissen kamen mit konventioneller Technik später auch LANGE und GUTDEUTSCH (1929) sowie LÜTZENKIRCHEN (1953).

Tabelle 6. *Todesrate weißer Mäuse bei subcutaner Applikation abgezählter Mengen von Streptococcus Aronson* (MARX 1927)

applizierte Streptokokkenzahl	Todesrate %
1	32
2	50
10	90
≧ 20	100

Die *Infektion per inhalationem* wurde in der gleichen Weise durchgeführt, wie es im Kapitel über die Pneumokokkeninfektionen der Maus beschrieben ist (S. 451). Bei dieser Infektionstechnik nahmen die Tiere 20 bis > 1000 Keime auf, ohne daß allerdings ein deutlicher Einfluß der Keimzahl auf den – in der Regel protrahierten – Verlauf oder auf das Zustandekommen der Infektion zu erkennen war. Die Letalität betrug 44% (LANGE u. NOWOSSELSKY 1925), die Überlebensdauer 3 Tage bis 5 Wochen; zwei Drittel der Tiere erlagen der Infektion jedoch innerhalb der ersten 8 Tage. Todesursache ist eine allgemeine *Sepsis ohne Lokalisation des Prozesses in den Lungen.* Die Erreger ließen sich bei den verendeten Tieren aus allen Organen züchten, während die Organkulturen vorzeitig getöteter Tiere regelmäßig steril blieben. In der Lunge kommt es in den ersten 2 Tagen zu einem Abfall der Keimzahl, der sich beim überlebenden Tier bis zur völligen Eliminierung der Erreger fortsetzt, beim Auftreten einer Allgemeininfektion dagegen einem erneuten Anstieg Platz macht (LANGE u. KESCHISCHIAN 1924; LANGE u. NOWOSSELSKY 1925).

Bei *intravenöser Injektion* der Erreger liegt die DL_{100} bei 10^{-6} ml Kultur; eine Dosis von 10^{-8} ml wird von allen Tieren überstanden. Die Überlebensdauer beträgt wie bei der subcutanen Infektion 2–5 Tage (LANGE u. GUTDEUTSCH 1929).

2. Intraperitoneale Infektion

Allen eben genannten Infektionsmodi ist die intraperitoneale Injektion der Erreger im Hinblick auf Erfolgssicherheit und Schnelligkeit des Verlaufs eindeutig überlegen.

Infektionsdosis. Wie oben bemerkt, genügt von Streptococcus Aronson bereits *ein* Keim, um bei der Maus auf intraperitonealem Wege eine tödliche Allgemeininfektion hervorzubringen. Als Standard-Inoculum hat sich jedoch 0,1 ml einer Kulturverdünnung von 10^{-6} bewährt, das etwa 100 Keime enthält, da sich auf diese Weise eine Infektion entwickelt, die eine für Therapieversuche optimale Verlaufsform zeigt.

Infektionsmaterial. Von einer 24stündigen Kultur auf *Menschenblutagar* nahm AUFFAHRT (1946) mit einer Normalöse (1,5 mm innerer Durchmesser) Bakterienmasse ab und suspendierte sie in 2 ml 10% Serumbouillon; von 0,2 ml dieser Aufschwemmung (10^{-1}) wurde eine Verdünnungsreihe mit dem Faktor 10 hergestellt und von der Verdünnungsstufe 10^{-6} 0,2 ml intraperitoneal injiziert. Als Suspensionsmittel erwies sich neben Serumbouillon auch Nährbouillon brauchbar; physiologische Kochsalzlösung dagegen bewirkte eine Virulenzminderung des Inoculats.

Die meisten Autoren gingen jedoch von Kulturen in *flüssigen Nährböden* aus. IRRGANG (1952/53) züchtete die Keime für 24 Std in defibriniertem Schafblut vor, das zu gleichen Teilen mit physiologischer Kochsalzlösung verdünnt war; ob die Gebrauchsverdünnung von 10^{-6} mit Blut, Bouillon, Peptonwasser oder Kochsalzlösung angesetzt wurde, blieb für das Ergebnis des Versuchs gleichgültig. EAGLE (1949) verwandte Blutbouillon zur Vorzüchtung und bebrütete nicht länger als 3 Std. Die Verwendung bluthaltiger Nährböden ist aber nicht unbedingt erforderlich, nachdem BRACK (1958) mit „Standard-I-Bouillon" (Merck) nicht weniger günstige Resultate zu erzielen vermochte als die eben genannten Autoren.

Bei der enormen Virulenz des Aronson-Stammes haben also Unterschiede in der Zusammensetzung des Nährbodens und in der Dauer der Vorbebrütung (in vernünftigen Grenzen) offenbar keinen erkennbaren Einfluß auf das Versuchsergebnis.

Verlauf. Bei Infektion mit 0,1 ml einer 10^{-6} verdünnten Kultur sterben alle Mäuse innerhalb 48 Std; der Zeitpunkt des Todes liegt nach den Erfahrungen von SCHÖNFELD und KIMMIG (1948) in der Regel zwischen der 12. und 16. Std, nach AUFFAHRT (1946), IRRGANG und DÖRNBRACK (1949) sowie SEELEMANN (1954) zwischen dem Ende des ersten und zweiten Tages *post infectionem.* Im übrigen hat die inoculierte Keimmenge offenbar – ähnlich wie Art und Dauer der Vorzüchtung – keinen nennenswerten Einfluß auf Krankheitsdauer und Letalitätsquote. Da wegen des foudroyanten Verlaufs der Infektion als Kriterium eines therapeutischen Erfolges nur das Überleben bzw. die Verlängerung der Überlebensdauer angesehen wird, sind klinische Daten der Aronsonsepsis nicht bekannt und wohl auch ohne praktisches Interesse.

Durch intraperitoneale oder subcutane Gabe von *Cortison* in einer Dosierung von 1,5 mg je 20 g Maus kann lediglich eine Verlängerung der Überlebensdauer bei gleichbleibender Letalität erzielt werden. Geringere Cortisondosen (0,3—0,6 mg) bleiben ohne jeden Einfluß auf den Verlauf der Infektion (LÜTZENKIRCHEN 1953).

Pathologische Anatomie. Über die Erfahrung hinaus, daß der Erreger *post mortem* aus Herzblut und Organen der Maus in Reinkultur gezüchtet werden kann, ist zu diesem Punkt offenbar nichts bekannt.

Die pathologischen Veränderungen, die HINZ (1958) unter Berufung auf DOMAGK (1935, 1936) dem Streptococcus Aronson zuschreibt, gelten augenscheinlich nicht für diesen Keim, sondern für einen hämolysierenden Streptococcus von einer tödlichen menschlichen Sepsis, der eine viel geringere Mäusevirulenz als der Streptococcus Aronson besaß (tödliche Dosis etwa 3×10^5 Keime).

3. Wundinfektion

Während man heute der intraperitonealen Infektion den Vorzug gibt, erfreute sich in den zwanziger Jahren – als lokal wirkende Chemotherapeutica im Vordergrund des Interesses standen – die experimentelle Infektion artefizieller Wunden größerer Beliebtheit (SCHIEMANN u. WRESCHNER 1922; WEISE 1923; SCHIEMANN u. FELDT 1926).

Technik. Am Rücken 15—20 g schwerer Mäuse wird in der Nähe der Schwanzwurzel mit einer Pinzette eine Hautfalte angehoben und mit der Schere abschnitten. Man erhält so eine bis auf die Fascie reichende Wunde von etwa 1–2 cm^2 Fläche. Auf diese Wunde wird ein Tropfen einer Kulturverdünnung des Streptococcus Aronson gebracht und mit der Kuppe eines kleinen Reagenzglases 20 sec lang eingerieben.

Infektionsdosis. Wenngleich noch *ein* Tropfen einer 10^{-5} verdünnten 24stündigen Serumbouillonkultur (etwa 50000 Keime) die Maus zu töten vermag, benutzten SCHIEMANN und FELDT (1926) für ihre Therapieversuche die zehn- bis tausendfache Keimmenge (Verdünnungen 10^{-2} bis 10^{-4}).

Verlauf. Bei Applikation dieser Streptokokkendosis gehen die Tiere im Verlauf von (1—)2—3(—6) Tagen an einer Sepsis zugrunde. Die Erıeger lassen sich in Milz und Herzblut nachweisen.

Zwei ähnliche Verfahren der Wundinfektion wandte WEISE (1923) an: einmal applizierte er das Impfmaterial (1 Tropfen Kulturverdünnung) in einen tiefen, durch Haut und Fascie bis in die Muskulatur des Oberschenkels reichenden Schnitt, ein andermal setzte er eine nur bis zur Fascie reichende Rückenwunde mit einem Skalpell, das in das Blut einer an Aronson-Sepsis verendeten Maus getaucht war. Bei der intramuskulären Infektion trat der Tod etwas später ein (nach 2—6 Tagen) als nach der subcutanen (nach 1—2 Tagen).

Pathogenese. Die Streptokokken vermehren sich offenbar zunächst einige Stunden lang am Orte der Infektion, ohne in größerer Zahl in den Kreislauf zu gelangen. Jedenfalls haben SCHIEMANN und WRESCHNER (1922) gezeigt, daß Mäuse, die am Schwanz infiziert und 1 Std danach 2 cm oberhalb des Ortes der Infektion amputiert wurden, am Leben blieben; selbst bei Amputation 8 Std *post infectionem* konnte noch ein Teil der Tiere gerettet werden (WEISE 1923). Erst wenn ein gewisses Stadium des lokalen Prozesses erreicht und die Keimzahl auf einen kritischen Wert angestiegen ist, kommt es zum Übertritt so großer Keimmengen in den Blutstrom, daß die Abwehr des Organismus dem Ansturm der Erreger erliegt.

III. Enterokokken

A. Allgemeines

Der *Enterococcus* stellt nicht – wie etwa der *Meningococcus* oder der *Pneumococcus* – eine festumrissene Art dar, sondern repräsentiert eine Gruppe von Typen bzw. Arten, die nicht ganz einheitlich definiert wird. Läßt man nur die Stämme als Enterokokken gelten, die noch in Gegenwart von 0,04% Tellurit zu wachsen vermögen, so ist *Streptococcus faecalis* mit seinen beiden Varietäten *liquefaciens* und *zymogenes* der einzige legitime Träger dieses Namens (SKADHAUGE 1950). Bezeichnet man als Enterokokken jedoch alle Arten, die sich durch eine besonders hohe Resistenz bei Prüfung der Sherman-Kriterien auszeichnen (S. 374), dann gehören auch *Streptococcus faecium* und *Streptococcus durans* hinzu (Bergey's Manual). Oft wird jedoch die Enterokokkengruppe auch mit der serologischen Gruppe D identifiziert und enthält damit außer den genannten Arten noch *Streptococcus bovis* und *Streptococcus equinus*, die sämtlich das D-spezifische Polysaccharidhapten besitzen. Im gegebenen Zusammenhang sind allerdings nur *Streptococcus faecalis* und seine beiden eben genannten Varietäten, also die Enterokokken im engsten Sinne, von Interesse.

Natürlicher Standort der Enterokokken ist nicht nur – wie der Name vermuten läßt – der Darm (der Warmblüter); sie finden sich ebenso auf den Schleimhäuten

Tabelle 7. *Die Klassifizierungsmerkmale der Enterokokkengruppe*

Arten	Telluritresistenz	Resistent gegen 60° C/30′; 6,5 % NaCl; pH = 9,6	Serologische Gruppe D
Str. faecalis	+	+	+
Str. faecalis var. liquefaciens	+	+	+
Str. faecalis var. zymogenes	+	+	+
Str. faecium	—	+	+
Str. durans	—	(+)	+
Str. bovis	—	—	+
Str. equinus	—	—	+

von Mundhöhle und Vagina. Wenngleich die ersten drei Arten der Tab. 7 (*Str. faecalis, Str. faecium, Str. durans*) den Menschen als Wirt bevorzugen, *Str. bovis* dagegen das Rind und *Str. equinus* das Pferd, gibt es innerhalb dieser Gruppe doch keine strenge Wirtsspezifität: alle genannten Arten trifft man auch beim Menschen. Im *Darm* steht beim gesunden Erwachsenen *Str. faecium* im Vorder-

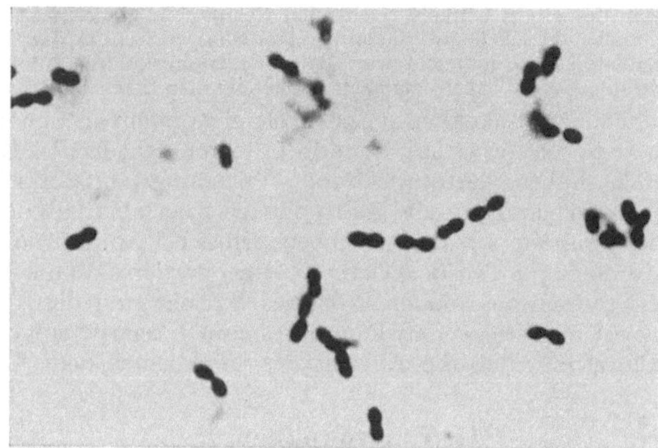

Abb. 13. *Streptococcus faecalis*, Reinkultur. 2000 ×

grund, gefolgt von *Str. faecalis*. In der *Mundhöhle* sind *Str. faecalis* und *Str. liquefaciens*[1] die häufigsten Vertreter der Enterokokkengruppe, ohne daß man sich aber bisher über ihren relativen Anteil einig ist. Wichtigste Fundorte außerhalb des Organismus sind *Milch* und Milchprodukte sowie *Abwasser*.

An ihrem natürlichen Standort gelten die Enterokokken als normale Epiphyten, wenngleich es scheint, daß die proteolytischen Varietäten von *Str. faecalis*, insbesondere *Str. liquefaciens*, bei massenhaftem Auftreten nicht mehr als völlig harmlos anzusehen sind. Ähnlich den B-Streptokokken (S. 407) können sie aber alle unter im einzelnen unbekannten Bedingungen in den Kreislauf und die Tiefe des Gewebes gelangen und dann *Infektionen* mit unter Umständen tödlichem Ausgang herbeiführen. Vom Darm aus kann es zu Peritonitis, Appendicitis, Cholecystitis und Cystopyelitis kommen, von der Mundhöhle aus zu odontogenen und parodontalen Prozessen; hämatogen entstehen Meningitis und Endocarditis lenta sowie vielleicht auch Pneumonie und Otitis. Ob die Enterokokken auch

[1] Der Einfachheit halber wird im folgenden dieser Name statt der umständlichen, wenn auch genaueren Bezeichnung *Str. faecalis var. liquefaciens* gebraucht. Das gleiche gilt für *Str. zymogenes*.

alimentäre Intoxikationen hervorrufen können, wie zeitweise angenommen wurde, ist noch nicht mit Sicherheit entschieden.

Beim Rind können Enterokokken offenbar eine Mastitis hervorrufen (SEELEMANN 1954) und bei Schafen wurden akut tödliche, septische Infektionen durch *Str. faecalis* beschrieben, bei denen teils eine Endokarditis mit Arthritis, teils eine Pneumonie im Vordergrund stand (JAMIESON 1950).

Morphologie, Züchtung und Biochemie. Die Enterokokken sind meist *paarig liegende, grampositive Kokken* von typischerweise länglicher Gestalt; soweit Ketten gebildet werden, bestehen sie nur aus einer geringen Zahl von Gliedern (Abb. 13). Die Enterokokken sind die anspruchslosesten von allen Streptokokken und wachsen daher gut in bzw. auf den üblichen Nährböden. Auf Blutagar bilden sie größere Kolonien als *Str. pyogenes*, von meist grauer Farbe und ohne Hämolyse (γ-Typ). Gelb-pigmentierte Stämme und schwache Vergrünung kommen jedoch vor, und zwei Typen dieser Gruppe, *Str. zymogenes* und *Str. durans*, verursachen echte (β-)Hämolyse. Flüssige Nährböden werden diffus getrübt. Die Enterokokken sind kräftigere Proteolyten als alle übrigen Streptokokken: sie greifen Casein und Serumproteine an und verflüssigen zum Teil *(Str. liquefaciens, Str. zymogenes)* Gelatine. Einige biochemische Leistungen, die eine Unterscheidung der Arten ermöglichen, zeigt Tab. 8.

Tabelle 8. *Unterscheidung der Arten bzw. Varietäten innerhalb der serologischen Gruppe D*

	Hämolyse	Gelatine-verflüss.	Säure aus			NH_3 aus Arginin
			Lactose	Sorbit	Mannit	
Str. faecalis	—	—	+	+	+	+
Str. faecalis var. liquefaciens	—	+	+	+	+	+
Str. faecalis var. zymogenes	+	+	+	+	+	+
Str. durans	+	—	+	—	—	+
Str. faecium	—	—	+	—	+	+
Str. bovis	—	—	+	—	—/+	—
Str. equinus	—	—	—	—	—	—

Pathogenitätsfaktoren. Welchen Stoffen die Enterokokken ihre *fakultative Pathogenität* verdanken, weiß man bis heute nicht, doch werden von ihnen – wenngleich unregelmäßig und in geringer Aktivität – einige Toxine bzw. toxinartige Fermente gebildet, die man bei den pyogenen Kokken (Staphylo-, Streptokokken) als Pathogenitätsfaktoren betrachtet. *Plasmacoagulase* ist offenbar das einzige Ferment, das sich bei allen Stämmen von *Str. faecalis, Str. liquefaciens* und *Str. faecium* (die allein daraufhin untersucht wurden) nachweisen läßt; ihre Wirkung manifestiert sich am deutlichsten gegenüber Kaninchenplasma, geringer gegenüber Menschenplasma (PULVERER u. GRÖSCHEL 1962). Eine *Hyaluronidase* besitzen dagegen nur wenige Stämme von *Str. faecalis* und *Str. liquefaciens*; bei *Str. faecium* fand sich dieses Enzym niemals (PULVERER u. GRÖSCHEL 1962), bei den anderen Enterokokkenarten wurde der Nachweis offenbar noch nicht versucht. Das oxydationsstabile *Hämotoxin* der hämolysierenden Arten *Str. zymogenes* und *Str. durans* ist mit keinem der beiden Streptolysine (O und S) von *Str. pyogenes* identisch. Die *proteolytischen Fermente*, die insbesondere *Str. liquefaciens* zur Verfügung stehen, dürften zwar beim Angriff auf die Wirtsgewebe eine Rolle spielen, doch besitzt die *Gelatinase* dieses Keimes sicher größere Bedeutung für die Systematik als für die Virulenz.

Als Ursache der Lebensmittelvergiftungen durch Enterokokken hatte man zeitweise das *Tyramin* verantwortlich gemacht, das aus dem Tyrosin des Substrates durch die Tyrosindecarboxylase der Bakterien gebildet wird. Da Tyramin jedoch z. B. in Käse in großen Mengen enthalten ist, ohne toxische Wirkungen zu entfalten, hat man diese Hypothese wieder fallenlassen.

Resistenz. Die Enterokokken sind nicht nur in den Toleranztesten nach SHERMAN, sondern auch gegen *Antibiotica und Chemotherapeutica* resistenter als die pyogenen Streptokokken. Während die meisten Stämme durch Chloramphenicol und Erythromycin in Konzentrationen, die auch im Organismus erreichbar sind, gehemmt werden, verhalten sie sich gegenüber Penicillin (im Gegensatz zu den A- und B-Streptokokken) weitgehend resistent. Mit den B-Streptokokken haben sie die Resistenz gegen Nitrofurazon und Bacitracin gemeinsam (S. 410), mit allen Streptokokken die Resistenz gegen Streptomycin.

Die **Laboratoriumsdiagnose** der Enterokokken gründet sich auf Morphologie und Gramverhalten der Keime, auf den Aspekt der Kolonien auf der Blutplatte, auf ihre Resistenz gegen Kochsalz, Alkali und hohe Temperaturen (Tab. 7) sowie auf ihre Zugehörigkeit zur serologischen Gruppe D (Präcipitationstest). Die Artendifferenzierung innerhalb der Enterokokkengruppe erfolgt nach Tab. 7 und 8.

Die **Vorzüchtung** für den Versuch gelingt ohne Schwierigkeiten in bzw. auf den üblichen Bakteriennährböden. Gut bewachsene Kulturen, die nach 18stündigen Bebrütung etwa 10^9 Keime je Milliliter enthalten, erzielt man in gewöhnlicher Nährbouillon; ein Zusatz von 0,5% Glucose verbessert das Substrat, ist aber nicht erforderlich.

B. Experimentelle Pathogenität

Wie die spontane Pathogenität für den Menschen, so ist auch die experimentelle Pathogenität der Enterokokken für die üblichen Versuchstiere gering. Am empfänglichsten hat sich noch die *weiße Ratte* erwiesen, bei der man eine Pyelonephritis wie auch eine Endokarditis (S. 507) hervorbringen kann. Eine Endokarditis läßt sich durch mehrmalige Injektion großer Keimmengen (Größenordnung 100 Milliarden) auch beim *Kaninchen* erzeugen (S. 502) und ähnlich massive Dosen (bezogen auf das Körpergewicht) sind erforderlich, um die *Maus tödlich* zu infizieren (DIBLE 1921; SHERWOOD et al. 1954). Zu einer Nephritis kommt es bei der Maus allerdings auch schon nach Injektion geringerer Keimmengen. Die Ursache für die besondere Empfänglichkeit der Nieren gegenüber der experimentellen Infektion (nicht nur mit Enterokokken) vermuteten BEESON und ROWLEY (1960) in der komplement-(C^4)inaktivierenden Wirkung des Ammoniaks, das in den Nieren durch die Glutaminase I aus Glutamin freigesetzt wird.

Wie bei allen Erregerarten sind auch bei den Enterokokken keineswegs alle Stämme virulent und damit für die experimentelle Infektion geeignet. Auf welchen Eigenschaften ihre Virulenz für das Versuchstier beruht, ist bis heute unbekannt. Proteolytische Aktivität und Virulenz stehen jedenfalls nicht in einer direkten Beziehung zueinander (SHERWOOD et al. 1954). Auch das Hämolysevermögen ist in diesem Zusammenhang offenbar ohne Bedeutung: der anhämolytische *Str. faecalis* erwies sich zumindest bei der Ratte dem hämolysierenden *Str. zymogenes* an Virulenz ebenbürtig, dem ebenfalls hämolysierenden *Str. durans* gegenüber sogar überlegen (GUZE et al. 1960).

C. Die Infektionen der Ratte mit Enterokokken

Aus den eben genannten Gründen ist bei der experimentellen Infektion mit Enterokokken die weiße Ratte, bei der man ohne besondere Vorbereitung eine eitrige Pyelonephritis und eine Endokarditis hervorbringen kann (S. 507), das bevorzugte Versuchstier.

1. Pyelonephritis (intravenöse Infektion)

Daß Enterokokken, der weißen Ratte in die Blutbahn eingebracht, eine Pyelonephritis von ähnlich chronischem und symptomarmen Verlauf wie beim Menschen hervorrufen können, erkannten als erste BRAUDE, SHAPIRO und SIEMIENSKI (1959). Die etwas umständliche Infektionstechnik der genannten Autoren bestand in *intrakardialer* Injektion der Keime und darauffolgender kurzer Massage der Nieren, um durch eine geringfügige Traumatisierung die Anfälligkeit dieses Organs zu erhöhen. Die Niere wird durch die intakte Bauchdecke mit Daumen und Zeigefinger soweit wie möglich umgriffen und in Äthernarkose 5 min lang *"gently but firmly"* massiert (BRAUDE et al. 1955). Die Reaktion auf diese Manipulation wurde von BRAUDE et al. (1955) als Hyperämie, von anderen dagegen als Hämorrhagie gedeutet.

Wie wenig später GUZE, GOLDNER und KALMANSON (1960) zeigen konnten, läßt sich jedoch auch auf einfachere Weise, nur durch *intravenöse* Impfung und ohne Anwendung irgendwelcher Kunstgriffe oder sonstiger Hilfsmittel, mit großer Regelmäßigkeit eine Enterokokken-Pyelonephritis erzielen. Die folgende Beschreibung bezieht sich daher im wesentlichen auf die Technik von GUZE et al. (1960/61).

Infektionsstämme. *Str. faecalis*, *Str. zymogenes* und *Str. liquefaciens* erwiesen sich als etwa gleich virulent und brauchbar, während es mit *Str. durans* offenbar nicht gelingt, eine Pyelonephritis hervorzurufen. Sammlungsstämme scheinen nach entsprechender Vorbereitung (s. u.) nicht weniger virulent zu sein als solche, die vor kurzer Zeit von einer Harnwegsinfektion des Menschen gezüchtet wurden.

Außer den Patientenstämmen von BRAUDE et al. (1959) sowie GUZE et al. (1960) erwiesen sich folgende in der American Type Culture Collection, Washington, gehaltenen Stämme als virulent: *Str. faecalis* ATCC 10541, *Str. zymogenes* ATCC 6055 und *Str. liquefaciens* ATCC 13398.

Infektionsdosis. Die optimale Keimzahl, mit der sich eine Erfolgsquote von 100% erzielen läßt, beträgt $400-450 \times 10^6$ Keime. Die ID_{50} liegt nach GUZE et al. (1960) bei 40×10^6 Keimen, nach BRAUDE et al. (1959) (intrakardial) bei 50×10^6 Keimen.

Infektionsmaterial. Für die *intravenöse* Infektion wurde eine 18—24stündige Kultur in Bacto Heart Infusion Broth, Difco, benutzt, die in 1 ml die optimale Keimzahl (s. o.) enthält (GUZE et al. 1960). Auf *intrakardialem* Wege wurde die Infektionsdosis in 0,5 ml flüssiger Kultur (Bacto Tryptose Broth, Difco) verabreicht (BRAUDE et al. 1959).

Um eine maximale Virulenz der Infektionsstämme zu erzielen, wurden sie zunächst einer Ratte intravenös injiziert; eine Woche später wurde das Tier getötet, eine Niere entfernt, homogenisiert und aus dem Nierenbrei eine Kultur angelegt; mit den dabei gezüchteten Erregern wurde ein neues Tier infiziert. Nach drei derartigen Tierpassagen wurde der Stamm 6 Std lang bei 37° C in Heart Infusion Broth gezüchtet, die Kultur in Portionen zu 5 ml eingefroren und bei – 20° C gehalten. Für die Infektionsversuche wurde jede Woche ein Röhrchen aufgetaut und 24 Std bei 37° C inkubiert; mit dieser Kultur wurde in der eben beschriebenen Weise eine weitere Rattenpassage durchgeführt. Die Kultur, die man von den Nieren dieses Tieres erhielt, wurde für alle Versuche der folgenden Woche verwendet (GUZE et al. 1960).

Einige *Laborstämme* wurden in etwas anderer Weise vorbereitet: man injizierte die Keime einer Ratte, deren linker Ureter vorher abgebunden worden war; am Tage nach der Infektion wurde die hydronephrotische Niere entfernt und homogenisiert, das Homogenisat auf Blutagar ausgestrichen. Die dabei gezüchteten

Keime wurden nach Kontrolle auf Identität und Reinheit in Heart Infusion Broth geimpft und 18—24 Std bebrütet. Diese Kultur diente als Infektionsmaterial.

Versuchstiere. Als Versuchstiere verwendeten GUZE et al. (1960) 100—200 g schwere männliche Wistar-Ratten, denen das Infektionsmaterial in 1 ml Volumen in die Schwanzvene injiziert wurde, BRAUDE et al. (1959) dagegen für die intrakardiale Infektion 250 g schwere weibliche Sprague-Dawley- oder Holtzman-Ratten.

Verlauf. Nach der Injektion der Keime in die Blutbahn der Ratte kommt es zu einer eitrigen Pyelonephritis von chronisch-fortschreitendem Verlauf, die länger als 2 Jahre persistieren kann und wenig Tendenz zur Spontanheilung zeigt. Klinische Zeichen einer Erkrankung sind nicht zu erkennen; die Tiere zeigen unverminderte Freßlust und nehmen in normaler Weise an Gewicht zu. Schon 3 Tage nach der Infektion tritt jedoch eine massive *Bakteriurie* auf (meist mehr als 100000 Keime/ml Urin), die die Ausbildung der ersten eitrigen Herde in den Nieren anzeigt und während der gesamten Krankheits- bzw. Beobachtungsdauer in etwa gleicher Stärke anhält. Aus dem *Kreislauf* verschwinden die Erreger dagegen bald; Blutkulturen sind nur während der ersten Woche nach der Infektion positiv, schon vom 10. Tage ab bleiben sie steril. Von diesem Zeitpunkt an geraten offenbar nur noch so wenige Keime in die Blutbahn, daß der kulturelle Nachweis versagt. Der *Blutdruck* bleibt während der ganzen Krankheitsdauer normal. Auch die Blutwerte für *Harnstoff-N* weichen nicht von der Norm ab. Todesfälle als Folge dieser Pyelonephritis wurden nicht beobachtet.

Pathologische Anatomie. In der *Leber* erkennt man 2—3 Tage *post infectionem* kleine perivasculäre Ansammlungen von mononucleären Zellen, die zwischen dem 7. und 10. Tag ohne Hinterlassung irgendwelcher Spuren verschwinden. Zur gleichen Zeit entwickelt sich in der *Milz* eine mäßige follikuläre Hyperplasie, die ebenfalls gegen den 10. Tag zurückgeht. Eine Vergrößerung des Organs wurde nur selten und nur bei solchen Tieren gesehen, die sich gerade in einer akuten Exacerbationsphase des sonst chronischen Prozesses befanden. Das *Herz* (Endo-, Myo-, Perikard) erwies sich regelmäßig als frei von irgendwelchen Zeichen einer Infektion.

Eindrucksvollere pathologische Veränderungen trifft man nur in den *Nieren*. Die ersten, makroskopisch sichtbaren Läsionen sind einzeln stehende oder konfluierende *Rindenabscesse* von 1—3 mm Durchmesser. Sie treten frühestens gegen den 5. Tag der Infektion auf, doch kann ihr Erscheinen auch einige Wochen auf sich warten lassen. Im Schnittpräparat zeigt sich, daß diese Abscesse von *Herden in der Marksubstanz* ausgehen, die in der Nachbarschaft der befallenen Rindenbezirke von radiären, gelblichen Streifen durchzogen ist. Nach 14 Tagen kommt es in der Regel zur Abheilung der Abscesse, nach 6 Wochen zur Ausbildung unregelmäßiger, eingezogener Narben mit oft U-förmiger Basis an der Nierenoberfläche (Abb. 14). Gelegentlich entstehen in der Umgebung der Narben neue Abscesse.

Die ersten *histologischen* Veränderungen sind schon 2 Tage nach der Infektion zu erkennen und bestehen in kleinen, herdförmigen Ansammlungen von Leukocyten im Interstitium von *Mark* und Papillen. Sie nehmen in den nächsten 2—3 Tagen an Umfang zu und öffnen sich gelegentlich in die Sammelkanälchen (Abb. 15). In der *Rinde* findet man die ersten interstitiellen Absceßchen am 4. bis 5. Tage. Während dieser akuten Phase bleiben die Glomeruli bemerkenswert frei von Zeichen einer Infektion. Nach Ablauf von 2 Wochen beginnt die Auflösung der Abscesse: die Zahl der polymorphkernigen Leukocyten nimmt ab, Makrophagen treten in Erscheinung, es kommt zu einer lymphocytären Infiltration. Nach 3—4 Wochen wandern Fibroblasten ein; bald darauf beobachtet man Narbenbildung und Heilung. In der Nähe der Narben erkennt man dilatierte Tubuli mit abgeplattetem Epithel; ihr Lumen ist gelegentlich mit einer amorphen Masse ausgefüllt. Etwa 1 Jahr nach der Infektion zeigt sich manchmal eine beginnende periglomeruläre Fibrose. An den Blutgefäßen finden sich keine Veränderungen.

Eine etwas abweichende Beschreibung der pathologischen Veränderungen liefern BRAUDE et al. (1959). Nach diesen Autoren entstehen die ersten Herde nicht im Mark, sondern in der Rinde (2 Tage *post infectionem*) und sind vorzugsweise im Bereich der beiden Nierenpole lokalisiert. Das zellige Infiltrat besteht nach ihnen überwiegend aus mononucleären Elementen und nur im Lumen der Tubuli dominieren die polymorphkernigen Leukocyten.

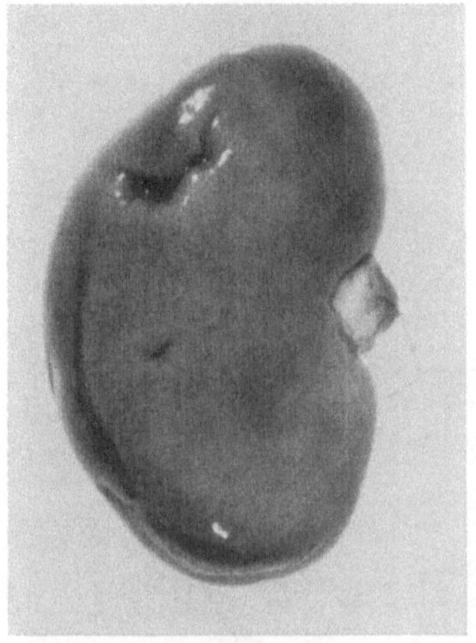

Abb. 14

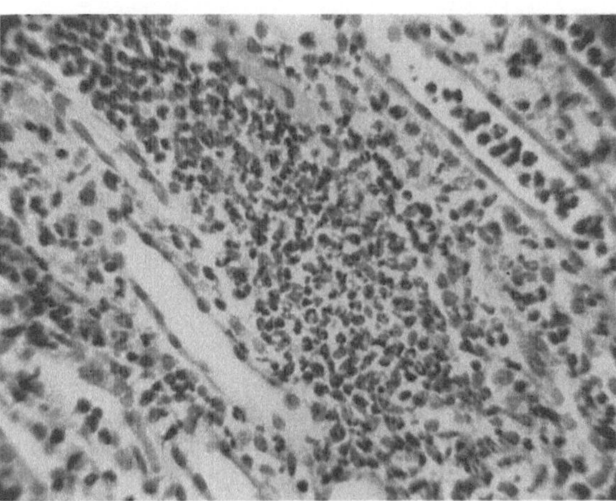

Abb. 15

Abb. 14. Rattenniere 24 Wochen nach Infektion mit Enterokokken. Umfangreiche eingezogene Narbe am oberen Pol (L. B. GUZE, B. H. GOLDNER u. G. M. KALMANSON 1960/61. Freundlichst überlassen von Dr. L. B. GUZE, Los Angeles, Cal.)

Abb. 15. Mark der Rattenniere 2 Tage nach Infektion mit Enterokokken. Interstitieller Absceß, der in umgebende Tubuli durchgebrochen ist. 300 × (L. B. GUZE, B. H. GOLDNER u. G. M. KALMANSON 1960/61. Freundlichst überlassen von Dr. L. B. GUZE, Los Angeles, Cal.)

Trotz der schweren Alteration der Nieren und der langdauernden Bakteriurie kommt es in der *Harnblase* niemals zu einer akuten Entzündung. Die einzigen Veränderungen, die man hier antreffen kann, sind vereinzelte Ansammlungen von Lymphocyten in der Submucosa.

Pathogenese. Kurz nach der Injektion von 400—450 $\times 10^6$ Enterokokken in die Blutbahn lassen sich die Keime in großer Zahl (rund $10^{7.5}$) in Leber und Milz nachweisen, in viel geringerer Menge dagegen (rund 10^5) in den Nieren. Nur in Leber und Milz werden die Erreger jedoch vernichtet, woraus eine ziemlich konstante Abnahme der Keimzahl im Verlauf der ersten 4 Wochen auf Werte zwischen 10^2 und 10^3 resultiert. Später setzt sich diese Reduktion langsamer fort, und geringe Keimmengen ($< 10^2$) sind in beiden Organen während der ganzen Krankheitsdauer nachweisbar; nur in Ausnahmefällen werden die Kulturen — in der Leber frühestens sechs, in der Milz 20 Wochen *post infectionem* — negativ (Abb. 16).

Anders verläuft die *Keimzahlkurve in den Nieren*. Da dieses Organ nicht über ausreichende Abwehrkräfte verfügt, nimmt die Keimzahl — nach einer geringfügigen Reduktion in den ersten zwei Tagen — ständig zu und erreicht gegen den 10. Tag mit rund $10^{6.5}$ Keimen ein Maximum, das mit geringen Schwankungen während der ganzen Krankheitsdauer gehalten wird. Zugleich mit dem ersten steilen Anstieg der Keimzahl im Verlauf des dritten Tages trifft man auch die ersten histologischen Veränderungen in der Marksubstanz und als deren Folge wiederum die ersten Enterokokken im Urin. In einem kleinen Teil der Fälle kommt es aus unbekannten Gründen nur zu einer unilateralen Infektion, und noch seltener trifft man Tiere, bei denen die ursprünglich beidseitige Pyelonephritis auf einer Seite spontan ausheilt.

Die kritische *Keimzahl in der Niere*, die erforderlich ist, um bei 50% der Tiere eine Pyelonephritis auszulösen, wurde von GUZE et al. (1960/61) auf 10000 Enterokokken (im gesamten Organ) berechnet. – In der *massierten* Niere fanden BRAUDE et al. (1959) dagegen, bei annähernd gleicher Infektionsdosis, 1 Std *post infectionem* rund 300000 lebende Keime je Gramm Gewebe.

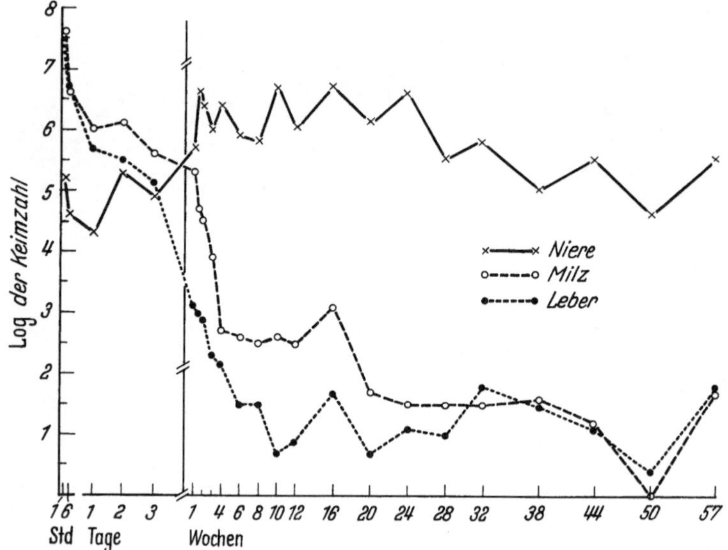

Abb. 16. Keimzahlen in verschiedenen Organen der Ratte nach intravenöser Infektion mit Enterokokken (L. B. GUZE, B. H. GOLDNER u. G. M. KALMANSON 1960/61)

Vergleichende quantitative Untersuchungen haben gezeigt, daß die *Nierenrinde eine höhere Resistenz* gegen die Enterokokkeninfektion besitzt als die Marksubstanz. Das ergibt sich aus dem unterschiedlichen Verlauf der Keimzahlkurven, aus dem Auftreten der ersten Veränderungen und aus dem therapeutischen Effekt des Penicillin. Die *Keimzahl im Nierenmark* ist zunächst relativ gering ($<10^3$ je 100 mg Gewebe), steigt aber sofort steil an, so daß sie nach 2 Tagen mit $>10^5$ einen ersten Gipfel erreicht; zum gleichen Zeitpunkt treten auch die ersten histologischen Veränderungen in der Marksubstanz auf. In der *Rinde* ist die Ausgangskeimzahl zwar höher (rund 10^4), fällt jedoch während der ersten beiden Tage beträchtlich ab; erst dann steigt sie wieder allmählich an, während sich gleichzeitig die Rindenabscesse ausbilden. Nach dem 5. Tag laufen die Keimzahlkurven von Rinde und Mark im wesentlichen parallel, doch liegen die Rindenwerte regelmäßig um wenigstens zwei Zehnerpotenzen niedriger (Abb. 17). Auch die Ergebnisse der therapeutischen Versuche lassen auf eine höhere Infektionsresistenz der Rinde schließen. Gibt man infizierten Tieren Penicillin nach einem suboptimalen Schema, so verschwinden die Erreger zwar aus der Rinde, nicht aber aus dem Mark. Man hat daraus geschlossen, daß die Resistenz der Rinde, nicht aber die des Markes, ausreicht, um zusammen mit einer gegebenen Menge Penicillin die Erreger zu eliminieren (GUZE et al. 1963).

Über die Ursachen dieser Resistenzunterschiede gibt es nur Vermutungen. GUZE et al. (1960/61) diskutierten in diesem Zusammenhang die Bedeutung der von den Papillenspitzen zur Rinde hin abnehmenden NaCl-Konzentration für die kochsalztoleranten Enterokokken sowie die komplement-inaktivierende und damit resistenzmindernde Wirkung des im Mark reichlicher als in der Rinde vorhandenen Ammoniaks.

Eine Klärung der Pathogenese der Enterokokken-Pyelonephritis wurde von KALMANSON, HUBERT und GUZE (1963a) auch aus immunologischer Sicht herbeizuführen versucht. Dabei ergab sich, daß das *normale* Rattenserum keine spezifischen Antikörper gegen Enterokokken besitzt, daß sich aber beim *infizierten* Tier Agglutinine bis zu einem Titer von etwa 1 : 320, Hämagglutinine bis 1 : 2560

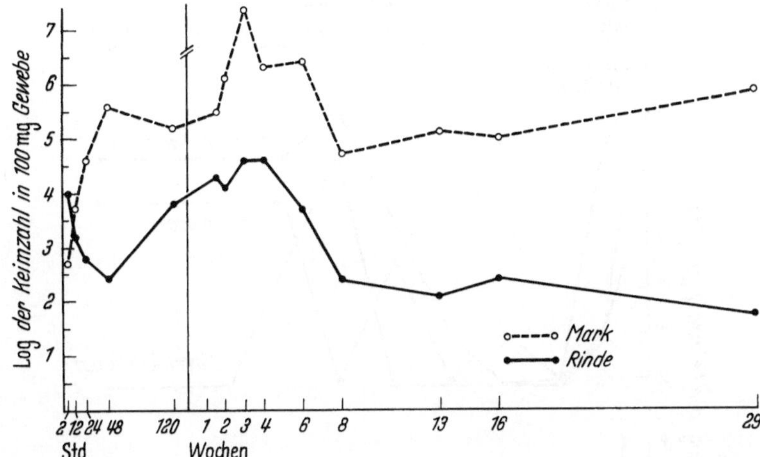

Abb. 17. Keimzahl in Rinde und Mark der Rattenniere nach intravenöser Infektion der Ratte mit Enterokokken (L. B. GUZE, B. H. GOLDNER u. G. M. KALMANSON 1960/61)

ausbilden. Die bactericide Wirkung des Serums zeigte dagegen beim normalen und beim infizierten Tier keine signifikanten Unterschiede, wurde also auch durch die spezifischen Antikörper nicht verstärkt. Unerklärt blieb somit, warum die Enterokokkeninfektion in der Niere der Ratte angeht, obwohl schon ihr Normalserum eine deutliche Enterokokken abtötende Wirkung besitzt. Entgegen der weiter oben zitierten Anschauung von BEESON und ROWLEY (1960), die vorübergehend auch von GUZE et al. (1960/61) diskutiert wurde, spielt nach KALMANSON et al. (1963a) das Komplement – bzw. sein Fehlen in der Niere – in diesem Zusammenhang keine wesentliche Rolle, da beim Inaktivieren nur ein unbedeutender Wirkungsverlust gegenüber Enterokokken eintritt und da das komplementreiche Meerschweinchenserum keine nachweisbare Bactericidie gegenüber diesen Keimen besitzt.

2. Pyelonephritis (retrograde Infektion)

Da die Pyelonephritis des Menschen üblicherweise durch Ascension der Erreger von der Harnblase aus entsteht, erprobten McCABE und JACKSON (1960) den gleichen Infektionsweg auch bei der weißen Ratte.

Infektionstechnik. Über die Artzugehörigkeit der verwendeten Enterokokken, die einige Monate zuvor von Patienten mit Harnwegsinfektionen gezüchtet worden waren, sowie über die erforderliche Keimmenge ist bei den zitierten Autoren nichts zu finden. Das Impfmaterial bestand in verschiedenen Verdünnungen 18stündiger Bouillonkulturen, die nephelometrisch auf eine bestimmte, nicht genannte Keimzahl eingestellt waren. In Äthernarkose wurde je 1,0 ml dieser Suspensionen 200 bis 250 g schweren weiblichen weißen Holtzman-Ratten mit Hilfe eines Polyäthylenkatheters (PE # 50) in die Harnblase instilliert, anschließend die rechte Niere 5 min lang massiert (Technik s. S. 417).

Verlauf und pathologische Anatomie. Die intravesicale Instillation von Enterokokken nach der angegebenen Technik führte — mit ebenso wie ohne Massage — in 37% der Nieren zu einer Pyelonephritis von chronischem, der menschlichen Infektion entsprechendem Verlauf und minimaler akuter Letalität (2%). Die Autoren unterschieden die folgenden vier Phasen der Infektion, die durch die

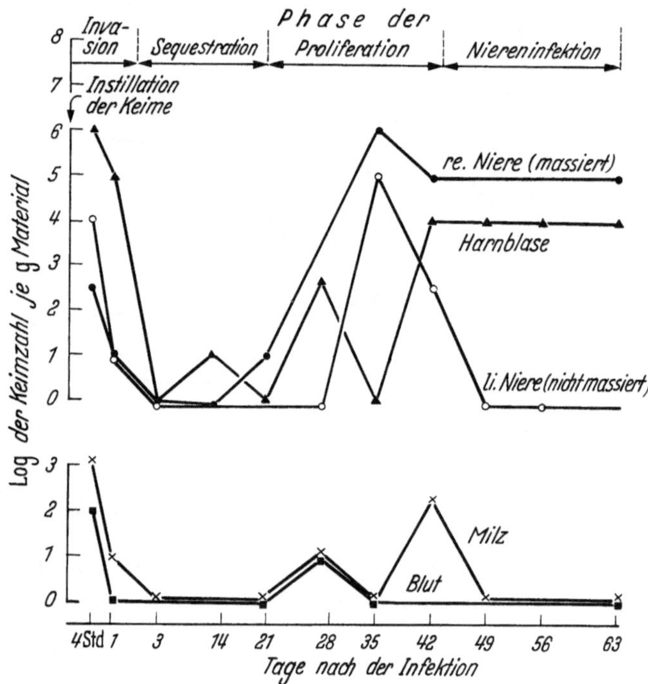

Abb. 18. Keimzahlen in den verschiedenen Phasen der Infektion in Blut, Milz und Harntrakt nach Instillation von Enterokokken in die Harnblase der Ratte (W. R. McCabe u. G. G. Jackson 1960)

Ausbreitung der Erreger im Organismus sowie das Bild der pathologisch-anatomischen Veränderungen charakterisiert waren.

1. Phase der Filtration oder Invasion (bis zum Ende des 3. Tages). In der Blutbahn lassen sich die eingeimpften Keime nur während der ersten 24 Std, in der Milz bis zum Ende der Phase nachweisen. Ihre Ausgangszahl ist gering (10^2 bis 10^3 Keime/g Material). In den Nieren findet man etwas höhere, aber ebenfalls bis zum Ende der ersten Phase abnehmende Erregerzahlen (10^3—10^4 Keime); das Mark enthält dabei mehr Keime pro Gewichtseinheit als die Rinde. Die größten Erregermengen beherbergt verständlicherweise die Harnblase, in der bei der ersten Untersuchung 4 Std *post infectionem* etwa 10^6 Keime nachgewiesen werden können (Abb. 18).

Im *histologischen Präparat* der Nieren erkennt man in der ersten Phase Entzündungsherde als disseminierte interstitielle Rundzelleninfiltrate in Mark und Rinde oder als keilförmige, Rinde und Mark durchziehende Bezirke. Die Tubuli sind oft mit Leukocyten ausgefüllt, während die Glomeruli, trotz entzündlicher

Veränderungen im periglomerulären Gewebe, keine Zeichen einer Beteiligung erkennen lassen. In der Blase findet man 24 Std *post infectionem* gelegentlich eitrige oder hämorrhagische Veränderungen der Schleimhaut.

2. Phase der Sequestration (bis Ende der 4. bis 6. Woche). Während der ganzen Dauer der zweiten Krankheitsphase lassen sich nur wenige oder gar keine Enterokokken aus Blut, Milz, Nieren und Blase züchten (Abb. 18), obgleich in den beiden zuletzt genannten Organen die pathologischen Veränderungen persistieren. Gegen Ende dieser Phase, etwa um die 5. Woche der Infektion, findet man zum erstenmal nennenswerte Titer spezifischer Agglutinine (1 : 80 bis 1 :> 320) im Blutserum der infizierten Tiere.

3. Phase der Proliferation (bis Ende der 8. Woche). 4—6 Wochen nach der Infektion kommt es dann zu einer starken Vermehrung der Erreger, vor allem in den Nieren, in denen Keimzahlen von 10^5—10^6 erreicht werden. Gleichzeitig findet man manchmal eine ähnliche, wenngleich geringergradige Keimvermehrung in der Milz, die mit einer erneuten Bakteriämie einhergehen kann (Abb. 18).

4. Phase der chronischen Infektion oder Remission. Während sich in einem Teil der Fälle noch nach 6 Monaten Erreger und histologische Veränderungen in den Nieren nachweisen lassen, kommt es in einem anderen Teil der Fälle zu einer Abnahme der Keimzahl, eventuell zu ihrem völligen Verschwinden (Abb. 18), obwohl noch immer histologische Zeichen einer Entzündung bestehen. Im übrigen zeigt das histologische Präparat nunmehr eine Atrophie der Tubulusepithelien und Fibrose des Parenchyms. In den beiden letzten Phasen der Infektion findet man durchweg hohe Agglutinintiter (1 :> 320).

In allen Stadien der experimentellen Pyelonephritis erwies sich die *massierte* Niere, gemessen an den Keimzahlen, als die stärker infizierte, wenngleich die Massage auf die Befalls*häufigkeit* keinen Einfluß hatte.

D. Die Infektionen des Kaninchens mit Enterokokken

Wie bei der Ratte, so lassen sich die Enterokokken auch beim Kaninchen *in den Nieren* und *auf den Herzklappen* zur Absiedlung bringen. Über die Enterokokken-Endokarditis des Kaninchens wird auf S. 502 in anderem Zusammenhang berichtet. An dieser Stelle sollen deshalb nur die Erzeugung der Pyelonephritis und die intracutane Infektion besprochen werden; wir folgen dabei der Beschreibung von KALMANSON, HUBERT und GUZE (1963b).

1. Pyelonephritis

Infektionstechnik. Männliche Albinos erhielten eine intravenöse Injektion von 3 ml einer 18stündigen Kultur von *Streptococcus faecalis* in Heart Infusion Broth. Die damit verabreichte Keimzahl betrug $1{,}2 \times 10^9$ Zellen.

Verlauf und Pathogenese. Innerhalb einer Woche nach der Erregerinjektion kommt es zu einer Infektion der Nieren, die jedoch zum Unterschied von der Pyelonephritis der Ratte akut verläuft und in wenigen Wochen spontan ausheilt. Der Agglutinintiter gegen *Str. faecalis*, beim normalen Tiere 1 : 20 bis 1 : 40, liegt bereits am Ende der ersten Woche bei 1 : 2560 und fällt dann allmählich wieder auf Werte zwischen 1 : 640 und 1 : 320 ab. Langsamer bilden sich die Hämagglutinine: Hier ist der höchste Titer von 1: 1280 erst nach drei Wochen erreicht. Hinsichtlich der Serumbactericidie liegen die Verhältnisse bei den einzelnen Tieren sehr unterschiedlich, doch ändert sich ihr Wirkungsgrad während der Infektion nicht.

Bei der Sektion findet man bereits eine Woche nach der Infektion keilförmige Nierenabscesse, die bei äußerer Betrachtung der Organe als erhabene Bezirke imponieren. Zu diesem Zeitpunkt ist auch die Keimzahl in den Nieren mit (im

Mittel) mehr als 10^5 Enterokokken je Gramm Gewebe am größten; nach einer weiteren Woche hat sie bereits um zwei Zehnerpotenzen abgenommen und von der dritten Woche ab findet man nur noch gelegentlich ein paar Erreger. Viel weniger Keime enthalten Leber und Milz, die dementsprechend auch schneller keimfrei werden.

Wie bei der Ratte, so vermochten KALMANSON et al. (1963b) auch beim Kaninchen nicht, die Pathogenese der Pyelonephritis und die Unterschiede des Verlaufs bei den beiden Tieren auf dem Boden der immunologischen Situation zu erklären. Obwohl die Serumbactericidie beim Kaninchen einen geringeren Wirkungsgrad aufweist als bei der Ratte und ebensowenig wie bei dieser durch die hinzutretenden spezifischen Antikörper verstärkt wird, zeigt die Infektion bei jenem einen akuteren Verlauf als bei dieser. Zwei Möglichkeiten der Erklärung blieben KALMANSON et al. (1963b) für diese Differenzen: Beim Kaninchen könnte die celluläre Abwehr (Phagocytose, zellständige Antikörper) besser funktionieren als bei der Ratte und die Stoffwechselvorgänge in der Niere des Kaninchens könnten ein für die Enterokokken ungünstigeres Milieu erzeugen, als es die Rattenniere darstellt.

2. Intracutane Infektion

In ähnlicher Weise wie mit *Str. pyogenes* vermochten KRASNER und JANNACH (1963) auch mit Enterokokken bei intracutaner Injektion der Keime – insbesondere zusammen mit Streptokinase und Plasminogen – eine vorübergehende lokalisierte Infektion hervorzurufen.

Infektionsstamm und Infektionstechnik. Für die Infektion wurde ein Streptococcus der serologischen Gruppe D (ohne nähere Artbezeichnung) verwendet. Die Präparation des Infektionsmaterials und die Technik der Infektion wurden bereits auf S. 391 beschrieben.

Verlauf. Wie bei der Infektion mit *Str. pyogenes* kam es auch nach der Injektion von Enterokokken zu einer lokalisierten Entzündung mit Schwellung, Rötung und Abscedierung von allerdings geringerem Umfang und mit geringerer Tendenz zur Nekrotisierung. Die Erscheinungen erreichten gegen den 5. Tag ihren Höhepunkt und waren – ohne oder unter minimaler Geschwürsbildung – nach 15 Tagen wieder völlig abgeklungen. Die Dimensionen der Veränderungen betrugen zur Zeit ihrer größten Ausdehnung 24×20 mm.

Die intracutane Virulenz der Enterokokken ließ sich durch *Streptokinase + Plasma* (oder Plasminogen) sowie in einigen Fällen durch *Streptokinase allein* soweit verstärken, daß die Läsionen den zwei- bis dreifachen Umfang annahmen. Diese Virulenzsteigerung war jedoch von kürzerer Dauer als bei der *Str. pyogenes*-Infektion und ließ sich nur während der ersten Tage nachweisen.

Die Verabreichung der Enterokokken in *Plasma allein* hatte dagegen keinen Einfluß auf ihre Virulenz.

Als Erklärung dafür, daß in gewissen Fällen Streptokinase allein zur Virulenzverstärkung ausreicht, nahmen KRASNER und JANNACH (1963) einen erhöhten Plasminogengehalt des Blutes bei den betreffenden Kaninchen an; damit werde das Plasminogen-Streptokinase-System ohne zusätzliche Plasmagabe kompletiert und wirksam.

Im übrigen darf man annehmen, daß nicht alle D-Streptokokken für diese Art der Infektion in gleicher Weise geeignet sind. Um so bedauerlicher ist es, daß KRASNER und JANNACH (1963) ihren Stamm nicht näher definiert haben.

E. Die Infektionen der Maus mit Enterokokken

Verglichen mit der Ratte ist die Empfänglichkeit der weißen Maus gegenüber der Enterokokkeninfektion etwas geringer, wenngleich der Unterschied offenbar nicht so beträchtlich ist, wie es nach der Literatur den Anschein hat. Mit etwa 20% seiner aus menschlichen Stuhlproben gezüchteten Enterokokkenstämme vermochte DIBLE (1921) bei *subcutaner* Injektion von 1 ml Serumbouillonkultur (rund 10^9 Keime) weiße Mäuse tödlich zu infizieren; 80% der Stämme erwiesen sich bei dieser Infektionstechnik als avirulent. – Auf *intraperitonealem* Wege konnten SHERWOOD et al. (1952) mit 4 von 7 hämolysierenden Enterokokken eine tödliche Allgemeininfektion hervorrufen; die erforderliche Infektionsdosis betrug 0,5 ml einer 24stündigen Bouillonkultur, in Abhängigkeit von der Virulenz des jeweiligen Stammes original bis $10^{-2.5}$ verdünnt. Durch Zugabe von Plasma (Plasminogen) und Streptokinase zu 3×10^9 Zellen eines D-Streptococcus vermochten KRASNER und YOUNG (1959) seine intraperitoneale Virulenz soweit zu steigern, daß die Letalität von rund 25–35% auf rund 55–65% anstieg (Technik (S. 387). Systematische Untersuchungen über die Enterokokkensepsis der Maus sind uns jedoch nicht bekannt. Eine genauere Kenntnis der Versuchsbedingungen besitzen wir nur bei der Pyelonephritis.

Pyelonephritis

Etwa gleichzeitig mit und unabhängig von den Arbeiten von GUZE et al. (1960/61) über die Enterokokkenpyelonephritis der Ratte gelang es ERLANDSON et al. (1959) sowie FISHER et al. (1960), eine ähnliche Infektion bei der Maus hervorzurufen.

Infektionsstamm. Mehrere Enterokokkenstämme von Patienten mit Infektionen der ableitenden Harnwege erwiesen sich als brauchbar. Für ihre systematischen Untersuchungen verwendeten die zitierten Autoren jedoch einen bestimmten Stamm von *Streptococcus faecalis* var. *zymogenes* (MGH-2), der unter allen geprüften Stämmen die größte Virulenz besaß. Er behielt seine Virulenz, ohne daß Mäusepassagen erforderlich waren, auch bei Fortzüchtung auf Blutagar.

Infektionsdosis. Die minimale Infektionsdosis dieses Stammes lag bei 10^5, die ID_{50} bei 8×10^6 Keimen. Für die im folgenden beschriebenen Infektionsversuche wurden 10^8 Keime verwendet, die zu einer Erfolgsquote von 90–100% führten.

Infektionsmaterial und Infektionstechnik. Die Keime wurden für 6—8 Std bei 37° C in Trypticase Soy Broth (BBL) vorgezüchtet; 0,2 ml einer entsprechenden Verdünnung dieser Kultur wurden 4–5 Wochen alten, 15–17 g schweren, männlichen CF-1-Mäusen in die Schwanzvene injiziert.

Verlauf. Nach intravenöser Injektion von 10^8 Keimen kommt es bei mehr als 90% der Tiere zu einer Pyelonephritis, die nach etwa 3 Wochen in Heilung übergeht. Klinische Symptome sind nicht zu erkennen, die Letalität ist gering (5%). Dieser symptomarme, chronische und benigne Verlauf der Infektion bei der Maus wurde von ERLANDSON et al. (1959) zum Verlauf der Pyelonephritis des Menschen in Parallele gesetzt und auf die Herausbildung eines immunbiologischen Gleichgewichts zwischen Wirt und Parasit zurückgeführt.

Pathologische Anatomie. Die pathologischen Veränderungen bei der Enterokokkeninfektion der Maus beschränken sich praktisch ganz auf die Nieren, die – anders als etwa bei der Infektion mit *Staphylococcus aureus* – kaum eine Größenzunahme und (an ihrer Oberfläche) nur vereinzelte blasse, anfangs leicht erhabene, später etwas eingezogene Herde erkennen lassen.

Die Entwicklung der pathologischen Veränderungen, wie sie sich im mikroskopischen Präparat darstellen, zeigt – zusammen mit dem Ablauf der Enterokokkenbesiedlung der Nieren – Abb. 19. Am Ende des 2. Tages *post infectionem* findet man in der Markregion, insbesondere im Bereich der Papillen, Bakterienkolonien inmitten von Infiltraten polymorphkerniger Leukocyten. Einige dieser Herde haben sich bereits in Abscesse umgewandelt, in deren Gefolge es zu einem

Verschluß und zu retrograder Dilatation der Papillenkanälchen gekommen ist. Vereinzelt trifft man kleine, zellige Infiltrate auch in der Nähe der Mark-Rinden-Grenze. Die Rindensubstanz selbst ist zu diesem Zeitpunkt noch frei von irgendwelchen Veränderungen. – Während des 3. Tages treten die Papillenabscesse stärker hervor; die Dilatation der Harnkanälchen setzt sich nun bis in die Rinde hinein fort, wo es zum Auftreten von Leukocyteninfiltraten kommt. – Bis zum Ende der ersten Woche erreichen die Papillenabscesse das Maximum ihrer Ausdehnung und können in einer Nekrose der Papillen kulminieren. In diesen Fällen

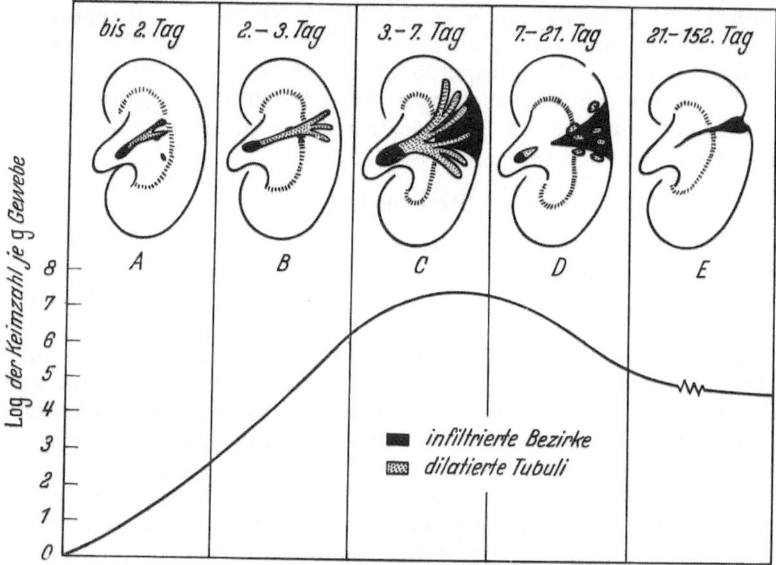

Abb. 19. Entwicklung der histopathologischen Veränderungen in Beziehung zur Keimzahl in den Nieren nach intravenöser Infektion der Maus mit Enterokokken (M. W. FISHER et al. 1960)

findet man eine ausgedehnte allgemeine intrarenale Hydronephrose, die nicht notwendigerweise auch von einer *allgemeinen* zelligen Infiltration der Rinde begleitet ist. Typische *keilförmige* Zelleninfiltrate können sich jedoch, wie es das Schema in Abb. 19 zeigt, auf die allgemeine Hydronephrose aufsetzen. Während man in den Anfangsstadien der Infektion nur eine Dilatation der Sammelkanälchen und der distalen Anteile der Tubuli contorti findet, kommt es später zu einer ähnlichen Dilatation auch der proximalen Anteile des Nephron, vor allem soweit sie in der Nachbarschaft der infiltrativen Prozesse liegen. Soweit sie sich nicht in deren Bereich selbst befinden, erscheinen sie atrophisch ohne Zeichen einer Dilatation. Daneben erkennt man eine Degeneration und Atrophie der Glomeruli.

Im Verlauf der zweiten Woche kommt es zu einem Rückgang aller akuten Erscheinungen: der Papillitis sowie der Hydronephrose. Soweit Dilatationen bestehen bleiben, sind sie geringgradig und auf den Bereich bzw. die Umgebung der keilförmigen Infiltrate beschränkt, die zugleich von Lymphocyten und Plasmazellen in zunehmender Zahl durchsetzt werden. Im Gefolge dieser Prozesse kommt es zu einer leichten Einziehung der Nierenoberfläche (Abb. 20).

Im Verlauf der vierten Krankheitswoche gehen die Veränderungen weiter zurück und nur eine geringfügige Narbenbildung und Erweiterung der Kanälchen erinnert noch an die abgelaufene Papillitis. Lediglich bei einem kleinen Teil der Tiere ist die Struktur der Papillen, die dann nur noch aus Narbengewebe mit einigen bizarr erweiterten Tubuli bestehen, grob verändert. In diesen Fällen sind die Nieren klein, atrophisch und gänzlich von Narben durchsetzt mit wenig normalem Parenchym. Auch in der Rindenregion nehmen die Läsionen an Umfang ab und geben sich an der Oberfläche der Organe als kleine, eingezogene Narben zu erkennen. Die Zellen im Bereich der entstehenden Narben nehmen das Aussehen von Fibrocyten an. Wenngleich auch in dieser Phase der Infektion immer

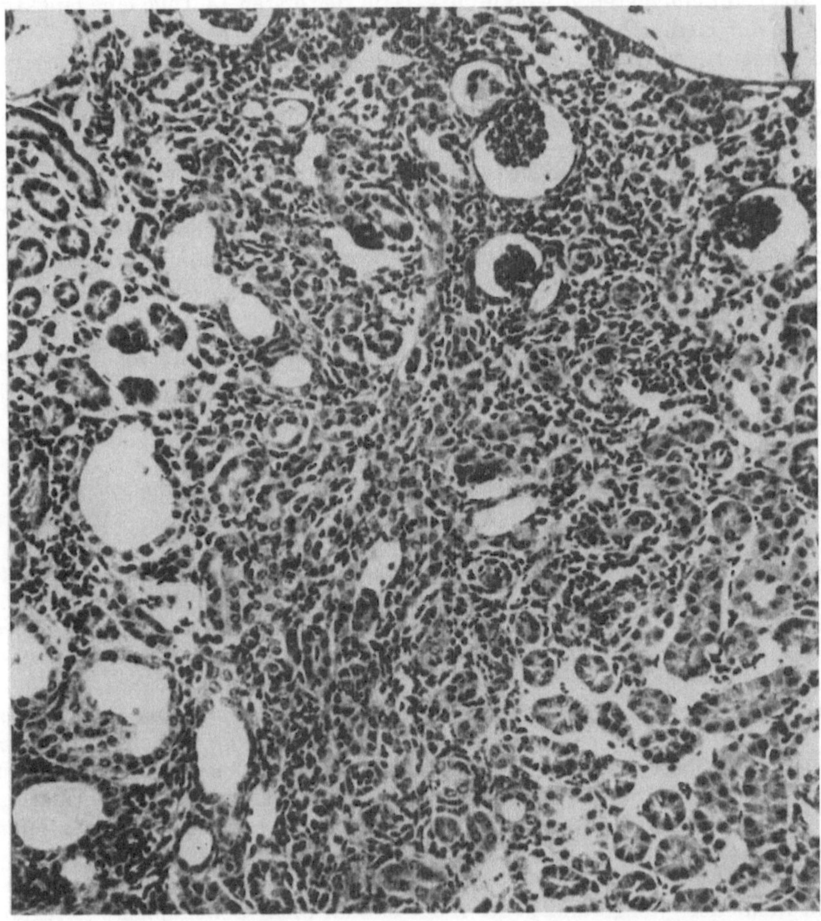

Abb. 20. Subakute Enterokokkenpyelonephritis der Maus mit Degeneration, Atrophie und Dilatation der Tubuli, mit Atrophie der Glomeruli und zahlreichen mononucleären Zellen. Oberfläche leicht eingezogen (Pfeil). Tier am 21. Tag nach der Infektion getötet (M. W. FISHER et al., in "Biology of Pyelonephritis". Boston: Little, Brown & Co., 1960. Mit freundlicher Genehmigung des Autors und des Verlages)

wieder kleine, akute Herde im Interstitium auftreten und die Nieren noch regelmäßig lebende Enterokokken in großer Zahl beherbergen, weist doch das histologische Gesamtbild auf Inaktivität, Chronizität und Heilung des Prozesses.

Pathogenese. Die Enterokokken verschwinden nach der intravenösen Impfung so schnell aus dem Kreislauf, daß schon die erste Zählung vor Ablauf von 24 Std nicht mehr als 10^2 Keime/ml Blut ergibt. 5 Tage nach der Infektion lassen sich nur noch wenige Enterokokken aus dem Blut isolieren. Die positiven Blutkulturen, die man auch nach dieser Zeit noch gelegentlich erhält, weisen daher nicht auf eine echte Blutinfektion, sondern sind auf eine Ausschwemmung der Erreger aus den Organen, in denen sie sich länger halten (s. u.), zurückzuführen.

Wie die Untersuchung der *Organe* zeigt, werden die Erreger aus dem Blut von Leber, Lungen und Milz aufgenommen und dort – offenbar von Endothelien und Zellen des RHS – in großem Ausmaß vernichtet. Die Keimzahlen, die in den genannten Organen bei der ersten Bestimmung bei etwa 10^7 bzw. 10^5 bzw. 10^4 lagen, gehen in Lungen und Milz innerhalb von 20 Tagen auf Null zurück; in der Leber folgt auf einen steilen Abfall im Verlauf der ersten 14 Tage eine langsamere Abnahme der Keimzahl.

Zu einer *Vermehrung* der Enterokokken kommt es jedoch lediglich *in den Nieren*, die bei der ersten Zählung 10–100000 Keime pro Gramm Gewebe enthalten; die Kurve steigt innerhalb der ersten Woche steil auf nahezu 10^8 Keime an, fällt in den folgenden 14 Tagen langsam auf etwa 10^5 Keime ab und hält dieses Niveau dann mehr oder weniger gleichmäßig für den Rest der Beobachtungszeit (5 Monate). In die Zeit des steilen Anstiegs fällt auch die Entwicklung der akuten pathologisch-anatomischen Veränderungen, während das Sinken der Keimzahlkurve den Übergang des Prozesses in sein chronisches Stadium anzeigt (Abb. 19). Es wurde bereits darauf hingewiesen, daß die histologische Heilung lange Zeit vor dem Negativwerden der Nierenkulturen eintritt.

Bei therapeutischen Versuchen wurde jedoch nur völlige Keimfreiheit der Nieren als Kriterium des Erfolges gewertet (FISHER et al. 1960).

IV. Diplococcus pneumoniae

(Dipl. lanceolatus, Streptococcus pneumoniae, Pneumococcus*)*

A. Allgemeines

Den *normalen Standort* des Pneumococcus bilden die Schleimhäute der Mundhöhle und der oberen Luftwege von Mensch und einer Reihe Warmblütern. Auf der unveränderten Rachenschleimhaut läßt er sich bei 25–50% der Bevölkerung nachweisen, wobei die niedrigsten Werte für Kinder unter 2 Jahren, die höchsten für Erwachsene gelten.

Die *Pneumokokkeninfektionen* kommen entweder von hier aus – als *endogene* Infektionen – zustande oder werden durch Staub und Tröpfchen – als *exogene* Infektionen – übertragen, wobei wiederum Mund- und Nasenhöhle die Eintrittspforten darstellen. Die Lokalisation der Pneumokokkeninfektionen erklärt sich aus der Ausbreitung der Erreger im Organismus, die entweder *per continuitatem* oder auf dem Blutweg erfolgt.

Der Pneumococcus ist – wie sein Name sagt – der klassische, wenn auch bei weitem nicht der einzige und heute nicht einmal mehr der häufigste Erreger der *Pneumonie*, die nicht selten durch eine Pleuritis und Perikarditis kompliziert ist. Seltenere, aber wichtige Pneumokokkeninfektionen sind auch Endokarditis, Peritonitis und vor allem die Meningitis. Von der Nasenschleimhaut ausgehend können die Pneumokokken eine Otitis media, Mastoiditis und Sinusitis hervorrufen, auf der Hornhaut des Auges das Ulcus corneae serpens.

Morphologie. Die Pneumokokken sind *grampositive längliche Diplokokken*, deren distale Enden in typischen Fällen zugespitzt erscheinen (Lanzettform). Ketten trifft man nur ausnahmsweise; sie bestehen aus nicht mehr als zwei oder drei Kokkenpaaren. Charakteristisch ist die Fähigkeit der Pneumokokken, im Tierkörper und auf geeigneten Nährböden *Kapseln* zu bilden (Abb. 21).

Züchtung. Gutes Wachstum der Pneumokokken erfolgt auf Nährböden, die Blut oder Serum und ein fermentierbares Kohlenhydrat (Glucose) enthalten; auch eine erhöhte CO_2-Spannung ist oft günstig. Die *Kolonien* sind zart wie die der meisten Streptokokken, rund, glattrandig und flach mit spiegelnder Oberfläche. Oft kommt es im Verlauf von 2–3 Tagen infolge Autolyse im Zentrum der Kolonie zum Auftreten einer Einziehung (Nabel). Manche Stämme bilden auch Kolonien mit einem zentralen Knopf oder mit aufgewölbtem Rand (Randwall). Typ III (s. u.) wächst dagegen unter starker Schleimbildung in sehr großen, erhabenen, miteinander konfluierenden Kolonien (sog. *Pneumococcus mucosus*). Neben dieser typischen, virulenten *S-Form* können die Pneumokokken auch, insbesondere nach längerer Haltung auf künstlichen Nährböden, in kleineren, uncharakteristischen Kolonien mit rauher Oberfläche, d. h. in der *R-Form* auftreten[1], die durch den

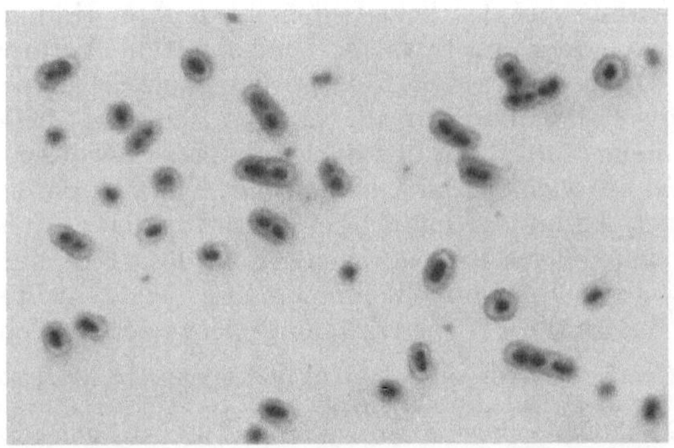

Abb. 21. *Diplococcus pneumoniae*, Reinkultur, Kapselfärbung. 2000 ×

Verlust von Kapseln und Virulenz gekennzeichnet ist. Alle Pneumokokken verursachen auf Blutagar α-Hämolyse (Vergrünung). – In *Serumbouillon* wachsen sie unter diffuser Trübung.

Biochemie. Die Pneumokokken vergären einige Mono- und Disaccharide unter Säurebildung; meist verwerten sie auch Salicin und Inulin, seltener Äsculin und Mannit. Proteolytische Fermente scheinen sie dagegen nicht zu besitzen. Da ihnen auch Katalase fehlt, bilden sie in häminfreien Nährböden bei aerober Bebrütung Wasserstoffperoxyd, das die Kultur innerhalb weniger Tage zum Absterben bringen kann.

Resistenz. Die Pneumokokken sind wie die Streptokokken empfindlich gegen Penicilline, Breitspektrumantibiotica, Antibiotica der Erythromycingruppe und Sulfonamide; sie verhalten sich jedoch resistent gegen Streptomycin und Nitrofurane. Für die Artdiagnose (s. u.) wird die Empfindlichkeit des Pneumococcus gegen Galle und gallensaure Salze sowie gegen Chinin und seine Abkömmlinge (Optochin = Äthylhydrocuprein; Vuzin = Isobutylhydrocuprein u. a.) verwertet.

Serologie. Die Pneumokokken besitzen zwei *art*spezifische (also allen Stämmen gemeinsame) Antigene: ein *Nucleoproteid*, das im Inneren der Zelle lokalisiert ist, und ein Polysaccharid, das als *C-Substanz* bezeichnet wird und sich dem gleichnamigen Gruppenantigen der Streptokokken analog verhält. Weiter peripher sind die beiden *typ*spezifischen Antigene angeordnet: das *M-Protein*, das wiederum zu dem entsprechenden Antigen der Streptokokken in Analogie zu setzen ist, und das *Kapselpolysaccharid.* Für die Typdiagnose der Pneumokokken ist nur das zuletzt genannte Antigen von Bedeutung.

Typen. Auf Grund des unterschiedlichen chemischen Aufbaues und der daraus resultierenden unterschiedlichen Antigenität dieser Polysaccharide trennt man

[1] Neuerdings unterscheidet man M-(mucoid) Form, S-Form und R-Form, wobei die neue M-Form der früheren S-Form, die neue S-Form der früheren R-Form entspricht.

zur Zeit *81 Pneumokokkentypen*, von denen teilweise mehrere zu kleinen *Gruppen* zusammengefaßt sind (LUND 1963). Meist werden – aus historischen Gründen – die ersten drei Typen mit römischen Ziffern (I, II, III), die folgenden mit arabischen (4, 5, 6 usw.) bezeichnet. Es gibt jedoch auch Autoren, die konsequenterweise ausschließlich arabische, und andere, die ausschließlich römische Ziffern benutzen. Typen, die in die gleiche Gruppe fallen, tragen neben den Ziffern große lateinische Buchstaben (z. B.: 6A, 6B). Abweichend von dieser (dänischen) Klassifizierung wird im amerikanischen Schrifttum einer reinen Typeneinteilung (also ohne Gruppen) der Vorzug gegeben. Einen Vergleich von dänischen und amerikanischen Typenbezeichnungen ermöglicht die Tabelle von LUND (1960).

Die verschiedenen Pneumokokkentypen sind nicht gleichmäßig in der Bevölkerung verteilt; man hat deutliche Unterschiede ihrer Häufigkeit bei Gesunden und Kranken, bei Kindern und Erwachsenen festgestellt. Während ganz allgemein bei Infektionen, insbesondere den *Lobärpneumonien*, die Typen I–III vorherrschen (>50% der Fälle), besitzen alle übrigen Typen – früher als Gruppe X (oder IV) zusammengefaßt – auf den Schleimhäuten Gesunder, aber auch als Erreger von *Bronchopneumonien*, das Übergewicht. Typ III, der sog. Pneumococcus mucosus, läßt sich besonders häufig bei Otitis media („Mucosus-Otitis"), bei Mastoiditis und beim Ulcus corneae nachweisen. Typ I ist auch in den meisten Fällen der Erreger von Pneumokokkenmeningitis, -endokarditis und -peritonitis. Im einzelnen ist das Bild der Typenverteilung aber doch komplizierter.

Bei *gesunden Kleinkindern* (bis zu 2 Jahren) findet man am häufigsten die Typen 6 und 19 (>50%); Typ I und II fehlen praktisch völlig, Typ III ist selten (<5%). Bei *Kindern* im Alter von 2—12 Jahren dominieren die Typen 6 und 19 noch immer, aber auch die Typen 18, 8 und III werden häufiger. Beim gesunden *Erwachsenen* schließlich ist die Reihenfolge der Häufigkeit etwa folgende: Typ III, 6, 19, 8, 18.

Bei *Pneumokokkeninfektionen* — insbesondere der Pneumonie — der *Säuglinge und Kleinkinder* (bis zu 2 Jahren) herrschen die Typen 6, 19 und 14 vor, die auch beim Gesunden am häufigsten sind. Dagegen stellen die Typen I—III zusammen weniger als 10% der pathogenen Stämme. Bei *Kindern* über 2 Jahren spielen die Typen I und 7 die größte Rolle, gefolgt von den „Säuglingstypen" 6, 19 und 14. Für *Erwachsene* schließlich gilt die oben erwähnte Beziehung: häufigste Erreger sind die Typen I—III; darüber hinaus findet man jedoch auch die Typen 7 und 8 nicht selten (MØRCH 1943).

Pathogenitätsfaktoren. Die Pneumokokken bilden kein echtes Toxin, besitzen aber einige Enzyme und enzymähnliche Substanzen, die bei den pyogenen Kokken als Pathogenitätsfaktoren gelten. Als *Pneumolysin* wird ein oxydationslabiles Hämotoxin bezeichnet, das dem Streptolysin O serologisch verwandt ist. Weiterhin ließen sich bei den Pneumokokken ein *Hämagglutinin*, eine *Hyaluronidase*, ein *Leukocidin* und ein *gerinnungshemmender Faktor* nachweisen. Das *M-Protein*, bei *Streptococcus pyogenes* der virulenzbestimmende Faktor, besitzt beim Pneumococcus offenbar keine analoge Funktion. Entscheidend für die Virulenz ist hier die *Polysaccharidkapsel*, die eine Phagocytose in antikörperfreiem Milieu suspendierter Keime verhindert. Kapsellose Stämme (R-Form) sind daher avirulent.

Die **Laboratoriumsdiagnose** der Pneumokokken gründet sich zunächst auf das Aussehen der Kolonien auf Blutagar, auf die Morphologie der Keime und ihr Gramverhalten. Abgrenzung gegenüber vergrünenden Streptokokken erfolgt auf Grund von Gallelöslichkeit und Optochinempfindlichkeit (Tab. 1, S. 373).

Gallelöslichkeit. In 0,5 ml unverdünnte sterile Rindergalle oder 10% wäßrige Lösung von Natriumtaurocholat oder (besser) Natriumdesoxycholat wird die gleiche Menge einer eintätigen Serumbouillonkultur pipettiert. Klärung der zunächst trüben Suspension erfolgt bei Zimmertemperatur innerhalb von 10 min. Als „Trübungsstandard" dienen Galle bzw. Gallensäurelösung + unbeimpfte Serumbouillon (maximale Transparenz) sowie Serumbouillonkultur + Kochsalzlösung (maximale Trübung). Kapsellose (R-)Stämme sind nicht immer gallelöslich.

Optochinempfindlichkeit. Man streicht die verdächtigen Keime auf einer gewöhnlichen Blutagarplatte aus und auf einer solchen, die 2 mg-% Optochin enthält. Pneumokokkenwachstum erhält man nur auf dem optochinfreien Nährboden, während vergrünende Streptokokken auf beiden Platten wachsen.

Steht die Artdiagnose fest, so wird der *Typ* auf serologischem Wege mit Hilfe käuflicher Antisera bestimmt. Zwei Verfahren stehen zur Wahl: die Objektträgeragglutination und die Neufeldsche Kapselquellungsreaktion.

Objektträgeragglutination. Man verreibt eine geringe Menge Koloniematerial mit der Öse in einem Tropfen Antiserum auf dem Objektträger und liest nach gründlichem Durchmischen sofort mit bloßem Auge ab. Wegen der Vielzahl der Typen agglutiniert man zunächst mit Mischseren, erst danach mit den einzelnen Typseren.

Kapselquellungsreaktion. Man verreibt etwas pneumokokkenreiches Originalmaterial (Sputum, Liquor cerebrospinalis, Peritonealexsudat usw.) oder junge Kultur mit einem Tropfen Antiserum (Kontrolle: NaCl-Lösung) und einem Tropfen Methylenblaulösung und bedeckt das ganze mit einem Deckglas. Pneumokokkenleiber und Untergrund färben sich dabei blau; die ungefärbt bleibenden Kapseln des homologen Typs quellen bei 5—30 min langer Beobachtung so stark auf, daß die Pneumokokken fast die Größe von Hefezellen annehmen können. Nach LUND (1960, 1963) besteht das Wesen dieser Reaktion jedoch nicht in einer Verbreiterung (Quellung) der Kapseln, sondern — als Folge der Bindung des Antikörpers an das homologe Antigen — lediglich in einer Veränderung ihrer optischen Struktur, wodurch die äußere Begrenzung der Kapsel sichtbar hervortritt. Die Reaktion ist also ebenfalls typspezifisch und wird wie die Agglutination zunächst mit Misch-, dann mit Gruppen- und Typseren durchgeführt.

Da die nachzuweisenden Antigene mit den Kapselpolysacchariden identisch sind, können die Antikörper von kapsellosen (R-)Stämmen nicht gebunden werden, eine Agglutination muß ausbleiben. Die serologischen Reaktionen lassen ein verwertbares Ergebnis also nur bei kapseltragenden (S-)Stämmen erwarten.

Vorzüchtung der Stämme für den Versuch erfolgt am besten in Serumbouillon (10% Pferdeserum) oder Blutbouillon, die nach Bebrütung über Nacht $>10^8$ bis 10^9 Keime je Milliliter enthalten.

Haltung der Stämme. Die Pneumokokken lassen sich ebenso wie *Streptococcus Aronson* (S. 409) wenigstens 6 Monate lang am Leben und virulent erhalten, wenn man Blut, Herz oder Milz von Mäusen, die an einer Pneumokokkensepsis zugrunde gegangen sind, in linsengroßen Stücken scharf trocknet und im Exsiccator gegen Tageslicht geschützt bei Zimmertemperatur aufbewahrt (NEUFELD u. HAENDEL 1910). — Anderen Autoren gelang das gleiche, indem sie die Pneumokokken in Serum- oder Blutnährböden, vor Austrocknung geschützt, hielten. KINDBORG (1905) hielt die Keime im Blutkuchen an Pneumokokkensepsis gestorbener Kaninchen. WOOD (1941) beimpfte defibriniertes Kaninchenblut mit dem Herzblut moribunder Pneumokokkenratten, überschichtete mit Vaselin und bewahrte die über Nacht bebrüteten Kulturen bei +4° C auf. In ähnlicher Weise hatte schon UNGERMANN (1919) die Pneumokokken in paraffin-überschichtetem, inaktiviertem Kaninchenserum 9—15 Monate bei 37° C am Leben erhalten. Zweckmäßigerweise wird man aber auch mit solchem Material in gewissen Abständen (etwa alle 3 Wochen) eine Tierpassage vornehmen, um ein Absinken der Virulenz zu verhindern. — Ein umständlicheres Verfahren ist die *Lyophilisierung*, die allerdings eine wesentlich längere Aufbewahrung der Stämme ermöglicht. Während der Untersuchungen hält man die Stämme am zweckmäßigsten in dichter Suspension bei —20° C.

B. Experimentelle Pathogenität

Frisch aus menschlichen Krankheitsprozessen gezüchtete Pneumokokken besitzen eine außerordentlich hohe Virulenz für die üblichen Laboratoriumstiere. Im allgemeinen wird angegeben, daß die weiße Maus das empfänglichste Tier ist, dicht gefolgt von Kaninchen und weißer Ratte, in etwas weiteren Abstand vom Meerschweinchen; als resistenter haben sich der Hund und gewisse Affenarten erwiesen, die aber unter geeigneten Bedingungen für die experimentelle Infektion dennoch brauchbar sein können. Da jedoch die Typzugehörigkeit des verwendeten Stammes, sein Kapselbildungsvermögen und der Applikationsmodus entscheidenden Einfluß auf den Verlauf der Infektion haben, ist dieseEmpfänglichkeitsskala mehr als ein Hinweis auf das allgemeine Verhalten zu betrachten denn als Richtlinie für den Einzelfall.

Von einem hochvirulenten Stamm reicht in der Tat *ein* Keim aus, um bei der *Maus* eine tödliche Allgemeininfektion hervorzurufen. Bei *intraperitonealer* Applikation befindet sich die *Dosis letalis minima* in 10^{-8} ml Serumbouillonkultur (YOSHIOKA), nach KILLIAN sogar in 10^{-9} bis 10^{-10} ml, also in einer Verdünnung, die rechnerisch kaum noch einen Keim enthält. Demnach verhalten sich die Pneumokokken in dieser Hinsicht nicht anders als *Streptococcus Aronson* (S. 411) und die virulentesten Stämme von *Streptococcus pyogenes* (S. 378). Sehr exakte *quantitative* Bestimmungen der Letalität in Beziehung zur Keimzahl verdanken wir WÁMOSCHER (1926), der mit Hilfe eines Mikromanipulators abgezählte Exemplare eines Typ-III-Pneumococcus weißen Mäusen *subcutan* inoculierte. Die von ihm ermittelten Werte zeigt Tab. 9. Es darf dabei aber nicht übersehen werden, daß nicht nur die *Letalitätsquote* eines Stammes ein Maß für seine Virulenz darstellt, sondern auch die *Überlebensdauer* der infizierten Tiere. So geht die Maus an einem hochvirulenten Pneumococcus innerhalb von 24 Std zugrunde, während sie die Infektion mit einem geringer virulenten Stamm letzten Endes genauso wenig übersteht, aber doch 5—7 Tage überleben kann.

Tabelle 9. *Todesrate weißer Mäuse bei subcutaner Applikation abgezählter Pneumokokkenmengen* (WÁMOSCHER 1926)

applizierte Pneumokokkenzahl	Todesrate %
1	24
2	28
3—5	30
6—10	71
11—20	83

Kaninchen, *weiße Ratten* und *Meerschweinchen* erwiesen sich in vergleichenden Untersuchungen von FRAENKEL (1885), GAMALÉIA (1888), YOSHIOKA (1923), ROSENTHAL u. Mitarb. (1937) und anderen bei intraperitonealer Infektion meist resistenter als weiße Mäuse, nur selten als ebenso empfänglich. Andererseits verfügten z.B. KRUSE und PANSINI (1892), WELCH (1892) sowie KINDBORG (1905) über Pneumokokkenstämme, die das Kaninchen bei gleicher Infektionsdosis zuverlässiger töteten als die weiße Maus. Die Reihenfolge der Empfänglichkeit variiert bei den aufgezählten Tieren ohnehin mit dem Pneumokokkentyp. So zeigt das Kaninchen eine auffallende Resistenz gegenüber Typ III, für den Maus, Ratte (und Mensch) besonders empfänglich sind (PARK u. WILLIAMS 1905; TILLET 1927; ROSENTHAL et al. 1937); auch gegen Typ II ist es offenbar resistenter als Maus, Ratte und Meerschweinchen (YOSHIOKA 1923; ROSENTHAL et al. 1937). Typ 19, einer der häufigsten Erreger von Säuglingspneumonien und offenbar auch von *spontanen* septischen Lungeninfektionen bei Makaken (BELOIU et al. 1965) und Meerschweinchen (NEUFELD u. ETINGER-TULCZYNSKA 1933) ist auf *intraperitonealem* Wege fast avirulent für Maus und Meerschweinchen (WÁMOSCHER 1927; NEUFELD u. ETINGER-TULCZYNSKA 1933; NEUFELD u. KUHN 1935). Analog scheint sich im Experiment auch Typ 14 zu verhalten, der bei den Pneumonien des Kleinkindesalters ebenfalls eine wichtige Rolle spielt (MCLEOD 1958). Es ist also keineswegs *jeder* Pneumococcus im Tierversuch virulent. Das gilt nicht allein im Hinblick auf die Typen, sondern auch auf verschiedene Stämme des gleichen Typs.

Der Pneumococcus ist kein toxischer, sondern ein *invasiver* Keim. Seine Virulenz wird daher weniger von Pneumolysin, Leukocidin und analogen Faktoren

(s. o.) bestimmt als von seinem *Kapselbildungsvermögen* und seiner *Hyaluronidase*. Zwar hat HUMPHREY (1944) zwischen der Aktivität dieses Ferments und der Virulenz des jeweiligen Stammes keine eindeutige Korrelation nachweisen können, doch spricht das Fehlen einer derartigen *quantitativen* Beziehung nicht gegen die Bedeutung des Enzyms an sich; denn es muß nicht das *Maß* der Virulenz sein, kann aber ihre *Voraussetzung* bilden. Die dominierende Rolle in diesem Zusammenhang spielt jedoch ohne Zweifel die *Polysaccharidkapsel*, und aus diesem Blickwinkel ist wohl auch die unterschiedliche Virulenz von Stämmen des gleichen Serotyps zu erklären. MCLEOD und KRAUSS (1950) konnten zeigen, daß der gleiche Stamm, der in seiner S-Form (mit Kapsel) die Maus in einer Kulturverdünnung von 10^{-7} bis 10^{-8} regelmäßig tötet, in seiner R-Form (ohne Kapsel) eine millionenfach geringere Virulenz besitzt. Daß der lange bekannte Virulenzunterschied zwischen S- und R-Stämmen tatsächlich auf das Kapselpolysaccharid zurückzuführen ist, machten die Autoren durch den quantitativen Vergleich von *in vitro* gebildetem Polysaccharid und Virulenz wahrscheinlich. Dabei ist das Polysaccharid in isoliertem Zustand nicht toxisch, sondern besitzt lediglich als Teil der Bakterienstruktur eine *antiphagocytäre Wirkung*, die in ihrem Ausmaß von der Größe wie von der Zusammensetzung der Kapsel abhängt. SMITH und WOOD (1956a) sicherten diese *quantitative* Beziehung durch den Nachweis, daß Typ-III-Pneumokokken mit ihrer breiten Kapsel in der Muskulatur der Maus so viel schlechter phagocytiert werden, daß sie sich darin etwa hundertfach stärker vermehren als Typ-I-Stämme, die eine schmalere Kapsel besitzen. Das Bestehen auch einer *qualitativen* Korrelation, d. h. einer Abhängigkeit der Virulenz vom chemischen Aufbau des Polysaccharids, vermuteten MCLEOD und KRAUSS (1950), nachdem sie festgestellt hatten, daß Typ 7 zur Entfaltung seiner maximalen Mäusevirulenz viel weniger Kapselpolysaccharid benötigt als die Typen II und III.

Der Versuch, die *Virulenz* eines Stammes *zu erhöhen*, bedeutet daher in der Regel, sein Kapselbildungsvermögen anzuregen oder zu regenerieren. Der technisch einfachste Weg dahin besteht in einer Reihe von Tierpassagen. So vermochten MCLEOD und KRAUSS (1950) die Virulenz eines Typ-7-Stammes durch fünf Mäusepassagen um das 10^7fache zu steigern, wobei die Kolonien aus der R-Form in die S-Form umschlugen und die Keime etwa 3,4mal mehr Kapselpolysaccharid bildeten als in avirulentem Zustand. Eine derartige Virulenzsteigerung wird aber nur dann zu erreichen sein, wenn ein R-Stamm zumindest noch einige kapselbildende Zellen enthält, die bei der Tierpassage selektiert werden können. — Aus dem gleichen Grunde sind gelegentliche Tierpassagen auch zur *Erhaltung der Virulenz* von Laborstämmen das sicherste Mittel (s. o.).

Ein Verfahren von mehr theoretischer Bedeutung, das angewendet wurde, um avirulente R-Stämme in virulente Kapselbildner zu verwandeln, besteht in der *Transformation* mit Hilfe von Extrakten kapselbildender Stämme. Da das Kapselbildungsvermögen genetisch fixiert ist, gelingt es so, dem Empfängerstamm gleichgroße Kapseln (und damit eine gleichhohe Virulenz) „anzuzüchten", wie sie der Stamm bzw. Typ besaß, aus dem der transformierende Extrakt gewonnen wurde.

Eine andere Möglichkeit der Virulenzsteigerung, die offensichtlich mit dem Kapselbildungsvermögen nichts zu tun hat, besteht in der Züchtung der Pneumokokken *in Gegenwart von 1—10 mg-% p-Aminobenzoesäure*. Auf diese Weise gelang es WILDFÜHR (1946), Stämme von mittlerer intraperitonealer Mäusevirulenz mit einer *Dosis letalis* von 10^{-6} ml Kultur auf die maximale Virulenz (DL = 10^{-9} ml) zu bringen. Das gleiche Verfahren hatte sich bereits bei *Streptococcus pyogenes* (S. 378) und hat sich später in abgewandelter Form offenbar auch bei *Streptococcus Aronson* (S. 409) bewährt.

Die Möglichkeit, durch gleichzeitige Gabe von *Mucin* mit einer geringeren Infektionsdosis auszukommen und zugleich die Überlebensdauer der Tiere zu verkürzen, beruht jedoch nicht auf einer Virulenzsteigerung der Pneumokokken, sondern auf einer Resistenzminderung des Wirts. Dieser Mechanismus funktioniert ohnehin nur bei intraperitonealer, nicht aber bei subcutaner und intravenöser Infektion (NUNGESTER, WOLF u. JOURDONAIS 1932/33). — Im wesentlichen das gleiche gilt für die Infektion unter gleichzeitiger Medikation mit Cortison und ACTH (CAVALLERO, DI MARCO u. SALA 1952).

Eine *Abschwächung der Virulenz* kann man erzielen, indem man die Kapselbildung durch Züchtung der Keime in Gegenwart von typspezifischem Antiserum unterdrückt (McLEOD u. KRAUSS 1950). Unter diesen Bedingungen soll übrigens auch die Hyaluronidaseaktivität verlorengehen (McCLEAN 1936).

Entscheidend für die Manifestierung der experimentellen Virulenz ist schließlich auch der *Infektionsweg*. So besitzen nach KRUSE und PANSINI (1892) bei *subcutaner* Infektion Meerschweinchen und Hund etwa den gleichen Resistenzgrad, während sich bei *intraperitonealer* Einverleibung der Keime das Meerschweinchen als viel empfänglicher erweist. An der Maus wurde festgestellt, daß bei *intraperitonealer* Injektion hochvirulenter Pneumokokken weniger als 10 Keime ausreichen, um regelmäßig eine tödliche Sepsis herbeizuführen; injiziert man den gleichen Stamm jedoch *intravenös*, so läßt sich selbst mit der mehr als tausendfachen Keimzahl immer nur ein Teil der Tiere töten. Bei *subcutaner* Infektion liegt die *Dosis letalis* zwischen diesen beiden Werten (LANGE u. GUTDEUTSCH 1929; OERSKOV 1940; DUTTON 1955). KINDBORG (1905) hielt allerdings den *intravenösen* Weg für den wirksamsten, den *subcutanen* für den am wenigsten erfolgversprechenden.

Doch auch die Frage, welcher Infektionsweg der wirksamste ist, d. h. auf welchem Wege sich die Virulenz am freiesten entfaltet, läßt sich nicht so allgemein beantworten. Ausschlaggebend sind dabei der *Virulenzgrad* des jeweiligen Stammes selbst und die zur Infektion verwendete *Keimmenge*. Zum Verständnis der Reaktionsweise des Versuchstieres sei daran erinnert, daß die Virulenz weitgehend mit der Fähigkeit gleichgesetzt wird, in die Blutbahn einzudringen, sich darin zu vermehren und auf diese Weise eine tödliche Sepsis herbeizuführen.

Injiziert man also die Pneumokokken *intravenös*, so werden sie, wenn sie eine *geringe Virulenz* besitzen, den bactericiden Kräften des Blutes schnell erliegen, das Tier überlebt ohne Krankheitserscheinungen; verfügt der Stamm dagegen über eine *hohe Virulenz*, so werden ihm diese Kräfte wenig oder nichts anhaben können, es kommt zu einer schnellen Vermehrung der Keime, zur Sepsis und zum Tod des Tieres.

Ganz anders ist die Reaktion bei *subcutaner* Infektion. In dem an Abwehrkräften ärmeren Gewebe hat auch ein *gering virulenter* Stamm ausreichend Zeit und Gelegenheit, sich zu vermehren und einen Absceß hervorzurufen (der schließlich zum Herd einer Sepsis werden kann); ein *hochvirulenter* Stamm wird dagegen die geringfügige Abwehr der Subcutis so schnell überwinden und in die Blutbahn übertreten, daß das Tier an einer Sepsis zugrunde gegangen ist, bevor noch am Ort der Infektion eine wahrnehmbare Reaktion auftreten konnte. Zwischen der Intensität der *lokalen* Veränderungen, die ein Pneumococcus hervorzubringen vermag, und seinem Virulenzgrad besteht also ein *umgekehrtes* Verhältnis (KRUSE u. PANSINI 1892; MENNES 1897; KINDBORG 1905).

Dieses Regelverhalten gilt jedoch nur für „normale" (also nicht zu große) Infektionsdosen; daß von einer sehr großen Zahl schwachvirulenter Keime die gleichen Wirkungen ausgehen können wie von einer kleinen Zahl hochvirulenter Erreger, bedarf wohl keiner besonderen Erwähnung.

Da die Virulenz eines Erregers nur in der Wechselwirkung mit der Resistenz des Wirts zu definieren ist, folgt aus den beschriebenen Verhältnissen zugleich, daß die Pneumokokkeninfektion bei hochempfänglichen Tieren (z. B. Maus) in der Regel als *akute Sepsis* verläuft, während sie bei resistenteren Tieren (z. B. Meerschweinchen) mehr Tendenz zur *Lokalisation* zeigt.

Besondere Mühe hat man verständlicherweise darauf verwandt, *auf natürlichem Wege*, d. h. durch Einbringen der Pneumokokken in den Respirationstrakt, eine Infektion zu erzeugen, die der menschlichen *Lobärpneumonie* gleicht. Diese Versuche sind mit wenigen Ausnahmen als mißlungen zu betrachten; die experimentelle Virulenz der Pneumokokken erwies sich für eine Lokalisation der Veränderungen in den Lungen teils als zu hoch, teils als zu niedrig. Soweit die Erreger die Schleimhautbarriere zu durchbrechen vermochten, riefen sie eine tödliche Sepsis ohne nennenswerte Beteiligung der Lungen hervor. Lediglich bei einigen Affenarten gelang auf diese Weise die Auslösung einer typischen Pneumonie (s. u.). Unterstützt man die Pneumokokken auf den Schleimhäuten des Respirationstrakts aber z. B. durch eine Äthernarkose, durch Verabfolgung in einem viscösen Milieu (Stärke, Mucin) oder durch gleichzeitige Gabe wirtspezifischer Antikörper, so kann man auch bei sonst ungeeigneten Tieren wie Hund, Ratte, Kaninchen und Maus eine Lobärpneumonie hervorrufen.

Durch *intrapulmonale* Injektion der Erreger lassen sich zwar ebenfalls bei zahlreichen Tieren Infektionen der Lungen herbeiführen, doch entsprechen die Veränderungen hier nicht dem Typ der Lobär-, sondern der Bronchopneumonie. Auch kann man bei diesem Infektionsmodus von einer Nachahmung der natürlichen Verhältnisse kaum noch sprechen.

Merkwürdigerweise hat sich bisher nur das *Meerschweinchen*, das für die *spontane* Infektion mit Pneumokokken (vor allem Typ 19) von allen hier behandelten Tieren offenbar das empfänglichste ist, allen Versuchen widersetzt, durch Verabfolgung der Erreger auf einem *experimentellen Wege* eine Lobärpneumonie zu erzeugen. Die einzige Möglichkeit, bei diesem Tier wenigstens zu einem Teilerfolg zu kommen, besteht darin, durch künstlich „hergestellte" Keimträger eine spontane Stallseuche auszulösen. Wegen der niedrigen Erfolgsquote und der mehr als 3 Monate langen Überlebensdauer der Tiere ist dieser Infektionsmodus allerdings ohne praktisches Interesse.

Aus den vorangehenden Ausführungen ergibt sich, daß die bei irgendeinem Tier ermittelte Virulenz eines Pneumokokkenstammes *kein Maß seiner Virulenz für den Menschen* darstellt.

Auch unter *dieser* Fragestellung, d. h. der experimentellen Virulenz für den Menschen, wurden in der heroischen Ära der Bakteriologie einige Untersuchungen durchgeführt. KLEMPERER und KLEMPERER (1891) konnten dabei zeigen, daß der *Mensch* die subcutane Injektion von 0,2 ml Pneumokokkenkultur (die das Kaninchen in 2 Tagen tötet) entweder reaktionslos verträgt oder höchstens mit einer vorübergehenden entzündlichen Schwellung am Ort der Infektion, Fieber bis 39,5° C und leichten Allgemeinerscheinungen (Kopfschmerz, Unbehagen) beantwortet. Nach 3 Tagen sind alle Reaktionen wieder abgeklungen.

Man hat daraufhin den Menschen im Hinblick auf die Pneumokokkeninfektion zu den weniger empfänglichen „Tierarten" gerechnet, doch darf dabei nicht übersehen werden, daß die Infektionsdosis bei der experimentellen subcutanen Infektion des Menschen 25—150fach geringer war als bei analogen Versuchen an Meerschweinchen und Hund, in deren Resistenzstufe man ihn einreihte.

C. Die Pneumonie des Affen durch Diplococcus pneumoniae

Zwar gehört der Affe nicht zu den in der Bakteriologie üblichen Versuchstieren, doch da sich diese Tiergruppe für die experimentelle Erzeugung der *Lobärpneumonie* offenbar besonders gut eignet, erscheint es gerechtfertigt, die entsprechenden Infektionsversuche an dieser Stelle zu beschreiben. Nicht alle Affenarten sind für diesen Zweck in gleicher Weise brauchbar. Während BLAKE und CECIL (1920a) sowie CECIL und STEFFEN (1923) mit *Macacus syrichtus* und *Cebus capucinus* gute

Erfolge erzielen konnten, erwies sich zumindest der Kapuzineraffe bei anderen Bearbeitern als ziemlich resistent (STUPPY, FALK u. JACOBSON 1930). Eine noch größere Resistenz besitzt offenbar der Rhesusaffe *(Macacus rhesus)* (CECIL u. STEFFEN 1923; STUPPY, FALK u. JACOBSON 1930; MEYER 1935), doch läßt sich auch bei diesem Tier sowie bei *Macacus cynomolgus* eine Lobärpneumonie erzielen, wenn das Infektionsmaterial in einem Stärkebrei in die Tiefe der Bronchen eingeführt wird (FRANCIS u. TERRELL 1934; LOOSLI 1942).

1. Infektion durch intratracheale Injektion

Ohne irgendwelche unterstützenden Mittel oder Maßnahmen, nur durch Injektion der Erregersuspensionen in die Trachea, vermochten BLAKE und CECIL (1920a, 1920b) sowie CECIL und STEFFEN (1923) bei *Macacus syrichtus* und *Cebus capucinus* Lobärpneumonien herbeizuführen.

Infektionsstämme. Die zitierten Autoren verwendeten Pneumokokken der Typen I, II und III, deren *Dosis letalis* für die Maus bei intraperitonealer Injektion 10^{-7} ml betrug, und einen Stamm des Typ IV (= Gruppe X), der von einem Affen mit spontaner Pneumonie isoliert war; die tödliche Dosis dieses Stammes lag bei 10^{-6} ml Kultur.

Infektionsdosis und Infektionsmaterial. Für die Infektion wurden 18stündige Kulturen in Nährbouillon verwendet, von denen den Tieren 1,0 ml — 1 : 1 oder bis zu 10^{-6} verdünnt — verabfolgt wurde.

Versuchstiere. Wie schon erwähnt, wurden diese Versuche an *Macacus syrichtus* und *Cebus capucinus* durchgeführt.

Infektionstechnik. Unter aseptischen Kautelen wurde den Tieren das Infektionsmaterial mit einer feinen, auf eine Luersche Spritze aufgesetzten Kanüle, d. h. unter geringstmöglicher Traumatisierung, unmittelbar unterhalb des Larynx von außen in die Trachea injiziert. Sekundärinfektionen wurden bei diesem Vorgehen nicht beobachtet.

Verlauf. Während sich Typ IV als ungenügend virulent erwies, trat bei 26 der 31 von BLAKE und CECIL (1920a) mit Typ I infizierten Tiere eine Pneumonie auf, die im klinischen Bild wie in den pathologischen Veränderungen der Lobärpneumonie des Menschen entsprach. Im Verlauf der ersten 48 Std nach der Infektion kam es zu einem steilen Temperaturanstieg auf 40—41° C, gefolgt von einer Continua. Bereits nach 6 Std beginnt auch die Leukocytenzahl unter Rechtsverschiebung stark anzusteigen (auf 35—90000 Zellen/mm^3), fällt aber nach 48 Std, zugleich mit oder kurz nach dem Eindringen der Erreger in die Blutbahn, wieder ab. Bei Übergang in Heilung tritt gegen den 7. bis 8. Tag kritische Entfieberung ein, die Leukocytenwerte steigen zum zweitenmal unter deutlicher Linksverschiebung an. Führt die Infektion dagegen zum Tode, so fällt die Leukocytenzahl weiter ab, im gleichen Maße wie die Pneumokokkenzahl im Blut zunimmt; nur beim Auftreten von Komplikationen wie z. B. eines Empyems oder einer Perikarditis kann die Leukocytenzahl auch hier wieder ansteigen. 21 von den 26 erkrankten Tieren gingen an einer septischen Pneumonie zugrunde; die Überlebensdauer betrug in der Regel 6—8 Tage, in Ausnahmefällen — bei mehr chronischem Verlauf — bis zu 5 Wochen. Die tödliche Keimzahl war oft schon in 10^{-6} ml Kultur enthalten; bei Verabreichung von 10^{-3} ml gingen die Tiere regelmäßig zugrunde (BLAKE u. CECIL 1920a). Einen prinzipiell gleichen Verlauf nahmen die Infektionen mit Typ II und Typ III (CECIL u. STEFFEN 1923). Die Abb. 22—26 zeigen Temperaturkurven, Leukocytenwerte und Pneumokokkenzahlen im Blut bei den verschiedenen Verlaufsformen.

Pathogenese und pathologische Anatomie. Von der Mucosa der tiefen Atemwege aus dringen die Pneumokokken zunächst in das hilusnahe Lungengewebe ein

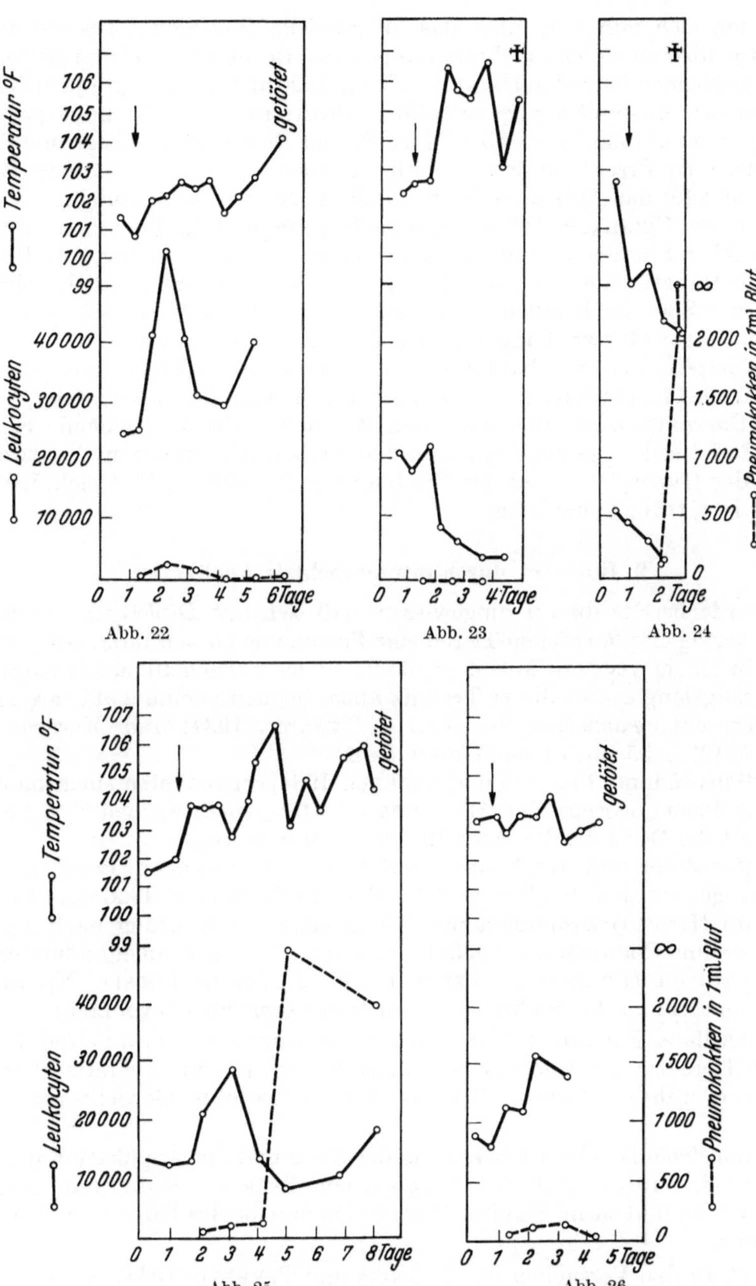

Abb. 22 Abb. 23 Abb. 24

Abb. 25 Abb. 26

Abb. 22—26. Temperaturkurve, Leukocytenwerte und Bakteriämie beim Affen nach intratrachealer Injektion von *Diplococcus pneumoniae* (R. L. CECIL u. G. I. STEFFEN 1923)

Abb. 22. *Macacus syrichtus*, infiziert mit 10^{-1} ml Kultur von *D. pneumoniae* Typ II

Abb. 23. *Cebus capucinus*, infiziert mit 10^{-3} ml Kultur von *D. pneumoniae* Typ III

Abb. 24. *Cebus capucinus*, infiziert mit 10^{-1} ml Kultur von *D. pneumoniae* Typ III

Abb. 25. *Cebus capucinus*, infiziert mit 10^{-3} ml Kultur von *D. pneumoniae* Typ III (anderer Stamm als in Abb. 23 u. 24)

Abb. 26. *Macacus syrichtus*, infiziert mit 10^{-5} ml Kultur von *D. pneumoniae* Typ IV (= Gruppe X)

und breiten sich von dort über das interstitielle Bindegewebe sowie auf dem Lymphweg über einen oder mehrere Lappen aus. Rechter Unter- und Mittellappen sind am häufigsten betroffen (Blake u. Cecil 1920b). Später zeigte jedoch Loosli (1942), daß die Ausbreitung des infektiösen Prozesses wie bei der Lobärpneumonie des Menschen auf dem Wege über Alveolen und Bronchiolen erfolgt und daß das Einwandern der Erreger in das Interstitium einen sekundären Vorgang darstellt, der vielleicht für das Auftreten der Komplikationen von Bedeutung ist.

Blake und Cecil (1920b) konnten nachweisen, daß die Pneumonie des Affen in den gleichen Stadien abläuft wie beim Menschen: Anschoppung, rote Hepatisation, graue Hepatisation und Lösung. Die Todesrate zeigt eine deutliche Abhängigkeit von der Zahl der befallenen Lappen; zur Spontanheilung kam es nur dann, wenn nicht mehr als zwei Lappen in den Prozeß einbezogen waren.

Als *Komplikation* tritt häufig eine fibrinöse Pleuritis hinzu, seltener kommt es zu einem Pleuraempyem, einer Perikarditis von fibrinösem oder fibrinös-eitrigem Charakter oder einer fibrinösen Peritonitis. Das blutbildende Knochenmark befindet sich – je nach Stadium und Verlauf der Infektion – entweder im Zustand der Hyperplasie oder der Erschöpfung. Die Milz ist blutreich, Leber und Nieren zeigen trübe Schwellung.

2. Infektion durch intrabronchiale Applikation

Es wurde bereits darauf hingewiesen, daß sich mit *Diplococcus pneumoniae* auch bei gering empfänglichen Tieren eine Pneumonie herbeiführen läßt, wenn die Erreger in einem viscösen Milieu in die Tiefe des Bronchialbaumes eingebracht werden. So gelang es mit dieser Technik auch, bei den pneumokokkenresistenten Arten *Macacus cynomolgus* (Francis u. Terrell 1934) und *Macacus rhesus* (Loosli 1942) Lobärpneumonien auszulösen.

Infektionsstämme. Francis und Terrell (1934) verwendeten einen kaninchenvirulenten Pneumococcus Typ III, Loosli (1942) benutzte einen Typ-I-Stamm, dessen tödliche Dosis für die Maus 10^{-8} ml Kultur betrug.

Infektionsdosis und Infektionsmaterial. Von 18stündigen Bouillonkulturen dieser Erreger wurden den Tieren 0,25–0,5 ml (Francis u. Terrell) bzw. 0,01 bis 0,05 ml (Loosli) zusammen mit 0,5 ml einer Stärkelösung nach Terrell, Robertson und Coggeshall (1933) (s. S. 481) mit einem strahlenundurchlässigen Ureterenkatheter (Francis u. Terrell: Nr. 5 oder 6; Loosli: Nr. 8) unter Röntgenkontrolle in den rechten unteren Hauptbronchus eingebracht.

Versuchstiere. Für ihre Infektionsversuche benutzten Francis und Terrell (1934) 68 Tiere der Art *Macacus cynomolgus* mit einem Durchschnittsgewicht von rund 1900 g, während Loosli (1942) 14 *Rhesusaffen* (ohne Gewichtsangabe) verwendete.

Infektionstechnik. Die Vorbereitung der Tiere und die Applikation des Infektionsmaterials erfolgte nach den Angaben von Terrell, Robertson und Coggeshall (1933) und ist im Kapitel über die Pneumonie des Hundes (S. 481) näher beschrieben.

Verlauf. In den Versuchen von Francis und Terrell (1934) zeigte sich, daß Verlaufsform und Letalität vom Ausmaß der Bakteriämie abhingen, die sich bei den Tieren entwickelte (Tab. 10), daneben aber auch von der Zahl der befallenen Lungenlappen (Abb. 27). Erstreckte sich die Pneumonie über mehr als zwei Lappen, so war ihr Ausgang immer tödlich. Die durchschnittliche Letalität betrug bei den 68 infizierten Tieren 50%, zu einer Bakteriämie kam es bei 70% der Tiere.

Die Krankheit beginnt bei allen Tieren mit einem meist steilen Anstieg der Körpertemperatur und der Leukocytenwerte im Blut. Beide Kurven fallen bei

Tabelle 10. *Beziehung zwischen Bakteriämie und Letalität bei der Pneumokokkenpneumonie von Macacus cynomolgus* (FRANCIS u. TERRELL 1934)

Gruppe	Keimzahl je ml Blut[1]	Letalität
A	0	0
B	1—250	45
C	250—2000	75
D	>2000	100

[1] Zahl der Kolonien in der Blutkultur, die in den ersten drei Tagen nach der Infektion angelegt wurde.

schwerem Verlauf wieder *unter die Norm* ab, die Leukocytenkurve zugleich mit der Ausbreitung des pneumonischen Prozesses, die Temperaturkurve erst kurz

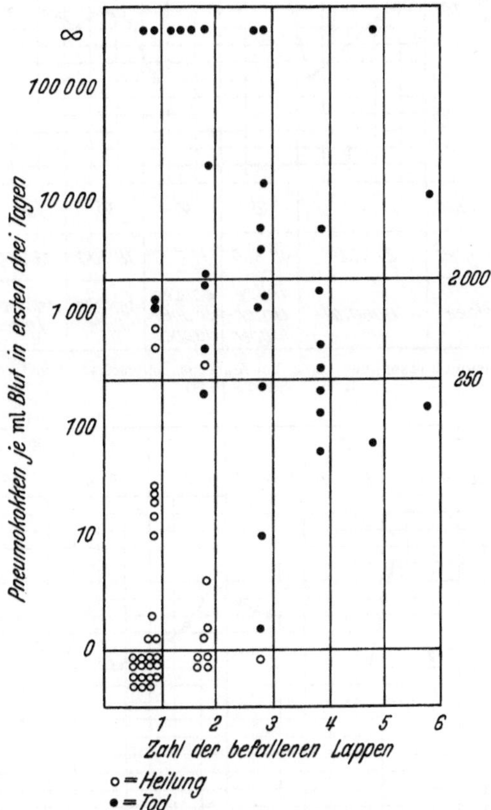

Abb. 27. Beziehung zwischen Grad der Bakteriämie und Ausdehnung des Prozesses nach intrabronchialer Infektion von *Macacus cynomolgus* mit *Diplococcus pneumoniae* Typ III (T. FRANCIS u. E. E. TERRELL 1934)

ante finem. Insbesondere bei letalem Ausgang der Infektion findet man als Komplikationen oft ein Pleuraempyem und/oder eine eitrig-fibrinöse Perikarditis, bei deren Entwicklung es zu einem erneuten Anstieg der Leukocytenwerte kommen kann.

Bei den Tieren der *Gruppe A* (keine Septicämie) trat schon am zweiten Tag nach der Infektion die kritische Entfieberung ein und auch die Leukocytenwerte kehrten von diesem Zeitpunkt an zur Norm zurück. Im Röntgenbild zeigte sich am ersten Tag ein pneumonischer Herd, der sich bis zum zweiten Tag weiter ausbreitete, am dritten Tag jedoch bereits ins Stadium der Lyse eingetreten war (Abb. 28). Nur bei 15 der 20 Tiere dieser Gruppe war mehr als ein Lungenlappen

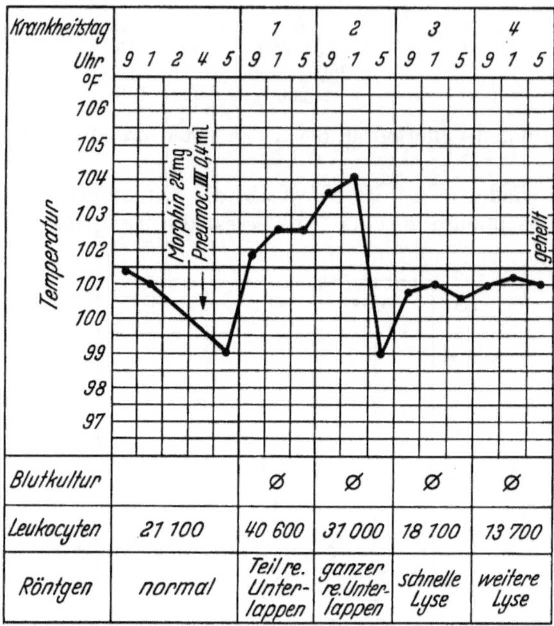

Abb. 28. Experimentelle Pneumokokkenpneumonie bei *Macacus cynomolgus*. Abortiver Verlauf (T. FRANCIS u. E. E. TERRELL 1934)

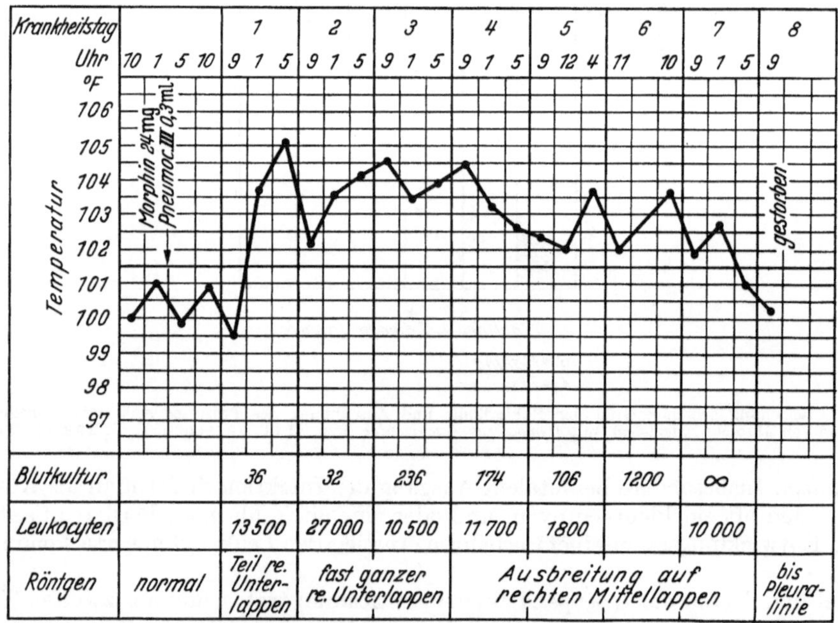

Abb. 29. Experimentelle Pneumokokkenpneumonie bei *Macacus cynomolgus*. Septikämie und Ausbreitung des Prozesses (T. FRANCIS u. E. E. TERRELL 1934)

befallen. Bei diesen betrug die mittlere Krankheitsdauer 6,4 Tage, bei den übrigen Tieren nur 3,4 Tage.

Von den 20 Tieren der *Gruppe B* (geringgradige Septicämie) starben neun (45%) an der Infektion nach einer durchschnittlichen Überlebensdauer von 5,4 Tagen (Abb. 29). Bei den elf überlebenden Tieren trat die Heilung nach einer mittleren Krankheitsdauer von 4,5 Tagen ein; nur bei drei dieser Tiere war mehr als ein Lappen befallen, während sich die Pneumonie bei acht der neun gestorbenen Tiere über wenigstens drei Lappen ausgebreitet hatte.

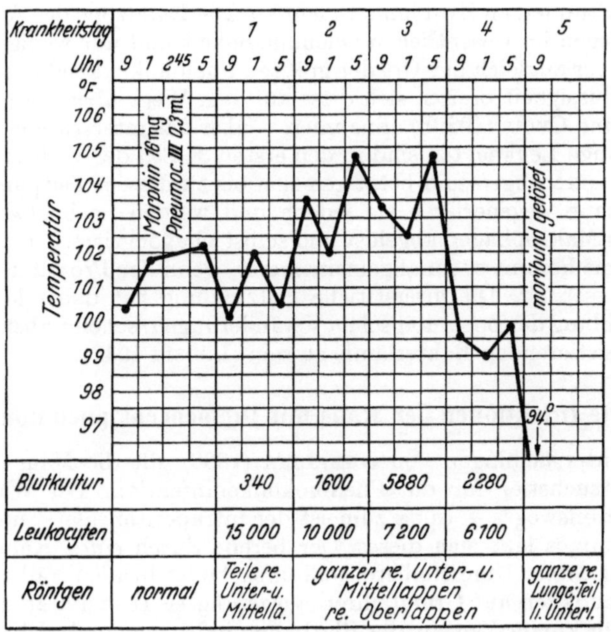

Abb. 30. Experimentelle Pneumokokkenpneumonie bei *Macacus cynomolgus*. Schwere Septikämie (T. FRANCIS u. E. E. TERRELL 1934)

In der *Gruppe C* (schwere Septicämie) betrug die Letalität 75% (9 von 12 Tieren). Bei den Überlebenden lag die mittlere Krankheitsdauer bei 6 Tagen, die Überlebensdauer bei den gestorbenen Tieren bei 4,6 Tagen. Bei fünf von diesen waren mehr als drei Lappen befallen, sechsmal fanden sich die Erreger auch auf Pleura oder Perikard. Die größte Keimzahl im Blut betrug bei den Überlebenden 700/ml, bei den gestorbenen Tieren mehr als 1800/ml.

In der *Gruppe D* (schwerste Septicämie) schließlich starben alle 16 Tiere nach einer durchschnittlichen Überlebensdauer von nur 2,8 Tagen. Achtmal waren zwei oder weniger, ebenso oft drei oder mehr Lappen befallen. In 6 Fällen fand sich bei der Sektion ein Pleuraempyem und/oder eine Perikarditis (Abb. 30).

Zu im wesentlichen gleichen Ergebnissen gelangte LOOSLI (1942) bei seinen Pneumonieversuchen an *Macacus rhesus* mit Typ-I-Pneumokokken. Er wartete jedoch den Ausgang der Erkrankung nicht ab, sondern tötete seine Tiere zu verschiedenen Zeitpunkten nach der Infektion, um ihren Ablauf zu verfolgen. Eine Sterblichkeitsquote konnte er deshalb nicht angeben.

Pathogenese und pathologische Anatomie. Nach der Infektion kommt es schnell zur Konsolidierung der befallenen Lungenbezirke, die ihr Maximum mit dem Stadium der roten Hepatisation nach 22 Std erreicht. Der Prozeß schreitet vom

Ort der Inoculation, dem peripheren Anteil des rechten Unterlappens, auf den Hilus zu fort. Im Verlauf des zweiten und dritten Tages nimmt die zunächst rote Schnittfläche eine graue Tönung an; gegen den vierten Tag beginnt die Lyse, die gegen den siebenten Tag praktisch abgeschlossen ist. Auf der Pleura finden sich bei einigen Tieren Fibrinauflagerungen (Loosli 1942).

Im histologischen Bild erkennt man die ersten entzündlichen Veränderungen schon 90 min nach der Infektion. Das Exsudat besteht anfangs aus Ödemflüssigkeit, die einige rote und weiße Blutkörperchen sowie Pneumokokken enthält. Die Leukocyten wandern aus den Capillaren der Alveolarsepten ein und nehmen in den folgenden Stunden an Zahl immer mehr zu. Die Randzone der Anschoppungsherde läßt dagegen im wesentlichen Ödemflüssigkeit und nur wenige Leukocyten erkennen, ist aber zugleich der Ort der größten Pneumokokkendichte. Zusammen mit der Ödemflüssigkeit breiten sich diese auf dem Wege über die Lumina, nicht – wie Blake und Cecil (1920b) annahmen – über das interstitielle Gewebe, aus. Polymorphkernige Leukocyten sind in den ersten 36 Std der vorherrschende Zelltyp in den Veränderungen und betätigen sich bis zu diesem Zeitpunkt als aktive Phagocyten; dann degenerieren sie jedoch und werden nach etwa 72 Std von mononucleären Makrophagen abgelöst und selbst phagocytiert. Zu einer Reaktion des Interstitiums kommt es im allgemeinen erst, wenn der Prozeß der Konsolidierung abgeschlossen ist. Die interstitielle Entzündung hat daher keinen Einfluß auf die Entwicklung der pneumonischen Veränderungen, scheint aber eine wichtige Quelle der persistierenden Bakteriämie zu sein (Loosli 1942).

D. Die Infektionen der Maus mit Diplococcus pneumoniae

Seit den Untersuchungen von Gamaléia (1888) gilt die Maus als das empfänglichste Versuchstier für die Pneumokokkeninfektion. Bei Wahl eines geeigneten Infektionsweges – es ist zumeist der intraperitoneale – und eines hoch virulenten Stammes läßt sich dieses Tier bereits durch *einen* Keim mit großer Regelmäßigkeit töten. Unmittelbare Todesursache ist in allen Fällen eine Sepsis, da die Pneumokokken auf Grund ihrer ausgeprägten Invasivität aus allen Geweben innerhalb kurzer Zeit in die Blutbahn eindringen und sich dort exzessiv vermehren. Es sei jedoch an dieser Stelle wiederholt, daß nur kapselbildende Stämme eine für die experimentelle Infektion ausreichende Virulenz besitzen und daß gewisse Serotypen (z. B. 19[1]) ohne Rücksicht auf ihr Kapselbildungsvermögen und auf ihre Fähigkeit, bei verwandten Tieren Spontaninfektionen hervorzurufen, praktisch avirulent sind. Bei der Maus selbst treten übrigens trotz ihrer extremen Empfänglichkeit im Versuch nur sehr selten Spontaninfektionen durch Pneumokokken auf.

Vergleichende Untersuchungen zur Virulenz der verschiedenen Pneumokokkentypen verdanken wir Gundel und Schwarz (1932), Stillman und Schulz (1939) sowie vor allem Mørch (1943), deren Ergebnisse die folgenden Tabellen zeigen.

Ein Vergleich der drei Tabellen bestätigt die Erfahrung von Mørch (1943), daß völlig avirulente Pneumokokkenstämme – d. h. solche, die bei intraperitonealer Injektion unverdünnter Kultur die Maus nicht töten – zumindest sehr selten sind. Im übrigen aber widersprechen sich die Angaben der drei Autoren(gruppen) in einigen wesentlichen Punkten, wenngleich man zu berücksichtigen hat, daß eine Gegenüberstellung der Werte wegen der uneinheitlichen Kriterien des Virulenzgrades (vgl. Legenden) kaum möglich ist. So gehört z. B. der für den Menschen besonders wichtige Typ I nach Mørch (1943) zu den für die Maus hochvirulenten

---

[1] Abweichende Angaben von Gundel und Schwarz (1932) s. Tab. 11

Tabelle 11. *Virulenz von 123 Pneumokokkenstämmen der Typen 4—31 für die weiße Maus bei intraperitonealer Infektion* (nach GUNDEL u. SCHWARZ 1932)

Typ	avirulent	gering virulent	mäßig virulent	hochvirulent	Zahl der Stämme
4		3	2		5
6		19	6	1	27
7		6	2		8
8		2	5		7
9		1	2		3
10	1	11	5		17
11		9	3	1	13
13		3	1		4
14		1	1		2
15		1			1
17		4			4
18		8	1		9
19		5	3	1	9
20		4			4
22		3			3
24			1	1	2
26		1			1
27		1			1
31			1		1
unklass.		2	1		3

Anmerkung: DL 0,5 ml Kultur $1:1$—10^{-1} = *gering virulent,* 10^{-2}—10^{-4} = *mäßig virulent,* 10^{-5}—10^{-6} = *hochvirulent.*

Tabelle 12. *Virulenz von 164 Pneumokokkenstämmen der Typen I, II, III und 8 für die weiße Maus bei intraperitonealer Infektion* (nach STILLMAN u. SCHULZ 1939)

Typ	virulent	gering virulent	avirulent	Zahl der Stämme
I	3	44	2	49
II	34	5	1	40
III	45	6	0	54
8	19	2	0	21

Anmerkung: Bei Infektion von jeweils 2 Mäusen mit 10^{-5}—10^{-6} ml Kultur sterben beide in 48 Std = *virulent,* stirbt eine in 48 Std oder beide später = *gering virulent,* überleben beide = *avirulent.*

Tabelle 13. *Virulenz von 68 Pneumokokkentypen für die weiße Maus bei intraperitonealer Infektion* (nach MØRCH 1943)

Virulenzgrad	Typen					
hochvirulent	1	2	3	4	5	6A
	6B	7	7A	7B	8	10
	11	11B	13	15A	17	18
	18C	20	22	22A	24	25
	29	33B	35B			
mäßig virulent	9N	11A	12	15	31	33A
	35	38				
gering virulent	7C	9A	9L	9V	10A	14
	15B	16	18A	18B	19	19A
	19B	19C	21	23	23A	23B
	24A	27	28	32	32A	33
	33C	34	35A	36	37	39
	40	41	42			

Anmerkung: DL 0,2 ml Kultur $1:1$—10^{-2} = *gering virulent,* 10^{-3}—10^{-6} = *mäßig virulent,* 10^{-7}—10^{-9} = *hochvirulent.*

Pneumokokken, nach STILLMAN und SCHULZ (1939) ist seine Mäusevirulenz, geprüft an 49 Stämmen, gering. Während GUNDEL und SCHWARZ (1932) bei den meisten ihrer Typen Stämme aller Virulenzgrade fanden, was eine Korrelation von Typ und Virulenz ausschlösse, vertrat MØRCH die Auffassung, daß innerhalb eines *Typs* nur sehr geringe Virulenzunterschiede aufträten, während die verschiedenen Typen einer *Gruppe* in dieser Hinsicht allerdings stärker divergieren könnten. Im ganzen war die Virulenz der von GUNDEL und SCHWARZ geprüften Stämme beträchtlich geringer als die der Stämme von MØRCH, was sich aber wohl auf methodische Ursachen zurückführen läßt.

Keiner der hier zitierten Autoren konnte bestätigen, daß – wie früher gelegentlich angenommen (z. B. PARK u. WILLIAMS 1905) – Patientenstämme eine höhere Virulenz als Keimträgerstämme besäßen; signifikante Virulenzunterschiede, die sich zur Herkunft der Stämme in Beziehung setzen ließen, waren nicht nachzuweisen (GUNDEL u. WASU 1931; GUNDEL u. SCHWARZ 1932; STILLMAN u. SCHULZ 1939).

1. Percutane Infektion

Bei dieser Art der Infektion konnte LANGE (1924) in einem Teil der Fälle eine tödliche Septicämie erzielen, die UCHIDA (1926a, 1926b) jedoch – auch bei Anwendung der gleichen Technik – nicht zu reproduzieren vermochte. Wenngleich die Zahl der von beiden Autoren verwendeten Tiere zu gering war, um ein endgültiges Urteil zuzulassen, darf man doch sagen, daß dieser Weg, eine Allgemeininfektion herbeizuführen, recht unzuverlässig erscheint.

Infektionstechnik. Die Bauchhaut wird durch Rasieren oder mit Calciumhydrosulfid enthaart. Auf die enthaarte Stelle werden 1–2 Tropfen einer 24stündigen Kultur in Serumbouillon original oder in bestimmten Verdünnungen gebracht und etwa 2 min lang mit der Kuppe eines Reagenzglases unter sanftem Druck eingerieben. LANGE (1924) wie auch UCHIDA (1926a) verwendeten den gleichen hochvirulenten Typ-I-Stamm „Wachholz", UCHIDA (1926b) außerdem einen Stamm, der von einer Meerschweinchen-Epizootie gezüchtet war.

Verlauf. Von den mit einem Tropfen unverdünnter und 1 : 20 verdünnter Kultur infizierten Mäusen ging in den Versuchen von LANGE (1924) ein Drittel der Tiere 3–4 Tage *post infectionem* an einer Sepsis zugrunde; bei Verwendung von stärkeren Kulturverdünnungen (1: 100) blieben dagegen alle Tiere gesund.

Die Mißerfolge von UCHIDA sind wohl zum Teil damit zu erklären, daß dieser Autor in einer Serie (1926b) einen für die Maus fast avirulenten Stamm (offenbar Typ 19), in einer anderen (1926a) von einem hochvirulenten Stamm eine zu geringe Keimdosis 50×10^6) verwandte.

Da bei dieser Art der Infektion nur eine geringe, jedenfalls aber unkontrollierbare Zahl von Erregern in den Organismus eindringt, wird sie nur bei ganz speziellen Fragestellungen von Nutzen sein.

2. Cutane Infektion

Brachte LANGE (1924) die gleiche Pneumokokkenmenge wie bei der percutanen Infektion (s. o.) auf die durch einige ganz oberflächliche Schnitte *scarifizierte* Haut, so erhielt er im Hinblick auf Letalitätsquote und Überlebensdauer ein nur unwesentlich besseres Ergebnis: 2 von 4 Tieren starben zwei Tage nach der Infektion.

3. Wundinfektion

Legt man die Hautschnitte tiefer, so werden – wie REINHARDT (1922) zeigen konnte – die Resultate besser.

Infektionstechnik. Weißen Mäusen von annähernd gleichem Gewicht (zwischen 15 und 25 g) wurden am Bauche 7,5 mm lange, bis aufs Corium reichende Schnittwunden beigebracht, die mit 20stündiger Serumbouillonkultur infiziert wurden. Die von Reinhardt (1922) verwendeten Infektionsdosen lagen zwischen einem Tropfen (0,05 ml) einer Kulturverdünnung 1:10 und der gleichen Menge einer Verdünnung 1:100, also in der Größenordnung von einigen Millionen Keimen.

Eine andere technische Möglichkeit der Wundinfektion besteht darin, das zum Anlegen der Hautschnitte benutzte Skalpell vorher in die Pneumokokkenkultur zu tauchen.

Als *Infektionsstamm* diente der oben bereits erwähnte Pneumococcus „Wachholz" (Typ I).

Verlauf und pathologische Anatomie. Die auf diese Weise infizierten Tiere gehen regelmäßig innerhalb von 2–4(–6) Tagen zugrunde. Bei akutem Verlauf findet man am Ort der Infektion eine erhebliche Hyperämie des subcutanen Bindegewebes und ein starkes Ödem, das gelegentlich eine sulzig-hämorrhagische Beschaffenheit aufweist; dauert die Infektion einige Tage, so nimmt das Exsudat ein trübes Aussehen an. Anschließend kommt es zur Schwellung der regionären Lymphdrüsen, zu einer Septicämie und zur Ausbildung eines Milztumors. Die Erreger finden sich in großer Zahl im infizierten subcutanen Gewebe und in den Organen.

4. Subcutane Infektion

Dieser Infektionsmodus wurde nächst dem intraperitonealen am häufigsten angewendet, da die Maus nach überwiegender Meinung auf diesen beiden Wegen in etwa gleicher Weise und im höchsten Grade empfänglich ist.

Infektionsstämme. Für die Infektion ist grundsätzlich jeder mäusevirulente Pneumococcus geeignet. In der Praxis wurden verständlicherweise die häufigsten menschenpathogenen Typen I und III auch am meisten verwendet.

Infektionsmaterial. Früher wurde die Infektion in der Regel mit abgestuften Verdünnungen 18–24stündiger Serumbouillonkulturen, gelegentlich aber auch mit Organaufschwemmungen oder Blut eines infizierten Tieres durchgeführt. Dutton (1955) ließ seinen Stamm zunächst durch eine Maus passieren, beimpfte mit dem Herzblut des moribunden Tieres ein Blutbouillonröhrchen, bebrütete 18 Std, zentrifugierte, wusch das Sediment, resuspendierte es in 2% Peptonwasser und stellte daraus mit physiologischer Kochsalzlösung die gewünschten Verdünnungen her. Sicher ist jedoch eine so umständliche Zubereitung des Infektionsmaterials nicht erforderlich.

Infektionsdosis. Die für eine tödliche Infektion benötigte Keimmenge ist von der Virulenz des jeweiligen Stammes abhängig. Bei maximal virulenten Stämmen bewirken weniger als 10 Keime eine Letalität von 90–100% (Lange 1924; Dutton 1955), bei gering virulenten Stämmen gelingt es unter Umständen nicht einmal mit Originalkultur, eine Reaktion hervorzurufen. Dazwischen gibt es Stämme aller Virulenzstufen, doch wird man – soweit überhaupt eine Virulenz zu erkennen ist – zunächst versuchen, sie durch Tierpassagen auf den höchsten erreichbaren Grad zu bringen.

Die gewünschte Keimzahl erhält man durch Herstellung einer Verdünnungsreihe der flüssigen Kultur mit dem Faktor 10. Gut bewachsene Kulturen hochvirulenter Stämme können für die experimentelle Infektion somit auf 10^{-8} bis 10^{-9} verdünnt werden.

Interessanter für den Infektologen als für den Pharmakologen ist wohl das von Wámoscher (1926) angewendete Verfahren, der im Dunkelfeld mit dem Mikromanipulator nach Péterfi einzelne Pneumokokken aus Citratblut septischer Mäuse isolierte, um auf diese Weise mit genau abgezählten Keimmengen weitere Tiere zu infizieren. Seine Ergebnisse wurden bereits auf S. 432 (Tab. 9) wiedergegeben.

Infektionstechnik. Das Impfmaterial wird bis zu einem Volumen von 0,25 ml (meist 0,1 ml) weißen Mäusen subcutan im Bereich des Bauches oder der Lenden injiziert. Bei der extremen Virulenz der Pneumokokken sind Unterschiede des Geschlechts und Gewichts der Tiere in vernünftigen Grenzen ohne Bedeutung für den Verlauf der Infektion.

Verlauf. Der Verlauf der Infektion hängt wiederum von der Virulenz des verwendeten Stammes ab: ist sie hoch, so tritt der Tod ohne wesentliche lokale Reaktion oft in weniger als 24 Std, nie später als nach 48 Std ein; ist sie dagegen gering oder ist die Keimzahl wie in den oben zitierten Versuchen von WÁMOSCHER (1926) extrem niedrig, so kommt es vor dem Übertritt der Keime in die Blutbahn zur Ausbildung eines entzündlichen Infiltrates am Ort der Infektion, die Überlebensdauer kann dann 6–7 Tage betragen. Jedenfalls kennt man bei der Maus keinen chronischen, sondern ausschließlich einen (per)akuten oder (selten) subakuten Verlauf der Pneumokokkeninfektion (LANGE 1924).

Pathologische Anatomie. Am Ort der Infektion findet man bei perakutem Verlauf nur ein geringes gelatinöses Ödem, das bei mehrtägiger Krankheitsdauer an Intensität und Ausdehnung zunimmt und reich an Pneumokokken ist. Im Bereich der Injektionsstelle kann es zu Eiterbildung kommen. Die Milz ist blutreich und enthält – wie alle Organe und das Herzblut – massenhaft Pneumokokken. In der Agonie lassen sich die Erreger schließlich auch im Schwanzblut nachweisen (GAMALEIA 1888; WÁMOSCHER 1926).

5. Intramuskuläre Infektion

Die Entwicklung der Infektion bei intramuskulärer Einverleibung der Pneumokokken – insbesondere unter dem Blickwinkel der Penicillinwirkung – wurde in jüngerer Zeit von EAGLE (1949) sowie von SMITH und WOOD (1956a) untersucht.

Infektionsstämme. Die genannten Autoren verwendeten Stämme der Typen I und III.

Infektionsdosis und Infektionsmaterial. EAGLE (1949) injizierte seinen Tieren abgestufte Mengen von $1-10^6$ Keimen in Verdünnungen 6stündiger Kulturen in 2% Pferdeblutbouillon. SMITH und WOOD (1956a) stellten ihre einheitliche Infektionsdosis von 800–1000 Keimen durch Verdünnen 4stündiger 10% Serum-Glucosebouillonkulturen mit Tryptose Phosphate Broth ein.

Infektionstechnik. Nachdem die Haut über der Injektionsstelle rasiert und mit Aceton abgerieben worden war, wurde die jeweilige Infektionsdosis in einem Flüssigkeitsvolumen von 0,1–0,2 ml in leichter Äthernarkose in die Oberschenkelmuskulatur weißer Mäuse von rund 20 g (17,5–22,5 g) Gewicht injiziert. EAGLE bediente sich des CFW-Stammes, SMITH und WOOD verwendeten den Tumblebrook-Stamm.

Ein Teil der Tiere der zuletzt genannten Autoren wurde 72 Std vor der Infektion in der von SHECHMEISTER, BOND und SWIFT (1952) angegebenen Weise *röntgenbestrahlt*; dabei wurden insgesamt 650 r in einer Dosierung von 28,5 r/min appliziert.

Verlauf und Pathogenese. EAGLE (1949) vermochte mit *einem* Keim seines Pneumococcus III 50% der Tiere zu töten; die intramuskuläre Applikation von 10 Keimen bewirkte eine Letalität von 80%. Diese Quote blieb merkwürdigerweise bis zu einer Infektionsdosis von 10^4 Keimen unverändert und erst bei 10^6 Keimen erreichte sie 100%.

SMITH und WOOD (1956a) verfolgten die Vermehrung der Pneumokokken am Ort der Infektion und erhielten dabei die in Abb. 31 wiedergegebenen Keimzahlkurven. Danach kommt es in den ersten Stunden nach der Infektion ohne erkennbare Latenzphase zu einem steilen Anstieg der Keimzahl, die unmittelbar *post infectionem* etwa 5×10^2 beträgt. Bei Typ I erreicht sie nach 12 Std mit 10^6 Keimen ihr Maximum, während sie bei Typ III zu diesem Zeitpunkt bereits bei 10^7 liegt und sich bis zum Ablauf von 24 Std noch um eine weitere Zehnerpotenz erhöht. Diese Maxima werden in beiden Fällen für die nächsten 2 Tage ziemlich unverändert gehalten.

Bei den *bestrahlten* Tieren steigt die Erregerzahl im infizierten Muskel auf noch höhere Werte: sie liegt nach 12 Std zwischen 10^7 und 10^8, nach 24 Std bei 10^9 Keimen und bei beiden Pneumokokkentypen etwa gleichhoch. Eine längere Beobachtung erwies sich als nicht praktikabel, da die bestrahlten Tiere einen Tag selten überlebten.

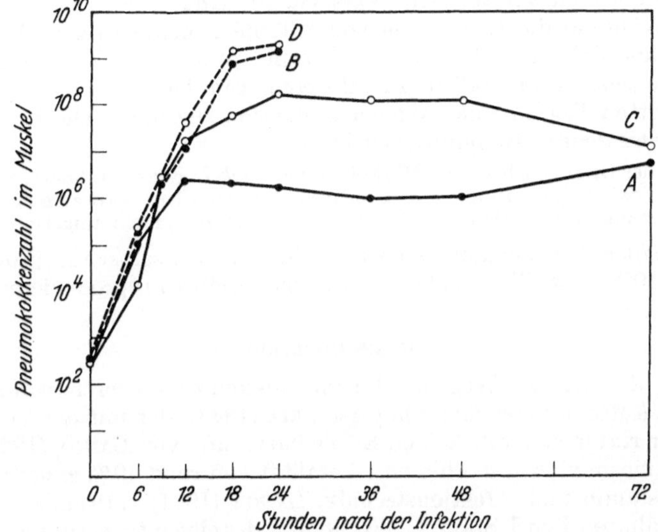

Abb. 31. Wachstumskurven von *Diplococcus pneumoniae* Typ I und III in der infizierten Schenkelmuskulatur bestrahlter und unbestrahlter Mäuse (M. R. Smith u. W. B. Wood 1956a). A = Pneumococcus I bei unbestrahlten Mäusen; B = Pneumococcus I bei bestrahlten Mäusen; C = Pneumococcus III bei unbestrahlten Mäusen; D = Pneumococcus III bei bestrahlten Mäusen

Die Gesamtkeimzahlen im infizierten Muskel wurden ermittelt, indem beim getöteten Tier die Oberschenkelmuskulatur von Haut und Knochen freipräpariert und im „Waring blendor" oder mit sterilem Sand homogenisiert wurde. Das Homogenat wurde nach entsprechender Verdünnung zum Guß von Zählplatten verwendet (Eagle 1949).

Das unterschiedliche Ausmaß der Pneumokokkenvermehrung bei bestrahlten und unbestrahlten Tieren wurde von Smith und Wood (1956a) im wesentlichen auf die Funktionsfähigkeit der Phagocyten zurückgeführt. Bei *unbestrahlten*, mit *Typ I* infizierten Mäusen sahen sie 12—18 Std nach der Infektion bereits zahlreiche intracellulär liegende Erreger, woraus sich das Sistieren ihrer Vermehrung zu diesem Zeitpunkt erklärt. Die ungleich stärkere und längerdauernde Proliferation des *Typ III* ergibt sich daraus, daß diese Keime zumindest während der ersten 24 Std von einer besonders breiten Kapsel („Superkapsel") umgeben sind, deren antiphagocytäre Funktion schon erwähnt wurde (S. 433). So findet man auch bis zu diesem Zeitpunkt trotz eines ausgesprochenen Zellreichtums des Exsudats keine intracellulär liegenden Pneumokokken.

Bei den *bestrahlten* Tieren können sich die Erreger deshalb ungehemmt vermehren, weil auf Grund der Strahlenleukopenie der Zustrom von Phagocyten zum Entzündungsherd unzureichend bleibt. Da die Phagocytose hier als interferierender und differenzierender Faktor ausfällt, decken sich bei den bestrahlten Tieren die Keimzahlkurven von Typ I und Typ III.

6. Conjunctivale Infektion

Nachdem man erkannt hatte, daß Ulcus corneae serpens, Conjunctivitiden und Infektionen der Tränendrüsen beim Menschen ebenfalls durch *Diplococcus pneumoniae* hervorgerufen werden können, versuchte Römer (1899), die gleichen oder analoge Infektionen auch bei den üblichen kleinen Nagern auf experimentellem Wege hervorzubringen.

Infektionstechnik. Das Unterlid wird ein wenig vom Bulbus abgezogen, anschließend das Impfmaterial (Bouillonkultur oder Abschwemmung von festen Nährböden) mit der Öse oder einer feinen Pipette in den Conjunctivalsack eingebracht. Römer benutzte für seine Versuche die *Hausmaus.*

Verlauf. Während die Instillation von 3 Tropfen keimhaltigen Materials mit der Pipette ohne Folgen blieb, gelang es Römer, zwei andere Tiere mit je 6 Ösen Pneumokokkensuspension tödlich zu infizieren. Ein Tier ging nach 24 Std, das andere am dritten Tag an einer Allgemeininfektion zugrunde. Die Erreger ließen sich aus den Organen in Reinkultur züchten.

Da sich in der Originalarbeit kein Hinweis auf eine *lokale* Reaktion findet, wird man annehmen dürfen, daß Veränderungen, die zum menschlichen Ulcus corneae serpens oder den anderen oben genannten Infektionen in Parallele zu setzen wären, nicht aufgetreten sind.

Bei der *weißen Maus* gelang es Lange (1924) jedoch selbst mit großen Keimmengen (5×10^7) nicht, die Ergebnisse Römers (1899) zu reproduzieren.

7. Orale Infektion

Mäuse auf alimentärem Wege mit Pneumokokken zu infizieren, wurde offenbar nur von zwei Autoren versucht: von Gamaléia (1888), der mit der Verfütterung von septischer Kaninchenmilz keinen Erfolg hatte, und von Lange (1924), der bei diesem Infektionsmodus immerhin eine Letalität von rund 40% erzielte.

Infektionsstamm und Infektionstechnik. Lange (1924) verwendete den schon mehrfach erwähnten Typ-I-Stamm „Wachholz", der eine intraperitoneale Virulenz von 10^{-9} ml Kultur (= *Dosis letalis*) besaß. Als Infektionsmaterial diente Serumbouillonkultur oder Herzblut septischer Tiere; es wurde in Mengen von 1—4 Tropfen entweder einmal oder mehrmals in Abständen von wenigen Tagen den Tieren aufs Maul getropft, von wo es meist restlos abgeleckt und aufgenommen wurde.

Verlauf und pathologische Anatomie. Bei *einmaliger* Infektion gingen rund 15% der Tiere an einer Sepsis zugrunde. Schlüsselt man das Ergebnis nach der Art des Infektionsmaterials auf, so ergibt sich für Serumbouillonkultur eine Letalität von 10%, für Herzblut (trotz seines 1000fach geringeren Keimgehalts) eine Sterblichkeitsquote von 25%. Von Lange (1924) wurde deshalb auf eine höhere Virulenz der „tierischen" Erreger geschlossen, doch wird man in Anbetracht der kleinen Zahl der Versuche und der anschließend zitierten Ergebnisse diese Differenz eher auf Zufälligkeiten zurückzuführen haben; denn bei *mehrmaliger* Fütterung erlagen rund 40% der Tiere der Infektion, ohne daß ein Unterschied der Erfolgsquote in Beziehung zur Art des Infektionsmaterials zu beobachten war (Kultur: 42%; Blut 36%).

Soweit die Infektion zum Tode führte, war sie durch einen — im Verhältnis zu anderen Infektionsmodi — ausgesprochen protrahierten Verlauf gekennzeichnet; die Tiere starben meist erst 6—10 Tage *post infectionem.* Bei einem Tier zeigte sich bei der Sektion eine Perikarditis und eine exsudative Pleuritis; in einem anderen Fall ließen sich die Pneumokokken nur in den Mesenterialdrüsen nachweisen. In der Regel aber wurde die Sepsis offenbar, obwohl nicht ausdrücklich vermerkt, durch die Züchtung der Erreger aus dem Herzblut verifiziert.

8. Intraperitoneale Infektion

Das Peritoneum der Maus besitzt nach übereinstimmender Meinung der meisten Autoren von allen Geweben die größte Empfänglichkeit für den Pneumococcus. Bei Infektion auf diesem Wege sind nicht nur die geringsten Keimmengen für eine tödliche Sepsis ausreichend, auch die Überlebensdauer ist am kürzesten (LANGE u. GUTDEUTSCH 1929; OERSKOV 1940; DUTTON 1955). Das Peritoneum verhält sich in dieser Hinsicht geradezu wie ein toter Nährboden: die gleiche minimale Keimmenge, die für das Angehen einer Kultur erforderlich ist, tötet auch bei intraperitonealer Zufuhr die Maus (LANGE u. GUTDEUTSCH 1929), und die Generationszeit der Pneumokokken in der Maus ist kaum länger als in einem optimalen künstlichen Milieu (EAGLE 1949). Bei der experimentellen Pneumokokkeninfektion der Maus ist daher die *intraperitoneale Injektion der Erreger das Verfahren der Wahl.*

Infektionsstämme. Bei der Mehrzahl der Versuche wurden Stämme der für den Menschen wichtigsten Typen I, II und III verwendet, doch auch die meisten anderen Typen sind brauchbar (GUNDEL u. SCHWARZ 1932; MØRCH 1943). Wesentlich für den Impferfolg ist nur eine ausreichende Virulenz des Stammes, die also vorher festzustellen und gegebenenfalls mit den auf S. 433 beschriebenen Mitteln zu erhöhen ist.

Infektionsdosis. Die Zahl der zu injizierenden Pneumokokken richtet sich nach der Virulenz des verwendeten Stammes. Bei maximaler Virulenz genügen oft 1—5, immer aber 50—100 Keime, um regelmäßig eine tödlich verlaufende Infektion herbeizuführen; das ist von einer gut bewachsenen Serumbouillonkultur eine Verdünnung von 10^{-7} bis 10^{-9}. Die Wirksamkeit noch stärkerer Verdünnungen (KILLIAN: 10^{-10}) ist dagegen mit Skepsis zu beurteilen, da sich Pneumokokken dann nur noch ausnahmsweise im Inoculat befinden können.

Bei *therapeutischen Versuchen* hat sich ROSENTHAL u. Mitarb. (1937) sowie BRANHAM u. ROSENTHAL (1937) die Verwendung der 100fachen *Dosis letalis* bewährt.

Infektionsmaterial. Die meisten Autoren injizierten Nährbouillon-, Serumbouillon- oder Blutbouillonkulturen nach 18stündiger oder auch kürzerer Bebrütung (EAGLE: 6 Std). Die Kulturen werden mit Bouillon so weit verdünnt, daß die tödliche Keimzahl in 0,5—1,0 ml enthalten ist. Dieses Volumen (vorzugsweise 0,5 ml) wird weißen Mäusen von rund 20 g Gewicht in die Bauchhöhle injiziert.

Auf die Möglichkeit, das Inoculat auch auf umständlichere Weise zuzubereiten (DUTTON 1955), wurde schon im Zusammenhang mit der subcutanen Infektion hingewiesen (S. 445).

Verlauf, pathologische Anatomie und Pathogenese. Durch einen hochvirulenten Pneumococcus gehen die Tiere oft schon vor Ablauf der ersten 24 Std, spätestens aber bis zum Ende des 2. Tages an einer Allgemeininfektion zugrunde. Überlebenszeiten von 3—4 Tagen sind selten und Ausdruck einer suboptimalen Virulenz des Erregerstammes. *Post mortem* lassen sich die Pneumokokken aus allen Organen, am reichlichsten aber aus Milz und Herzblut züchten. Die Milz ist nur wenig vergrößert, weich und blutreich, die Nieren erscheinen hyperämisch. Selten findet man eine Perikarditis. In der freien Bauchhöhle erkennt man eine ausgedehnte serös-hämorrhagische Peritonitis (KINDBORG 1905).

Bei diesem Infektionsmodus kommt es zu einer raschen, ungehemmten Vermehrung der Pneumokokken in der Bauchhöhle und schon nach kurzer Zeit zu ihrem Übertritt in die Blutbahn. Phagocytäre Vorgänge sind erst kurz *ante finem* und nur in geringem Ausmaß zu erkennen (OERSKOV 1940).

Eine *Verkürzung der Überlebensdauer* läßt sich bei Stämmen von mittlerer Virulenz auch durch *gleichzeitige Injektion von 1 ml 4% Mucinlösung* erreichen.

NUNGESTER u. Mitarb. (1932/33) zeigten an einem Typ-II-Stamm, dessen DL_{100} 1,0 ml einer Kulturverdünnung von 10^{-3} entsprach, daß sich die durchschnittliche Überlebensdauer bei Anwendung dieses Verfahrens von 63 Std auf 20 Std herabdrücken läßt. Über den Mechanismus der Mucinwirkung siehe S. 354.

Eine weitere Möglichkeit, mit mäßig virulenten Keimen *hohe Sterbequoten* zu erzielen, besteht in der gleichzeitigen Medikation mit 1 mg *Cortisonacetat* bzw. 1 mg ACTH täglich, beginnend 3 Tage vor der Infektion. Eine optimale Steigerung der Letalität bewirkte nach CAVALLERO, DI MARCO und SALA (1952) die Kombination von 0,1 mg ACTH mit 1,0 mg Cortison (Tab. 14, 15).

Tabelle 14. *Wirkung des Cortisonacetat auf die intraperitoneale Infektion der Maus mit Pneumococcus Typ I* (nach CAVALLERO u. Mitarb. 1952)

Gruppe	Letalität in Prozent		
	24h	48h	72h
Cortison 1 mg . . .	35	75	85
Kontrollen.	0	15	40

Tabelle 15. *Wirkung von ACTH sowie Cortison + ACTH auf die intraperitoneale Infektion der Maus mit Pneumococcus Typ I* (nach CAVALLERO u. Mitarb. 1952)

Gruppe	Letalität in Prozent		
	24h	48h	72h
ACTH 1 mg	25	80	95
ACTH + Cortison[1] .	75	100	100
Kontrollen.	5	45	80

[1] Dosierung siehe Text.

9. Intravenöse Infektion

Injiziert man die Pneumokokken direkt in die Blutbahn, so vermögen sie – entgegen der Erwartung – ihre Virulenz nicht im gleichen Maß zu entfalten wie bei Einführung in die Bauchhöhle. Um die gleiche Wirkung wie bei der intraperitonealen Infektion zu erzielen, ist auf intravenösem Wege eine hundert- bis zehntausendfach größere Keimmenge erforderlich (LANGE u. GUTDEUTSCH 1929; OERSKOV 1940; DUTTON 1955). Nur KINDBORG (1905) vertrat die Auffassung, daß der intravenöse Infektionsmodus dem intraperitonealen überlegen sei.

Infektionstechnik. Selbst von intraperitoneal hochvirulenten Stämmen ist bei intravenöser Zufuhr, wenn man eine Letalität von wenigstens 50% erzielen will, die Injektion von 10^3 bis 10^4 Pneumokokken erforderlich. *Impfmaterial* wie bei intraperitonealer Infektion (s. o.). Die *Infektionsdosis* wird in einem Flüssigkeitsvolumen von maximal 0,25 ml in die Schwanzvene eingespritzt.

Verlauf. Die klinischen Symptome und pathologischen Veränderungen der intravenösen Pneumokokkeninfektion unterscheiden sich nicht von denen, die im vorangehenden Kapitel bei der intraperitonealen Infektion beschrieben wurden. Lediglich die Überlebensdauer ist hier etwas größer (LANGE u. GUTDEUTSCH 1929; DUTTON 1955).

10. Infektionen vom Respirationstrakt aus

Zahlreich waren die Versuche, die für den Menschen charakteristische Pneumokokkeninfektion, die *Lobärpneumonie*, auch bei der weißen Maus zu erzeugen. Wie aus den vorangehenden Abschnitten hervorgeht, kommt es bei keinem der üblichen

Infektionsmodi zu lokalisierten Veränderungen in den Lungen; so hoffte man, durch Einbringen der Keime direkt in die Luftwege Pneumonien zu erhalten. Mannigfache Verfahren wurden zu diesem Zweck angewendet; die wichtigsten waren die intrapulmonale Injektion der Pneumokokken, die Inhalation versprühter Keime und die Instillation der Erreger in Nase oder Rachen.

a) Intrapulmonale Infektion

Bei intrapulmonaler Injektion von 0,1 ml Kultur des Typ 19 (original oder 10^{-2} verdünnt) konnten NEUFELD und KUHN (1935) bei einer Serie von drei Mäusen *einseitige Pneumonien* hervorrufen, an denen zwei Tiere innerhalb von 24 Std zugrunde gingen; wurde die Injektion in Äthernarkose verabreicht, so starben alle drei Tiere im Verlauf des zweiten Tages an einer ausgedehnten Pleuropneumonie. Die Lungenveränderungen trugen hier aber offenbar mehr *bronchopneumonischen* Charakter.

b) Infektion durch Inhalation

Ein den natürlichen Vorgängen besser entsprechender Infektionsmodus ist die Aufnahme der Erreger *per inhalationem*, d. h. durch Einatmen fein versprühter Pneumokokkenbouillon.

Infektionstechnik. STILLMAN (1923) verwendete für die Exposition einen sterilen Metallkasten von 18 cm Höhe, 25 cm Breite und 30 cm Länge. An der Stirnseite war die Düse eines Handatomiseurs eingelassen, die gegenüberliegende Wand trug ein mit Watte gestopftes Luftrohr zum Druckausgleich. Große Glasfenster in beiden Längsseiten ermöglichten die Beobachtung der exponierten Tiere. Innerhalb von 10—15 min wurden 10—15 ml Pneumokokkenkultur versprüht, die Tiere 60 min nach Beginn der Exposition aus dem Kasten herausgenommen. Dem Vorgehen von STILLMAN (1923) folgte auch GRIFFITH (1926).

Einen größeren, gläsernen Käfig ($60 \times 60 \times 75$ cm) benutzten LANGE und KESCHISCHIAN (1924). Das infektiöse Aerosol wurde mit einem durch eine Fahrradpumpe betriebenen Zerstäuber hergestellt, dessen Düse in der Weise in den Käfig (offenbar in die Decke) eingelassen war, daß die Tiere *dahinter*, also dem Spray nicht unmittelbar ausgesetzt, angeordnet werden konnten. Für den Druckausgleich im Kasten sorgte ein Wattefilter. Die zu exponierenden Mäuse wurden in Holzkäfigen so fixiert, daß nur der Kopf herausragte; jeweils vier Tiere wurden in gleicher Stellung und Entfernung von der der Spraydüse gegenüberliegenden Wand eingesetzt, so daß sie nur die von dort reflektierten Tröpfchen aufnehmen konnten. Die Verstäubung der Bakterienkultur erfolgte durch 2—20 in gleichmäßigen Abständen erzeugte Pumpenstöße, die jeweils etwa 0,1 ml Flüssigkeit in den Käfig beförderten. Nach 30 min wurde die Exposition der Tiere beendet. Des gleichen Verfahrens bedienten sich später auch NEUFELD und ETINGER-TULCZYNSKA (1931).

Infektionsstämme und Infektionsmaterial. Die meisten Autoren verwendeten Pneumokokken vom Typ I (WHERRY u. BUTTERFIELD 1920; STILLMAN 1923, 1924b; LANGE u. KESCHISCHIAN 1924; LANGE u. NOWOSSELSKY 1925), doch wurden auch andere Typen für diese Versuche herangezogen (GRIFFITH 1926; NEUFELD u. ETINGER-TULCZYNSKA 1931; STILLMAN u. SCHULZ 1939). Soweit geprüft, besaßen die Stämme eine hohe intraperitoneale Virulenz. — Als Infektionsmaterial dienten in der Regel Bouillonkulturen, teils original, teils in hohen Verdünnungen.

Verlauf. Das Ergebnis dieser Versuche war für die Mehrzahl der Untersucher enttäuschend; nur ausnahmsweise gingen die Tiere an einer Pneumokokkeninfektion zugrunde. Wie Tab. 16 zeigt, erhielt auf diesem Wege nur GRIFFITH

(1926) eine brauchbare Todesrate (74% mit Typ I und II), deren Reproduzierbarkeit aber durch die Ergebnisse aller übrigen Bearbeiter in Frage gestellt wird. Jedenfalls gelang es niemals, allein durch Inhalation von Pneumokokken eine *Pneumonie* herbeizuführen; soweit die Tiere starben, gingen sie an einer *allgemeinen Sepsis* ohne besondere Beteiligung der Lungen zugrunde. Mehrfache Expositionen hatten keinen gravierenden, sondern eher einen immunisierenden Effekt (Stillman 1924b; Lange u. Nowosselsky 1925).

Der Verlauf der *per inhalationem* erzeugten Sepsis ist im allgemeinen *subakut*; die Tiere sterben selten vor dem dritten Tag, und überleben gelegentlich länger als eine Woche (Stillman u. Schulz 1939). Die Erreger lassen sich in Herzblut und Organen nachweisen.

Daß die Pneumokokken bei dieser Infektionstechnik tatsächlich in die Tiefe der Lungen gelangen, wurde bereits von Wherry und Butterfield (1920) erkannt und später von Branch und Stillman (1924) sowie Lange und Nowosselsky (1925) bestätigt. Die Erreger werden jedoch meist schon innerhalb 3 Std wieder daraus eliminiert (Stillman 1924a). Die Besiedlung der *oberen* Luftwege kann dagegen wesentlich länger bestehen bleiben; Griffith (1926) fand Keimträger noch 99 Tage nach der Exposition.

Tabelle 16. *Ergebnisse der Inhalationsversuche bei der weißen Maus* (nach der Literatur zusammengestellt)

Autoren	Anzahl der Tiere		Todesursache
	infiziert	gestorben	
Wherry u. Butterfield (1920)	29	3	keine Pneumokokkeninfektion
Stillman (1923)	191	4	Sepsis (Typ I)
Stillman (1924a)	54	2	Sepsis (Typ I)
Lange u. Keschischian (1924)	12	1	keine Pneumokokkeninfektion
Lange u. Nowosselsky (1925)	19	3	Sepsis (Typ I)
Griffith (1926)	23	17	Sepsis (Typ I, II)
Griffith (1926)	11	4	Sepsis (Typ III, IV)
Neufeld u. Etinger-Tulczynyka (1931)	17	3	Sepsis (Typ I, II, III)
Stillman u. Schulz (1939)	300	77	Sepsis (Typ III) (67 Tiere)
Stillman u. Schulz (1939)	80	3	Sepsis (Typ 8)

Anmerkung: „Sepsis" bedeutet bakteriologisch nachgewiesene Pneumokokkensepsis.

Um die Ergebnisse bei dieser Art der Infektion zu verbessern, d. h. um eine *höhere Todesrate* und womöglich auch *Lobärpneumonien* zu erhalten, wurden die Tiere verschiedenen *zusätzlichen Eingriffen* mit dem Ziel einer Änderung der Resistenzverhältnisse bzw. der Immunitätslage unterworfen.

Stillman (1924a) sowie Stillman und Branch (1924) injizierten 20 g schweren Mäusen 1 Std vor der Exposition 1,5 ml 10% *Äthylalkohol* in Kochsalzlösung intraperitoneal, wodurch sie eine nach 3 min beginnende, 3—4 Std währende Intoxikation hervorrufen konnten. Die Pneumokokken persistierten in den Lungen dieser Tiere 24 Std lang (gegenüber maximal 3 Std bei den Kontrollen) und ließen sich zum Teil noch 2 Tage nach der Infektion im Blut nachweisen. Die *Todesrate* betrug in einer Serie 44% (von 102 Tieren) (Stillman 1924a), in einer anderen mit einem definierten Pneumokokkentyp (I) jedoch nur 16% (von 246 Tieren) (Stillman u. Branch 1924). In weiteren Untersuchungsreihen erzielten Stillman und Schulz (1939) bei 2% (Typ I) bzw. 24% (Typ II) der 456 bzw. 387 exponierten Tiere eine tödliche Pneumokokkensepsis. Bei der *Sektion* fand sich oft eine serofibrinöse Pleuritis und eine Hyperämie der Lungen, eine Pneumonie dagegen nur in etwa 5% der Fälle (Stillman u. Branch 1924). Todesursache war also auch bei den durch eine Alkoholintoxikation resistenzgeschwächten Tieren wieder nur eine *Sepsis*.

Gar keinen Einfluß auf Infektionsverlauf und Sterblichkeit hatte dagegen die Inhalation von Äther sowie von talkum- oder quarzstaubhaltiger Luft (STILLMAN 1923).

Zu einer *Lokalisation des Prozesses in den Lungen* kann es jedoch dann kommen, wenn man die Resistenz der Tiere vorher durch eine *partielle Immunisierung* erhöht. STILLMAN und BRANCH (1924) erreichten dies durch wiederholte Inhalation von lebenden oder toten Pneumokokken, GRIFFITH (1926) durch intraperitoneale Verabfolgung von 0,2 ml Antiserum. Tiere, die Typ-I-Antiserum erhalten hatten, waren — wie zu erwarten — gegen die nachfolgende Infektion mit dem homologen Typ (I) geschützt; nach Inhalation von Typ-II-Aerosol bekam — ebenfalls erwartungsgemäß — etwa die Hälfte der Tiere eine tödliche Sepsis, zuweilen traten aber auch *Pneumonien mit Hepatisation der Lungen* auf, die in 5—8 Tagen zum Tode führten. Daß die Immunisierung gegen einen bestimmten Pneumokokkentyp einen partiellen Schutz auch gegen Infektionen durch *heterologe* Typen erzeugt, war schon früher mehrfach beobachtet worden (STILLMAN u. BRANCH 1924).

Nach *aktiver* Immunisierung ihrer Tiere *per inhalationem* plus Alkoholintoxikation konnten STILLMAN und BRANCH (1924) sogar *mit einer gewissen Regelmäßigkeit* (30% der Fälle) *Lobärpneumonien* erzeugen. Wie BRANCH und STILLMAN (1924) an einer weiteren, größeren Versuchsserie zeigten, verläuft die auf diese Weise bei der Maus hervorgerufene Pneumonie in drei Stadien. Sie beginnt als *interstitielle Entzündung*; zu diesem Zeitpunkt erscheinen die Lungen, wenn überhaupt verändert, lediglich blutreich. Im darauffolgenden Stadium der *roten Hepatisation* sind sie mäßig vergrößert, dunkelrot und von fester Konsistenz; die Schnittfläche ist feucht und scheidet eine blutig-seröse Flüssigkeit ab. Das Stadium der *grauen Hepatisation* schließlich ist durch eine weitere Vergrößerung der betroffenen Lappen und stumpfe, graue Verfärbung charakterisiert.

Bei der *histologischen Untersuchung* in den verschiedenen Stadien der Infektion zeigte sich, daß die *primären Läsionen* in der Nachbarschaft der Bronchiolen, Atrien und Alveolen lokalisiert sind; man findet hier ein leukocytenreiches, pneumokokkenarmes interstitielles Exsudat, umgeben von einer Zone der Hyperämie und ödematösen Durchtränkung. Die *Ausbreitung* der Infektion erfolgt auf dem Wege der Alveolarsepten oder im Interstitium entlang der Gefäße und Bronchen unter Bevorzugung bald des einen, bald des anderen Weges. Die Lumina der feinen Bronchiolen enthalten frühzeitig ein leukocytenreiches Exsudat, die Capillaren und feineren Blutgefäße gelegentlich Thromben. Zur *roten Hepatisation* kommt es meist am zweiten Tage; nunmehr sind die Alveolen mit einem erythrocyten- und leukocytenreichen Exsudat ausgefüllt, während die Alveolarwände zellärmer werden. Die Zahl der in den Veränderungen erkennbaren Pneumokokken variiert in weiten Grenzen. Das Stadium der *grauen Hepatisation* ist gegen den dritten Tag erreicht. Zu diesem Zeitpunkt sind die Alveolen vollständig mit polymorphkernigen und mononucleären Leukocyten ausgefüllt, die Alveolarwände zeigen sich blutleer. — Neben diesen typischen Veränderungen wurden gelegentlich auch abweichende Bilder gefunden, so insbesondere Läsionen von hämorrhagischem Charakter.

Die *Verteilung der pathologischen Veränderungen* bei der Lobärpneumonie der Maus folgt nicht immer genau den anatomischen Gegebenheiten (Lappengrenzen); die Entzündung kann auf einen benachbarten Lappen übergreifen, ohne daß der zuerst befallene vollständig in den pneumonischen Prozeß einbezogen ist.

Nicht selten findet man eine begleitende *Pleuritis* mit reichlich serös-fibrinösem Exsudat, das zunächst mononucleäre, später polymorphkernige Leukocyten und zahlreiche, meist extracelluläre Pneumokokken enthält. Auch eine *Perikarditis* kann mit den beschriebenen Veränderungen vergesellschaftet sein.

c) Infektion durch Instillation

Vergleichende Untersuchungen von NEUFELD und ETINGER-TULCZYNSKA (1931) hatten ergeben, daß sich durch Instillation von Pneumokokkensuspensionen in die Nase ein noch höherer Prozentsatz von Tieren infizieren läßt als mit der eben beschriebenen Inhalationsmethode.

Infektionsstämme. Die genannten Autoren (1931, 1933) verwendeten Pneumokokken der Typen I und II (offenbar vom Menschen) sowie des Typ 19 (von einer Meerschweinchen-Epizootie). Die intraperitoneale Virulenz des Typ-I-Stammes betrug 10^{-8} bis 10^{-9} ml Serumbouillonkultur, die des Typ 19 nur 10^{-1} bis 10^{-2} ml; über den Typ II finden sich keine Angaben zu diesem Punkt.

Infektionsmaterial und Infektionsdosis. Zur Infektion wurden 20stündige Pferdeserumbouillonkulturen, teils original, teils in Verdünnungen bis zu 10^{-5}, verwendet. Von diesem Infektionsmaterial wurden den Tieren mit feiner Capillare 2 Tröpfchen von je rund 0,005 ml auf die Nasenlöcher gebracht, von wo sie durch Aspiration in das Innere der Nase gelangten.

Verlauf. An der Infektion mit *Typ I* gingen 40%, an *Typ II* jedoch nur 17,5% der Tiere durch eine *Pneumokokkensepsis* zugrunde, ohne daß eine deutliche Abhängigkeit der Sterbequote von der Infektionsdosis zu erkennen war. Die *Überlebensdauer* betrug teils weniger als 48 Std, teils bis zu 20 Tagen; mehr als 50% der Tiere starben jedoch bis zum Ende des 4. Tages nach der Infektion. Die Erreger ließen sich vorübergehend auch bei einem Teil der Tiere aus dem Schwanzblut züchten, die der Infektion nicht erlagen.

Durch Eingriffe mit dem Ziel, die lokale oder allgemeine Resistenz zu mindern, wie Einträufeln von 0,1% Brillantgrünlösung, 8 min lange Tränengasexposition oder Hungernlassen, konnte die Sterbequote merkwürdigerweise nicht erhöht werden (NEUFELD u. ETINGER-TULCZYNSKA 1931).

Die nasale Infektion mit *Typ 19* verlief dagegen blander. Nur 10% der Tiere (2 von 20) starben; die *Überlebensdauer* war relativ lang, sie betrug 18 bzw. 36 Tage. Auch die deutliche Tendenz zur Lokalisierung der Infektion weist auf eine geringere Virulenz des Typ 19: bei der Sektion fand sich eine *Pneumonie*, Pleuritis und Perikarditis, wogegen die Pneumokokkenzahl im Blut und in den Organen niedriger war als bei den Infektionen mit Typ I und II (NEUFELD u. ETINGER-TULCZYNSKA 1933).

Diese — zumindest im Hinblick auf die Auslösung von Pneumonien — nicht sehr ermutigenden Ergebnisse führten dazu, daß die gleichen Versuche einige Jahre später von NEUFELD und KUHN (1935) noch einmal aufgenommen wurden, nachdem SHOPE (1934) gezeigt hatte, daß die *Empfänglichkeit der Maus* gegenüber gewissen Virusinfektionen des Respirationstraktes *durch Verabfolgung der Erreger in Äthernarkose erhöht* werden kann.

Infektionstechnik. NEUFELD und KUHN (1935) verwendeten wiederum einen hochvirulenten Typ-I-Stamm und einen Typ-19-Stamm von geringerer intraperitonealer Virulenz. Die Infektionstechnik wurde nur insofern abgeändert, als man die Tiere vor der Infektion in einem geschlossenen Glasgefäß mit einem äthergetränkten Wattebausch *narkotisierte*. Sobald Bewegungslosigkeit eingetreten war, wurden sie in der gleichen Weise infiziert wie oben angegeben.

Verlauf. Von den vier Mäusen, die mit *Typ I* infiziert worden waren, starben drei (zwei am 2. Tag, eine am 3. Tag); die vierte wurde ebenfalls krank, erholte sich aber wieder. Bei allen 4 Tieren fand man bei der Sektion ausgedehnte *Pneumonien*, meist von einer Pleuritis begleitet. Die Erreger waren in Blut und Organen nachweisbar.

Auch der schwachvirulente *Typ 19* erwies sich – in Äthernarkose appliziert – als zuverlässiger Pneumonieerreger: 7 von 9 Tieren, die mit diesem Typ infiziert worden waren, starben an einer schweren *Pneumonie*, davon sechs bis zum 3. Tag, eins am 9. Tag *post infectionem*. Die Erreger ließen sich aus dem Herzblut züchten.

Bei einer Verdünnung der Pneumokokkenkulturen um 10^{-2} erlagen nur noch 2 von 5 Tieren der Infektion; die Applikation von 10^{-4} verdünnter Kultur überlebten alle Tiere.

Diese Ergebnisse wurden von HOYLE (1935) im wesentlichen bestätigt, der mit der gleichen Technik Lungenveränderungen aller Schweregrade, von der leichten Hyperämie bis zur schweren Pneumonie, hervorrufen konnte. Offenbar besaßen diese Pneumonien aber nicht lobären, sondern *lobulären* Charakter. HOYLE spricht jedenfalls ausdrücklich von Bronchopneumonien, während NEUFELD und KUHN (1935) eine derartige Differenzierung vernachlässigen.

E. Die Infektionen des Kaninchens mit Diplococcus pneumoniae

Wie bereits bemerkt, rangiert das Kaninchen in der Empfänglichkeitsskala gegenüber dem Pneumococcus an zweiter Stelle dicht hinter der weißen Maus (GAMALÉIA 1888), doch gibt es von dieser Regel nicht wenige Ausnahmen. Auf die oft relativ geringe Kaninchenvirulenz der Typen II und III wurde schon hingewiesen. Andererseits hatten z. B. KRUSE und PANSINI (1892) wie auch PANE (1897) Pneumokokkenstämme in der Hand, von denen weniger als 10 Keime das Kaninchen töteten und die damit zum Teil für dieses Tier eine höhere Virulenz besaßen als für die Maus (KINDBORG 1905).

Wenn das Kaninchen auch wegen seiner Größe für die Pneumokokkeninfektion weniger verwendet wurde als diese, so hat man sich bei ihm doch im wesentlichen der gleichen Wege und Techniken bedient. Als wirksamster Infektionsweg erwies sich der *intravenöse*, es folgt der *intraperitoneale*, der dem intravenösen nicht (KRUSE u. PANSINI 1892) oder nur gering nachsteht (KINDBORG 1905). Schwächer entfaltet sich die Virulenz bei der *subcutanen* Infektion, doch läßt sich auf allen diesen Wegen mit ausreichend virulenten Stämmen eine tödliche Sepsis hervorbringen. KRUSE und PANSINI (1892) gaben der subcutanen Infektion sogar den Vorzug, da sich hierbei die Virulenz besser abschätzen und der klinische Verlauf besser verfolgen lasse, und GOODNER (1928) hielt aus ähnlichen Gründen die intracutane Infektion für die optimale.

Zur Ausbildung einer *Lobärpneumonie* kommt es allerdings beim Kaninchen – nicht anders als bei Maus und Ratte – nur bei Anwendung gewisser auxiliärer Maßnahmen (s. u.).

Im allgemeinen besitzen *junge* Kaninchen eine geringere Resistenz gegen die Pneumokokkeninfektion als ältere. Der Resistenzgrad der Tiere soll nach KRUSE und PANSINI (1892) auf der Fähigkeit des individuellen Serums beruhen, die Vermehrung eingesäter Pneumokokken zu hemmen. Im Serum empfänglicher Kaninchen tritt eine rasche, uferlose Vermehrung ein; bei resistenteren Tieren fanden die zitierten Autoren dagegen entweder eine stete oder zumindest eine vorübergehende Abnahme der Keimzahl.

1. Intracutane Infektion

Die Injektion der Pneumokokken in die Haut des Kaninchens führte zu stark divergierenden Ergebnissen: DOLD (1927b) sah bei seinen Untersuchungen kaum eine *lokale Reaktion*, GOODNER (1928) dagegen erhielt fast regelmäßig schwere, tödlich verlaufende *Phlegmonen*.

DOLD (1927b) verwendete je einen Stamm der Typen I, II und III und injizierte davon 5×10^8 Keime in die rasierte Haut. Als Infektionsmaterial dienten Kochsalzsuspensionen, die von eintätigen Ascitesagarkulturen gewonnen waren und je Milliliter 5×10^9 Keime enthielten. Nach Ablauf von 24 Std hatte sich am Ort der Infektion eine geringfügige Rötung und Infiltration gebildet, nach 4 Tagen kam es zu einer leichten Desquamation, ohne daß erkennbare Unterschiede zwischen den durch die drei verschiedenen Pneumokokkentypen hervorgerufenen Reaktionen bestanden. Über den weiteren Verlauf wird nichts berichtet, doch scheinen die Tiere die Infektion überlebt zu haben.

Zu gänzlich anderen Resultaten, die im folgenden referiert werden, kam GOODNER (1928) bei seinen Versuchen mit 56 Tieren.

Infektionsstamm und Infektionsmaterial. Dieser Autor verwendete einen Pneumococcus Typ I, der in einer Dosierung von 10^{-8} bis 10^{-9} ml Bouillonkultur die Maus auf intraperitonealem Wege innerhalb von 3 Tagen tötete. Als Infektionsdosis diente 0,2 ml einer 18stündigen Kultur in Rinderherz-,,Hormonbouillon" in entsprechender Verdünnung. Es zeigte sich dabei, daß die gleiche Keimzahl, die bei der Maus intraperitoneal verabreicht tödlich wirkt, auch für die unten beschriebene Infektion des Kaninchens ausreicht und daß eine Abhängigkeit der erforderlichen Dosis vom Gewicht des Tieres offenbar nicht besteht.

Infektionstechnik. Helle, weibliche Kaninchen von 1800—2300 g Gewicht erhielten, nachdem man ihnen schonend den Bauch rasiert hatte, das Infektionsmaterial 6—7 cm lateral der Mittellinie injiziert.

Verlauf. Nach 8—12 Std — je nach Menge der injizierten Erreger — war am Ort der Infektion eine entzündliche Schwellung von zunächst etwa 1—2 cm Durchmesser zu erkennen, die sich als 2—3 cm breiter Streifen ventralwärts bis zur Mittellinie ausbreitete, wo sich schließlich die stärkste Schwellung ausbildet. Der Prozeß schreitet nunmehr entlang der Mittellinie weiter fort, bis nach etwa 30 Std die gesamte mittlere Abdominalregion einbezogen sein kann. In der bedeckenden Haut treten zuweilen punktförmige Hämorrhagien auf, in deren Bereich es später zur Ausbildung von Nekrosen kommt. Nach 30—40 Std verkürzt sich die Haut über den Läsionen durch Schrumpfung und Faltenbildung so stark, daß die Tiere eine unnatürliche Stellung einnehmen, indem sie die Hinterbeine dicht unter den Körper anziehen. Bleibt das Tier am Leben, so kommt es zu einer Desquamation des Epithels und im Verlauf einiger Tage zur *restitutio ad integrum*; Narben bleiben nur dort zurück, wo Nekrosen aufgetreten sind.

Bei 48 Tieren (86%) endete die Infektion tödlich. Die Hälfte dieser Tiere starb bis zum 3. Tag nach der Infektion; nach dem 7. Tag traten keine Todesfälle mehr auf. Todesursache ist eine *Pneumokokkensepsis*.

Zugleich mit dem Auftreten der ersten lokalen Erscheinungen kommt es zu einem steilen *Anstieg der Körpertemperatur* auf 41—42° C. Endet die Infektion tödlich, so persistiert das Fieber in etwa gleicher Höhe bis zum Eintritt des Todes; überlebt das Tier, so kommt es zwischen dem 5. und 7. Tag zu kritischer Entfieberung.

Kurz nach Erscheinen der lokalen Veränderungen dringen die *Pneumokokken in die Blutbahn* ein, so daß sich nach 24 Std aus einem Milliliter Blut durchschnittlich 50 Keime züchten lassen. Ihre Zahl steigt dann schnell an und in typischen Fällen findet man nach (30—) 60—70 Std das tödliche Maximum von rund 100000 Keimen/ml Blut[1]. Bei Tieren, die die Infektion überleben, kommt es meist von vornherein nur zu einer intermittierenden Bacteriämie mit niedrigeren Spitzenwerten. Der Zeitpunkt, an dem sich die Erreger zum erstenmal im Blut nachweisen lassen, trifft nicht (wie das Fieber) mit dem Auftreten der ersten Lokalreaktion zusammen; in der Regel liegt er etwas später, bei massiver Infektion aber unter Umständen auch früher (Abb. 32).

---

[1] Es sei auf die deutliche Diskrepanz zwischen den in GOODNERs Text genannten Werten und den auf den Kurven verzeichneten hingewiesen.

Im peripheren Blut kommt es zugleich mit dem Auftreten der ersten Symptome zu einer *Leukopenie*, die bis zum Tod bestehen bleibt. Bei überlebenden Tieren ist die Leukocytenzahl dagegen nur für 2—3 Tage erniedrigt und steigt dann vorübergehend über die Norm an. Ihr Verhalten läßt sich also prognostisch verwerten. Bei den Tieren, die die Infektion überleben, lassen sich im Blut unmittelbar nach der Krisis protektive *Antikörper*, etwa 2 Tage später auch Agglutinine und Präcipitine für den Erregerstamm nachweisen, deren höchste Titer 12—18 Tage *post infectionem* erreicht sind.

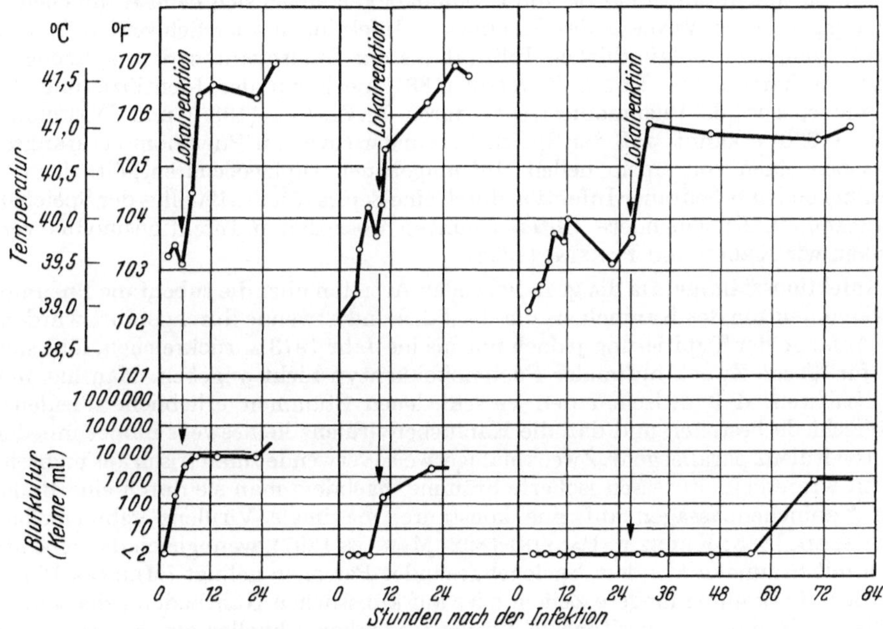

Abb. 32. Temperaturkurven und Bakteriämie bei drei intracutan mit *Diplococcus pneumoniae* infizierten Kaninchen. Infektionsdosis von links nach rechts abnehmend (K. GOODNER 1928)

Der *Gewichtsverlust*, der während der Fieberperiode eintritt, kann 20—25% betragen, liegt jedenfalls niemals unter 10%.

Pathologische Anatomie. Die Haut über der Stelle der stärksten Reaktion zeigt sich gegenüber der Norm (2—3 mm) erheblich verdickt (12—18 mm). Das subepidermale Gewebe enthält eine gelatinöse Masse. Unter dem Mikroskop erkennt man, daß die Epidermis frei von Veränderungen, das Corium dagegen durch Einlagerung von serös-fibrinösem, stark zellhaltigem Exsudat beträchtlich gequollen ist. Blut- und Lymphgefäße sind deutlich erweitert; es besteht eine celluläre Infiltration des subcutanen Bindegewebes und der unterliegenden Muskelschicht. Gelegentlich kommt es zu einer erheblichen Atrophie der Muskelfaserbündel; der Prozeß schreitet jedoch niemals bis zum Peritoneum fort. Die Keimzahl ist in den frischen Veränderungen hoch; die Erreger liegen vorwiegend extracellulär. Beim überlebenden Tier wird ihre Zahl allmählich geringer, doch lassen sich Pneumokokken gelegentlich noch einige Tage nach der völligen Genesung vom Ort der Läsionen züchten.

Außer der Phlegmone und einer mäßig vergrößerten Milz findet man bei der Sektion kaum irgendwelche Veränderungen. Die Lungen erweisen sich oft als hyperämisch, aber ohne alle Zeichen einer Pneumonie. Bei den verendeten Tieren lassen sich die Erreger im Herzblut, in den serösen Höhlen und allen Organen nachweisen.

Im Hinblick auf das Verhalten der Leukocyten im Blut, der Körpertemperatur und der Bacteriämie, das gewisse Parallelen zur menschlichen Lobärpneumonie aufweist, hielt sich GOODNER (1928) für berechtigt, diese Infektion als „dermale Pneumonie" zu charakterisieren.

2. Subcutane Infektion

Durch subcutane Injektion von Pneumokokken lassen sich beim Kaninchen – abhängig von der Virulenz des Stammes – Infektionen aller Schweregrade vom vorübergehenden entzündlichen Infiltrat bis zur foudroyanten Sepsis erzeugen. Übrigens hatte schon LOUIS PASTEUR (1881) noch vor der Identifizierung des Pneumococcus als Pneumonieerreger durch FRAENKEL (1885) und WEICHSELBAUM (1886) erkannt, daß der Speichel gesunder sowie an Pneumonie erkrankter Personen einen von einem hellen Hof umgebenen Diplococcus enthält, der das Kaninchen bei subcutaner Infektion durch eine Sepsis tötet („Bacillus der Speichelsepticämie"). Eingehendere Untersuchungen über diesen Infektionsmodus verdanken wir KRUSE und PANSINI (1892).

Infektionsstämme. Da die grundlegenden Arbeiten über die subcutane Pneumokokkeninfektion des Kaninchens um die Jahrhundertwende durchgeführt wurden, die Anfänge der Typisierung jedoch nur bis ins Jahr 1913 zurückreichen, läßt sich ein für diesen Zweck optimaler Pneumokokkentyp nicht angeben. Man hat nur zu beachten, daß zwischen den verschiedenen Stämmen erhebliche Virulenzunterschiede bestehen und daß die Kaninchenvirulenz keineswegs immer mit der Mäusevirulenz parallel geht. Zweckmäßigerweise verwendet man frisch aus menschlichen Krankheitsprozessen isolierte Stämme, nachdem man sie durch eine Reihe von Kaninchenpassagen auf eine konstante, maximale Virulenz gebracht hat (GAMALÉIA 1888; KRUSE u. PANSINI 1892; MENNES 1897), wenngleich dasselbe oft auch mit Stämmen aus dem Speichel gesunder Personen gelingt (MENNES 1897). Werden die Stämme längere Zeit in oder auf künstlichen Nährböden gehalten, so verlieren sie ihre intraperitoneale Virulenz offenbar schneller als ihre pyogenen Fähigkeiten (bei subcutaner Verabreichung); sie verhalten sich dann wie primär schwachvirulente Stämme, mit denen man zwar einen subcutanen Absceß erzeugen kann, die aber bei intraperitonealer Applikation keine Erscheinungen hervorrufen (KRUSE u. PANSINI 1892).

Infektionsdosis und Infektionsmaterial. Die zu injizierende Keimzahl hat sich nach der Virulenz des jeweiligen Stammes zu richten. Bei den virulentesten Stämmen KINDBORGs (1905) betrug die *Dosis letalis minima* 5 Keime, die in einer 1 : 2000000 verdünnten Öse Bouillonkultur, aufgefüllt auf 1 ml, enthalten waren. PANE (1897) vermochte seine Kaninchen mit 5×10^{-7} ml 24stündiger Kultur eines hochvirulenten Stammes zu töten, und auch KRUSE und PANSINI (1892) fanden, daß von manchen Stämmen nur „wenige Diplokokken", von anderen allerdings wesentlich größere Mengen für eine tödliche Infektion auf subcutanem Wege erforderlich waren; dennoch injizierten sie im allgemeinen 1–2 ml einer 24stündigen flüssigen Kultur. Mit einer Infektionsdosis von 4 ml Serumbouillonkultur erzielten PARK und WILLIAMS (1905) eine Letalität von 87% (Pneumoniestämme) bzw. 69% (epiphytische Stämme), bei Injektion von 0,1 ml Kultur betrugen die entsprechenden Sterbequoten 51% und 31%.

Infektionstechnik. Ort der Infektion war in den frühesten Versuchen (FRAENKEL 1885; NEUFELD 1901; MENNES 1897) oft das Ohr, in welches das erregerhaltige Material entweder injiziert oder durch einen bis aufs Corium reichenden Schnitt eingebracht wurde. Fraenkel spritzte die Erreger auch unter die Haut des Thorax, doch spielt der Ort der Applikation nur bei den Stämmen eine Rolle, die lokale Erscheinungen hervorrufen.

Die Tendenz zur Lokalisierung, die bei Stämmen mäßiger Virulenz am deutlichsten ausgeprägt ist, läßt sich auch durch künstliche Eingriffe, die eine Schwächung der Erreger oder eine Erhöhung der Widerstandskraft des Wirts zur Folge haben, verstärken (s. u.).

Verlauf. Klinischer Verlauf sowie Ausgang der subcutanen Pneumokokkeninfektion des Kaninchens hängen von der Virulenz des jeweiligen Stammes ab. Man kann danach drei prinzipielle Möglichkeiten unterscheiden:

1. die *akute Sepsis*, die innerhalb weniger Tage zum Tode führt;
2. die *lokale Infektion*, die einerseits in eine tödliche Sepsis, andererseits in Heilung übergehen kann, und
3. die mehr oder weniger *reaktionslose Überwindung* der Infektion.

Zu 1. Die *akute Sepsis*, die durch die höchstvirulenten Stämme ausgelöst wird, tötet das Tier in der Regel zwischen dem 2. und 5. Tag nach der Infektion. Je nach der Länge der Überlebensdauer findet oder vermißt man lokale Erscheinungen am Ort der Infektion. Meist steigt die Körpertemperatur auf 40–41° C an, fällt jedoch kurz *ante finem* häufig auf subnormale Werte ab. Unter Diarrhöen und Gewichtsverlust kommt es zu einem schnellen Kräfteverfall und schließlich zum Tod des Tieres.

Zu 2. Die *lokalisierte Infektion* manifestiert sich nach den Angaben der verschiedenen Autoren in recht unterschiedlicher Weise. Wenn sie in eine Sepsis übergeht, tritt der Tod meist erst nach 5–15 Tagen ein.

Fraenkel (1885) und Neufeld (1901) vermochten durch Impfung des Kaninchens am Ohr fortschreitende Entzündungen zu erzeugen, die sie als *Erysipel* ansprachen. Der Prozeß beginnt 12–24 Std nach der Infektion mit Rötung und Schwellung, die nach 2–4 Tagen ihren Höhepunkt erreicht. Das ganze Ohr ist dann heiß, stark teigig geschwollen (bis 1 cm dick) und von Hämorrhagien durchsetzt. Es kommt zu Blasenbildung und – wenn das Tier lange genug lebt – zu ausgedehnten Nekrosen. Zugleich mit dem Auftreten der entzündlichen Veränderungen steigt die Körpertemperatur an; es stellen sich die oben beschriebenen Zeichen einer Allgemeininfektion ein. – *Überlebt* das Tier jedoch, so geht das Fieber zurück und am Ort der Infektion kommt es zu einer massiven Desquamation der Epidermis. Bei diesen Tieren besteht in der Folge eine deutliche Immunität gegenüber erneuten Pneumokokkeninfektionen.

Während sich nach den Erfahrungen von Neufeld (1901) ein Erysipel beim Kaninchen durch Pneumokokken mit größerer Regelmäßigkeit als durch *Streptococcus pyogenes* hervorbringen läßt (soweit es sich nicht um hoch- oder avirulente Stämme handelt), vermochten Mennes (1897) wie auch Kindborg (1905) diesen Typ der lokalen Infektion nicht zu reproduzieren. Lediglich in einem Falle, bei unzureichender Dosierung der Pneumokokken, erhielt Kindborg ein Erysipel der Bauchhaut, das spontan abheilte.

Es ist also offenbar doch in erster Linie eine Virulenz-, in zweiter Linie eine Dosierungsfrage, ob es zur Ausbildung eines Erysipels kommt. Kaninchen mit großen Ohren und lockerer Subcutis sollen sich übrigens besser für diese Art der Infektion eignen als solche mit kleinen Ohren und straffer Haut (Neufeld 1901).

Nach anderen Autoren manifestiert sich die charakteristische Lokalreaktion auf die subcutane Verabfolgung von Pneumokokken als *Infiltrat* oder *Absceß*. Während Gamaléia (1888) sowie Kindborg (1905) als einzige örtliche Veränderungen Infiltrate bzw. hämorrhagische Ödeme des Unterhautzellgewebes von begrenzter Ausdehnung sahen, erhielten Kruse und Pansini (1892) mit schwach oder mäßig virulenten Stämmen auch voll ausgebildete Abscesse, die bis auf den Umfang einer großen Nuß anwachsen konnten, wenn sie nicht vorher exulcerierten. Die Entwicklung der Abscesse bis zur Reife nahm etwa 5–8 Tage in Anspruch und ging ohne wesentliche Allgemeinerscheinungen vonstatten. – In gewissem Grade unabhängig von der Virulenz der Pneumokokken konnte Pane (1897) Abscesse hervorrufen, indem er 12–24 Std nach der Infektion mit der mehrfachen *Dosis letalis* spezifisches Antiserum intravenös injizierte. Die Antikörper antagonisierten bei Beachtung des angegebenen Zeitintervalls die Virulenz der Erreger gerade so weit, daß diese ihre Fähigkeit verloren, eine Sepsis auszulösen, der verbleibende Virulenzgrad aber eben ausreichte, einen lokalisierten Gewebeschaden herbeizuführen.

Die dritte Gruppe der lokalen Reaktionen erklärt sich aus der Affinität der Pneumokokken zu den serösen Häuten. Unabhängig vom Ort der Infektion kommt es dadurch nicht selten zum Auftreten einer *Pleuritis*, *Perikarditis* und/oder *Peritonitis*, die daher nicht als Organmanifestationen einer Allgemeininfektion, sondern als Lokalreaktion auf Grund submaximaler Virulenz des Erregerstammes aufgefaßt wurden. Die genannten Serositiden haben meist fibrinösen, seltener serös-fibrinösen oder hämorrhagischen Charakter, die Exsudatbildung bleibt in der Regel gering. Die Lungen sind nur selten beteiligt.

Pathologische Anatomie. Die Veränderungen beim *Erysipel* wurden bereits beschrieben. Es bleibt nur noch hinzuzufügen, daß sich die Pneumokokken „in den tieferen Gewebeschichten", d. h. in der Subcutis des Ohres, nachweisen lassen (Fraenkel 1885). – Die *Infiltrationen*, die sich am Ort der Infektion bilden können und die zur Ausbreitung neigen, entstehen durch Exsudation teils von Fibrin, teils von seröser Flüssigkeit (Gamaléia 1888; Kruse u. Pansini 1892). Die circumscripte Form der Lokalreaktion, der *Absceß*, variiert in ihren Dimensionen zwischen Erbsen- und Nußgröße; ist er reif, so enthält er nur wenige Pneumokokken. Durch Perforation nach außen und Geschwürsbildung kann es vor dem Eintritt der Reife zur Spontanheilung kommen (Kruse u. Pansini).

Auf den vorwiegend fibrinösen Charakter der *Serositiden* wurde ebenfalls bereits hingewiesen; seltener sind serös-fibrinöse, noch seltener rein seröse Formen oder Empyeme. Das Pleuraexsudat, das aber meist nicht in größerer Menge vorhanden ist, enthält reichlich Pneumokokken.

Stirbt das Tier an einer *Sepsis*, so erkennt man bei der Sektion des Thoraxraumes – neben den eben beschriebenen Entzündungen der serösen Häute – nur selten Anzeichen für eine Beteiligung der Lungen; während Fraenkel (1885) die Veränderungen in diesen Organen als Hepatisation, also als Ausdruck einer Lobärpneumonie ansah, fanden Kruse und Pansini (1892) nur hyperämische Bezirke und hämorrhagische Herde, jedoch keine echten (nicht einmal lobuläre) Pneumonien. Bei der Öffnung des Bauchraumes fallen die mit reichlich Flüssigkeit gefüllten Dünndarmschlingen auf. Eine Peritonitis, meist mit fibrinösem, gelegentlich mit hämorrhagischem Exsudat, findet man häufig, aber keineswegs regelmäßig; sie kann bei Beimpfung der Bauchhaut auch *per contiguitatem* entstehen und zeigt dann eher chronisch-eitrigen Charakter. Über das Aussehen der Milz sind sich die Autoren nicht einig, was sich offenbar daraus erklärt, daß tatsächlich alle Variationen der Größe, Farbe und Konsistenz vorkommen (Kruse u. Pansini). Das Nierenparenchym zeigt trübe Schwellung; die Glomeruluscapillaren sind mit Fibrin ausgefüllt.

Der einzige konstante Befund bei der Pneumokokkensepsis des Kaninchens ist jedoch das Vorkommen der *Erreger im Blut und in den Organen*. Ihre Zahl ist um so größer, je kürzer die Überlebensdauer, die wiederum vom Zeitpunkt des Übertritts der Keime in die Blutbahn abhängt. Je höher also die Virulenz des Erregerstammes, desto schneller kommt es zur Septicämie, desto stärker vermehren sich die Keime im Blut und desto eher tritt der Tod ein. – Bei den protrahierter verlaufenden Infektionen durch mäßig virulente Stämme, bei denen die beschriebenen lokalen Veränderungen im Vordergrund stehen und die erst nach mehr als 5 Tagen zum Tode führen, lassen sich dagegen nur wenige oder gar keine Pneumokokken im Blut nachweisen; diese Fälle wurden daher von KRUSE und PANSINI (1892) nicht als septisch angesehen, sondern als toxisch-infektiös erklärt.

3. Intramuskuläre Infektion

Über die intramuskuläre Pneumokokkeninfektion des Kaninchens gibt es nur wenige Berichte. *Verlauf* und *Ausgang* der Erkrankung sind aber offenbar die gleichen wie bei subcutaner Applikation der Erreger. Bei Verwendung höchstvirulenter Stämme kommt es bereits durch weniger als 10 Keime regelmäßig zu einer tödlichen *Sepsis* (EAGLE 1949), während man mit weniger virulenten Stämmen Lokalreaktionen in Form von *Abscessen* erhalten kann, die für therapeutische Versuche geeignet sind. MORGENROTH injizierte zu diesem Zweck 0,3 ml einer 10^{-1} verdünnten Kultur (eines offenbar recht gering virulenten Stammes) in die Oberschenkelmuskulatur.

4. Intraperitoneale Infektion

Bei dieser Art der Infektion kommt es in gleicher Weise wie bei der subcutanen Einverleibung der Erreger zu einer tödlichen *Sepsis* von allerdings meist schnellerem Verlauf, da die Pneumokokken vom Peritoneum aus früher in die Blutbahn gelangen als aus dem subcutanen Bindegewebe; doch auch hier sind verständlicherweise Infektionsdosis und Virulenzgrad des jeweiligen Stammes und damit der Zeitpunkt des Übertritts der Erreger ins Blut und die Entwicklung der Bakteriämie für Dauer und Ausgang der Krankheit maßgeblich.

Nach KRUSE und PANSINI (1892) tritt der Tod bei Verwendung *hochvirulenter* Pneumokokken 1–3 Tage *post infectionem* ein. Bei intraperitonealer Gabe von 5×10^8 Keimen eines Typ-I-Stammes starben in den Versuchen von PERRY und CLUFF (1963) 50% der Tiere innerhalb der ersten 24 Std, weitere 25% im Verlauf des zweiten Tages, der Rest bis zum Ende des 5. Tages nach der Infektion. Von 54 Typ-III-Stämmen riefen bei STILLMAN und SCHULZ (1939) dreißig, von 21 Typ-8-Stämmen acht eine tödliche Sepsis hervor. Kurz *ante finem* enthält das Blut $\geqq 10^6$ Pneumokokken je Milliliter. Ist dieser Wert 4 Std nach der Infektion erreicht, so sterben drei Viertel der Tiere noch vor Ablauf der ersten 24 Std (PERRY u. CLUFF 1963).

Gering virulente Stämme dagegen, die bei subcutaner Applikation noch einen Absceß hervorrufen, machen vom Peritoneum aus oft gar keine Erscheinungen.

KRUSE und PANSINI (1892) haben die folgende Virulenzskala aufgestellt (Tab. 17).

Tabelle 17. *Manifestation der Virulenz bei subcutaner und intraperitonealer Infektion des Kaninchens mit Pneumokokken* (nach KRUSE u. PANSINI 1892, modifiziert)

Virulenzgrad	Subcutane Infektion	Intraperitoneale Infektion
maximal	Tod durch Sepsis in 1—5 Tagen	Tod durch Sepsis in 1—3 Tagen
mittel	Tod in 5—15 Tagen oder Überstehen der Infektion mit Zurückbleiben lokaler Veränderungen	Tod durch Sepsis in 5 Tagen, selten später durch Peritonitis
gering	nur lokale, persistierende Veränderungen (Absceß, Ulceration)	Vorübergehende Erkrankung oder keine erkennbare Reaktion
minimal	lokale, vorübergehende Veränderungen oder keine Reaktion	keine erkennbare Reaktion

Im übrigen unterscheidet sich die intraperitoneale Infektion in ihrem Verlauf und in den pathologischen Veränderungen von der subcutanen nicht. Nicht einmal bei Injektion der Erreger unmittelbar in die Bauchhöhle kommt es *regelmäßig* zu einer *Peritonitis*, deren Charakter – soweit sie auftritt – von KRUSE und PANSINI (1892) als fibrinös, von KINDBORG (1905) als mehr serös angegeben wird; alle Autoren fanden jedoch auch hämorrhagische Läsionen bzw. Exsudate. Eine *Perikarditis* sah KINDBORG bei der intraperitonealen Infektion des Kaninchens häufiger als bei der in gleicher Weise infizierten Maus.

Mit den *kardiovasculären Veränderungen*, die im Verlauf der tödlichen Pneumokokkeninfektion des Kaninchens nach intraperitonealer Impfung auftreten, befaßten sich in jüngster Zeit PERRY und CLUFF (1963). Sie untersuchten während der drei Krankheitsstadien – der Fieberperiode, der präagonalen Hypothermie und der agonalen Hypotonie – arteriellen Blutdruck, Minutenvolumen des Herzens, peripheren Widerstand, Pfortaderdruck, allgemeinen venösen Druck und Blutvolumen. Dabei fanden sie, daß es von Beginn der Infektion an zu einer fortschreitenden Verminderung des Minutenvolumens bei gleichzeitigem Ansteigen des peripheren Widerstandes und des Pfortaderdrucks kommt, während sich der allgemeine venöse Druck nicht oder nicht signifikant ändert. Die Hypotonie tritt erst ein, wenn das Minutenvolumen sehr niedrige Werte (<20% der Norm) erreicht hat. Diese Veränderungen, die nach PERRY und CLUFF das Wesen des infektiösen Schocks ausmachen, wurden auf das Versacken des Blutes im Splanchnicusgebiet zurückgeführt.

5. Intravenöse Infektion

a) Septische Infektion

Die intravenöse Infektion führt, soweit sie mit einem Stamm von maximaler Virulenz (MENNES 1897) oder mit großen Infektionsdosen (WADSWORTH 1912) durchgeführt wird, am schnellsten, d. h. manchmal schon nach 15–20 Std, durch eine allgemeine *Sepsis* zum Tod des Tieres. In den Versuchen von PERRY und CLUFF (1963) ging dagegen die Mehrzahl der Tiere erst während des *zweiten* Tages, also etwas später als bei intraperitonealer Infektion, zugrunde, was an das analoge Verhältnis von intraperitonealer zu intravenöser Virulenz der Pneumokokken bei der *Maus* erinnert (S. 450). Der Verlauf der Infektion ist wiederum nicht anders als nach subcutaner und intraperitonealer Impfung; auch die pathologisch-anatomischen Veränderungen sind die gleichen (KRUSE u. PANSINI 1892).

b) Osteomyelitis

Bei jungen, 1200–1500 g schweren Kaninchen, bei denen noch lebhaftes Knochenwachstum stattfindet, vermochte J. KOCH (1911) durch intravenöse Injektion von Pneumokokken eine Osteomyelitis zu erzeugen, nachdem schon WELCH (1892) bei dieser Art der Infektion das Auftreten „semipurulenter“ Exsudate in den Gelenken beschrieben hatte.

Infektionsdosis und Infektionsmaterial. Als Infektionsmaterial dienten einige Tropfen Herzblut einer Maus oder eines Kaninchens, die an einer Pneumokokkensepsis zugrunde gegangen waren. Über den verwendeten Pneumococcus finden sich im Original keine Angaben, doch muß es sich nach allem, was man über den Zusammenhang von Virulenz und Krankheitsbild weiß, um einen Stamm von nicht mehr als mittelmäßiger Virulenz gehandelt haben.

Pathologische Anatomie und Pathogenese. Die Erreger verschwinden bald nach der Infektion aus dem Blut und werden in den Capillaren der Leber, der Milz und insbesondere auch des Knochenmarks abgefangen. Sie lassen sich im Bezirk der enchondralen und periostalen Ossifikation massenhaft in den Haargefäßen nachweisen, während das Herzblut zugleich nur wenige oder gar keine Keime mehr enthält. Im *endostalen Gefäßbezirk* siedeln sich die Pneumokokken in den Schlingen der Endcapillaren an und vermehren sich kräftig; dadurch kommt es zu einer Hyperämie und als deren Folge zu einer gesteigerten inneren Knochenresorption und Markraumbildung. Die Erreger finden sich dann nicht mehr nur in den Gefäßen, sondern auch, oft in Gruppen zusammenliegend, in den erbrochenen Knorpelzellen der Zone der enchondralen Ossifikation. Im Versorgungsgebiet der *periostalen Gefäße* bewirkt die Pneumokokkeninfektion neben einer starken Hyperämie eine Wucherung der Zellen des ossifizierenden Periosts und eine gesteigerte Resorption der Substantia compacta. Darüber hinaus kommt es zu einer lebhaften Neubildung von Capillaren, die vom Periost aus in die kompakte Substanz hineinwuchern und in deren Lumen zahlreiche Pneumokokken zu erkennen sind.

Im übrigen gilt für die Pneumokokkenosteomyelitis des Kaninchens das gleiche, das zur Osteomyelitis durch *Streptococcus pyogenes* gesagt wurde (S. 401).

6. Infektionen des Auges

Versuche, eine dem Ulcus corneae serpens des Menschen ähnliche Infektion auch am Kaninchenauge zu erzeugen, wurden ebenfalls schon frühzeitig unternommen. Wenn diese Versuche auch als gescheitert angesehen werden müssen, so gelingt es doch auch durch Beimpfung der verschiedenen Gewebe des Auges, lokalisierte wie generalisierte Infektionen hervorzurufen.

a) Conjunctivale Infektion

Infektionsstamm. Voraussetzung für ein Angehen der Infektion ist die Verwendung eines hochvirulenten Stammes. Römer (1899) verwendete einen Pneumococcus, der das Kaninchen bei subcutaner Infektion innerhalb von 48 Std tötete.

Infektionstechnik. Nachdem das Unterlid mit der linken Hand ein wenig vom Bulbus abgezogen wurde, träufelt man mit einer feinen Pipette Bouillonkultur in den Conjuctivalsack. Römer applizierte als *Infektionsdosis* sowohl 10 als auch 20 Tropfen im Verlauf einer Stunde.

Verlauf und pathologische Anatomie. 10 Tropfen Pneumokokkenkultur erwiesen sich nicht als ausreichend, um eine Erkrankung herbeizuführen. Bei Instillation von 20 Tropfen ging das Tier jedoch schon 21 Std *post infectionem* an einer *Sepsis* zugrunde.

Die *Conjunctiva* war völlig reizlos und *post mortem* konnten auch keine Pneumokokken mehr am Ort der Infektion nachgewiesen werden. Dagegen zeigte sich eine starke *entzündliche, von Hämorrhagien durchsetzte Schwellung der Nasenschleimhaut* auf der infizierten Seite sowie ein mächtiges kollaterales Ödem der entsprechenden Gesichtshälfte. In der Nase fanden sich massenhaft Pneumokokken. Demnach scheint die Annahme von Römer berechtigt, daß die lokale Reaktion im Bereich der Nasenschleimhaut als Ausgangspunkt für die Septicämie anzusehen ist.

Neufeld vermochte nach dem Zeugnis von Lange (1924) nicht, die Ergebnisse Römers selbst mit einem hochvirulenten Pneumokokkenstamm zu reproduzieren. Worin die Ursachen für diese Diskrepanz der Resultate liegen, läßt sich heute kaum noch entscheiden, da Lange nicht mehr als die Tatsache des Mißerfolges bekanntgab.

b) Corneale Infektion

Für Therapieversuche erscheint die corneale Infektion besser geeignet, da es hierbei zu deutlich ausgeprägten lokalen Veränderungen kommt, die länger persistieren und deren Beeinflussung sich daher genauer verfolgen läßt.

Infektionstechnik. Als Infektionsmaterial verwendeten Ginsberg und Kaufmann (1913) Blut von Mäusen, die an einer Pneumokokkensepsis zugrunde gegangen waren. Dieses Blut wurde mit etwas Bouillon verdünnt, eine geringe Menge davon in die Cornea injiziert. (Genauere Angaben über den Grad der Verdünnung und die Infektionsdosis fehlen im Original.) Der Erregerstamm besaß offenbar eine mittlere Virulenz (s. u.).

Verlauf. In 72 von 73 Fällen ließen sich die Pneumokokken auf diese Weise in der Cornea zur Ansiedlung und Vermehrung bringen. Bei der Injektion entsteht zunächst ein 3–4 mm breiter grauer Trübungshof um den Impfkanal, welcher selbst als etwa 2 mm langer rötlicher Streifen deutlich sichtbar ist. Während der Trübungshof im Verlauf von 30 min wieder verschwindet, tritt bald eine *Conjunctivitis* mit Schwellung und Sekretion auf, die nach 24 Std einen hohen Grad erreicht. An der Stelle des Impfkanals erkennt man jetzt ein großes *eitriges Infiltrat* mit verwaschenem Rand und strahligen Ausläufern; auch die übrigen Partien der Cornea sind stark getrübt. Bis zum Ablauf von 48 Std nehmen die Erscheinungen weiter zu, doch wird über die Entwicklung der Infektion über diesen Zeitpunkt hinaus nichts berichtet.

Da im Verlauf dieser Versuche die Virulenz des Erregerstammes stark anstieg, kamen die Tiere schließlich schon innerhalb von 1–2 Tagen durch eine Allgemeininfektion zu Tode (Ginsberg u. Kaufmann 1913). Persistierende, *lokale* Veränderungen lassen sich also auch bei dieser Art der Applikation nur mit Stämmen erzielen, die *keine* maximale Virulenz besitzen.

c) Infektion der vorderen Augenkammer

Das Kammerwasser stellt einen ausgezeichneten Nährboden für die Pneumokokken dar. Infiziert man die vordere Augenkammer mit Stämmen von submaximaler Virulenz, so kommt es innerhalb von 24 Std zu einer Trübung von Cornea und Kammerwasser, in dem sich massenhaft Pneumokokken, aber nur wenige Leukocyten nachweisen lassen. In kurzer Zeit entwickelt sich eine allgemeine *Sepsis*, der die Tiere in den Versuchen von Tchistovitch (1890) am dritten Tag nach der Infektion erlagen.

7. Intrapleurale Infektion

Bei Injektion von Pneumokokken in die Pleurahöhle kommt es ebenfalls zu einer tödlichen *Sepsis* (Fraenkel 1885; Rasquin 1910). Der Umfang der lokalen Erscheinungen am Ort der Infektion hängt wiederum von der Virulenz des Erregerstammes ab: Ist diese nicht allzu groß, so entsteht zunächst eine fibrinöse *Pleuritis*; die Erreger finden sich in großer Zahl im Exsudat. Mit steigender Virulenz des Stammes werden jedoch die Veränderungen im Bereich des Pleuraraumes immer geringer, die Allgemeininfektion tritt in den Vordergrund (Mennes 1897).

8. Infektionen vom Respirationstrakt aus

Ähnlich wie bei der Maus hat man auch beim Kaninchen versucht, durch Einbringen der Pneumokokken unmittelbar in den Respirationstrakt eine Pneumonie zu erzeugen – wie man im folgenden sieht, mit wechselndem Erfolg.

a) Intrapulmonale Infektion

Durch Injektion von 0,1–0,2 ml Pneumokokkenkultur durch die Thoraxwand hindurch in die Lungen erzielten Fraenkel (1885) wie auch Gamaléia (1888) in erster Linie eine serofibrinöse *Pleuritis* mit geringem Erguß und eine fibrinöse *Perikarditis*. Weniger regelmäßig soll es auch zur *roten Hepatisation* des infizierten und/oder eines anderen Lungenlappens gekommen sein. Die Infektion führte jedoch unter den Zeichen einer *Sepsis* mit starker Milzvergrößerung und positivem Erregerbefund im Blut in 24–72 Std zum Tode.

b) Nasale Infektion

Die Möglichkeit einer Infektion von der Nasenschleimhaut aus wurde von RASQUIN (1910), BULL und MCKEE (1927) sowie NEUFELD und ETINGER-TULCZYNSKA (1931) untersucht.

Infektionsstämme und Infektionsdosis. Die deutschen Autoren verwendeten einen Pneumococcus Typ I von *maximaler* Mäusevirulenz und tropften 0,1 ml einer 20stündigen Serumbouillonkultur in jedes Nasenloch. – BULL und MCKEE (1927) benutzten für ihre Versuche einen Stamm von *mittlerer* Virulenz (intravenöse DL für das Kaninchen = 10^{-3} ml Kultur) sowie einen *gering* virulenten Typ-I-Stamm (intravenöse DL = 5×10^{-2} ml). Die Infektionsdosis, die in das linke Nasenloch getropft wurde, betrug bei dem virulenteren Stamm 0,05 ml 1 : 10 verdünnter Kultur (5×10^{-3} ml Kultur), bei dem schwächer virulenten 0,05 ml und 0,2 ml der unverdünnten Kultur. – RASQUIN (1910) dagegen ließ die Tiere versprühte Pneumokokkenkultur (50 ml) einatmen oder blies ihnen die Erregersuspension (5 ml) mit einem Atomiseur in Nase bzw. Mund. Die intrapleurale Kaninchenvirulenz der von ihm verwendeten Stämme betrug 0,004–0,005 ml Kultur (Tod innerhalb 24 Std).

Verlauf und pathologische Anatomie. Bei Verwendung ausreichend *virulenter* Stämme gehen die Tiere im Verlauf von 2–4 Tagen an einer *akuten Sepsis* zugrunde. 1–2 Tage nach Infektion (manchmal aber auch schon vor Ablauf von 24 Std) finden sich die Erreger im Blut und vermehren sich darin offenbar ungehemmt bis zum Tod des Tieres. Die Körpertemperatur steigt meist nur geringfügig an; sie erreicht kaum jemals Werte über 40° C. Hervorstechendes klinisches Symptom der Allgemeininfektion sind nach WELCH (1892) und RASQUIN (1910) *Diarrhöen*, die etwa 8 Std *post infectionem* einsetzen. – Bei der *Sektion* fand sich häufig eine entzündliche Hyperämie der Baucheingeweide, gelegentlich auch eine Peritonitis. Die Lungen zeigten ebenfalls nur eine Hyperämie, aber keinerlei Veränderungen im Sinne einer Pneumonie. Aus dem Herzblut und von der Nasenschleimhaut ließen sich die Erreger züchten (RASQUIN 1910; BULL u. MCKEE 1927).

Schwach virulente Stämme vermögen dagegen bei *mittlerer* Dosierung keine Sepsis auszulösen, wenngleich es auch hier zu einer – vorübergehenden – Bacteriämie kommen kann. Die Fieberreaktion ist oft stärker ausgeprägt als bei Infektionen mit hochvirulenten Stämmen; die Leukocytenzahl im Blut kann ansteigen oder absinken. Daß sich auch mit schwach virulenten Stämmen bei *hoher* Dosierung tödliche Infektionen hervorrufen lassen, während andererseits bei sehr *niedriger* Dosierung überhaupt keine Reaktionen auftreten, ist wohl nicht bemerkenswert (BULL u. MCKEE 1927; NEUFELD u. ETINGER-TULCZYNSKA 1931).

Die Nasenschleimhaut scheint also – wie auch aus den Ergebnissen der conjunctivalen Infektion hervorgeht (s. o.) – dem Eindringen der Pneumokokken in die Blutbahn einen besonders geringen Widerstand entgegenzusetzen. Tiere, die aber eine nasale Infektion überstanden haben, sind gegen weitere gleichartige Infektionen auch mit hohen Dosen virulenter Stämme geschützt (BULL u. MCKEE 1927).

c) Intratracheale Infektion

Mit einiger Sicherheit lassen sich Lobärpneumonien aber offenbar dann erzeugen, wenn man die Pneumokokken *per injectionem* in die Trachea einbringt, nachdem durch partielle Immunisierung oder durch isolierte Schädigung der Lungen z. B. durch kaninchenspezifische Antikörper die optimale Relation zwischen Empfänglichkeit des Wirts und Virulenz des Erregers hergestellt wurde. Allgemeine Maßnahmen wie starke Abkühlung oder Intoxikationen (z. B. mit Phenylhydrazin) scheinen dafür nicht auszureichen (WADSWORTH 1904).

1. Durch intratracheale Injektion der Pneumokokken *allein* gelingt es in der Regel nicht, eine Pneumonie hervorzurufen. Rasquin (1910) verwendete für seine Versuche Erregerkulturen verschiedenster Virulenzstufen (DL bei subcutaner Applikation 5×10^{-3} bis 10^{-6} ml/kg Körpergewicht) und injizierte $2{,}5 \times 10^{-1}$ bis 10^{-4} ml davon in 0,25–0,5 ml Flüssigkeitsvolumen.

Es kam daraufhin zu einer *Allgemeininfektion*, die die Tiere nur ausnahmsweise überlebten. Der Tod trat meist nach 24–36 Std ein, doch wurden auch kürzere und längere Überlebenszeiten gesehen (16–105 Std). – Bei der Sektion fand Rasquin (1910) regelmäßig eine starke hämorrhagische *Tracheitis* (ohne Exsudation von Fibrin) und eine *Bronchitis*, die mit zunehmender Entfernung vom Hilus an Intensität abnahm. Die Bronchiolen erwiesen sich teils als frei, teils enthielten sie Pneumokokken, Erythrocyten, Epithelzellen und (wenige) Leukocyten. Die Alveolarwände erschienen gequollen, ihre Gefäße hyperämisch; vereinzelt fanden sich auch Hämorrhagien in Wand und Lumen. Es bestand eine hochgradige Leukocytose des Blutes. *Nur bei 7% der Tiere* fanden sich herdförmige *pneumonische Veränderungen* kleineren oder größeren Ausmaßes im Sinne einer Hepatisation.

Wadsworth (1904) konnte bei der intratrachealen Infektion – in Abhängigkeit von der Virulenz des jeweiligen Pneumokokkenstammes – drei Reaktionstypen unterscheiden: Stämme *geringer* Virulenz werden reaktionslos vertragen, während *hochvirulente* Stämme eine tödliche Sepsis herbeiführen, wobei es nicht selten zur Ausbildung bronchopneumonischer Herde kommt; nur mit Stämmen von *mittlerer* Virulenz gelang es ihm in einem Teil der Fälle (2/7), echte *Lobärpneumonien* zu erzeugen.

2. Eine Lokalisation der Infektion in den Lungen – neben der tödlichen Allgemeininfektion – läßt sich nach Kolmer und Rule (1932/33) regelmäßig dann erzielen, wenn die intratracheale Injektion *in Äthernarkose* verabreicht wird. Als Infektionsmaterial dienten ihnen 6–8stündige Kulturen der Typen I–III, teils 1 : 30 verdünnt (Typ I), teils unverdünnt (Typ II, III). Die DL_{100} war bei Typ I in 0,5 ml, die DL_{50} bei den Typen II und III in 2,0 ml bzw. in 2,5 ml des Infektionsmaterials enthalten. Bemerkungen über den Charakter der pneumonischen Veränderungen fehlen im Original.

3. Rasquin (1910) konnte auf intratrachealem Wege ebenfalls regelmäßig pulmonale Prozesse, und zwar im Sinne von echten *Lobärpneumonien*, erzeugen, wenn er die *Erreger durch Kaninchenantikörper unterstützte.*

Infektionsstamm. Rasquin benutzte Pneumokokkenkulturen, deren intrapleurale Virulenz (DL) bei 4×10^{-3} bis 10^{-6} ml lag.

Infektionsmaterial und Infektionsdosis. Man ließ die Stämme nach eintägiger Bebrütung 3–42 Tage lang bei Raumtemperatur stehen und verwendete 0,3 ml der so abgeschwächten Kulturen zur Infektion.

Antiserumherstellung beim Hund. Da eine Immunisierung mit dem stets keimhaltigen *Lungengewebe* beim zu immunisierenden Tier in der Regel zu einer Sepsis führte, verwendete Rasquin schließlich *Serum* vom Kaninchen als Antigen. Auch dieses Material ist für den Hund stark toxisch: die *Dosis letalis* ist oft nicht größer als 0,25 ml/kg Körpergewicht. Immerhin gelang es, bei 2 von 10 Hunden durch eine zwei Monate dauernde Immunisierung mit 18 Injektionen von je 1–7 ml Kaninchenserum ausreichende Antikörpertiter hervorzubringen.

Infektionstechnik. Das Kaninchen wird auf einem Operationsbrett befestigt, der Hals wird rasiert, die Trachea unter aseptischen Kautelen freipräpariert. Dann geht man mit einer stumpfen Kanüle unterhalb des Larynx zwischen den Knorpelringen ein und appliziert 0,5 ml/kg Körpergewicht Antikaninchen-Hundeserum. Eine Stunde später erhält das Tier auf dem gleichen Wege das Infektionsmaterial.

Verlauf. Von 28 in dieser Weise geimpften Tieren starben 26, von der jeweils gleichen Anzahl von Kontrolltieren ebenfalls 26 (nur mit Pneumokokken infiziert) bzw. 25 (Pneumokokken + Normalserum vom Hund) an einer Pneumokokkensepsis.

Während sich also im Hinblick auf den *Ausgang* der Infektion kein Unterschied zwischen den verschiedenen Infektionsmodi erkennen ließ, war es zu einer *Lokalisation des Prozesses in den Lungen* in der Versuchsserie bei 96%, in den beiden Kontrollserien nur bei 7—8% der gestorbenen Tiere gekommen.

Pathologische Anatomie. In der Mehrzahl der Fälle (23/31) war die rechte Lunge, in der Minderzahl die linke (17/31) befallen, neunmal also beide Lungen zugleich. Der Unterlappen war am häufigsten Sitz der Pneumonie, seltener kam es zu einer Lokalisation im Mittellappen, noch seltener im Oberlappen. Die Veränderungen begannen in Hilusnähe und breiteten sich von dort in die Tiefe des Lungenlappens — meist aber nicht bis zur parietalen Pleura — aus; sie fanden sich zumeist in den hinteren Partien des befallenen Lappens.

Im Schnitt erscheinen die pneumonischen Partien dunkelrot, erhaben und klar abgegrenzt; sie zeigen eine feinkörnige Oberfläche und besitzen eine feste Konsistenz.

Histologie. *8 Std nach der Infektion* erscheint der Bezirk der späteren Hepatisation blutreich. Hyperämie des Lungengewebes sowie bronchitische Veränderungen zeigen einen stärkeren Grad als beim alleinigen Bestehen einer Sepsis (s. o.). — *Nach 16 Std* erscheinen die Alveolarwände verdickt und vascularisiert, und man erkennt sowohl Atelektasen als auch eine Verengung der Lumina durch zellige Elemente (Erythrocyten, Leukocyten, Epithelien), die in eine mit Eosin rosa gefärbte amorphe Masse eingebettet sind. Im Bereich der Alveolarsepten kommt es zu Gefäßerweiterung und Diapedesen. In den Bronchiolen erkennt man eine Desquamation des Epithels, ihr Lumen enthält die gleichen Zellen wie die Alveolen. — *Nach 24 Std* persistieren die bronchitischen Veränderungen noch immer. Dagegen besitzen die Alveolen wieder ihr ursprüngliches Volumen, sind jedoch mit der gleichen amorphen Masse und den gleichen Zellen ausgefüllt wie bei der vorangehenden Untersuchung. Das Exsudat enthält wenig Pneumokokken. — Überlebt das Tier lange genug, so wandern schließlich Leukocyten in großer Zahl ein; die Struktur des Gewebes ist dann nicht mehr zu erkennen. Nach der Auffassung von Rasquin käme es hier „im Erlebensfalle" zur Ausbildung von Lungenabscessen.

4. Eine kaum weniger komplizierte Methode zur Erzeugung von Lobärpneumonien gab Wadsworth (1904) an. Dieser Autor, der von der Vorstellung ausging, daß es zu einer Lokalisierung des Prozesses in den Lungen nur dann kommt, wenn Virulenz des Erregers und (lokale wie allgemeine) Empfänglichkeit des Wirts genau aufeinander abgestimmt sind, versuchte die optimale Konstellation dieser beiden Faktoren durch *partielle Immunisierung* zu erreichen.

Infektionsstämme und Infektionstechnik. Wadsworth (1904) verwendete zwei Pneumokokkenstämme von recht geringer Virulenz: der eine verursachte bei subcutaner Injektion von 0,5 ml Kultur nur in der Hälfte der Fälle eine tödliche Sepsis und vom anderen war 0,1 ml Kultur, intravenös verabreicht, ebenfalls nicht immer tödlich. Es wird aus dem Original nicht recht klar, ob später erwähnte „hochvirulente" Stämme als mit diesen identisch betrachtet werden. — Die *Infektionsdosis* von 1,0 ml Kaninchenserumbouillonkultur wurde in der im vorangehenden Abschnitt beschriebenen Weise in die freigelegte Trachea injiziert.

Immunisierung der Kaninchen. Die Tiere wurden in recht komplizierter und nicht einheitlicher Weise durch 2–4 teils subcutane, teils intravenöse Injektionen von teils gallegelöster, teils abgetöteter Kultur immunisiert. Die Dauer der Prozedur lag zwischen zwei und 10 Tagen. Es wurde insbesondere darauf geachtet, daß keine zu hochgradige Immunität entstand.

Verlauf und pathologische Anatomie. Alle fünf nicht-immunisierten *Kontrolltiere* starben innerhalb von 5 Tagen an einer *Sepsis* und zeigten bei der Sektion nur geringfügige Veränderungen der Lungen. – Die elf *Versuchstiere* blieben sämtlich am Leben, wurden aber teilweise für 24–36 Std schwerkrank. Alle wurden am 3. oder 4. Tag nach der Infektion getötet. – Bei der *Sektion* wurde bei allen 11 Tieren eine *linksseitige Lobärpneumonie* gefunden, deren Ausdehnung zwischen dem Befall eines Lappenviertels bis zur Einbeziehung der ganzen linken Lunge variierte. Im *histologischen Präparat* erkannte WADSWORTH (1904) ineinander übergehend bronchitische, bronchopneumonische und lobärpneumonische Veränderungen. Die frühen Stadien waren durch massenhaftes Auftreten von Leukocyten und extracellulären Pneumokokken charakterisiert; später traten desquamierte Epithelzellen stärker in den Vordergrund; im Stadium der Lösung waren Pneumokokken nicht mehr zu erkennen.

Die wesentlichen Unterschiede zu der im vorangehenden Abschnitt beschriebenen intratrachealen Infektion liegen also darin, daß hier die *linke* Lunge bevorzugt befallen war und daß die Tiere die Pneumonie *überlebten.*

WADSWORTH (1904) hielt sein Verfahren deswegen für einen Fortschritt, weil es nur noch auf die Abstimmung von zwei leicht kontrollierbaren (?) Faktoren: die Virulenz und die Empfänglichkeit, abgestellt war. Spätere Untersucher scheinen aber auf dem gleichen Wege weniger gute Erfahrungen gemacht zu haben und teilten auch WADSWORTHs Vorstellungen zu den theoretischen Grundlagen seiner Versuche nicht (FRANCIS u. TERRELL 1934).

F. Die Infektionen der Ratte mit Diplococcus pneumoniae

Die Empfänglichkeit der Ratte für die Pneumokokkeninfektion gilt als etwa ebenso groß wie die des Kaninchens, aber geringer als die der Maus (ROSENTHAL et al. 1937; ROSS). Anders als diese läßt sich die Ratte beispielsweise nicht auf *oralem* Wege infizieren, was ROSS (1925/26, 1926a, 1926b) in umfangreichen Versuchsreihen mit Fütterung von Organen an Pneumokokkensepsis verendeter Tiere wie auch von Reinkulturen nachgewiesen hat. Selbst die Bakterienmasse von 50 ml Kultur hatte – mit dem Futter gegeben – keinen Einfluß auf Wohlbefinden und Gewichtszunahme der Tiere. Andererseits gibt es – wie ROSS ebenfalls zeigen konnte – durchaus auch Pneumokokkenstämme, deren *intraperitoneale* Virulenz für die Ratte nicht geringer ist als für die Maus, die also auch die Ratte in einer Dosis von 10^{-7} bis 10^{-9} ml Kultur töten.

Die *Bedeutung des Infektionsweges* für die Manifestierung der Virulenz geht besonders deutlich aus den Untersuchungen von MIRICK u. Mitarb. (1950) hervor: diese Autoren verfügten über einen Epizoötiestamm (Typ II), dem drei Viertel ihrer Rattenbestände zum Opfer gefallen waren. Die natürliche Infektion verlief als Sepsis, oft ohne erkennbare Organbeteiligung, ging aber nicht selten auch mit einer Bronchopneumonie, Pleuritis, Perikarditis oder Peritonitis einher. Obwohl also dieser Stamm bei spontaner Ausbreitung (wohl durch Tröpfchen) ohne Zweifel eine hohe Virulenz besaß, waren bei experimenteller intraperitonealer Infektion doch meist mehr als 10^5–10^6 Keime erforderlich, um die Ratte zu töten; für die Maus reichten *ceteris paribus* weniger als 10 Keime aus. Gleichzeitig zeigte sich auch eine deutliche *Abhängigkeit der Resistenz von Alter und Rasse:* junge

Tiere erwiesen sich empfänglicher als erwachsene, wilde Ratten resistenter als Laborstämme.

Nach den Erfahrungen von GAMALÉIA (1888) sowie SMITH und WOOD (1956 b) ist jedoch die Empfänglichkeit der Ratte — im Verhältnis zum Kaninchen — deutlich niedriger anzusetzen, da sich das Auftreten so intensiver und protrahiert verlaufender lokaler Reaktionen, wie sie von diesen Autoren erhalten wurden, nur durch eine höhere Resistenz erklären läßt.

1. Subcutane Infektion

Infektionsstämme und Infektionsdosis. Ross (1930) benötigte von einem hochvirulenten Stamm des Typ I nicht mehr als 10^{-7} ml (etwa 10^2 Keime) einer 24stündigen Bouillonkultur, um die Ratte auf subcutanem Wege in 2—3 Tagen durch eine *Sepsis* — offenbar ohne stärkere Reaktion am Ort der Infektion — zu töten. SMITH und WOOD (1956 b) erzielten dagegen selbst mit 2×10^9 Keimen sowohl vom Typ I als auch von Typ III in erster Linie *Lokalreaktionen*, die allerdings in eine Sepsis übergehen konnten. Schon GAMALÉIA (1888) hatte bei der Ratte mit 0,5 ml Blut eines an einer Pneumokokkensepsis zugrunde gegangenen Kaninchens zwar heftige lokale Reaktionen, aber nur torpide Septicämien hervorrufen können.

Bei den folgenden Ausführungen halten wir uns im wesentlichen an die Erfahrungen von SMITH und WOOD (1956a, 1956b), die ihre Versuche am genauesten beschrieben haben und deren Veröffentlichung die neueste zum Thema darstellt.

Infektionsmaterial und Infektionstechnik. Unter die Rückenhaut einer weißen Ratte werden 25 ml Luft injiziert, in die dabei entstehende Tasche 2×10^9 Pneumokokken in 1 ml einer 10% Serumbouillon mit 0,2% Glucose eingebracht.

Verlauf. Der *Typ-I-Stamm* rief bei diesem Infektionsmodus eine rasch fortschreitende *Phlegmone* hervor, die schnell in eine Sepsis überging und zum Tode führte (SMITH u. WOOD 1956b). GAMALÉIA (1888) beschrieb als Lokalreaktion ein ausgedehntes serös-fibrinöses Ödem von gelatinöser Konsistenz.

Mit *Typ III* dagegen konnten SMITH und WOOD (1956b) gut umschriebene, von einer Fibrinmembran umgebene *Abscesse* erzeugen, die in etwa 18 Tagen ihren Höhepunkt erreichten und bis zu 30 Tagen persistierten, falls es nicht vorher infolge Nekrose der bedeckenden Haut zu einer Entleerung nach außen und Spontanheilung kam.

Pathogenese. Die *Menge des Exsudats* in der artefiziellen Hauttasche vermindert sich innerhalb der ersten 12 Std infolge Resorption des Impfmaterials (von 1,0 ml) auf 0,5 ml, steigt dann aber wieder an und erreicht gegen den 10. Tag mit etwa 8 ml ihr Maximum (Abb. 33). Zu diesem Zeitpunkt des höchsten Innendrucks — zwischen dem 10. und 12. Tag — kommt es daher auch am häufigsten zur spontanen Perforation. 18 Tage nach der Infektion findet man nur noch minimale Eitermengen.

Der *Charakter des Exsudats* ist in den ersten Tagen dünnflüssig; man erkennt darin zahlreiche phagocytierende Leukocyten. Die Pneumokokken vermehren sich zwar aktiv, doch bleibt ihre Zahl in den ersten 3—4 Tagen infolge Phagocytose und Abtransport auf dem Lymphweg konstant (2×10^9 Keime). — 12 Tage nach der Infektion ist der Eiter verhältnismäßig dick; die meisten Leukocyten (zumindest im Zentrum des Abscesses) erweisen sich als geschädigt, Phagocytosen sind nicht mehr zu erkennen; die Keimzahl ist um zwei Zehnerpotenzen gesunken. — Nach 18 Tagen ist das Exsudat so viscös, daß es sich mit einer Pipette nicht mehr aspirieren läßt; intakte Leukocyten trifft man nur noch an der Peripherie des Abscesses; die Keimzahl hat sich nochmals um die Hälfte vermindert. — Nach

24 Tagen ist die Zahl der lebenden Pneumokokken im Absceß nur noch sehr gering; eine Woche später erweist sich der Eiter meist als völlig steril.

Eine *Bacteriämie* findet man 2 Tage *post infectionem* regelmäßig, nach 5 Tagen nur noch in etwa der Hälfte der Fälle, und nach 10 Tagen sind alle Pneumokokken aus der Blutbahn eliminiert.

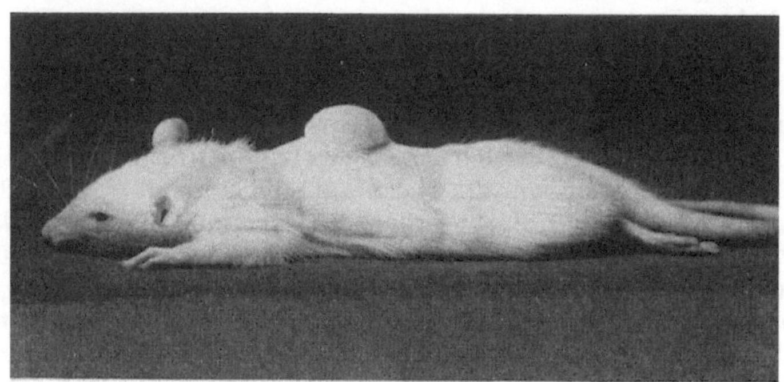

Abb. 33. Subcutaner Absceß am 10. Tag nach subcutaner Infektion der Ratte mit *Diplococcus pneumoniae* Typ III [M. R. SMITH u. W. B. WOOD, J. exp. Med. **103**, 509 (1956); freundlichst überlassen von Dr. W. B. WOOD, Baltimore, Md]

2. Intraperitoneale Infektion

Infektionsstamm und Infektionsdosis. Für die intraperitoneale Pneumokokkeninfektion der Ratte wurden Stämme der Typen I, II und III benutzt. Die geringste Virulenz scheint Typ II zu besitzen (ROSENTHAL et al. 1937; MIRICK et al. 1950), die höchste Typ I, während Typ III eine Mittelstellung einnimmt. Die tödliche Keimzahl der *Typ-I*-Stämme war bei ROSS (1926b, 1930) in 10^{-7} ml, bei ROSENTHAL, BAUER und BRANHAM (1937) in 10^{-5} ml Kultur enthalten. Von *Typ II* benötigten ROSENTHAL u. Mitarb. (1937) 10^{-2} ml Kultur, MIRICK u. Mitarb. (1950) bei erwachsenen Laborratten mehr als 100000 Keime, was etwa der gleichen Menge Kultur entspricht; *junge* Laborratten erlagen schon der hundertfach geringeren Keimdosis, *wilde* und halbwilde Tiere dagegen erst der zehnfachen Erregerzahl. *Typ III* tötete die Ratte bei Injektion von 10^{-4} ml Kultur (ROSENTHAL et al. 1937).

Infektionsmaterial. In aller Regel dienten Verdünnungen von Bouillonkulturen in Bouillon als Infektionsmaterial. LAMAR (1911) verwendete mit gleichem Erfolg auch Suspensionen gewaschener Pneumokokken. Das injizierte Flüssigkeitsvolumen betrug (0,1–)0,2–0,5 ml.

Verlauf. Die infizierten Tiere gehen wenige Tage nach der Infektion an einer allgemeinen *Sepsis* zugrunde. Die *Letalität* betrug in den Untersuchungen von ROSS (1926a) mit einem Typ-I-Stamm bei Verwendung von 10^{-4} ml Kultur 100%, bei 10^{-5} ml 75% und bei 10^{-6} ml 65%; in einer späteren Versuchsreihe (1926b) erhielt er jedoch selbst mit 10^{-6} ml Kultur eine Sterbequote von 95%. Der Tod tritt meist zwischen dem 2. und 3. Tag nach der Infektion ein; aus dem umfangreichen Material von ROSS (1926a, b) errechnen sich durchschnittliche *Überlebenszeiten* von 2,2–2,8 Tagen, doch variieren sie im Einzelfalle zwischen weniger als 24 Std und mehr als 7 Tagen. Sie sind übrigens – soweit die tödliche Dosis gegeben wird – von der Keimzahl nicht in erkennbarem Maße abhängig.

Pathologische Anatomie und Pathogenese. Über die pathologischen Veränderungen, die bei der intraperitonealen Pneumokokkeninfektion der Ratte auftreten, ist in den zitierten Arbeiten so gut wie nichts zu finden. Lediglich LAMAR (1911) gibt an, daß sich die Erreger in der freien Bauchhöhle schnell vermehren, da es kaum zu einer Einwanderung von Leukocyten kommt und demzufolge auch eine Phagocytose von nennenswertem Umfang ausbleibt. Im übrigen erkenne man am toten Tier „die üblichen Zeichen der Pneumokokkensepsis".

3. Infektion vom Respirationstrakt aus

Die Empfänglichkeit des Lungengewebes für die Pneumokokkeninfektion scheint wie bei Maus und Kaninchen so auch bei der Ratte gering zu sein. Die *spontanen* Pneumonien, die MIRICK u. Mitarb. (1950) im Rahmen einer epizootischen Sepsis durch Typ II auftreten sahen, bildeten offenbar die die Regel bestätigende Ausnahme und trugen zudem *herdförmigen* (nicht lobären) Charakter.

Die ersten Versuche, eine *Lobärpneumonie* bei der Ratte auf experimentellem Wege zu erzeugen, reichen bis in die bakteriologische Frühzeit zurück. GAMALÉIA (1888) gibt an, durch *intrapulmonale* (transthorakale) Injektion von Pneumokokken außer einer beidseitigen serös-fibrinösen Pleuritis und einer Perikarditis Veränderungen der Lungen herbeigeführt zu haben, die er als rote Hepatisation bezeichnete. Eigentliche Ursache des Todes, der nach 20–24 Std eintrat, war aber offenbar eine Sepsis. Größere Bedeutung kommt den Arbeiten von NUNGESTER und JOURDONAIS (1936) sowie WOOD und SMITH (1950, 1956) aus neuerer Zeit zu; diese Autoren vermochten durch Einbringen der Erreger in die tieferen Luftwege zusammen *mit Mucin* in einem hohen Prozentsatz der Fälle lobäre Pneumonien zu erzeugen.

Infektionsstämme. Mit Typ II, dem Erreger der oben erwähnten spontanen Pneumonien der Ratte, hat man merkwürdigerweise niemals versucht, auf *experimentellem* Wege unter Nachahmung des *natürlichen* Infektionsmodus ein ähnliches Krankheitsbild hervorzurufen. Die zuletzt zitierten amerikanischen Autoren verwendeten Stämme der Typen I und III, die beide eine Lobärpneumonie, wenn auch von etwas unterschiedlichem Verlauf (s. u.), verursachten.

Infektionsdosis und Infektionsmaterial. NUNGESTER und JOURDONAIS (1936) verwendeten zur Infektion 10^{-1} und 10^{-5} verdünnte 24stündige Kulturen eines Typ-I-Stammes in 0,1% Glucosebouillon, die sie zusammen mit 0,1 ml oder 0,5 ml einer 5% Mucinlösung gaben. (Da die durch 0,5 ml Mucin *allein* hervorgerufenen Veränderungen der Lungen recht erheblich waren, wurde später die geringere Dosis vorgezogen.) 1,0 ml der 10^{-5} verdünnten Kultur enthielt 10^3–10^4 Keime.

WOOD und SMITH (1956) benutzten sowohl einen Typ-I- als auch einen Typ-III-Stamm. Die Vorzüchtung erfolgte bei Typ I in 1% Kaninchenblutbouillon für 6 Std (WOOD 1941), bei Typ III in 10% Serumbouillon, teilweise mit Zusatz von 0,2% Glucose, für nur 4 Std (WOOD u. SMITH 1950). Die Kulturen wurden mit Bouillon auf 1: 1000 verdünnt, 1 ml dieser Verdünnung zu 9 ml einer 6% Mucinlösung gegeben. Zur Inoculation wurde 0,1 ml dieses Gemisches verwendet, das bei Typ I 4000–7000, bei Typ III 500–5000 Pneumokokken enthielt.

Die Herstellungstechnik der Mucinlösung wurde bereits auf S. 352 angegeben.

Infektionstechnik. Weißen Ratten von 180—250 g Gewicht wurde das Material in Äthernarkose auf folgende Weise in die Trachea eingebracht: Das narkotisierte Tier wird – mit dem Kopf am Rande des Tisches – auf den Rücken gelegt und von einer Hilfskraft festgehalten, die die Zunge mit einer Arterienklemme faßt und sie an der Seite des Mundes fest über die unteren Zähne zieht. Indem man den Rachen mit einem Reflexspiegel beleuchtet, wird die Zungenwurzel durch weites Spreizen einer gebogenen Klemme im Pharynx angehoben, so daß unter Führung des Auges eine Spezialkanüle in die Trachea eingeführt werden kann.

Diese Kanüle ist 70 mm lang; äußerer und innerer Durchmesser betragen 2,5 bzw. 1,6 mm. Einen halben Zentimeter von ihrem distalen Ende entfernt ist sie in einem Winkel von 15° aufwärts gebogen; die Spitze ist – ohne scharfe Kanten – abgeschrägt. Das proximale Ende der Kanüle trägt einen 50 mm langen, 3 mm dicken Stab als Handgriff.

Um in die Trachea zu gelangen, wird die abgeschrägte Spitze der Kanüle bis eben unter die Epiglottis geführt, die man leicht anhebt. Indem man den Griff des Instruments herabdrückt, wird die Kanüle vorsichtig in die Trachea eingeführt und auf ihr proximales Ende zur Lagekontrolle ein Tropfen Seifenlösung gebracht. Liegt die Kanüle richtig, so bilden sich Seifenblasen, die explosionsartig platzen; liegt sie dagegen im Oesophagus, so können sich zwar auch Blasen bilden, aber sie platzen nicht in dieser charakteristischen Weise.

Schließlich wird ein Uretherenkatheter Nr. 5 (1,5 mm Durchmesser) durch die Kanüle eingeführt und – sobald man einen Widerstand spürt – 5 mm weit zurückgezogen, um die Katheterspitze freizubekommen. Mit Hilfe einer Spritze können dann bis zu 0,5 ml Material eingebracht werden (JOURDONAIS u. NUNGESTER 1935).

WOOD und SMITH (1950) konnten die Ergebnisse von NUNGESTER und JOURDONAIS (1936) erheblich verbessern, indem sie die Narkose in leichter Form über weitere 30 min hinweg fortsetzten und die Tiere während dieser Zeit an den oberen Incisivi aufhängten. Auf diese Weise gelangt das Infektionsmaterial der Schwere nach bis in die tieferen Verzweigungen des Bronchialbaumes (WOOD 1941).

Verlauf. Erst 1—2 Tage nach der Inoculation zeigen sich die klinischen Symptome der Infektion: die Tiere verweigern die Nahrung, verhalten sich apathisch, das Fell ist gesträubt. Nicht immer beobachtet man schon zu diesem Zeitpunkt eine veränderte Atmung. Nase und Augen sind mit einem rötlich-braunen Sekret bedeckt, die Augen gelegentlich verklebt. Erst kurz vor dem Tod kommt es zu einer starken Dyspnoe; der Atemstillstand kann dem Herzstillstand vorausgehen. Die Körpertemperatur steigt meist nicht über 38–39° C an und kann kurz *ante finem* bis auf 33° C abfallen (NUNGESTER u. JOURDONAIS 1936).

Die LD_{50} beträgt bei gleichzeitiger Gabe von 0,1 ml Mucin 100 Keime und ist in etwa 10^{-7} ml Kultur enthalten. Durchschnittliche *Überlebensdauer* und *Letalität* in den Untersuchungen von NUNGESTER und JOURDONAIS (1936) gehen aus Tab. 18 hervor.

Tabelle 18. *Letalität und Überlebensdauer bei intratrachealer Infektion der Ratte mit Pneumokokken in Mucinlösung* (nach NUNGESTER u. JOURDONAIS 1936)

Medium	ml	Pneumokokken-kultur	Letalität %	durchschnittl. Überlebensdauer
Mucinlösung	0,5	10^{-1}	91	1,2[d]
	0,5	10^{-5}	85	2,4[d]
	0,1	10^{-5}	84	3,1[d]
NaCl-Lösung	0,5	10^{-1}	33	3,1[d]
	0,5	10^{-5}	9	4,0[d]
	0,1	10^{-5}	11	5,5[d]

Anmerkung: [d] = Tage.

Die Tabelle zeigt, daß 10^{-5} ml Pneumokokkenkultur in 0,1 ml Mucinlösung intratracheal appliziert eine *Todesrate* von 84% ergeben; die durchschnittliche *Überlebensdauer* beträgt bei dieser Dosierung 3,1 Tage. Ersetzt man das Mucin durch Kochsalzlösung, so liegt *ceteris paribus* die Todesrate bei 11%, die Tiere überleben im Durchschnitt 5,5 Tage. Es fällt auf, daß bei Applikation der Pneumokokken zusammen mit Mucin Variationen der Keimzahl im Hinblick auf den Ausgang der Infektion eine viel geringere Rolle spielen als bei Verwendung von Kochsalzlösung als Suspensionsmedium.

Der Prozentsatz der auf diese Weise erzielten *Pneumonien* liegt übrigens höher als die auf der Tabelle angegebene Letalitätsquote, da die Infektion der Lungen nach den Erfahrungen von NUNGESTER und JOURDONAIS (1936) nicht ausnahmslos tödlich verläuft.

WOOD und SMITH (1941, 1950) erzielten dagegen mit ihrer etwas abgewandelten Technik eine *Pneumonierate* und zugleich *Letalität* von 100%. Die Mehrzahl der Tiere starb innerhalb von 2 Tagen nach der Inoculation: 55% bei Infektion mit Typ I, 85% bei Infektion mit Typ III; sämtliche Tiere waren nach 5 Tagen (Typ I) bzw. nach 4 Tagen (Typ III) tot, so daß sich für die mit Typ I infizierten Tiere eine durchschnittliche *Überlebensdauer* von 2,7 Tagen, für die mit Typ III infizierten von 2,1 Tagen errechnet. Typ III erwies sich somit als der virulentere.

Pathologische Anatomie der Infektion durch Typ I. Die auf die beschriebene Weise hervorgerufene Pneumokokkenpneumonie befällt immer mehrere Lappen und bleibt nur in der Minderzahl der Fälle auf die unmittelbar infizierte Seite beschränkt; fast immer wird die gegenüberliegende Lunge in den Prozeß mit einbezogen. Da das Infektionsmaterial bei WOOD in den linken Hauptbronchus gelangte, bildete auch die linke Lunge den Ausgangspunkt der pneumonischen Veränderungen.

In einem hohen Prozentsatz der Fälle kommt es zu einer begleitenden *Pleuritis* und *Perikarditis*, nur ausnahmsweise jedoch zu einer *Peritonitis*. WOOD und SMITH (1941, 1950) sahen Pleuritiden und/oder Perikarditiden bei 98% ihrer Tiere, NUNGESTER und JOURDONAIS (1936) dagegen nur bei 42% eine Pleuritis und bei 18% eine Perikarditis. Die Serositiden sind fibrinöser oder serös-fibrinöser Natur; sie entstehen selten vor dem zweiten Tag. Bei Ratten, die vor Ablauf von 24 Std sterben, findet man als einziges Zeichen einer Pleurabeteiligung etwas wolkiges Exsudat, in dem sich die Erreger nachweisen lassen. Mit zunehmender Dauer der Krankheit wird das Exsudat viscöser und kann nach 4–5 Tagen empyemartigen Charakter annehmen. In anderen Fällen findet man einen festen, von der Pleura abziehbaren Fibrinbelag.

Eine *Bacteriämie* läßt sich bei allen tödlich verlaufenden Fällen nachweisen. Die ersten positiven Blutkulturen erhielt WOOD (1941) 6 Std nach der Infektion; zu diesem Zeitpunkt enthielt das Blut von etwa 20% der Tiere Pneumokokken. Nach 12 Std waren die Erreger bei mehr als 50%, am Ende des ersten Tages bereits bei über 90% der Tiere in die Blutbahn übergetreten (Abb. 34). Je früher es übrigens zur Bacteriämie kam, desto umfangreicher waren erfahrungsgemäß die Lungenveränderungen bei der Sektion.

Die *pneumonischen Veränderungen* begannen regelmäßig in der linken Lunge, und zwar im Bereich ihrer Basis; sie breiteten sich von unten nach oben aus, wobei die obere Grenze eine Horizontale bildete. Vom linken Unterlappen griff der Prozeß *per continuitatem* auf die höher gelegenen Lappen der linken Lunge und über die Luftwege auf die rechte Lunge über, wo sich die Veränderungen vom Hilus aus in gleicher Weise wie auf der linken Seite entwickelten.

20 min nach der Inoculation findet man an der Stelle, wo die Keimsuspension deponiert wurde, einen schmalen hämorrhagischen Saum (Abb. 34). Innerhalb von 2 Std wird der von dieser Linie umrandete Bezirk hyperämisch und läßt sich dadurch leicht vom umgebenden normalen Gewebe abgrenzen. Von der 6. Std ab kommt es zu einer schnellen Ausbreitung der Pneumonie, so daß nach 36 Std fast die ganze linke Lunge in den Prozeß einbezogen ist. Ein Übergreifen auf die andere Seite wurde niemals *vor* diesem Zeitpunkt beobachtet. Solange sich die Herde in fortschreitender Entwicklung befinden, ist die Randzone hyperämisch und von ausgesprochen unregelmäßigem Verlauf; die Partien zwischen pneumonischem und normalem Lungengewebe erweisen sich oft als ödematös. Die pneumonischen

Anteile der Lungen sind von fester Konsistenz; sie behalten während des ersten Tages ihr dunkelrotes, hämorrhagisches Aussehen *(rote Hepatisation)*, beginnen sich aber nach 36 Std vom Zentrum her grau zu verfärben *(graue Hepatisation)*, so daß schließlich nur noch die Randzone ihre rote Färbung behält (WOOD 1941). Bei Tieren, die die Infektion überleben, hat das Lungengewebe nach 7–10 Tagen seine ursprüngliche Konsistenz wiedergewonnen und zeigt das für die normale Lunge charakteristische Phänomen der Crepitation (NUNGESTER u. JOURDONAIS 1936).

Zeit nach der Infektion	20 min	2 Std	6 Std	12 Std	18 Std	24 Std	36 Std
Umfang der pneumonischen Veränderungen	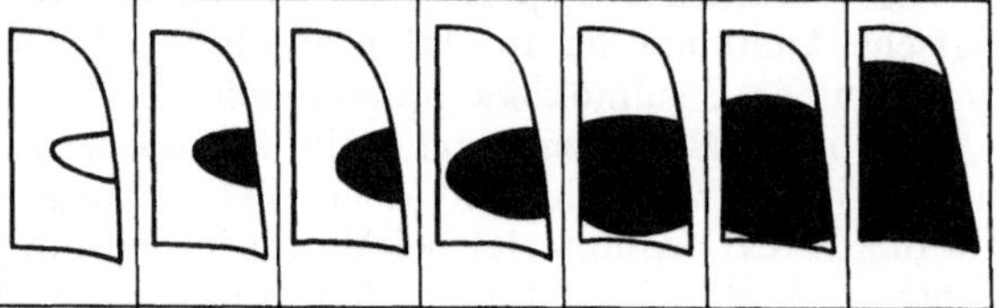						
Blutkultur positiv	0	0	5	18	24	25	10
Blutkultur negativ	10	24	20	15	4	2	0
Bakteriämie-häufigkeit	0%	0%	20%	55%	86%	93%	100%

Abb. 34. Ausmaß der Lungenveränderungen und Häufigkeit der Bakteriämie in verschiedenen Stadien der experimentellen Pneumonie der Ratte durch *Diplococcus pneumoniae* Typ I (W. B. WOOD 1941)

Histologie. Es vergeht eine Latenzzeit von mehreren Stunden, bis sich die Pneumokokken in den Alveolen so weit vermehrt haben, daß man sie unter dem Mikroskop erkennen kann. Die Veränderungen des Lungengewebes nehmen nicht vor Ablauf von 12 Std den Charakter einer fortschreitenden Pneumonie an. Zu diesem Zeitpunkt – besser noch nach 24–36 Std – lassen sich im Bereich der Veränderungen deutlich die folgenden drei Zonen unterscheiden: 1. *Äußere Ödemzone.* Im Randbereich der fortschreitenden pneumonischen Veränderungen findet man die Alveolen mit Ödemflüssigkeit ausgefüllt, die zahlreiche Pneumokokken enthält. Leukocyten sind hier – wenn überhaupt – nur spärlich vorhanden. – 2. *Zone der frühen Konsolidierung.* In der mittleren Zone enthalten die Alveolen sowohl Erreger als auch Leukocyten, von denen auf das Zentrum des Herdes zu diese an Zahl zu-, jene aber abnehmen. Charakteristisch für dieses Stadium der Veränderungen ist das Auftreten zahlreicher Phagocytosen durch polymorphkernige Leukocyten. – 3. *Zone der fortgeschrittenen Konsolidierung.* Im Inneren der pneumonischen Herde sind Alveolen und viele Bronchiolen dicht mit Leukocyten vollgestopft. Pneumokokken fehlen hier völlig. Nicht selten erkennt man umfangreiche Fibrinniederschläge. Im Zentrum des Herdes sind die polymorphkernigen Leukocyten durch Makrophagen ersetzt, an einzelnen Stellen beginnt der Prozeß der Lösung.

Die durch *Mucin* allein hervorgerufenen Veränderungen bestehen einmal in isolierten kleinen, von peripheren Bronchiolen ausgehenden, sterilen Abscessen und zum anderen in einer Metaplasie einiger peribronchialer Alveolarwände, die ein Cylinderepithel erhalten.

Pathogenese. Das entzündliche Exsudat, das die Randpartien der fortschreitenden Veränderungen beherrscht, ist offenbar ein ausgezeichneter Nährboden, der eine kaum gehemmte Vermehrung der Pneumokokken ermöglicht und gleichzeitig als Vektor der Ausbreitung der Erreger dient. Leukocyten wandern erst in einem späteren Stadium (nach etwa 12 Std) ein und sind bei ausreichender Zelldichte in der Lage, die Pneumokokken aufzunehmen und aufzulösen, so daß man schließlich im Zentrum der pneumonischen Herde keine Erreger mehr findet. Während somit der Prozeß im Bereich der infizierten Lunge *per continuitatem* fortschreitet, kommt es zum Übergreifen auf die andere Seite auf dem Bronchialwege.

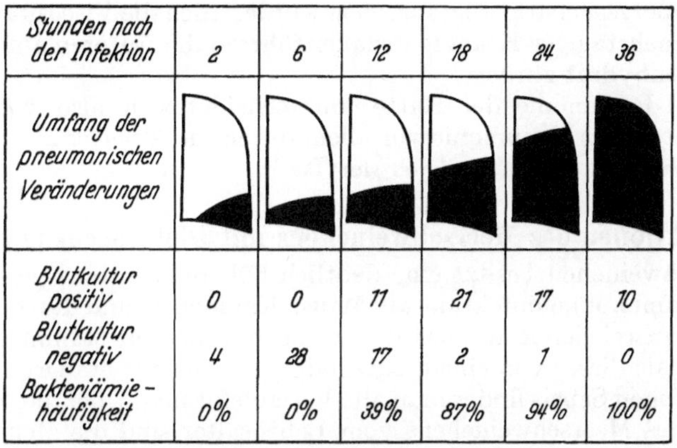

Stunden nach der Infektion	2	6	12	18	24	36
Umfang der pneumonischen Veränderungen						
Blutkultur positiv	0	0	11	21	17	10
Blutkultur negativ	4	28	17	2	1	0
Bakteriämie-häufigkeit	0%	0%	39%	87%	94%	100%

Abb. 35. Ausmaß der Lungenveränderungen und Häufigkeit der Bakteriämie in verschiedenen Stadien der experimentellen Pneumonie der Ratte durch *Diplococcus pneumoniae* Typ III (W. B. Wood u. M. R. Smith 1950)

Die begleitenden Pleuritiden entstehen offenbar wiederum *per continuitatem*, d. h. unmittelbar von pleuranahen, pneumokokkenreiches Exsudat enthaltenden Alveolen aus.

Auf die Entwicklung der Bacteriämie wurde weiten oben schon hingewiesen.

Pathologische Anatomie der Infektion durch Typ III. Es wurde bereits bemerkt, daß Typ III bei dieser Infektionstechnik eine höhere Virulenz als Typ I besitzt, was sich aus der kürzeren Überlebensdauer der Tiere und der niedrigeren Infektionsdosis schließen läßt. Schon 100 Keime von Typ III reichen aus, um einen Lungenabsceß hervorzurufen, während die 10—50fach größere Menge von Typ I zwar eine tödliche Pneumonie auszulösen vermag, aber dennoch nicht genügt, um eine Nekrose (als „Mutterboden" für einen Absceß) herbeizuführen. Im übrigen unterscheidet sich die Typ-III-Infektion von der Typ-I-Infektion in ihrem Ablauf zunächst nicht; auch hier schreiten die Lungenveränderungen von unten nach oben fort, bis sie nach etwa 36 Std die ganzen Lungen umfassen (Abb. 35). Zur Einwanderung der Erreger in die Blutbahn scheint es allerdings etwas später zu kommen als bei der Infektion durch Typ I.

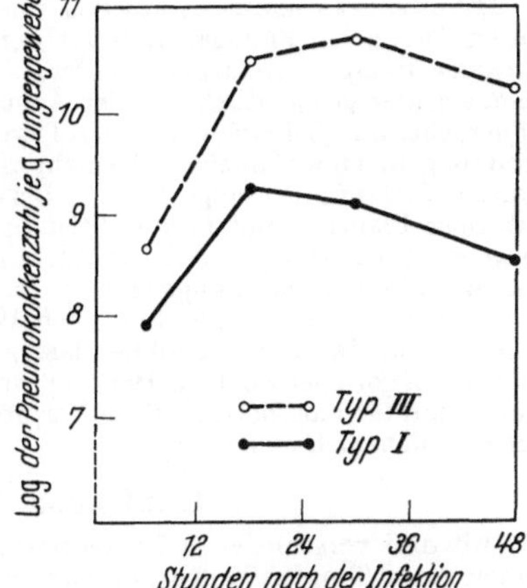

Abb. 36. Keimzahl in den Lungenveränderungen bei experimenteller Pneumonie der Ratte durch *Diplococcus pneumoniae* Typ I und III (W. B. Wood u. M. R. Smith 1950)

Deutliche Unterschiede bestehen jedoch in den pathologischen Veränderungen, die von Wood und Smith (1950, 1956) auf die stärker ausgebildete Polysaccharidkapsel des Typ III zurückgeführt wurden. Es wurde bereits erwähnt, daß die Pneumokokkenkapsel eine antiphagocytäre Wirkung besitzt. So kommt es bei der

Infektion mit Typ III verzögert und in wesentlich geringerem Ausmaß zur Phagocytose und damit zu einer etwa 10fach stärkeren Vermehrung der Erreger in den Läsionen (Abb. 36). Die Folge davon ist das Auftreten von Nekrosen, die schließlich – etwa 36 Std nach der Infektion – in Abscesse umgewandelt werden. An der Peripherie der Läsionen, in den exsudathaltigen Alveolen, findet man oft ein grob-netziges Präcipitat, das von WOOD und SMITH (1950) als überschüssiges Pneumokokkenpolysaccharid angesprochen wurde. Auch die Viscosität des Pleuraexsudats nach mehrtägiger Krankheitsdauer führten die Autoren auf dieses hochpolymere Kohlenhydrat zurück.

Die Typ-III-Pneumonie der Ratte unterscheidet sich also von der durch Typ I hervorgerufenen Pneumonie vor allem durch die *Tendenz zur Abscedierung* und durch die *kürzere Überlebensdauer* der Tiere.

G. Die Infektionen des Meerschweinchens mit Diplococcus pneumoniae

Das Meerschweinchen besitzt eine deutlich höhere Resistenz gegen die experimentelle Pneumokokkeninfektion als Maus, Kaninchen und Ratte. Verwendet man aber eine ausreichende Keimzahl eines hochvirulenten Stammes, so reagiert es nicht anders als diese: von einem entzündlichen Infiltrat am Ort der Infektion bis hin zur tödlichen Sepsis findet man alle Verlaufsformen. Über die Abhängigkeit der Resistenz des Meerschweinchens vom Lebensalter sind die Meinungen nicht einheitlich: nach KRUSE und PANSINI (1892) sind junge Tiere am empfänglichsten, während NEUFELD und ETINGER-TULCZYNSKA (1933) bei neugeborenen Tieren keine größere Empfänglichkeit feststellen konnten als bei erwachsenen.

Die hohe Resistenz des Meerschweinchens gegen die *experimentelle* Infektion erscheint insofern merkwürdig, als *spontane* Epizootien (Stallseuchen) durch Pneumokokken bei diesem Tier keineswegs selten auftreten, während derartige Ereignisse bei der auf experimentellem Wege viel empfänglicheren Ratte kaum jemals, bei der extrem empfänglichen Maus offenbar überhaupt noch nicht beobachtet wurden.

Die *Meerschweinchen-Epizootien* werden vorwiegend von Typ 19 hervorgerufen, der bei diesen Tieren ein häufiger Epiphyt der Nasenschleimhaut ist (NEUFELD u. ETINGER-TULCZYNSKA 1933). Bei starker Proliferation der Pneumokokken kann es zu einem Schnupfen kommen, der gelegentlich mit der Ausbildung pneumonischer Herde und einer Bakteriämie einhergeht, und bei einem Teil der Tiere wiederum kann diese verhältnismäßig harmlose Erkrankung in eine tödliche Allgemeininfektion übergehen. Die Krankheitsdauer beträgt bei akutem Verlauf nur wenige Tage. – Bei der *Sektion* findet man meist eine Pneumonie zugleich mit einer Pleuritis und Perikarditis. Im Schnitt erscheint die Lunge dunkelrot, das kranke Gewebe ist scharf gegen das gesunde abgegrenzt; die Lunge ist luftleer und von fester Konsistenz. Selten ist das Lungengewebe fast vollständig zerstört. Trotz dieses Befundes handelt es sich bei der Lungenaffektion nach WÁMOSCHER (1927) nur in Ausnahmefällen um *lobäre* Pneumonien. Die Pneumokokken lassen sich massenhaft aus der Lunge und den Exsudaten, aber nur in geringer Zahl aus Herzblut und Milz züchten. – An *extrapulmonalen Veränderungen* findet man oft eine beträchtliche Vergrößerung der Lymphdrüsen und selten eine Peritonitis mit reichlichem Exsudat.

1. Infektion der oberen Hautschichten

Mit drei verschiedenen Epizootiestämmen gelang es UCHIDA (1926b) nicht, durch Einreiben von 2 Tropfen Kultur, also auf *percutanem* Wege, eine Reaktion hervorzurufen.

Auch DOLD (1927a), der über Erfahrungen mit 21 Pneumokokkenstämmen der Typen I—III berichtet, vermochte durch *intracutane* Injektion von $2{,}5 \times 10^9$ Keimen nicht mehr als eine vorübergehende, sehr kleine entzündliche Papel zu erzeugen.

2. Subcutane Infektion

Während nach FRAENKEL (1885) wie auch UCHIDA (1926b) durch subcutane Einverleibung der Keime nur ausnahmsweise eine tödliche Infektion hervorgerufen werden kann, vertraten KRUSE und PANSINI (1892) die Auffassung, daß das Meerschweinchen sich bei Anwendung dieses Infektionsmodus niemals völlig refraktär verhalte.

Mit *schwach virulenten Stämmen* läßt sich nur eine entzündliche Lokalreaktion auslösen, die nicht zur Abscedierung neigt (KRUSE u. PANSINI 1892). MORGENROTH (1919) injizierte in der Medianlinie des Rückens 0,3 ml unverdünnte Ascitesbouillonkultur und erzielte damit im Verlauf von 48 Std *pneumokokkenreiche Infiltrate*, die sich ihm als brauchbar für therapeutische Versuche erwiesen.

Mit *Stämmen von höherer Virulenz* und bei Verwendung ziemlich großer Infektionsdosen (FRAENKEL: 0,25 ml; KRUSE u. PANSINI: 2,0 ml unverdünnte Kultur), in manchen Fällen aber auch schon nach Verabreichung *einer* Öse septischen Blutes (KRUSE u. PANSINI 1892), kommt es zu einer heftigeren *Lokalreaktion*, *per continuitatem* zu einer *Peritonitis* und schließlich zu einer *Sepsis*, die in 2—5 (—10) Tagen zum Tode führt. — Bei der *Sektion* erkennt man am Ort der Infektion eine dicke fibrinöse Schwarte, die im Lauf der Krankheit an Ausdehnung zunimmt, aber wiederum nicht eitrig eingeschmolzen, sondern — beim überlebenden Tier — resorbiert wird. Die Darmschlingen sind mit einem eitrig-fibrinösen Belag überzogen. Milz und Nieren erscheinen stark vergrößert. Blut und Peritonealexsudat enthalten massenhaft die Erreger (FRAENKEL 1885; KRUSE u. PANSINI 1892). Als Spätfolge wurde von KRUSE und PANSINI eine metastatische *ulceröse Endokarditis* der Mitralis beobachtet, die in 53 Tagen zum Tode führte.

Die häufigen Mißerfolge von UCHIDA (1926b) bei seinen Versuchen, eine tödliche Sepsis auszulösen, sind wohl darauf zurückzuführen, daß er Stämme von unzureichender Virulenz (Epizootiestämme) und zu niedrige Infektionsdosen (10^{-3} bis 10^{-6} ml Kultur) verwendete. Bei höherer Dosierung (unverdünnte Kultur) hatte auch er — zwar noch keine „sicheren" — aber offenbar doch bessere Erfolge.

3. Wundinfektion

Für therapeutische Versuche ist die Wundinfektion wegen ihrer leichten Zugänglichkeit in besonderem Maße geeignet. Sie wurde vor allem von REINHARDT (1922) ausgearbeitet und eingehend beschrieben.

Infektionsstamm und Infektionsmaterial. Für die Infektion verwendete dieser Autor einen Pneumococcus Typ I (Stamm „Wachholz"), der durch einige intrapleurale Meerschweinchenpassagen an dieses Tier adaptiert und auf maximale Virulenz gebracht worden war. Als Infektionsmaterial dienten sowohl das serös-eitrige Pleuraexsudat dieser Meerschweinchen (teilweise 1 : 2 verdünnt) als auch 20stündige Serumbouillonkulturen.

Infektionstechnik. Bei den Versuchstieren wurde am Bauch durch Schaben und mehrere klaffende Schnitte eine Wunde von etwa 25 mm Durchmesser erzeugt, in die variierend 1—5 Tropfen des genannten Infektionsmaterials eingerieben wurden. Das Gewicht der verwendeten Tiere lag zwischen 200 und 260 g, doch betrugen die Gewichtsdifferenzen innerhalb einer Serie nicht mehr als 50 g.

Verlauf. Am Tage nach der Infektion erscheint die Wunde trocken, die Wundränder sind infiltriert und druckempfindlich; es besteht eine geringe Drüsenschwellung. Einen Tag später zeigt die Wunde teilweise einen feuchten, schleimig-gelben Belag, teilweise ist sie verschorft; die Schwellung hat zugenommen. Nach 3 Tagen findet man ein fast handtellergroßes *Infiltrat*, das in den folgenden Tagen an Umfang noch zunimmt; die ganze Wunde ist jetzt mit einem Schorf bedeckt. Vom lokalen Herd ausgehend kommt es zu einer *Allgemeininfektion*, die nach 2—4 (—7) Tagen tödlich endet.

Pathologische Anatomie. Das subcutane Gewebe unter dem Wundschorf enthält ein dickes, gelbliches, eitrig-fibrinöses Exsudat, das sich in etwa 40 mm Breite über die ganze Bauch- und Brustregion bis zur Clavicula erstrecken kann und mit

Bauch- und Brustwand fest verlötet ist. In anderen Fällen zeigten die Infiltrate ein mehr sulziges, grauweißliches Aussehen und waren von Hämorrhagien durchsetzt. Pneumokokken lassen sich im Wundabstrich wie im subcutanen Infiltrat — nach vorübergehender Abnahme am ersten Tag — bis zum Tod des Tieres in steigender Zahl nachweisen. Zuweilen kommt es auch *per continuitatem* zu einer parietalen, lokalisierten Peritonitis von fibrinösem Charakter.

Im übrigen findet man bei der Wundinfektion – wie nicht anders zu erwarten – die gleichen für eine allgemeine Sepsis charakteristischen Veränderungen, wie sie auch durch subcutane Applikation der Erreger hervorgerufen werden können (s. o.). Die Milz ist groß und weich. Brust- und Bauchhöhle enthalten etwas trübes, pneumokokkenreiches Exsudat. Auch aus Herzblut und Organen lassen sich die Erreger züchten.

4. Intraperitoneale Infektion

Infektionsstämme und Infektionsmaterial. Yoshioka (1923) verwendete für die intraperitoneale Infektion zwei Typ-I-Stämme von unterschiedlicher Meerschweinchenvirulenz und einen Typ-II-Stamm, Uchida (1926b) drei Epizootiestämme (wahrscheinlich Typ 19). Die Infektionen wurden mit 0,5 ml teils verdünnter, teils unverdünnter Reinkultur durchgeführt.

Verlauf. Bei genügender Dosierung und ausreichender Virulenz des Stammes kommt es auch bei dieser Art der Infektion zu einer Sepsis, die in 3–5 Tagen tödlich endet.

Die Höhe der erforderlichen Keimdosis wird – wie immer – durch die Virulenz des jeweiligen Stammes bestimmt. Von den Typ-I- und Typ-II-Stämmen, die alle eine gleichmäßige intraperitoneale Mäusevirulenz von 10^{-8} ml (Tod in 48 Std) besaßen, benötigte Yoshioka (1923) unverdünnte Kultur (Typ I) bzw. 10^{-2} ml (Typ I) bzw. 10^{-3} ml (Typ II), um regelmäßig eine innerhalb von 4 Tagen tödliche Infektion hervorzurufen. – Auch Typ 19, dessen intraperitoneale Mäusevirulenz um mehrere Zehnerpotenzen niedriger liegt als bei den eben erwähnten Typ-I- und Typ-II-Stämmen, tötet das Meerschweinchen in einer Dosierung von 10^{-2} ml Kultur (Neufeld u. Etinger-Tulczynska 1933), nicht aber oder nur ausnahmsweise bei Injektion von 10^{-3} ml und weniger (Uchida 1926b).

5. Intrapleurale Infektion

Durch Einbringen der Keime in die Pleurahöhle läßt sich mit ausreichend virulenten Stämmen ebenso wie auf intraperitonealem Wege eine *tödliche Allgemeininfektion* hervorrufen. Reinhardt (1922) verwendete dazu einen Pneumococcus Typ I (Stamm „Wachholz"), der in einer Dosierung von 0,2 ml Serumbouillonkultur das Meerschweinchen innerhalb von 3 Tagen, nach einigen Passagen sogar schon in 48 Std, tötete.

6. Infektion vom Respirationstrakt aus

Man hat auch beim Meerschweinchen versucht, durch direktes Einbringen der Pneumokokken in verschiedene Regionen des Respirationstraktes eine Pneumonie zu erzeugen: durch Injektion der Erreger in die Lungen, durch Inhalierenlassen eines Pneumokokkenaerosols und durch Instillation von Keimsuspensionen in die Nase.

Durch *intrapulmonale Infektion* mit Typ 19 vermochten Neufeld und Kuhn (1935) keine tödliche Pneumonie hervorzurufen. Mehr Erfolg hatten jedoch schon lange Zeit vorher Fraenkel (1885) sowie Neufeld und Ungermann (1912) mit dieser Methode gehabt, wahrscheinlich aber mit anderen Pneumokokkentypen. Sie erhielten schwere *Pleuropneumonien* mit Befall eines oder mehrerer Lungenlappen und einem serös-eitrigen, pneumokokkenreichen Exsudat im Pleuraraum.

Allerdings trugen diese Pneumonien mehr lobulären, katarrhalischen Charakter, lassen sich also nicht zur menschlichen Lobärpneumonie in Parallele setzen. Häufig fand sich mit der Pleuropneumonie eine *Perikarditis* vergesellschaftet. Unmittelbare Todesursache war eine *Sepsis*. Die Überlebensdauer ergab sich aus der Virulenz und der Zahl der injizierten Erreger

Nach *Inhalation* von einigen zehntausend Pneumokokken (wahrscheinlich des Typ 19) entwickelte sich bei keinem der zwölf von UCHIDA (1926b) exponierten Meerschweinchen eine Pneumonie.

Kaum bessere Ergebnisse erzielten NEUFELD u. Mitarb. (1931, 1933) durch *Instillation* von Pneumokokkensuspensionen in die Nase der Tiere. NEUFELD und ETINGER-TULCZYNSKA (1931) träufelten in jedes Nasenloch von 8 Meerschweinchen 0,05 ml einer 20stündigen Serumbouillonkultur eines Pneumococcus *Typ I*; keines der Tiere starb an einer Pneumonie durch den eingebrachten Erreger, wenngleich bei den meisten eine vorübergehende Bakteriämie auftrat. – Die gleichen Erfahrungen machten NEUFELD und KUHN (1935) mit *Typ 19*, der selbst bei mehrfach wiederholter Gabe oder bei Instillation in Äthernarkose keine tödliche Pneumonie hervorrief.

In einer späteren Arbeit versuchten NEUFELD und ETINGER-TULCZYNSKA (1933) die epidemiologische Situation experimentell herbeizuführen, die den spontanen Stallseuchen zugrunde liegt. Sie infizierten dazu wiederum durch Instillation 6 Tiere mit dem Epizootietyp 19. Eins der Tiere bekam einen *Schnupfen* und wurde daraufhin mit 10 gesunden Meerschweinchen zusammengesetzt. In der Tat wurden fast alle diese Tiere zu Keimträgern und nach verschieden langer Latenz (zwischen dem 11. und 110. Tag) trat auch bei ihnen ein Schnupfen auf. Vier der 10 Tiere starben schließlich zwischen dem 112. und 280. Tag an einer *Pneumonie*.

Bei neugeborenen Tieren ließ sich keine höhere Infektion- oder Sterbequote erzielen als bei den erwachsenen.

7. Andere Infektionswege

Die *intravenöse* Infektion führt zu einer etwa gleichhohen Erfolgsquote wie die intraperitoneale (UCHIDA 1926b).

Auf *oralem* Wege läßt sich dagegen ebenso wenig wie durch Einbringen der Pneumokokken in den *Conjunctivalsack* eine klinisch manifeste Infektion hervorbringen (UCHIDA 1926b).

H. Die Infektionen des Hundes mit Diplococcus pneumoniae

Der Hund besitzt eine geringere Empfänglichkeit für die experimentelle Pneumokokkeninfektion als alle bisher behandelten Tiere: auf *intravenösem* und *intraperitonealem* Wege läßt sich bei ihm selbst mit 5 ml unverdünnter Kultur eines hochvirulenten Pneumococcus keine Infektion hervorrufen, wenngleich er sich für die *subcutane* Infektion empfänglicher erwies (s. u.) (KRUSE u. PANSINI 1892). Und da der Hund auch wegen seiner Größe für umfangreichere Versuchsreihen kaum in Betracht kommt, wird er nur deswegen hier angeführt, weil es bei ihm offenbar gelingt, mit wünschenswerter Regelmäßigkeit *Lobärpneumonien* herbeizuführen.

Der *junge* Hund scheint allerdings etwas empfänglicher für die Pneumokokkeninfektion zu sein als der erwachsene. KOCH (1912) konnte jedenfalls bei zwei von vier 10 Wochen alten Tieren durch *intravenöse* Injektion (Vena jugularis) von 1,5—3,0 ml Serumbouillonkultur eine *Allgemeininfektion* mit umfangreichen *Gelenkempyemen* und periartikulären Abscesse hervorrufen, die in 3 Tagen zum Tod der Tiere führten.

1. Subcutane Infektion

Bei Injektion großer Dosen (2 ml Kultur) eines *hochvirulenten* Stammes unter die Bauchhaut kommt es wie beim Meerschweinchen so auch beim Hund zur

Ausbildung eines serös-fibrinösen, manchmal auch hämorrhagischen, zellreichen *Infiltrates* am Ort der Infektion, das sich sowohl flächenhaft über Brust und Bauch als auch in die Tiefe der Bauchwandmuskulatur ausbreitet. Obgleich sich niemals eine hochgradige Bakteriämie entwickelt, geht das Tier bei ausreichender Virulenz des Infektionsstammes in 2—5 Tagen an einer *Allgemeininfektion* zugrunde. Die Sektion ergibt gelegentlich eine serös-fibrinöse *Perikarditis*.

Bei Verwendung *schwach virulenter* Stämme kommt es dagegen lediglich zu einer vorübergehenden lokalen Reaktion mit leichtem Fieber (GAMALÉIA 1888; KRUSE u. PANSINI 1892).

2. Infektionen vom Respirationstrakt aus

a) Intrapulmonale Infektion

Durch Einbringen der Erreger unmittelbar in die Lungen lassen sich beim Hund offenbar *keine der Lobärpneumonie des Menschen analogen Veränderungen* hervorbringen. Nur GAMALÉIA (1888) gibt an, auf diesem Wege echte, fibrinöse Pneumonien erzielt zu haben, die über die Stadien der roten und grauen Hepatisation meist in 10—14 Tagen spontan ausheilten und nur selten tödlich verliefen.

Keiner der anderen Autoren, die sich mit der intrapulmonalen Pneumokokkeninfektion des Hundes beschäftigten, vermochte jedoch die Ergebnisse GAMALÉIAs zu reproduzieren (FRAENKEL 1885; KRUSE u. PANSINI 1892; WELCH 1892). Die einzigen Reaktionen, die FRAENKEL durch Injektion von 0,25 ml pneumokokkenhaltigen Blutes in die rechte Lunge hervorrufen konnte, waren Fieber und eine gewisse Mattigkeit. Kaum heftigere Reaktionen sahen auch KRUSE und PANSINI bei der Mehrzahl ihrer Tiere (obwohl sie zur Infektion 1—2 ml einer höchstvirulenten Kultur verwendeten), doch gingen auch einige (7 von 17) an einer doppelseitigen eitrigen *Pleuritis* zugrunde. Das Exsudat war reichlich, manchmal hämorrhagisch und enthielt massenhaft Pneumokokken. Gleichzeitig bestand meist eine *Perikarditis* und phlegmonöse *Mediastinitis*. Während auch im Blut die Erreger in großer Zahl nachgewiesen werden konnten, fanden sie sich in den Lungen eher spärlich. Die Alveolen waren vielfach mit hämorrhagischem und zellreichem Exsudat ausgefüllt; an vielen Stellen bestanden Kompressionsatelektasen. Bei einem Teil der überlebenden Tiere fanden sich Veränderungen, die auf eine *katarrhalische Pneumonie* hindeuteten, bei anderen lediglich vereinzelte Hämorrhagien.

Diese Ergebnisse von KRUSE und PANSINI (1892) wurden von WELCH (1892) im wesentlichen bestätigt; auch ihm gelang es bei intrapulmonaler Injektion der Pneumokokken niemals, mehr als eine Pleuritis oder Veränderungen im Sinne einer katarrhalischen Pneumonie hervorzubringen.

b) Intratracheale Infektion

Durch Einbringen der Pneumokokken in die Trachea will TCHISTOVITCH (1890) bei 7 von 19 Hunden Lobärpneumonien hervorgerufen haben, die in drei Fällen innerhalb von 4 Tagen tödlich endeten. Dagegen erhielten KRUSE und PANSINI (1892) auf diesem Wege — genau wie bei der intrapulmonalen Infektion — lediglich Pleuritiden (die sie aber mit größerer Zuverlässigkeit durch Injektion der Erreger direkt in die Pleurahöhle erzielen konnten) und auch WELCH (1892) gelang es nicht, die Befunde von TCHISTOVITCH zu reproduzieren.

Die Technik der intratrachealen Infektion wurde bereits auf S. 466 beschrieben.

c) Intrabronchiale Infektion

Mit einiger Zuverlässigkeit aber lassen sich Lobärpneumonien beim Hund durch Einbringen des Infektionsmaterials tief in den Bronchialbaum oder unter resistenzmindernden Bedingungen erzeugen. Zwei brauchbar erscheinende Verfahren wurden von LAMAR und MELTZER (1912) sowie von TERRELL, ROBERTSON und COGGESHALL (1930, 1933) angegeben.

Infektionsstämme. Die zitierten Autoren verwendeten Stämme der Typen I und II, die von Patienten mit Lobärpneumonien teils aus dem Sputum, teils aus dem Blut isoliert waren und eine hohe Virulenz für Kaninchen und Maus besaßen. Für den Hund war der Typ-I-Stamm von TERRELL u. Mitarb. (1933) etwa zehnmal virulenter als der Typ-II-Stamm. Daneben verwendeten LAMAR und MELTZER (1912) noch einen *Pneumococcus mucosus* (Typ III) von einer menschlichen Meningitis.

Infektionsmaterial und Infektionsdosis. LAMAR und MELTZER (1912) verwendeten für die Infektion Kulturen der Pneumokokken in Nährbouillon und gaben davon als Infektionsdosis in der Regel 5–10 ml, aber auch mehr (bis zu 25 ml). — TERRELL u. Mitarb. (1930, 1933) dagegen suspendierten den Bodensatz von Bouillonkulturen in einem *Stärkebrei*, den sie in folgender Weise herstellten: 5,5 g Stärke und 30 ml kalte Bouillon (pH 7,8) wurden gut miteinander vermischt und dann unter ständigem Rühren langsam zu 70 ml Bouillon im Wasserbad von 100° C gegeben, bis eine transparente Paste entstand. Diese Paste wurde in einem Erlenmeyerkolben für weitere 5 min bei 100° C gehalten "to insure sterility" und dann mit dem Kulturzentrifugat in dem gewünschten Verhältnis vermischt. Die Erregermenge, die in 1 ml Volumen appliziert wurde, entsprach bei Typ I 10^{-5} bis 10^{-1} ml Kultur, bei Typ II 0,25–0,5 ml.

Versuchstiere. TERRELL u. Mitarb. (1933) verwendeten für ihre Versuche junge männliche Hunde von sehr unterschiedlichem Gewicht (6,3–19 kg), da die Infektion bei alten Tieren meist in unerwünschter Weise foudroyant verläuft.

Infektionstechnik. LAMAR und MELTZER (1912) applizierten das Infektionsmaterial in tiefer *Äthernarkose*, indem sie bei vorgezogener Zunge einen Katheter so weit in die Trachea einführten, bis ein Widerstand zu fühlen war. Die Spitze des Katheters lag dann im (meist rechten) Bronchus. Nun wurde das Infektionsmaterial mit einer aufgesetzten Injektionsspritze in den Bronchus eingebracht und hinterher eine gewisse Menge Luft injiziert, um das Inoculat im Bronchus zu verteilen.

TERRELL u. Mitarb. (1930, 1933) verwendeten zur Vorbereitung der Tiere *Morphinsulfat* in einer Dosierung von 6 mg/kg Körpergewicht und pinselten den Larynx mit 10% *Cocainlösung* zur Unterdrückung des Hustenreflexes, da sich dieses Verfahren der Äther- und Amytalnarkose überlegen erwiesen hatte. Das Morphin bewirkt für 4–6 Std ein Absinken der Körpertemperatur um 2–4° C, was wiederum eine Minderung der Infektionsresistenz zur Folge hat. 10–15 min später wird ein in Äther-Alkohol entkeimter strahlenundurchlässiger Katheter (Nr. 11) möglichst ohne Kontakt mit der Mundschleimhaut eingeführt und unter Röntgenkontrolle in die endgültige Position gebracht. Wenn er auf Widerstand stößt, wird er um 0,5 cm zurückgezogen. Um 1 ml Infektionsmaterial an den gewünschten Ort zu bringen, werden mit einer aufgesetzten Spritze 2,2 ml durch den Katheter gepreßt, da dessen Lumen selbst 1,2 ml aufnimmt. Wegen der durch das Morphin hervorgerufenen Hypothermie sollen die Tiere einige Stunden nach der Infektion bei einer Raumtemperatur von wenigstens 21° C gehalten werden.

Verlauf. Im Anschluß an die intrabronchiale Applikation der Erreger kommt es – in Abhängigkeit von der Virulenz des Pneumokokkenstammes bzw. von der verabreichten Dosis – entweder zu einer tödlichen, *generalisierten* Infektion, die ohne Beteiligung der Lungen verlaufen kann, oder aber zu einer *lokalisierten* Infektion der Lungen, die ebenfalls tödlich endet oder in Heilung ausgeht. Die Infektion mit weniger als 0,04 ml Kultur des Typ I überstanden die Tiere von TERRELL u. Mitarb. (1933) nach 3–9tägiger Krankheitsdauer. Infektionsdosen von 0,04–0,06 ml führten zu einer Letalität von 45%, nach Verabreichung von

0,1 ml starben etwa 80%, bei mehr als 0,1 ml 100% der Tiere. Die Überlebensdauer variierte dabei stark. Pneumonien ließen sich übrigens schon mit 10^{-5} ml Kultur auslösen. Um mit Typ II eine vergleichbare Pneumonierate zu erzielen, mußten etwa zehnfach größere Keimmengen gegeben werden.

Die Tiere erkranken einige Stunden nach der Infektion mit Husten und Dyspnoe sowie mit Allgemeinerscheinungen wie Freßunlust und Apathie. Die Temperatur steigt um 2–3° C. Bei *leichten Infektionen* persistiert das Fieber für 3–9 Tage, bevor es meist kritisch, nicht selten aber auch lytisch im Verlauf von 2–3 Tagen abfällt. Nur gelegentliches Husten läßt dann noch auf die überstandene Infektion schließen. Eine subjektive Besserung macht sich übrigens schon vor dem Absinken des Fiebers bemerkbar. – Bei *schwerem, tödlichem Verlauf* beginnt die Krankheit in gleicher Weise, doch verschlechtert sich das Befinden zunehmend. Zwischen dem 2. und 4. Tag nach der Infektion tritt unter Fieber und hochgradiger Erschöpfung der Tod ein.

Unter dem Röntgenschirm erkennt man bereits nach 24 Std eine Verschattung, die in der Folgezeit entweder auf den unmittelbar infizierten Lungenlappen beschränkt bleibt oder aber – bei tödlichem Ausgang – auf 4–5 Lappen übergreift.

Der Verlauf der Leukocytenkurve besitzt den gleichen prognostischen Wert wie bei der Pneumonie des Menschen oder des Affen (S. 438): eine Leukopenie gilt als ungünstiges Omen.

Pathologische Anatomie. Bereits 7 Std nach der Infektion ist ein großer Anteil meist des rechten Unterlappens konsolidiert, nach 24 Std der ganze Lappen in den Prozeß einbezogen. Die darüberliegende viscerale Pleura erscheint dunkelrot und glanzlos und ist von einem mehr oder weniger zusammenhängenden Fibrinüberzug bedeckt, der am folgenden Tag an Ausdehnung noch zunimmt. Im Schnitt erscheint die Lunge dunkelrot, etwas trocken und granuliert, ihre Konsistenz ist fest und unelastisch, nimmt aber schon am 2. Tag wieder ab. Die regionären Lymphknoten sind vergrößert, oft besteht ein geringer Milztumor. – Am 4. Tag sind die Lymphknoten abgeschwollen, die Farbe der Lunge im Schnitt ist teils rot teils grau, die Konsistenz wird zunehmend weicher: die Lyse kommt in Gang und schreitet nun rasch in zentripetaler Richtung fort. Sie ist schon am Ende der ersten Woche fast vollständig; nach 14 Tagen ist die *restitutio ad integrum* erfolgt. In einzelnen Fällen kommt es auch zur Organisation des Exsudats (LAMAR u. MELTZER 1912).

Im *histologischen Präparat* erkennt man noch vor Ablauf des ersten Tages in den Alveolen ein fibrin- und leukocytenreiches, aber an Erythrocyten armes Exsudat, während an den Grenzen der Entzündung nur Ödem und Hyperämie, aber kaum Leukocyten zu finden sind. Die Bronchiolen enthalten das gleiche Exsudat, erscheinen aber nicht entzündlich verändert. In Alveolen und feineren Verzweigungen der Bronchen trifft man die Erreger in großer Zahl, aber meist in extracellulärer Lage. – Am 2. Tag erkennt man zahlreiche Phagocytosen, die Zahl der Pneumokokken wird geringer. Die polymorphkernigen Leukocyten erscheinen zum Teil geschädigt, in manchen Alveolen findet man bereits mononucleäre Zellen. – Am 4. Tag hat sich diese Entwicklung fortgesetzt: die Zahl der Leukocyten hat weiter ab-, die der Mononucleären zugenommen; das Exsudat ist im ganzen zellärmer geworden. Die wenigen noch erkennbaren Pneumokokken befinden sich in intracellulärer Lage.

Bei *tödlichem Verlauf* der Infektion kommt es meist zur völligen Konsolidierung von *mehreren* (4–5) Lappen. Im Pleuraraum findet sich viel eitrig-fibrinöses Exsudat. Häufig besteht gleichzeitig eine *Perikarditis*, eine *Serositis* und ein akuter *Milztumor*. In Lungen, Pleura- und Perikardialexsudat sowie im Blut lassen sich die Pneumokokken in großer Zahl nachweisen (LAMAR u. MELTZER 1912).

Die gleichen Erscheinungen verursachte ein *Pneumococcus III*, nur erwiesen sich hier die Exsudate viscöser (LAMAR u. MELTZER 1912).

Kommt es zu einer *Generalisation*, so zeigen die Lungen nach den Erfahrungen von ROBERTSON, COGGESHALL und TERRELL (1933a) ein ganz anderes Bild. Bei foudroyantem Verlauf fanden diese Autoren eine konfluierende Bronchopneumonie mit ungewöhnlich schwerer Alteration des Lungengewebes; bei längerer Überlebensdauer (4–7 Tage) bestanden die Veränderungen in einer Kombination von lobärer, lobulärer und interstitieller Pneumonie, von ihnen als „irreguläre diffuse Pneumonie" bezeichnet.

Pathogenese. Appliziert man die Erreger in einer viscösen Suspension oder bringt man dünnflüssiges Infektionsmaterial – unterstützt durch eine Narkose – genügend tief in die Verästelungen des Bronchialbaumes hinein, so kommt es zu einer Pneumonie, für deren Entstehung – bei der bekannten Resistenz des Hundes gegen den Pneumococcus – die Obliteration der feineren Verzweigungen der tiefen Luftwege von entscheidender Bedeutung ist. Aus diesem Mechanismus erklärt sich wohl auch die Notwendigkeit, bei wäßrigen Inoculaten relativ große Volumina ($\geqq$ 6 ml) zu verwenden, um zu einem Erfolg zu kommen (LAMAR u. MELTZER 1912).

Schon eine Stunde nach der Applikation des Infektionsmaterials (in Stärkepaste) kommt es im terminalen Bronchus zum Auftreten einer entzündlichen Reaktion mit Exsudation, Hämorrhagie und cellulärer Infiltration. Die umgebenden Alveolen sind mit Ödemflüssigkeit gefüllt und enthalten zahlreiche Erreger, die sich beim Anwachsen des Herdes mit Hilfe des vordringenden Exsudats auf dem Wege über Alveolen und Bronchiolen ausbreiten. Im Inneren der Herde trifft man sie dagegen nur spärlich und meist in phagocytiertem Zustand (ROBERTSON et al. 1933b). Frühzeitig treten die Erreger auch in den Blutstrom über. Bei leichtem Verlauf ist die Bakteriämie nur von kurzer Dauer, die Keimzahl im Blut bleibt gering; führt die Infektion dagegen zum Tode, dann nimmt die Bakteriämie an Schwere ständig zu. TERRELL, ROBERTSON und COGGESHALL (1933) fanden in diesen Fällen bis zu 1000 Pneumokokken im Milliliter Blut.

Während die durch geringe Keimdosen hervorgerufene leichte Infektion meist auf *einen* Lungenlappen beschränkt bleibt und eine Pleuritis sicca die einzige regelmäßige Komplikation darstellt, sind für die schwere, tödlich verlaufende Pneumonie der Befall mehrerer Lappen und die Trias: *Pleuraempyem – Perikarditis – Sepsis* charakteristisch.

Die oben beschriebene pulmonale Infektion des Hundes weist vor allem in ihrem *pathologisch-anatomischen Bild* viele Ähnlichkeiten mit der menschlichen Lobärpneumonie auf. Der Prozeß in den Lungen durchläuft wie beim Menschen die Stadien der Anschoppung, der roten Hepatisation, der grauen Hepatisation sowie – bei Überleben – der Lyse. Auch die Art der Komplikationen sowie die Letalität scheinen den Verhältnissen bei der menschlichen Infektion zu entsprechen. Im *klinischen Verlauf* geht die Übereinstimmung allerdings nicht so weit: das Fieber hält beim (überlebenden) Hund nicht so lange an, die Entfieberung ist oft vom lytischen Typ und fällt nicht mit dem pathologisch-anatomischen Stadium der Lyse zusammen (LAMAR u. MELTZER 1912; TERRELL et al. 1930, 1933).

Anhang I. Experimentelle Erzeugung der Endokarditis

A. Einführung

Die bakterielle Endokarditis hat wegen der speziellen kausalen, pathogenetischen und therapeutischen Probleme, die vor allem mit ihrer subakuten Verlaufsform (Endocarditis lenta) verknüpft sind, eine besonders eingehende tierexperimentelle Bearbeitung erfahren. Eine auch nur einigermaßen erschöpfende

Übersicht über die bisher durchgeführten Arbeiten und ihre Resultate zu geben, ist daher im vorliegenden Rahmen unmöglich und wohl auch nicht erforderlich. Böhmig und Klein (1953) sowie Laplane und Tournier (1957) haben sich in neuerer Zeit dieser Aufgabe unterzogen.

Weitaus häufigste *Erreger* der bakteriellen Endokarditis des Menschen sind Streptokokken (75–90% der Fälle), gegen die alle anderen bei dieser Infektion gefundenen Keimarten (Pneumokokken, Staphylokokken, *Neisseria*, *Brucella*, *Haverhillia*, Enterobacteriaceen, Pilze usw.) ganz in den Hintergrund treten, wenngleich einige von diesen, wie z. B. Staphylokokken und Pilze, seit dem Beginn der antibiotischen Aera offenbar häufiger nachgewiesen werden (Wilson 1963).

Unter den *Streptokokken* wiederum sind es die *vergrünenden* (α-hämolytischen) *Typen*, die den ersten Platz einnehmen; nicht so selten findet man als Endokarditiserreger aber auch die zumeist anhämolytischen *Enterokokken* (Gruppe D), während β-hämolytische Stämme (Gruppen A, C, F, G) in diesem Zusammenhang nur geringe Bedeutung besitzen. Die relative Häufigkeit der wichtigsten Erreger zeigen zwei neuere Statistiken aus Deutschland und den Vereinigten Staaten (Tab. 19).

Tabelle 19. *Prozentuale Häufigkeit der wichtigsten Endokarditiserreger* (nach Schaub 1960, und Wilson 1963)

Erreger	Schaub 124 Fälle	Wilson[1] 127 Fälle
vergrünende Streptokokken (α-Typ)	57	} 76
anhämolytische Streptokokken (γ-Typ)	23	} 76
Enterokokken	11	} 76
hämolysierende Streptokokken (β-Typ)	3	1,5
Pneumokokken	1,5	2,3
Staphylokokken	5	16,5
andere	1	4,5

[1] Es wurden hier nur die nach 1944 erhobenen Befunde berücksichtigt.

Wegen der überragenden Bedeutung, die den vergrünenden Streptokokken als Erreger der *Endocarditis lenta* zukommt, neigte man früher zu der Auffassung, daß ein bestimmter Typ dieser Gruppe das *spezifische kausale Agens* sei, und gab dieser Überzeugung durch Bezeichnungen wie "Streptococcus viridans seu mitior"

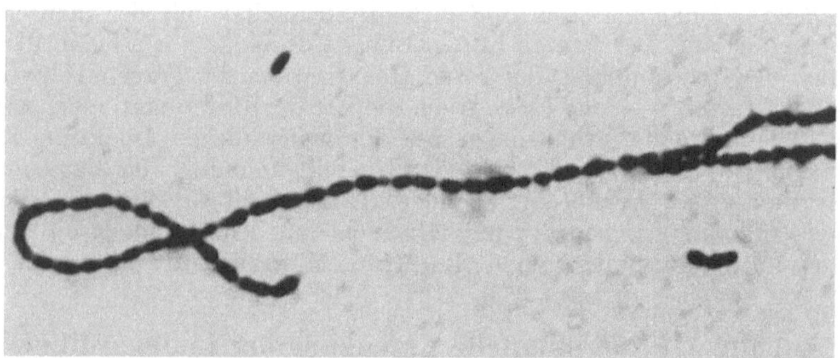

Abb. 37. *Streptococcus mitis*, Reinkultur, 2500 ×

(Schottmüller 1903) oder „Endocardococcus" (Libman 1912) auch nomenklatorischen Ausdruck. Heute weiß man – nicht zuletzt auf Grund der unten beschriebenen Tierversuche –, daß es einen spezifischen Erreger der bakteriellen

Endokarditis nicht gibt, sondern daß das *akute* Krankheitsbild durch alle Sepsiserreger, das *subakute* ebenfalls durch ganz verschiedenartige Mikroorganismen – immer aber offenbar auf dem Boden einer bestimmten Relation von Erregervirulenz und Reaktionslage des Wirts bzw. seines Klappengewebes – ausgelöst werden kann. Schon an dieser Stelle sei erwähnt, daß von den Bakteriologen (Bergey's Manual) eine als *Streptococcus viridans* bezeichnete Art heute nicht mehr anerkannt wird; die vergrünenden, aus dem Blut gezüchteten Stämme verhalten sich nicht einheitlich, sondern gehören zu verschiedenen Arten, als deren wichtigste *Str. sanguis* (früher: Streptococcus s.b.e.) und *Str. mitis* (Abb. 37) zu gelten haben. Eine Artendifferenzierung von Endokarditis-Streptokokken, die dem modernen Standard entspricht, gaben NIVEN und WHITE (1946) (Tab. 20). Beachtenswert ist in dieser Statistik das völlige Fehlen von *Str. salivarius.*

Tabelle 20. *Artendifferenzierung von 113 Streptokokkenstämmen aus dem Blut von 100 Endocarditis-lenta-Fällen* (nach NIVEN u. WHITE 1946, ergänzt)

Art	Zahl der Stämme	serologische Gruppe
Streptococcus mitis	45	—
Streptococcus sanguis . . .	42	—
Streptococcus bovis	12	D
Streptococcus faecalis . . .	5	D
Streptococcus agalactiae . .	4	B
Streptococcus sp.	1	G
nicht-klassifizierbare . . .	4	—

Die *experimentelle Erzeugung* einer bakteriellen Endokarditis, d. h. die *künstliche* Ansiedlung der Erreger auf den Herzklappen, bereitete deshalb besondere Schwierigkeiten, weil der Mechanismus auch der *natürlichen* Klappenbesiedlung lange Zeit Gegenstand der Diskussion war und auch heute noch nicht völlig aufgeklärt ist (SCHAUB 1960). Damit aber fehlte die Möglichkeit, den spontanen Vorgang „einfach" nachzuahmen.

Die *Verfahren*, die bei den tierexperimentellen Untersuchungen angewendet wurden, lassen sich in drei Gruppen einteilen:

1. Traumatisierung der Herzklappen und nachfolgende Infektion;

2. Veränderung der allgemeinen oder lokalen Reaktionslage durch Injektion von Proteinen, Vaccinen oder anderen Stoffen und nachfolgende Infektion;

3. Infektion ohne irgendwelche unterstützenden oder vorbereitenden Maßnahmen.

Als erstem war es im Jahre 1878 ROSENBACH gelungen, bei Hunden und Kaninchen eine bakterielle Endokarditis herbeizuführen, indem er in die freigelegte Carotis eine Sonde einführte, mit der die Aortenklappe durchstoßen wurde. Die durch Mikrokokken hervorgerufene Klappenentzündung entwickelte sich daraufhin ohne zusätzliche künstliche Infektion, sei es auf dem Boden einer spontanen Bakteriämie, sei es durch Arbeiten mit unsterilen Instrumenten. DRESCHFELD (1887) war dann der erste, der eine experimentelle Endokarditis *nur* mit Reinkulturen eines Streptococcus herbeizuführen (und von Kaninchen zu Kaninchen zu übertragen) vermochte, der von einem Patienten mit tödlicher Endokarditis stammte. Die ersten Untersuchungen über den Effekt vorbereitender Injektionen verdanken wir schließlich A. DIETRICH (1926) und FREIFELD (1928).

Zu 1. Die vor allem früher häufig geübte *Traumatisierung der Herzklappen* mit scharfen oder spitzen Instrumenten stellt einen allerdings recht groben Eingriff dar, der durch Herbeiführen einer Klappeninsuffizienz die Situation herbeiführen soll, in der auch beim Menschen Bakteriämiekeime zu Endokarditiserregern werden können. Der Gewebedefekt und die daraus resultierenden veränderten Strömungsverhältnisse erhöhen die mechanische Belastung der Klappen und begünstigen so das Haften der Erreger. Auf einem analogen Mechanismus dürfte auch die Wirkung operativ geschaffener arteriovenöser Anastomosen beruhen (LILLEHEI et al. 1951; RABENS et al. 1955). Da diese Techniken aber nicht nur verhältnismäßig kompliziert, sondern auch entbehrlich sind (es stehen einfachere Verfahren zur Verfügung, s. u.), brauchen sie im folgenden nicht eingehender besprochen zu werden.

Zu 2. Auf schonendere und technisch einfachere Weise läßt sich eine Endokarditis erzeugen, indem man den Funktionszustand des Klappengewebes durch

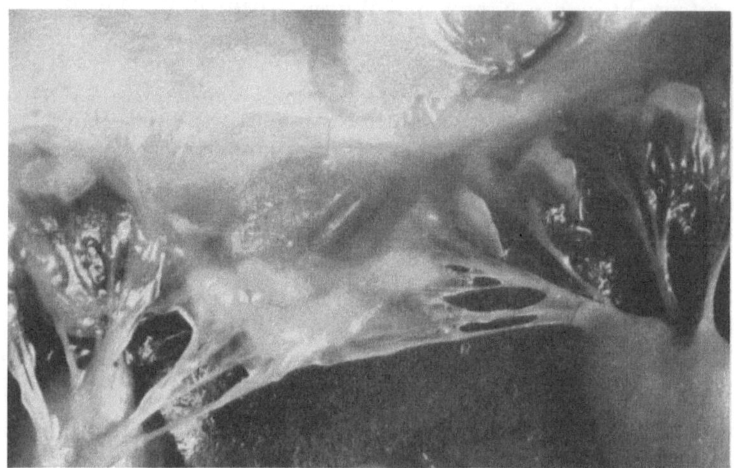

Abb. 38. Seröse Endokarditis des Kaninchens (R. BÖHMIG u. P. KLEIN 1953)

vorbereitende Injektionen so verändert, daß die nachfolgend zugeführten Erreger auf dem Klappenendokard günstige Lebensbedingungen vorfinden. Appliziert wurden zu diesem Zweck *Proteine* wie Pferdeserum, Rinderalbumin und Casein, *Vaccinen* aus Streptokokken, Staphylokokken und Colibakterien, *Hormone* wie Epinephrin, Thyroxin, Adrenalin, Pitressin und Histamin, *Farbstoffe* wie chinesische Tusche, Trypanblau und Lithiumcarmin sowie *bakterielle Toxine*, insbesondere Diphtherietoxin. Nach einer derartigen Belastung des RES kommt es zu einer Aktivierung des Klappenmesenchyms, deren histologische Ausdrucksform von BÖHMIG und KLEIN (1953) als „seröse Endokarditis" bezeichnet wurde (Abb. 38). Sie ist charakterisiert durch eine ödematöse Verquellung, Schwund des Kollagens, Untergang der Bindegewebskerne, Auftreten von Silberfibrillen und eine celluläre Reaktion im Bereich des subendothelialen Klappengewebes sowie die Ausbildung eines zarten Fibrinbelages auf dem Klappenendothel (W. DIETRICH 1937) bzw. das Auftreten feinster Endothelläsionen (BÖHMIG u. KLEIN 1953). Die Beweglichkeitseinschränkung infolge der Verdickung der Klappen sowie die genannten Alterationen des Endothelüberzuges bilden die Voraussetzungen für die Absiedlung der anschließend injizierten Erreger.

Manche Autoren, wie z. B. SEMSROTH und KOCH (1929, 1930), sahen nach den vorbereitenden Injektionen von Casein oder Streptokokkenvaccine keine Alterationen des Klappenendothels, wohl aber eine verminderte Aufnahme kolloidaler Farbstoffe durch die Zellen des RES. Das Auftreten einer Klappenentzündung nach der „Erfolgsinjektion" von abgetöteten Typhusbakterien oder Diphtherietoxin erklärten sich diese Autoren daher mit einer *Störung der entgiftenden Funktion des RES*, in deren Folge toxische Bakterienprodukte, die vom normalen Tier praktisch reaktionslos vertragen werden, zu entzündlichen Veränderungen des Endokards führen. Diese Läsionen wiederum sollen den Boden für die Ansiedlung von Mikroorganismen bilden. — Im Hinblick auf die vorbereitende Wirkung von *Vaccinen* bei der experimentellen Endokarditis und auf die Erfahrung, daß bei der spontanen Endokarditis des Menschen die Erreger in der Regel zu Keimarten gehören, die an anderer Stelle im Wirtsorganismus nur eine geringe Virulenz entfalten, wurde auch die Auffassung vertreten, daß ein *gewisser Immunitätsgrad* für das Angehen der Klappeninfektion unerläßlich sei. Da jedoch in diesem Zusammenhang der Effekt homologer und heterologer Vaccinen der gleiche und wohl identisch mit einer Fremdproteinwirkung ist, wird das Vorliegen einer partiellen *spezifischen* Immunität gegen den jeweiligen Erreger nicht mehr als Voraussetzung für die Entstehung einer Endokarditis angesehen.

Zu 3. Es steht jedoch heute außer Zweifel, daß eine Endokarditis auch *allein durch Injektion der Erreger* – ohne Unterstützung durch eine wie immer geartete Schädigung der Klappen – hervorgerufen werden kann. Im allgemeinen sind dafür allerdings wiederholte Injektionen großer Keimmengen erforderlich, um eine langdauernde, hochgradige Bakteriämie zu erzeugen. Soweit sich in der Literatur genauere Angaben finden, wurden beim Hund bis zu 300 Milliarden Erreger benötigt (Blahd, Frank u. Saphir 1939), beim Kaninchen bis zu 200 Milliarden (Rabl u. Seelemann 1952) und bei der Ratte bis zu 10 Milliarden (Highman u. Altland 1950). Die Größe der erforderlichen Keimzahl hängt aber nicht nur von der Art des Versuchstieres, sondern natürlich auch von der Art des Erregers sowie von seinem stammspezifischen Virulenzgrad ab. So gelang es einer Reihe von Autoren, auch mit einer einzigen Injektion einer relativ geringen Kulturmenge Endokarditiden zu erzeugen (Lloyd-Jones 1936; Albertini u. Grumbach 1937; Blahd, Frank u. Saphir 1939).

Die Möglichkeit, eine Endokarditis ohne präparierende Maßnahmen hervorzurufen, spricht zumindest auf Anhieb gegen die oben zitierte Anschauung, nach der eine Zustandsänderung der Klappen („seröse Endokarditis") die Voraussetzung für das Haften der Erreger auf ihrem Endothel bilde. Gegen diesen Einwand wurde jedoch ins Feld geführt, daß die wiederholten Injektionen großer Bakterien- und damit auch Nährbodenmengen nichts anderes als eine präparierende Maßnahme darstellten (Böhmig u. Klein 1953; Laplane u. Tournier 1957) bzw. daß die erforderliche Reaktionsbereitschaft in Einzelfällen aus unbekannten Gründen schon von vornherein vorhanden sei (A. Dietrich 1926), wodurch sich eine vorbereitende Injektion erübrigen könne. Die Regelmäßigkeit, mit der z. B. Lloyd-Jones (1936) sowie v. Albertini und Grumbach (1937) mit nur *einer* Keiminjektion beim Kaninchen eine Endokarditis hervorzubringen vermochten, läßt jedoch darauf schließen, daß zumindest bei diesem Tier eine Präparation nicht grundsätzlich erforderlich ist.

Mehr der Kuriosität halber sei noch erwähnt, daß einige Bearbeiter, um die fokale Genese der Endokarditis zu reproduzieren, zunächst einen Herd anlegten und anschließend auf anderem Wege eine Infektion herbeiführten. Birkhaug (1927) induzierte bei Kaninchen eine Endokarditis, indem er diesen Herd durch intramuskuläre Injektion von bewachsenem Blutagar schuf und anschließend die gleichen Keime intravenös injizierte. Welch, Murdock und Ferguson (1936) setzten zunächst durch eine Herzpunktion mit rotierender Kanüle eine Läsion von Myokard und Endokard, bohrten dann ein Loch in einen Zahn, das sie mit Streptokokken beimpften, und verabreichten den Tieren schließlich noch Suspensionen von *Haemophilus influenzae* per Nasenspray. Laplane und Tournier (1957) endlich injizierten Kaninchen in beide Tonsillen je 0,1 ml einer Suspension von *Haverhillia moniliformis* und erzielten so eine Fokalinfektion, die offenbar spontan zu einer Endokarditis führte. Gleiche Versuche mit *Streptococcus viridans* und *Streptococcus faecalis* verliefen ergebnislos.

Bevorzugtes *Versuchstier* für die experimentelle Endokarditis ist das *Kaninchen,* da es eine optimale Empfänglichkeit aufweist und da die Klappenveränderungen denen des Menschen am ehesten entsprechen. In jüngerer Zeit wurde auch die *Ratte* häufiger verwendet, da sie reichlich Fibrinoid bildet, kaum resistenter als das Kaninchen und schwer zu sensibilisieren ist, allergische Komponenten in der Pathogenese deshalb hier außer Betracht gelassen werden können (CLAWSON 1950, 1953). Bei den Infektionsversuchen, die auf der Basis eines operativen Eingriffs (Zerstörung der Klappen, Schaffung einer Anastomose) durchgeführt wurden, bediente man sich wegen seiner Größe auch gern des *Hundes*. – Bei der *Maus* hat KUCZYNSKI (1921) durch wiederholte Injektion von Suspensionen vergrünender Streptokokken geringfügige endokardiale Affektionen erzeugen können und LEVADITI u. VAISMAN (1935) erwähnten als Nebenbefund bei der einmal mit *Streptococcus pyogenes* intraperitoneal infizierten Maus eine bakterielle Endokarditis, doch findet man in der Folgezeit nichts mehr über eine Verwendung dieses Tieres. Über eine beträchtliche Resistenz verfügt vor allem das *Meerschweinchen*. Während KRUSE und PANSINI (1892) bei einem von 50 mit Pneumokokken auf subcutanem Wege infizierten Tieren eine deutliche Endokarditis der Mitralis fanden, sah ROSENOW (1912) nach der Infektion mit vergrünenden Streptokokken nur ausnahmsweise Hämorrhagien, niemals aber entzündliche Veränderungen im Bereich der Klappen. Auch SEMSROTH und KOCH (1929) vermochten bei diesem Tier durch Sensibilisierung mit Pferdeserum und nachfolgende Injektion von Staphylokokken zwar eine „noduläre Reaktion", aber keine echte Endokarditis zu erzeugen. Entsprechend konnten RABL und SEELMANN (1951) bei keinem einzigen der 40 von ihnen überwiegend mit Enterokokken infizierten Meerschweinchen eine Klappenentzündung provozieren.

Neben der Wahl eines geeigneten Versuchstieres ist die Wahl eines geeigneten *Erregers* Voraussetzung für den Erfolg. So wie die Endokarditis des Menschen durch eine ganze Skala von pathogenen Mikroorganismen hervorgerufen wird, hat man auch für die experimentelle Infektion die verschiedensten Keimarten herangezogen, überwiegend natürlich diejenigen, die auch vom Menschen am häufigsten isoliert werden. An erster Stelle stehen daher die vergrünenden Streptokokken, meist als *Str. viridans* bezeichnet. Es wurde bereits darauf hingewiesen, daß es sich bei diesem Keim nicht um eine klar definierte Art handelt, sondern um eine Gruppe biologisch verschiedener Typen, denen nicht viel mehr als die Fähigkeit zur α-Hämolyse und das Fehlen eines Gruppenantigens gemeinsam ist. Von ROSENOW (1912) wurden auch die Pneumokokken unter dem Begriff des *Str. viridans* subsumiert, in der Annahme, daß dieser nichts anderes sei als ein umgewandelter Pneumococcus[1]. Spätere Autoren (WELCH, MURDOCK u. FERGUSON 1936) hielten die vergrünenden (und auch die hämolysierenden) Endokarditisstreptokokken sogar für eine „Phase" von Diphtheroiden! Weitere Verwirrung hat die vor allem im deutschen Schrifttum bestehende Unklarheit über die Unterscheidung des α-hämolytischen *Str. mitis* vom anhämolytischen *Str. salivarius* gestiftet. So erweist es sich oft als schwierig, wenn nicht unmöglich, zu rekonstruieren, welche der heute gültigen Streptokokkenarten sich im Einzelfalle hinter der Bezeichnung „*Str. viridans*" verbirgt. Nur in einigen der neuesten Arbeiten findet man eine klare Unterscheidung der drei vergrünenden Arten *Str. mitis*, *Str. sanguis* und *Str. bovis* (HIGHMAN u. ALTLAND 1950, 1951, 1958).

Etwa gleichhäufig – nächst dem „*Str. viridans*" – wurden β-hämolytische Streptokokken und Enterokokken für die experimentelle Endokarditis verwendet. Die *hämolysierenden Stämme* gehörten in der Regel zu den serologischen Gruppen A (*Str. pyogenes*) oder C und waren damit ausreichend definiert. Bei den *Enterokokken* ist die Situation dagegen wieder unklarer, was teilweise wohl auf die noch immer diskutierte Artentrennung innerhalb dieser Gruppe zurückzuführen ist,

[1] Sichere *Pneumokokken* wurden übrigens nur selten und zumeist mit geringem Erfolg für die Erzeugung einer Endokarditis verwendet (WEICHSELBAUM 1887; KRUSE u. PANSINI 1892; MAIR 1923; WRIGHT 1926).

teilweise aber auch auf nomenklatorische Eigenwilligkeiten, wie z. B. die Bezeichnung *Str. glycerinaceus* statt *Str. faecalis* (RABL u. SEELEMANN 1952) oder auf die Verwechslung der ähnlichen klingenden *Str. faecalis* und *Str. faecium*. Als unwahrscheinlich muß auch angesehen werden, daß alle zwanzig von CLAWSON (1925) zur Faecalisgruppe gerechneten Stämme tatsächlich Enterokokken waren, nachdem sie sämtlich aus dem Blut von Patienten mit akutem rheumatischem Fieber oder rheumatischer Endokarditis isoliert waren; viel häufiger müßte man aus dieser Quelle andere Streptokokkentypen erwarten. In einer späteren Arbeit CLAWSONs (1953) werden diese Stämme übrigens auch als „*Str. viridans*" bezeichnet.

Eine Identifizierung der verwendeten Streptokokken ist in allen den Fällen nicht mehr möglich, in denen lediglich die Hämolyseform angegeben wird (z. B. KINSELLA u. MUETHER 1938). Auch die zahlreichen „Herdstreptokokken", mit denen v. ALBERTINI und GRUMBACH (1937) ihre Kaninchen mit so gutem Erfolg infizierten, lassen sich heute nirgends mehr mit einiger Sicherheit einordnen, da bei ihnen nicht einmal die Hämolyseform bekannt gegeben wurde.

Viel seltener als Streptokokken wurde – vor allem in früherer Zeit und bei den Versuchen, die im Zusammenhang mit vorbereitenden Fremdproteininjektionen durchgeführt wurden – *Staphylococcus aureus* als Erreger der experimentellen Endokarditis verwendet.

Einzelne Autoren arbeiteten schließlich auch mit stäbchenförmigen Mikroorganismen, wie z. B. *Haemophilus influenzae* und *Haverhillia moniliformis* (WELCH, MURDOCK u. FERGUSON 1936; LAPLANE u. TOURNIER 1957).

In dem Bestreben, die natürlichen Bedingungen so weitgehend wie möglich nachzuahmen, wurden für die experimentelle Endokardinfektion von den meisten Autoren Streptokokkenstämme verwendet, die *aus dem Blut von Endokarditispatienten* gezüchtet waren. Es zeigte sich jedoch bald, daß derartige Patientenstämme *keine stärkere Affinität zu den Herzklappen* besitzen als Streptokokken anderer Herkunft, wie von den Zähnen, aus dem Nasen-Rachen-Raum, dem Intestinal- oder dem Urogenitaltrakt (LLOYD-JONES 1936; ALBERTINI u. GRUMBACH 1937; DICK u. SCHWARTZ 1946; RABL u. SEELEMANN 1952). Analog hat sich auch *keine Wirtsspezifität* bestimmter Stämme nachweisen lassen; die unterschiedliche Virulenz der durchweg humanen Erregerstämme für die verschiedenen Versuchstiere läßt sich ohne Zwang auf deren unterschiedlichen Empfänglichkeitsgrad (s. o.) zurückführen. BLAHD, FRANK und SAPHIR (1939), die mit einem hämolysierenden C-Streptococcus von einer Hundepneumonie beim gleichen Tier auffallend günstige Resultate erzielen konnten, diskutierten allerdings für diesen Stamm die Möglichkeit einer besonderen Anpassung an seinen Wirt.

Dennoch erweist sich natürlich nicht jeder Stamm vergrünender Streptokokken, selbst wenn er beim Menschen eine Endokarditis hervorrief, als gleichgut brauchbar für die experimentelle Infektion. Grundsätzlich sind Stämme einer *mittleren Virulenz* für diesen Zweck am besten geeignet, wie ja auch beim Menschen die Endocarditis lenta durch Erreger hervorgerufen wird, deren Virulenz in der Regel nicht ausreicht, in anderen Körperregionen eine Infektion hervorzubringen. Ist die Virulenz des Infektionsstammes zu hoch, so kommt es zu einer in wenigen Tagen tödlich endenden Sepsis ohne Manifestation an den Herzklappen, ist sie zu niedrig, so überwindet der Organismus die Erreger ohne erkennbare Folgen. Aus diesem Grunde führt die Infektion mit Enterokokken häufiger zu einer Endokarditis als die Applikation der hochvirulenten β-hämolytischen Streptokokken (LLOYD-JONES 1936). Andererseits kann ein optimaler „*Str. viridans*" durch längerdauernde Züchtung in gewöhnlicher Bouillon soviel von seiner Virulenz verlieren, daß er für die experimentelle Infektion unbrauchbar wird. LOEWE, ROSENBLATT und LEDERER (1944) verfügten über zwei derartige Stämme, deren Erfolgsquote (beim Kaninchen) kurz nach ihrer Isolierung vom Menschen 100% bzw. 66% betrug, nach mehrfacher Übertragung in Nährbouillon aber auf 43% bzw. 15% absank. Nach den Erfahrungen der gleichen Autoren läßt sich die Virulenz durch einige Mäusepassagen und durch Züchtung in optimalen Nährböden (z. B. Kaninchenplasmabouillon) jedoch wieder regenerieren.

Während die Bakteriologen das Problem der Pathogenese der Endokarditis begreiflicherweise mehr von der Virulenz des Erregers her betrachten, neigen die Pathologen dazu, das *primum movens* in der Zustandsänderung der Herzklappen auf dem Boden einer Fremdproteinwirkung zu sehen, der bereits erwähnten „serösen Endokarditis" (BÖHMIG u. KLEIN 1953), oder in der Entstehung einer Endothelläsion auf analoger Grundlage (SCHAUB 1960), welche die *conditio sine qua non* für die Absiedlung der Erreger — gleich welcher Art und welchen Virulenzgrades — bilden.

Es ist nach den meisten Autoren für die experimentelle Endokarditis charakteristisch, daß durch den jeweils gleichen Erreger und auch bei sonst gleichen Versuchsbedingungen alle pathologisch-anatomischen Formen der Endokarditis auftreten können, die auch vom Menschen her bekannt sind. Man hat demnach beim Versuchstier – etwa in der Reihenfolge ihrer Häufigkeit – den Typ der *Endocarditis polyposa*, der *Endocarditis verrucosa* sowie der *Endocarditis ulcerosa* gefunden, gelegentlich sogar Veränderungen des rheumatischen wie des Lenta-Typs beim gleichen Tier und an der gleichen Klappe (CLAWSON 1925, 1950, 1953; DIETRICH 1926; ALBERTINI u. GRUMBACH 1937; BLAHD, FRANK u. SAPHIR 1939). Daraus wurde von mancher Seite geschlossen, daß diese beiden pathologisch-anatomischen Erscheinungsformen der Endokarditis (auch beim Menschen) nichts anderes als die Entsprechungen eines klinisch benignen bzw. malignen Typs darstellten und somit keine kausal und pathogenetisch unterscheidbaren Krankheitsbilder seien, da sie ineinander übergehen könnten. Der jeweilige Typ der Veränderungen sei einfach Ausdruck der Virulenz des Erregers (CLAWSON 1925; ALBERTINI u. GRUMBACH 1937, 1938). Dieser Auffassung wurde allerdings von pathologisch-anatomischer Seite heftig widersprochen: BÖHMIG und KLEIN (1953) konnten in den Abbildungen von v. ALBERTINI und GRUMBACH (1937) nirgends einen Anhalt für das Vorliegen einer echten verrukösen (rheumatischen) Endokarditis finden; alle histologischen Bilder, die von den Schweizer Autoren als „rheumatisch" bewertet wurden, waren BÖHMIG und KLEIN (1953) von der *bakteriellen* Endokarditis des Menschen her gut bekannt. Da es nicht Sache des Bakteriologen sein kann, in eine Diskussion um die Deutung histologischer Bilder einzutreten, muß zu diesem Punkt auf die entsprechenden Ausführungen der zitierten Autoren verwiesen werden.

Übereinstimmend sind dagegen die Befunde zur *Lokalisation* der Veränderungen. In der weit überwiegenden Zahl der Fälle erweist sich die Mitralis als betroffen, es folgt mit einigem Abstand die Aortenklappe. Seltener findet man einen Befall der Tricuspidalis und des muralen Endokards, und nur ausnahmsweise zeigt schließlich auch die Pulmonalis endokarditische Veränderungen. Auch der *Umfang der Vegetationen* ist im linken Ventrikel größer bei einer deutlichen Tendenz zur Ausbreitung auf die Intima von Aorta und Coronargefäßen (MCNEAL, SPENCE u. SLAVKIN 1944; HIGHMAN u. ALTLAND 1950; FRUHLING u. MINCK 1953; u. a.).

Regelmäßig finden sich neben den Veränderungen des Endokards und der Herzklappen auch am Herzmuskel und an den inneren Organen *Zeichen einer Allgemeininfektion*. Häufigster Nebenbefund ist eine *interstitielle Myokarditis* und starke Hypertrophie des Herzens durch Zunahme der Muskelsubstanz (RABL u. SEELEMANN 1952; BÖHMIG u. KLEIN 1953), doch ist auch Atrophie und Nekrose der Herzmuskelfasern beschrieben (HIGHMAN u. ALTLAND 1950). Die stärkste Vergrößerung erfahren (beim Kaninchen) die Nebennieren, genauer gesagt die *Neben-*

nierenrinden, deren Zellen sehr groß und lipoidreich werden (RABL u. SEELEMANN 1952). Eine starke Volumenszunahme zeigt auch die *Milz*, die nicht nur auf eine vermehrte Blutfülle, sondern auch auf eine Zunahme aller übrigen Elemente zurückgeführt wird. Bei längerem Bestehen der Infektion kann sich eine perifollikuläre Fibrose entwickeln (MCNEAL et al. 1945). Beim Hund fanden HIGHMAN, ROSHE und ALTLAND (1958) auch Infarkte. Die Vergrößerung der *Leber* beruht wiederum teils auf vermehrter Blutfülle, teils auf einer Größenzunahme der Parenchymzellen und Zellvermehrung der Capillarendothelien wie (in geringerem Grade) in der Glissonschen Kapsel (RABL u. SEELEMANN 1952). In den *Lungen* kommt es zu einer Verdickung der Alveolarsepten sowie zu einem Ödem und Hämorrhagien entlang der Pulmonalarterien (MCNEAL et al. 1945), bei der Ratte auch zum Auftreten von Pneumonien (HIGHMAN u. ALTLAND 1950). Die ebenfalls vergrößerten *Nieren* zeigen an ihrer Oberfläche eingezogene Infarkte (RABL u. SEELEMANN 1952). Mikroskopisch erkennt man Ausscheidungsherde, die nach v. ALBERTINI und GRUMBACH (1937) in der Marksubstanz, nach HIGHMAN und ALTLAND (1950) vorwiegend in der Rinde lokalisiert sind. Die Glomeruli erscheinen im Sinne einer Löhleinschen Herdnephritis verändert (v. ALBERTINI u. GRUMBACH 1937; LOEWE et al. 1944); niemals findet man eine diffuse Glomerulonephritis, häufiger dagegen eine Nephrose (v. ALBERTINI u. GRUMBACH 1937). Beim Hund ist offenbar auch eine proliferative Glomerulonephritis häufig nachzuweisen (HIGHMAN, ROSHE u. ALTLAND 1958).

Sehr unterschiedlich sind die Angaben in der Literatur über die *Krankheitsdauer*, d. h. über die Intervalle, die vom Zeitpunkt der Infektion bis zum Auftreten einer Endokarditis bzw. bis zu ihrem tödlichen Ausgang registriert wurden. Über den offenbar kürzesten Verlauf – mit nur 2 Tagen bis zum Tod des Tieres – haben BLAHD, FRANK und SAPHIR (1939) berichtet; andere Autoren benötigten dazu mehrere Monate (ALBERTINI u. GRUMBACH 1937; DICK u. SCHWARTZ 1946; FRUHLING u. MINCK 1953). Im allgemeinen aber liegt die Überlebenszeit in der Größenordnung von einigen Wochen. Sie ist verständlicherweise abhängig von der Art und Konstitution des Versuchstieres, von der Art des Erregers und von der Infektionsdosis.

Im folgenden soll nun – da im gegebenen Zusammenhang weniger die Frage der Pathogenese der Endokarditis als vielmehr die Technik ihrer experimentellen Reproduktion interessiert – über die technisch einfacheren Verfahren ausführlicher referiert werden als über die komplizierteren, wenngleich einige von diesen vielleicht eher Aufschluß über die Vorgänge zu geben vermögen, die zur Herzklappenentzündung führen. Einer detaillierten Schilderung der Infektionstechnik stehen jedoch nicht unbeträchtliche Schwierigkeiten im Wege, die im wesentlichen auf eine das übliche Maß weit überschreitende Sorglosigkeit der Experimentatoren bei der Wiedergabe ihres Vorgehens zurückzuführen sind. Es wurde bereits darauf hingewiesen, daß und warum in vielen Fällen eine Rekonstruktion der Artzugehörigkeit des Erregers nicht mehr möglich ist. Darüber hinaus fehlen jedoch nicht selten auch jegliche Angaben über die Zahl der verabreichten Injektionen, über die Intervalle zwischen diesen, über die Dauer der Injektionsbehandlung und über die Gesamtmenge der injizierten Kultur bzw. die Zahl der zugeführten Erreger. Man kann sich des Eindrucks nicht erwehren, als seien oft so große Keimmengen und so zahlreiche Injektionen erforderlich gewesen, daß die Experimentatoren schließlich selbst die Übersicht über die insgesamt verabreichte Infektionsdosis verloren haben.

B. Die experimentelle Endokarditis des Hundes

Der Hund war – wie bereits erwähnt – das erste Tier, bei dem es gelang, eine experimentelle Endokarditis zu erzeugen. Wegen seiner Größe erwies er sich vor allem für die Infektionsversuche brauchbar, die im Anschluß an eine operative Lädierung der Herzklappen durchgeführt wurden. In dem Maße jedoch, wie diese Infektionstechnik im Laufe der Zeit verlassen wurde, hat auch die Verwendung und Bedeutung des Hundes für die experimentelle Endokarditis abgenommen.

1. Infektion durch Staphylokokken

Daß beim Hund nach Perforation der Aortenklappe durch grampositive Haufenkokken eine Endokarditis hervorgerunfen werden kann, hat schon ROSENBACH (1878) gezeigt, in dessen Versuchen die erregenden „Mikrokokken" allerdings nicht eigens injiziert worden waren, sondern entweder von verunreinigten Instrumenten oder von einer Bakteriämie unbekannter Genese herrührten. In neuerer Zeit wurden entsprechende Untersuchungen von HIGHMAN, ROSHE und ALTLAND (1958) noch einmal aufgenommen.

Versuchstiere. Die amerikanischen Autoren verwendeten 5 Hundebastarde beiderlei Geschlechts im Gewicht von 10—15 kg.

Infektionsmaterial. Die Infektion wurde mit 5stündigen Kulturen eines Stammes von *Staphylococcus aureus* in 0,5% Glucosebouillon durchgeführt.

Infektionstechnik. In nicht näher beschriebener Weise wurde von HIGHMAN u. Mitarb. (1958) die Aortenklappe auf dem Weg über die Aorta ascendens mit einem Metallstift von 3,9–4,9 mm Durchmesser durchstoßen. ROSENBACH (1878) hatte zu diesem Zweck nach Vorbereitung der Tiere mit Curare und Morphin die Carotis freigelegt, in die er als perforierendes Instrument eine Sonde einführte. 9–21 Std nach der Verletzung der Herzklappen erhielten die Tiere 1 ml der Staphylokokkenkultur intravenös injiziert (HIGHMAN et al. 1958).

Verlauf und pathologische Anatomie. Bei allen Tieren entwickelte sich eine Endokarditis. Sie erschienen bereits 24 Std *post infectionem* akut krank und wurden nach 3–12 Tagen getötet (HIGHMAN et al. 1958). Bei allen 5 Hunden fanden sich die typischen *Vegetationen* auf den Aortenklappen, bei vier der fünf auch auf der Mitralis. Kleine, oberflächliche entzündliche Herde ließen sich oft auch auf Tricuspidalis und Pulmonalis nachweisen. Charakteristisch war der Befund *subendokardialer Blutungen*. Herzmuskel und innere Organe waren mit eitrigen und hämorrhagischen Herden durchsetzt. *Infarkte*, die mit einem steilen Anstieg der alkalischen Serumphosphatase einhergingen, fanden sich regelmäßig in den Nieren und weniger regelmäßig in der Milz. In den Nieren bestand zudem bei allen Tieren eine proliferierende *Glomerulonephritis*.

Bei subcutaner Gabe von *Cortisonacetat* (100 mg/kg Körpergewicht vom 2. bis 5. Tag vor der Infektion ab) blieben die Veränderungen zwar geringfügiger, glichen aber qualitativ denen, die auch ohne Cortisonbehandlung auftraten (HIGHMAN et al. 1958).

2. Infektion durch vergrünende Streptokokken

a) Nach operativer Vorbereitung

In gleicher Weise, also nach künstlicher Traumatisierung der Aortenklappe, vermochten HIGHMAN, ROSHE und ALTLAND (1958) eine Endokarditis zu erzeugen, wenn sie *Streptococcus mitis* (Stamm JH 26) statt Staphylokokken als Erreger verwendeten. Für diese Versuche benutzten die Autoren 7 Hunde.

Verlauf und pathologische Anatomie. Die *Str. mitis*-Infektion verlief klinisch blander als die Staphylokokkenendokarditis. Zwei Tiere starben (am 12. bzw. 20. Tag), bei zwei weiteren kam es zur Spontanheilung. Diese beiden Tiere wurden am 55. bzw. 103. Tag, die drei restlichen zwischen dem 7. und 10. Tag nach der Infektion getötet.

Bei der Sektion fanden sich bei den beiden *genesenen Tieren* außer einer geringen Verdickung der Mitralis mit kleinzelliger Infiltration (in einem Fall) und einer Glomerulonephritis (in beiden Fällen) keinerlei pathologische Veränderungen. Die Blutkulturen wurden bei ihnen nach 11 bzw. 98 Tagen negativ und auch bei der Autopsie war das Blut frei von Streptokokken.

Todesursache bei den beiden *verendeten Tieren* war ein Lungenödem bei gleichzeitig bestehender Mitralinsuffizienz durch Riß einer Chorda tendinea bzw. ein großer paranephritischer Absceß bei schwerer polypöser Endokarditis. Auch die drei restlichen, bis zum 10. Tag *getöteten Tiere* zeigten polypöse Auflagerungen auf Aortenklappe und Mitralis. Bei allen fünf Endokarditis-Hunden fanden sich Infarkte in Nieren und Milz sowie eine Glomerulonephritis. Der Umfang der Vegetationen war bei den Streptokokkenhunden größer als bei den Staphylokokkentieren, die Zahl der Organherde dagegen geringer. Im übrigen sei auf die Befunde bei der Staphylokokkenendokarditis verwiesen (s. o.).

Es scheint demnach, daß die durch *Streptococcus mitis* hervorgerufene und durch eine Traumatisierung der Herzklappen unterstützte Endokarditis des Hundes zur Spontanheilung tendiert, wenn man die Tiere lange genug sich selbst überläßt.

b) Ohne Vorbereitung

Aber auch ohne vorherige Traumatisierung läßt sich mit vergrünenden Streptokokken eine Endokarditis hervorrufen, wie durch DICK und SCHWARTZ (1946) gezeigt wurde. Allerdings sind dafür wesentlich größere Keimmengen erforderlich.

Versuchstiere. Die genannten Autoren verbrauchten insgesamt 99 Hunde (ohne nähere Angaben).

Infektionsstämme. Für die Infektion wurde eine größere Zahl von vergrünenden Streptokokken *(„Str. viridans“)* verwendet, die aus verschiedenen Quellen (Endokard, Blut, Nase, Zähne, Urin) stammten.

Infektionsmaterial und Infektionsdosis. Die Keime wurden in einer gewöhnlichen Fleischextraktbouillon vorgezüchtet, der 0,2 ml steriles Hundeblut (auf 150 ml) zugesetzt waren. Bebrütung erfolgte – je nach Wachstumsstärke – für 1–3 Tage. Von dieser Kultur erhielten die Tiere 4 intravenöse Injektionen pro Woche. Die jeweilige Infektionsdosis betrug teils 50–100 ml, teils „nur“ 10–50 ml Kultur. Genauere Angaben über die Zahl der verabreichten Injektionen und die Gesamtmenge der injizierten Kultur fehlen im Original.

Verlauf und pathologische Anatomie. Der Ausgang der Infektion zeigte eine deutliche Abhängigkeit von der Infektionsdosis. Insgesamt gingen 30% der Tiere an einer Endokarditis zugrunde. Dabei betrug die kürzeste Überlebenszeit 6 Tage, die längste $82^1/_2$ Monate[1]. Ein Durchschnitt läßt sich bei dieser großen Schwankungsbreite nicht errechnen, doch fällt die größte Todesdichte (Zahl der Fälle je Zeiteinheit) in den ersten Monat nach der Infektion.

Bei der Sektion fanden sich Veränderungen an der Mitralis bei 18 der 26 verendeten Tiere, an der Aortenklappe bei 4 Tieren und an beiden Klappen bei weiteren 4 Tieren.

3. Infektion durch hämolysierende Streptokokken

Wenngleich β-hämolytische Streptokokken beim Menschen als Erreger der Endocarditis lenta ausgesprochen selten sind (s. Tab. 19), lassen sich beim Hund

[1] Wie weit diese Werte für die α-Streptokokken gelten, läßt sich nicht mehr entscheiden, da bei der Auswertung der Daten für α- und β-Streptokokken, die ebenfalls verwendet wurden (s. u.), keine Aufgliederung nach der Art der Erreger erfolgte. Das gleiche gilt für die Lokalisation der pathologischen Veränderungen.

mit derartigen Stämmen ebenso leicht Endokarditiden hervorbringen wie mit vergrünenden Streptokokken. Wie oben angedeutet, gelang es DICK und SCHWARTZ (1946), mit sehr großen Mengen hämolysierender Streptokokken aus verschiedenen humanen Quellen (Erysipel, Scharlach, Pneumonie, Rachen, Tonsillen) eine Endokarditis zu erzeugen. Ihre Erfolgsquote betrug 32% gegenüber 30% bei Verwendung vergrünender Stämme. Mit geringeren Keimmengen hatten BLAHD, FRANK und SAPHIR schon im Jahre 1939 in einem noch höheren Prozentsatz der Fälle und in kürzerer Zeit Endokarditiden erzielt, und da diese Autoren ihre Technik genauer angeben als DICK und SCHWARTZ (1946), wird ihr Vorgehen im folgenden nachgezeichnet. Eine Traumatisierung der Herzklappen erwies sich beiden Autorengruppen als entbehrlich.

Versuchstiere. BLAHD u. Mitarb. (1939) benutzten für ihre Versuche 25 erwachsene Hunde üblicher Art ("usual variety supplied to the laboratory").

Infektionsstamm. Als Erreger wurde ein β-hämolytischer Streptococcus verwendet, der von einer Hundepneumonie stammte und zur serologischen Gruppe C gehörte. Der Stamm wurde während der Dauer der Untersuchungen fortlaufend durch Hunde geschickt. Seine Virulenz nahm im Verlauf der Versuche zu.

Infektionsmaterial und Infektionstechnik. Die Streptokokken wurden in Rinderherz-Glucosebouillon 18—24 Std vorgezüchtet; zu diesem Zeitpunkt betrug die Keimzahl $1{,}5-2 \times 10^9$ je Milliliter Nährboden. Unterschiedliche Mengen (zwischen 1,5 ml und 21 ml) dieser Kulturen wurden den Tieren in eintägigen Abständen in die oberflächliche Vene des Vorderbeines injiziert. Bei den erfolgreichen Versuchen betrug die minimale Gesamtdosis 1,5 ml (1 Injektion), die maximale 168 ml (8 Injektionen).

Verlauf und pathologische Anatomie. Alle 25 Tiere gingen 2—12 Tage nach der ersten (bzw. 1—7 Tage nach der letzten) Injektion zugrunde. Nur bei zehn von diesen (40%) ließ sich jedoch eine Endokarditis nachweisen, die in zwei Fällen auch nur im histologischen Präparat zu erkennen war. Bei den restlichen 15 Tieren fanden sich Bronchopneumonien, pyämische Abscesse oder eine Sepsis.

Von der Herzklappen war wiederum die Mitralis am häufigsten betroffen (4mal), es folgten die Tricuspidalis (3mal), die Wand des Sinus Valsalvae (2mal) und die Aortenklappe (1mal). Die Veränderungen waren stets akuter Art und zeigten verrukösen, ulcerösen oder polypösen Charakter. Als Nebenbefund bestand viermal eine Myokarditis, dreimal fanden sich Nieren- und Milzinfarkte und ein Tier hatte eine interstitielle Nephritis.

BLAHD u. Mitarb. (1939) sahen das wichtigste Ergebnis ihrer Untersuchungen in dem Nachweis, daß irgendwelche prädisponierenden Maßnahmen für die Erzeugung einer Endokarditis zumindest beim Hund nicht erforderlich sind, wenngleich sie anerkannten, daß neben der Infektion eine Reihe weiterer Faktoren im Spiel sein müßten. Denn auch die Zahl der injizierten Streptokokken scheint keinen entscheidenden Einfluß auf die Entstehung der Endokarditis zu haben, nachdem die Erfolgsdosis zwischen 3 und 300 Milliarden Keimen schwankte.

4. Infektion durch anhämolytische Streptokokken

Mit Streptokokken vom γ-Typ vermochten KINSELLA und MUETHER (1938) nach vorheriger Perforation der Herzklappen sowohl bei intravenöser als auch bei oraler Infektion in einem hohen Prozentsatz der Fälle eine Endokarditis zu induzieren. Bedauerlicherweise fehlen jedoch auch in dieser Arbeit einige für eine Reproduktion unentbehrliche Angaben.

Versuchstiere. Für die Versuche wurden Hunde im Gewicht von 10 kg benutzt.

Infektionsstamm. Es handelte sich dabei um einen anhämolytischen Streptococcus, der aus Lactose, Saccharose, Mannit und Salicin, nicht aber aus Raffinose und Inulin Säure bildete und keine oder nur eine geringe Virulenz für die Maus besaß. Eine Artdiagnose wird nicht gegeben, doch sprechen die genannten Eigenschaften am ehesten für einen *Streptococcus faecalis*. Die Keime wurden 24 Std lang in Nährbouillon vorgezüchtet.

Infektionstechnik. Die Tiere wurden in folgender Weise vorbereitet: der Hals wird rasiert, die Haut mit Jod desinfiziert; in Äther- oder Amytalnarkose wird die Carotis in 5–8 cm Länge freipräpariert; zwei Ligaturen werden gelegt, von denen man die distale knüpft; der proximale Anteil der Carotis wird digital komprimiert, dann schneidet man ein Loch in die Gefäßwand. Durch dieses Loch wird ein etwa 46 cm langer (elastischer ?) Stab von 2 mm Dicke eingeführt, dessen Vorderende in der Art eines sehr feinen, gebogenen Skalpells gearbeitet ist. Damit werden Aortenklappe oder Mitralsegel verletzt, so daß ein deutliches Klappengeräusch entsteht. Schließlich wird die proximale Ligatur geknüpft und die Carotiswand verschlossen.

Bei der *intravenösen Infektion* erhielten die Tiere mindestens 30 Tage nach der Operation Injektionen 24stündiger Streptokokkenkulturen. – Bei der *oralen Infektion* wurden 1–12 Tage nach der Operation 10 ml Kultur mit dem Futter oder durch eine Magensonde zugeführt.

Verlauf und pathologische Anatomie. In einem Teil der Fälle kam es nach der *intravenösen* Infektion nur zu einer vorübergehenden Bakteriämie. Wenn die Infektion aber einmal etabliert war, starben die Tiere (wieviele ?) regelmäßig. Die Blutkulturen ergaben dann steigende Keimzahlen bis zum Tod. Die Überlebensdauer betrug meist 25 Tage, manchmal auch mehr als 35 Tage. Bei der Sektion fanden sich auf der Aortenklappe polypöse Vegetationen von verschiedener Größe und einem den Veränderungen beim Menschen sehr ähnlichen Bild, die sich durch Kontakt in Richtung Mitralis ausbreiteten. In Milz, Nieren und Hirn traten Infarkte auf. Die Nieren zeigten außerdem eine hämorrhagische Glomerulitis. Kleine Gefäßläsionen fanden sich auch in Hirn, Myokard und Skeletmuskulatur.

Von den 17 *oral* infizierten Tieren gingen zehn an einer Endokarditis zugrunde. Die Krankheitsdauer war kürzer, die Vegetationen besaßen geringeren Umfang als bei der intravenösen Infektion. Im übrigen entsprachen sich aber die pathologischen Veränderungen bei beiden Infektionsarten. Die aus dem Blut und von den Herzklappen gezüchteten Keime erwiesen sich bei biochemischer und serologischer Prüfung regelmäßig als identisch mit dem Infektionsstamm.

C. Die experimentelle Endokarditis des Kaninchens

Wie bereits erwähnt, gilt das Kaninchen im Hinblick auf die experimentelle Endokarditis als Versuchstier der Wahl und tatsächlich wurde dieses Tier auch von den weitaus meisten Autoren verwendet. Der Grund für diese Beliebtheit liegt – neben seiner idealen Größe – vor allem in seiner hohen Empfänglichkeit; dadurch erübrigen sich unterstützende Maßnahmen. Mit seiner geringen Resistenz hängt es zusammen, daß die Infektion, wenn sie einmal angegangen ist, nur geringe Tendenz zur Spontanheilung zeigt und demzufolge fast immer tödlich endet. Dadurch wird die Beurteilung der Erfolgsquote sehr erleichtert. Und schließlich zeigen die Veränderungen der Herzklappen bei diesem Tier ein Bild, das dem der bakteriellen Endokarditis des Menschen am ähnlichsten ist.

Nach den Erfahrungen von ROSENOW (1912) sind halberwachsene Tiere für diese Versuche am besten geeignet; junge überwinden den Infekt zu schnell, bei alten kommt es nicht zu einer Lokalisation an den Herzklappen.

Wie bei der großen Zahl der durchgeführten Versuche nicht anders zu erwarten, wurden beim Kaninchen alle in Betracht kommenden Infektionstechniken angewandt: die vorbereitende Injektion zur Erzeugung einer „serösen Endokarditis“, die Perforation der Aortenklappe und die traumatisierende Herzpunktion zur Schaffung eines *locus minoris resistentiae* und schließlich (und überwiegend) die einfache intravenöse Injektion der Erreger.

1. Infektion durch Staphylokokken

Fast alle Infektionsversuche beim Kaninchen mit Staphylokokken wurden nach vorheriger Sensibilisierung der Herzklappen durchgeführt. Da diese präparierenden Maßnahmen aber z. T. recht langwierig und obendrein überflüssig sind, soll darüber nur ganz kurz chronologisch referiert werden.

A. Dietrich (1926) präparierte die Tiere durch intraperitoneale und intravenöse Zufuhr von *Staphylokokken-Totvaccine,* durch intraperitoneale Injektion *lebender Suspensionen* eines schwach virulenten „*Staphylococcus albus*" und durch Einreiben des gleichen Keimes in die rasierte Bauchhaut. Für die Erfolgsinjektion(en) wurde *Staphylococcus aureus* verwendet. – Bei 17 von 24 Tieren konnte auf diese Weise eine Endokarditis – meist der Mitralis, seltener der Aortenklappe und noch seltener der Tricuspidalis – hervorgerufen werden, die überwiegend durch kleinwarzige Auflagerungen, teils aber auch durch massige, polypöse Vegetationen charakterisiert war.

Silberberg (1928) sowie Freifeld (1928) benutzten zur Vorbereitung 5 ml einer 2%igen Lösung von *Lithiumcarmin.* In einer anderen Serie gab Freifeld (1928) 6 Tage lang täglich 0,5 ml einer polyvalenten *Streptokokkenvaccine* intravenös und am 7. Tag die Erfolgsinjektion von 2 ml Staphylokokken ($^1/_2$ Öse $= 5 \times 10^8$ Keime). Vier der 8 infizierten Tiere starben im Verlauf einer Woche, ein weiteres 17 Tage nach der Infektion an einer Endokarditis, die vorwiegend auf Mitralis und Tricuspidalis lokalisiert war und teils verrukösen, teils polypösen Charakter besaß.

Semsroth und Koch (1929) injizierten ihren Tieren 5–10mal an aufeinander folgenden Tagen je 2 ml einer 2%igen *Caseinlösung* und am folgenden Tag, teilweise nochmals 3 Tage später, 1,5–2,0 ml einer Staphylokokkensuspension. Sie erhielten auf diese Weise in 6 von 8 Fällen eine tödliche Endokarditis, die meist von einer abscedierenden oder proliferierenden Myokarditis begleitet war.

W. Dietrich (1937) schließlich sensibilisierte durch intravenöse Injektion von *Coli-Tot-* und *-Lebend-Vaccine,* mit 0,5–1,0 ml *Caseosan,* mit 2 ml *Pferdeserum* und mit 0,5–1,0 ml 0,04% *Histamin.* Wenn die Injektionen in drei- bis viertägigen Abständen gegeben wurden, benötigte er für die Sensibilisierung mit Colivaccine 83–100 Tage, mit Histamin 15–42 Tage, mit Caseosan 70–76 Tage und mit Pferdeserum 20–32 Tage. Die beiden zuletzt genannten Eiweißlösungen erwiesen sich als optimal für diesen Zweck. Als *Erfolgsinjektion* wurden 1 Öse (10^9 Keime) Staphylokokken oder Colibakterien in 3 ml Kochsalzlösung gegeben. Nur vier von 21 Tieren und ausschließlich solche, die Staphylokokken erhalten hatten, bekamen eine Endokarditis von schwerem, ulcerös-polypösem Charakter.

Einer der ersten, die *beim nicht-präparierten Kaninchen* mit Staphylokokken eine Endokarditis hervorzurufen vermochten, war Lissauer (1912). Seine Erfolge waren allerdings nicht sehr ermutigend: von zwanzig, durch mehrfache intravenöse Injektionen von je 0,5–1,0 ml Kultur eines „*Staphylococcus albus*" infizierten Tieren starben nur zwei an einer Entzündung der Herzklappen. Die Überlebensdauer betrug 2 bzw. 6 Monate.

2. Infektion durch vergrünende Streptokokken

a) Nach vorbereitenden Maßnahmen

McNeal, Spence und Slavkin (1944) berichteten über Erfahrungen mit mehreren hundert Kaninchen, die sie sowohl nach vorbereitenden Injektionen wie auch ohne jede Hilfsmaßnahme meist tödlich zu infizieren vermochten. Von den nur fünf im Protokoll angeführten Tieren erhielten zwei *keinerlei Vorbereitung*, zwei eine passive Immunisierung mit *Str. viridans-Immunserum* (10 Injektionen von 10 ml bzw. 23 Injektionen von 5 ml) und eins eine aktive Immunisierung mit *Str. viridans-Totvaccine* (insgesamt 120 Billionen Keime in drei wöchentlichen Injektionen über 2 Monate). — Für die *Erfolgsinjektionen* wurden verschiedene *Str. viridans*-Stämme aus dem Blut von Endokarditispatienten verwendet. Die in Kaninchenserumbouillon angelegten Kulturen wurden für die Infektion teils auf 10 : 1, teils auf 5: 1 eingeengt. Die drei in der beschriebenen Weise vorbereiteten Tiere erhielten insgesamt 14 ml Kultur 10: 1 in 7 Injektionen bzw. 112 ml Kultur 5 : 1 („Antiserum-Tiere") bzw. 36 ml Kultur 5 : 1 in 8 Injektionen („Vaccine-Tier"). 10—28 Tage nach der ersten Injektion gingen die drei Tiere an einer Endokarditis zugrunde.

Da jedoch der gleiche Erfolg bei den ohne Vorbereitung infizierten Tieren, z. T. sogar durch viel geringere Keimmengen, zu erzielen war (1,5 ml bzw. 14 ml Kultur 10: 1), erscheinen präparierende Maßnahmen dieser Art nutzlos. Sie zeigen höchstens, daß ein gewisser Immunitätsgrad — von manchen Autoren als *conditio sine qua non* für die Entstehung einer Endokarditis angesehen (s. o.) — dem Angehen dieser Infektion eher hinderlich ist.

Andere Autoren bereiteten ihre Tiere in der Weise für die Infektion vor, daß sie *durch Herzpunktionen einen locus minoris resistentiae* schufen (Welch, Murdock u. Ferguson 1936; Fruhling u. Minck 1953). Am folgenden Tag wurde mit der (intravenösen) Zufuhr der Erreger begonnen. Welch u. Mitarb. (1936) gaben alle 4 Tage bis zum Tod der Tiere eine Injektion von Endokarditis-Streptokokken, Fruhling und Minck (1952) injizierten dreimal wöchentlich je 0,5 ml einer „émulsion opalescente" von vergrünenden Streptokokken aus dem Rachen eines Gesunden. Von den 9 Tieren der französischen Autoren bekamen sechs eine Endokarditis, die in 4 Fällen zwischen dem 25. und 105. Tag tödlich endete; die beiden anderen Tiere wurde am 118. bzw. 160. Tag getötet. In 5 Fällen war die Mitralis, in einem Mitralis und Aortenklappe befallen. Die Blutkultur erwies sich *intra vitam* nur bei zwei der Tiere positiv. Eine Endokarditis fand sich übrigens nur bei solchen Tieren, deren Herzklappen bei der Punktion lädiert worden waren.

In einer weiteren Serie von 20 Tieren untersuchten Fruhling und Minck (1953) noch einmal die Bedeutung der Herzpunktion für das Angehen der Endokarditis. Die Infektion der Tiere erfolgte in der eben beschriebenen Weise, doch erhielt nur die Hälfte von ihnen (10) Herzpunktionen, und zwar einmal wöchentlich. Bei drei der 10 punktierten Tiere waren die Blutkulturen *intra vitam* positiv, zwei bekamen eine Endokarditis, während bei den 10 Kontrolltieren weder eine Bakteriämie noch eine Endokarditis nachzuweisen war. Von den beiden Endokarditis-Tieren ging jedoch nur eines innerhalb der 80tägigen Beobachtungszeit spontan zugrunde; andererseits starben sieben der 18 Tiere ohne Herzklappenbefund ebenfalls.

Die Folgerung dieser Autoren, eine maligne Endokarditis entwickle sich im Gegensatz zur benignen Form nur auf dem Boden eines Traumas, ist jedoch — wie die im folgenden beschriebenen Untersuchungen zeigen — nicht schlüssig.

b) Ohne vorbereitende Maßnahmen

Seit es Dreschfeld (1887) zum erstenmal gelang, mit Streptokokken von einer menschlichen Endokarditis auch beim Kaninchen auf intravenösem Wege ohne zusätzliche Eingriffe die gleiche Krankheit zu erzeugen, wurde diesem Verfahren allgemein der Vorzug gegeben, da es auch im Hinblick auf die Art des

Erregers sowie (mit Einschränkungen) des Entstehungsmodus den bei der menschlichen Endokarditis bestehenden Verhältnissen am nächsten kam.

Dennoch sind die vergrünenden Streptokokken – anders als beim Menschen – offenbar nicht die optimalen Erreger der experimentellen Endokarditis. So gelang es beispielsweise RABL und SEELEMANN (1953) – abweichend allerdings von einer Reihe früherer Autoren (s. u.) – nicht, selbst mit zahlreichen Injektionen großer Kulturmengen des *Str. mitis* (den sie als *Str. salivarius*, Typ II und III, bezeichnen), eine Infektion der Herzklappen herbeizuführen. Sicher scheint, daß *nicht jeder* vergrünende Streptococcus als experimenteller Erreger in Betracht kommt; in den Versuchen von CLAWSON (1925) erwiesen sich nur neun von 12 Stämmen als brauchbar, und auch McNEAL, SPENCE und WASSEEN (1939a) vermochten nur mit zwei von „mehreren" *Str. viridans*-Stämmen eine Endokarditis zu erzeugen. Immer aber waren mehr als eine Injektion (Ausnahme s. u.) und recht beträchtliche Keimmengen erforderlich, wenn die Infektion erfolgreich verlaufen sollte.

ROSENOW (1912) verwendete für seine Versuche einige vergrünende, inulinpositive Streptokokken aus Blut und Tonsillen von Endokarditispatienten. Die Stämme wurden auf Blutagar oder in Ascitesglucosebouillon vorgezüchtet, die für die Infektion erforderlichen Suspensionen (nicht genannter Dichte) durch Abschwemmen bzw. Abzentrifugieren und Resuspendieren in Kochsalzlösung gewonnen. Die Tiere starben, nachdem sie 1–4 *intravenöse* Injektionen[1] verschiedener, jedenfalls sehr großer Keimmengen erhalten hatten, zumeist innerhalb von 14 Tagen; die kürzeste Überlebensdauer betrug zwei, die längste 50 Tage. Eingehendere Untersuchungen mit zwei bestimmten Stämmen führten zu Endokarditisquoten von 33% bzw. 45%. Bei der Sektion fand sich 12mal eine polypöse Endokarditis, 4mal eine abheilende Endokarditis und in 5 Fällen eine mit einer Endokarditis vergesellschaftete Pneumonie.

Etwas höhere Erfolgsquoten erzielte CLAWSON (1925, 1953) mit Streptokokken, die aus dem Blut von Patienten mit akutem rheumatischem Fieber stammten und die er zunächst (1925) in die Faecalis-Gruppe eingereiht hatte, später (1953) aber auch als Viridans-Streptokokken bezeichnete. Von 12 geprüften Stämmen riefen immerhin neun eine Endokarditis hervor. In einer weiteren Mitteilung (1953) beschrieb CLAWSON seine Technik etwas genauer. Er verwendete die gleichen Stämme wie im Jahre 1925 und injizierte 75 Kaninchen von etwa 1700 g Gewicht zweimal im Abstand von 5 Tagen je 5 ml einer 48stündigen Bouillonkultur in die linke Herzkammer (also *intrakardial*). 53% der Tiere bekamen bei diesem Vorgehen eine polypöse Endokarditis. In den 40 positiven Fällen fanden sich auf den Herzklappen 11mal umfangreiche, 22mal mittelgroße und 7mal geringfügige Vegetationen. Im Blutserum ließen sich Agglutinintiter gegen den Infektionsstamm von 1 : 3200 bzw. (häufiger) 1 : 6400 nachweisen. Gleichzeitige intramuskuläre Gabe von Cortisonacetat hatte keinen wie auch immer gearteten Einfluß auf den Verlauf der Endokarditis.

Über umfangreiche Erfahrungen mit der *intravenösen* Infektion verfügten McNEAL u. Mitarb. (1939a, 1939b, 1944, 1945). Für ihre ersten Arbeiten (1939a, 1939b) standen ihnen 3 *Str. viridans*-Stämme von menschlichen Lenta-Fällen zur Verfügung, von denen sich einer als besonders brauchbar erwies und daher bevorzugt wurde (Stamm P); er bildete Säure aus Glucose, Maltose, Saccharose und Inulin, ließ dagegen Lactose, Raffinose, Mannit und Salicin unangegriffen. Als Infektionsmaterial dienten 18 Std alte Kulturen in Kaninchenplasma- oder Kaninchenserumbouillon, von denen die Tiere täglich in sechstägigen Serien 1 bis 4 ml (1939a) bzw. 1–6 ml (1939b) intravenös erhielten. Diese Serien wurden –

[1] Dieses ist der einzige Fall, in dem bei der hier besprochenen Infektionstechnik *eine* Injektion für die Erzeugung einer Endokarditis ausreichte.

mit zweitägigen Intervallen – so lange fortgesetzt, bis eine deutliche Gewichtsabnahme eintrat und 2–3 Blutkulturen, abgenommen im Intervall, positiv waren; dann überließ man die Infektion sich selbst. Auf diese Weise entwickelte sich bei 27 von 57 Tieren (47%) eine Endokarditis, die in 6–87 Tagen tödlich endete. Die durchschnittliche Überlebensdauer betrug 37 Tage. Die pathologischen Veränderungen, die denen der malignen progressiven Endokarditis des Menschen entsprachen, fanden sich bevorzugt auf der Mitralis, viel seltener auf Tricuspidalis und Aortenklappe; in einigen Fällen waren auch mehrere Klappen befallen.

In ihren späteren Veröffentlichungen zeigten McNeal u. Mitarb. (1944, 1945), nachdem sie mehrere hundert Kaninchen zumeist erfolgreich infiziert hatten, daß eine Endokarditis auch mit geringeren Keimmengen zu erzielen ist. Sie verwendeten wiederum Lenta-Stämme von *Str. viridans*, die sie jedoch in unterschiedlicher Dosierung und nach verschiedenem Schema gaben. So injizierten sie beispielsweise an drei aufeinander folgenden Tagen je 0,5 ml von vier gepoolten, 10 : 1 eingeengten Kulturen, woraufhin der Tod am 4. Tag nach Beginn der Injektionen eintrat; Todesursache war offenbar trotz der kurzen Krankheitsdauer eine Endokarditis (McNeal et al. 1944). Im übrigen aber wurden Monokulturen verwendet, von denen schließlich 0,25–0,5 ml pro Injektion 14 Tage lang gegeben wurden. Daraufhin wurde in einem näher beschriebenen Fall die Blutkultur am 8. Tag positiv, das Körpergewicht war nach 12 Tagen von 1665 g auf 1490 g gefallen und nach 17 Tagen hörte man ein Geräusch über der Mitralis, später auch über der Aortenklappe (McNeal et al. 1945).

Auch ohne vorbereitende Injektionen also sahen McNeal u. Mitarb. (1944) zunächst das Bild einer „serösen Endokarditis" (S. 486), d. h. ein Ödem des Klappenstromas und eine Quellung der Endothelien, die sich entweder mit Fibrin bedeckten oder aber zugrunde gingen, so daß das Stroma zutage trat. Auch hier kam es schließlich zur Exsudation von Fibrin, in dem sich die Erreger ansiedelten und z. T. große Kolonien bildeten. Ödem und Zellvermehrung führten zu einer starken Verdickung des Klappengewebes. Die charakteristischen Vegetationen entstanden durch zunehmende Anlagerung von Fibrin, das von Bakterien, weißen und roten Blutkörperchen durchsetzt war und schließlich organisiert und von Endothel überwuchert werden konnte. Übrigens erschienen die Vegetationen der Tricuspidalis meist kleiner als die von Mitralis und Aortenklappe und zeigten mehr Tendenz zu Organisation und Epithelisierung. Im Bereich des Klappenstromas fanden sich nebeneinander Nekrose, Eiterung und Proliferation von Fibroblasten und Endothelien.

Mit der gleichen Technik wie die eben zitierten Autoren (McNeal et al. 1939b) konnten auch Loewe, Rosenblatt und Lederer (1944) Endokarditiden beim Kaninchen erzielen. Auch sie verwendeten als Erreger (5) menschliche Lenta-Stämme von *Str. viridans* und gaben sechstägige Injektionsserien, bis sich Gewichtsverlust, Klappengeräusche und Septicämie einstellten. Bei Einzeldosen von 1–2 ml Kultur führte die Infektion – je nach Erregerstamm – zu einer Erfolgsquote von 0–50%. Auch hier waren also einige Stämme als experimentelle Erreger ungeeignet. Für eine zweite Serie verwendeten sie drei geeignete Stämme, deren Virulenz sie durch Mäusepassagen und Züchtung in Kaninchenplasmabouillon noch weiter verstärkt hatten. Die Einzeldosis betrug nunmehr 4 ml Kultur. Damit erhielten sie Endokarditisquoten von 43%, 66% und 100%. Auch zwei weitere, frisch isolierte Streptokokkenstämme riefen bei 50% bzw. 100% der infizierten Tiere eine Endokarditis hervor.

Durch diese Untersuchungen ist wohl – trotz mancher Fehlschläge bei anderen Autoren – mit ausreichender Sicherheit nachgewiesen, daß sich beim Kaninchen nur durch intravenöse Injektion von Suspensionen des sog. *Streptococcus viridans* (α-hämolytische Streptokokken ohne Gruppenantigen) in einem hohen Prozentsatz der Fälle eine Endokarditis auslösen läßt.

3. Infektion durch hämolysierende Streptokokken

Bei Verwendung eines hämolysierenden Streptococcus der serologischen Gruppe C gelang es Böhmig und Klein (1953) *nur nach Vorbereitung* mit Streptokokkenvaccine, Pferdeserum oder Pyrifer, eine Endokarditis zu erzeugen. Die Vorbehandlung geschah in folgender Weise: 1. Auf eine „bestimmte Dichte" eingestellte *Suspensionen hitzetoter C-Streptokokken* wurden 16 Tieren innerhalb von zwei Wochen in steigender Dosierung bis zur Gesamtmenge von 14 ml intravenös injiziert; 2. in gleicher Weise und in gleicher Menge erhielten die (20) Tiere *Pferdeserum*; 3. 12 Tiere erhielten innerhalb 3 Wochen *Pyrifer* (Stärke I—VI) in steigenden Dosen, bis zur Gesamtmenge von 2575 E. — Für die *Erfolgsinjektionen* am 16. und 19. Versuchstag wurden Agarabschwemmungen des gleichen Streptococcus, auf die gleiche Dichte wie die Vaccine eingestellt, in einer Dosierung von 0,5 ml bzw. 1,5 ml/kg Körpergewicht verwendet. Die Mehrzahl der Tiere wurde am 6. Tag nach der letzten Injektion lebender Streptokokken getötet. — Bei 15 der 48 so behandelten Kaninchen (32%) fand sich eine akute, bakterielle Klappenendokarditis, der regelmäßig eine „seröse Endokarditis" voraufging. Das Herzblut erwies sich zum Zeitpunkt der Tötung nach Vorbereitung mit Pferdeserum meist, mit Pyrifer immer streptokokkenhaltig; auch aus Milz, Leber, Knochenmark und Urin ließen sich die Erreger regelmäßig nachweisen. Erfolgte die Infektion dagegen nach Vaccinebehandlung, so fanden sich die Streptokokken zwar im Urin, nicht aber im Blut; die Organe wurden in dieser Serie nicht bakteriologisch untersucht.

Schon längere Zeit vor dem Erscheinen der Monographie von Böhmig und Klein (1953) hatte jedoch Lloyd-Jones (1936) *nur durch Injektion lebender β-Streptokokken* Endokarditiden erzeugen können. Voraussetzung war hier offenbar nur die Herbeiführung einer mehrere Tage anhaltenden Bakteriämie. Dieser Autor verwendete Kaninchen von etwa 2000 g Gewicht und injizierte ihnen täglich 2 ml einer 24stündigen Blutbouillonkultur eines *Str. pyogenes* (Stamm „Quantril"), der sich unter vier zur Wahl stehenden Stämmen als brauchbar erwiesen hatte. Bereits von der ersten Injektion ab ließ sich eine Bakteriämie nachweisen und nach einer Reihe weiterer (3—11) Injektionen gingen die Tiere bis zum Ablauf des 12. Tages zugrunde. Die Sektion ergab, daß bei sechs der 16 in dieser Weise infizierten Kaninchen (rund 38%) eine Endokarditis bestand, während der Rest durch eine Sepsis zum Tode gekommen war. — Bei Verabreichung einer einzigen Injektion von 2 ml Kultur kam es seltener (rund 30% der Fälle) zur Ausbildung einer Endokarditis mit tödlichem Ausgang innerhalb von 1—4 Wochen.

Auch mit *Streptococcus pyogenes* läßt sich demnach bei entsprechender Technik eine Endokarditis erzeugen, doch sind auch bei diesem Keim nicht alle Stämme in gleicher Weise brauchbar. Wichtig ist insbesondere eine genaue und optimale Dosierung, die in unmittelbarer Abhängigkeit vom Virulenzgrad ermittelt werden muß. Dennoch führt die im allgemeinen recht hohe Virulenz des *Str. pyogenes* häufig zu einem vorzeitigen Tod der Tiere an Sepsis (Lloyd-Jones 1936).

4. Infektion durch anhämolytische Streptokokken

Die wichtigste Streptokokkenart vom γ-Typ (keine Veränderung von Blutagar) ist — abgesehen von den gesondert zu behandelnden Enterokokken (s. u.) — *Streptococcus salivarius,* der auf der Mundschleimhaut neben dem vergrünenden

Str. mitis den Hauptanteil der Mikroflora bildet. Da auch er bei der Endokarditis lenta im Blut gefunden wird, lag es nahe, seine Brauchbarkeit für die experimentelle Infektion zu prüfen. In der Tat vermochten McNeal u. Mitarb. (1945) mit derartigen Stämmen Endokarditiden hervorzurufen, doch findet sich über die Höhe der Erfolgsquote im Original nichts. In einem näher beschriebenen Fall gaben sie einem Kaninchen 17 Tage lang täglich eine Injektion von 0,125 bis 0,25 ml einer *Str. salivarius*-Suspension. Unter dieser Behandlung stieg die Temperatur auf über 41° C an, die Blutkultur wurde positiv. Bereits 2 Tage nach der ersten Injektion war über dem Herzen ein lautes systolisches Geräusch zu hören; es entwickelte sich eine Endokarditis der Mitralis und der Aortenklappe. Versuche von Rabl und Seelemann (1953), diese Ergebnisse zu reproduzieren, blieben allerdings trotz Verabreichung zahlreicher Injektionen und großer Keimmengen erfolglos.

Weiter wären an dieser Stelle die groß angelegten Infektionsversuche von v. Albertini und Grumbach (1937, 1938) zu erwähnen. Die Bedeutung dieser Arbeiten liegt vor allem darin, daß die Schweizer Autoren bei einer großen Zahl von Tieren mit einer einzigen Injektion eine Endokarditis hervorzurufen vermochten. Da es die Autoren jedoch versäumt hatten, an den von ihnen verwendeten Erregern Artbestimmungen vorzunehmen oder auch nur die Hämolyseform anzugeben, ist heute nicht mehr festzustellen, mit was für Streptokokken die beiden Autoren ihre Erfolge erzielten. Damit aber sind ihre an sich recht bemerkenswerten Ergebnisse nicht reproduzierbar.

v. Albertini und Grumbach (1937, 1938) benutzten als *Erreger* Streptokokkenstämme, die aus Tonsilleneiter, Wurzelspitzengranulomen und von der Rachenschleimhaut isoliert waren und gaben ihren Tieren 5—7 ml[1] 18stündige Kulturen in Rosenowbouillon intravenös. Von den 733 Kaninchen, die von den zitierten Autoren infiziert wurden, starben 120 innerhalb 24 Std an einer Sepsis, 107 zeigten keine Krankheitserscheinungen. Bei den 506 erkrankten Tieren manifestierte sich die Infektion in *21,2% der Fälle am Endokard.* Noch häufiger waren nur die Gelenke (51,4%) in Form einer Poly- oder Monarthritis befallen, das Myokard (25,3%) in Form einer herdförmigen oder diffusen Myokarditis und die Nieren (23,2%) im Sinne einer Löhleinschen Herdnephritis (v. Albertini u. Grumbach 1938).

Bei 130 histologisch untersuchten Tieren fanden sich Zeichen einer *Endokarditis* 83mal im Bereich der Tricuspidalis, 57mal auf der Mitralis, elfmal auf der Aortenklappe und zweimal auf der Pulmonalis; 23mal waren mehrere Klappen zugleich betroffen, während das murale Endokard nur selten und in geringem Ausmaß Sitz von Veränderungen war (v. Albertini u. Grumbach 1937).

Wenngleich beim Kaninchen eine so klare *Einteilung der Endokarditisformen* wie beim Menschen nicht möglich war, entsprach die Infektion doch zumeist dem polypösen (Lenta-)Typ, seltener dem verrukösen (rheumatischen); noch seltener fand sich eine ausgeheilte Endocarditis fibrosa, niemals eine Endocarditis ulcerosa.

Die *pathologischen Veränderungen* des *verrukösen* Typs bestanden in ziemlich derben, glasigen, weißlichen oder gelblichen Wärzchen von maximal 5 mm Durchmesser, die dem freien Klappenrand aufsaßen. Bei der *polypösen* Endokarditis fanden sich umfangreiche, weiche, weißliche Massen auf den Herzklappen, die bei genügender Ausdehnung zum Verschluß der Ostien führen konnten. Der *fibröse* Typ der Endokarditis war durch derbe, fleischige, fest aufsitzende Knötchen gekennzeichnet. Die Erreger waren bei der verrukösen Form nicht länger als 10

[1] In der ersten Mitteilung von Albertini und Grumbach (1937) wird die Infektionsdosis irrtümlich mit 5—7 cmm (statt ccm) angegeben.

Tage im Herzblut nachzuweisen, bei der polypösen Form dagegen bis zum Tod der Tiere.

Entsprechend dem Ausmaß der Veränderungen und der Dauer der Klappenbesiedlung war auch die *Prognose* des Lenta-Typs ungünstiger als die des Rheuma-Typs. Während es bei der verrukösen Endokarditis in der Hälfte der Fälle innerhalb von 4 Wochen unter Narbenbildung zur Spontanheilung kam, gingen an der polypösen Form sämtliche Tiere innerhalb von 3 Wochen zugrunde.

Welche Form der Endokarditis sich entwickelte, hing nach v. ALBERTINI und GRUMBACH (1937, 1938) allein von der Abwehr des Wirts bzw. von der Virulenz des Erregerstammes ab. Rheumatischer und Lenta-Typ seien demnach keine pathogenetisch unterscheidbaren nosologischen Einheiten. Folgerichtig wurden von den Schweizer Autoren (1937) auch Übergänge und Zwischenformen beschrieben. Es wurde jedoch weiter oben schon darauf hingewiesen (S. 490), daß diese Auffassung heftiger Kritik von seiten der Pathologen ausgesetzt war (BÖHMIG u. KLEIN 1953).

5. Infektion durch Enterokokken

Streptokokken dieser Gruppe haben sich als besonders brauchbar für die experimentelle Erzeugung der Endokarditis erwiesen, was von LLOYD-JONES (1936) darauf zurückgeführt wurde, daß diese Keime das richtige Mittelmaß an Virulenz besäßen. So gelang mit Enterokokken auch solchen Autoren die Infektion der Herzklappen, die mit vergrünenden Streptokokken erfolglos gearbeitet hatten. Allerdings scheint sich diese besondere Eignung auf die Enterokokken im engeren Sinne (vgl. S. 413) zu beschränken, denn mit *Str. bovis*, der ja ebenfalls zur serologischen Gruppe D gehört, und mit atypischen Stämmen dieser Gruppe verliefen zumindest alle Versuche von RABL und SEELEMANN (1952) negativ. Es sei an dieser Stelle daran erinnert, daß die Enterokokken beim Schaf auch eine *spontane* Endokarditis hervorrufen können (S. 415).

Wenn man von der Arbeit CLAWSONs (1925) absieht, der seine Erregerstämme zunächst der Faecalisgruppe zurechnete, später aber als *Str. viridans* bezeichnete, war LLOYD-JONES (1936) der erste, der über günstige Erfahrungen mit Enterokokken berichtete. Dieser Autor arbeitete mit zwei Stämmen, von denen der eine aus Stuhl, der andere aus dem Cervicalkanal bei Puerperalsepsis isoliert war. Für seine Infektionsversuche benutzte er 2000 g schwere Kaninchen, die täglich eine bestimmte Dosis einer 24stündigen Blutbouillonkultur des Erregers intravenös injiziert erhielten.

Mit dem Stuhl-Stamm wurden 20 Kaninchen infiziert, die tägliche Infektionsdosis betrug 5 ml. Alle Tiere starben unter dieser Behandlung, doch nur sechs von ihnen wiesen bei der Sektion eine Endokarditis auf. Diese Tiere hatten zwischen sechs und 27 Injektionen erhalten. — Mit dem Cervix-Stamm wurden zunächst 9 Tiere infiziert; die tägliche Dosis betrug hier 4 ml Kultur. Bei sieben der 9 Tiere kam es bereits nach 5—6 Injektionen zu einer tödlichen Endokarditis, doch starben sie oft erst 7—11 Tage nach der letzten Injektion. In zwei weiteren Versuchsserien konnte LLOYD-JONES (1936) zeigen, daß bereits durch 4—5 Injektionen bei zwei Drittel der Tiere (4 von 6), durch 8—11 Injektionen bei sämtlichen Tieren (4 von 4) eine tödliche Endokarditis zu erzielen ist. Das Blut erwies sich bei den erfolgreich infizierten Tieren regelmäßig als enterokokkenhaltig. Bei der Sektion fanden sich häufig Nieren-, seltener Lungeninfarkte.

Die günstigen Erfahrungen LLOYD-JONES (1936) wurden durch MCNEAL u. Mitarb. (1945) bestätigt, die durch 6 Injektionen von je 2 ml dichter Suspensionen eines *Str. faecalis* ebenfalls eine Endokarditis mit Gewichtsverlust, positiver Blutkultur und systolischem Geräusch über der Mitralis hervorrufen konnten.

RABL und SEELEMANN (1953) beschäftigten sich später noch einmal mit der Enterokokken-Endokarditis und kamen dabei zu ähnlich guten Erfolgen. Sie verwendeten als Erreger Stämme drei verschiedener Arten bzw. Varietäten: *Str. faecalis* von einer Pelveoperitonitis (von den Autoren als *Str. glycerinaceus* bezeichnet), *Str. liquefaciens* und *Str. faecium* (beide ohne Herkunftsangabe) sowie als Versuchstiere Kaninchen von 3000–4000 g Gewicht. Als Infektionsmaterial dienten Erregersuspensionen, die rund 10×10^9 Keime im Milliliter enthielten.

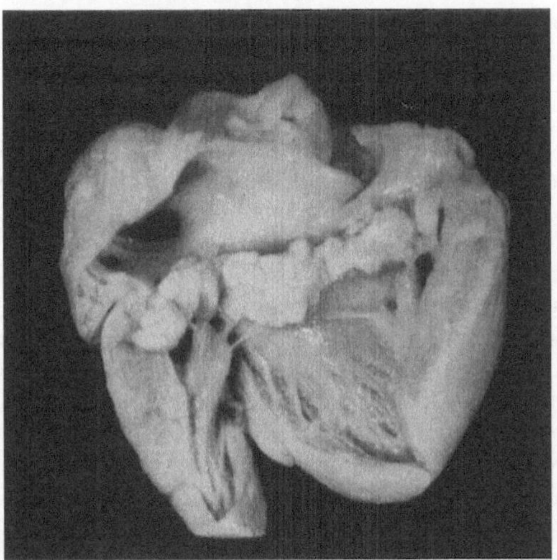

Abb. 39. Endokarditis des Kaninchens durch *Streptococcus faeium* (R. RABL u. M. SEELEMANN 1952; mit frdl. Genehmigung der Autoren)

Die Einzeldosis betrug 5–7 ml. Wurden mehrere Injektionen gegeben, so verfolgten die Autoren folgendes Schema: erste Injektion am 1. Tag, zweite und dritte Injektion am 2. Tag, vierte Injektion etwa eine Woche nach der dritten.

Nach Verabreichung einer einzigen Keiminjektion kam es niemals zu Veränderungen der Herzklappen. Eine Endokarditis, zumeist der Mitralis, ließ sich jedoch mit *Str. faecalis* durch 3×7 ml bzw. 3×6 ml, mit *Str. liquefaciens* ebenfalls durch 3×6 ml und mit *Str. faecium* durch 2×5 ml bzw. 4×7 ml Erregersuspension herbeiführen.

Bereits am 2. Tag trat eine Temperatursteigerung auf über 39–40° C ein, und auch die Blutkultur wurde zu diesem Zeitpunkt positiv. In der zweiten Hälfte der Erkrankung kam es zu einem starken Gewichtsverlust (um 25–30%), nicht selten fand sich dann auch eine Bewegungseinschränkung der Hinterläufe. Unter einem Temperaturabfall auf subnormale Werte gingen die Tiere schließlich zugrunde. Der Tod trat in den Versuchen von RABL und SEELEMANN (1953) zeitigstens am 6. Tag ein, doch konnte die Überlebensdauer auch mehr als 4 Wochen betragen.

Neben der Endokarditis sahen die Autoren regelmäßig eine Myokarditis mit Hypertrophie und Dilatation des Herzens (Abb. 39). Ebenso regelmäßig kam es zu einer Verdickung der Nebennierenrinden, zum Auftreten von Niereninfarkten und zu einer Stauungsleber mit Zellvermehrung der Capillarwandendothelien und Vergrößerung der Parenchymzellen.

D. Die experimentelle Endokarditis der Ratte

In neuerer Zeit wurde auch die Ratte häufiger für die experimentelle Erzeugung der Endokarditis benutzt, nachdem sich gezeigt hatte, daß es bei diesem Tier nach wenigen Injektionen geeigneter Streptokokkenstämme zur Manifestierung der Infektion an den Herzklappen kommen kann. Aber auch mit Stämmen, die auf diesem Wege keine Endokarditis auszulösen vermögen, läßt sich ein Erfolg erzielen, wenn man vorher durch simulierte Höhenexpositionen die Herzklappen in einen *locus minoris resistentiae* verwandelt. HIGHMAN und ALTLAND (1951) gaben der Ratte sogar vor allen anderen Versuchstieren den Vorzug, da sie die drei an ein brauchbares Modell zu stellenden Forderungen erfülle: sie ist von geringer Größe, eine bakterielle Endokarditis ist bei ihr leicht zu induzieren und sie ist für mehr Erregerarten empfänglich, die bei der menschlichen Endokarditis vorkommen, als das Kaninchen.

1. Endokarditis bei der „Höhenratte"

Wie bei allen anderen Versuchstieren erwies es sich zunächst auch bei der Ratte als schwierig, auf den *intakten* Herzklappen pathogene Mikroorganismen zur Absiedlung und Vermehrung zu bringen. Es bedeutete daher einen großen Fortschritt, als HIGHMAN und ALTLAND (1949) die Erfahrung machten, daß bei fortgesetzten Höhenexpositionen Klappenveränderungen auftreten, die mit einer Steigerung der lokalen Empfänglichkeit einhergehen. Brachten sie junge Ratten in einer Unterdruckkammer täglich für einige Stunden auf eine simulierte Höhe von 7620 m (282 mm Hg), so fanden sie bei der Sektion nach etwa 100 Tagen bzw. Expositionen neben einer auffälligen Verdickung der Gefäßwände und schweren Organveränderungen ein deutlich hypertrophiertes Herz mit fettiger Degeneration des Myokards und eine *Verdickung der Klappen*, die mit fibrinösen Vegetationen besetzt waren ähnlich denen, die man bei der Endokarditis des Menschen antrifft. Diese Vegetationen, die – wie sich schließlich zeigte (HIGHMAN u. ALTLAND 1951) – bereits nach 30 Expositionen ausgebildet sind, begünstigen die Absiedlung in die Blutbahn eingebrachter Erreger und ermöglichen damit die experimentelle Erzeugung einer Endokarditis von guter Reproduzierbarkeit.

Da die genannten Autoren bei ihren späteren Arbeiten (1950, 1951, 1952) ihre Technik im Hinblick auf das Alter der Tiere, die Zahl der Höhenexpositionen und die Infektionsdosis mehrfach wechselten, läßt sich eine zusammenfassende Darstellung ihres Vorgehens nicht geben; Technik und Ergebnisse sollen daher nach Erregern geordnet referiert werden, wobei wir auf die jeweiligen Modifikationen hinweisen werden.

Infektionsstämme. HIGHMAN u. Mitarb. (1950, 1951, 1952) verwendeten verschiedene Streptokokkenarten bzw. -stämme: zwei Stämme von *Str. mitis* (JH 26 und N), einen Stamm von *Str. sanguis* (P 25) und einen Stamm von *Str. bovis* (P 20), die sämtlich von Endokarditispatienten isoliert waren; dazu kam noch ein *Str. faecalis* (E), der von einer Infektion der Harnwege stammte. Die beiden ersten Arten gehörten demnach zur sog. Viridansgruppe, die beiden letzten zur Enterokokkengruppe (serologische Gruppe D).

Versuchstiere. Bei ihren ersten Arbeiten verwendeten HIGHMAN und ALTLAND (1950, 1951) Sprague-Dawley-Ratten, deren Lebensalter so gewählt wurde, daß sie am Ende der Höhenexpositionen bzw. beim Beginn der Infektion 130 Tage alt waren. Je häufiger die Tiere exponiert werden sollten, desto jünger wurden sie also in den Versuch genommen; bei den ersten Untersuchungen geschah dies am 21. Lebenstag, bei späteren Serien im Alter von 100 oder mehr Tagen. Für ihre letzte Arbeit benutzten HIGHMAN u. Mitarb. (1952) dagegen erwachsene, männliche Holtzmann-Ratten ebenfalls mit gutem Erfolg.

Vorbereitung und Infektion der Tiere. Die Ratten wurden in einer Unterdruckkammer täglich für 4 Std auf eine simulierte Höhe von 7620 m (25000 feet) gebracht; die Zahl der Expositionen betrug anfangs 100, später 30 bzw. 70 (s. u.).

Die Infektion erfolgte durch Injektion von 0,5 ml zunächst 24stündiger, später 6stündiger Bouillonkultur mit einer Keimzahl von rund 10^9/ml in die Schwanzvene. Als Nährboden diente Beef Heart Infusion Broth, teilweise mit Zusatz von 0,5% Glucose.

Versuche mit Str. sanguis und Str. bovis. Für diese Versuche verwendeten HIGHMAN und ALTLAND (1950) Sprague-Dawley-Ratten, die vom 21. Lebenstag an täglich für 3–6 Monate einem Unterdruck von 282 mm Hg exponiert wurden. Anschließend – im allgemeinen um den 130. Lebenstag – wurden ihnen 0,5 ml einer 24stündigen Kultur in Bouillon (ohne Glucosezusatz) 3 Wochen lang viermal wöchentlich intravenös injiziert.

Fast zwei Drittel der Tiere gingen noch vor Versuchsende zugrunde gegenüber 9% der Kontrollen. Eine *Endokarditis* fand sich bei der Infektion mit *Str. sanguis* bei rund 50% (11 von 21), mit *Str. bovis* bei rund 35% (4 von 11) der Tiere, während die Kontrolltiere, die ohne vorherige Höhenexposition infiziert worden waren, keine Veränderungen an den Herzklappen zeigten (HIGHMAN u. ALTLAND 1950).

Versuche mit Streptococcus mitis. Die Versuche mit dieser Keimart wurden ebenfalls an Sprague-Dawley-Ratten durchgeführt, in der ersten Serie (1950) mit gleicher Technik wie bei der Infektion mit *Str. sanguis* und *Str. bovis*, in der zweiten Serie (1951) nach einer geringeren Zahl von Expositionen, mit nur 8 intravenösen Injektionen im Verlauf von 12 Tagen und unter Verwendung jüngerer (6 Std alter) Erregerkulturen in Glucosebouillon.

Bei *100 Expositionen* und der alten Infektionstechnik (s. o.) betrug die Endokarditisrate 80% (8 von 10 Tieren) für den Stamm JH 26 und 50% (3 von 6 Tieren) für den Stamm N (HIGHMAN u. ALTLAND 1950); unerklärlicherweise wurde sie später (1951) mit 100% angegeben.

Bei der *zweiten Serie*, in der die Expositionen erst bei einem Lebensalter von 100 oder mehr Tagen begannen und nur 8 Infektionsdosen (unter gleichzeitiger Fortsetzung der Höhenexpositionen) des besser wirksamen Stammes JH 26 gegeben wurden, lag die Endokarditisrate nach *30 Expositionen* bei 87%, nach 20 Expositionen bei 69% und nach 10 Expositionen bei 47%. Soweit die Ratten starben, trat der Tod niemals vor der vierten Injektion ein, und bei fast allen gestorbenen Tieren ließ sich eine Endokarditis nachweisen.

Unter den beschriebenen Versuchsbedingungen vermögen also auch *Str. mitis* und *Str. bovis* eine Endokarditis hervorzurufen (vgl. die negativen Ergebnisse von RABL u. SEELEMANN (1953) beim unvorbereiteten Kaninchen, S. 502).

Versuche mit Streptococcus faecalis. Auch die Infektionsversuche mit Enterokokken wurden zunächst in der gleichen Weise durchgeführt wie mit den übrigen Streptokokken, also mit 100 Höhenexpositionen und 12 Erregerinjektionen im Verlauf von 3 Wochen (HIGHMAN u. ALTLAND 1950). In einer zweiten Serie erhielten die Tiere jedoch nur noch 70 bzw. 30 Expositonen und eine einzige Infektionsdosis von 0,5 ml einer 6stündigen (bzw. 4stündigen) Glucosebouillonkultur ($500-800 \times 10^6$ Keime) (HIGHMAN u. ALTLAND 1951, 1952).

In der ersten Serie betrug die *Endokarditisrate* 77% (20 von 26 Tieren), in der zweiten – selbst bei nur 30 Expositionen – sogar 100%.

Verlauf. Hervorstechende Symptome der Endokarditis der Höhenratte sind starker Gewichtsverlust (täglich 1–5 g) und eine positive Blutkultur. Die Leukocytenwerte im Blut sind dagegen nicht verwertbar, da sie stark schwanken und allein schon infolge der Höhenexposition hoch liegen können. Kaum besser verwertbar ist der ohnehin unruhige Verlauf der Temperaturkurve; immerhin findet man bei einem Teil der Tiere einen Anstieg um 1–2° C. Einige Stunden *ante finem* kommt es gelegentlich zu einer Hypothermie. Besteht zugleich eine Pyelonephritis, so lassen sich die Erreger auch im Harn nachweisen (HIGHMAN u. ALTLAND 1950).

Bei der Endokarditis durch *Str. faecalis* nach 30–70 Höhenexpositionen und *einer* Keiminjektion betrug die Letalität innerhalb der ersten 5 Tage 8%, in den folgenden 5 Wochen 55% (HIGHMAN, ALTLAND u. EAGLE 1952). Nicht alle Tiere gehen also an der Herzklappeninfektion zugrunde.

Pathologische Anatomie. Die pathologischen Veränderungen bei der infizierten Höhenratte betreffen vor allem das Herz und die Nieren. Bei den nicht-infizierten Kontrollen fanden HIGHMAN und ALTLAND (1950) zwar in fast allen Fällen eine *Verdickung der Herzklappen*, (keimfreie) Vegetationen aber nur bei 36% der Tiere. Bei experimentell infizierten Tieren trafen sie dagegen in 60% der Fälle auf *bakteriell besiedelte Vegetationen.* Bei 54% der Tiere war die Mitralis befallen, bei 31% die Aortenklappe (in einigen Fällen beide zugleich), niemals aber die Tricuspidalis und die Pulmonalis. Am stärksten waren die Vegetationen am freien Rand der Klappen ausgebildet, doch fanden sie sich gelegentlich auch auf dem Endokard der linken Kammer.

Im *histologischen Präparat* erkennt man eine ödematöse Durchtränkung des subendokardialen Bindegewebes, eine Proliferation von Fibroblasten, Rundzellen und Polymorphkernigen sowie gelegentlich feine Hämorrhagien. Die Vegetationen bestehen aus Fibrin und lassen eine gewisse Schichtung erkennen: an der Oberfläche finden sich massenhaft Leukocyten, die oft geschädigt erscheinen und nur selten phagocytiert haben, sowie Erythrocyten; weiter in der Tiefe stößt man auf große, z. T. konfluierende Streptokokkenkolonien, und an ihrer Basis schließlich bestehen die Vegetationen vorwiegend aus nekrotischem Material. Abheilende Vegetationen sind an bindegewebiger Organisation, am Fehlen von Streptokokken und an der geringen Leukocytenzahl zu erkennen.

Im *Herzmuskel* findet man – vor allem in Klappennähe – eine interstitielle Myokarditis mit Atrophie und Untergang von Muskelfasern.

Die Veränderungen der *Nieren* beschränken sich weitgehend auf die Rinde, die herdförmig von lymphocytären Infiltraten durchsetzt ist. Die Tubuli in ihrem Bereich sind erweitert, später z. T. auch nekrotisch, und enthalten Detritus, Leukocyten und Erreger. Ähnliche Veränderungen trifft man gelegentlich auch im Markanteil. Nekrotische Glomeruli sieht man dagegen nur selten. Insbesondere bei der Enterokokkeninfektion kann der Prozeß bis zur Papillennekrose fortschreiten. Das Nierenbecken enthält dann eitriges Exsudat, nekrotisches Material und Bakterien. Beim Übergang in Heilung erkennt man eingezogene, lymphocytär infiltrierte Narben mit nur wenigen eitergefüllten Tubuli.

Die stark hyperämischen *Lungen* sind ödematös aufgetrieben; gelegentliche Befunde sind Hämorrhagien, multiple Abscesse und Pneumonien. Multiple Abscesse fanden sich zuweilen auch in der *Milz*. Die *Leber* zeigte bei mehreren Tieren centrolobuläre Nekrosen.

Pathogenese. Infolge der höhenbedingtem Hypoxämie kommt es bei den Tieren zu einer Polycythämie, die wiederum eine vermehrte Arbeitsleistung von Herzmuskel und Klappen erforderlich macht und damit die Grundlage für eine erhöhte Infektionsempfänglichkeit schafft. HIGHMAN und ALTLAND (1951) konnten zeigen, daß die Endokarditisquote ihrer Ratten in direkterAbhängigkeit zum Hämatokritwert stand (Tab. 21). Da ein Wert von 78 das erreichbare Maximum darstellte, erschien den Autoren eine häufigere als dreißigmalige Exposition unbegründet. Ob diese Folgerung schlüssig ist, darf allerdings bezweifelt werden, da Höhenexpositionen – wie HIGHMAN und ALTLAND (1951) selbst bemerkten – auch auf anderen Wegen als nur über eine Polycythämie zu einer Resistenzminderung führen. Tatsächlich exponierten sie bei ihren Versuchen mit *Str. faecalis* entgegen ihrer Erkenntnis siebzigmal (1951, 1952).

Tabelle 21. *Beziehungen zwischen Zahl der Höhenexpositionen, Hämatokritwert und Endokarditisquote bei der weißen Ratte* (HIGHMAN u. ALTLAND 1951)

Zahl der Expositionen	Hämatokritwert	Endokarditis-quote %
30	78	87
20	76	69
10	65	47

Nach der intravenösen Infektion kommt es bei den auf diese Weise empfänglich gemachten Tieren zu einer Absiedlung der Streptokokken und ihrer Vermehrung in den Nieren und in geringerem Grade auch auf den Herzklappen. Als Ausdruck dieser Lokalisation lassen sich die eingebrachten Erreger im Blut und im Urin nachweisen. Bei resistenten Tieren sind die Blutkulturen dagegen schon 2 Std nach der Infektion wieder steril. Die von HIGHMAN und ALTLAND (1952) bei der Enterokokkenendokarditis zu verschiedenen Zeiten und bei verschiedenen Tieren ermittelten Keimzahlen in Herzmuskel und Nierengewebe sind so unterschiedlich, daß auf ihre Wiedergabe hier verzichtet werden kann. Nur so viel darf vielleicht nach den dort wiedergegebenen Werten gesagt werden, daß die Keimzahlkurve in den Nieren länger und auf höhere Werte ansteigt als im Herzmuskel, wo sie ihr Maximum schon vor Ablauf der ersten Woche überschritten hat.

2. Endokarditis bei der unvorbereiteten Ratte

Bei ihren Versuchen mit der „Höhenratte" machten HIGHMAN und ALTLAND (1950) die Erfahrung, daß sich mit intravenös injizierten Suspensionen von *Streptococcus faecalis* auch ohne vorherige Höhenexposition in 50% der Fälle eine Endokarditis hervorrufen läßt. Die Tiere, die als Kontrollen dienten, hatten innerhalb von 3 Wochen 12 Injektionen von je 0,5 ml einer 6stündigen Kultur in Glucosebouillon ($500-800\times10^6$ Keime) in die Schwanzvene erhalten.

Zur gleichen Zeit erkannte auch CLAWSON (1950) die Eignung der Ratte für die experimentelle Endokarditis, insbesondere des verrukösen (rheumatischen) Typs. Er verwendete zunächst zwei Stämme von *Streptococcus pyogenes* und einen „*Streptococcus viridans*" aus dem Blut eines Patienten mit akutem rheumatischem Fieber, von denen er den Tieren 1–3 *intrakardiale* Injektionen verabreichte (keine Mengenangabe im Original). Daraufhin kam es bei 31,3% der Tiere (189 von 603) zur Ausbildung einer Endokarditis, die in 114 Fällen dem rheumatischen Typ, in 75 Fällen dem Lenta-Typ zugerechnet wurde. Es konnten jedoch auch beide Typen beim gleichen Tier und auf der gleichen Klappe auftreten. Die Erfolgsquote war bei allen drei Infektionsstämmen etwa gleichhoch.

In einer späteren Mitteilung machte CLAWSON (1953) etwas genauere Angaben zur Infektionstechnik. Er verwendete den gleichen „*Str. viridans*" wie in der vorangehenden Arbeit und gab davon 2 Injektionen von je 0,5 ml einer 48stündigen Bouillonkultur im Abstand von 5 Tagen *intrakardial.* Als Versuchstiere dienten 189 weiße Ratten von recht unterschiedlichem Körpergewicht (50 g, 100 g, 200 g). – In dieser Serie trat bei 45% der Tiere eine Endokarditis auf, von der fast immer die Mitralis (71 von 85 der Fälle) betroffen war, viel seltener die anderen Klappen oder das parietale Endokard. Die Vegetationen waren nur selten von großem ($^{15}/_{85}$), häufiger von geringem ($^{29}/_{85}$) und meist von mittlerem Umfang ($^{41}/_{85}$).

Beim *rheumatischen Typ* war das histologische Bild der Klappen durch die Bildung von Fibrinoid charakterisiert, welches das Endothel zu durchbrechen tendierte und von einer Anhäufung mononucleärer Zellen, oft in pallisadenförmiger Anordnung, umgeben war. Die leukocytäre Reaktion war dagegen meist geringfügig. Die kleinen, den Klappen aufsitzenden Thromben erwiesen sich oft frei von Bakterien. – Beim *Lenta-Typ* waren die thrombotischen Auflagerungen viel mächtiger ausgebildet und enthielten zahlreiche, in Kolonien zusammenliegende Streptokokken.

Im Blut von 52 serologisch untersuchten Tieren der zweiten Serie (1953) wurden *Agglutinintiter* gegen den Infektionsstamm ermittelt, die in etwa der Hälfte der Fälle bei 1 : 6400, in den anderen Fällen darunter lagen.

Bei der Ratte läßt sich also wie beim Kaninchen ohne besondere Vorbereitung, allein durch einige Injektionen nicht allzu großer Keimmengen verschiedener Streptokokkenarten *(Str. pyogenes, Str. viridans, Str. faecalis)* eine Endokarditis hervorrufen. Clawson (1950) betonte dabei ausdrücklich, daß durch die intrakardiale Injektion keine Läsion gesetzt werde, die als prädisponierender Faktor in Betracht käme.

Anhang II. Experimentelle Erzeugung der Zahncaries

Siehe auch Cremer u. Büttner in Erzeugung von Krankheiten des Skelets, Bd. XVI.

A. Allgemeines

Über die Ätiologie der menschlichen Zahncaries gibt es zur Zeit noch keine festen Anschauungen; die große Zahl der in Umlauf befindlichen Kausaltheorien ist dafür ein Beweis. So viel aber darf als feststehend betrachtet werden, daß eine *Trias von Faktoren* die Voraussetzung für das Auftreten einer Caries bildet: dies sind eine *hereditäre Disposition*, eine *„geeignete" Ernährung* und eine *kariogene Mikrobenflora* in der Mundhöhle. Das relative Gewicht jeder einzelnen dieser drei Komponenten im Rahmen der erwähnten Trias wurde allerdings zu verschiedenen Zeiten und wird von verschiedenen Theorien unterschiedlich eingeschätzt. Es ist allgemein bekannt, daß von mancher Seite der reichliche Verbrauch von Kohlenhydraten in klebriger Form (Süßigkeiten) als Hauptursache der Caries angesehen, also die alimentäre Komponente in den Vordergrund gestellt wird, während andererseits die Erfahrung lehrt, daß sich in nicht wenigen Fällen trotz unzweckmäßiger Ernährung und ungenügender Mundpflege – offenbar auf der Grundlage einer erblich bedingten Resistenz – keine nennenswerte Caries entwickelt. Daneben aber hat man seit dem Beginn der bakteriologischen Ära immer wieder versucht, den Mikroorganismen der Mundhöhle die Hauptrolle bei der Cariesgenese zuzuschreiben. Tatsächlich gibt es, wie noch zu zeigen ist, *ohne Bakterien keine Caries.*

W. D. Miller (1889) war der erste, dem wir eine Cariestheorie verdanken, die unter den pathogenetischen Faktoren den Mundbakterien den ersten Platz einräumt. Seine *„chemisch-parasitäre Theorie"* besagt, daß säurebildende (also eine Entkalkung bewirkende) im Zusammenwirken mit proteolytischen (also Schmelz- und Dentinmatrix zerstörenden) Mikroorganismen durch ihre fermentativen Wirkungen wie durch ihre Stoffwechselprodukte die Zahnsubstanz abbauen und damit die cariösen Veränderungen hervorrufen. Spätere Bearbeiter versuchten die Frage der Cariesätiologie im Sinne einer *spezifischen Infektionskrankheit* zu lösen. Nachdem man die Entkalkung von Schmelz und Dentin als zentralen Prozeß in der Pathogenese der Caries erkannt zu haben glaubte, suchte man den Carieserreger folgerichtig unter den *(in vitro)* stärksten Säurebildnern der Mundflora, den Lactobacillen. So wurde in den Zwanzigerjahren dieses Jahrhunderts eine bestimmte Art dieser Gattung, *Lactobacillus acidophilus*, vom sog. Michigan-Kreis als spezifischer Erreger angeschuldigt *(Acidophilus-Theorie)*, in der Überzeugung, daß er die Kochschen Postulate[1] erfülle. Diese Theorie erwies sich jedoch bald als zu eng gefaßt und wurde daher zur *Lactobacillen-Theorie*, die *alle* oralen

[1] Die Erfüllung der sog. Kochschen Postulate gilt als Voraussetzung für die Anerkennung eines Keimes als Erreger. Sie besagen folgendes: 1. Der inkriminierte Keim muß regelmäßig und in so großer Menge in den Veränderungen vorkommen, daß sich diese daraus erklären lassen; 2. er muß sich in Reinkultur züchten lassen und 3. er muß auf experimentellem Wege eine typische Infektion hervorrufen.

Milchsäurebakterien in die Betrachtung einbezog, und schließlich zur *Säurebildner-Theorie*, die ein Zusammenwirken aller stärkeren Saccharolyten der Mundflora wie vor allem Hefen, Streptokokken und Lactobacillen postulierte, erweitert. Daneben aber vertraten einzelne Autoren immer wieder Theorien, die *spezifische Erreger* — zumeist Streptokokken[1] — voraussetzten. So hielt CLARKE (1924) die Caries für eine Infektionskrankheit, hervorgerufen durch den von ihm neu beschriebenen *Streptococcus mutans*, da dieser Keim sowohl bei oberflächlicher wie auch bei Fissurencaries regelmäßig nachzuweisen war und da er schnell und reichlich Säure bildete (pH in Glucosebouillon nach 24 Std = 4,2). Eine analoge Auffassung vertraten später BELDING und BELDING (1948), nur daß diese Autoren einen anderen spezifischen Erreger, von ihnen als *Streptococcus odontolyticus* bezeichnet, annahmen, der dem heutigen, aus Saccharose Polysaccharid bildenden *Streptococcus salivarius* entspricht.

Weniger entschieden sprachen sich andere Autoren für die Rolle der *Enterokokken* bei der Caries aus. WOHLFEIL und SCHULZ (1933) hielten Streptokokken dieser Gruppe für *eine* Ursache der menschlichen Caries und WAKEMAN, SMITH, ZEEPLIN, SARLES und PHILLIPS (1938) nahmen das gleiche im Zusammenhang mit der Caries der Baumwollratte an.

Daß Enterokokken oder enterokokkenähnliche Streptokokken bei kleinen Nagetieren tatsächlich eine Caries hervorrufen können, wurde zum erstenmal von ORLAND (1959) an *steril aufgezogenen Ratten* gezeigt und kurz darauf von FITZGERALD, JORDAN und STANLEY (1960) bestätigt. Diese Tiere, die unter konventionellen Bedingungen nach Verabreichung einer cariogenen Diät zu 100% erkranken, bleiben bei keimfreier Aufzucht trotz gleicher Ernährung völlig cariesfrei, solange ihnen nicht die Erreger mit der Nahrung zugeführt werden. In ähnlicher Weise gelang es KEYES (1960) sowie FITZGERALD und KEYES (1960) bei *konventionellen Hamstern*, mit Streptokokkenreinkulturen eine Caries hervorzurufen.

Der von ORLAND (1955) verwendete Erregerstamm war mit *Streptococcus faecalis* (Enterokokkengruppe) eng verwandt, während der Carieserreger der Ratte bei FITZGERALD, JORDAN und STANLEY (1960) zwischen *Streptococcus faecalis* und *Streptococcus salivarius*, die Erreger der Hamstercaries zwischen *Streptococcus faecalis* und *Streptococcus lactis* standen. Die Erreger von Ratten- und Hamstercaries erwiesen sich als wirtsspezifisch, waren also nicht austauschbar.

Nachuntersucher machten jedoch die Erfahrung, daß die experimentelle Caries zumindest bei der Ratte ihre Grenzen in der *erblich verankerten Empfänglichkeit bzw. Resistenz* des Wirtsstammes gegen den Angriff der cariogenen Mikroorganismen findet. Bei vergleichenden Untersuchungen mit cariesempfänglichen und cariesresistenten Linien gleicher Rattenstämme (Harvard, Hunt-Hoppert) zeigte sich, daß die Umweltfaktoren Ernährung und Mikroflora nur dann wirksam werden können, wenn die hereditäre Disposition dies zuläßt. Ist eine derartige Disposition vorhanden, dann genügt auch eine minimale Exposition, um die Caries zum Ausbruch zu bringen; fehlt die Disposition jedoch, so bleibt selbst eine massive Exposition ohne Folgen (SHAW u. GRIFFITHS 1960; ROSEN, HUNT u. HOPPERT 1961; SHAW, GRIFFITHS u. TERBORGH 1962). Zwei weitere Beobachtungen bestätigten die entscheidende Bedeutung genetischer Faktoren. Bei frühzeitig vom Muttertier getrennten Würfen ist der Einfluß der Amme auf die Cariesentwicklung ungleich geringer als der der Eltern[2] (SHAW u. GRIFFITHS 1961). Bei Kreuzung cariesempfänglicher mit cariesresistenten Tieren zeigt die Nachkommenschaft alle zwischen den beiden Extremen der Elterntiere liegenden und erwarteten

[1] Die Streptokokken besitzen im gegebenen Zusammenhang den Vorzug, daß sie in der Mundhöhle und auch in den Plaques (Auflagerungen der Zähne, aus organischer Substanz und Bakterien bestehend, unter denen sich besonders häufig ein cariöser Defekt entwickelt) ungleich zahlreicher sind als die Lactobacillen, daß sie schneller und kaum weniger Säure bilden als diese und daß sie daher insgesamt ein viel stärkeres decalcifizierendes Potential besitzen. Weniger gut fügen sich in ihre Rolle als mögliche Carieserreger ihre zumeist geringere Säuretoleranz und ihre (im Gegensatz zu den Lactobacillen) zahlenmäßige Unabhängigkeit von der Cariesaktivität.

[2] Die Infektion erfolgt unter natürlichen Verhältnissen durch orale Aufnahme von Kot der Käfiggenossen.

Grade der Cariesdisposition (SHAW u. GRIFFITHS 1961; ROSEN, COLEMAN, SAWANT, HUNT u. HOPPERT 1962).

Diese *hereditär bedingten Unterschiede der Empfänglichkeit* müssen also bei allen Versuchen, eine Caries bei der *Ratte* auf experimentellem Wege zu erzeugen, berücksichtigt werden. Dagegen scheint der *Hamster* keine Gene für Cariesresistenz zu besitzen (ROSEN, HUNT u. HOPPERT 1961).

B. Caries bei der keimfreien Ratte

Da Entkalkungsversuche an Zähnen *in vitro* einen eventuellen Erreger der Caries nicht ans Licht bringen konnten und da eine Infektion der Mundhöhle mit Bakterien, die als autochthone Epiphyten in mehr oder weniger großer Zahl dort bereits vorhanden sind, in ihrem Erfolg kaum zu beurteilen ist, bot die Möglichkeit, kleinere Nagetiere keimfrei aufzuziehen, zum erstenmal die Chance, der Erregerfrage bei der Caries im Tierexperiment näherzutreten. ORLAND, BLAYNEY, HARRISON, REYNIERS, TREXLER, ERVIN, GORDON und WAGNER (1955) waren die ersten, die derartige Versuche mit einem *Enterococcus* unternahmen, doch gelang ihnen die Auslösung einer Caries zunächst nur *in Verbindung mit einem weiteren Keim*, der entweder absichtlich zugesetzt wurde (ein proteolytisches, nicht-sporenbildendes Stäbchen) oder als zufälliger Kontaminant vorhanden war (ein pleomorphes, anaerobes Bacterium)[1]. Erst später vermochte ORLAND (1959) auch mit *Monokulturen* des Enterococcus beim sicher keimfreien Tier eine Caries herbeizuführen.

Versuchstiere und Ernährung. ORLAND et al. (1955) wie auch FITZGERALD et al. (1960) verwendeten *weiße Lobund-Ratten* im Alter von 25–31 Tagen, bei denen

Tabelle 22. *Zusammensetzung der cariogenen Diät L-128* (ORLAND et al. 1955)

Substanz	Menge
Reis	600 g
Casein (vitaminfrei)	200 g
Cellophan (1 mm Durchmesser)	30 g
Salze (fluoridfrei)	50 g
Fett (hydrogeniertes pflanzliches Öl)	50 g
Hefeextrakt	20 g
Leberpulver (Schwein)	20 g
Maisöl	16 g
Maisstärke	5 g
Vitamin A	8000 IE
7-Dehydrocholesterin (bestrahlt)	1000 IE
Ascorbinsäure	2000 mg
α,β,γ-Tokopherol	1500 mg
2-Methyl-1,4-Naphthochinon	100 mg
Thiamin-Cl,HCl	60 mg
Riboflavin	30 mg
Pyridoxin-HCl	20 mg
Calciumpantothenat	300 mg
Nicotinamid	50 mg
Cholin	2000 mg
Inosit	1000 mg
p-Aminobenzoesäure	50 mg
Biotin	1 mg
Folsäure	10 mg
Nicotinsäure	50 mg
Pyridoxamin-2 HCl	4 mg
5% Glucose in destilliertem Wasser	ad libitum

[1] Keiner der beiden akzessorischen Keime war jedoch imstande, *allein* eine Carries auszulösen.

unter konventionellen Bedingungen in fast 100% der Fälle eine Caries der Molaren auftritt, wenn sie nach dem Abstillen 150 Tage lang die cariogene Diät (L-128) erhalten, deren Zusammensetzung Tab. 22 angibt. Der feste Anteil der Nahrung wie auch das Zuckerwasser wurde in gespanntem Dampf von 123° C 25 min lang sterilisiert.

FITZGERALD, JORDAN und STANLEY (1960) gaben ihren Ratten eine andere cariogene Diät (Tab. 23), die vor dem Autoklavieren (30 min bei 122° C) mit 10% „vitaminfreiem" Casein und GUSTAFSSONs Vitaminzusatz (Tab. 24) angereichert werden mußte (Diät 585 VC), da die Tiere bei Verfütterung der erhitzten Originaldiät zu stark im Wachstum zurückblieben. Beim Autoklavieren wird diese Diät dunkelbraun und verbackt; sie wurde deshalb mit einem kleinen Reibeisen wieder auf die ursprüngliche Teilchengröße zerrieben. Die Tiere erhielten feste Nahrung und Wasser *ad libitum*.

Als cariesempfänglich und brauchbar für Infektions- bzw. Übertragungsversuche erwiesen sich übrigens auch die Osborne-Mendel-Ratte (KEYES 1960), die Sprague-Dawley-Ratte (LARSON u. FITZGERALD 1964) sowie die entsprechenden Linien des Harvard- und des Hunt-Hoppertstammes (s. o.).

Tabelle 23. *Zusammensetzung der cariogenen Diät 585* (STEPHAN et al. 1952)

Substanz	Anteil in %
Vollmilchpulver	30
Maisschrot (Yellow hominy corn grits, Quaker)	42
Rohrzucker, körnig	25
Trockenleber (Whole dried liver substance, Wilson)	2
Salzmischung	1
Zusammensetzung der Salzmischung:	
NaCl	40
KCl	40
$MgCO_3$	10
Eisenammoniumcitrat USP	2
Mangansulfat · 4 H_2O	2,8
$CaHPO_4$	5
Kupferacetat · H_2O	0,2

Tabelle 24. *Vitaminzusatz pro 100 g der cariogenen Diät 585 VC* (GUSTAFSSON 1959)

Substanz	Menge
Vitamin A	2100 IE
Vitamin D	450 IE
Vitamin E	50 mg
Vitamin K	1 mg
Thiamin	5 mg
Riboflavin	2 mg
Pyridoxin	2 mg
Calciumpantothenat	10 mg
Nicotinamid	20 mg
Cholin	200 mg
Inosit	100 mg
p-Aminobenzoesäure	30 mg
Biotin	0,1 mg
Folsäure	2 mg
Vitamin B_{12}	0,002 mg
Ascorbinsäure	100 mg

Infektionsstämme und Infektionstechnik. ORLAND u. Mitarb. (1955) verwendeten als Carieserreger einen Streptokokkenstamm, der aus einem cariösen Rattenmolaren isoliert war und große Ähnlichkeit mit *Streptococcus faecalis* hatte. Die Keime besaßen ovoide Gestalt, lagen zumeist in Paaren oder kurzen Ketten und bildeten auf festen Nährböden runde, glänzende Kolonien mit glattem Rand. Über die weiteren biologischen Merkmale (biochemische Leistungen, Sherman-Kriterien, Gruppenantigen), die zur Diagnose „Enterococcus" berechtigten, findet man in ORLANDs Arbeiten (1955, 1959) jedoch nichts.

Sterile Magermilch in einer Ampulle wurde mit einer Kultur dieses Stammes beimpft und bebrütet, bis gutes Wachstum eingetreten war. Dann wurde die Ampulle zugeschmolzen, von außen mit einem Detergens gut gereinigt, mit Wasser abgespült und schließlich vollständig in eine 2%ige Sublimatlösung getaucht. In dieser Desinfektionslösung wurde sie für 1—4 Std in den Brutschrank gebracht, danach in die keimfreie Anlage eingeschleust. Im Inneren des Käfigs wurde die Ampulle geöffnet, ein Wattetupfer wurde in die Kultur getaucht und damit das Maul der Ratten betupft.

Der Erregerstamm, den FITZGERALD, JORDAN und STANLEY (1960) bei ihren Versuchen verwendeten, war ebenfalls von den Zähnen einer im Cariesversuch stehenden Ratte gezüchtet. Es handelte sich dabei um einen mikroaerophilen, α-hämolytischen Streptococcus, der in grauweißen, opaken Kolonien mit zentralem Knopf und papillärem Randwall wuchs. Unter optimalen Bedingungen (37° C in einer Atmosphäre von 95% N_2 + 5% CO_2) besaßen die Kolonien nach 48 Std einen Durchmesser von 2 mm. In Bouillon bildete der Keim lange Ketten von paarig liegenden, runden oder ovoiden Kokken. Aus zahlreichen Zuckern und Alkoholen, darunter Mannit und Sorbit, wurde Säure gebildet; End-pH in Gegenwart eines leicht verwertbaren Kohlenhydrats lag zwischen 4,2 und 4,4. Äsculin wurde gespalten, Gelatine nicht verflüssigt. Lackmusmilch und 0,1% Methylenblaumilch wurden zur Gerinnung gebracht und reduziert, aber nicht peptonisiert. Kein Wachstum in Nährböden mit 6,5% NaCl oder 40% Galle; 4% NaCl und 10% Galle wurden dagegen toleriert. Wachstum erfolgte zwischen 25° und 45° C; 30 min langes Erhitzen auf 60° C wurde überlebt. Die wichtigeren Gruppensera gaben keine Präcipitation mit Extrakten des Streptococcus. Nach den genannten Eigenschaften und dem Aussehen seiner Kolonien auf dem Telluritagar nach CHAPMAN steht dieser Keim zwischen *Streptococcus faecalis* und *Streptococcus salivarius*.

Zwei verschlossene Ampullen 48stündiger Thioglykolatbouillonkulturen wurden in die keimfreie Anlage gebracht. Eine der Ampullen wurde geöffnet, die Tiere mit dem Inhalt wie oben infiziert; gleichzeitig wurden Freßnäpfe und Trinkgefäße mit der Kultur kontaminiert. Die zweite Ampulle wurde wieder herausgenommen; sie diente u. a. dem Nachweis, daß die Erreger die Prozedur des Einschleusens in die keimfreie Anlage lebend überstanden hatten.

Verlauf. Im Verlauf der 150 Tage währenden Versuchsdauer kam es bei allen 13 mit dem Enterococcus infizierten gnotobiotischen Ratten ORLANDs u. Mitarb. (1955) ebenso wie bei den konventionellen Tieren zu einer *Caries der Molaren*, während die keimfreien selbst nach 200 Tagen noch keinerlei cariöse Veränderungen zeigten.

Zu einem im Prinzip gleichen Ergebnis gelangten auch FITZGERALD u. Mitarb. (1960) mit ihrem von dem Orlandschen Enterococcus abweichenden Erregerstamm. Während bei den keimfreien Ratten nach 84 Tagen noch keine Anzeichen einer Caries zu erkennen waren, fanden sich bei den infizierten Tieren (ebenso wie bei den konventionellen Kontrollen) bereits nach 77 Tagen *ausgedehnte Zerstörungen insbesondere des ersten und zweiten Molaren*. Im entkalkten Schnittpräparat zeigten diese das typische Aussehen einer fortgeschrittenen Dentincaries, die in einem Teil der Fälle bis ins Cavum pulpae vorgedrungen war und zur Ausbildung eines Pulpaabscesses geführt hatte.

C. Caries beim konventionellen Hamster

Bald nach den oben zitierten Untersuchungen ORLANDs an der keimfreien Ratte gelang es KEYES (1960) zu zeigen, daß auch beim konventionellen Hamster die Caries eine übertragbare Krankheit ist, die natürlicherweise vom Muttertier auf den Wurf übergeht. Der (noch unbekannte) Erreger finde sich im Kot und in den Plaques cariesaktiver Tiere und kann mit diesem Material auch experimentell auf ,,cariesresistente" Tiere übertragen werden. Sein Angehen läßt sich jedoch durch Verabreichung geeigneter, d. h. gegen grampositive Keime gerichteter Antibiotica (Penicillin, Erythromycin) verhindern. FITZGERALD und KEYES (1960) identifizierten die Erreger als Streptokokken und konnten mit Misch-, aber auch mit Reinkulturen ihrer fünf Stämme bei gleichzcitiger Gabe einer cariogenen Diät eine typische Caries hervorrufen. Um den Weg der Streptokokken im Wirtsorganismus besser verfolgen und ihre Erregerrolle sichern zu können, markierten sie die Stämme später (1960, 1963) durch Induktion einer Streptomycin- und Erythromycinresistenz, so daß sie sie auf Nährböden, die das betreffende Antibioticum in kritischer Konzentration enthielten, aus jeder Art von Untersuchungsmaterial leicht wieder herauszüchten konnten. Mit Hilfe dieser Markierung ließ sich in der Tat der Nachweis erbringen, daß sich die inkriminierten Streptokokken in der Mundhöhle wie auch in den Plaques ansiedeln, daß sie in der Tiefe der cariösen Cavitäten zu finden sind, daß sie mit dem Kot der Tiere ausgeschieden werden und so von Tier zu Tier übertragen werden können. Gleichzeitig ermöglichte dieses Verfahren, der Erfüllung der Kochschen Postulate (S. 508) zumindest sehr nahe zu kommen und damit den Streptokokken mit hoher Wahrscheinlichkeit die Rolle des Carieserregers zuzusprechen. Alle Versuche, den Hamster passiv mit Kaninchen-Immunserum oder aktiv mit den Erregerstämmen gegen die experimentale Caries zu immunisieren, schlugen jedoch fehl (KEYES 1962).

Tabelle 25. *Zusammensetzung der cariogenen Diät 1503 für Hamster* (KEYES 1959)

Substanz	Anteil in %
Konditorzucker	59
Magermilchpulver	27
Weizenmehl	6
Alfalfapulver	3
Gesamtleberpulver	2
Leberpulver (1 : 20, Wilson)	2
Salzmischung	1
Zusammensetzung der Salzmischung:	
NaCl	105,00 g
KCl	120,00 g
KH_2PO_4	310,00 g
$Ca_3(PO_4)_2$	149,00 g
$CaCO_3$	210,00 g
$MgSO_4$ (anhydr.)	90,00 g
$MnSO_4$ (anhydr.)	0,20 g
$CuSO_4$	0,39 g
Kaliumaluminiumsulfat	0,09 g
Eisenphosphat	29,40 g
KJ	0,05 g

Versuchstiere und Ernährung. KEYES (1960) sowie FITZGERALD und KEYES (1960) verwendeten *Gold-* wie auch *Albinohamster*, von denen sich diese etwas empfänglicher als jene erwiesen und deshalb bevorzugt wurden. Beide Tierstämme waren jedoch insofern ,,cariesresistent", als bei ihnen ohne besondere Exposition – selbst bei Verabreichung einer cariogenen Diät – keine Caries auftrat. Die Tiere wurden nach dem Abstillen, im Alter von 19–25 Tagen und bei einem Gewicht von 25–30 g, in den Versuch genommen. Sie erhielten die *cariogene Diät*, deren Zusammensetzung Tab. 25 angibt, Wasser *ad libitum* und wöchentlich einmal einen geringen Zusatz von frischen Vegetabilien (Apfel, Karotten, Kohl).

Um allzu grobe Verunreinigungen zu vermeiden, wurden Käfige, Freßnäpfe, Trinkflaschen und Instrumente vor dem Gebrauch sterilisiert.

Das Gebiß der Tiere wurde während des Versuchs in regelmäßigen Abständen mit einem Präpariermikroskop bei 15–20facher Vergrößerung untersucht. Am Ende des Versuchs, nach 5–10 Wochen, erhielten die Tiere für eine weitereWoche eine Diät aus gleichen Teilen Purina Laboratory Chow und BB Laboratory Rabbit Diet, die im Fleischwolf zerkleinert war, unter Zusatz (zweimal wöchentlich) der oben genannten Vegetabilien. Dann wurde die Schlußuntersuchung durchgeführt.

Infektionsstämme und Infektionstechnik. Die fünf Streptokokkenstämme (HS-1, HS-4, HS-6, HS-7, HS-10), die FITZGERALD und KEYES (1960) für ihre Versuche verwendeten, waren – neben einigen anderen Keimen – sämtlich von *einem* cariösen Hamstermolaren gezüchtet. Sie verhielten sich in ihren morphologischen Merkmalen und biochemischen Eigenschaften einander sehr ähnlich. In Bouillon bildeten sie lange, verschlungene Ketten, auf Blutagar runde, glatte Kolonien von 2–3 mm Durchmesser mit zentralem Knopf und α-Hämolyse. Optimales Wachstum erfolgte in einer Atmosphäre von 95% Stickstoff und 5% Kohlendioxyd. Aus zahlreichen Zuckern und Alkoholen, darunter Mannit und Sorbit[1], wurde Säure (kein Gas) gebildet; der End-pH-Wert in Glucose- und Saccharosebouillon lag zwischen 4,1 und 4,3 (nach 48 Std). Äsculin wurde gespalten, Gelatine nicht verflüssigt. Lackmusmilch und 0,1% Methylenblaumilch wurden zur Gerinnung gebracht und reduziert, nicht aber peptonisiert. Kein oder minimales Wachstum in Gegenwart von 4% und 6,5% NaCl. *Qualitative Unterschiede* ergaben sich nur im Hinblick auf die Toleranz gegen 40% Galle: unter diesen Bedingungen wurde Stamm HS-1 vollständig, Stamm HS-7 überhaupt nicht gehemmt; die übrigen Stämme wuchsen schwach. Eine serologische Klassifizierung erwies sich als unmöglich. Die Stämme nehmen somit eine intermediäre Position *zwischen Enterokokken- und Milchstreptokokkengruppe* ein, wie sie in Bergey's Manual definiert sind (vgl. S. 374).

Subkulturen dieser Stämme wurden durch wiederholte Passagen über *streptomycin*haltige Nährböden so weit resistent gemacht, daß sie noch bei einer Konzentration dieses Antibioticums von 1000 γ/ml wuchsen (FITZGERALD u. KEYES 1960). In gleicher Weise wurde später eine Resistenz auch gegen 1000 γ *Erythromycin* je Milliliter erzielt (FITZGERALD u. KEYES 1963). Die streptomycinresistenten Stämme erhielten – vor der Zahl – die Bezeichnung HSR, die erythromycinresistenten HSE. Für die Herauszüchtung der Stämme aus dem jeweiligen Untersuchungsmaterial wurden Elektivnährböden mit einem Gehalt von 200 γ Streptomycin bzw. 100 γ Erythromycin (je ml) verwendet. Diese Nährböden besaßen folgende Zusammensetzung (ROGOSA 1960):

---

[1] Säurebildung aus Sorbit war das einzige konstante Merkmal, in dem sich diese Streptokokkenstämme von solchen, die von *cariesfreien* Hamstern isoliert waren, unterschieden.

Pferdefleischabkochung	1000,0	ml
NaCl	5,0	g
Trypticase (BBL)	10,0	g
Natriumazid	0,1	g
basisches Fuchsin	0,002	g
Agar	15,0	g

pH-Wert = 7,5

Für die Infektion wurden 24stündige Kulturen der Streptokokken in Thioglykolatbouillon benutzt, von denen 0,2 ml mit einer Pipette in Maul und Backentaschen der Hamster eingebracht wurden; außerdem bekam auch das Trinkwasser während der ersten Versuchswoche einen Zusatz von 3 ml Streptokokkenkultur (auf 100 ml), um eine ständige Reinfektion zu unterhalten. Die Infektionen wurden

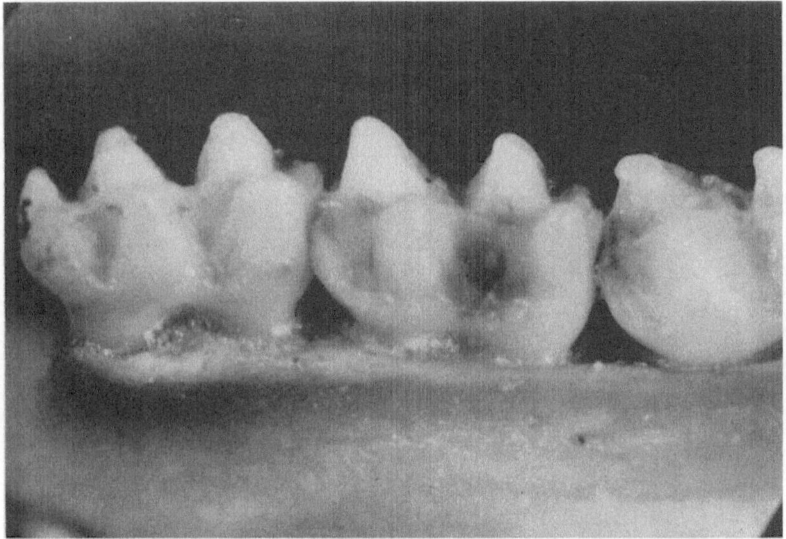

Abb. 40. Unterkiefermolaren eines normalen Hamsters. Man erkennt keine cariösen Defekte, lediglich eine dunkel pigmentierte Zone am 2. Molaren (Mit freundlicher Genehmigung von Dr. R. J. FITZGERALD u. Dr. P. H. KEYES, Bethesda, Md.)

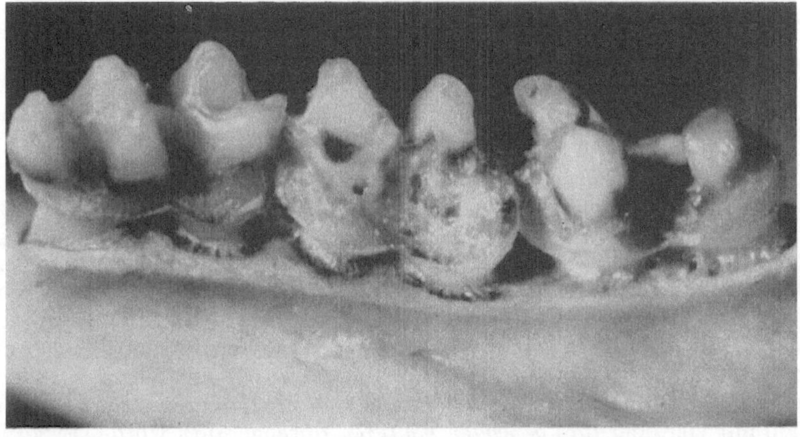

Abb. 41. Unterkiefermolaren eines Hamsters nach Infektion mit fünf gepoolten Reinkulturen von cariogenen Streptokokken (Mit freundlicher Genehmigung von Dr. R. J. FITZGERALD u. Dr. P. H. KEYES, Bethesda, Md.)

sowohl mit gepoolten Kulturen der Erreger als auch mit Einzelstämmen durchgeführt.

Verlauf. Bei Verabreichung der oben angegebenen cariogenen Diät und Infektion mit *einzelnen* Streptokokkenstämmen kommt es im Lauf von 5–6 Wochen zu einer ausgedehnten Caries der Molaren, während bei den nicht-infizierten Kontrolltieren trotz cariogener Diät gar keine oder nur mininimaler Cariesbefall zu beobachten ist (Tab. 26; Abb. 40, 41).

Tabelle 26. *Ergebnisse der Infektionsversuche mit einzelnen Streptokokkenstämmen* (FITZGERALD u. KEYES 1960)

Stamm	Versuchsdauer in Tagen	Zahl der cariösen Zähne	
		Versuchstiere	Kontrollen
HS-1	36	12	0—2
HS-1	42	10—11	0—2
HS-4	42	5—7	0
HS-6	42	6—12	3
HS-7	42	6—12	3
HS-10	42	4—6	1

Tabelle 27. *Ergebnisse der Infektionsversuche mit streptomycinresistenten Streptokokkenstämmen* (FITZGERALD u. KEYES 1960)

Stamm	Versuchsdauer in Tagen	Zahl der cariösen Zähne	
		Versuchstiere	Kontrollen
HSR-1	70	11—11	0—2
HSR-6	70	8—9	1
HSR-7	70	9—11	0—2

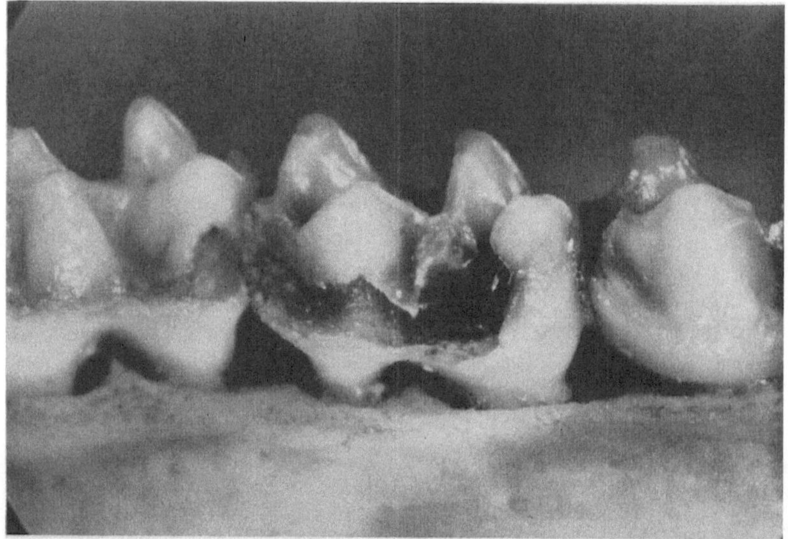

Abb. 42. Unterkiefermolaren eines Hamsters nach Infektion mit fünf gepoolten Reinkulturen von cariogenen, streptomycinresistent gemachten Streptokokken (Mit freundlicher Genehmigung von D. R. J. FITZGERALD u. Dr. P. H. KEYES, Bethesda, Md.)

Bei der Induktion der *Streptomycinresistenz* verloren die Erreger gleichzeitig einen Teil ihrer Pathogenität, was sich in einer langsameren Entwicklung der cariösen Veränderungen zu erkennen gab. Die Beobachtungsdauer mußte deshalb bei den Infektionsversuchen mit diesen Stämmen auf 70 Tage ausgedehnt werden, doch war ihre cariogene Wirkung dann ebenfalls deutlich (Tab. 27; Abb. 42). Das gleiche gilt für die *erythromycinresistent* gemachten Stämme (FITZGERALD u. KEYES 1963).

Die größte Zahl cariöser Defekte war jedoch dann zu registrieren, wenn die Infektion mit vier oder fünf *gepoolten Kulturen* durchgeführt wurde (FITZGERALD u. KEYES 1960).

Literatur

ALBERTINI, A. v., u. A. GRUMBACH: Die experimentelle Streptokokkeninfektion des Kaninchens in ihren Beziehungen zur Herdinfektion. Ergebn. allg. Path. path. Anat. **33**, 314 bis 423 (1937).

— — Ergebnis experimenteller Forschung zur Frage der Herdinfektion. Schweiz. Med. Wschr. **68**, 1309—1315 (1938).

AUFFAHRT, F.: Virulenzbestimmungen des Streptokokkenstammes Aronson bei der weißen Maus. Dtsch. med. Wschr. **71**, 319—321 (1946).

— Zur Steigerung der Pathogenität des Streptokokkenstammes Aronson durch p-Aminobenzoesäure und p-Aminobenzoylglutaminsäure. Z. Hyg. Infekt.-Kr. **127**, 430—433 (1948).

BEESON, P. B., and D. ROWLEY: The role of natural inhibitors in the mechanisms of localization of bacteria in the kidney; in E. L. QUINN and E. H. KASS: Biology of Pyelonephritis, p. 427. London: J. & A. Churchill 1960.

BELDING, P. H., and L. J. BELDING: Dental caries. Method of action of sucrose in causing caries acuta. Dental Items (1948).

BELOIU, I., P. PLECEAS, and M. ZAMFIRESCU: Streptococcal and pneumococcal infections in monkeys. (Rumän.). Microbiologia (Buc.) **10**, 11 (1965); ref. in Excerpta med. (Amst.) Sect. IV, **18**, 1476 (1965).

BERGER, U.: Weitere Untersuchungen über Vorkommen und Eigenschaften hämolysierender Streptokokken bei den entzündlichen Paradentopathien. Z. Hyg. Infekt.-Kr. **139**, 372 (1954).

— Experimentelle Grundlagen zur Behandlung von Streptokokkeninfektionen mit Nitrofurazon. Zbl. Bakt. I. Abt. Orig. **174**, 175 (1959).

— Unveröffentlichte Untersuchungen (1964).

Bergey's Manual of Determinative Bacteriology, 7. Aufl. Baltimore: Williams & Wilkins Co. 1957.

BIRKHAUG, K. E.: Rheumatic fever. Bacteriologic studies of a nonmethemoglobin-forming streptococcus with special reference to its soluble toxin production. J. infect. Dis. **40**, 549—569 (1927).

BLAHD, M., I. FRANK, and O. SAPHIR: Experimental endocarditis in dogs. Arch. Path. **27**, 422 (1939).

BLAKE, F. G., and R. L. CECIL: Studies on experimental pneumonia. I. Production of pneumococcus lobar pneumonia in monkeys. J. exp. Med. **31**, 403—444 (1920a).

— — Studies on experimental pneumonia. II. Pathology and pathogenesis of pneumococcus lobar pneumonia in monkeys. J. exp. Med. **31**, 445—474 (1920b).

BÖHMIG, R., u. P. KLEIN: Pathologie und Bakteriologie der Endocarditis. Berlin-Göttingen-Heidelberg: Springer 1953.

BRACK, W. J.: Prüfung bakteriostatisch und antibiotisch wirkender Substanzen an der Streptokokkensepsis der weißen Maus. Diss. med. Hamburg 1958.

BRANCH, A., and E. G. STILLMAN: Pathology of experimental pneumococcus pneumonia in mice. J. exp. Med. **40**, 743—750 (1924).

— — Pathology of the experimental pneumonias in mice following inhalation of Streptococcus haemolyticus, of Friedländer's bacillus, and of pneumococcus. J. exp. Med. **41**, 631—638 (1925).

BRANHAM, S. E., and S. M. ROSENTHAL: Studies in chemotherapy. V. Sulphanilamide, serum, and combined drug and serum therapy in experimental meningococcus and pneumococcus infections in mice. Publ. Hlth Rep. (Wash.) **52**, 685 (1937).

BRAUDE, A. J., A. P. SHAPIRO, and J. SIEMIENSKI: Hematogenous pyelonephritis in rats. I. Its pathogenesis when produced by a simple new method. J. clin. Invest. **34**, 1489—1497 (1955).

— —, — Hematogenous pyelonephritis in rats. III. Relationship of bacterial species to the pathogenesis of acute pyelonephritis. J. Bact. **77**, 270—280 (1959).

BREED, R. S., E. G. D. MURRAY, and N. R. SMITH: Bergey's Manual of Determinative Bacteriology, 7. Aufl. Baltimore: Williams & Wilkins Co. 1957.

BROWN, J. H.: Double-zone β-hemolytic streptococci. Their cultural characteristics, serological grouping, occurrence and pathogenic significance. J. Bact. **37**, 133 (1939).

BULL, C. G., and C. M. MCKEE: Respiratory immunity in rabbits. II. Intranasal infection and immunization with pneumococci. Amer. J. Hyg. **7**, 627—634 (1927).

CAVALLERO, C., A. DI MARCO, and G. SALA: ACTH, cortisone, ACE and DCA in experimental pneumococcus infection of the mouse. Arch. int. Pharmacodyn. **89**, 82—88 (1952).

CECIL, R. L., and G. J. STEFFEN: Studies on pneumococcus immunity. II. Active immunization of monkeys against pneumococcus type II, III and IV pneumonia with the homologous pneumococcus vaccine. J. exp. Med. **38**, 149—161 (1923).

CLARKE, J. K.: On the bacterial factor in the aetiology of dental caries. Brit. J. exp. Path. **5**, 141 (1924).

CLAWSON, B. J.: Studies on the etiology of acut rheumatic fever. J. infect. Dis. **36**, 444—456 (1925).

— Experimental endocarditis with fibrinoid degeneration in the heart valves of rabbits. Arch. Path. **50**, 68—74 (1950).

— Experimental endocarditis in normal animals and in animals treated with cortisone. Arch. Path. **56**, 268—274 (1953).

COHEN, I. R., and G. H. STOLLERMAN: Non-type specific resistance to group A streptococci in germ free and conventional mice. Proc. Soc. exp. Biol. **114**, 202—205 (1963).

DIBLE, H.: The enterococcus and the fecal streptococci: their properties and relations. J. Path. Bact. **24**, 3 (1921).

DICK, G. F., and W. B. SCHWARTZ: Experimental endocarditis of dogs. Arch. Path. **42**, 159—162 (1946).

DIETRICH, A.: Versuche über Herzklappenentzündung. Z. ges. exp. Med. **50**, 85—92 (1926).

DIETRICH, W.: Über Anfänge der experimentellen Endocarditis. Arch. path. Anat. **299**, 285—299 (1937).

DOLD, H.: Das gewebsbiologische Verhalten der Bakterien. I. Das Verhalten der wichtigsten aeroben menschenpathogenen Bakterien in der Haut des Meerschweinchens (Nachweis toxischer Staphylokokken-, Streptokokken-, Coli- und Proteustypen durch den Intrakutanversuch). Zbl. Bakt. I. Abt. Orig. **102**, 1—9 (1927a).

— Das gewebsbiologische Verhalten der Bakterien. II. Das Verhalten der wichtigsten aeroben menschenpathogenen Bakterien in der Haut des Kaninchens. Zbl. Bakt. I. Abt. Orig. **102**, 257—263 (1927b).

— Das gewebsbiologische Verhalten der Bakterien. III. Das Verhalten der Streptokokken, insbesondere der Scharlachstreptokokken. Zbl. Bakt. I. Abt. Orig. **102**, 417—423 (1927c).

DOMAGK, G.: Ein Beitrag zur Chemotherapie der bakteriellen Infektionen. Dtsch. med. Wschr. **61**, 250—253 (1935).

— Chemotherapie der Streptokokkeninfektionen. Klin. Wschr. **15 II**, 1585—1590 (1936).

— Zu den experimentellen Grundlagen der Chemotherapie der bakteriellen Infektionen mit den Sulfonamiden und ihren Derivaten. Dtsch. med. Wschr. **66**, 203—205 (1940).

DOWNING, J. G., M. C. HANSON u. M. LAMB: Use of 5-nitro-2-furaldehyde semicarbazone in dermatology. J. Amer. med. Ass. **133**, 299 (1947).

DREYER, L.: Über Virulenzprüfung mittels intraarticularer Impfung. Zbl. Bakt. I. Abt. Orig. **67**, 106—112 (1913).

DRESCHFELD: Experimental investigations on the bacterial origin of non-ulcerative malignant endocarditis. Brit. med. J. **2**, 887 (1887).

DUTTON, A. A. C.: The influence of the route of injection on lethal infections in mice. Brit. J. exp. Path. **36**, 128—136 (1955).

EAGLE, H.: The effect of the size of the inoculum and the age of the infection on the curative dose of penicillin in experimental infections with streptococci, pneumococci and Treponema pallidum. J. exp. Med. **90**, 595—607 (1949).

— Experimental approach to the problem of treatment failure with penicillin. I. Group A streptococcal infection in mice. Amer. J. Hyg. **13**, 389—399 (1952).

ECKHARDT, H. J.: Die Aronson-Sepsis der weißen Maus; ein Beitrag zur Chemotherapie bakterieller Infektionen. Diss. med. Hamburg 1960.

ERLANDSON, A. L., L. A. GAGLIARDI, and M. W. FISHER: An experimental enterococcal pyelonephritis in mice. Nature (Lond.) **184**, 561—562 (1959).

EVANS, A. C.: Studies on hemolytic streptococci. IV. Streptococcus scarlatinae. J. Bact. **34**, 21—33 (1937).

FISHER, M. W., A. L. ERLANDSON, R. J. MCALPINE, L. A. GAGLIARDI, and D. E. ROLL: Studies on the pathology and therapy of experimental enterococcal pyelonephritis in mice, in E. L. QUINN and E. H. KASS: Biology of pyelonephritis, p. 647—662. London: J. & A. Churchill 1960.

FITZGERALD, R. J., H. V. JORDAN, and H. R. STANLEY: Experimental caries and gingival pathologic changes in the gnotobiotic rat. J. dent. Res. **39**, 923 (1960).

—, and P. H. KEYES: Demonstration of the etiologic role of streptococci in experimental caries in the hamster. J. Amer. dent. Ass. **61**, 9 (1960).

— — Ecologic factors in dental caries. The fate of antibiotic-resistant cariogenic streptococci in hamsters. Amer. J. Path. **42**, 759 (1963).

FRAENKEL, A.: Bakteriologische Mitteilungen. Z. klin. Med. **10**, 401—461 (1885).

FRANCIS, T., and E. E. TERRELL: Experimental type III pneumococcus pneumonia in monkeys. I. Production and clinical course. J. exp. Med. **59**, 609—640 (1934).

FREIFELD, H.: Vakzination und Endocarditis. Klin. Wschr. **7 II**, 1645—1646 (1928).

FRIEDBERGER, E., u. F. SCHIFF: Die Methoden des Tierversuchs; in KOLLE, KRAUS u. UHLENHUTH: Handb. d. pathog. Mikroorg.. 3. Aufl., **10**, 187. Jena: G. Fischer und Berlin-Wien: Urban & Schwarzenberg 1930.
FRUHLING, L., et R. MINCK: Endocardite ulcéro-végétante (endocardite maligne) streptococcique expérimentale chez le lapin. C. R. Soc. Biol. (Paris) **147**, 1294—1297 (1953).
GAMALÉIA, N.: Sur l'étiologie de la pneumonie fibrineuse chez l'homme. Ann. Inst. Pasteur **2**, 440—459 (1888).
GEZON, H. M.: Antibiotic studies on beta hemolytic streptococci. I. Penicillin resistance acquired by group A organisms. Proc. Soc. exp. Biol. Med. **67**, 208—212 (1948a).
— Antibiotic studies on beta hemolytic streptococci. II. Penicillin resistance acquired by group B organisms. Proc. Soc. exp. Biol. Med. **67**, 212—215 (1948b).
GINSBERG, S., u. M. KAUFMANN: Beeinflussung der kornealen Pneumokokkeninfektion beim Kaninchen durch Chinaalkaloide. Klin. Mbl. Augenheilk. (N. F.) **15**, 804—814 (1913).
GOODNER, K.: Experimental intradermal pneumococcus infection in rabbits. J. exp. Med. **48**, 1—20 (1928).
GRIFFITH, F.: Inhalation experiments on mice with pneumococci. J. Hyg. (Lond.) **25**, 1—10 (1926).
— The Aronson streptococcus. J. Hyg. (Lond.) **35**, 23—37 (1935).
GUNDEL, M., u. F. K. TH. SCHWARZ: Über die Typendifferenzierung und Epidemiologie der Gruppe X der Pneumokokken. Z. Hyg. Infekt.-Kr. **113**, 498—522 (1932).
—, u. C. WASU: Die Bedeutung der Virulenz des Erregers für die Pathogenese menschlicher Pneumokokkenerkrankungen. Z. Hyg. Infekt.-Kr. **112**, 436 (1931).
GUSTAFSSON, B. E.: Lightweight stainless steel systems for rearing germfree animals. Ann. N. Y. Acad. Sci. **78**, 17 (1959).
GUZE, L. B.: Experimental pyelonephritis: Observations on the course of enterococcal infection in the kidney of the rat. In: E. L. QUINN, and E. H. KASS: Biology of pyelonephritis. p. 11—26. London: J. and A. Churchill 1960.
—, B. H. GOLDNER, and G. M. KALMANSON: Pyelonephritis. I. Observations on the course of chronic nonobstructed enterococcal infection in the kidney of the rat. Yale J. Biol. Med. **33**, 372—385 (1960/61).
—, E. G. HUBERT, and G. M. KALMANSON: Pyelonephritis. II. Observations on the treatment of enterococcal infection in the nonobstructed kidney of the rat. J. Lab. clin. Med. **62**, 90—102 (1963).
HEIM, L.: Beobachtungen an Streptococcus mucosus. Z. Hyg. Infekt-Kr. **50**, 139—143 (1905).
— Lehrbuch der Bakteriologie, 6./7. Aufl. Stuttgart: F. Enke-Verlag 1922.
HIGHMAN, B., and P. D. ALTLAND: Acclimatization response and pathologic changes in rats at an altitude of 25,000 feet. Arch. Path. **48**, 503—515 (1949).
— — A new method for the production of experimental bacterial endocarditis. Proc. Soc. exp. Biol. **75**, 573—577 (1950).
— — Experimental bacterial endocarditis in altitude rats. II. Shortening acclimatization period. Proc. Soc. exp. Biol. **78**, 590—591 (1951).
— —, and H. EAGLE: Experimental bacterial endocarditis in altitude rats. III. Effect of age of infection on response to penicillin. Proc. Soc. exp. Biol. **81**, 135—139 (1952).
—, J. ROSHE, and P. D. ALTLAND: Endocarditis and glomerulonephritis in dogs with aortic insufficiency. Production by single bacterial inoculation and effect of cortisone. Arch. Path. **65**, 388—394 (1958).
HINZ, R.: Chemotherapeutische Untersuchungen an der experimentellen Streptokokkeninfektion der weißen Maus. Diss. med. Hamburg 1958.
HIRST, G. K.: The effect of a polysaccharide-splitting enzyme on streptococcal infection. J. exp. Med. **73**, 493—506 (1941).
HOYLE, L.: The production of pneumonia in mice by bacteria and filterable viruses. J. Path. Bact. **41**, 163—176 (1935).
HUMPHREY, J. H.: Hyaluronidase production by pneumococci. J. Path. Bact. **56**, 273—275 (1944).
ILLÉNYI, A.: Die Steigerung der Pathogenität der Streptokokken durch H-Vitamin. Z. Immunforsch. **103**, 78—80 (1943).
IRRGANG, K.: Über Laboratoriumserfahrungen mit Streptococcus Aronson bei der Bestimmung chemotherapeutischer Wirkungen an der weißen Maus. Zbl. Bakt. I. Abt. Orig. **159**, 209—213 (1952/53).
—, u. U. DÖRNBRACK: Über chemotherapeutische Zusammenhänge bei der Penicillinbehandlung der mit Streptococcus Aronson infizierten weißen Maus. Zbl. Bakt. I. Abt. Orig. **154**, 325—331 (1949).
JAMIESON, S.: Recent investigations into certain diseases of sheep. Vet. Rec. **62**, 772—774 (1950).

JANNACH, J. R., and D. E. FUERST: The effect of human, rabbit and guinea-pig serum on local streptococcal infection and its relation to the streptokinase-plasminogen system. J. Path. Bact. **89**, 402—406 (1965).

JAWETZ, E., and R. S. SPECK: Joint action of penicillin with chloramphenicol on the experimental streptococcal infection of mice. Proc. Soc. exp. Biol. **74**, 93—96 (1950).

JOURDONAIS, L., and W. J. NUNGESTER: Intratracheal inoculations in the rat. Science **81**, 74—75 (1935).

KALMANSON, G. M., E. G. HUBERT, and L. B. GUZE: Pyelonephritis IV. Role of serum bactericidal activity and antibody in chronic enterococcal pyelonephritis in the rat. Proc. Soc. exp. Biol. **113**, 918—921 (1963a).

— — — Pyelonephritis V. Role of serum bactericidal activity and antibody in acute pyelonephritis in the rabbit. Proc. Soc. exp. Biol. **113**, 921—924 (1963b).

KASAHARA, M.: Über eine neue Methode zur Virulenzprüfung der Eitererreger mittels intrakutaner Impfung. Zbl. Bakt. I. Abt. Orig. **72**, 540 (1914).

KELLY, D. K., and J. F. WINN: Renal lesions produced by group A, type 12, streptococci. Science **127**, 1337 (1958).

KEYES, P. H.: Dental caries in the syrian hamster. VIII. The induction of rampant caries activity in albino and golden animals. J. dent. Res. **38**, 525 (1959a).

— The infectious and transmissible nature of experimental dental caries. Findings and implications. Arch. oral Biol. **1**, 304 (1959b).

— Recent advances in dental caries research. Bacteriological findings and biological implications. Int. dent. J. **12**, 443 (1962).

KILLIAN, H.: Versuche über die aktive Immunisierung von Mäusen gegen Pneumokokken und Streptokokken. Z. Hyg. Infekt.-Kr. **102**, 179—200 (1924a).

— Versuche über die Möglichkeit einer Immunisierung per os gegen Pneumokokken und Streptokokken. Z. Hyg. Infekt.-Kr. **102**, 279—286 (1924b).

— Versuche über aktive Immunisierung von Mäusen gegen Pneumokokken und Streptokokken. III. Mitteilung. Z. Hyg. Infekt-Kr. **104**, 489—505 (1925).

KINDBORG, A.: Die Pneumokokken. Vergleichende Untersuchungen mit besonderer Berücksichtigung der Agglutination. Z. Hyg. Infekt-Kr. **51**, 197—232 (1905).

KINSELLA, R. A., and R. O. MUETHER: Experimental streptococcic endocarditis. Arch. int. Med. **62**, 247—270 (1938).

KLEMPERER, G., u. F. KLEMPERER: Versuche über Immunisierung und Heilung bei der Pneumokokkeninfektion. Berl. klin. Wschr. **28**, 833; 869 (1891).

KOCH, J.: Untersuchungen über die Lokalisation der Bakterien, das Verhalten des Knochenmarks und die Veränderungen der Knochen, insbesondere der Epiphysen, bei Infektionskrankheiten. Z. Hyg. Infekt-Kr. **69**, 436—459 (1911).

— Über experimentelle erzeugte Gelenkerkrankungen und Deformitäten. Z. Hyg. Infekt-Kr. **72**, 321—342 (1912).

KOLMER, J. A., and A. M. RULE: Oral immunization of rabbits against pneumococcus pneumonia and septicemia. Proc. Soc. exp. Biol. **30**, 107—110 (1932/33).

KRASNER, R. I., and J. R. JANNACH: The streptokinase-plasminogen system. II. Its effect on the development of local streptococcal infections in rabbit skin. J. infect. Dis. **112**, 134—142 (1963).

—, and G. YOUNG: The streptokinase-plasminogen system. I. Its effect on the pathogenicity of streptococci and other organisms for mice. J. exp. Med. **110**, 245—258 (1959).

KRUSE, W., u. S. PANSINI: Untersuchungen über den Diplococcus pneumoniae und verwandte Streptokokken. Z. Hyg. Infekt-Kr. **11**, 279—380 (1892).

KUCZYNSKI, M. H.: Nephritisstudien. Erste vorläuf. Mitteilung. Über Nierenschädigungen bei experimenteller Streptokokkenerkrankung der Maus in ihrer Beziehung zu den Befunden und Problemen der menschlichen Nephritis. Arch. path. Anat. **227**, 186—210 (1920).

— Vergleichende Untersuchungen zur Pathologie der Abwehrleistungen. I. Arch. path. Anat. **234**, 300—331 (1921).

LAMAR, R. V.: Chemo-immunological studies on localized infections. First paper: Action on the pneumococcus and its experimental infections of combined sodium oleate and antipneumococcus serum. J. exp. Med. **13**, 1—23 (1911).

—, and S. J. MELTZER: Experimental pneumonia by intrabronchial insufflation. J. exp. Med. **15**, 133—148 (1912).

LANCEFIELD, R.: A serological differentiation of human and other groups of hemolytic streptococci. J. exp. Med. **57**, 571—595 (1933).

LANGE, B.: Über die Infektion von weißen Mäusen auf den natürlichen Wegen durch die Haut, die Mund- und Darmschleimhaut sowie die Augenbindehaut. Z. Hyg. Infekt-Kr. **102**, 224—261 (1924).

LANGE, B., u. H. GUTDEUTSCH: Experimentelle Untersuchungen über die Organdisposition für verschiedene Infektionen und über die Immunität nach Infektionen ohne nachweisbare Erkrankung. Z. Hyg. Infekt-Kr. **109**, 253—265 (1929).

—, u. K. H. KESCHISCHIAN: Über Versuche, weiße Mäuse durch Einatmung von Krankheitserregern zu infizieren. I. Mitteilung. Z. Hyg. Infekt.-Kr. **103**, 569—583 (1924).

—, u. W. NOWOSSELSKY: Über Versuche, weiße Mäuse durch Einatmung von Krankheitserregern zu infizieren. II. Mitteilung. Z. Hyg. Infekt.-Kr. **104**, 648—679 (1925).

LAPLANE, R., et P. TOURNIER: Les endocardites bactériennes expérimentales. In: Les problèmes actuels posés par les endocardites malignes, p. 33—58. Paris: Masson & Cie. 1957.

LARSON, R. H., and R. J. FITZGERALD: Caries development in rats of different ages with controlled flora. Arch. oral Biol. **9**, 705 (1964).

LE COUNT, and JACKSON (1914): Zit. nach W. OPHÜLS (1917).

LEVADITI, C., et A. VAISMAN: Action curative et préventive du chlorhydrate du 4-sulfamido-2.4-diaminoazobenzène et de quelques dérivés similaires dans la streptococcie expérimentale. Presse méd. **43**, 2097 (1935 II).

LIBMAN, E. (1912): Zit. n. E. C. ROSENOW (1912).

LILLEHEI, C. W., J. M. SHAFFER, W. W. SPINK, J. R. R. BOBB, J. D. WARGO, and M. B. VISSCHER: Role of cardiovascular stress in the pathogenesis of endocarditis and glomerulonephritis: Observations including method of experimental production utilizing arteriovenous fistulas. Arch. Surg. **63**, 421 (1951).

LINGELSHEIM, W. v.: Streptokokken. In: W. KOLLE u. A. v. WASSERMANN: Handbuch der pathogenen Mikroorganismen, 2. Aufl., IV. 453. Jena: G. Fischer 1912.

— Streptokokkeninfektionen. In: W. KOLLE, R. KRAUS u. P. UHLENHUTH: Handbuch der pathogenen Mikroorganismen, 3. Aufl., IV/2, 789. Jena: G. Fischer u. Berlin: Urban & Schwarzenberg 1928.

LISSAUER, M.: Beitrag zur Frage der experimentellen Endocarditis. Zbl. Path. **23**, 243—248 (1912).

LLOYD-JONES, D. M.: An experimental study of malignant endocarditis. In: C. B. PERRY: Bacterial endocarditis, p. 113—137. Bristol: J. Wright & Sons Ltd. 1936.

LOEWE, L., P. ROSENBLATT, and M. LEDERER: Experimental thrombotic bacterial (Streptococcus viridans) endocarditis. I. Its production and incidence in the rabbit. Amer. J. Path. **20**, 89—93 (1944).

LOOSLI, C. G.: The pathogenesis and pathology of experimental type I pneumococcic pneumonia in the monkey. J. exp. Med. **76**, 79—91 (1942).

LUND, E.: Laboratory diagnosis of pneumococcus infections. Bull. Wld Hlth Org. **23**, 5—13 (1960).

— Polyvalent, diagnostic pneumococcus sera. Acta path. microbiol. scand. **59**, 533—536 (1963).

LÜTZENKIRCHEN, A.: Cortison und die experimentelle Streptokokkeninfektion der Maus. Derm. Wschr. **128**, 688—693 (1953).

MACNEAL, W. J., A. BLEVINS, M. R. PACIS, and A. E. SLAVKIN: Arrest and repair in experimental endocarditis lenta. Amer. J. Path. **21**, 255—271 (1945).

— M. J. SPENCE, and A. E. SLAVKIN: Progressive experimental endocarditis lenta. Amer. J. Path. **20**, 95—120 (1944).

— —, and M. WASSEEN: Transmission of endocarditis lenta to rabbits. Proc. Soc. exp. Biol. **40**, 473—475 (1939a).

— — — Experimental production of endocarditis lenta. Amer. J. Path. **15**, 695—705 (1939b).

MAIR, W.: Pneumococcal endocarditis in rabbits. J. Path. Bact. **26**, 426 (1923).

MARX, E.: Infektionsversuche mit einzelnen „tierischen Streptokokken". Z. Hyg. Infekt.-Kr. **107**, 472—476 (1927).

MATHESON, B. H., and R. W. REED: Experimental nephritis due to type specific streptococci. III. Biological, chemical and physical studies on type 12 nephritogenic substance. J. infect. Dis. **104**, 213—232 (1959).

MAXTED, W. R.: The use of bacitracin for identifying group A haemolytic streptococci. J. clin. Path. **6**, 224 (1953).

MCCABE, W. R., and G. G. JACKSON: The natural course of retrograde infections of the urinary tract of rats with different serotypes of Escherichia coli or enterococcus. In: E. L. QUINN, and E. H. KASS: Biology of pyelonephritis, p. 39—52. London: J. & A. Churchill 1960.

MCCLEAN, D.: A factor in culture filtrates of certain pathogenic bacteria which increases the permeability of the tissues. J. Path. Bact. **42**, 477—512 (1936).

— The capsulation of streptococci and its relation to diffusion factor (hyaluronidase). J. Path. Bact. **55**, 13 (1941).

MCLEOD, C. M.: The pneumococci. In: R. J. DUBOS: Bacterial and mycotic infections of man. 3. Aufl. London: Pitman Medical Publishing Co.; Philadelphia: J. B. Lippincott Co. 1958,

—, and M. R. KRAUSS: Relation of virulence of pneumococcal strains for mice to the quantity of capsular polysaccharide formed in vitro. J. exp. Med. **92**, 1—9 (1950).

MENNES, F.: Das Antipneumokokken-Serum und der Mechanismus der Immunität des Kaninchens gegen den Pneumococcus. Z. Hyg. Infekt.-Kr. **25**, 413—438 (1897).
MEYER, H.: Zit. nach F. NEUFELD u. H. KUHN (1935).
MEYER-ROHN, J.: Experimentelle und klinische Erfahrungen mit Furacin. Ärztl. Forsch. **9**, 501 (1955).
MILLER, C. P.: Untersuchungen über die sogenannte lokale Immunität bei experimenteller Staphylokokken- und Streptokokken-Infektion der Haut. Z. Hyg. Infekt.-Kr. **107**, 253 (1927).
MIRICK, G. S., C. P. RICHTER, J. G. SCHAUB, R. MACCLEARY, G. SCHIPPER, and J. SPITZNAGEL: An epizootic due to pneumococcus type II in laboratory rats. Amer. J. Hyg. **52**, 48—53 (1950).
MØRCH, E.: Serological studies on the pneumococci. Kopenhagen: E. Munksgaard and London: H. Milford **1943**.
MORGENROTH, J.: Über chemotherapeutische Antisepsis. I. Mitteilung. Zur experimentellen Begründung der Vuzin-Tiefenantisepsis. Dtsch. med. Wschr. **45**, 505—510 (1919).
—, u. L. ABRAHAM: Über chemotherapeutische Antisepsis. III. Mitteilung. Quantitative Untersuchungen zur Tiefenantisepsis mit Vuzin. Dtsch. med. Wschr. **46**, 57—60 (1920).
— — Depressionsimmunität bei intravenöser Superinfektion mit Streptokokken. Z. Hyg. Infekt.-Kr. **94**, 163 (1921).
NEUFELD, F.: Über die Erzeugung von Erysipel am Kaninchenohr durch Pneumokokken. Z. Hyg. Infekt.-Kr. **36**, 254—257 (1901).
—, u. R. ETINGER-TULCZYNSKA: Nasale Pneumokokkeninfektionen und Pneumokokkenkeimträger im Tierversuch. Z. Hyg. Infekt-Kr. **112**, 492—526 (1931).
— — Untersuchungen über die Pneumokokkenseuche des Meerschweinchens. Z. Hyg. Infekt.-Kr. **114**, 324—346 (1933).
—, u. HAENDEL: Weitere Untersuchungen über Pneumokokken-Heilsera. III. Mitteilung. Über Vorkommen und Bedeutung atypischer Varietäten des Pneumococcus. Arb. a. d. Kais. GesAmt **34**, 293—304 (1910).
—, u. H. KUHN: Experimentelle Pneumonien bei Mäusen. Z. Hyg. Infekt.-Kr. **116**, 697—708 (1935).
—, u. UNGERMANN: Über experimentell erzeugte Pneumonien und ihre Beeinflussung durch Antipneumokokkenserum. Zbl. Bakt. I. Abt. Ref. **54**, 71*—73* (1912).
NEUMANN, R. O.: Kapseltragende pathogene Streptokokken im Rachennasenraum. Zbl. Bakt. I. Abt. Orig. **37**, 481—485 (1904).
NIVEN, C. F., and I. C. WHITE: A study of streptococci associated with subacute bacterial endocarditis. J. Bact. **51**, 790 (1946).
NORMAN, P. S. (1957): Zit. nach R. I. KRASNER u. J. R. JANNACH (1963).
NUNGESTER, W. J., and L. F. JOURDONAIS: Mucin as an aid in the experimental production of lobar pneumonia. J. infect. Dis. **59**, 258—265 (1936).
— A. A. WOLF, and L. F. JOURDONAIS: Effect of gastric mucin on virulence of bacteria in intraperitoneal injections in the mouse. Proc. Soc. exp. Biol. **30**, 120—121 (1932/33).
OBIGER, G.: Die Streptokokkenflora in den bovinen Tonsillen. Z. Hyg. Infekt.-Kr. **148**, 405 (1962).
— Zur Pathogenität der Gruppe-B-Streptokokken (Sc. agalactiae) für Mensch und Rind und über experimentelle Infektionen mit humanen Agalactiae-Stämmen an der bovinen Milchdrüse. Z. Hyg. Infekt.-Kr. **149**, 446 (1964).
OERSKOV, J.: Untersuchungen über die infektionsmechanischen Verhältnisse der Pneumokokken in normalen und in passiv und aktiv immunisierten Mäusen. Z. Immunforsch. **98**, 174—180 (1940).
OPHÜLS, W.: The etiology and development of nephritis. J. Amer. med. Ass. **69**, 1223—1227 (1917).
ORLAND, F. J.: A review of dental research using germfree animals. Ann. N. Y. Acad. Sci. (N. Y.) **78**, 285 (1959).
— J. R. BLAYNEY, R. W. HARRISON, J. A. REYNIERS, P. C. TREXLER, R. F. ERVIN, H. A. GORDON, and M. WAGNER: Experimental caries in germfree rats inoculated with enterococci. J. Amer. dent. Ass. **50**, 259 (1955).
PANE, N.: Über die Heilkraft des aus verschiedenen immunisierten Tieren gewonnenen antipneumonischen Serums. Zbl. Bakt. I. Abt. **21**, 664—674 (1897).
PARK, W. H., and A. W. WILLIAMS: A study of pneumococci: A comparison between the pneumococci found in the throat secretions of healthy persons living in both city and country and those obtained from pneumonic exudates and diseased mucous membranes. J. exp. Med. **7**, 403—419 (1905).
PATTISON, I. H.: The pathogenicity for mice of group B streptococci of bovine origin. J. Hyg. (Lond.) **47**, 159—165 (1949).

PERRY, J. E., and L. E. CLUFF: Manifestations of fatal pneumococcal infection in rabbits. J. Lab. clin. Med. **62**, 549—558 (1963).

PIKE, R. M.: Streptococcal hyaluronic acid and hyaluronidase. III. Virulence of group A streptococci for mice in relation to the production and destruction of hyaluronic acid. J. infect. Dis. **83**, 19—22 (1948).

PULVERER, G., u. D. GRÖSCHEL: In vitro-Untersuchungen zur Fermentausstattung von Enterokokken. Z. Hyg. Infekt.-Kr. **148**, 193—200 (1962).

RABENS, R. A., A. G. KARLSON, J. E. GERACI, and J. E. EDWARDS: Experimental bacterial endocarditis due to streptococcus mitis. II. Pathology of valvular and secondary lesions. Circulation **11**, 206 (1955).

RABL, R., u. M. SEELEMANN: Entstehungsbedingungen der experimentellen Streptokokkenendokarditis. Virchows Arch. path. Anat. **322**, 298—310 (1952).

RANTZ, L. A., and E. RANDALL: Use of autoclaved extracts of hemolytic streptococci for serological grouping. Stanf. med. Bull. **13**, 290 (1955).

RASQUIN, E.: Étude expérimentale sur la pathogénèse de la pneumonie chez le lapin. Arch. Méd. exp. **22**, 804—846 (1910).

REED, R. W., and B. H. MATHESON: Experimental nephritis due to type specific streptococci. I. The effect of a single exposure to type 12 streptococci. J. infect. Dis. **95**, 191—201 (1954a).

— — Experimental nephritis due to type specific streptococci. II. The effect of repeated exposure to type 12 streptococci. J. infect. Dis. **95**, 202—212 (1954b).

— — Experimental nephritis due to type specific streptococci. IV. The effect of type 12 nephrotoxin in monkeys. J. infect. Dis. **106**, 245—249 (1960).

REINHARDT: Über experimentelle Wundinfektion und Wunddesinfektion nach Versuchen an Meerschweinchen und Mäusen mit Hühnercholerabazillen, Pneumokokken und Streptokokken. Z. Hyg. Infekt.-Kr. **95**, 27—68 (1922).

ROBERTSON, O. H., L. T. COGGESHALL, and E. E. TERRELL: Experimental pneumococcus lobar pneumonia in the dog. II. Pathology. J. clin. Invest. **12**, 433—466 (1933a).

— — — Experimental pneumococcus lobar pneumonia in the dog. III. Pathogenesis. J. clin. Invest. **12**, 467—493 (1933b).

RÖMER, P.: Experimentelle Untersuchungen über Infektionen vom Conjunktivalsack aus. Z. Hyg. Infekt.-Kr. **32**, 295—326 (1899).

ROGER: Zit. nach W. v. LINGELSHEIM (1912).

ROGOSA, M.: Persönl. Mitteilung an R. J. FITZGERALD u. P. H. KEYES (1960).

ROSEN, S., G. T. COLEMAN, A. C. SAWANT, H. R. HUNT, and C. A. HOPPERT: Effect on caries of cross-breeding caries-resistant and caries-susceptible rats. J. dent. Res. **41**, 1033 (1962).

— H. R. HUNT, and C. A. HOPPERT: Hereditary limitations of the infectious and transmissible nature of experimental dental caries. Arch. oral Biol. **5**, 92 (1961).

ROSENBACH, O.: Über artificielle Herzklappenfehler. Arch. exp. Path. Pharm. **9**, 1—30 (1878).

ROSENOW, E. C.: Experimental infectious endocarditis. J. infect. Dis. **11**, 210—224 (1912).

ROSENTHAL, S. M.: Studies in chemotherapy. II. Chemotherapy of experimental pneumococcus infections. Publ. Hlth Rep. (Wash.) **52**, 48—53 (1937).

— H. BAUER, and S. E. BRANHAM: Studies in chemotherapy. IV. Comparative studies of sulphonamide compounds in experimental pneumococcus, streptococcus, and meningococcus infections. Publ. Hlth Rep. (Wash.) **52**, 662—671 (1937).

ROTHBARD, S.: Experimental arthritis in the albino rat produced by a group A hemolytic streptococcus. Proc. Soc. exp. Biol. **44**, 379—381 (1940).

SCHAUB, F.: Klinik der subakuten bakteriellen Endocarditis (Endocarditis lenta). Berlin-Göttingen-Heidelberg: Springer-Verlag 1960.

SCHIEMANN, O., u. A. FELDT: Heilversuche an Mäusen mit Goldpräparaten. Z. Hyg. Infekt.-Kr. **106**, 83—95 (1926).

—, u. H. WRESCHNER: Über die Wirkung verschiedener Antiseptica gegen Wundinfektion mit Streptokokken. Z. Hyg. Infekt.-Kr. **95**, 424—441 (1922).

SCHLÜTER, W., u. H. SCHMIDT: Beiträge zur Kenntnis der hämolytischen Streptokokken und der Eigenschaften des Antistreptokokkenserums. III. Das Streptokokkenhämotoxin. Z. Immunforsch. 87, 17—28 (1936).

SCHMIDT, H.: Beiträge zur Kenntnis der hämolytischen Streptokokken und der Eigenschaften des Antistreptokokkenserums. I. Die Fibrinolyse der Streptokokken. Z. Immunforsch. 87, 1 (1936).

SCHNITZER, R.: Zur Kenntnis der experimentellen Streptokokkenphlegmone. Z. Hyg. Infekt-Kr. **100**, 59—78 (1923).

SCHÖNFELD, W., u. J. KIMMIG: Sulfonamide und Penicilline. Stuttgart: F. Enke-Verlag 1948.

SCHOTTMÜLLER, H.: Die Artunterscheidung der für den Menschen pathogenen Streptokokken auf Blutagar. Wien. med. Wschr. **1903**, 849, 909.

SEASTONE, C. V.: Hemolytic streptococcus lymphadenitis in guinea pigs. J. exp. Med. **70**, 347—359 (1939).

Seelemann, M.: Biologie der Streptokokken. 2. Aufl. Nürnberg: H. Carl-Verlag 1954.

Semsroth, K., and R. Koch: Studies on the pathogenesis of bacterial endocarditis. Arch. Path. 8, 921—929 (1929).

— — Studies on the pathogenesis of bacterial endocarditis. II. Arch. Path. **10**, 869—878 (1930).

Sharp, J. T.: Production of renal disease in the white mouse with streptococcal infection. Proc. Soc. exp. Biol. **104**, 428—431 (1960).

— Experimental streptococcal infections. I. Production of renal disease in the white mouse. J. Lab. clin. Med. **63**, 232—244 (1964).

Shaw, J. H., and D. Griffiths: Evaluation of the degree of caries-susceptibility in strains of rats. Arch. oral Biol. **3**, 15 (1960).

— — Studies on the inheritance of dental caries in the Harvard strains of caries-susceptible and caries-resistant rats. Arch. oral Biol. **3**, 247 (1961).

— —, and A. Terborgh: Attempts to alter the genetically expected caries activity in rats by manipulation of the oral flora. Arch. oral Biol. **7**, 693 (1962).

Shechmeister, J. L., U. P. Bond, and M. N. Swift (1952): Zit. nach M. R. Smith, and W. B. Wood, jr. (1956a).

Sherwood, N. P., D. Paretsky, A. Nachtigall, A. R. McLain, and G. T. Truffelli: Studies on streptococci. V. A study of streptococcal proteinases. J. infect. Dis. **95**, 1 (1954).

— B. Russell, K. Boeman, and J. Ott: Studies on streptococci. IV. A study of the relationship of certain virulence factors in streptococcal infections to the LD_{50} dose of streptococci. J. infect. Dis. **91**, 246—259 (1952).

Shope (1934): Zit. nach F. Neufeld u. H. Kuhn (1935).

Silberberg, M.: Das Verhalten des aleukocytären und vital gespeicherten Körpers gegenüber der septischen Allgemeininfektion als Beitrag zur Entzündungs- und Monocytenlehre. Arch. path. Anat. **267**, 483 (1928).

Skadhauge, K.: Studies on enterococci. Kopenhagen: E. Munksgaard 1950.

Smith, M. R., and W. B. Wood jr.: An experimental analysis of the curative action of penicillin in acute bacterial infections. II. The role of phagocytic cells in the process of recovery. J. exp. Med. **103**, 499—508 (1956a).

— — An experimental analysis of the curative action of penicillin in acute bacterial infections. III. The effect of suppuration upon the antibacterial action of the drug. J. exp. Med. **103**, 509—522 (1956b).

Stephan, R. M., R. J. Fitzgerald, F. J. McClure, M. R. Harris, and H. Jordan: The comparative effects of penicillin, bacitracin, chloromycetin, aureomycin, and streptomycin on experimental dental caries and on certain oral bacteria in the rat. J. dent. Res. **31**, 421 (1952).

Stillman, E. G.: The presence of bacteria in the lungs of mice following inhalation. J. exp. Med. **38**, 117—126 (1923).

— Persistence of inspired bacteria in the lungs of alcoholized mice. J. exp. Med. **40**, 353—361 (1924a).

— Production of immunity in mice by inhalation of pneumococci. J. exp. Med. **40**, 567—574 (1924b).

—, and A. Branch: Experimental production of pneumococcus pneumonia in mice by the inhalation method. J. exp. Med. **40**, 733—742 (1924).

— — Experimental pneumonia in mice following the inhalation of Streptococcus haemolyticus and of Friedländer's bacillus. J. exp. Med. **41**, 623—630 (1925).

—, and R. Z. Schulz: Difference in virulence of various types of pneumococci for mice. J. infect. Dis. **65**, 246—251 (1939).

Stuppy, G. W., I. S. Falk, and M. A. Jacobson: The intratracheal inoculation of monkeys with pneumococci. J. prevent. Med. **5**, 81—88 (1931).

Tchistovitch, N.: Etudes sur la pneumonie fibrineuse. Ann. Inst. Pasteur **4**, 285—292 (1890).

Terrell, E. E., and O. H. Robertson: Production of experimental lobar pneumonia in the dog. Proc. Soc. exp. Biol. **27**, 973—975 (1930).

— —, and L. T. Coggeshall: Experimental pneumococcus lobar pneumonia in the dog. I. Method of production and course of the disease. J. clin. Invest. **12**, 393—432 (1933).

Tillett, W. S.: Studies on immunity to pneumococcus mucosus (type III). II. The infectivity of type III pneumococcus for rabbits. J. exp. Med. **45**, 1093—1106 (1927).

—, and R. L. Garner: The fibrinolytic activity of hemolytic streptococci. J. exp. Med. **58**, 485 (1933).

Todd, E. W.: Virulence of hemolytic streptococci. I. The influence of oxygen on the production of glossy variants. Brit. J. exp. Path. **11**, 368 (1930).

Turró, R., J. Taruella u. A. Presta: Die Bierhefe bei experimentell erzeugter Streptokokken- und Staphylokokkeninfektion. Zbl. Bakt. I. Abt. Orig. **34**, 22—28 1903).

UCHIDA, Y.: Experimentelle Infektionen von Mäusen und Meerschweinchen parenteral und von den natürlichen Eingangspforten aus. I. Mitteil. Versuche an Mäusen mit Milzbrand und anderen Septikämieerregern. Z. Hyg. Infekt.-Kr. **106**, 96—112 (1926a).

— Experimentelle Infektionen von Mäusen und Meerschweinchen parenteral und von den natürlichen Eingangspforten aus. III. Versuche an Meerschweinchen mit Milzbranderregern, Bacillen der hämorrhagischen Septicämie und anderen pathogenen Bakterien. Z. Hyg. Infekt.-Kr. **106**, 281—307 (1926b).

UNGERMANN, E.: Eine einfache Methode zur Gewinnung von Dauerkulturen empfindlicher Bakterienarten und zur Erhaltung der Virulenz tierpathogener Keime. Arb. a. d. Reichs-GesAmt. **51**, 180 (1919).

VOLLMER, H.: Erfahrungsbericht über lokale Therapie mit einem neuen Wundpuder. Medizinische **1954**, 188.

WADSWORTH, A.: Experimental studies on the etiology of acute pneumonitis. Amer. J. med. Sci. **127**, 851—877 (1904).

— Studies on pneumococcus infection in animals. Second paper: Action of immune sera on pneumococcus infection. J. exp. Med. **16**, 78—102 (1912).

WAKEMAN, E. J., J. K. SMITH, M. ZEEPLIN, W. B. SARLES, and P. H. PHILLIPS: Microorganisms associated with dental caries in the cotton rat. J. dent. Res. **27**, 489 (1938).

WÁMOSCHER, L.: Infektionsversuche mit einzelnen Pneumokokken. Z. Hyg. Infekt.-Kr. **106**, 421—432 (1926).

— Über Pneumokokkeninfektionen bei verminderter individueller Resistenz. Z. Hyg. Infekt.-Kr. **107**, 240—252 (1927).

WATSON, R. F.: Persönl. Mitteilung an S. ROTHBARD (1940).

WEICHSELBAUM, A.: Zur Aetiologie der acuten Endocarditis. Zbl. Bakt. **2**, 209—217 (1887).

WEIL, E.: Über das Verhalten der Streptokokken im strömenden Blute beim Kaninchen. Z. Hyg. Infekt.-Kr. **68**, 346—363 (1911).

WEISE, K.: Vergleichende Untersuchungen über die Wirkung verschiedener Wunddesinfektionsmittel aus der Acridinreihe. Z. Hyg. Infekt.-Kr. **97**, 56—76 (1923).

WELCH, H., T. P. MURDOCK, and J. A. FERGUSON: Subacute bacterial endocarditis produced in rabbits with streptococci that resemble diphtheroids. J. Lab. clin. Med. **21 II**, 1264—1273 (1936).

WELCH, W. H.: The Micrococcus lanceolatus, with special reference to the etiology of acute lobar pneumonia. Bull. Johns Hopkins Hosp. **3**, 125—139 (1892).

WHERRY, W. B., and C. T. BUTTERFIELD: Inhalation experiments on influenza and pneumonia, and on the importance of spray-borne bacteria in respiratory infections. J. infect. Dis. **27**, 315—326 (1920).

WILDFÜHR, G.: Über die Steigerung der Pathogenität der Pneumococcentypen I, II und III durch H'-Vitamin (p-Aminobenzoesäure). Dtsch. Ges.Wes. **1**, 329—331 (1946).

WILSON, L. M.: Etiology of bacterial endocarditis before and since the introduction of antibiotics. Ann. intern. Med. **58**, 946—952 (1963).

WOHLFEIL, T., u. N. SCHULZ: Vergleichende Untersuchungen über die aerobe Mikroflora bei Zahngesunden und Zahnkranken. Zbl. Bakt. I. Abt. Orig. **128**, 217 (1933).

WOOD, W. B.: Studies on the mechanism of recovery in pneumococcal pneumonia. I. The action of type specific antibody upon the pulmonary lesion of experimental pneumonia. J. exp. Med. **73**, 201—222 (1941).

—, and M. R. SMITH: Host-parasite relationships in experimental pneumonia due to pneumococcus type III. J. exp. Med. **92**, 85—99 (1950).

— — An experimental analysis of the curative action of penicillin in acute bacterial infections. I. The relationship of bacterial growth rates to the antimicrobial effect of penicillin. J. exp. Med. **103**, 487—498 (1956).

WRIGHT, H. D.: The production of experimental endocarditis with pneumococci and streptococci in immunized animals. J. Path. Bact. **29**, 5—11 (1926).

YOSHIOKA, M.: Untersuchungen über Pneumokokkenimmunität. III. Versuche über Schutzimpfung von Mäusen (Meerschweinchen und Kaninchen). Z. Hyg. Infekt.-Kr. **97**, 386—407 (1923).

Namenverzeichnis

Die *kursiven* Seitenzahlen beziehen sich auf die Literatur

Sachverzeichnis